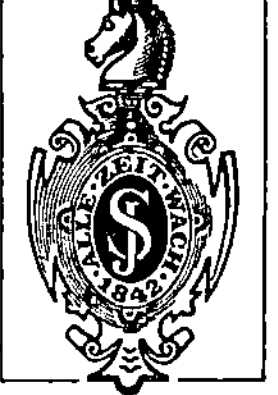

Werner F. List · Peter M. Osswald (Hrsg.)

Intensivmedizinische Praxis

2. überarbeitete und erweiterte Auflage

Mit 110 Abbildungen

Springer-Verlag

Berlin Heidelberg New York
London Paris Tokyo
Hong Kong Barcelona
Budapest

Professor Dr. Werner F. List
Klinik für Anästhesiologie
der Universität Graz
Landeskrankenhaus
Auenbruggerplatz
A-8036 Graz

Professor Dr. Peter M. Osswald
Institut für Anästhesiologie
und Operative Intensivmedizin
Fakultät für Klinische Medizin Mannheim
Ruprecht-Karls-Universität Heidelberg
Klinikum Mannheim
Theodor-Kutzer-Ufer
D-6800 Mannheim 1

ISBN-13: 978-3-642-77499-7   e-ISBN-13: 978-3-642-77498-0
DOI: 10.1007/978-3-642-77498-0

CIP-Titelaufnahme der Deutschen Bibliothek
Intensivmedizinische Praxis/W. F. List; P. Osswald (Hrsg.). [Mitarb.-Verz. P. Becker . . .]. 2. Aufl. –
Berlin; Heidelberg; New York; London; Paris; Tokyo; Hong Kong; Barcelona; Budapest: Springer, 1989
    ISBN-13: 978-3-642-77499-7
NE: List, Werner F. [Hrsg.]

Satz: Brühlsche Universitätsdruckerei, Gießen; Druck: Saladruck, Steinkopf & Sohn, Berlin; Bindearbeiten: Lüderitz & Bauer, Berlin.
19/3020-543210 – Gedruckt auf säurefreiem Papier

Vorwort

Ziel dieses Buches über Intensivmedizin ist, praktische Erfahrungen und eine einfache Anleitung zur Behandlung von Intensivpatienten, vor allem aus dem operativen Bereich, zu vermitteln. Zur besseren Übersichtlichkeit wurde das Buch in 3 Teile gegliedert. Im ersten allgemeinen Teil werden vor allem Intensivpflege, Physikotherapie, Überwachung und spezielle Therapieformen wie z. B. Beatmung, Ernährung oder Sedierung behandelt.

Im zweiten speziellen Teil werden spezifische Probleme der Intensivmedizin mit den verschiedenen Organversagen, Schädel-Hirn-Trauma bzw. Polytrauma, Verbrennungsbehandlung und Hirntodfeststellung behandelt. Die einzelnen Kapitel sind so aufgebaut, daß das am Krankenbett stehende Personal (Arzt, Fachpfleger, -schwester) die Möglichkeit hat, problemorientiert eine umfassende Auskunft zu den anstehenden Fragen der täglichen intensivmedizinischen Praxis zu erhalten.

Der dritte Teil behandelt akute lebensbedrohliche Störungen der Vitalfunktion bei Säuglingen und Kindern. Dieser Teil wurde vor allem für jene Kollegen konzipiert, die nicht ständig mit pädiatrischen Patienten befaßt sind und Kinder posttraumatisch oder über eine mehr oder weniger kurze postoperative Phase zu versorgen haben, bis sie entweder für eine Normalstation geeignet oder an eine spezialisierte pädiatrische Intensiveinheit weitergegeben werden können.

Die Herausgeber hoffen, mit diesem für die intensivmedizinische Praxis gedachten Buch einen Lehr- und Lernbehelf geschaffen zu haben, der die Bedürfnisse bei den sehr unterschiedlichen Wissens- und Behandlungsanforderungen einer gemischten Intensivstation abdeckt, wie sie in allen größeren, mittleren, aber auch kleineren Krankenhäusern auftreten.

Ein Kapitel über Grenzen der ärztlichen Behandlungspflicht und die medizinisch-psychologische Versorgung auf einer Intensivstation ergänzen dieses an der tatsächlichen alltäglichen Praxis orientierte Buch.

Mit diesem Buch sind sowohl intensivmedizinische Spezialisten aus allen Bereichen der Medizin, vor allem aus den operativen Fächern, aber auch aus der inneren Medizin und Neurologie, ebenso wie auch Facharztanwärter, Intensivschwestern und Intensivpfleger für die Aus- und Fortbildung in der Intensivmedizin angesprochen.

Graz, Mannheim   W. F. List
September 1989   P. M. Osswald

Vorwort zur 2. Auflage

Nach durchwegs positiven Besprechungen der 1. Auflage in einer Vielzahl deutschsprachiger Journale und großem Publikumsinteresse an diesem Buch erschien uns eine relativ kurzfristige Neuauflage notwendig, und zwar nicht nur mit dem Ziel, einige bedauerliche Druckfehler auszumerzen; vielmehr sahen wir uns – auch aufgrund hilfreicher Leseranregungen – verpflichtet, inhaltliche Verbesserungen und Ergänzungen vorzunehmen; so insbesondere ein Kapitel über Transplantationsprobleme. Für wichtig hielten wir außerdem ein gesondertes Kapitel über Scoringsysteme, in welchem Einstufungs- und Bewertungskriterien zusammengefaßt sind, sowie ein Kapitel über Probleme beim Transport von Intensivpatienten, da infolge zunehmender Untersuchungsfrequenz auch bei schwerstkranken Patienten (Angiographie, Computer- bzw. Kernspintomographie u.a.) Kontrollen und therapeutische Maßnahmen während der oft mehrstündigen Abwesenheit von der Intensivstation immer häufiger notwendig werden.

Wir hoffen, mit dieser Neuauflage vor allem den praktisch tätigen Kolleginnen und Kollegen (Anästhesisten, Chirurgen, Gynäkologen), aber auch Intensivschwestern und -pflegern Hilfestellung im routinemäßigen Arbeitseinsatz geben zu können, und wünschen darüber hinaus, daß das Buch zur Aus- und Weiterbildung von Nutzen sein wird.

Graz und Mannheim, im September 1992   W. F. List, P. M. Osswald

Inhalt

A. Allgemeine Intensivtherapie

Physiotherapie 3
H. Metzler

Atemtherapie 3
    Atemtherapie ohne Hilfsmittel 4
    Atemtherapie mit Hilfsmitteln 5
Thromboseprophylaxe 5
Dekubitusprophylaxe 6
Kontrakturprophylaxe 6
Behandlung von pathologisch erhöhtem oder erniedrigtem Muskeltonus . . . 7
Allgemeine Mobilisierung 7
Weiterführende Literatur 8

Hygienegrundsätze 9
H. Metzler

Allgemeines/Organisation 9
Intensivpersonal 9
Einrichtungen/Geräte 10
Patient 10
Besucher 10
Nosokomiale Infektionen 10
Erregerspektrum 11
Routinemäßige Kontrollen 11
    Bronchopulmonale Infektionen 12
    Harnwegsinfektionen 12
Maßnahmen zur Vermeidung von HIV-Infektionen 13
Weiterführende Literatur 15

Intensivpflege 17
H. Metzler

Körpergrundpflege 17
Dekubitus 18
    Prophylaxe 18
    Therapie 19

Gefäßzugänge 19
    Periphervenöser Zugang 19
    Kavakatheter 20
    Arterieller Zugang 21
Blasenkatheter 21
    Pflege 22
Gastroduodenalsonden 23
    Pflege 24
Künstlicher Atemweg 24
    Orotracheale/nasotracheale Intubation 25
    Tracheotomie 26
Infusionstherapie 27
    Herstellung der Infusionslösungen 27
    Pharmakainkompatibilität 28
    Gebrauch von Infusionsfiltern 29
Literatur 29

Monitoring 30
W. F. List, P. M. Osswald, H. Metzler

Respiratorisches Monitoring 31
P. M. Osswald

    Einleitung 31
    Monitoring von Beatmungsparametern 32
    Beobachtung der Funktion der Atemmuskulatur 34
    Monitoring der Atemgase 35
    Blutgasanalyse 37
    Blutabnahme zur Bestimmung der Blutgase 38
    Abgeleitete Größen 39
    Temperatur der Atemgase 41

Kardiovaskuläres Monitoring 41
W. F. List

    EKG 42
    Arterieller Blutdruck 42
    Überwachung venöser Drücke 47
    Linksherzüberwachung 58
    Systolische Zeitintervalle (STI) 61

Intensivmedizinischer Laborkatalog 62
H. Metzler

    Hämatologie 62
    Gerinnung 63
    Leberfunktion 64
    Nierenfunktion 67
    Herz 68
    Pankreas 68
    Kohlenhydrat-, Fett-, Eiweiß- und Purinstoffwechsel 69
    Wasser- und Elektrolythaushalt/Spurenelemente 70

Schilddrüse 71
Schock/O_2-Mangel 72
Entzündung/Sepsis 72
Drugmonitoring/Serumkonzentrationen von Pharmaka 73
Liquor 75
Harn 75
Weiterführende Literatur 77

Computer in der Intensivmedizin 79
P. M. Osswald

Analogcomputer 79
Digitalcomputer 80
Programmierung 80
Spezielle Anwendungen der Computertechnologie in der Intensivmedizin . . . 81
Verarbeitung administrativer Daten 82
Computergestütztes Monitoring 82
Ausbildungsunterstützung 83
Entscheidungshilfesysteme 84
Auswahl geeigneter Computersysteme 84
Zukünftige Perspektiven 85
Anhang: Fachausdrücke der elektronischen Datenverarbeitung 86
Weiterführende Literatur 89

Blutgase und Säure-Basen-Haushalt (SBH) 91
P. Becker

Sauerstofftransport 91
Pumpleistung des Herzens 91
O_2-Gehalt des Bluts 92
O_2-Abgabe an die Gewebe 95
Diffusionsstrecke und pO_2-Messung 97
Kohlendioxid (CO_2) und Säure-Basen-Haushalt (SBH) 97
Physikalische und physiologische Vorbemerkungen 97
Verhalten des Kohlendioxids (CO_2) 99
Puffersysteme 100
Beurteilung der Blutgasanalyse 101
Interpretation des SBH 103
Azidosen 104
Alkalosen 107
Weiterführende Literatur 108

Wasser- und Elektrolythaushalt 109
P. Becker

Körperwasser, Verteilung auf Kompartimente 109
Elektrolyte 110
Grundlagen 110

Wasserhaushalt 112
Elektrolythaushalt 115
Weiterführende Literatur 121

Künstliche Ernährung 122
P. Becker

Ernährungsphysiologische Begriffe 122
Kohlenhydrate (KH) 123
Fette 126
Aminosäuren (AS) 127
Ernährungskonzepte 128
Sondenkost 129
Regulationsvorgänge 130
Laborkontrollen bei der künstlichen Ernährung 130
Weiterführende Literatur 131

Mechanische Ventilation 132
P. M. Osswald, M. Dittmann

Atemwege 132
P. M. Osswald

Luftwegsobstruktion 132
Freihalten der Atemwege 133
Künstliche Luftwege 134
Intubation mit dem Robertshaw-Tubus 137
Intubation beim nichtnüchternen Patienten 139
Trachealkanülen 141
Extubation 142

Praxis des Absaugens der oberen Luftwege 143
P. M. Osswald

Respiratoren 145
P. M. Osswald

Einleitung 145
Technische Grundlagen der Beatmung 146
Art der Steuerung 146
Art des Antriebssystems 147
Verschiedene Antriebssysteme 147
Steuerung von Inspiration und Exspiration 149
Meßmethoden zur Erfassung von Fluß und Volumen 150
Beatmungsmuster 151
Anforderungen an Respiratoren 153

Beatmungsverfahren 160
M. Dittmann

Druckbegrenzte (druckgesteuerte) Beatmung 160
Volumenbegrenzte (volumengesteuerte) Beatmung 160
Zeitgesteuerte Beatmung 161

Kombinierte Beatmungsverfahren 161
Spontanatmungsunterstützung 161

Einstellung des Respirators 162
P. M. Osswald

Logik der Verfahren 162
Voraussetzungen und Möglichkeiten eines Respirators (Einstellgrößen) . 164
Minutenvolumen 166
Atemfrequenz 166
Zugvolumen 166
Inspirations-/Exspirationsverhältnis 166
Inspiratorischer Flow 167
Atemwegsdruck 167
Inspiratorisches Plateau 167
Positiv-endexspiratorischer Druck 168
Integrierte Spontanatmung 168
Anfeuchtung und Temperaturkontrolle 169
Sauerstoffkonzentration 169

Adaptation des beatmeten Patienten 170
P. M. Osswald

Gegenatmen des Patienten 170
Hyperinflation 170
Elimination der Hypoxie 170
Reduktion des Kohlensäurespiegels 170
Sedativa, Relaxanzien 171

Änderung der Beatmung 171
P. M. Osswald

Anstieg des Kohlensäurepartialdrucks (p_aCO_2) 172
Abfall des Kohlensäurepartialdrucks 173
Anstieg des Sauerstoffpartialdrucks 173
Abfall des Sauerstoffpartialdrucks 174

Entwöhnung vom Respirator 175
M. Dittmann

Der unkomplizierte Beatmungspatient 176
Der komplizierte Beatmungspatient 177

Komplikationen 178
P. M. Osswald

Künstliche Beatmung 178
Druckläsionen 178
Tracheobronchiale Schleimhautläsionen 180
Frühextubation 180
Akzidentelle Diskonnektion 181
Intubationsschwierigkeiten 181
Luftwegsobstruktion 182
Bronchopulmonale Infektion 182
Atelektasen 183
Pneumothorax, Pneumomediastinum, subkutanes Emphysem 183
Sauerstofftoxizität 184
Respiratorlunge 184

XIV   Inhalt

Weiterführende Literatur 185
Abkürzungsverzeichnis 187

Schock 189
K. M. Strauß

Ätiologie und Pathophysiologie 189
Kardiovaskuläres System 192
    Intravasales Volumen 192
    Herzzeitfrequenz 193
    Vaskuläre Faktoren 194
Mikrozirkulation 195
Zelluläre Mechanismen 196
Schockniere 197
Schocklunge 197
Behandlungsgrundsätze 198
    Initiale Maßnahmen 199
    Therapieplan 200
    Monitoring 201
    Beatmung 202
    Volumensubstitution 202
    Kreislaufaktive Pharmaka 203

Weiterführende Literatur 203

Wiederbelebung 204
W. F. List

Freimachen der Atemwege 204
Beatmung Mund-zu-Mund oder Mund-zu-Nase 204
Herzmassage 205
    Medikamentöse Therapie 205
Elektrodefibrillation 208
Zerebrale Wiederbelebung 208
Praktische Aspekte der Wiederbelebung auf der Intensivstation 209
Weiterführende Literatur 209

Grenzen ärztlicher Behandlungspflicht 210
T. Graf-Baumann

Weiterführende Literatur 214

Immunologische Aspekte 215
P. Becker

Einleitung 215
Unspezifische Mechanismen 215
    Humorale Faktoren 216
    Zelluläre Faktoren 216

Spezifische (erworbene) immunologische Mechanismen 217
   Zelluläre Faktoren 217
   Humorale Faktoren 217
   Intensivmedizinisch relevante Aspekte 219
Antiinfektiöse Therapie mit Immunglobulinen 220
   Probleme im Zusammenhang mit Immunglobulinsubstitution 221

Allergische und pseudoallergische Reaktionen 222
P. Becker

Immunologisch vermittelte (=allergische) Reaktionen 223
   Typ I   (anaphylaktische Reaktion) 223
   Typ II (zytotoxische Reaktion) 224
   Typ III (Immunkomplexreaktionen) 225
   Typ IV (Überempfindlichkeitsreaktion vom verzögerten Typ) 225
   Nachweis und Vorhersagbarkeit allergischer Reaktionen 226
Pseudoallergische Reaktionen (PAR) 227
Therapie von Reaktionen 229
Weiterführende Literatur 230

Störungen der Blutgerinnung 231
A. Lorentz

Physiologie der Blutgerinnung und Fibrinolyse 231
   Gerinnung 231
   Fibrinolyse 232
   Antithrombine 233
   Antiplasmine 233
Gerinnungsdiagnostik 233
   Anamnese 233
   Labormethoden 234
Blutgerinnungsstörungen 238
   Angeborener Faktorenmangel
   Hämophilie, von-Willebrand-Syndrom 238
   Erworbener Faktorenmangel 238
   Thrombozytäre Blutungsneigung 248
Weiterführende Literatur 255

Transfusion/Therapie mit Blutkomponenten 257
A. Lorentz

Zelluläre Präparate 257
   Erythrozytenpräparate 257
   Thrombozytenpräparate 260
   Granulozytenkonzentrate 263
Plasmapräparate 263
   Tiefgekühltes Frischplasma 263

Gerinnungsfaktoren 265
Albumin 266
Therapie mit Blutkomponenten bei größeren Blutverlusten 267
Notfalltransfusion 268
Risiken bei der Transfusion von Blut und Blutderivaten 269
Febrile Reaktion 270
Allergisch-anaphylaktische Reaktion 270
Hämolytische Transfusionsreaktion 271
Nicht antikörperbedingte Hämolyse 273
Infektiöse Komplikationen 274
Biochemisch-metabolische Risiken, Hypothermie 275
Weiterführende Literatur 278

Analgosedierung in der Intensivmedizin 281
W. Kröll

Einleitung 281
Die psychische Situation des Intensivpatienten 281
Schmerz in der Intensivmedizin 282
Schlafstörungen in der Intensiveinheit 282
Analgosedierung 283
Analgetika 285
Sedativa 290
Barbiturate 295
Andere Hypnotika und Psychopharmaka 295
Weiterführende Literatur 297

B. Spezielle Intensivtherapie

Respiratorische Insuffizienz 303
P. M. Osswald

Geschichtliche Aspekte 303
Definition 304
Pathogenese 304
Surfactantsystem 305
Pulmonale Hypertension 306
Klinik 306
Röntgenologische Veränderungen 307
Differentialdiagnose der möglichen Ursachen einer respiratorischen Insuffizienz 309
Lungenkontusion 309
Aspiration 310
Atelektase 312
Pneumonie 313
Lungenembolie 313
Lungenödem 315
Inhalationstrauma 316

Pneumothorax 317
Fettembolie 318
Chronisch-obstruktive Lungenerkrankung (COPD) 318
Ätiologie 319
Herzinsuffizienz 319
Mikroembolie, Embolisation 320
Neurogene Faktoren 320
Toxine 320
Vasoaktive Substanzen 321
Infektion 321
Iatrogene Faktoren 321
Sauerstofftoxizität 322
Respiratoren 322
Therapie 323
Präventive Maßnahmen 323
Künstliche Beatmung 325
Strategie der Beatmung 333
Spezifische therapeutische Maßnahmen 336
Pflege und Überwachung 343
Entwöhnung vom Respirator 344
Literatur 345

Postoperative Intensivtherapie beim kardialen Problempatienten 348
M. Metzler

Myokardinsuffizienz und myokardiales Pumpversagen 348
Symptomatik 348
Diagnostik 348
Auslösende Faktoren 351
Therapeutisches Vorgehen 353
Pflegerische Schwerpunkte 356
Myokardischämie und akuter Myokardinfarkt 356
Symptomatik 356
Diagnostik 356
Differentialdiagnose 358
Auslösende Faktoren 358
Therapie 358
Literatur 360

Lungenembolie 361
A. Lorentz

Diagnose 362
EKG 364
Blutgasanalyse 365
Lungenszintigraphie 367
Pulmonalisangiographie 367
Hämodynamische Untersuchungen 367

Therapie ... 368
   Pulmonale Embolektomie ... 368
   Fibrinolyse ... 369
   Heparintherapie ... 370
   Symptomatische Therapie ... 370
Literatur ... 370

Thrombose ... 372
A. Lorentz

Pathogenese ... 372
Prädisponierende Faktoren für venöse Thrombosen ... 373
   Konstitutionelle Faktoren ... 373
   Prädisponierende Krankheiten ... 374
   Medikamentös bedingte Thromboseprädisposition ... 375
   Operation, Trauma, Schwangerschaft ... 376
   Prädisposition aufgrund von Laborbefunden ... 377
Diagnose der tiefen Beinvenenthrombose ... 378
Therapie ... 378
   Fibrinolyse ... 379
   Antikoagulation mit Heparin ... 380
   Thrombektomie ... 380
   Zusätzliche Therapie ... 381
Prophylaxe der tiefen Venenthrombose ... 381
   Physikalische Methoden ... 381
   Medikamentöse Prophylaxe ... 381
Literatur ... 384

Endokrine Krisen, postoperative endokrine Störungen ... 389
A. Lorentz

Komata bei Störungen des Kohlenhydratstoffwechsels ... 389
   Hypoglykämische Krise ... 389
   Alkoholische Ketoazidose ... 391
   Diabetische Ketoazidose ... 392
   Hyperosmolares nichtketoazidotisches Koma ... 398
   Laktatazidose bei Biguanidtherapie ... 402
Trauma und chirurgischer Eingriff bei chronischer Steroidtherapie ... 403
   Nebenwirkungen der Einnahme von Kortikosteroiden ... 403
   Nebennierenrindenhormone und Streßsituation ... 405
   Steroidsubstitution und Streßsituation ... 405
Addison-Krise ... 406
   Ätiologie ... 406
   Pathophysiologie und Klinik ... 407
   Laboruntersuchungen ... 408
   Diagnose ... 409
   Therapie ... 410
Hyperthyreote Krise ... 410
   Ätiologie und Pathophysiologie ... 410

Anamnese 411
Klinische Befunde 412
Laborwerte 412
Verlauf 413
Behandlung 413
Hypothyreotes Koma 416
Ätiologie und Pathophysiologie 416
Anamnese 417
Diagnose 418
Therapie 419
Literatur 421

Akutes Nierenversagen 426
W. F. List

Klinik und Verlauf 426
Symptomatik 427
Diagnostik und Labor 427
Kausale Genese des akuten Nierenversagens 428
Therapie bei beginnendem und manifestem Nierenversagen . . . 428
Clearanceverfahren 428
Literatur 434

Akute Pankreatitis 435
A. Lorentz

Ätiologie 435
Alkoholismus 436
Gallenwegserkrankungen 436
Andere Ursachen 437
Pathophysiologie 438
Anamnese 438
Körperliche Untersuchung 440
Laboruntersuchungen 440
Amylase 440
Lipase 442
Hypokalzämie 442
Andere Laboruntersuchungen 442
Andere diagnostische Maßnahmen 443
Röntendiagnostik 443
Computertomographie und Ultraschalldiagnostik 443
Peritoneallavage 443
Differentialdiagnose 443
Prognose 444
Verlauf und Komplikationen 444
Flüssigkeits- und Elektrolytverschiebungen 445
Herz-Kreislauf-System 445
Pulmonale Komplikationen 445
Akute Niereninsuffizienz 446

Störungen der Leberfunktion 446
Veränderungen des Gerinnungssystems 447
Enzephalopathie 447
Abdominelle Komplikationen 447
Pankreatischer Abszeß 447
Therapie 448
Basistherapie 448
Flüssigkeits- und Nahrungskarenz, Magensonde 449
Infusions- und Transfusionstherapie 449
Ersatz von Elektrolyten 449
Schmerztherapie 449
Parenterale Ernährung 450
Kalzitonin 450
Antibiotika 450
Hämofiltration, Hämodialyse 450
Peritonealdialyse 450
Beatmung 451
Maßnahmen von ungesichertem Wert 451
Chirurgische Therapie 451
Pseudozysten 453
Literatur 454

Akutes Abdomen 456
P. Becker

Ätiologie 456
Intensivmedizinische Betreuung 457
Bauchtrauma 458
Traumatische Aortenruptur 458
Intraabdominelle Blutung 459
Traumatische Pankreatitis 459
Nieren und ableitende Harnwege 460
Beckenfrakturen 461
Schockprophylaxe und -therapie 461
Laboruntersuchungen 461
Störungen mit Beteiligung des Gefäßsystems 462
Akute gastrointestinale Blutungen (AGIB) 462
Blutungen aus dem Magen 464
Aortenaneurysma 464
Verschluß eines Mesenterialgefäßes 465
Mechanischer Ileus 466
Septische Prozesse bei Harnleiter und Gallengangsverschlüssen 467
Gynäkologische Notfälle 467
Entzündliche Erkrankungen 468
Literatur 468

Leber- und Stoffwechselversagen 469
W. F. List

Symptomatik 469
Neurologie 469

Blutgerinnung 470
Stoffwechsel 470
Laborparameter 470
Diagnose 470
Halothanhepatitis 471
Therapie des akuten Leberversagens 472
Ernährung 472
Magen-Darm-Trakt 472
Katecholamine 472
Niereninsuffizienz 473
Substitution der Gerinnungsfaktoren 473
Leberersatz 473
Spezifische medikamentöse Therapie 473
Prognose 474
Literatur 474

Schädel-Hirn-Trauma 475
W. F. List

Einteilung der Schädel-Hirn-Traumen 475
Schädelfrakturen 475
Intrakranielle Blutungen 476
Physiologie der Hirnzirkulation 477
Gehirngefäßkontrolle unter pathologischen Bedingungen 479
Akute Veränderungen der Gehirngewebe 479
Intrakranieller Druck (ICP) 480
Hirnödem 480
EEG und evozierte Potentiale 483
Intrakranielle Druckmessung 486
Grundsätze der Therapie 487
Behandlungsprinzipien 488
Allgemein intensivtherapeutische Maßnahmen 490
Überwachungsgrößen beim Schädel-Hirn-Trauma 492
Komplikationen der Intensivtherapie beim Schädel-Hirn-Trauma 493
Hyperventilation und ihre Dauer 494
Hypothermie 494
Intubation und Tracheotomie 495
Prognostik beim schweren Schädel-Hirn-Trauma 495
Pflegerische Maßnahmen beim Schädel-Hirn-Trauma 496
Literatur 496

Intensivpflege bei protrahiertem organischem Psychosyndrom 498
H. Metzler

Infektionsprophylaxe 499
Lagerung und Dekubitusprophylaxe 500
Thromboseprophylaxe 500
Augenschutz 500
Ernährung 501

Physiotherapie 501
Integration von Angehörigen. 501
Phasenspezifische Betreuung 502
Literatur 502

Hirntodfeststellung und intensivmedizinische Betreuung des Organspenders . . . 503
H. Metzler, W. F. List

Kriterien des Hirntods 503
   Klinische Diagnose 503
   Apparative Diagnostik 504
Intensivmedizinische Betreuung des Organspenders 505
   Herz/Kreislauf 505
   Beatmung 506
   Temperatur 506
   Allgemeine Überwachung 506
Rechtliche Aspekte der Organentnahme und Verhalten gegenüber den
Angehörigen 507
Literatur 507

Zentrales anticholinerges Syndrom 509
W. Kröll

Cholinerge Erregungsübertragung im peripheren Nervensystem 509
Cholinerge Erregungsübertragung im zentralen Nervensystem 509
Symptomatik 510
   Periphere Symptomatik 511
   Zentrale anticholinerge Symptomatik 511
Ätiologie 512
Pharmakotherapie 513
   Indikationen und Durchführung der Therapie mit Physostigmin 514
Literatur 515

Neuromuskuläre Störungen 517
H. Metzler

Akuter traumatischer Querschnitt 517
   Symptomatik 517
   Diagnostik 519
   Pathophysiologie 520
   Therapie 521
   Physiotherapie 524
   Grundprinzipien der Lagerung 525
Polyneuritis vom Typ Guillain-Barré 526
   Symptomatik 526
   Diagnostik 526
   Pathophysiologie 527

Therapie 527
Pflege 528
Status epilepticus 529
Symptomatik 529
Diagnostik 530
Pathophysiologie 531
Therapie 532
Myasthenia gravis 535
Symptomatik 535
Diagnostik 536
Pathophysiologie 537
Therapie 538
Literatur 541

Polytrauma 543
W. F. List, P. M. Osswald

Entwicklung 543

Definitionen 543
W. F. List

Präklinische Periode 544
Klinische Periode 544

Klassifikation 545
W. F. List

Primärversorgung 548
P. M. Osswald

Intensivtherapie 551
W. F. List
Hämodynamisches Monitoring 552
Atemtätigkeit 552
Gerinnung 552
Ernährung 553
Nierenfunktion 553

Schädel-Hirn-Trauma 553
P. M. Osswald

Rückenmarkverletzungen 554
P. M. Osswald

Traumatische Gesichtsverletzungen 556
P. M. Osswald

Augenverletzungen 556
P. M. Osswald

Thoraxtrauma 557
W. F. List
Diagnostik am Unfallort 557
Diagnostik im Krankenhaus 558

Rippenserienfrakturen und Sternumfrakturen 558
Lungenkontusion. 558
Herztamponade 558
Verletzungen der großen Luftwege 558
Traumatische Myokardschädigung 559
Allgemeinsymptomatik 560
Thoraxdrainage 560
Schmerzausschaltung 560
Häufigkeit und Letalität. 561
Komplikationen 561

Zwerchfellverletzungen 561
P. M. Osswald

Anästhesie 562
P. M. Osswald

Literatur 564

Verbrennungen 566
P. M. Osswald

Pathophysiologie 566
Häufige Probleme während der Verbrennungskrankheit 569
Zirkuläre Verbrennungen 569
Verbrennungen infolge elektrischen Stroms 570
Akute Erkrankungen des Magen-Darm-Trakts 570
Hypertonie 570
Enzephalopathie 571
Hyperosmolares hyperglykämisches Koma 571
Gerinnungsveränderungen 572
Carboxyhämoglobinämie 572
Methämoglobinämie 572
Inhalationstrauma 573
Verbrennungen bei Kindern 574
Therapie 574
Notfallaufnahme 574
Intensivtherapie 577
Anästhesieverfahren bei Schwerstverbrannten 581
Pflege des schwerstverbrannten Patienten und Lokalbehandlung 582
Mortalität. 585
Literatur 586

Beinaheertrinken 587
H. Metzler

Symptomatik 587
Diagnose 587
Pathophysiologie 588
Therapie 589
Hypoxie/Lungenödem/ARDS 589

Zerebrale Hypoxie 590
Pneumonieprophylaxe 590
Hyperbare Oxygenierung 590
Magenverweilsonde 590
Induzierte Hypothermie 590
Literatur 591

Eklampsie 592
W. F. List

Symptomatik 593
Gehirn 593
Zirkulation 593
Lunge 593
Niere 594
Augenfundus 594
Labortests 594
Fetoplazentäre Situation 595
Therapie 595
Intensivtherapie der schweren Eklampsie 595
Epiduralblockade und Allgemeinanästhesie 595
Magnesiumsulfat (MgSO$_4$) 596
Sedierung 597
Behandlung des Hypertonus 597
Flüssigkeitstherapie 597
Nierenperfusion und Diurese 597
Blut 598
Gynäkologische Maßnahmen 598
Überwachung 598
Morbidität und Mortalität 598
Literatur 599

HELLP-Syndrom 599
A. Hettenbach

Pathologie und Diagnostik 599
Therapie 601
Literatur 603

Sepsis 604
W. Kröll

Einleitung 604
Definition 604
Pathophysiologie septischer Krankheitsbilder 606
Einteilung der Krankheitsstadien von Sepsis und septischem Schock . . . 607
Diagnostische Kriterien 609
Klinische Symptome 609
Bakteriologie 610
Hämodynamik 610

Laborchemische Diagnostik 611
  Endokrinologie 611
  Energiestoffwechsel 612
  Fettstoffwechsel 612
  Aminosäurenstoffwechsel 613
  Elektrolytstoffwechsel 613
  Gerinnung 613
Organveränderungen bei septischen Krankheitsbildern 614
Therapeutische Prinzipien 615
  Chirurgische Therapie 615
  Therapie des Kreislaufs und vitaler Funktionen 616
  Ernährung 617
  Durchbrechen der kontinuierlichen Gerinnungsaktivierung 619
  Antimikrobielle Chemotherapeutika 619
  Steroide 622
Prophylaxe 622
Pflege 622
Prognose 623
Literatur 623

Septische Krankheitsbilder in der Geburtshilfe 626
A. Hettenbach

Einleitung 626
Spezielle Hinweise zur Therapie bei septischem Abort 626
Spezielle Hinweise zur Therapie bei Amnioninfekt 627
Spezielle Hinweise zur Therapie bei der Pyelitis gravidarum 628
Spezielle Hinweise für septische Verläufe bei Zustand nach Sectio caesarea . . 629
Literatur 629

Multiorganversagen 630
W. F. List

Häufigkeit und Definitionen 630
Auslöser 631
Risikofaktoren 632
Diagnostik 633
Reihenfolge des Organversagens 633
Gemeinsame Pathomechanismen 634
Therapie 634
  Laparatomie 634
  Nierenversagen 635
  Gastrointestinaltrakt 635
  Parenterale Ernährung 636
  Gerinnungsstörungen 636
  Leberversagen 636
Laborkontrolle und Monitoring 636
Mortalität und Prävention 637
Literatur 638

Tetanus 640
W. F. List

Symptomatik 641
   Schweregrad I   (leichter Tetanus) 641
   Schweregrad II (mittelschwerer Tetanus) 641
   Schweregrad III (schwerer Tetanus) 641
Aktive Immunisierung 642
Passive Immunisierung 642
Intensivtherapie des manifesten Tetanus 643
   Sedierung 643
   Muskelrelaxanzien 643
   Antibiotika 644
   Thromboembolieprophylaxe 644
Komplikationen 644
Todesursachen 645
Letalität 645
Literatur 645

Tollwut 647
W. F. List

Erreger und Inkubationszeit 647
Stadieneinteilung und klinischer Verlauf 647
   Prodromalstadium 647
   Sensorisches Stadium 648
   Exzitationsstadium 648
   Paralytisches Stadium 648
Therapie bei Tollwutverdacht 648
   Postexpositionelle Tollwutschutzimpfung 648
   Präexpositionelle Impfung gegen Tollwut (Impfprophylaxe) 649
   Passive Immunisierung durch humanes Rabies-Ig 649
Therapie der Tollwut 649
Literatur 650

Die medizinisch-psychologische Versorgung auf der Intensivstation 651
B. F. Klapp, B. Leyendecker

Psychosyndrome bei Intensivpatienten 651
   Der bewußtseinsgetrübte Patient 652
   Einteilung psychischer Störungen bei Intensivpatienten 654
Belastungsfaktoren infolge von Krankheit und Behandlung 655
Anpassungs- und Abwehrprozesse bei vitalbedrohlichen Patienten 657
   Verschiedene Dimensionen des Bewältigungsprozesses 657
   Einflußfaktoren für die Bewältigungsprozesse 659
Strukturmerkmale der Beziehung zwischen Patienten und Behandelnden . . . 660
   Zur Regression 661
   Besondere Ausformungen der Behandlungsbeziehung 662

Zum Erlebnis der Intensivbehandlung 664
   Zur Verlegung 665
   Die Angehörigen 666
Spezielle Aspekte 667
   Verweildauer 667
   Beatmung 667
   Reanimation 668
   Organtransplantation 669
   Visite 671
Psychologisch bedeutsame Interventionsmöglichkeiten des
Intensivbehandlungsteams 673
Aufgaben von Psychotherapeuten im Behandlungsteam 675
Die Situation von Patientenangehörigen 677
Stationsinterne Bezugspersonen: Zur Situation des Behandlungsteams 678
   Bewältigungsanforderungen und Belastungen 678
   Überlastung der Bewältigungskapazitäten 681
   Die gewichtigsten Streßfaktoren und ihre Ursachen 682
   Bewältigungsansätze 686
   Hilfestellungen für das Behandlungsteam 688
Literatur 691

C. Akute lebensbedrohliche Störungen der Vitalfunktionen im Säuglings- und Kindesalter

Problemstellung und Zielsetzung 696
G. Trittenwein

Monitoring und Akutdiagnostik 697
G. Trittenwein

Sauerstoffverbrauch als grundlegender Parameter der pädiatrischen
Notfallmedizin 697
Atmung 698
Kreislauf 700
Temperatur und Luftfeuchtigkeit 701
Leber- und Nierenfunktion 702
Neurologische Beurteilung 704
Notwendige akutdiagnostische Möglichkeiten 706

Therapeutische Techniken 709
G. Trittenwein

Wachstumswerte 709
Pharmakotherapie 711
Infusionstherapie und enterale Ernährung 715
Künstliche eliminative Verfahren 717
   Dialyse und CAVH 718
   Hämoperfusion 718

Grundsätzliche Bemerkungen zur Behandlung der akuten Kreislaufinsuffizienz
und zur Differentialdiagnose zirkulatorischer und respiratorischer Insuffizienz 719
Pathologische Lungenfunktion beim beatmeten Kind 721
    FRC, Compliance und restriktive pulmonale Erkrankungen 721
    Obstruktive Luftwegserkrankungen 722
    Mittlerer Atemwegsdruck 722
    Ziel der maschinellen Beatmung 722
Behandlung der respiratorischen Insuffizienz, künstliche Beatmung und
alternative Möglichkeiten 723
    Sauerstoffinsufflation 723
    Intubation 724
    Maschinelle Beatmung 725
    Die apparative Frage 726
    IMV-Beatmung und CPAP 728
    Überwachung der adäquaten maschinellen Beatmung 729
    Alternative Formen des Gasaustausches 730
Arterielle Leitung, Kavakatheter, Pulmonaliskatheter, Blasendauerkatheter
und gastrale Sonden 730
    Kavakatheter 730
    Arterielle Leitung 733
    Pulmonaliskatheter 733
    Blasendauerkatheter 734
    Gastrale Sonden 735
Reanimation im Kindesalter 735
    Grundsätzliche Unterschiede 735
    Diagnose und Beginn der Reanimation 736
    Durchführung 737
    Abbruch der Reanimationsbemühungen 738
    Hilfsmaßnahmen und Verbesserungen; Krikothyreotomie 738
    Neuere Entwicklungen und Verbesserungen der kardiopulmonalen
    Reamination 739
Pflege des kranken Kindes 739
Das Kind auf der Erwachsenenintensivstation 740
Behandlung unheilbar kranker Kinder 741
Eltern, psychischer Hospitalismus 741

Notfallpatient Neugeborenes 743
G. Trittenwein

Vorbemerkung 743
Adaptation des Neugeborenen 743
Primäre Reanimation im Kreißsaal 745
    Die künstliche Beatmung des Neugeborenen unter der Geburt 745
    Herzmassage 749
Das zu operierende Neugeborene 750
    Präoperative Maßnahmen 751
    Intra- und postoperative Maßnahmen 751
Intensivtransport von Neugeborenen 756

Häufige pädiatrische Krankheitsbilder der Notfallmedizin 760
G. Trittenwein

Diagnose 760
Das erstickende Kind 761
   Grundsätzliche Bemerkungen 761
   Intubation 762
   Differentialdiagnose 762
Das schockierte Kind 765
Das bewußtlose Kind 769
   Intoxikation 770
Das tote Kind 772

Intensivpatient operiertes Kind 774
G. Trittenwein

Gleichbleibende perioperative Maßnahmen und perioperative Komplikationen 774
   Infusion 774
   Beatmung 778
   Sedativa, Analgetika und Relaxanzien 778
Häufige spezifische perioperative Probleme 779
Abdominelle Eingriffe 779
Neurochirurgische Eingriffe 780
Thoraxchirurgische Eingriffe 781
Häufige allgemeine postoperative Komplikationen 782
Blutung 783
Nierenversagen 785
Perioperative Sepsis 786
Postoperatives Intensivproblem: Narkosezwischenfall 788
Das perioperative onkologische Kind 790

Das traumatisierte Kind 792
G. Trittenwein

Vorbemerkung 792
Das kindliche Polytrauma 792
Das schwere Schädel-Hirn-Trauma im Kindesalter 794
Ertrinken 798
Verbrühung 800
ARDS – IRDS 802
Literatur 804
Weiterführende Literatur 807

D. Besondere Aspekte der Intensivmedizin

Postoperative Intensivtherapie nach Organtransplantation 811
H. Metzler

Schweregradklassifizierung in der Intensivmedizin 819
W. Kröll

Inner- und interklinischer Transport von Notfall- und Intensivpatienten 843
K. Ellinger, P. M. Osswald

Arzneistoffe und Präparatebezeichnungen 854

Sachverzeichnis 867

Mitarbeiterverzeichnis

Becker, P., Dr. med.
Institut für Anästhesiologie und operative Intensivmedizin,
Ruprecht-Karls-Universität Heidelberg,
Fakultät für klinische Medizin – Mannheim,
Theodor-Kutzer-Ufer, 6800 Mannheim 1

Dittmann, M., Priv.-Doz. Dr. med.
Kreiskrankenhaus Bad Säckingen, Abt. Anästhesiologie,
7880 Bad Säckingen

Ellinger, K., Dr. med.
Institut für Anästhesiologie und operative Intensivmedizin,
Ruprecht-Karls-Universität Heidelberg,
Fakultät für klinische Medizin – Mannheim,
Theodor-Kutzer-Ufer, 6800 Mannheim 1

Graf-Baumann, T., Prof. Dr. med.
Zähringerstr. 307, 7800 Freiburg i. Br.

Hettenbach, A., Priv.-Doz. Dr.
Universitätsfrauenklinik,
6650 Homburg/Saar

Klapp, B.F., Prof. Dr. med.
FU Berlin, Klinikum R. Virchow, Standort Charlottenburg,
Abt. für psychosomatische Medizin und Psychotherapie,
Spandauer Damm 130, 1000 Berlin 19

Kröll, W., Univ. Doz. Dr. med.
Klinik für Anästhesiologie der Universität Graz, Landeskrankenhaus,
Auenbruggerplatz, A-8036 Graz

Leyendecker, Brigitte, Dr. med.
FU Berlin, Klinikum R. Virchow, Standort Charlottenburg,
Abt. für psychosomatische Medizin und Psychotherapie,
Spandauer Damm 130, 1000 Berlin 19

List, W.F., Prof. Dr. med.
Klinik für Anästhesiologie der Universität Graz, Landeskrankenhaus,
Auenbruggerplatz, A-8036 Graz

Lorentz, A., Dr. med.
Institut für Anästhesiologie und operative Intensivmedizin,
Ruprecht-Karls-Universität Heidelberg,
Fakultät für klinische Medizin – Mannheim,
Theodor-Kutzer-Ufer, 6800 Mannheim 1

Metzler, H., Prof. Dr. med.
Klinik für Anästhesiologie der Universität Graz, Landeskrankenhaus,
Auenbruggerplatz, A-8036 Graz

Osswald, P.M., Prof. Dr. med.
Institut für Anästhesiologie und operative Intensivmedizin,
Ruprecht-Karls-Universität Heidelberg,
Fakultät für klinische Medizin – Mannheim,
Theodor-Kutzer-Ufer, 6800 Mannheim 1

Strauß, K.M., Dr. med.
Institut für Anästhesiologie und operative Intensivmedizin,
Ruprecht-Karls-Universität Heidelberg,
Fakultät für klinische Medizin – Mannheim,
Theodor-Kutzer-Ufer, 6800 Mannheim 1

Trittenwein, G., Dr. med.
Universitäts-Kinderklinik,
Währinger Gürtel 18–20, A-1097 Wien

A. Allgemeine Intensivtherapie

Physiotherapie

H. Metzler

Der Aufgabenbereich intensivmedizinischer Physiotherapie umfaßt:
1) Pneumonieprophylaxe (Atemtherapie),
2) Thromboseprophylaxe,
3) Dekubitusprophylaxe,
4) Kontrakturenprophylaxe (Verhütung und Beseitigung von Fehlstellungen und Fehlhaltungen),
5) Behandlung von pathologisch erhöhtem oder erniedrigtem Muskeltonus,
6) allgemeine Mobilisierung.

Alle Maßnahmen orientieren sich am aktuellen neurologischen und muskulären Status sowie an der momentanen krankheitsspezifischen Situation. Grundsätzlich ist zwischen rein passiven Maßnahmen beim sedierten, relaxierten, bewußtlosen oder nicht kooperativen Patienten einerseits und aktiven Maßnahmen beim kooperativen Patienten andererseits zu unterscheiden.

Da beim sedierten und bewußtlosen Patienten der tatsächliche momentane Wahrnehmungsgrad nicht abzuschätzen ist, soll auch bei diesem Patientenkreis eine Ankündigung aller physiotherapeutischen Maßnahmen und ihre Durchführung mit einfachen, klaren Kommandos erfolgen.

Atemtherapie

Passive atemtherapeutische Maßnahmen beinhalten bei sedierten, relaxierten, bewußtlosen oder nicht kooperativen Patienten:

Maßnahmen zur Pneumonie-/Atelektasenprophylaxe und Maßnahmen zur Erhaltung der Thoraxmobilität.

Maßnahmen zur Pneumonie-/Atelektasenprophylaxe:
- Inhalation,
- Verflüssigung, Mobilisierung und Entfernung von Tracheobronchialsekret,
- Prophylaxe und Therapie von Atelektasen und anderen Ventilationsstörungen.

Erster Schritt ist die ausreichende Verflüssigung des Tracheobronchialsekrets durch optimale Befeuchtung und Anwärmen der Einatemluft und durch den Einsatz von Mukolytika.

Nach vorheriger Inhalation folgt als zweiter Schritt die Mobilisierung durch Perkussion und Vibration über den betroffenen Lungenarealen. Die Perkussion wird sowohl in der Einatem- als auch in der Ausatemphase durchgeführt, die Vibration nur in der Exspiration. Wenn eine entsprechende Lagerungsdrainage nicht möglich ist, wird im dritten Schritt das mobilisierte Sekret in Zusammenwirken mit der Intensivschwester durch gezieltes tracheobronchiales Absaugen, im Sonderfall auch durch Fiberbronchoskopie entfernt.

Maßnahmen zur Erhaltung der Thoraxmobilität sind Thoraxkompressionen, Packegriffe und passive Dehnungen, unterstützt durch Arm- und Beinbeugungen, sowie das Ausstreichen der Interkostalräume.

Aktive atemtherapeutische Maßnahmen beim kooperativen Patienten beinhalten (vgl. Kap. „Respiratorische Insuffizienz"; S. 303):

- Lösung und selbständiges Abhusten durch den Patienten unter physiotherapeutischer Assistenz, die den Mechanismus effektiven Abhustens erklärt: Nach ausreichender Verflüssigung und Mobilisierung des Sekrets muß durch tiefes Einatmen durch die Nase zunächst ein ausreichend großes Luftreservoir zur Verfügung gestellt werden. Dann folgt eine leichte Exspiration, die den eigentlichen Hustenstoß vorbereitet. Der Hustenstoß des Patienten wird dann durch die Hände des Physiotherapeuten unterstützt. Nur produktiver Husten soll gelehrt und erlaubt werden.
- Die eigentliche aktive Atemtherapie bzw. Atemschulung beim kooperativen Patienten hat folgende Ziele:
  Elimination eines pathologischen und Anerziehung eines effizienten, ökonomischen Atemmusters unter Senkung der Atemarbeit;
  Beeinflussung bestehender Ventilations-, Diffusions-, Verteilungs- und Perfusionsstörungen;
  Vermeidung bzw. Elimination thorakaler Fehlhaltungen, v. a. bei Rippenserienfrakturen und postoperativ nach Thoraxeingriffen.

Vor Beginn entsprechender Maßnahmen soll die Schmerzausschaltung gewährleistet und eine Komfortlagerung des Patienten erreicht werden.

Atemtherapie ohne Hilfsmittel

- Änderung der oft bestehenden thorakalen Hochatmung zugunsten einer gleichmäßigen Flanken-, Rücken- und v. a. Bauch-(Zwerchfell-!)atmung;
- Änderung des tachypnoischen Atemmusters zugunsten einer niederfrequenten Spontanatmung mit großem Atemzugvolumen;
- Anerziehung selbstkontrollierter physiologischer Seufzeratmung im 30-min-Intervall;
- Kontaktatmung zur Schulung und Vertiefung der Inspiration: Dabei legen sich die Hände des Physiotherapeuten auf entsprechende Thorax- und Lungenbezirke (sog. „segmentale Atemübung"). Dadurch lenken wir die Aufmerksamkeit und Empfindung des Patienten in das entsprechende Areal. Dann wird der Patient aufgefordert, seinen Einatemstrom vornehmlich in dieses Areal zu leiten; außer der Atemrichtung wird dabei auch die Dauer der Atemperiode gesteuert;
- Schulung der Ausatemphase: v. a. bei Preßatmung und obstruktiven Lungenerkrankungen mit der Gefahr von „air trapping" durch forcierte Exspiration.

Die Ausatemphase wird dabei verlängert und gesteuert; als Hilfe dienen Lippenbremse (Lippen aufeinander gelegt, Luftstau davor) sowie bestimmte Phonationsübungen (stimmhaftes S, Sch);
- Dehnübungen und Dehnlagerungen helfen in Verbindung mit Massage und atemtherapeutischen Übungen, thorakale Fehlhaltungen zu eliminieren. Die Schmerzbekämpfung vor Übungsbeginn spielt eine große Rolle.

Atemtherapie mit Hilfsmitteln

- Je nach Indikation werden über Vernebler O_2, Feuchtigkeit und/oder Medikamente appliziert.
- Totraumvergrößerer (Giebel-Rohr): Totraumvergrößerung – oft auch als „unbewußte Atemschulung" bezeichnet – stimuliert durch CO_2-Anstieg zu Hyperventilation. Unerwünschte Nebenwirkungen sind pO_2-Abfall (daher evtl. O_2-Zufuhr am distalen Ende!), intrathorakale Druckerhöhung und erhöhte Atemarbeit. Entwickelt der Patient unter Atmung mit dem Giebel-Rohr eine Tachypnoe, muß der Versuch abgebrochen werden. Kontraindikationen sind niedriges pO_2, hohes pCO_2, kardiale Dekompensation und instabiler Thorax.
- IPPB-Geräte: Geräte zur intermittierenden Überdruckbeatmung über Maske, Mundstück oder Tubus stimulieren die Gesamtventilation und bewirken eine rein mechanische Bronchodilatation.
- Bei Kombination von IPPB und Totraumatmung addieren sich positive Effekte, während nachteilige Nebenwirkungen gemindert werden.
- CPAP und inspiratorische Druckunterstützung leiten zu den verschiedenen Formen der „assistierenden" Beatmung über (vgl. Kap. „Mechanische Ventilation", S. 132).
- Inzentive Spirometrie: Begriff und Methode stammen aus den USA, im Deutschen werden zumeist die Begriffe „Zielatmung" oder „anreizbietende" Spirometrie verwendet. Die Methode wurde ursprünglich postoperativ angewendet, kann aber generell bei Intensivpatienten eingesetzt werden. Der Patient wird angespornt, bestimmte Atemzugvolumina oder Atemzeitvolumina zu erreichen, wobei er die gestellten Limits an einer Anzeige selbst kontrollieren kann. Dazu zählen auch verschiedene Gerätevariationen wie z. B. Triflo u. a. Die Methoden dienen der Erhöhung der Gesamtventilation und sind unter die Methoden der „bewußten Atemschulung" einzustufen.

Thromboseprophylaxe

Schwerpunkt ist die Förderung des venösen Rückstroms, v. a. an der unteren Extremität, durch Massage, Ausstreichen, unterstützt durch Hochlagerung der Beine. Beim kooperativen Patienten ist eine Mitwirkung der Muskelpumpe durch Bewegungsübungen und frühzeitige Mobilisation effektiv (beim sedierten und relaxierten Patienten z. B. durch passives Durchbewegen). Medikamentöse Unterstützung erfahren alle physiotherapeutischen Maßnahmen durch systemische Ap-

plikation von Heparin, möglichst kontinuierlich ohne „Berg- und Talphänome-
ne", sowie rheologische Substanzen. Venöse Gefäßzugänge an der unteren Extremität sind generell, bei thrombosegefährdeten Patienten im besonderen, strikt zu
vermeiden.[1]

Dekubitusprophylaxe

Dekupitusprophylaxe ist gemeinsame intensivpflegerische und physiotherapeutische Aufgabe. Maßnahmen von physiotherapeutischer Seite sind: Förderung der
arteriellen Durchblutung und des venösen Abstroms durch Massage, passive und
aktive Bewegungsübungen sowie Mitwirkung bei der etwa 2stündigen Lagerungsbehandlung.

Kontrakturprophylaxe

Maßnahmen von physiotherapeutischer Seite sind:
- passives Durchbewegen zur Erhaltung oder Wiederherstellung der vollen Ge-
  lenkexkursionen,
- aktive Bewegungsübungen beim kooperativen Patienten.

Wesentlich für die Erhaltung der Gelenkbeweglichkeit sind die Lagerung pareti-
scher Extremitäten und das Umlagern des ganzen Körpers.

Bei spastischen Lähmungen erfolgt die Lagerung in tonusregulierenden Stel-
lungen, d. h. in anderen Gelenkstellungen als sie der spastischen Stellung entsprechen.

Bei schlaff paretischen Agonisten: Lagerung in Annäherung von Ursprung
und Ansatz des gelähmten Muskels, bei schlaff paretischen Agonisten und Antagonisten: Lagerung in Mittelstellung des Gelenks.

Vor Beginn der physiotherapeutischen Maßnahmen müssen ausreichend und
großzügig Analgetika verabreicht weden. Im Extremfall kann bei Übungen an
der unteren Extremität auch eine Epiduralanästhesie hilfreich sein. Spitzfußprophylaxe wird bei allen Intensivpatienten – ausgenommen im Zustand einer To-
nusübersteigerung, z. B. im akuten Stadium des Schädel-Hirn-Traumas – mit har-
tem Polster, Fell und Bänkchen betrieben.

Die besondere Tendenz zu Fehlstellungen muß bei folgenden Krankheitsbildern beachtet werden:
- neuromuskuläre Erkrankungen,
- Zustand nach schwerem Schädel-Hirn-Trauma,
- Querschnittslähmung,
- operative Eingriffe am Thorax.

---

[1] Vgl. Kap. Thrombose, S. 372.

Behandlung von pathologisch erhöhtem oder erniedrigtem Muskeltonus

Maßnahmen zur Senkung eines erhöhten Muskeltonus:
- Lagerung und Bewegung aus tonussenkenden Bewegungen des Rumpfes und der proximalen Gelenke.
- Das passive Durchbewegen soll weich, rhythmisch und unter gleichmäßigem Zug erfolgen.
- Anzustreben sind Bewegungen aus günstigen Ausgangsstellungen (z. B. Seitenlage statt Rückenlage), um tonische Reflexaktivitäten zu verringern.
- Eventuell kommen auch Applikationen von Eispackungen über hypertonen Muskelgruppen in Frage.

Maßnahmen zur Erhöhung eines verminderten Muskeltonus sind:
- rhythmische Stabilisation, „placing", sowie „placing and holding".

Bewegungsübungen sollen nach einem Stufenschema ablaufen.

Stufe I: Rein passive Bewegungsübungen mit Durchbewegen aller Extremitäten.

Stufe II: Unterstützend – teilaktiv beim bereits kooperativen Patienten. Dabei werden Teile des Bewegungsablaufs vom Physiotherapeuten ergänzt und unterstützt.

Stufe III: Selbständig-aktiv ohne Unterstützung. Bestimmte Bewegungsabläufe werden vom Patienten selbständig unter physiotherapeutischer Kontrolle gezielt geübt.

Stufe IV: Selbständig gegen Widerstand. Es ist die letzte Stufe vor vollständiger Wiederherstellung.

Bei schlaffen Paresen stellt die Reizstrombehandlung eine wertvolle Ergänzung dar. Sie sollte schon frühzeitig zur Anwendung kommen!

Allgemeine Mobilisierung

Die allgemeine Mobilisierung läuft in mehreren Schritten ab:
1) Bewegungsübungen im Bett,
2) Mobilisierung am Bettrand (Querbettsitzen, Gehen um das Bett),
3) Ausdehnung der Bewegungsübungen (selbständig oder im bequemen fahrbaren Stuhl, im Bereich der Intensivstation),
4) Ausflüge im Krankenhausareal bzw. zur physiotherapeutischen Station,
5) Heimaufenthalte.

In der intensiv-logistischen Maxime zur raschen, frühzeitigen und vollständigen Mobilisierung summieren sich viele rehabilitative Maßnahmen patientenpersönlicher, physischer und psychischer Integration und Reintegration. Eingebettet in den Schutz erfahrener und engagierter Mitarbeiter der Intensivstation einerseits und aufopferungsbereiter Angehöriger andererseits vollzieht sich der Wechsel vom Zustand des „ans Bett gefesselt sein" zu unlimitierter Wiedereingliederung in Privat-, Familien- und Berufssphäre.

Weiterführende Literatur

Interdisziplinäres Zentrum für Forschung und Entwicklung in der Intensivmedizin (1981) Atemtherapie an der Intensivstation. Wien
Cotta H, Heipertz W, Hüter-Becker A, Rompe G: Krankengymnastik
    Bd 1 (1985) Grundlagen der Krankengymnastik
    Bd 6 (1986) Traumatologie
    Bd 9 (1983) Neurologie
    Bd 10 (1983) Psychiatrie, Querschnittlähmung
    Thieme, Stuttgart New York
Gaskell D (1984) Physiotherapie bei Erkrankungen und Operationen der Thoraxorgane. Fischer, New York
MacDonnell KF, Segal MS, Fakey PJ (1987) Respiratory intensive care. Churchill Livingstone, Edinburgh New York
Wimmer A, Keller M (1988) Krankengymnastik auf der Intensivstation. Z Krankengymnastik 40:99–110
Zapf CL, Mildner R (1987) Beatmungsinhalation in der perioperativen Phase. Anästh Intensivmed 28:81–89

Hygienegrundsätze

H. Metzler

Experten und Institutionen haben in den letzten Jahren klare Richtlinien über Hygienemaßnahmen an Intensivstationen erstellt. Trotzdem sind Infektionsprobleme unverändert hoch. Ein deutlicher Rückgang nosokomialer Infektionen konnte nicht erreicht werden.

Die wichtigsten Hygienegrundsätze sollen im folgenden skizziert werden.

Allgemeines/Organisation

Zwischen Patienten und trainiertem, qualifiziertem Pflegepersonal sollte ein ausgewogener Schlüssel bestehen.

Zwischen den einzelnen Patienten soll ausreichend räumliche Distanz gegeben sein. Die Trennung zwischen infektionsgefährdeten (Verbrennung, immungeschwächte Patienten) und infektionsgefährdenden Patienten (Sepsis) muß konsequent vollzogen werden.

An jeder Intensivstation sollte ein Hygienebeauftragter für ein penibles Infektionsprotokoll verantwortlich sein, nach dem retro- und prospektive Analysen Aufschluß und Kritik über momentanes Erregerspektrum, Resistenzverhalten und Antibiotikaverbrauch geben sollten.

Intensivpersonal

Wichtigste Maßnahme zur Vermeidung nosokomialer Infektionen ist die Händedesinfektion. Daschner (1985) konnten in einer Untersuchung zeigen, daß 36% der ärztlichen Hände mit Staphylococcus aureus und 24% der Schwesternhände mit gramnegativen Keimen kontaminiert waren (Daschner 1985). Ärzte legen erfahrungsgemäß bei der Händedesinfektion weniger Disziplin an den Tag als Schwestern. Für die Arbeit am Patientenbett sind Einwegartikel, Einmalschürzen und Einmalhandschuhe wichtig. Das Tragen von Schmuck, Uhren und ungeschützten Frisuren sollte vermieden werden.

Voraussetzung für erfolgreiche Hygienemaßnahmen ist ausreichende Schulung aller neueintretenden und kritische Selbstdisziplin aller institutionalisierten Mitarbeiter.

Das Fernhalten von Pflegekräften mit akuten Infekten ist personell nicht realisierbar. Maskenschutz und Einmalhandschuhe bilden das notwendige Minimum.

Einrichtungen/Geräte

Bei jedem Patienten ist eine sterile und eine unsterile Seite zu installieren. An der sterilen Seite werden Respirator, Infusionspumpen, Perfusoren und invasives Herz-Kreislauf-Monitoring installiert, an der unsterilen Seite Absaugeinheit, Pflegeset und Ausscheidungsbehälter für Mageninhalt, Sekret und Drains sowie Entsorgungsbehälter. Ausscheidungs- und Entsorgungsbehälter sind im 8stündigen Intervall zu erneuern.

Ein Wechsel von Beatmungsschläuchen und Verneblern erfolgt routinemäßig alle 24 h. Gegenwärtig besteht ein deutlicher Trend zu steril verpackten Einmalsystemen; ebenso wird der Einsatz von patientennahen Atemfiltern forciert. Große Vergleichsstudien zu dieser Problematik aus hygienisch-praktischer und organisatorisch-ökonomischer Sicht sind in den nächsten Jahren zu erwarten.

Alle Naßbereiche, d.h. Befeuchtungssysteme, Waschbecken, Inhalationsgeräte und Vernebler, sind beliebte Keimreservoire von Pseudomonas aeruginosa und anderen „Naßkeimen".

Nur die Scheuer-Wisch-Desinfektion ist effektiv. Die alleinige Sprühdesinfektion von Raum und Gegenständen ist dagegen sinnlos (Daschner 1986). Die Effektivität von UV-Schleusen und UV-Bestrahlung sowie von Klebematten ist heute in Frage gestellt. In unserem eigenen Bereich führten defekte Filter der Klimaanlagen prompt zu einer Erhöhung der Infektionsrate.

Patient

Nasen-Rachen-Raum, Gastrointestinum und infiziertes Wundareal bilden das endogene Hauptkeimreservoir des Patienten. Verminderte Abwehrlage, hohe diagnostische und therapeutische Invasivität und Schwere der Grunderkrankung determinieren hauptsächlich die unverändert hohe Infektionsgefährdung des Intensivpatienten.

Besucher

Besucher bringen – sofern sie infektfrei sind – weit weniger Keime zum Patienten als Ärzte und Schwestern. Das Überziehen einer Schutzkleidung mit Haube und Überschuhen wird heute an den meisten Intensivstationen gehandhabt, ist aber eher als „mentale Stütze" denn als entscheidender Hygienefaktor zu erachten.

Nosokomiale Infektionen

Lokalisation/Inzidenz

Die häufigsten nosokomialen Infektionen bei Intensivpatienten sind:
- Harnwegsinfektionen,
- Infektionen der Atemwege,

– Wundinfektionen und Infektionen der Haut,
– Septikämie und Sepsis.

Die Häufigkeit nosokomialer Infektionen insgesamt schwankt je nach Autor und Art der Intensivstation zwischen 1 und 26%, ebenso die Dominanz der jeweiligen Infektion (Daschner et al. 1982, 1985; Hartenauer et al. 1985). 30–50% aller nosokomialer Infektionen sind endogener Herkunft, die Mortalität liegt unverändert hoch bei 33–70% (Daschner 1982, 1985).

Wichtigstes endogenes Erregerreservoir bilden Nasen-Rachen-Raum und Gastrointestinum, wichtigste Maßnahmen zur Risikominderung sind:
– exakte Grundpflege durch qualifiziertes Personal,
– Vermeidung von Magensaft-pH-Werten über 5 (Daschner 1986; Tryba 1986),
– selektive Dekontamination des Digestionstrakts,
– Anwendung von Magenschleimhautschutz, der den Magen-pH wenig beeinflußt,
– rechtzeitige Tracheotomie,
– Nasennebenhöhlenspülung.

Dem Konzept der selektiven Dekontamination des Digestionstrakts liegt die gute Erfahrung bei Leukämiepatienten zugrunde. Stoutenbeek war der erste, der dieses Konzept bei allgemeinen Intensivpatienten überzeugend realisierte (Stoutenbeek et al. 1984, 1986; Unertl et al. 1987).

Erregerspektrum

Mit einem Wechsel des Erregerspektrums ist zeitlich und örtlich zu rechnen. Daschner et al. (1982) konnten in einer Multicenterstudie zeigen, daß Keimdominanz und Infektionslokalisation von Land zu Land, von Intensiveinheit zu Intensiveinheit variieren. Patienten einer chirurgisch-traumatologischen Intensivstation haben i. allg. eine höhere Infektionsrate als Patienten einer internistischen Intensivstation. Außerdem müssen wir heute immer mehr darauf gefaßt sein, daß neben den bekannten Problemkeimen in zunehmendem Maße „exotische" und „skurrile" Erreger im bakteriellen, Pilz- und Virusmilieu auftreten. Das Management bei der Gewinnung und Verarbeitung von Blutkulturen sowie von anaeroben Keimen ist nach wie vor problematisch und nicht optimal.

Routinemäßige Kontrollen

Das komplette Untersuchungsprogramm bei Intensivpatienten umfaßt 1- bis 2mal wöchentlich Abstriche von: Trachea, Rachen, Harn, Wunde, Einstichstellen und Drainagen mit Untersuchung auf aerobe und anaerobe Keime, Virusstatus und Pilzstatus (Antibiogramm).

Wichtigste Maßnahmen bei Gewinnung der Blutkultur sind (Heizmann u. Lenz 1987):
- Abnahmezeitpunkt:
  wenn möglich vor Beginn jeder antibiotischen Therapie im Fieberanstieg bei etwa 38,5 °C, aber nicht darüber.
- Es sollten mindestens 3 Kulturen zu verschiedenen Zeitpunkten und pro Blutkulturflasche ca. 10 ml (also aerob plus anaerob = 20 ml) abgenommen werden.
- Zur Blutabnahme sollte eine periphere Vene punktiert und nicht Blut aus dem liegenden Kavakatheter entnommen werden.
- Korrekte Lagerung und rascher Transport sind zu beachten.

Bronchopulmonale Infektionen

Entscheidende Mechanismen bei der Entstehung sekundärer bronchopulmonaler Infektionen sind gestörte oropharyngeale Abwehrmechanismen, Kolonisation und Aspiration bei gestörter pulmonaler Abwehrsituation (Weilemann 1986; Tobin u. Grenvik 1984). Bei intubierten und beatmeten Patienten erfolgt die Kolonisation sehr rasch. Zwischen Trachealsekret und Rachen besteht zumeist Keimkongruenz (Mauritz et al. 1985; Rommelsheim u. Kühnen 1985). Flüssigkeitsansammlungen über dem Cuff sind mit einer hohen Keimrate belastet. Alle in den letzten Jahren an den Intensivstationen oft mit Perfektion und Konsequenz durchgezogenen Maßnahmen außer der frühzeitigen Tracheotomie bei Langzeitbeatmung haben allerdings zu keiner entscheidenden Besserung der Situation beigetragen. Als wichtigste diagnostische Größen bei bronchopulmonalen Infektionen gelten nach wie vor Fieber, Leukozytose und pathologische Keimzahl sowie (evtl. fiberoptisch gewonnenes) Trachealsekret.

Harnwegsinfektionen

Häufigste Ursache ist die transurethrale Langzeitkatheterisierung, wobei man bereits nach 6 h mit einer beginnenden Entzündung rechnen muß.

Suprapubische Katheterdrainage und die Verwendung geschlossener Harnableitungssysteme sind heute selbstverständlich (Urin-pH-Kontrolle und medikamentöse Ansäuerung des Urins). Eine Senkung der Infektionsrate ist darüber hinaus nur durch gewissenhaftes intensivpflegerisches Verhalten zu erreichen. Täglich sollte kritisch geprüft werden, ob noch eine Notwendigkeit für einen Blasenverweilkatheter besteht, da das Risiko einer Infektion eindeutig mit der Liegedauer korreliert.

Maßnahmen zur Vermeidung von HIV-Infektionen

In jüngster Zeit wurden von verschiedenen Institutionen übersichtliche Richtlinien zur Vermeidung von Infektionen im Bereich Anästhesie und Intensivmedizin erstellt. In der folgenden Übersicht sollen die Richtlinien der Österreichischen Gesellschaft für Anästhesiologie, Reanimation und Intensivtherapie wiedergegeben werden.

Österreichische Gesellschaft für Anästhesiologie, Reanimation und Intensivtherapie

Maßnahmen zur Vermeidung von HIV-(Aids-Virus)Infektionen im Bereich Anästhesiologie und Intensivmedizin

Achtung!

- *Jeder* Patient *kann* anti-HIV-positiv sein (Routinetestungen liegen ja nicht vor!).
- Jeder *anti-HIV-positive* Patient ist nach dem derzeitigen Stand des Wissens als *potentiell infektiös* zu betrachten.
- Abgesehen von klinischen Aids-Manifestationen (Lymphadenopathiesyndrom, Aids related complex, Vollbild Aids) sind folgende *Risikogruppen* bekannt: Homo-/Heterosexuelle, i.v.-Drogensüchtige, Hämophilie, Kinder anti-HIV-positiver Mütter.
- Als *Übertragungsvehikel* kommen alle Körperflüssigkeiten, die infizierte Zellen oder freie Viren enthalten, in Betracht: *Blut, Sperma*, Muttermilch? Tränenflüssigkeit? Speichel? Liquor?
- Das Aids-Virus ist wesentlich empfindlicher gegen Hitze, chemische Desinfektionsmittel und Umwelteinflüsse als das Hepatitis-B-Virus. Eine ordnungsgemäß gehandhabte Prophylaxe zur Vermeidung einer Hepatitis-B-Infektion ist daher auch gegen das Aids-Virus voll wirksam.

Vorsichtsmaßnahmen (in Risikofällen)

1. Persönliche Hygiene

- Falls Kontakt mit möglicherweise infektiösem Blut, Sekreten oder Exkreten, sind Handschuhe zu tragen (also während der ganzen Anästhesie und auch bei intensivmedizinischer Betreuung).
- Bei zu erwartender Entstehung möglicherweise infektiöser Aerosole (z. B. Bronchoskopie, Tracheobronchialtoilette, Intubation) sind auch Gesichtsmaske und Augenschutz zu tragen. Schutzkleidung ist ebenso, v. a. aber auf der Intensivstation, zu verwenden.
- Nach Beschmutzung der Haut oder der Hände mit potentiell infektiösem Material zunächst gründliche Waschung mit Wasser und Seife und anschließend mit 70–80 Vol.-% Alkohol enthaltenden Händedesinfektionsmitteln desinfizieren.

2. Umgang mit kontaminierten Instrumenten und Gegenständen

- Möglich nur *Einmalinstrumentarium* verwenden (Spritzen, Nadeln, Abdecktücher, Tupfer, Tuben etc.). Nach Benutzung als möglicherweise infiziertes

Abfallmaterial in einen am einfachsten mit einer 10% Na-Hypochloritlösung gefüllten Behälter abwerfen, diesen in einen speziell bezeichneten (HIV-positiv!) Müllsack verpacken (zubinden) und zur Müllentsorgung als Sondermüll geben.

- Besondere Sorgfalt potentiell kontaminierten *Kanülen* angedeihen lassen: Nach Gebrauch nicht weiter damit manipulieren, Kunststoffkappen nicht wieder aufsetzen, sondern Kanülen am Verwendungsort in durchstichfeste Behälter (z. B. Plastikflasche) abwerfen, diese, wenn sie voll sind, gut verschließen und krankenhausspezifischen Sondermüll entsorgen.
- Gebrauchte und wieder aufzubereitende *Instrumente* (z. B. Laryngoskop, wenn nicht Einmalgerät; auch Atemschlauch und Maske, Maskenhalter, Airway etc.), aber auch etwaiges Labormaterial (Pipetten, Röhrchen etc.), die potentiell mit Blut, Serum oder anderen Körperflüssigkeiten kontaminiert sind, müssen desinfiziert werden: Thermisch desinfizierende Waschmaschinen reinigen und desinfizieren zugleich. Bei manueller Reinigung und chemischer Desinfektion Zellstoff oder Einmalwischtuch verwenden, Handschuhe tragen, reinigen durch Abwischen von Blut oder Sekreten, zur chemischen Desinfektion aldehydhaltige viruswirksame Desinfektionsmittel (gegen HIV- *und* Hepatitis-B-Virus wirksam!) anwenden bzw. 70%iger Alkohol (Außenseite von Röhrchen), Zellstoff, Einmalwischtuch, dabei Handschuhe tragen. Bis zur Desinfektion Instrumentarium in speziellen, nachher abzuwerfenden (Sondermüll)behältern (Papiertasse etc.) aufbewahren.
- Potentiell kontaminierte Blut- oder Sekretproben nur in speziell gekennzeichneten Röhrchen (Plastikbecher) transportieren. Es ist zu empfehlen, dabei Handschuche zu tragen, auch wenn Röhrchen und Behälter sauber sind.

3. Behandlung von Oberflächen

- Narkoseapparat, Respirator und Narkosetisch oberflächendesinfizieren (aldehydhaltige Desinfektionsmittel, Einmalwischtuch, Zellstoff, Einmalhandschuhe). Patientenkontaktteile des Narkose- oder Beatmungsgerätes in üblicher Weise thermisch desinfizieren. 90–100 °C/20 min Einwirkungsdauer sind dazu ausreichend.
- Andere Arbeitsflächen (Intensivstation: Nachtkästchen): Wischdesinfektion mit wirksamem Desinfektionsmittel (aldehydhaltig, sauerstoff- oder chlorabspaltendes Flächendesinfektionsmittel). Für kleinere Oberflächen auch 70- bis 80%iger Alkohol. Betten dto., wenn nicht zentrale Bettendesinfektion.
- Bodendesinfektion (verschüttetes oder heruntergefallenes Material): Blutverunreinigungen sofort entfernen (Handschuhe, Zellstoff, Einmalwischtuch), dann desinfizieren (kleine Fläche 70% Alkohol, große Fläche viruswirksames Flächendesinfektionsmittel wie oben).
- Für Oberflächen wie z. B. Klosettbrillen, Türschnallen, Handgriffe etc. im Krankenhaus übliche Reinigungs- und Desinfektionsmaßnahmen anwenden.

4. Behandlung von kontaminierter Wäsche

- Bei Verwendung von Nicht-einmal-Operationswäsche diese speziell verpacken und mit „HIV" kodiert zur thermischen Desinfektion geben. Dies gilt auch für Bett- und Leibwäsche von anti-HIV-positiven Patienten auf der Intensivstation.

– Nach Möglichkeit im OP *Einmalwäsche* verwenden und nach der Operation wie potentiell kontaminierte sonstige Gegenstände entsorgen (Abfallsack, kodiert, zugebunden zum Sondermüll).

5. Zusätzlich zu beachten

– *Keine Mund-zu-Mund-* oder Mund-zu-Nase-Beatmung, sondern immer Gerätebeatmung (Ambu, Maske) im Notfall durchführen.

– *Gravides Krankenhauspersonal* soll nicht zur Behandlung der genannten Risikogruppen herangezogen werden (evtl. Kontakt mit Zytomegalievirus).

– Alle oben erwähnten Vorsichtsmaßnahmen gelten auch in der Geburtshilfe bei der *Entbindung anti-HIV-positiver* Mütter.

– Wegen der Neurospezifität des HIV bei klinischen Aids-Manifestationen *Zurückhaltung mit Spinal- oder Epiduralanästhesie.*

– Es entspricht selbstverständlich unseren Grundsätzen, auch Aids-Patienten, wenn sie etwa wegen respiratorischer Insuffizienz bei opportunistischen Infekten *intensivpflichtig* werden, in vollem Ausmaß zu behandeln und betreuen, wobei aber zum Schutze des Personals die genannten Vorsichtsmaßnahmen strikte einzuhalten sind.

Weiterführende Literatur

Beck EG, Schmidt P (1986) Hygiene in Krankenhaus und Praxis. Springer, Berlin Heidelberg New York Tokyo

Daschner FD, Frey P, Wolff G, Baumann PC, Suter P (1982) Wards: nosocomial infections in intensive care. A multicenter prospective study. Intensive Care Med 8:5–9

Daschner F (1980) Hygiene auf Intensivstationen. Springer, Berlin Heidelberg New York

Daschner FD (1985) Useful and useless techniques in intensive care units. Intensive Care Med 11:280–283

Daschner FD (1986) Hygiene auf Intensivstationen: Fakten, Mysterien, Fragen. Intensivmedizin 23:2–5

Daschner FD (1985) Nosocomial infections in intensive care units. Intensive Care Med 11:284–287

Daschner F, Just H, Vogel WM (1986) Erhöht Streßulcusprophylaxe das Pneumonierisiko bei Beatmung? Anästhesist 35:325

Europäisches Komitee „Interdisziplinäre Hospitalhygiene" (1983) Hygienestatus an Intensivstationen. mhp-Verlag, Wiesbaden

Farber BF (1987) Infection control in intensive care. Churchill Livingstone, New York Edinburgh London Melbourne

Gähler R (1984) Grund- und Behandlungspflege in der Intensivmedizin. Die Schwester/Der Pfleger 23:112–120

Hartenauer U, Gähler R, Klinkebiel U, Schwerf M, Ullrich L (1985) Hygienebewußte Intensivpflege. Zuckschwerdt, München Berlin Wien

Heizmann W, Lenz G (1987) Rolle der Blutkultur in der Sepsisdiagnostik: Definitionen, Abnahmetechnik und mikrobiologische-diagnostische Methoden. Anästh Intensivmed 28:176–180

Mauritz W, Graninger W, Schindler I, Karner J, Zadrobilek E, Sporn P (1985) Keimflora in Magensaft und Bronchialsekret bei langzeitbeatmeten Intensivpatienten. Anästhesist 34:203–207

Rommelsheim K, Kühnen E (1985) Rachenflora in der Funktion eines Referenzspektrums für Infektionserreger bei Intensivpatienten. Anästh Intensivther Notfallmed 20:273–276

Stoutenbeek CP, Saene HKF van, Miranda DR, Zandstra DF (1984) The effect of selective decontamination of the digestive tract on colonisation and infection rate in multiple trauma patients. Intensive Care Med 10:185–192

Stoutenbeek W, Saene HKF van, Miranda DR, Zandstra DF, Langrekr D (1986) Nosocomial gram-negative pneumonia in critically ill patients. Intensive Care Med 12:419–423

Tobin MJ, Grenvik A (1984) Nosocomial lung infection and its diagnosis. Crit Care Med 12:191–199

Tryba M (1986) Streßblutungsprophylaxe – brauchen wir ein neues Konzept? Dtsch Med Wochenschr 111:1627–1629

Unertl K, Ruckdeschel G, Selbmann HK, Jensen V, Forst H, Lenhart FP, Peter K (1987) Prevention of colonization and respiratory infections in long-term ventilated patients by local antimicrobial prophylaxis. Intensive Care Med 13:106–113

Intensivpflege

H. Metzler

Körpergrundpflege

Die *Reinigung bzw. Pflege* von Haut und Schleimhäuten dient der Infektionsprophylaxe, fördert die Zirkulation und beeinflußt das subjektive Wohlempfinden des Patienten. Der ansprechbare Patient wird soweit als möglich in die Grundpflege integriert.

Bei der morgendlichen *Inspektion* der Haut werden der Ernährungszustand, Operationswunden und dekubitusgefährdete Stellen sowie Ödeme und Ausschläge kontrolliert, bei Inspektion der Mund-, Nasen- und Rachenschleimhaut Läsionen durch liegende Sonden und Tuben, Belege, Blutkrusten. Anschließend werden die *Abstriche* entsprechend dem festgelegten Infektionskontrollprogramm abgenommen.

Die *Ganzkörperwaschung* erfolgt mindestens einmal täglich, gewöhnlich morgens, entweder mit einer hautschonenden Waschlotion oder antiseptischer Waschlösung. Mit lauwarmem Kamillentee werden die Augen von außen nach innen gereinigt, danach erfolgt die Prüfung auf vollständigen Lidschluß bzw. konjunktivale Entzündungszeichen. Bei unvollständigem Lidschluß werden die Augen durch Salbe und Uhrglasverband geschützt.

Mund- und Rachenschleimhaut werden bei Trockenheit mit glyzerinhaltigen Tinkturen behandelt, Blutkrusten mit Wasserstoff oder verdünnten antiseptischen Lösungen entfernt, Soorbeläge mit antimykotischen Lösungen. Je intakter Haut und Schleimhäute sind, desto weniger sollten aggressive Substanzen zur Anwendung kommen, heute z. B. wieder bevorzugt Salbei-Kamillentee-Gemisch. Nach der Ganzkörperwaschung wird die Haut gründlich mit fettender Creme oder Hirschtalg einmassiert. Besonders an Stellen, wo Haut an Haut zu liegen kommt (Inguinalbereich, Bauchfalte, weibliche Brust), wird gut trockenfrottiert. An diesen Stellen können auch Hautpuder eingesetzt werden, jedoch immer nur für einige Stunden. Bei stark schwitzenden Patienten wird die Wäsche mehrmals täglich gewechselt, Abreibungen mit Alkohol bzw. Franzbranntwein fördern zwar die Zirkulation, trocknen aber die Haut sehr stark aus.

Bei der anschließenden Lagerung sind folgende Gesichtspunkte zu beachten:
- Zunächst einmal richtet sich die Lagerung des Patienten nach krankheitsspezifischen Momenten. Sie kann als wesentliches „therapeutisches" Hilfsmittel eingesetzt werden.
- Bei Dekubitus und Dekubitusgefährdung sollen durch die Lagerung Hautschäden vermindert bzw. bereits bestehende zur Abheilung gebracht werden.

- Dem bewußtseinsklaren Patienten vermittelt eine akzeptable Wunschlagerung (im Englischen treffend als „Comfort"lagerung bezeichnet) das Gefühl der Annehmlichkeit.
- Lagerung der Arme auf Keilpolster und Anhebung der leicht abgewinkelten Beine unterstützen erheblich eine eingeschränkte Zirkulation. *Cave:* Starke Oberkörperhochlagerung gefährdet wegen der Gewichtsbelastung mitunter die Zirkulation im Gesäßbereich. Hier müssen frühzeitig Wasserbett und Gelkissen zum Einsatz kommen.
- Schließlich soll durch die Lagerung die Entstehung von Fehlstellungen und Kontrakturen, besonders bei bewußtlosen Patienten, bei Schäden des Zentralnervensystems und neuromuskulären Erkrankungen, sowie Extension vermieden werden.

Dekubitus

Gradeinteilung (in Analogie zur Verbrennung je nach Tiefenausdehnung):
Grad I: Umschriebene Hautrötung bei absolut intakter Haut; Abblassen der Rötung nach Druckentlastung innerhalb von Tagen.
Grad II: Kleinste Exkoriationen, Risse oder Blasenbildung der Haut bis hin zu Defekten der ganzen Dermis ohne Beteiligung der Subkutis.
Grad III: Die Hautnekrosen reichen bis zum Periost; Läsionen von Haut, Muskeln, Bändern, Sehnen.
Grad IV: Wie Grad III plus Osteomyelitis.

Besonders gefährdete Stellen sind:

Hinterhaupt, Ohren,
Schulter,
Ellenbogen,
Steiß- und Sakralbereich,
Trochanterenregion,
Ferse,
Sprunggelenke bei Seitenlagerung.

Besonders gefährdende Faktoren sind:

schlechter Ernährungszustand (Marasmus, Verbrennung, Stoffwechselerkrankungen),
schlechter Perfusionsdruck (protrahierter Schock, Hämatome),
absolute Immobilisation (Bewußtlosigkeit, Halbseiten- oder Querschnittslähmung, Sedierung, Relaxation, Gipsschiene).

Prophylaxe

- Optimale Lagerung und Lagerungswechsel auf Schaumstoffmatratze, Wassermatratze oder Gelkissen soll den Auflagedruck unter den Blutdruck senken.

- Die Hautpflege soll sowohl extreme Austrocknung als auch Nässe vermeiden
  sowie die Durchblutung fördern.
- Optimale Ernährung und gute Herz-Kreislauf-Funktion schaffen die notwendigen Rahmenbedingungen.

Therapie

Eine effektive Therapie setzt Wissen und Erfahrung voraus, wobei persönliche Präferenzen zu berücksichtigen sind. Grundsätzlich gilt es, eine Linie einzuhalten (Seiler u. Strähelin 1984).

Erster Therapieansatz ist die dauernde und komplette Druckentlastung durch häufigen, im Idealfall stündlichen Lagerungswechsel. Krankheitsbedingt müssen sehr oft rechte und linke Seitenlage vermieden werden, die Umlagerung beschränkt sich auf eine 30°-Halbseitenlage. Bei Sakral- und Fersendekubitus ist die Rückenlage nicht günstig.

Die Hautstellen, auf die der Patient zu liegen kommt, werden mit pflegenden Cremen massiert. Die Hautstellen, auf denen der Patient lag, werden kalt-warm abgewaschen bzw. mit Eis und Föhn behandelt und eher nur leicht eingecremt.

Nekroseentfernung und plastische Rekonstruktion. Dadurch werden die Voraussetzungen zur Bekämpfung der lokalen Infektion geschaffen.

Lokale Infektionsbekämpfung. Praktisch jedes Dekubitalulkus ist bakteriell kontaminiert. Das Keimspektrum ist unterschiedlich, besonders Proteus, Pyocyaneus und anaerobe Keime verhindern jeden Heilungsverlauf. Bei Vorliegen eines Antibiogramms hilft gezielte systemische Antibiotikatherapie die lokale Infektion zu bekämpfen und eine Dekubitussepsis zu verhindern.

Je nach Beschaffenheit des Dekubitus kann folgendes Vorgehen empfohlen werden: *Nässende* Ulzera werden mit Dakin-Lösung oder Wasserstoffperoxid gereinigt, die Trocknung durch dauernden Luftzutritt bzw. Föhn gefördert. Großflächige Ulzera werden mit antiseptischen Lösungen gebadet, kleinflächige mit antiseptischem Spray behandelt; *trockene* Ulzera werden ausschließlich trocken mit Sprays therapiert.

Die Wundränder werden mit Zink-Vitamin-Lebertranpaste abgedeckt; eine gleichzeitige Anwendung mehrerer Desinfektionsmittel ist wegen der Möglichkeit gegenseitiger Inaktivierung zu vermeiden.

Allgemeine Maßnahmen. Die auslösenden Faktoren sollten ausgeschaltet werden. Therapiebegleitende Maßnahmen sind Besserung von Herz-Kreislauf-Situation, Ernährungszustand und Mobilisation.

Gefäßzugänge

Periphervenöser Zugang

Intravenöse Kanülen werden mit hautfreundlichem Pflaster gut fixiert, die abführenden Venen mit Heparinsalbe gepflegt, die Hand evtl. erhöht gelagert. Die

Konnektionsstellen sollen absolut trocken und blutfrei gehalten und gut verschlossen werden. Die untere Extremität wird wegen des erhöhten Thrombophlebitisrisikos eher gemieden. Die Thrombophlebitisneigung wird bei Venenverweilkanülen von folgenden Faktoren bestimmt: Kanülenmaterial, Liegedauer, pH-Wert der Injektions- bzw. Infusionslösung, Abstand zum Gefäßendothel.

Ausgangsmaterial und Herstellungsqualität sind dabei von großer Bedeutung. Polypropylen und Polyethylen schneiden eher schlecht, Teflon und Polyurethran eher gut ab (Anders et al. 1986). Die unterschiedliche Thrombogenität spielt jedoch nur in den ersten 24 h eine wesentliche Rolle, so daß eine Liegedauer über 48 h vermieden werden soll.

Kavakatheter [1]

Für eine effektive Risikominderung gegen Infektionen gelten folgende Kautelen:
- strenge Indikationsstellung,
- streng aseptische Insertion,
- exakte Pflege,
- kürzest mögliche Liegedauer,
- Kavaentfernung bei jedem unklaren Fieber.

Bei der täglichen Inspektion des Kavakatheters werden geprüft: Entzündungszeichen an der Eintrittsstelle, Fixation, Knickung, Dichtigkeit. Die Kavalage wird durch die Thoraxübersichtsaufnahme kontrolliert.

Die Eintrittsstelle wird nach gründlicher Reinigung entweder nur steril oder mit antiseptischen Salben abgedeckt. Lokale Antibiotikasprays sollen nicht eingesetzt werden, ebenso ist man von der früher gehandhabten Praxis der routinemäßigen Kavaspülung abgekommen. Ein Verbandwechsel erfolgt bei Bedarf, mindestens aber einmal täglich, einschließlich Wechsel der 3-Wege-Hähne und des Schlauchsystems mit dem ZVD-Besteck. Für die Kavaverbandstechnik gelten 3 Forderungen: Sterilität – Trockenheit – Luftdurchlässigkeit. Bezüglich Kathetermaterial werden an Kavakatheter ganz andere Forderungen gestellt als an periphervenöse oder arterielle Kanülen.

Teflon als starres Material bedeutet beim Kavakatheter hohe Thrombosegefahr!

Auch PVC muß erst mit Weichmachern versetzt werden, die mit der Zeit durch Blut herausgelöst werden. Unter Zugrundelegung der heute geforderten Materialcharakteristika chemisch-inert, nichtthrombogen, flexibel, röntgenkontrastgebend und transparent gelten Polyurethan und Silastic als bestes Material, wobei die Weichheit von Silastik u. a. bei der Fixation Schwierigkeiten bereiten kann. Die Diskussion über die wahlweise Verwendung von Folien oder Kompressenverbänden ist noch offen. Vorteile der Folie sind gute Haftfähigkeit und Transparenz, ihre Nachteile Bildung von feuchten Kammern und geringere Hautverträglichkeit (Ledoux u. Hahenfort 1984). Bei Langzeitkatheterisierung werden die Zugänge über die V. jugularis und die V. subclavia bevorzugt. Vorteile

---

[1] Vgl. Abschn. „Kardiovaskuläres Monitoring", S. 41.

sind bessere Fixation und Pflege. Blutabnahmen erfolgen bei liegender arterieller Leitung nicht über den Kavakatheter, sondern wegen der verminderten Infektionsinzidenz bei High-flow-Bedingungen arteriell. Wird über den Kavakatheter Blut abgenommen, erfolgt dies unter Nachspülung mit Heparinlösung unter Beseitigung jeglicher Blutreste.

Erkennung von Kavainfektionen bzw. Thrombosen:
- Rötungen der Einstichstelle,
- Schmerzen an der Einstichstelle bzw. auf der entsprechenden Thoraxseite, ausstrahlend in den Arm,
- Schwellung des Arms,
- unklares Fieber,
- über den Kavakatheter kann kein Blut mehr abgenommen werden,
- obere Einflußstauung bei V.-cava-superior-Thrombose.

Bei allen länger als 3 Tage liegenden Kavakathetern oder Infektionsverdacht wird die Spitze nach Entfernung bakteriologisch untersucht.

Erhöhung der Infektionsinzidenz von Kavakathetern:
- Schlechte Händedesinfektion!
- Oftmaliges Zuspritzen!
- Häufige Blutentnahmen!
- Blutreste im System!

Arterieller Zugang

Die A. radialis ist der bevorzugte arterielle Gefäßzugang. Die A. femoralis wird wegen der erhöhten Infektionsgefahr bei Langzeitkanülierung bzw. als potentieller Gefäßzugang für intraaortale Ballongegenpulsation, Angiographie oder arteriovenöse Hämofiltration eher gemieden. Jede arterielle Leitung ist wegen Verwechslungsgefahr besonders zu kennzeichnen, sie wird kontinuierlich gespült. Auf die Erfüllung der geforderten konstanten Durchflußrate (für das arterielle System normalerweise 3 ml/h) bei allen automatischen Spülsystemen soll geachtet werden. Kontinuierliche Spülung mit Heparinlösung und ausreichende Fixation des Arms sind die beiden wichtigsten Faktoren, die eine erfolgreiche Langzeitkanülierung ermöglichen (Heinze u. Rothe 1986).

Blasenkatheter

Harnwegsinfektionen zählen zu den häufigsten nosokomialen Infektionen!
Haupteintrittspforten sind (Klapper u. Hölscher 1984):
- die mukopurulente Membran,
- die Verbindungsstelle zwischen Harnkatheter und Ableitungssystem,
- der Reflux aus dem Sammelbeutel.

Bei der männlichen Harnröhre ist bereits 2–4 h nach transurethraler Katheterung mit dem Auftreten einer Urethritis zu rechnen.

Nach der Infektion zweitwichtigste Komplikation ist nach wie vor die Ulzeration im Bulbusbereich mit nachfolgender Stenose. Wichtigste Maßnahmen zu ihrer Vermeidung sind die Verwendung von weichen Harnkathetern mit kleiner bis mittlerer Charièrre (<18 Charr) Durchmesser und die Fixierung des Penis nach oben.

Vorzugsvariante zur Vermeidung von Infektion und Ulzeration (mit nachfolgender Stenose) ist der suprapubische Dauerkatheter. Wegen Blutungskomplikationen (zu tiefer Stich, Blasentamponade) erfolgt heute doch wieder eine nicht bedenkenlose Indikationsstellung.

Pflege

Transurethraler Katheter

Mindestens zweimal täglich, bei Bedarf auch öfter, erfolgt die Reinigung der Schleimhaut mit Chlorhexidin (nicht mit Alkohol!), verbunden mit einer Reinigung von Genital- und Inguinalregion. Anschließend wird die Katheteraustrittsstelle mit sterilem Tupfer abgedeckt und der Katheter gut fixiert. Die früher geübte Praxis, den Meatus externus mit antibiotischen Salben abzudecken, bringt eher Nachteile, da der Abfluß von Sekret aus der Urethra, besonders bei fetthaltigen Salben, verhindert wird. Beim langzeitkatheterisierten Patienten sollte ein Katheterwechsel spätestens nach 2 Wochen erfolgen, bei hohen Harnkonzentrationen bzw. Inkrustationen schon wesentlich früher.

Suprapubischer Katheter

Die Kathetereintrittsstelle wird mindestens einmal täglich sorgfältig gereinigt, mit antiseptischer Salbe und sterilem Verband abgedeckt und gut fixiert. Bei exakter Pflege kann das System bis zu 6 Wochen steril gehalten werden.

Geschlossene Harndrainagesysteme werden in allen Fällen verwendet. Die Sammelbeutel müssen unter dem Niveau der Harnblase fixiert werden, ein Rückfluß ist (bei fehlendem Rücklaufventil) besonders bei Transport und Umlagerung zu vermeiden.

Zur Diskussion Blasenspülung bei Katheterentfernung: Die früher regelmäßig geübte Spülung bei Entfernung eines transurethralen Katheters wurde mit der Absicht praktiziert, zu verhindern, daß infektiöser Harn anläßlich der ersten Spontanmiktion über Schleimhautläsionen oder Ulzerationen zu Bakteriämien führte, die dann an kurzfristigen Fieberzacken zu erkennen waren. Wenn die Blase gespült wird, dann mit lokal wirksamen Antibiotika oder Jodkombinationspräparaten. Heute sprechen viele Überlegungen dafür, keine Antibiotikainstillationen mehr durchzuführen. Wesentlicher erscheint auch bei Katheterentfernung, daß der Patient zum Zeitpunkt der Entfernung viel Harn produzieren sollte (evtl. stimuliert mit Furosemid).

Besondere Situationen

- Der oligoanurische, hämofiltrierte oder dialysierte Patient wird täglich einmal abkathetert.

- Bei stark alkalischem Harn-pH-Wert kann der Harn mit L-Methionin ange-
  säuert werden.
- Bei starker Hämaturie muß kontinuierlich über Y-Stück ohne Diskonnektion
  mit Kochsalzlösung gespült werden. Manche Zentren bevorzugen – falls keine
  Kontraindikation vorliegt – das Legen eines suprapubischen Spülkatheters un-
  ter Sicht.
- Bei starker Sedimentation soll Blasentee in größeren Mengen, sofern es die
  Flüssigkeitstherapie erlaubt, zugeführt werden, eine positive Flüssigkeitsbilanz
  ist anzustreben.
- Erscheint der Katheter „undicht", d. h. tritt trotz einwandfreier Katheterlage
  und Funktion immer wieder Harn über die Harnröhre aus, ist an bestehende
  Tenesmen zu denken.

Therapie: Buscopan, wiederholt i.v.

Gastroduodenalsonden

Indkationen zur Gastrointestinalsonde sind:
- Ableiten von Sekret, z. B. bei Ileus, Pankreatitis, Atonie,
- Ableiten von Blut, z. B. bei gastrointestinaler Blutung,
- Ernährung.

Zur Auswahl stehen ein- und doppellumige Sonden. Der Vorteil doppellumiger
Magensonden ist die Möglichkeit ständiger Belüftung und damit atraumatischer
Absaugung, reine Ernährungssonden können einlumig sein.

Die Materialien sind Silikon, PVC, Polyurethan und Polyamid. Mit Ausnahme von Silikon finden sich in allen Materialien Weichmacher, die durch das Ga-
strointestinalsekret je nach Material schon nach 2–5 Tagen herausgelöst werden,
so daß der Einsatz von Silikonschläuchen, v. a. bei Langzeitanwendung (3 Tage)
zu bevorzugen ist.

Orale Magensonden führen beim bewußtseinsklaren Patienten zu ständigem
Würgereiz, nasale Sonden sind bei Schädelbasis- und Gesichtsschädelfraktur
kontraindiziert. Bis zu einem gewissen Grad behindern natürlich alle nasalen
Sonden die Nasenatmung und forcieren damit die Mundatmung.

Bei Legen der Magensonde sind folgende Komplikationen zu vermeiden:
- Verletzung der Nasen- und Rachenschleimhaut (Blutung und Infektionsgefahr),
- „fausse route" (bei Beachtung der Kontraindikationen Schädelbasisfraktur,
  Ösophaguskarzinom bzw. Ulzera selten),
- Bradyarrhythmien während der Passage der Reflexzonen des Vagus bei brady-
  kardiegefährdeten Patienten,
- Sondierung der Trachea, normalerweise zu erkennen am heftigen Hustenreiz,
  ausgenommen beim tief bewußtlosen oder relaxierten Patienten.

Pflege

- Mindestens einmal täglich erfolgt die Kontrolle von Druckschäden an Nasenflügeln, Nasen- und Rachenschleimhaut. Bei längerer Liegedauer werden die Fixierungsstellen gewechselt, an beginnenden Druckstellen des Naseneingangs wird eine Heilsalbe bzw. Gelpflaster aufgetragen.
- Wiederholte Kontrolle von Lage und Durchgängigkeit.
- 6stündliche Kontrolle des Magensaft-pH-Wertes jeweils vor der nächsten geplanten Flüssigkeits- oder Sondengabe.
- Einmal täglich Sonde um 360° drehen.

Die Kontrolle des Magensaft-pH-Wertes beim Intensivpatienten ist heute als wichtige diagnostische Maßnahme anzusehen, da wahrscheinlich nur ein schmaler optimaler Bereich besteht. Einerseits senkt die ausreichende Verabreichung von Antazida und H_2-Antagonisten die Streßulkusgefahr, andererseits ist die Azidität des Magens eine der wichtigsten Schutzmaßnahmen des Körpers gegen bakterielle und Pilzinfektionen des Gastrointestinaltrakts. Über einem pH-Wert von 4 ist die Inzidenz relevanter Gastrointestinalblutungen vernachlässigbar gering, bei einem pH-Wert unter 2,5 ist der Mageninhalt steril, bei einem pH-Wert über 5 findet man gramnegative Keime in hoher Konzentration. Nach Daschner et al. (1986) nimmt die Pneumoniehäufigkeit mit steigendem pH-Wert deutlich zu. Möglicherweise zwingen die schweren Nebenwirkungen und die nicht absolut garantierten Schutzmechanismen bei H_2-Rezeptorantagonisten zu einem Umdenken zugunsten einer Antazidaprophylaxe, z. B. mit Sucralfat, evtl. in Kombination mit Pirenzepin.

Nach Albin et al. (1985) ist die hartnäckige Magensaftazidose trotz Antazida und H_2-Antagonisten ein möglicher Hinweis auf Septikämien.

In jüngster Zeit werden bei Langzeiternährung sehr dünne Ernährungssonden angeboten. Sie bringen zahlreiche Vorteile:
- subjektiv angenehmere Empfindung,
- verringerte Gefahr von Refluxösophagitis, Ösophagusstenose und -blutung.
- Bei Patienten mit gestörter Sprach- und Schluckmotorik ist eine effektivere physiotherapeutische und logopädische Betreuung möglich.

Das Risiko gegenüber der perkutanen endoskopischen Gastrostomie sollte bei Langzeitliegedauer abgeschätzt werden.

Künstlicher Atemweg

Drei Schwerpunkte beherrschen die Intensivpflege bei Patienten mit künstlichem Atemweg:
1) Kontrolle der korrekten Lage, Durchgängigkeit und Dichtigkeit sowie Erkennung von Schäden und lebensbedrohlichen Akutkomplikationen,
2) hygienische Aspekte und Infektionsprophylaxe,
3) Beurteilung der subjektiven Situation durch den Patienten, Toleranz und Akzeptanz.

Orotracheale/nasotracheale Intubation [1]

Pflege

Vor Beginn der pflegerischen Maßnahmen mit Manipulation am Tubus muß man sich im klaren sein, daß diese Maßnahme für den Patienten unangenehm und u. U. auch gefährlich sein kann. Falls es das Krankheitsbild notwendig macht, z. B. bei Schädel-Hirn-Traumen mit erhöhtem intrakraniellem Druck, werden die Patienten sediert, evtl. auch relaxiert. Ist dagegen der Patient gut ansprechbar, sollte die Kooperation mit ihm gesucht werden, um durch gezielte und geduldige Befragung Reize und unangenehme Empfindungen besser erkennen und ausschließen zu können.

Die Kontrolle der korrekten Tubuslage erfolgt durch Markierung, Inspektion, Auskultation und Blick auf die Thoraxübersichtsaufnahme. Anschließend werden Mayo-Tubus und Fixationsmaterial entfernt und die Mund-, Nasen- und Rachenschleimhaut auf Rhagaden, Druckulzera und Soor kontrolliert. Entsprechend dem bakteriologischen Konzept werden Abstriche von Rachen und Trachea entnommen. Zuletzt erfolgt die Fixierung des Tubus. Laterale Tubusfixierung bringt die Gefahr des Mundwinkeldekubitus.

Zwei meist wenig beachtete Komplikationen sind Hörstörungen sowie die eitrige paranasale Sinusitis durch Abflußbehinderung bei Patienten mit nasotrachealem Tubus, evtl. auch nasaler Magenverweilsonde (Deutschmann et al. 1986; Schneck et al. 1986). Bei stark eitriger Sekretion aus der Nase neben dem Tubus oder der Sonde sollte in Verbindung mit unklarem Fieber daran gedacht werden, nach gesicherter Diagnose orotracheal umintubiert oder tracheotomiert werden. Einige Zentren führen routinemäßig bei sedierten und bewußtlosen Beatmungspatienten Spülungen des Nasen-Rachen-Raums durch.

Die Kontrolle von Respiratoranteil und Schlauchsystem beinhaltet:
– Wechsel des gesamten Schlauchsystems einschließlich Befeuchtung einmal in 24 h;
– anschließend Prüfung auf Dichtigkeit, Knick und Zug am Tubus.
– Befeuchtung und Anwärmung werden durch tubusnahe Temperaturmessung sowie Absaugen kontrolliert. Im gesamten Schlauchsystem darf sich kein Kondenswasser ansammeln, der Abfluß in die Wasserfallen muß dauernd gewährleistet sein.

Bronchialtoilette [1]

Am Konzept der intensivmedizinischen Bronchialtoilette hat sich in den letzten Jahren nichts geändert. Die große Bedeutung dieser heute standardisierten intensivpflegerischen Maßnahmen zum Nutzen oder zum Schaden des Patienten muß immer wieder betont werden, soll hier aber nur schwerpunktmäßig angeführt werden (Alfermann u. Albrecht 1984).

---

[1] Vgl. Kap. „Mechanische Ventilation", S. 132.

- Die Absaugeinheit mit dem Auffangglas wird mindestens zweimal täglich gewechselt und desinfiziert, das Auffangglas mit desinfizierender Lösung teilweise gefüllt. Die Einheit sollte sich an der dem Respirator gegenüber liegenden Seite befinden.
- Neben Desinfektion der Hände und sterilen Handschuhen kann in bestimmten Situationen das Tragen eines Mundschutzes notwendig sein (Selbstschutz und/oder Patientenschutz).
- Die Absaugkatheter sollen weich, aber knickfest sein. Sauger mit ausschließlich endständiger Öffnung erlauben gezielteres, Sauger mit zusätzlich seitlicher Öffnung schleimhautschonendes Absaugen.
- Vor Beginn der Bronchialtoilette werden je nach Situation folgende Maßnahmen überlegt: Übereinstimmung mit der aktuellen Thoraxübersichtsaufnahme, Absaugung von Mund- und Rachenraum, Erhöhung der F_IO_2, Bereitstellung bzw. Applikation von Atropin bzw. Alupent. Der Absaugvorgang soll angekündigt und die Kooperationsbereitschaft des Patienten zum Mithusten ausgenützt werden.
- Sedierung bzw. Relaxation des Patienten bei Gefahr der Hirndrucksteigerung.

Nach erfolgter Absaugung soll der Sauger ohne jede weitere Kontamination im Entsorgungsbehälter eingelegt, die Lunge mit Hilfe eines Ambu-Beutels zur etwaigen Atelektasenentfaltung mit Luft einige Male schonend gebläht und eine u. U. erhöhte F_IO_2 wieder reduziert werden.

Tracheotomie

Vorbereitende Maßnahmen vor einer Tracheotomie von pflegerischer Seite sind:
- 6stündige Nahrungskarenz,
- Stoppen einer eventuellen Heparintherapie,
- Bereitstellung eines kompletten Intubationssets.

Nach erfolgter Tracheotomie erfolgt in den ersten Stunden eine engmaschige Kontrolle der korrekten Kanülenlage durch Auskultation, Thoraxübersichtsaufnahme und Bestimmung der Blutgase. Besonderes Augenmerk ist auf Nachblutungen zu richten.

Komplikationen der Tracheotomie, ihre Erkennung und Vermeidung

- Bakterielle Infektionen im Stomabereich.
- Kanülenverlegung.
- Druckschäden der Trachealschleimhaut mit der Komplikationskaskade Nekrose → Entzündung → Ulzeration → Perforation mit Tracheoösophagealfistel oder Arrosionsblutung, als Spätschaden Narbenstenose.
- Stille Aspiration.
- Aerophagie durch Luftschlucken bei ungenügender Cuffabdichtung und hohem Gasflow.

- Tracheoösophagealfistel:
  Wichtigste Hinweise sind hartnäckige Luftansammlung im Magen, die Notwendigkeit zu immer größeren Luftvolumina und das Absaugen von Speiseresten aus der Trachea.
- Arrosionsblutungen:
  Blutungen aus arteriellen Gefäßen treten meist ohne Warnzeichen auf und verlaufen dramatisch.
- Trachealausweitung bei Langzeitbeatmung mit hohen Drücken.

Essen und Sprechen

Essen ist für einen tracheotomierten Patienten möglich, individuell aber in Abhängigkeit von Kooperation und anatomischen Besonderheiten unterschiedlich. Erfahrung und Einfühlungsvermögen sollen verhindern, daß der erste Eßversuch mißlingt. Grundsätzlich bedeutet der erste Eßversuch immer eine Belastung und ist nicht selten mit Schmerzen verbunden. Mit lockernden, massierenden Bewegungen an Zungengrund und Kehlkopf werden die ersten Schluckversuche vorbereitet und erleichtert. Die Magensonde wird probeweise entfernt. Reine Flüssigkeit bringt oft größere Schwierigkeiten als cremig-breiige Wunschkost. Schlägt der erste Eßversuch fehl, empfindet der Patient meist Angst vor weiteren Versuchen, es ist daher sinnvoll, eine angemessene Pause einzulegen.

Um dem Tracheotomierten das Sprechen zu ermöglichen, wurden eigene Sprechkanülen entwickelt, die sicher erfolgreich eingesetzt werden können. Eigenartigerweise ist in manchen Fällen der Patient durch die ihm fremde, veränderte Stimme beunruhigt.

Infusionstherapie

Drei Schwerpunkte beherrschen die intensivpflegerischen Aspekte der Infusionstherapie:
1) Erhaltung der Sterilität,
2) Wahrung von Übersichtlichkeit und Steuerbarkeit,
3) Erkennung und Vermeidung einer Pharmakainkompatibilität.

Herstellung der Infusionslösungen

Die Herstellung von Infusionslösungen erfolgt an Stellen geringer Infektionsgefahr, d.h. heute praktisch ausschließlich unter Laminarflowbedingungen. Für den Arbeitsvorgang trägt die Schwester sterile Kleidung (Haube, Maske, Übermantel und sterile Handschuhe). Die Gummistöpsel der Infusionsflaschen werden nach Entfernung der Metallkappe mit Tupfer desinfiziert. Diese Stellen sind vom Abfüllvorgang her bei einigen Produkten als nicht garantiert steril zu betrachten.

Bei stabilen Patienten mit gut kalkulierbarem Infusionsregime für die nächsten 24 h empfiehlt sich die Herstellung von fertigen Infusionen in Mischbeuteln.

Auch das Infusionsschlauchsystem einschließlich 3-Wege-Hahn und Mehrfachverteilern wird unter Laminarflowbedingungen zusammengestellt.

Idealerweise erfolgt während der Phase der Infusionszubereitung im Laminarflow die gründliche Flächendesinfektion durch das Hilfspersonal in der dazugehörigen Intensiveinheit. Erst danach wird das neue Infusionssystem am Kavakatheter angeschlossen.

Pharmaka, bei denen eine exakte Dosierung notwendig ist, sollten über Motorspritze appliziert werden, ebenso wie Pharmaka, bei denen durch häufiges Zuspritzen die tägliche Kavaöffnungsinzidenz ungerechtfertigt hoch liegt.

Für eine Pharmakotherapie über Perfusor müssen folgende Punkte beachtet werden:
- häufige Funktionskontrollen,
- möglichst getrennte Applikation bis zum Blut (eigener Kavakatheter, Mehrlumenkatheter verwenden);
- bei Katecholaminabhängigkeit Perfusorwechsel rasch durchführen, ebenso Funktionskontrollen bei ungeklärtem Blutdruckabfall;
- „Katecholaminflush" vermeiden.

Pharmakainkompatibilität [1]

Man unterscheidet zwischen visuell sichtbarer (manifester) und visuell unsichtbarer (lavierter) Kompatibilität; d. h. viele Inkompatibilitätsreaktionen äußern sich zwar als Verfärbung, Trübung oder Ausfällung; aus der reinen Löslichkeit eines Arzneistoffes in einem Lösungsmittel ist aber nicht die vollständige physikalisch-chemische Mischbarkeit abzuleiten. Die meisten Zersetzungs- und Auflösungsvorgänge sind mit bloßem Auge nicht sichtbar! Für die Infusionstherapie müssen folgende Mindestgrundsätze beachtet werden:
- Zubereitung und Applikation von Mischinfusionen bzw. Injektionen haben strikt nach den vom Hersteller vorgegebenen Richtlinien zu erfolgen.
- Es sind immer Lösungen vorzuziehen, die isoosmotisch, schwach oder gar nicht gepuffert sind und einen nahezu neutralen pH-Wert aufweisen.
- Vermieden werden soll das Zuspritzen von Medikamenten zu: Fettemulsionen, Aminosäurenlösungen, konzentrierten Lösungen zur Osmotherapie, alkalischen Lösungen, Blut und Blutderivaten.
- Eine Kompatibilitätskontrolle hat nicht nur bei der Herstellung der Infusion zu erfolgen, sondern während der gesamten Einlaufzeit, da verzögerte Reaktionen vorkommen.
- Grundsätzlich sollen alle Medikamente, wenn möglich, getrennt, z. B. über einen eigenen Kavakatheter bzw. Mehrlumenkatheter langsam und nicht unmittelbar nacheinander injiziert werden. Dies gilt besonders für alle vasoaktiven Substanzen, Antibiotika, Blut und Blutderivate, Vitamine, Barbiturate, Chlorprothixen, Kalziumverbindungen.

---

[1] Baunert 1986; Köchel u. Beisbarth 1983; Ollenschläger 1983.

Gebrauch von Infusionsfiltern

Theoretisch sind durch den Einsatz von Infusionsfiltern zahlreiche *Vorteile* zu erwarten (Fechner 1981). Bei Verwendung von 0,2-µm-Filtern werden Bakterien, Partikel und Luft verläßlich zurückgehalten. Die Elimination von Partikeln und Keimen verringert Phlebitishäufigkeit und pulmonale Belastung.

Als *Nachteil* gelten: Reduktion der Einströmgeschwindigkeit; kein Einsatz bei Blut, Blutderivaten und Fettemulsionen; keine ZVD-Messung; keine Elimination von Viren, Pyogenen und Endotoxin; fragliche Interaktionen im Filter; „falsches Gefühl" der Sicherheit.

Insgesamt hat sich der Einsatz von Infusionsfiltern an allgemeinen Intensivstationen nicht durchgesetzt, auf jeden Fall sinnvoll ist der Einsatz bei immunsupprimierten Patienten.

Literatur

Albin M, Friedlos J, Hillman K (1985) Continous intragastric pH-measurement in the critically ill and treatment with parenteral ranitidine. Intensive Care Med 11:295–299

Alfermann M, Albrecht J (1984) Die Behandlungspflege bei der Bronchialtoilette. Die Schwester/Der Pfleger 23:177–180

Anders A, Eyrich K, Krüger O, Hildebrandt W, Müller M (1986) Punktionsverhalten und Materialeigenschaften gebräuchlicher Venenverweilkanülen. Anästh Intensivmed 27:375–382

Baunert CH (1986) Kompatibilität von Medikamenten in Infusionslösungen. Thieme, Stuttgart New York (INA Bd 57, S 206–208)

Daschner F, Just H, Vogel MW (1986) Erhöht Streßulcusprophylaxe das Pneumonierisiko bei Beatmung. Anästhesist 35:325

Deutschmann CS, Wilton P, Sinow J, Dibbell D, Konstantinides FN, Cerra FB (1986) Paranasal sinusitis associated with nasotracheal intubation: a frequently unrecognized and treatable source of sepsis. Crit Care Med 14:111–114

Fechner R (1981) Über den Gebrauch von Infusionsfiltern. Anästh Intensivther Notfallmed 16:93–95

Heinze J, Rothe KF (1986) Gefahren der peripheren arteriellen Dauerkanülierung. Anästh Intensivmed 27:227–235

Klapper M, Hölscher G (1984) Behandlungspflege beim Blasenkatheter. Die Schwester/Der Pfleger 23:270–276

Köchel D, Beisbarth H (1983) Kompatibilität bei der Kombination von Infusionslösungen und von Zusätzen an Infusionslösungen. Anästh Intensivmed 24:312–319

Ledoux M, Hahenfort M (1984) Behandlungspflege beim intravasalen Katheter. Die Schwester/ Der Pfleger 23:28–31

Ollenschläger G (1983) Inkompatibilität in der Infusionstherapie – eine Übersicht. Infusionstherapie 10:32–39

Schneck HJ, Bockmeyer M, Isekos E, Tempel G (1986) Sinusitis maxillaris bei Intensivpatienten. Anästh Intensivther Notfallmed 21:338–342

Seiler WD, Strählein HB (1984) Standardisierte Dekubitustherapie mittels 5 Therapieprinzipien. Dtsch Krankenpflegez 37:492–496

Monitoring

W. F. List, P. M. Osswald und H. Metzler

Von den pro Intensivpatient anfallenden Überwachungsdaten (100%) sind 42% Labordaten und nur 13% Monitordaten (Herz/Kreislauf, Atmung u. a.). Der Rest besteht aus klinischen Beobachtungen, Therapiekontrollen und Bilanzen (Abb. 1; Bradshaw et al. 1984). Als Überwachungsprinzip hat zu gelten, daß sowohl durch Einzelparameter mit sinnvollen Grenzwerten auf gravierende Akutveränderungen hinzuweisen, als auch mit einer Trendüberwachung über mehrere Stunden eine Tendenzveränderung einzelner Funktionen aufzuzeigen ist. Die intensivmedizinische Patientenüberwachung wird also einerseits klinisch und laborchemisch durch Schwestern und Ärzte durchgeführt, andererseits elektronisch mit Hilfe von Monitoren. Es gibt unzählige Überwachungsparameter der verschiedenen lebenswichtigen Funktionen; für die intensivmedizinische Patientenüberwachung ist es allerdings entscheidend, nur unbedingt notwendige Größen zu überwachen.

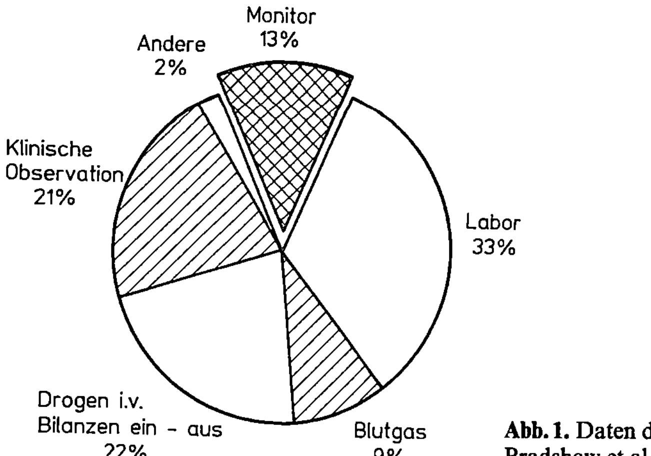

Abb. 1. Daten der Intensivpatienten. (Nach Bradshaw et al. 1984)

Respiratorisches Monitoring

P. M. Osswald

Einleitung

Die routinemäßige Überwachung der Atemparameter bei beatmeten Patienten mit ARDS ist die Voraussetzung für eine erfolgreiche Beatmungstherapie. Die Aufgabe einer umfassenden Überwachung des beatmeten Patienten besteht darin, physiologische Veränderungen zu messen und solche Veränderungen anzuzeigen, die ein therapeutisches Eingreifen erfordern. Dabei werden der Gasfluß von und zu den Lungen und die daraus resultierenden Veränderungen der Gaskonzentrationen im Blut und im Gewebe überwacht. Diese Informationen reflektieren das Vorhandensein und den Grad pulmonaler Störungen. Weder eine mechanische noch eine elektronische Überwachungsanlage kann die bewußte Beobachtung des beatmeten Patienten ersetzen. Die Überwachung des beatmeten Patienten erfordert erhebliche personelle und apparative Voraussetzungen.

Zur kontinuierlichen und routinemäßigen Beobachtung des beatmeten Patienten gehört die Beurteilung seines Bewußtseinszustands, seiner Hautfarbe, seiner Atemfrequenz und seiner Bewegungen des Thorax. Eine Atemfrequenz von mehr als 24 Atemzügen/min ist ein empfindlicher Hinweis auf eine respiratorische Dysfunktion. Veränderungen der Hautfarbe wie bei einer Zyanose unterliegen wiederum dem Einfluß anderer Veränderungen (Anämie) und müssen bedacht werden. Zur Beurteilung einer gleichmäßigen Belüftung bzw. zum Erkennen von Sekretverhalt müssen die Lungen in regelmäßigen Abständen auskultiert werden. Atmet ein Patient gegen den Respirator, müssen alle Möglichkeiten, die dazu führen können, überdacht werden. Gegebenenfalls muß dann die Einstellung des Respirators entsprechend den Erfordernissen des Gasaustausches des Patienten geändert werden. Diese Überwachungsmaßnahmen müssen durch die Überwachung der Kreislaufgrößen, der Urinausscheidung und der Stoffwechselparameter ergänzt werden (vgl. Abschn. „Kardiovaskuläres Monitoring", S. 41).

Veränderungen des Atemtyps oder der respiratorischen Variablen müssen immer als ein Hinweis auf Veränderungen der Lungenfunktion gewertet werden.

Während die einfache Überwachung des Respirators zum Erkennen von Fehlfunktionen technisch zuverlässig realisiert werden kann, sind die Probleme eines differenzierten Monitorings hinsichtlich der Auswirkung der Beatmung oder der Lungenmechanik zur Optimierung einer Beatmung noch weitgehend ungelöst. Dabei stellen die Meßwertaufnehmer das schwache Glied in der Kette dar. So ist die Messung vieler Parameter in der klinischen Routine mit einer erheblichen Fehlerbreite belastet und kann nur mit erheblichen Bedenken für die Berechnung abgeleiteter Parameter (s. S. 39) Verwendung finden.

Die elementare Sicherheit muß durch ein einfaches Gerätemonitoring und entsprechende Alarmfunktionen garantiert sein. Lebensbedrohliche Situationen müssen optisch und akustisch angezeigt werden. Unverzichtbar ist die Alarmschaltung für eine Leckage. Diese kann sowohl in Form eines Druck- als auch eines Diskonnektionsalarms konzipiert sein.

An Sicherheitsvorkehrungen müssen v. a. solche gegen eine mögliche Diskonnektion (einfacher und sicherer Adapter) vorhanden sein. Die Kontrolle der Dichtigkeit kann auch vom Monitoring des Respirators übernommen werden. Temperatur und Feuchtigkeitskontrolle (Hygrometer) sind wünschenswerte Einrichtungen.

Zum Monitoring gehören auf jeden Fall ein Gasversorgungsalarm sowie die Angabe inspiratorischer und exspiratorischer Volumina, Drücke und der Atemfrequenz.

Monitoring von Beatmungsparametern

Die Überwachung der Atemwegsdrücke gehört heute zum routinemäßigen Bestandteil eines jeden Respirators. Die Überwachung des Beatmungsdrucks kann mechanisch oder elektronisch erfolgen. Die Beobachtungen von Veränderungen des Beatmungsdrucks sind essentiell. Sie weisen auf Veränderungen der Lungen- und Thoraxcompliance hin, wobei die Thoraxcompliance vom Relaxierungsgrad beeinflußt werden kann, die Lungencompliance hingegen von parenchymalen Veränderungen im Rahmen eines ARDS oder durch spezielle Veränderungen wie Sekretverhalt.

Die Einstellung der unteren Alarmgrenze dient der Anzeige einer Diskonnektion. Eine exakte Bestimmung der Atemwegsdrücke ist die Voraussetzung einer annähernd verläßlichen Bestimmung der Compliance. *Positiv-endexspiratorische Drücke (PEEP)* sollten sorgfältig dokumentiert werden. Ein häufiges Leck beim Einsatz eines PEEP kann ein unzureichend aufgeblasener Cuff des Tubus sein.

Zur Messung und Überwachung der inspiratorischen und exspiratorischen Atemvolumina werden gerne Trockenspirometer eingesetzt. Trockenspirometer (Abb. 2) sind in der klinischen Praxis leicht zu handhaben. Dieser Spirometertyp benutzt frei bewegliche Blasebalge, die so gefaltet sind, daß ihre Bewegungen in linearer Beziehung zum Volumen stehen. Die Gewichte sind exakt gegenbalanciert, um den inneren Druck ausgleichen zu können. Die Konstruktion eines Trockenspirometers stellt einen Kompromiß zwischen hoher Sensitivität und niedriger Impedanz des Luftflusses dar.

Das Spirometer nach Wright enthält leichte Blättchen, die sich innerhalb eines kleinen Zylinders bewegen. Die Wand des Zylinders ist mit einer Zahl tangentialer Öffnungen perforiert, so daß der Luftstrom die Bewegung der Flügelchen garantiert. Ein Luftstrom in umgekehrter Richtung kann so keine so große Bewegung hervorrufen.

Durch den Vergleich von inspiratorischem und exspiratorischem Volumen können z. B ein Leck im Patientensystem, aber auch das kompressible Volumen eines Respirators und seiner Beatmungsschläuche beurteilt werden.

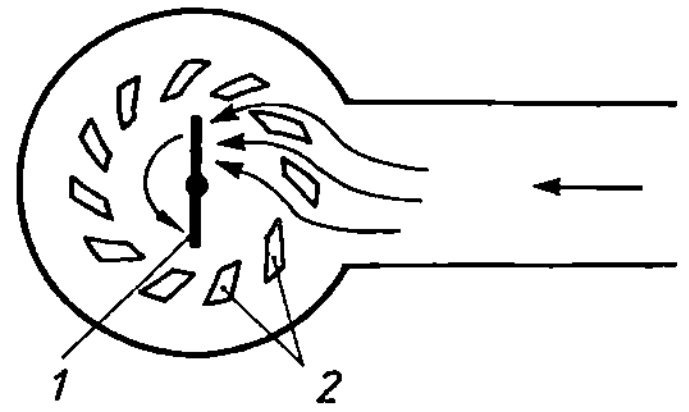

Abb. 2. Schematische Darstellung des Funktionsprinzips eines Trockenspirometers. *1* Blättchen, *2* tangentiale Öffnungen. (Nach Sykes et al. 1981)

Bei der Messung der Volumina können im klinischen Dauerbetrieb Fehlfunktionen durch Feuchtigkeit (Sekret) zustande kommen. Dies läßt sich am ehesten vermeiden, wenn in- und exspiratorischer Gasstrom patientennah am Tubus gemessen werden. Es stehen verschiedene Verfahren zur Verfügung. Der Pneumotachograph mißt die Flußrate über die Bestimmung des Druckgefälles entlang eines laminaren Widerstandes. Die Druckdifferenz gegen die Widerstandsveränderung ist normalerweise sehr gering, so daß der Flow eines Gases nur minimal durch der Widerstand verändert wird. Der klassische Pneumotachograph nach Fleisch zeichnet sich durch eine hohe Meßgenauigkeit aus.

Der Pneumotachograph nach Fleisch besitzt in seinem Meßkopf ein Bündel parallel gelegener Schläuche, wobei jeder Schlauch einen Durchmesser von 1–2 mm hat. Andere Pneumotachographen verwenden als Widerstandseinheit Metall- oder Plastikdrähte (Herabsetzung der Kondensation).

Wesentlich ist, daß der Gasfluß gleichmäßig über die Widerstandseinheit streicht. Ebenso ist es wichtig, die Größe des Meßkopfes der erwarteten Flußrate anzupassen, um nichtlineare Turbulenzen zu vermeiden.

Bei hinreichend genauer Messung von Druck und Volumen läßt sich ohne Aufwand die Compliance errechnen ($\Delta V/\Delta P$). Die Compliance hat in der Beurteilung der Beatmung aus mehreren Gründen eine besondere Bedeutung erlangt. Die Dehnbarkeit der Lunge ist nicht nur von der Elastizität des Lungengewebes abhängig, sondern ganz entscheidend auch vom Ausgangsvolumen, wobei hier enge Beziehungen zur FRK bestehen (Comroe et al. 1972). Somit sind Änderungen der Compliance vorwiegend auf Veränderungen der FRK zurückzuführen. Eine Abnahme der FRK bedeutet eine Reduktion des belüftungsfähigen Lungenparenchyms, damit ergeben sich enge Beziehungen zur alveolarteriellen Sauerstoffdifferenz ($D_{Aa}O_2$) und zum Rechts-links-Shunt. Somit vermag die Compliance auf Änderungen im Oxygenierungseffekt hinzuweisen. Auch die Auffindung des „best PEEP" mit Hilfe der Compliance, wie sie Suter et al. 1975 vorgeschlagen haben, beruht auf diesen engen Beziehungen. Im Spätstadium der pulmonalen Insuffizienz ist die Situation weniger gut überschaubar und bedarf anderer Überlegungen (Klose u. Osswald 1981).

Parallel zur Weiterentwicklung des Pneumotachographen führten die Fortschritte der Technologie bei den Mikroprozessoren zu einer Verbesserung im Umgang und in der Präsentation der gemessenen Werte. Die heute mögliche Ausrüstung zur Überwachung beatmeter Patienten wurde dadurch auch preiswerter.

Zwei Formen der graphischen Präsentation sind auf der Intensivstation von besonderem Wert: die Fluß-Volumen-Kurve und die Druck-Volumen-Kurve. Es ist kein Problem, diese Kurven „bedside" anzuzeigen. Die Fluß-Volumen-Kurve ist zur Beurteilung der Exspirationsphase besonders hilfreich. So können beispielsweise bei Asthmatikern die Verlangsamung der maximalen Flußrate und des Peaks oder die typischen Veränderungen bei Sekretbildung in der Trachea oder bei Wasser in den Beatmungsschläuchen dargestellt werden.

Die Druck-Volumen-Kurve dient selektiv der Beobachtung der Inspirationsphase, Veränderungen von Compliance oder Resistance können direkt zur Darstellung gebracht werden. So können beispielweise schon geringe Verbesserungen pulmonaler Funktionen frühzeitig erkannt werden, oder es kann der beste PEEP gefunden werden, der der maximalen Compliance entspricht. Dies ist insofern wertvoll, als sich die Höhe des optimalen PEEP ändern kann. Eine Korrektur erfolgt zeitgerecht und ohne daß man auf die Bestimmung des Herzzeitvolumens oder die Berechnung des intrapulmonalen Shuntvolumens zu warten hat.

Die Darstellung von Trendmustern ist bei der Beobachtung des Krankheitsverlaufs und bei der Beurteilung des Therapieerfolgs hilfreich. Die Überwachung der Lungenmechanik in dieser verbesserten Form sollte aber immer in die Überwachung der anderen verfügbaren Meßwerte integriert werden. Beispielsweise verhalten sich der pulmonalkapilläre Wegedruck (PCWP) und die Compliance umgekehrt proportional und können zusammen zur Beurteilung eines Lungenödems herangezogen werden.

Beobachtung der Funktion der Atemmuskulatur

Eine Verschlechterung der Kontraktionsfähigkeit der Atemmuskulatur und des Zwerchfells verstärkt die Probleme bei der Entwöhnung vom Respirator bei Patienten mit akutem Lungenversagen. Der Funktionszustand der Atemmuskulatur wird über die Muskelermüdung mit dem Elektromyogramm (EMG) gemessen. Das Ziel dabei ist es, eine Muskelermüdung zu erkennen, bevor sie bei der Entwöhnung zum Tragen kommt.

Eine Muskelermüdung liegt dann vor, wenn die Muskulatur nicht mehr in der Lage ist, eine erforderliche Kraft aufrechtzuerhalten. Dies kommt vor, wenn der Energieverbrauch den Energiebedarf übersteigt. Also hängt das Ausmaß einer Ermüdung der Muskulatur von deren Energiereserven ab.

Man unterscheidet zwei Mechanismen der Muskelermüdung, einen zentralen und einen peripheren. Eine zentrale Ermüdung kommt durch eine pathologische Veränderung des „zentralen respiratorischen Drives" zustande. Es kommt zu einer Verringerung der Gesamtzahl der aktiven motorischen Einheiten oder zu einer Verringerung ihrer Innervationsfrequenz. Eine periphere Ermüdung ist durch pathologische Veränderungen in der Muskulatur selbst bedingt. Hierbei ist die Entwicklung der Kraft gestört (elektromechanische Kopplung, spezifische Muskelerkrankungen).

Erschöpft sich ein Patient während der Entwöhnung, so hat dies für ihn immer ernste Konsequenzen und findet in den Veränderungen der Koordination seiner Muskulatur, Veränderungen seiner Beatmungsparameter und letztlich in pathologischen Veränderungen seiner Blutgase seinen Niederschlag. Hilfreich sind das Aufzeichnen von Kraft-Frequenz- oder von Kraft-Druck-Kurven, da sich aus ihnen entsprechende therapeutische Konsequenzen ableiten lassen. Beispielsweise ist eine niedere Frequenz immer ein Hinweis auf eine Erschöpfung der Muskulatur, so daß hier eine Verlängerung der künstlichen Beatmung angezeigt ist.

Wird die Atemmuskulatur hingegen während einer Langzeitbeatmung chronisch überdehnt, dann ist sie nicht mehr in der Lage, ihre maximale Kraft zu entfalten. Die Kontraktionsleistung der Muskulatur ist dann besonders schlecht, wenn sie gegen ausgeprägte Verhältnisse arbeiten muß so z. B. bei Obesitas, bei erhöhter inspiratorischer Resistance, bei Infektionen oder beim Lungenödem.

Monitoring der Atemgase

Die kontinuierliche Anzeige der inspiratorischen Sauerstoffkonzentration gehört ebenso wie die Alarmgabe bei Abweichungen von gewünschten Einstellungen zu dem bei jedem Respirator erforderlichen Monitoring.

Daneben ist es wünschenswert, daß die endexspiratorische CO_2-Konzentration bzw. die CO_2-Minutenproduktion während der Beatmung überwacht werden können. Eine zusätzliche Überwachung der Compliance erscheint in diesem Zusammenhang wertvoll.

Zur Bestimmung des Sauerstoffanteils stehen verschiedene Meßverfahren zur Verfügung (König 1972; Ledingham et al. 1981). Dazu zählen die paramagnetische Analyse, die elektrochemische Analyse und die Massenspektromerie.

Die elektrochemischen Analysen beruhen entweder auf polarographischen Verfahren oder auf der Anwendung von Brennstoffzellen. Letztere haben den Vorteil, durch Feuchtigkeit nicht beeinträchtigt zu werden und ermöglichen damit kontinuierliche Messungen und eine Alarmgebung.

Der Einsatz des Massenspektrometers erlaubt die Trennung einzelner Komponenten eines Gasgemisches entsprechend deren Masse und Ladung durch die Ablenkung der geladenen Ionen in einem magnetischen Feld (Abb. 3). Die magnetischen Sektoren werden heute durch Quadrupolanalyzer ersetzt. Der Einsatz eines Massenspektrometers ist aufwendig und teuer, auch wenn die Einführung der Quadrupole den Aufwand etwas vermindert hat.

Die transkutane Sauerstoffmessung erfolgt mit einer modifizierten Elektrode nach Clark (polarographisch), die auf die Haut aufgesetzt wird. Die transkutane Sauerstoffpartialdruckmessung beinhaltet folgende Basisprobleme:
- Der Sauerstoffverbrauch der Haut reduziert den transkutan gemessenen Sauerstoffpartialdruck gegenüber dem arteriellen.
- Eine konstante Beziehung zwischen Arterie und Haut kann nur bei maximaler Dilatation der Blutgefäße der Haut entwickelt werden.
- Die Diffusion von Sauerstoff durch die Haut erfolgt sehr langsam.

Da Veränderungen der Zirkulation bei Neugeborenen weniger ausgeprägt sind als bei Erwachsenen, hat sich hier die transkutane Sauerstoffpartialdruckmes-

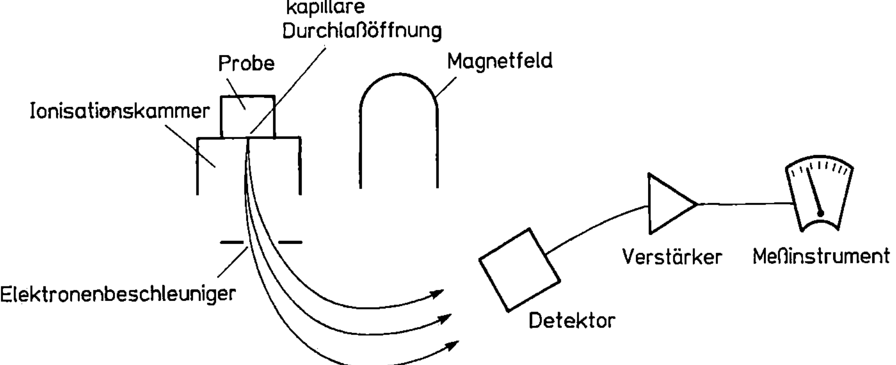

Abb. 3. Schematische Darstellung des Funktionsprinzips eines Massenspektrometers. (Nach Sykes et al. 1981)

sung als wertvolles Meßprinzip im Intervall zwischen zwei Blutgasanalysen erwiesen.

Oxymeter messen die Hämoglobin-O_2-Konzentration, indem sie zwischen den Spektren von oxygeniertem und reduziertem Hämoglobin unterscheiden. In der einen Seite des Sensors befinden sich zwei lichtemittierende Dioden, die abwechselnd Licht zweier definierter Wellenlängen im roten und infraroten Bereich (660 und 940 nm) durch das Gewebe schicken. Das durchstrahle Gewebe absorbiert einen konstanten Anteil des durchdringenden Lichts. Durch das arterielle, pulsierende Blut kommt es zu einer pulssynchronen Absorptionsänderung des durchdringenden Lichts. Das durch das Gewebe dringende Licht wird also teilweise absorbiert und durch das pulsierende arterielle Blut moduliert. In der anderen Seite des Sensors wird das modulierte Restlicht von einem Lichtdetektor in ein elektrisches Signal umgewandelt, welches zu einem Mikroprozessor weitergeleitet wird. Da oxygeniertes und reduziertes Hämoglobin bei diesen beiden Wellenlängen unterschiedlich absorbieren, variiert das elektrische Signal proportional zur arteriellen Sättigung. Aus dem elektrischen Signal errechnet der Mikroprozessor die arterielle Sättigung. Bei der beschriebenen pulsoxymetrischen Messung sind keine thermischen Schäden wie bei der transkutanen pO_2-Elektrode zu befürchten. Reflexionsoxymeter benutzen das Licht zweier Wellenlängen, das vom Blut reflektiert wird. Das Verhältnis der beiden Wellenlängen ist zur relativen Konzentration des reduzierten und oxygenierten Blutes proportional. Fehlermöglichkeiten können durch Hämoglobin anderer Spezies, Karboxyhämoglobin oder Methämoglobin oder durch andere Stoffe wie Bilirubin oder Indocyaningrün zustande kommen. Transmissionsoxymeter hämolysieren die Blutprobe unter anaeroben Bedingungen. Diese Lösung ergibt in der Küvette entsprechend ihrer Dichte verschiedene Wellenlängen.

Die Pulsoxymetrie ist in ihrer Genauigkeit von der Hyperämisierung des gemessenen Hautareals abhängig, so daß Perfusionsänderungen zwangsläufig Fehlmessungen verursachen.

In zunehmendem Maße gewinnt die Bestimmung des endexspiratorischen Kohlensäurepartialdrucks an Bedeutung. Der endexspiratorische Kohlensäurepartialdruck wird nach dem Prinzip der Infrarotabsorption-Spektrophotometrie gemessen. Beim Patienten mit normaler Lungenfunktion kann der alveoläre Kohlensäurepartialdruck annähernd aus dem arteriellen Kohlensäurepartialdruck errechnet werden. Mit einer Zunahme des alveoloarteriellen Gradienten muß gerechnet werden bei

– Zunahme des alveolären Totraums,
– Reduktion des Herzzeitvolumens.

Bei kontrollierter Beatmung kann die endexspiratorische Messung des Kohlensäurepartialdrucks zur Diagnostik akuter Störungen der Zirkulation benutzt werden.

Einsatzmöglichkeiten ergeben sich zur orientierenden Einstellung des Respirators oder beim Entwöhnungsprozeß. Hier kann die kontinuierliche Bestimmung des endexspiratorischen Kohlensäurepartialdrucks Auskunft über die Ventilation geben und die Zahl der Blutgasanalysen reduzieren.

Blutgasanalyse

Die Bestimmung der Konzentrationen von Sauerstoff, Kohlensäure und Wasserstoffionen im Blut gehört zur routinemäßigen Kontrolle bei beatmeten Patienten. Die Sauerstoff- und Kohlensäurenkonzentration wird dabei als Partialdruck gemessen; die Sauerstoffsättigung in Prozent zum Maximum. Die Wasserstoffionenkonzentation wird durch den pH-Wert benannt (Tabelle 1).

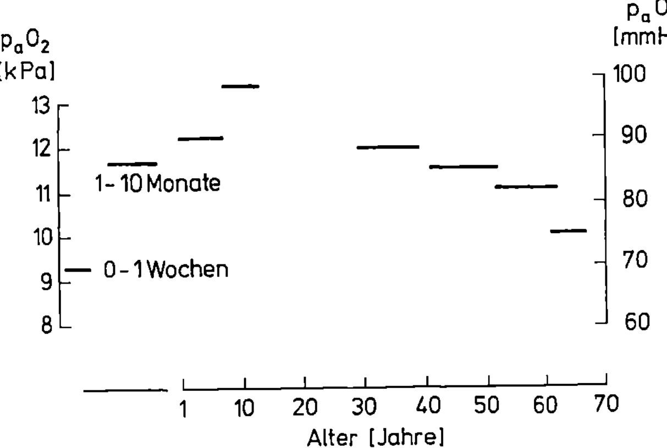

Abb. 4. Verhalten des arteriellen Sauerstoffpartialdrucks (p_aO_2) in Abhängigkeit vom Lebensalter. (Aus Lutz 1984)

Ein vollkommen automatisches System zur Blutgasanalyse enthält funktionelle Untereinheiten, ein Kalibrierungssystem, ein Meßsystem und ein Kontrollsystem. Das Kalibrierungssystem produziert zwei Flüssigkeiten eines bekannten pH-, pCO_2- und pO_2-Wertes zur Kalibration der Elektroden. Diese sind zur Äquilibrierung zweier Kalibrationslösungen mit zwei verschiedenen Gasgemischen präpariert, wobei die Gasmischungen zu einem Kohlensäuregemisch und zu Luft in unterschiedlichen Proportionen beigegeben werden. Die Kohlensäureelektrode stellt die genaueste Methode zur Bestimmung des arteriellen Kohlensäurepartialdrucks dar. Sie ist eine Glaselektrode, die die Veränderungen des pH-Wertes in einer aquilibrierten Bikarbonatlösung gegenüber der Blutprobe mißt. Diese Methode erlaubt eine quantitative Analyse einer Veränderung des Säure-

Tabelle 1. pH-, p_aCO_2- und p_aO_2-Normwerte und deren Abweichungen

pH	Konzentration freier Wasserstoffionen im arteriellen Blut	7,35 – 7,45 normal > 7,45 Alkalose < 7,35 Azidose
p_aCO_2	CO_2-Partialdruck im arteriellen Blut	35 – 45 mmHg normal < 35 mmHg Hyperventilation > 45 mmHg Hypoventilation
p_aO_2	O_2-Partialdruck im arteriellen Blut	80 – 100 mmHg normal bei Raumluft > 600 mmHg normal bei $F_IO_2 = 1$ < 60 mmHg erfordert einen Anstieg des HZV zur Sicherstellung eines adäquaten Sauerstofftransports

Basen-Haushalts. Die Kritik der Methode besteht darin, daß die Pufferlinien, die in dem Siggaard-Andersen-Nomogramm ausgedruckt werden, In-vitro-Bedingungen repräsentieren. In vivo wird ein gewisser Anteil an Bikarbonat durch die Passage der Kohlensäure in die Zellen erzeugt. Der Körper als Ganzes puffert nicht eine Veränderung des Kohlensäurepartialdrucks wie im Blut allein, so daß eine Ganzkörperpufferlinie entsteht, die mit der Löslichkeitskurve für Hämoglobin vergleichbar ist. Diese Schleife ist etwas horizontaler als die In-vitro-Pufferlinie. Hieraus folgt, daß der Basengehalt einer Blutprobe mit hohem Kohlensäurepartialdruck gegenüber einer Blutprobe mit normalem Kohlensäurepartialdruck unterschätzt wird.

Trotz großer Bemühungen ist es nicht gelungen für die klinische Routine praktikable und sichere Methoden zur kontinuierlichen intravasalen Messung der Blutgase herzustellen. Die fiberoptische Messung der gemischtvenösen Sauerstoffsättigung kann allenfalls für klinische Belange als praktikabel bezeichnet werden. Die Messung der Sauerstoffsättigung des gemischtvenösen Blutes hat sich als wetvoller zusätzlicher Indikator des kardiorespiratorischen Zustands erwiesen. Die gemischtvenöse Sauerstoffsättigung ist von verschiedenen Größen, so z. B. dem Hämoglobin, dem arteriellen Sauerstoffgehalt, dem Sauerstoffverbrauch und dem Herzzeitvolumen abhängig. Bleiben die drei ersten genannten Größen konstant, kann die gemischtvenöse Sättigung bzw. die arteriovenöse Sauerstoffdifferenz ($D_{av}O_2$) als ein Maß für das Herzzeitvolumen angesehen werden.

Blutabnahme zur Bestimmung der Blutgase

Die zur Bestimmung der Blutgasanalyse (s. Tabelle 1) verwendeten Blutproben können venös, kapillär oder arteriell sein.

Venöse Blutproben können nicht verwendet werden, wenn der Arm gestaut ist, da dieses zu erheblichen Veränderungen des pH-Werts führt. „Arterialisiertes" venöses Blut aus dem Handrücken einer erwärmten Gliedmaße kann brauchbare Ergebnisse zur Bestimmung des Kohlensäurepartialdrucks und des pH-Werts liefern, nicht aber für den Sauerstoffpartialdruck.

Kapilläres Blut aus dem vasodilatierten Ohrläppchen des Erwachsenen liefert zufriedenstellende Ergebnisse für den Kohlensäurenpartialdruck, den pH-Wert und den Sauerstoffpartialdruck. Die präziseste Bestimmung des Sauerstoffpartialdrucks gelingt durch die Entnahme arteriellen Blutes.

Die Durchführung der arteriellen Blutentnahme aus einer Verweilkanüle soll standardisiert erfolgen.

Vorbereitung zur Blutabnahme:

- 2-ml-Spritze mit Heparin durchspülen,
- Becher mit Eis,
- Verschlußkappe,
- sterile Tupfer.

Abnahmeschema:

- Abnahme der Verschlußkappe am Dreiwegehahn,
- Halten eines sterilen Tupfers unter den Dreiwegehahn,

- Ablage der Verschlußkappe in einer sterilen Papiertüte oder auf einem sterilen Tupfer,
- Verwerfen von 1 ml Blut,
- Entnahme der Blutprobe,
- Spülung zur Atmosphäre, um Blutreste aus dem freien Ansatz des Dreiwegehahns nach außen zu entfernen,
- Aufsetzen der Verschlußkappe auf das offene Ende,
- Spülen der arteriellen Linie (nicht länger als 2 s),
- Verschluß der Spritze mit der Verschlußkappe,
- Beschriftung,
- Einlegen der luftfreien Blutprobe in einen mit Eis gekühlten Becher, um einen Abfall des p_aO_2 und des pH-Werts zu vermeiden, und Bestimmung der Blutgase idealerweise innerhalb von 15 min.

Abgeleitete Größen [1]

Der alveoloarterielle Sauerstoffgradient ($D_{Aa}O_2$) beschreibt die Differenz zwischen der Sauerstoffspannung in der Alveole und im arteriellen Blut. Unter normalen Umständen kann die alveoläre Sauerstoffspannung annäherungsweise über die arterielle Sauerstoffspannung bestimmt werden. Bei parenchymalen Veränderungen allerdings können sich beide Werte erheblich voneinander unterscheiden. Die Diffusion von Sauerstoff von der Alveole zur Kapillare wird dabei entweder durch den Verschluß verschiedener Alveolen oder durch ein interstitielles Ödem beeinträchtigt. Das arterielle Blut wird durch Regionen nichtbelüfteter Alveolen oder durch Zonen interstitiellen Ödems geshuntet (Abb. 5). Hierdurch kommt es zu einer ungenügenden Aufsättigung des Blutes mit Sauerstoff und zu

---

[1] Vgl. Kap. „Respiratorische Insuffizienz", S. 303.

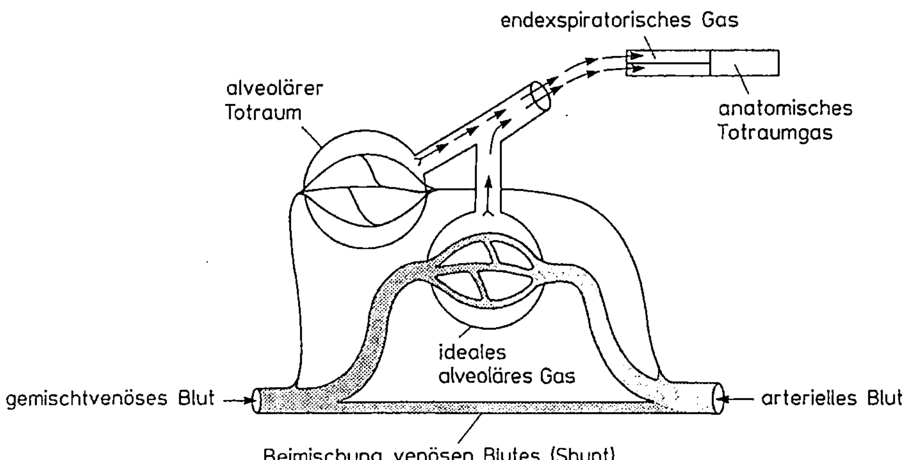

Abb. 5. Schematische Darstellung der Verteilung von Ventilation und Perfusion

einem Abfall des Sauerstoffpartialdrucks auf der arteriellen Seite. Die Berechnung der $D_{Aa}O_2$ erfolgt nach der Gleichung

$$D_{Aa}O_2 = p_AO_2 - p_aO_2.$$

p_AO_2 = alveolärer Sauerstoffpartialdruck,
p_aO_2 = arterieller Sauerstoffpartialdruck.

Die inspiratorische Sauerstoffkonzentration kann gemessen werden, die alveoläre hingegen nicht. Sie kann nach der Formel

$$p_AO_2 = F_IO_2 (p_B - p_{H_2O}) - p_aCO_2$$

berechnet werden.

F_IO_2 = inspiratorische Sauerstoffkonzentration,
p_B = Atmosphärendruck,
p_{H_2O} = Wasserdampfdruck (47 mm Hg bei 37 °C),
p_aCO_2 = arterielle Kohlensäurespannung.

Die $D_{Aa}O_2$ hängt von der inspiratorischen Sauerstoffkonzentration ab. Aus diesen Gründen kann man den Trend von entsprechenden Veränderungen nur dann verläßlich erkennen, wenn die Bestimmung bei jeweils derselben inspiratorischen Sauerstoffkonzentration erfolgte.

Üblicherweise erfolgt die Bestimmung der $D_{Aa}O_2$ bei Raumluft oder bei einer Sauerstoffkonzentration von $F_IO_2 = 1{,}0$.

Dabei muß garantiert sein, daß der Patient mindestens 15 min lang eine 100%ige Sauerstoffkonzentration in der Inspirationsluft erhält.

Die $D_{Aa}O_2$ beträgt beim Gesunden weniger als 20 mm Hg. Bei schweren parenchymalen Erkrankungen (ARDS) kann sie Werte von 300 und 500 mm Hg übersteigen.

Ein weiterer hilfreicher physiologischer Parameter ist das Verhältnis der Totraumventilation zum Zugvolumen. Dieses Verhältnis kann als Index der Effizienz einer Beatmung angesehen werden.

Jeder Atemzug enthält einen Totraumanteil, der die Ventilation nichtdurchbluteter Alveolen repräsentiert. Normalerweise entspricht dieser Anteil dem anatomischen Totraum, der durch die Trachea und die Bronchien vorgegeben ist. Bei Auftreten einer inadäquaten Perfusion der Lunge im Rahmen schwerer respiratorischer Insuffizienz (ARDS) steigt der funktionelle Totraum deutlich an. Beim Gesunden beträgt das Verhältnis zwischen funktionellem Totraum und dem Zugvolumen 0,3. Bei entsprechenden schweren pulmonalen Veränderungen kann es zu einem Ansteigen dieses Quotienten um das 2- bis 3fache kommen. Die Berechnung erfolgt nach der Gleichung

$$\frac{V_D}{V_T} = \frac{p_aCO_2 - p_ECO_2}{p_aCO_2}.$$

p_aCO_2 = arterieller Kohlensäurepartialdruck,
p_ECO_2 = endexspiratorischer Kohlensäurepartialdruck.

Übersteigt der Quotient 0,5, so bedeutet dieses eine deutliche Steigerung der Atemarbeit und des Minutenvolumens. Ein Übersteigen von 0,6 ist eine absolute Indikation zur künstlichen Beatmung.

Weitere wesentliche abgeleitete Parameter zur Beurteilung der parenchymalen Funktion sind die Bestimmung der pulmonalen Shuntfraktion (Q_s/Q_r), die arteriovenöse Sauerstoffgehaltsdifferenz ($D_{av}O_2$) und die Compliance (C). Sie werden in den entsprechenden Kapiteln abgehandelt (vgl. dort).

Temperatur der Atemgase [1]

Es gibt zahlreiche Modelle zum Beheizen von Anfeuchtern der Atemgase. Das Anfeuchten der Inspirationsluft ist für die Atemwege respiratorisch insuffizienter Patienten sehr wertvoll. Die Temperatur des angefeuchteten Gases muß genau überwacht werden, um die Körpertemperatur nicht zu beeinträchtigen und um Verbrennungen bei einer eventuellen Überheizung zu vermeiden. Normalerweise ist eine Temperatur von etwa 30 °C sinnvoll. Entlang der Atemschläuche kommt es zu einem schnellen Abkühlen und damit zum Ausfällen des Wassers als Kondenswasser. Dieses kann zu einer Obstruktion des Gasflusses führen bzw. in die Trachea überlaufen. Die Gefahr einer Obstruktion kann durch ein regelmäßiges Ablassen des Kondenswassers vermieden werden. Es empfiehlt sich zur Verbesserung der Wirksamkeit, die Atemschläuche zu isolieren. Warme Lösungen stellen ein gutes Medium für das Wachstum von Bakterien dar. Die regelmäßige Reinigung bzw. das Auswechseln der Atemschläuche (24stündlich) gehört zur Basisroutine.

Kardiovaskuläres Monitoring

W. F. List

Die Forderung an den Idealparameter zur Kreislaufüberwachung ist eine kontinuierlich meßbare Größe, die ohne Verletzung der Körperoberfläche bei geringer Fehlerbreite und geringem technischem Aufwand wesentliche Aussagen über das Herz-Kreislauf-System machen kann. Die Größen des kardiovaskulären Systems, die es zu messen gilt, sind elektrische Impulse, die aus der Tätigkeit des Reizleitungssystems und der Zellen des Herzmuskels entstehen, sowie Drücke, Volumina und Geschwindigkeiten. Letztere sind komplexe Funktionsleistungen des Systems, bei denen neben Volumen, Drücken und Gefäßwiderständen die normale Wandbeweglichkeit und Kontraktilität des Herzmuskels von Bedeutung sind. Kreislaufgrößen können nichtinvasiv, semiinvasiv oder invasiv gemessen werden. Nichtinvasiv sind all jene Größen, die ohne Verletzung der Körperoberfläche und ohne Schmerzen gewonnen werden. Als semiinvasiv bezeichnen wir die intravenöse oder inhalative Zufuhr von Isotopen und die Einführung von Tuben oder Meßkathetern in Körperöffnungen. Invasive Parameter werden nach Verletzung der Körperoberfläche durch Stiche und Einführung von Meßkathetern in die Blutbahn gemessen (Abb. 5).

---

[1] Vgl. Kap. „Mechanische Ventilation", S. 132.

EKG

Die Sichtüberwachung des EKG ermöglicht die Kontrolle der elektrischen Impulse am Herzen und deren Überleitung. Sie ermöglicht die Feststellung von Rhythmusstörungen und eine diagnostische Zuordnung. Bei der Sichtüberwachung werden nur etwa die Hälfte der tatsächlich auftretenden Arrhythmien entdeckt. Nicht jede der Arrhythmien ist bei der Sichtüberwachung einer Ableitung am Bildschirm auch eindeutig erkennbar. Die EKG-Überwachung mittels Holter-EKG ermöglicht eine Langzeitüberwachung mittels Tonband über 24 h, aber nur eine indirekte Auswertung der Arrhythmien und der ST-Senkungen mittels Computer. So wird durch eine genaue Analyse der Art und der Anzahl der auftretenden Arrhythmien und ST-Senkungen eine Antiarrhythmika- und Vasodilatatorentherapie wesentlich besser kontrollierbar. Neben den elektrischen Anomalien (Arrhythmien) ist auch der Sauerstoffmangelzustand des Herzens, der sich in der ST-Streckensenkung v. a. der Brustwandableitung V_5 zeigt, von Bedeutung. In Grenzsituationen ermöglicht das EKG auch eine Beurteilung der linksventrikulären Funktion. Bei Verbreitung des QRS-Komplexes, Voltageminderung, Reduzierung der R-Wellen sind schwerste Funktionseinschränkungen des Myokards bereits eingetreten. Ein Nebenprodukt der EKG-Sichtüberwachung ist die Trendüberwachung der Herzfrequenz. EKG und Herzfrequenz gehören zur Basisüberwachung jedes Intensivpatienten.

Arterieller Blutdruck

Mit dem systolischen Blutdruck (p_S) ist der höchste Punkt der arteriellen Druckkurve, mit dem diastolischen (p_D) der tiefste Punkt gegeben. Unter dem arteriellen Mitteldruck (MAP) verstehen wir eine aus systolischen und diastolischem Druck errechenbare Größe, die nach peripher hin geringgradig abnimmt (Abb. 6). Als alleinig gemessene Größe ist der MAP besser als der jeweils gemessen systolische oder diastolische Druck. Der systolische arterielle Druck nimmt von zentral nach peripher hin zu und ist erst in den engsten peripherarteriellen Gefäßen zwischen 6 und 10% reduziert (Abb. 7).

Blutdruckmessung mit der Manschette

Die Messung kann palpatorisch, auskultatorisch und oszillometrisch erfolgen, wobei die auskultatorische Messung des arteriellen Blutdrucks als Standard der unblutigen Blutdruckmessung angesehen wird (Abb. 8). Während die oszillometrische Meßmethode meist etwas höher mißt, die palpatorische etwas niedriger, liegt die auskultatorische Messung in der Mitte. Verglichen mit der arteriellen blutigen Blutdruckmessung ergeben sich dennoch Unterschiede, wobei der obere Bereich oft zu tief, der diastolische im unteren Bereich oft zu hoch gemessen wird (Pereira et al. 1985). Bei der Blutdruckmessung mit Manschette ergeben sich durch falsche Manschettenbreite, durch verschiedene Hörfähigkeit des Untersuchers, durch niedrige Blutdruckwerte, periphere Gefäßverschlüsse und zu schnelles Ablassen des Manschettendrucks falsche Werte.

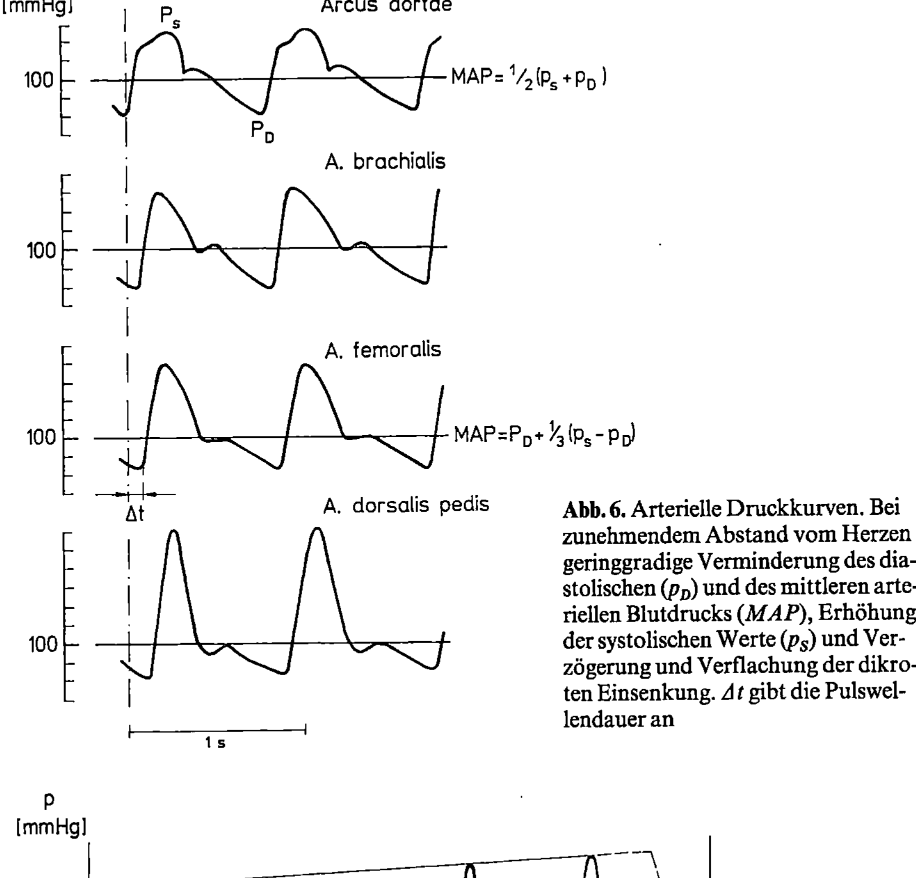

Abb. 6. Arterielle Druckkurven. Bei zunehmendem Abstand vom Herzen geringgradige Verminderung des diastolischen (p_D) und des mittleren arteriellen Blutdrucks (MAP), Erhöhung der systolischen Werte (p_S) und Verzögerung und Verflachung der dikroten Einsenkung. $\varDelta t$ gibt die Pulswellendauer an

Abb. 7. Veränderung der Blutdruckkurve und der Durchflußraten im großen Kreislauf; p_m Mitteldruck. (Nach Morr-Stratham u. Tillmann 1982)

Blutdruckautomaten

Von den auskultatorischen (Korotkow-Geräusch) und oszillometrisch arbeitenden Geräten haben sich die oszillometrisch messenden mit Digitalanzeige in letzter Zeit im Intensivbereich durchgesetzt. Die Schwierigkeiten der Definition bei der oszillometrischen Methode haben Probleme beim Eichstandard ergeben und dadurch zu Zulassungsproblemen (z. B. in Österreich) geführt. Bei der oszillometrischen Methode werden der systolische und der Mitteldruck gemessen, der dia-

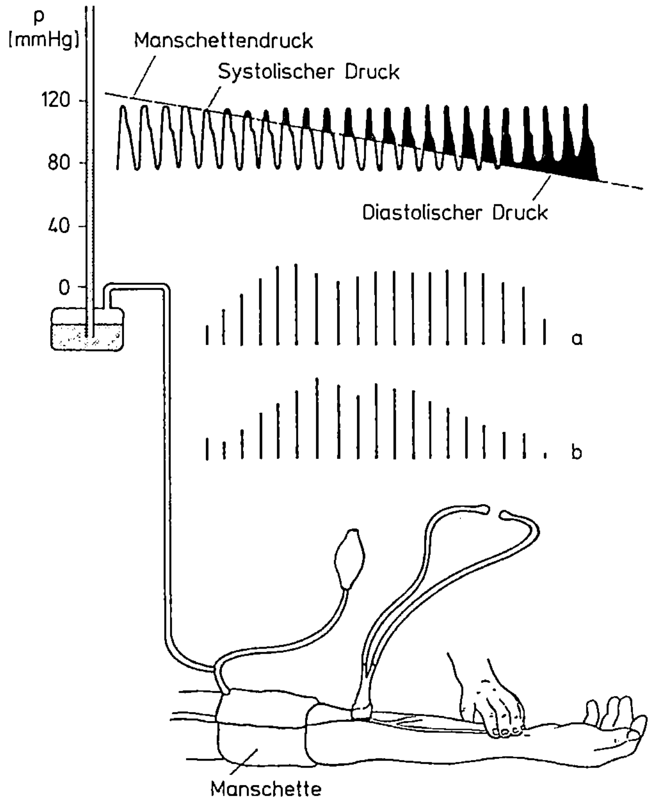

Abb. 8. a, b. Prinzip der unblutigen Druckmessung nach Riva-Rocci (nähere Erläuterungen im Text); **a** palpatorisch, **b** auskultatorisch. (Nach Morr-Stratham u. Tillmann 1982)

stolische Blutdruck wird aus dem arteriellen Mitteldruck zurückgerechnet. Bei den meisten Blutdruckautomaten wird auch die Pulsfrequenz digital mitregistriert. Die Blutdruckmessung erfolgt höchstens in 5- bis 10-min-Intervallen, um Druckschäden wegen eines zu häufigen Aufblasens in zu kurzen Zeitabständen im Manschettenbereich und im Versorgungsbereich der Arterie zu vermeiden. Auch der nichtinvasive Blutdruck gehört zu den Basis-Minimalüberwachungskriterien eines Intensivpatienten.

Invasive arterielle Blutdruckmessung

Sie erfolgt nach Punktion eines arteriellen Gefäßes; am häufigsten werden die A. radialis, aber auch die A. dorsalis pedis, A. temporalis superficialis, A. femoralis und A. brachialis (Abb. 9) punktiert. Mit Hilfe eines Druckwandlers und nach Installierung eines Spülsystems unter aseptischen Kriterien werden auf einem Oszilloskop oder Schreiber die invasiv gemessene Blutdruckkurve oder aber systolische, diastolische oder Mitteldruckwerte digital angezeigt (Abb. 10). *Indikation* für eine arterielle Blutdruckmessung bei Patienten ist eine instabile Kreislaufsituation (Schock, Hypotonie u. a.), induzierte Blutdrucksenkung, Verbrennungs-

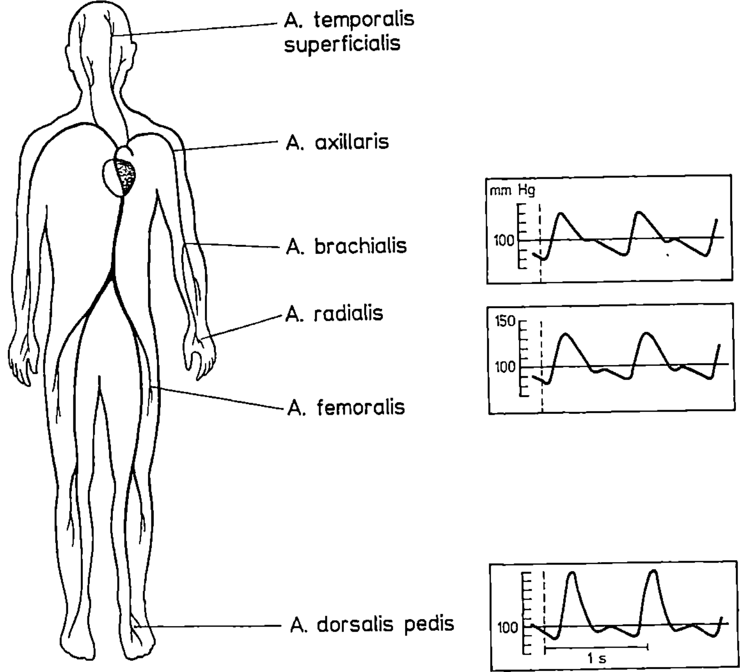

Abb. 9. Punktionsstellen für die direkte arterielle Blutdruckmessung und Beispiele für dort gemessene Druckkurven

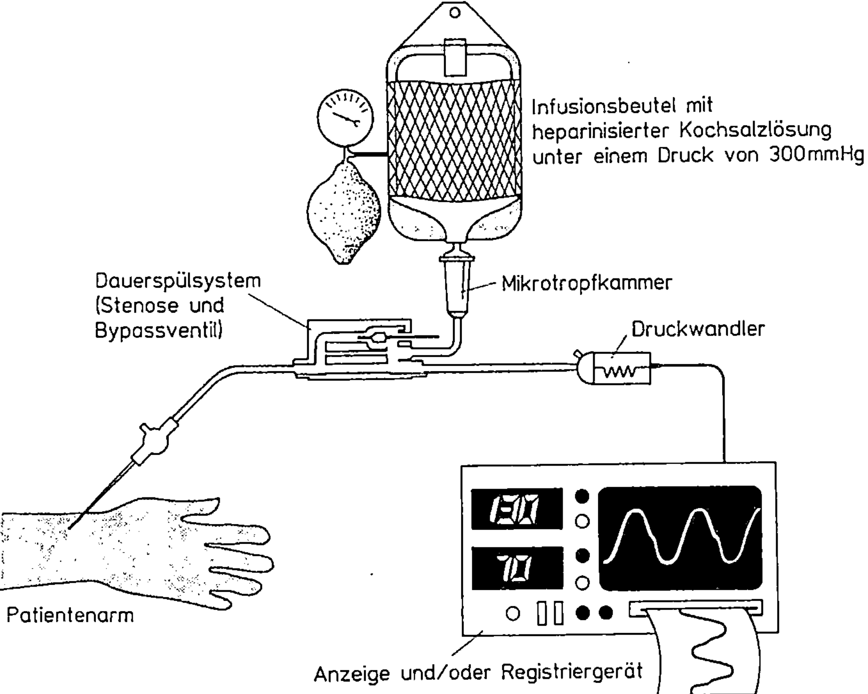

Abb. 10. Komponenten der Meßeinrichtung bei der direkten arteriellen Blutdruckmessung

krankheit, ARDS, postoperativ nach herzchirurgischen bzw. neurochirurgischen Eingriffen sowie bei Hypothermie. *Komplikationen* der blutigen Druckmessung sind Nekrosen durch einen ungenügenden Kollateralkreislauf, Gefäßspasmen, traumatische Punktion und Gefäßverletzungen, die zu einem Aneurysma führen, sowie Infektionen. Durch entsprechende Kennzeichnung der i.a.-Nadel müssen intraarterielle Injektionen verhindert werden.

Periphere Pulswelle

Bei Verwendung eines Dehnungsmeßstreifens oder eines photoelektrischen Sensors am Finger oder am Ohr kann die periphere Pulswelle unblutig registriert werden. Die Pulswelle ist ein Maß für peripheren Blutfluß und Perfusion, wobei die Fläche unter der Kurve (halbe Basis mal Höhe) ein Maß für die Veränderung sein kann. Die absolute Höhe der Kurve hängt vom Anpreßdruck des Sensors ab. Die periphere Pulswelle ist ein relatives Maß für Veränderungen des effektiv zirkulierenden Blutvolumens, des Schlag- und des Herzminutenvolumens. Unter Extrembedingungen wie Schock oder Hypothermie ist eine Aussage über die Pulswelle nicht möglich. Die Mitregistrierung der Hauttemperatur kann die Aussage jedoch verbessern.

Pulsoxymeter[1]

Mit Sensoren für Ohr und Finger können Veränderungen der Sauerstoffsättigung photoelektrisch gemessen und als periphere Pulswelle wiedergegeben werden. Die Pulsoxymetrie ist daher eine Kombination zwischen Plethysmographie und indirekter Sauerstoffmessung. Sie hat eine Genauigkeit von $\pm 2\%$.

Der Sensor des Oxymeters hat eine Lichtquelle und einen Detektor mit einem Erwärmer, der die Temperatur im Bereich der Messung auf 36—38 °C hält. Lichtwellen bekannter Wellenlänge passieren durch die Haut, die Quantität der Lichtabsorption wird gemessen. Die Differenz der Absorption zwischen Oxyhämoglobin, reduziertem Hämoglobin und Gewerbsabsorption wird in den verschiedenen Wellenlängen des absorbierten Lichtes erkannt. Die rasche Folge punktueller Meßergebnisse führt zu einem pulsförmigen Signal, das die arterielle Sauerstoffsättigung von Schlag zu Schlag oder als Mittel über mehrere Minuten angibt. Zugleich mit der Sauerstoffsättigung wird auch die Herzfrequenz mitregistriert, was dieser Form der Messung v. a. beim Beatmungspatienten, aber auch beim spontanatmenden Patienten mit grenzwertigen Sauerstoffwerten besondere Bedeutung verleiht. Störungen können durch Gefäßspasmen, Schock, Blutdruckmessung mit der Manschette und durch die parenterale Verabreichung von Farbstoffen (Methylenblau u. a.) auftreten.

Servoplethysmomanometrie nach Penaz und Wesseling

Neuerdings sind Geräte auf dem Markt, die mit Hilfe einer pneumatischen Fingermanschette mit integrierter Photozelle und Lichtquelle eine kontinuierliche,

---

[1] Vgl. Kap. „Blutgase und Säure-Basen-Haushalt", S. 91.

nichtinvasive Messung des peripheren Blutdrucks ermöglichen. Die Fingermanschette wird mit einem schnellen elektropneumatischen Ventilsystem gesteuert, damit der Druckpuls am Cuff ständig konstant aufgeblasen bleibt ("vascular unloading"). Der Manschettendruck ist zu jedem Zeitpunkt proportional dem intraarteriellen Druck, die Differenz zwischen intraarteriellem und Manschettendruck gleich Null. Die Messung einer sehr peripheren Arterie ergibt um 6–10% niedrigere Drücke als die gleichzeitig mit Manschetten oder mit blutiger Blutdruckmessung bestimmten Werte (Pohl et al. 1985). Bei der Messung am Daumen sind die Differenzen geringer. Diese unblutige Blutdruckmessung könnte über viele Stunden aufrechterhalten werden und könnte sich v. a. bei kontrollierter Blutdrucksenkung über mehrere Stunden im Intensivbereich bewähren. Die unblutig mit dieser Methode gemessenen Blutdruckwerte korrelierten ausgezeichnet mit den blutig gemessenen arteriellen Werten, wenngleich sie etwas niedriger waren (Pohl et al. 1985). Schwierigkeiten sind bei längerem Anlegen durch Gefäßspasmen, aber auch bei Blutverlusten und Schock zu erwarten.

Überwachung venöser Drücke

85% der Blutmenge befinden sich auf der venösen Seite des Kreislaufs, 15% auf der arteriellen Seite (Abb. 11). Die Messungen im Niederdrucksystem lassen da-

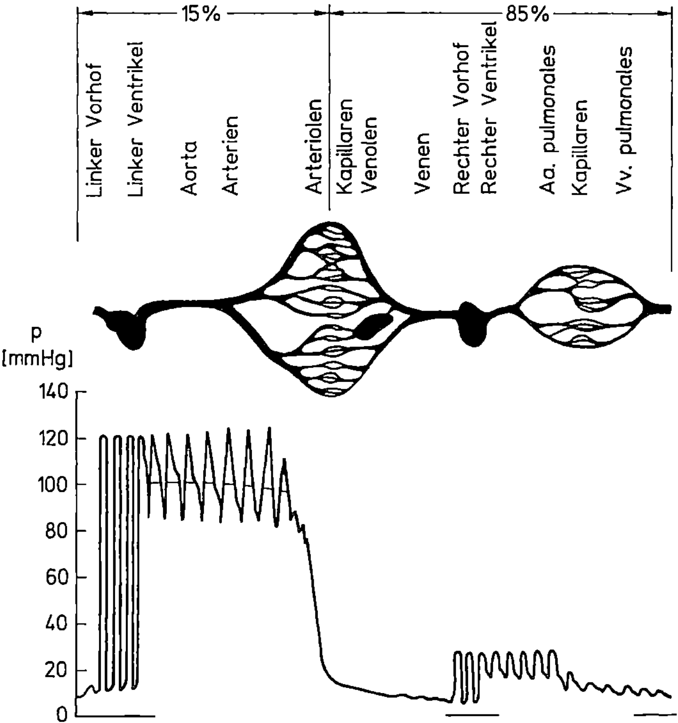

Abb. 11. Verteilung des Blutvolumens und der Druckverhältnisse im großen und im kleinen Kreislauf. (Nach Morr-Stratham u. Tillmann 1982)

her Rückschlüsse auf die Blutmenge im Gesamtkreislauf, im Lungenkreislauf und auf die Auswurfleistung des rechten und linken Herzens zu, da der Auswurf im rechten und linken Herz parallel verläuft.

Der zentrale Venenkatheter [1](Abb. 12)

Venenkatheter haben ihre spezifischen Komplikationsmöglichkeiten. Die Verantwortung für den fachgerechten Umgang mit einem solchen Katheter, auch durch das Pflegepersonal, liegt beim behandelnden Arzt.

Venenkatheter (Kavakatheter) verlangen eine strenge Indikationsstellung. Ein zentraler Venenweg sollte dann gelegt werden, wenn eine der nachfolgenden Bedingungen für den Patienten in Betracht kommt:

a) subnormale Leistungsfähigkeit des Myokards, insbesondere des rechten Herzens,
b) ausgeprägte, intraoperative Volumenverschiebung,
c) ausgedehnte operative Eingriffe,
d) kontinuierliche und exakte Applikation vasoaktiver Substanzen,
e) parenterale Ernährung,
f) zur Applikation venenunverträglicher Lösungen (hyperonkotische Lösungen),
g) keine andere Möglichkeit der venösen Punktion oder der Schaffung eines sicheren Venenzugangs.

Die perkutane Insertion eines Katheters erfolgt entweder über die V. basilica im Bereich der Ellenbeuge (ulnarseitig), über die V. cephalica, über die V. jugularis externa bzw. interna oder über die V. subclavia (V. anonyma). Im Idealfall liegt die Katheterspitze 1–2 Querfinger proximal des rechten Vorhofs (Röntgenaufnahme).

Die Punktion der Vene und das Einlegen des Venenkatheters erfolgen unter sterilen Bedingungen nach Händedesinfektion und dreimaliger Hautdesinfek-

---

[1] Vgl. Kap. „Intensivpflege", S. 19.

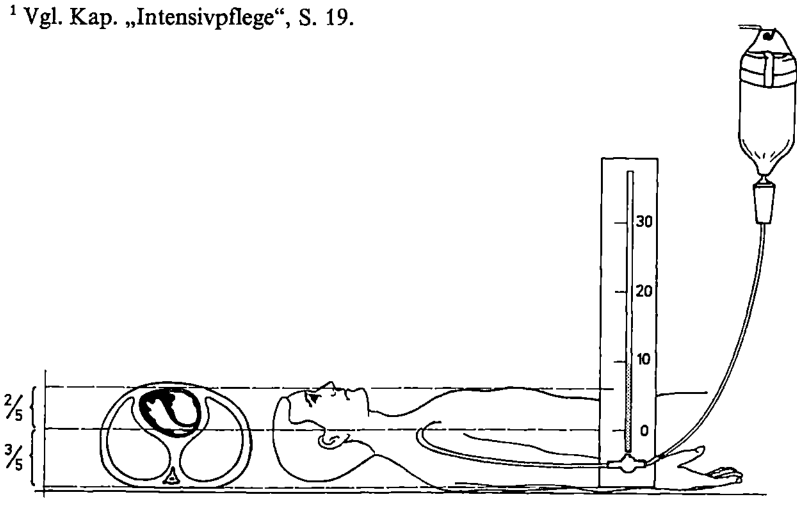

Abb. 12. Meßprinzip der ZVD-Messung

tion, unter der Verwendung steriler Handschuhe, Mundschutz und Operationshaube und eines sterilen Abdecktuchs. Während des Legens eines zentralen Venenkatheters soll der Patient an einen EKG-Monitor angeschlossen sein.

Bei der Punktion der V. mediana cubiti sollte der Patient in bequemer Rückenlage mit einem um ca. 90 °C ausgelagerten Arm liegen.

Bei der Punktion der V. jugularis interna muß eine leichte Kopftieflagerung mit Drehen des Kopfes zur kontralateralen Seite eingehalten werden.

Bei der Punktion der V. subclavia ist ebenfalls eine leichte Kopftieflagerung erforderlich, evtl. legt man ein Kissen unter die ipsilaterale Schulter und übt einen leichten Zug am ipsilateralen Arm in Richtung der Körperlängsachse aus.

Punktion der Vene

Vor Beginn der eigentlichen Venenpunktion muß auf das Setzen einer ausreichenden Lokalanästhesie geachtet werden.

V. mediana cubiti:	Punktion durch die Haut und die Vene mit Punktionskanüle des Punktionskatheters
V. jugularis interna:	Kochsalzspritze auf Kanüle aufsetzen; transmuskuläre Punktion im 40°-Winkel zur Haut an der Kreuzung der V. jugularis externa und des M. sternocleidomastoideus. Die Punktion erfolgt maximal 3–4 cm tief in Stichrichtung auf den klavikulären Ansatz des M. sternocleidomastoideus.
V. subclavia:	Aufsetzen der Kochsalzspritze auf die Kanüle, Punktion durch die Haut etwa in der Mitte der Klavikula bzw. am lateralen Rand des medialen Drittels der Klavikula 1 cm unter der Klavikula in Richtung auf das Sternoklavikulargelenk im 40°-Winkel; anschließend flache Nadelführung in Richtung Jugulum.

Nach der Punktion erfolgen nach Einführung des Katheters die Entfernung des Mandrins und die Aspiration von Blut durch den Katheter. Der Katheter sollte soweit zurückgezogen werden, daß die Spitze im 3.–4. Interkostalraum liegt (extrathorakales Ausmessen mit dem Kathetermandrin).

Bei dem anschließenden Verband und der Fixierung muß darauf geachtet werden, daß das Pflaster die Punktionsstelle nicht überdeckt. Das Abdecken der sterilen Punktionsstelle erfolgt mit sterilen Tupfern oder Fixomull oder einer Opsite-Folie. Die endgültige Lagekontrolle wird durch eine Thoraxröntgenaufnahme mit einem Kontrastmittel (unter ärztlicher Aufsicht) durchgeführt.

Nur die röntgenologische Kontrolle gewährleistet die exakte Beurteilung von Katheterspitze und Katheterverlauf. Andere empfohlene Verfahren, wie die elektrokardiographische Methode, erlauben nur die korrekte Positionierung der Katheterspitze (Abb. 13).

Bewertung

Die Bedeutung des zentralen Venenkatheters liegt in der Venendruckmessung, der künstlichen Ernährung, der Überwachung des Volumenersatzes und der Beurteilung des Hydratationszustands und der Herzleistung. Der Normwert liegt

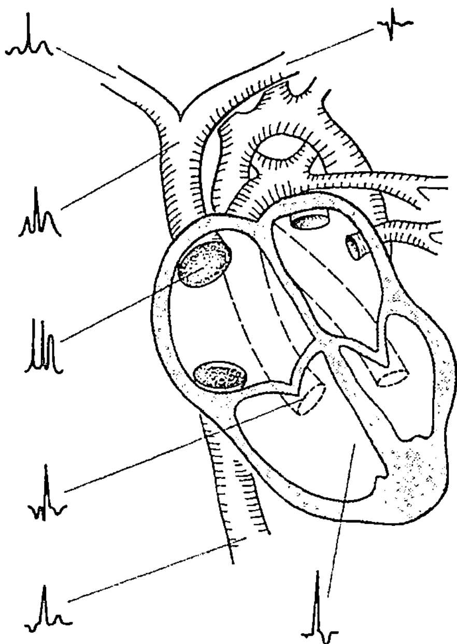

Abb. 13 Unipolare direkte EKG-Ableitung zur Positionierung der Katheterspitze. (Nach Gravenstein u. Paulus 1982)

zwischen 3 und 10 cm H_2O (1 cm H_2O = 1,36 mm Hg). Der gemessene Wert beschreibt das Verhältnis zwischen venösem Rückfluß (Preload) und Leistung des rechten Ventrikels.

Ein erniedrigter zentraler Venendruck zeigt mit ausreichender Sicherheit eine Hypovolämie an. An einer Erhöhung des Venendrucks können verschiedene Faktoren ursächlich beteiligt sein:

- Blutvolumen,
- Herzinsuffizienz,
- Venokonstriktion,
- Anwendung von Vasopressoren,
- erhöhter intraperitonealer und intrathorakaler Druck,
- Lungenembolie,
- pulmonalarterielle Hypertension,
- V.-cava-superior-Syndrom,
- chronisch-obstruktive Lungenerkrankung,
- Perikardtamponade,
- konstriktive Perikarditis,
- Cor-pulmonale-Artefakte.

Komplikationen

Man unterscheidet Komplikationen, die von der Punktionsstelle ausgehen, und Komplikationen von seiten des Katheters. Die Komplikationsrate wird von Übung und Erfahrung des Arztes beeinflußt.

Komplikationen, die von der Punktionsstelle ausgehen, sind:

- Sofortkomplikationen, wie Pneumothorax, Hämatothorax, Infusionshydrothorax. Diese Komplikationen sind bei den halsnahen Punktionsstellen, insbe-

sondere bei der Punktion der V. subclavia, am häufigsten. Sie können auch verzögert auftreten (bis zu 24 h).
- Spätkomplikationen, wie Thrombose und Kathetersepsis. Diese Komplikationen treten bei der Punktion der V. basilica oder cephalica häufiger auf.

Weitere Komplikationen von seiten des Katheters sind:
- Gefäßperforation,
- Herzperforation,
- Katheterembolien (Abscheren, Abreißen, Ablösen von der Fixierung),
- Luftembolie,
- Blutungen (Luftembolie und Blutung bei Diskonnektion),
- Lagewechsel des Katheters (die Katheterspitze kann ohne erkennbare Ursache ihre Lage verändern).

Perforationen sind u. a. durch Fehllagen des Katheters bedingt. Bei Zweifel über die richtige Lage (V. cava superior, *nicht* rechter Vorhof) ist eine erneute Röntgenkontrolle durchzuführen.

Die übrigen katheterbedingten Komplikationen sind durch falschen Umgang mit dem Katheter bedingt; deshalb sollten folgende Gesichtspunkte berücksichtigt werden:
1) Die Katheterlage muß anhand eines Röntgenbildes oder durch ein intrakardiales EKG dokumentiert sein (Abb. 13). Zur Ableitung eines intrakardialen EKG dürfen nur EKG-Geräte der Höchstsicherheitsstufe verwendet werden.
   Es ist zu vermerken, in welcher Weise und wann die Katheterlage korrigiert wurde.
2) Die intravasale Lage muß durch Aspiration von Blut gesichert sein.
3) Ein Kavakatheter sollte nie ohne laufende Infusion liegen.
4) Infusionsbestecke dürfen nur bei verschlossenem Dreiwegehahn gewechselt werden. Es muß sichergestellt sein, daß sich die Verbindung von Katheter und Infusionssystem nicht lösen kann.
5) Das Infusionssystem muß unter Thoraxniveau durchhängen, damit bei Leerlaufen des Systems keine Luftembolie auftreten kann.
6) Die Punktionsstelle muß steril und luftdurchlässig verbunden (Opsite-Folie) und täglich angeschaut werden.
7) Der Katheter sollte umgehend entfernt werden, wenn
   - keine Indikation dafür mehr besteht,
   - Rötungen und Schmerzen an der Einstichstelle auftreten,
   - eine Phlebitis besteht,
   - Fieber besteht, für welches eine andere Ursache nicht gefunden werden kann. In diesem Fall sollte der Katheter entfernt und die Katheterspitze bakteriologisch untersucht werden.

Pulmonaliskatheter (Swan-Ganz)

Bei der Insertion eines Pulmonaliskatheters gelten im Prinzip die gleichen Richtlinien wie bei der Insertion des Venenkatheters. Der derzeit gebräuchlichste Pul-

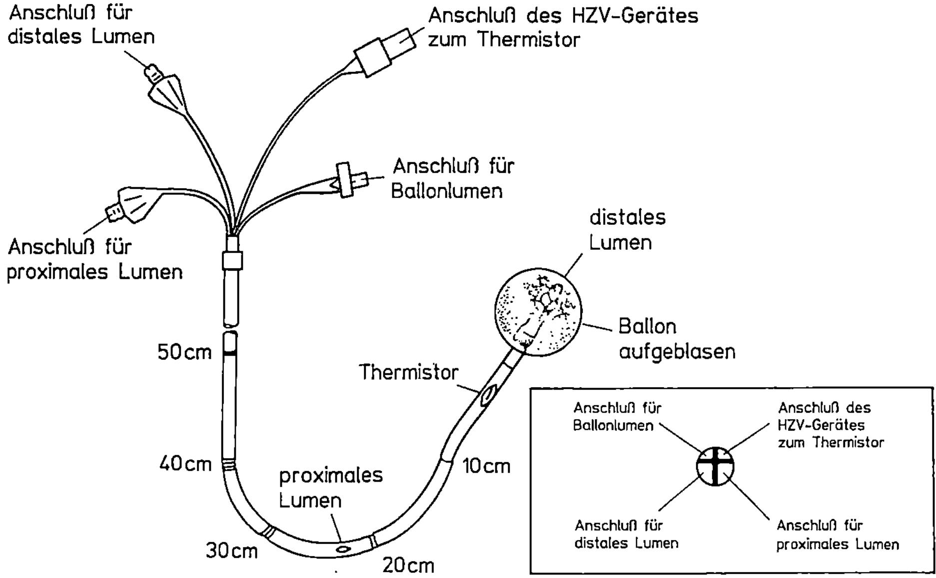

Abb. 14. Ansicht und Querschnitt eines vierlumigen Pulmonaliskatheters (schematisch)

monaliskatheter ist der Katheter nach Swan-Ganz (Abb. 14). Als Zugang zur A. pulmonalis eignen sich folgende Venen:

– V. subclavia,
– V. jugularis interna,
– V. femoralis.

Für die perkutane Implantation stehen spezielle Einführungsbestecke (z. B. Seldinger-Technik) zur Verfügung.

Nach Einführen des Katheters in den rechten Vorhof wird der Ballon aufgeblasen und der Katheter weiter durch die Trikuspidalklappe in den rechten Ventrikel und durch die Pulmonalklappe bis in die Pulmonalarterie eingeschwemmt. Während der Katheterisierung und der Plazierung in den gewünschten Gefäßabschnitt muß zur Erfassung von eventuellen Rhythmusstörungen eine kontinuierliche EKG-Kontrolle durchgeführt werden. Die exakte Plazierung des Katheters in die A. pulmonalis ist unter Kontrolle der abgeleiteten Druckwerte möglich. Die Röntgenbildschirmkontrolle erlaubt zusätzlich eine exakte Darstellung der Katheterlage.

Die Messung in der Pulmonalarterie ermöglicht eine direkte Bestimmung des systolischen und des diastolischen Pulmonalarteriendrucks und des pulmonalkapillären Verschlußdrucks. Mit Hilfe der Indikatordilution (z. B. Kälte) kann auch das Herzzeitvolumen gemessen werden (Abb. 14). Der pulmonalkapilläre Verschlußdruck (PCWP) läßt Rückschlüsse auf den linksatrialen Vorhofdruck (Vorlast) zu und gibt damit auch einen Hinweis auf die linksseitige Herzfunktion, ebenso wie das rechtsseitig gemessene Herzzeitvolumen. Die Messung der Drücke in der A. pulmonalis (Abb. 15) erlaubt auch die Diagnose einer pulmonalen Hy-

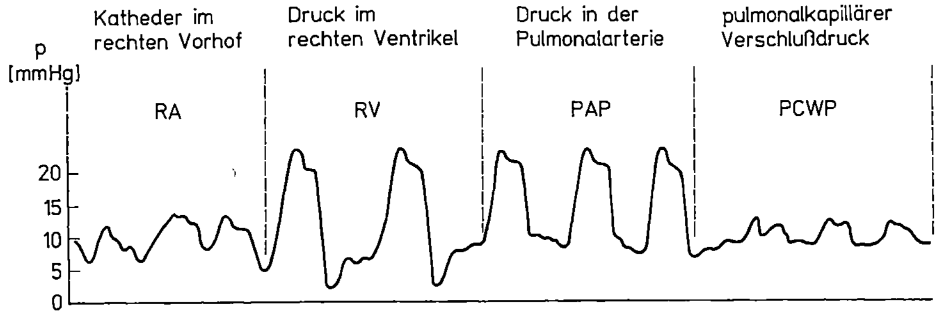

Abb. 15. Druckverlauf beim Vorschieben des Pulmonaliskatheters

pertension, wie sie v. a. bei Hypoxie und anderen pulmonalen Störungen, die eine Beatmung notwendig machen, auftreten.

Komplikationen des Pulmonaliskatheters sind Lungenparenchymschäden, Thrombose, Lungenarterienrisse mit massiver Blutung, Rhythmusstörungen, Knotenbildungen, Ballonrupturen und Embolien. Durch zu langes Aufblasen des Ballons können auch Lungeninfarkte auftreten. Als *spezifische Indikation* des Pulmonaliskatheters im Intensivbereich kann der Patient mit Lungenfunktions-störungen (z. B. ARDS, Lungenödem) gelten, weiterhin die Differenzierung von Volumenüberlastung bzw. kardialer Insuffizienz. Mit der Messung der Druckän-derung in der A. pulmonalis ist auch eine exakte Flüssigkeitstherapie bei kardial dekompensierten und beatmeten Patienten möglich. Der Pulmonaliskatheter ist vielleicht die wichtigste einzelne invasive Methode zur Überwachung und zur Diagnose und Therapie von Herz-Kreislauf- und Lungenerkrankungen. Mit Hil-fe eines eigenen Oxymeterkanals kann mittels Fiberglasoptik auch die zentralve-nöse Sauerstoffsättigung kontinuierlich überwacht und damit eine Aussage über die Oxygenierung des Patienten mit Hilfe eines speziellen Pulmonaliskatheters ge-macht werden.

Bewertung

Drücke

Voraussetzung zur Druckmessung (Normwerte s. Tabelle 2) sind:
- luftblasenfreies System,
- formal korrekte Druckkurve ohne Dämpfung (Filter beachten),
- bekannte Wellenlaufzeit der Katheter (möglichst Verbindungsschläuche),
- nicht zu weiches Material (Frequenzcharakteristik überprüfen),
- Ballonentfaltung zur Verschlußdruckmessung nicht länger als 30 s.

Die Druckkurven werden durch die Atmung beeinflußt. Besonders ausgeprägte Druckschwankungen werden bei chronischen Lungenkrankheiten, v. a. bei Em-physem und Restriktion, gesehen. Um diese Faktoren möglichst auszuschließen, sollte nach leichter Exspiration bei angehaltenem Atem gemessen werden (bei beatmeten Patienten am Ende der Exspiration).

Weitere Einflußgrößen sind Alter, Gewicht, Größe bzw. Körperoberfläche und die lageabhängigen Einflüsse der Schwerkraft auf das pulmonalarterielle Sy-stem.

Tabelle 2. Drücke in den verschiedenen Herzabschnitten und in den großen Gefäßen

		Normalbereich	Durchschnitts-wert	
		(mmHg)	(mmHg)	(kPa)
Rechter Vorhof, Mitteldruck	(RAP···)	1 – 5	2,8	0,4
Rechter Ventrikeldruck	(RVP)			
Systolisch		17 – 32	25	3,3
Enddiastolisch		1 – 7	4	0,5
Pulmonalarteriendruck	(PAP)			
Systolisch		17 – 32	25	3,3
Enddiastolisch		4 – 13	9	1,2
Mitteldruck		9 – 19	15	2,0
Pulmonalkapillardruck,	(PCWP̄)	4,5– 13	9	1,2
Mittel (Wedgedruck)				
Linker Vorhof, Mitteldruck	(LAP̄)	2 – 12	7,9	1,1
Linker Ventrikeldruck	(LVP)			
Systolisch		90 –140	130	17,3
Enddiastolisch		5 – 12	8,7	1,2
Arterieller Systemdruck	(AP)			
Systolisch		90 –140	130	17,3
Diastolisch		60 – 90	70	9,3
Mitteldruck		70 –105	85	11,3

Der Wedgedruck oder mittlere pulmonale Kapillardruck gibt die wesentliche Information über die linksventrikuläre Funktion. Er wird bei insuffliertem Ballon und daraus folgendem Verschluß eines peripheren Astes der A. pulmonalis gemessen. Er gilt als Maß für den linksventrikulären Füllungsdruck, da er eng mit dem Druck im linken Vorhof korreliert. Voraussetzung ist, daß kein Mitralklappenvitium vorliegt. Weitere Fehlinterpretationen sind möglich bei hohen endexspiratorischen Beatmungsdrücken (Überschätzung des linksventrikulären Füllungsdrucks), Überblähung des Ballons und Kompression des Katheterlumens, Zunahme der Bedeutung der Vorhofkontraktion für die Ventrikelfüllung durch Linksherzinsuffizienz, niedriges Herzminutenvolumen und erniedrigte Ventrikeldehnbarkeit (Unterschätzung des linksventrikulären Füllungsdrucks). Normalerweise beträgt der Wedgedruck 6–12 mm Hg[1]. Da der Gefäßwiderstand im kleinen Kreislauf sehr gering ist, ist der enddiastolische Pulmonalarteriendruck nur unwesentlich höher (1–3 mm Hg) als der Wedgedruck und kann demnach auch als Maß für den linksventrikulären Füllungsdruck herangezogen werden.

Diese Beziehung gilt nicht mehr, wenn eine Mitralstenose oder eine pulmonale Hypertonie vorliegt.

Der normale Pulmonalarteriendruck liegt bei 25 ± 10 mm Hg systolisch und 8 ± 4 mm Hg diastolisch.

Drei Faktoren beeinflussen die Höhe des pulmonalarteriellen Drucks:
– pulmonaler Blutfluß,

---

[1] 1 mmHg = 133,322 Pa.

– Widerstand des pulmonalen Gefäßbettes,
– linker Vorhofdruck.

Eine Zunahme des pulmonalen Blutflusses unter Belastung führt bei gesunden Patienten zu einem geringfügigen vorübergehenden Anstieg des pulmonalarteriellen Drucks. Eine chronische Volumenüberladung des pulmonalen Kreislaufs, wie sie z. B. aus einem Links-rechts-Shunt resultiert, führt ebenso wie eine chronische Erhöhung des linken Vorhofdrucks (z. B. Mitralstenose) zu einer pulmonalen Hypertonie.

Wenn die Drücke im Herzen in Ruhe normal sind, bei Belastung jedoch einen pathologischen Anstieg zeigen, liegt eine latente Funktionsstörung des jeweiligen Ventrikels vor. So deutet ein überhöhter zentraler Venendruck nach Belastung auf eine rechtsventrikuläre Funktionsstörung hin, ein Anstieg des pulmonalkapillären Verschlußdrucks (PCWP) nach Belastung auf eine latente linksventrikuläre Funktionsstörung.

Häufig ist ein Anstieg des PCWP ein erstes Zeichen eines Angina-pectoris-Anfalls. Der Druckanstieg korreliert eng mit dem Ausmaß der Koronarstenosen. Bei der dilatativen Form der Kardiomyopathie besteht keine enge Beziehung zum Druckanstieg.

Sind die Drücke bereits in Ruhe erhöht, liegt eine manifeste Funktionsstörung vor. Ist der pulmonalarterielle diastolische Druck deutlich höher als der PCWP, so liegt eine pulmonale Hypertonie vor (präkapilläre Ursache).

Anhand qualitativer Merkmale der Druckkurven lassen sich auch differentialdiagnostische Überlegungen ableiten (Mitral-/Trikuspidalinsuffizienz, Perikardkonstriktion usw.; vgl. nachfolgende Übersicht).

Übersicht

Normale Druckwerte in Ruhe	
Pathologisch erhöhte Drücke nach Belastung	Latente Funktionsstörung
Pathologisch erhöhte Drücke in Ruhe	Manifeste Funktionsstörung
Pulmonalarterieller diastolischer Druck deutlich höher als pulmonaler Kapillardruck	Pulmonale Hypertonie
Qualitative Kurvenmerkmale	Differentialdiagnostische Hinweise (z. B. Vitien, Perikardkonstriktion)

b) Widerstände

Die Erhöhung der Gefäßwiderstände in Ruhe hat ihre Ursache in einer Hypertonie, einer chronischen Herzinsuffizienz oder einem Schock. Normalerweise nehmen unter Belastung die peripheren Widerstände ab, der pulmonale Widerstand bleibt annähernd gleich. Bleibt die periphere Widerstandsabnahme unter Belastung aus oder kommt es zu einem Anstieg, so hat dies seine Ursache in einer latenten Hochdruckerkrankung (arteriell oder pulmonalarteriell). Häufig kommt dies bei Vitien, Cor pulmonale oder arterieller Hypertonie vor.

Übersicht

Erhöhte periphere Widerstände in Ruhe	Hypertonie, chronische Herzinsuffizienz, Schock
Keine Abnahme, sondern eher Zunahme der peripheren Widerstände unter Belastung	Latente arterielle und pulmonalarterielle Hypertonie, Vitien, Cor pulmonale, manifeste arterielle Hypertonie

Ursachen eines Anstiegs des pulmonalen Gefäßwiderstands

- Mechanische Ursachen:
  - Änderungen des Lungenvenendrucks,
  - Änderungen des Herzminutenvolumens,
  - Änderungen des zirkulierenden Blutvolumens,
  - Änderungen des Alveolardrucks,
  - Änderungen des intrathorakalen Drucks,
  - Änderungen des pulmonalen Gefäßbetts (Querschnitt),
  - perikapilläres Ödem.
- Neurale Ursachen:
  - autonomes Nervensystem,
  - intravaskuläre Chemo- und Mechanorezeptoren,
  - Änderung der Atmungsregulation.
- Biochemische und humorale Ursachen:
  - Sauerstoffpartialdruck,
  - Hyperkapnie,
  - akute Azidose,
  - Katecholamine,
  - Azetylcholin,
  - Vasodilatatoren,
  - Serotonin, Histamin, Prostaglandine.

Chronische Bronchitis und Lungenemphysem sind die häufigsten Ursachen eines erhöhten Widerstands im pulmonalen Kreislauf. Hierbei kommt es zu einer hypoxiebedingten Vasokonstriktion bei gleichzeitiger Destruktion der kleinen Gefäße.

Weitere Erkrankungen rufen ebenfalls eine pulmonale Hypertonie hervor:
- Lungenfibrose,
- Pneumokoniose,
- Kyphoskoliose,
- Lungenembolie.

Der pulmonale Gefäßwiderstand kann als fixiert bezeichnet werden, wenn nach Atmung reinen Sauerstoffs keine Änderungen mehr eintreten.

c) Herzminutenvolumen

Das Herzminutenvolumen (HMV) ist die Blutmenge, die pro Minute vom Herzen in Pulmonalarterie und Aorta ausgeworfen wird. Das Herzminutenvolumen ist das Produkt aus Schlagvolumen und Herzfrequenz. Für praktische Belange kann davon ausgegangen werden, daß das HMV des rechten Herzens dem des linken Herzens entspricht.

Die Regulation der Herzarbeit und der Förderleistung folgt dem Druck-Volumen-Diagramm (Frank-Starling-Mechanismus). Determinanten der kardialen Funktion sind:
- Vorlast (Preload),
- Nachlast (Afterload),
- Kontraktilität,
- Herzfrequenz.

Die Vorlast (Preload) umfaßt die enddiastolische Wandspannung und wird durch das enddiastolische Volumen beschrieben. Sie beinhaltet:
- venöses Blutangebot,
- Körperposition,
- intrathorakalen Druck,
- Gesamtblutvolumen,
- Pumpfunktion der peripheren Muskulatur,
- Vorhofanteil an der linksventrikulären Füllung.

Die Nachlast (Afterload) entspricht der Wandspannung zu Beginn der systolischen Faserverkürzung. Sie wird vom systolischen Druck und dem peripheren Gefäßwiderstand bestimmt. Der Kontraktilitätszustand des Herzens wird von der sympathischen Aktivität, den zirkulierenden Katecholaminen und der Kraft-Geschwindigkeits-Beziehung bestimmt.

Das HMV ist in Ruhe bei Hypovolämie, Herzinsuffizienz und im Schock vermindert.

Nach Belastung steigt das Herzminutenvolumen normalerweise rasch an. Eine Überhöhung nach Belastung und auch bereits in Ruhe entspricht einem hyperkinetischen Syndrom, eine Verminderung des HMV nach Belastung einer reduzierten Pumpleistung, d. h. einer latenten Herzinsuffizienz. Ein Anstieg des linksventrikulären Füllungsdrucks ist erstes Zeichen einer linksventrikulären Funktionsstörung (s. folgende Übersicht).

Übersicht

HMV in Ruhe
erhöht   → hyperkinetisches Syndron bzw. Hyperzirkulation (gesteigerte sympatische Aktivität),
vermindert → Hypovolämie, Herzinsuffizienz, Schock.

HMV während Belastung
überhöht   → hyperkinetisches Syndrom,
vermindert → reduzierte Pumpleistung, latente Herzinsuffizienz

---

Die Messung des HMV wird nach dem Fickschen Prinzip, der Indikatorver-
dünnungsmethode oder der Thermodilutionsmethode durchgeführt. In der Praxis hat sich die Methode der Thermodilution am besten bewährt.

Hierbei erfolgt die Injektion einer gekühlten Kochsalzlösung (10 ml) über das
proximale Lumen des Katheters (blau). Der Thermistor am distalen Katheteren-
de ist mit einem Rechner verbunden, so daß aus der Veränderung der Temperatur
an der Katheterspitze die Berechnung des HMV (nach Hamilton) erfolgen
kann:

$$\dot{Q} = \frac{1{,}08 \cdot (K) \cdot 60 \cdot V_I \cdot (T_B - T_I)}{\int_0^\infty \Delta T_B(t)\,dt};$$

$$\dot{Q} = \frac{V_I \cdot (T_B - T_I) \cdot S_I C_I \cdot 60 \cdot K}{S_B \cdot C_B \int_0^\infty \Delta T_B(t)\,dt};$$

$\dot{Q}$ Herzminutenvolumen (me),
V_I Injektatvolumen (ml),
T Temperatur,
S spezifische Dichte,
C spezifische Temperatur von Blut (B) und Injektat (I),
K Korrekturfaktor für unterschiedliche Injektattemperaturen.

Bei der Messung läßt sich die Genauigkeit mit abnehmender Temperatur des
Injektats oder mit der Größe des Injektatvolumens erhöhen.

Die Indikation für einen Pulmonaliskatheter ergibt sich aus seiner Aussagekraft in der Funktionsbeurteilung des rechten und linken Herzens, der Verlaufsbeurteilung einer Therapie, der Berechnung verschiedener abgeleiteter Parameter
(Herzarbeit, Klappenöffnungsfläche usw.; vgl. Tabelle 3).

Die Indikationen in der Anästhesie sind zu stellen insbesondere bei
- kardiochirurgischen Eingriffen,
- extensiven nichtkardiochirurgischen Operationen bei kardial grenzkompen-
  sierten Patienten,
- Eingriffen bei Patienten mit koronarer Herzerkrankung, bei denen eine erhebliche kardiale Belastung zu erwarten ist (z. B. Operation eines Aortenaneurys-
  mas).

Linksherzüberwachung

Die Linksherzfunktion kann anhand von Drücken im Pulmonaliskreislauf und
des über den Pulmonaliskatheter gemessenen Herzzeitvolumens einigermaßen genau abgeschätzt werden. Der Linksherzkatheter, der über periphere Arterien in
das linke Herz vorgeschoben wird, ist für exakte Druckmessung zur Diagnostik,
v. a. bei kardiochirurgischen Patienten, angezeigt. Für die Überwachung im Intensivbereich wird er aber praktisch nie benötigt. In der postoperativen Phase
nach herzchirurgischen Eingriffen hat sich der intraoperativ eingeführte linksar-
terielle Katheter bewährt. Die Linksherzfunktion kann auch indirekt, d. h. nicht-

Tabelle 3. Durch Rechtsherzkatheterisierung zu ermittelnde hämodynamische Funktionsgrößen

Parameter, Formel	Dimension	Normalwert
Herzindex: $$C.I. = \dfrac{C.O.}{\text{Körperoberfläche}}$$	$l/min \cdot m^2$	3,3–3,7
Schlagvolumenindex: $$SVI = \dfrac{C.I.}{HR}$$	ml/m^2	40–60
Peripherer Gefäßwiderstand: $$TRP = \dfrac{A\bar{P} - RA\bar{P}}{C.O.} \cdot 80$$	$dyn \cdot s \cdot cm^{-5}$	900–1 500
Pulmonaler Gefäßwiderstand: $$PVR = \dfrac{PA\bar{P} - PCW\bar{P}}{C.O.} \cdot 80$$	$dyn \cdot s \cdot cm^{-5}$	80–150
O_2-Bedarf des linken Ventrikels: $LV \; \dot{V}O_2 \sim HR \cdot SAP$	dimensionslos	7 000–12 000
Index der linksventrikulären Schlagarbeit: $$LVSWI = \dfrac{A\bar{P} - PCW\bar{P}) \cdot 1,36}{100} \cdot SVI$$	$g\text{-}m/m^2$	45–60
Index der rechtsventrikulären Schlagarbeit: $$RVSWI = \dfrac{(PA\bar{P} - RA\bar{P}) \cdot 1,36}{100} \cdot SVI$$	$g\text{-}m/m^2$	5–10
Arterio-gemischvenöse O_2-Gehaltsdifferenz: $C_aO_2 - C_vO_2 = Hb \cdot 1,37 \cdot (S_aO_2 - S_vO_2)$ $\qquad + (p_aO_2 - p_vO_2) \cdot 0,0031$	$ml/100\,ml$	4–5
Sauerstofftransportkapazität: $TC \; O_2 = C.I. \cdot C_aO_2$	$ml/min \cdot m^2$	650–750
Sauerstoffaufnahme: $\dot{V}O_2 = C.I. \cdot (C_aO_2 - C_vO_2)$	$ml/min \cdot m^2$	140–160
Intrapulmonaler Rechts-links-Shunt: $$\dot{Q}_s/\dot{Q}_T = \dfrac{(p_AO_2 - p_aO_2) \cdot 0,0031}{(C_aO_2 - C_vO_2) + p_AO_2 - p_aO_2) \cdot 0,0031}$$	%	<5

invasiv mit den Zeitgrößen des linken Herzens, aber auch über Veränderungen der Wanddicke, der Faserverkürzung und Berechnung der Ejektionsfraktion (Ef) mit Hilfe der Echokardiographie abgeschätzt werden.

Echokardiographie

Die Echountersuchung des Herzens erlaubt nichtinvasiv eine qualitativ-diagnostische und eine quantitative Beurteilung der Herzfunktion. Als diagnostisches Verfahren wird die Echokardiographie heute nur durch die invasive Herzkatheterdiagnostik übertroffen. Bei der quantitativen Beurteilung der Funktion werden die zirkumferentielle Faserverkürzung (VCF), die systolischen Bewegungsabläufe an Septum und Hinterwand sowie die EF beurteilt. Es kann eindimensional (TM, "time motion") oder zweidimensional ("space motion") gemessen werden. Probleme bei seriellen Messungen haben sich durch verschiedene Aufsetzpunkte und Neigung des Schallkopfes ergeben. 10–20% aller Patienten können wegen Fettsucht, Emphysem und anatomischer Barrieren überhaupt nicht mit Hilfe der Echokardiographie untersucht werden. Bei einer Beurteilung der Myokardfunktion aus einem Teilgebiet des Herzens muß bedacht werden, daß es physiologischerweise von der Basis zur Spitze auch am normalen Herzen zu einer zunehmenden regionalen Myokardkontraktilität (Haendchen et al. 1983) kommt. Darüber hinaus können auch nach koronarer Herzkrankheit und Myokardinfarkten akinetische und hypokinetische Areale auftreten, die eine Generalisierung nicht erlauben. Die Beobachtung von myokardialen Bewegungsabläufen und das Auftreten von dyskinetischen Arealen ist jedoch ein wesentlich empfindlicheres Kriterium bei Mangelperfusion des Myokards als z. B. die auch später auftretende ST-Senkung im EKG (V_5).

Thoraxwandechokardiographie

Im 3.–4. Zwischenrippenraum links bzw. in der Fossa jugularis können bestimmte Bereiche des Herzens sichtbar gemacht werden. Gerade bei der Thoraxwandechokardiographie ist die Beurteilung von Funktionen des linken Herzens schwierig, diagnostische Beurteilungen sind jedoch ohne Probleme möglich.

Transösophageale Echokardiographie

Auf Standardgastroskope werden Echotransducer aufgebracht, die sowohl in horizontaler als auch in vertikaler Achse bewegt werden können. Dadurch ist sowohl eine rechts- als auch eine linksventrikuläre Beurteilung des Herzens über den Ösophagus möglich. Die transösophageale Echokardiographie ermöglicht Untersuchungen über längere Phasen ohne Lageveränderungen des Echokopfes und macht daher auch eine quantitative Abschätzung der linksventrikulären Funktion durch die linksventrikulären Volumina (z. B. EF) möglich, ebenso wie diagnostische Beurteilung von Wandabnormitäten, Klappenfunktion und Kontraktilität. Die bisher gelegentlich aufgetretenen Probleme durch Erhitzung des Schallkopfes bei längeren Meßperioden werden heute durch entsprechende Kühlung und Mitregistrierung der Temperatur im Meßkopf sowie eine automatische Abschaltung bei Überhitzung nicht mehr gesehen. Über die theoretisch möglichen Drucknekrosen nach längerer Anwendung liegen jedenfalls noch keine Literaturberichte vor.

Dopplerechokardiographie

Das gepulste Dopplerverfahren ermöglicht die Bestimmung der Strömungsgeschwindigkeit des Blutes an engumschriebener Stelle sowohl über die Brustwandechokardiographie (v. a. aszendierende Aorta) als auch transösophageal (deszendierende Aorta). Die maximale Eindringtiefe des Dopplerschalls beträgt 10 cm (Maximalgeschwindigkeit 2 m/s). Die gleichzeitige zweidimensionale Echokardiographie erlaubt eine Bestimmung des Aortenquerschnitts (z. B. mit A-mode) und damit eine quantitative Aussage über die Durchflußmenge. Errechnet wird das Flußvolumen (Schlagvolumen, SV), und zwar aus der mittleren Geschwindigkeit (cm/s, Dopplerverfahren) des Blutflusses, multipliziert mit der Fläche (cm^2, 2-D-Echokardiographie), durch die dieses Volumen fließt (Ihlen et al. 1985). Vergleiche mit blutigen Messungen des Herzzeitvolumens haben ausgezeichnete Korrelationen ergeben. Die transösophageale Anwendung von Dopplersensoren für nichtinvasive Herzminutenvolummessungen ohne direkte und kontinuierliche Messung des Aortenquerschnitts hat jedoch keine brauchbaren Ergebnisse geliefert. Es ist nicht ausreichend, anhand von Standardnomogrammen den Aortenquerschnitt über Körpergewicht und Körperoberfläche zu errechnen, da der Aortenquerschnitt nicht nur in jedem einzelnen Herzzyklus, sondern auch in den verschiedenen arteriellen Druckbereichen deutlich Veränderungen aufweist.

Systolische Zeitintervalle (STI)

Sie sind ein in ms ausgedrücktes Zeitmaß einzelner Phasen der Systole und werden während der isovolumischen Kontraktion und der Auswurfphase gemessen. Aus der gleichzeitigen unblutigen Registrierung von EKG, Phonokardiogramm (1. und 2. Herzton, S_1, S_2) und Karotispulskurve mit hoher Registriergeschwindigkeit (100 mm/s und mehr) können die Gesamtdauer der elektromechanischen

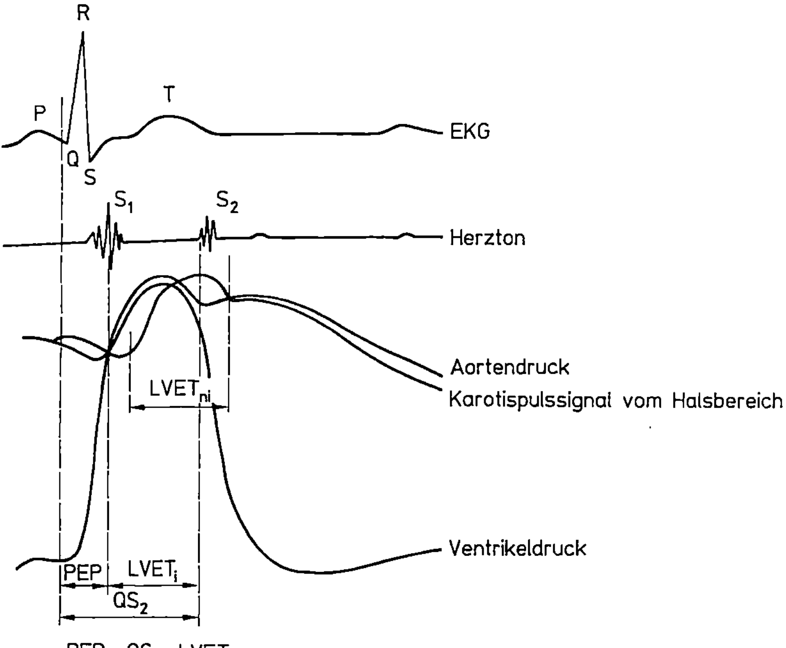

Abb. 16. Darstellung von nichtinvasiv gewonnenem EKG, Herzton und Karotispulssignal, zusammen mit der Darstellung des invasiven Ventrikel- und Aortendrucks. Bei nichtinvasiver Ableitung der 3 Signale wird PEP aus der Differenz der Gesamtdauer der Systole und der linksventrikulären Auswurfzeit ermittelt. (Nach Morr-Stratham u. Tillmann 1982)

Systole (QS$_2$), die Auswurfphase (LVET) und deren Differenz, die Präejektionsphase (PEP), ermittelt werden (Abb. 16). Mittelwerte aus 10 Herzschlägen werden miteinander verglichen, Regressionsgleichungen (Weissler et al. 1968) ermöglichen auch einen Vergleich der Herzfunktion bei verschiedenen Frequenzen. Der Quotient PEP/LVET, Normwert $0{,}35 \pm 0{,}03$, ist frequenz- und geschlechtsunabhängig und ist vielleicht der beste einzelne Wert der STI für die Myokardfunktionsbeurteilung. Eine Verlängerung der PEP, eine Verkürzung der LVET, eine Erhöhung des Quotienten PEP/LVET über 0,42 bedeuten eine Verschlechterung der Myokardfunktion. Die systolischen Zeitintervalle sind v. a. dann gut anwendbar, wenn serielle Messungen vorgenommen werden, bei denen der Patient als seine eigene Kontrolle fungieren kann, z. B. bei Medikamentuntersuchungen. Die Anwendung der STI im Intensivbereich liegt v. a. bei Patienten, die unter myokarddepressiven Medikamenten stehen (z. B. für zytostatische Kuren), zur Überwachung und Kontrolle der Arzneimittelwirkung.

Intensivmedizinischer Laborkatalog

H. Metzler

Parameter	Referenzbereich	Kommentar
Hämatologie		
Erythrozyten	♂ 4,5–5,9 ♀ 4,0–5,2	Angabe in $10^6/\text{mm}^3$ oder $10^6/\mu\text{l}$ oder $10^{12}/\text{l} = \text{T}/\text{l}$
Hämoglobin	♂ 13–18 g/dl (8,1–11,2 mmol/) ♀ 12–16 g/dl (7,4–9,9 mmol/l)	
Hämatokrit	♂ 41–53% (0,41–0,53) ♀ 36–46% (0,36–0,46)	
MCV ("mean corpuscular volume")	80–94 μm³ (oder fl)	
MCH ("mean corpuscular hemoglobin") oder Hb$_E$ (Hämoglobingehalt des Einzelerythrozyten)	26–34 pg (0,40–0,53 fmol)	Differenzierung der verschiedenen Anämieformen
MCHC ("mean corpuscular hemoglobin concentration")	31–37 g/dl (4,81–5,74 mmol/l)	
Leukozyten	$4{-}10 \cdot 10^3/\mu\text{l}$ (4,0–10,0 G/l)	

Parameter	Referenzbereich	Kommentar

Differentialblutbild

	relativ [%]	absolut [Zellen/µl]	
Basophile Granulozyten	0– 1	0– 90	
Eosinophile Granulozyten	2– 4	80– 360	
Neutrophile Stabkernige	3– 5	120– 450	
Neutrophile Segmentkernige	50–70	2000–6300	
Lymphozyten	25–40	1000–3600	
Monozyten	2– 6	80– 540	
Freies Hämoglobin	im Plasma: <1 mg/dl im Serum: <5 mg/dl (methodenabhängig)		Beurteilung des Ausmaßes einer intravasalen Hämolyse

Pathologische Hämoglobine

Parameter	Referenzbereich	Kommentar
CO-Hb (Karboxy-hämoglobin)	<1%	CO-Vergiftung! Kirschrotes Aussehen von Gewebe und Blut
Methämoglobin	0–1,0%	a) *Angeboren*, b) *erworben* *toxisch:* Nitrite, Nitrate; Pankreatitis; *medikamentös:* Natriumnitroprussid. Alle anderen pathologischen Hämoglobinformen sind allgemeinintensivmedizinisch wenig relevant

Gerinnung

Parameter	Referenzbereich	Kommentar
Blutungszeit	2–4 min	Wichtiger Hinweis auf Thrombozytopenien und Thrombozytenfunktionsstörungen
TPZ (Thromboplastinzeit, Prothrombinzeit) = Quick-Test	70–130% (reagenzabhängig)	Globaltest zur Erfassung von Störungen im Extrinsic-System (erfaßt in erster Linie die Faktoren II, VII, X, V; Fibrinogen), weniger empfindlich für die Faktoren V und Fibrinogen

Parameter	Referenzbereich	Kommentar
PTT (partielle Thrombo-plastinzeit)	28–40 s (reagenzabhängig)	Globaltest zur Erfassung von Störungen im Intrinsic System (erfaßt die Faktoren: VIII, IX, XI, XII, V, X, II; Fibrinogen), Überwachung der Heparin-therapie
PTZ (Plasmathrombin-zeit)	17–24 s (reagenzabhängig)	Erfassung der Endphase des Gerinnungsablaufs, Steuerung der Fibrinolyse- und Heparin-therapie
Fibrinogen	1,8–3,5 g/l (180–350 mg/dl) (methodenabhängig)	Vor allem zur Diagnose von Verbrauchskoagulopathie und Hyperfibrinolyse
AT III (Antithrombin III)	72–128% (methodenabhängig)	Wichtiges Indikatorprotein zur Diagnose von angeborenem AT-III-Mangel (rezidivierende Thrombosen!), DIC, Leber-schaden; bei niedrigem AT III ist die antikoagulatorische Wirkung des Heparins vermindert!
FSP (Fibrinogen-spaltprodukte)	0–10 µg/ml	Kontroversiell bewerteter Parameter zur Erfassung einer Hyperfibrinolyse oder einer Verbrauchskoagulopathie mit reaktiver Fibrinolyse
Thrombozyten	150 000–350 000/µl (150–350 G/l)	

Leberfunktion

Tests, die eine Störung der Membranpermeabilität oder Nekrose der Leber-parenchymzelle erfassen

Parameter	Referenzbereich	Kommentar
GPT (= ALAT, Ala-ninaminotransferase)	♂ bis 22 U/l ♀ bis 17 U/l	Höchste Aktivität im Leber-gewebe, weit geringere im Myo-kard und im Skelettmuskel
GOT (= ASPAT, Aspartataminotransfe-rase)	♂ bis 18 U/l ♀ bis 15 U/l	Höchste Aktivität im Leber-gewebe, weniger im Myokard und in der Skelettmuskulatur
GLDH (Glutamat-dehydrogenase)	♂ bis 4 U/l ♀ bis 3 U/l	Zur Beurteilung des Schwere-grades der Leberzellschädigung, da ausschließlich mitochon-driales Enzym. Zur Differentialdiagnose: akute Stauung, akute Durchblu-tungsstörung, toxische Schädi-gung, Hepatitis

Parameter	Referenzbereich	Kommentar

Kenngrößen der Cholestase und Eliminationsleistung

Parameter	Referenzbereich	Kommentar
Bilirubin, gesamt	bis 1,1 mg/dl (bis 18,8 µmol/l)	
Direktes Bilirubin	bis 0,3 mg/dl (bis 5 µmol/l)	
Serumgallensäuren	1–4,5 µmol/l	Enzymatische Bestimmung
AP (alkalische Phosphatase)	60–170 U/l	Erhöht bei Knochen- und hepatobiliären Prozessen, Aussagekraft nicht überbewerten, in der Intensivmedizin häufig erhöht; Antiepileptika, aber auch andere Medikamente können zur Aktivitätssteigerung führen.
GGTP (γ-Glutamyl-transpeptidase)	♂ 6–28 U/l ♀ 4–18 U/l	An sich bei Lebererkrankungen hochsensitiver Parameter, gerade bei Intensivpatienten aber aufgrund niederer Spezifität häufig erhöht, insbesondere auch Erhöhung durch Enzyminduktion (z.B. Barbiturate, Antiepileptika, Pyrazolonderivate) beachten!
LP-X	Beim Gesunden negativ	Abnormes Lipoprotein zum Nachweis einer Cholestase

Tests, die auf eine Syntheseinsuffizienz hinweisen

Parameter	Referenzbereich	Kommentar
CHE (Serumcholinesterase, Synonym: Pseudocholinesterase, unspezifische Cholinesterase)	Substratabhängig: Azetylthiocholin 1900–3800 U/l Butyrylthiocholin 2400–8500 U/l	*Verminderung:* 1) *Hepatopathien* (insbesondere Leberzirrhosen), 2) *Malnutrition,* 3) *Medikamente/Gifte:* a) spezifische Inhibitoren wie indirekte Parasympathikomimetika, organische Phosphorsäureester (Kontaktinsektizide), b) unspezifische Einschränkung der hepatischen CHE-Synthese: Streptokinase, perorale Kontrazeptiva u.a., Knollenblätterpilzvergiftung, chlorierte Kohlenwasserstoffe, 4) Genetische CHE-Varianten!

Parameter	Referenzbereich	Kommentar
Hepatogene Gerinnungs- faktoren (Fibrinogen, F II, V, VII, X),Quick-Wert	(s. S. 63)	
Transportproteine: Albumin, Präalbumin, Retinol-bindendes Protein, Transferrin	(s. S. 70)	

Tests, die eine Abnahme der Entgiftungsleistung anzeigen

Ammoniak (NH_3) bzw. Ammonium (NH_4^+)	♂ 25–94 µg/dl (15–55 µmol/l) ♀ 19–82 µg/dl (11–48 µmol/l)	Probenhandling vor Bestimmung wichtig! Die Analyse muß spätestens 20 min nach Blutentnahme erfolgen. Arterielles bzw. kapilläres Blut ist vorzuziehen, wenn venöses Blut (EDTA-Plasma), nicht stauen! Wichtig zur Verlaufsbeurteilung von Leberkoma und portokavalem Shunt (Ösophagusvarizen)

Serologische Parameter (Hepatitismarker)

HB_s-Antigen
HB_s-Antikörper
HB_c-Antikörper
HB_c-IgM-Antikörper
HB_e-Antigen
HB_e-Antikörper

HAV-Antikörper
    (IgG + IgM)
HAV-IgM-Antikörper

Immunologische Parameter

Serumeiweißelektrophorese	Albumin 58–70%; 35–70 g/l α_1-Globuline 2–4%; 1,3–4 g/l α_2-Globuline 5–10%; 5,4–11 g/l β-Globuline 7–13%; 6–12 g/l γ-Globuline 11–19%; 6–15 g/l	Polyklonale Hypergamma-globulinämie (breitbasige γ-Globulinvermehrung): bei chronisch-aktiver Hepatitis und Zirrhose

Parameter	Referenzbereich	Kommentar
	Die angegebenen Bereiche stellen Richtwerte dar, die von der Methodik (z.B. Färbung!) abhängig sind	M-Gradient: monoklonale Gammopathie wie z.B. Plasmozytom

Immunglobuline, quantitativ

Parameter	Referenzbereich	Kommentar
IgG	8,0–18,0 g/l (800–1800 mg/dl) 92–207 IU/ml	Charakteristische Verschiebungen innerhalb der einzelnen Immunglobulinklassen erlauben gewisse
IgA	0,9–4,5 g/l (90–450 mg/dl) 54–264 IU/ml	Aussagen zur Differentialdiagnose oder Verlaufsentwicklung (z.B. Hepatopathien).
IgM	♀ 0,7–2,8 g/l (70–280 mg/dl) 80–322 IU/ml ♂ 0,6–2,5 g/l (60–250 mg/dl) 69–287 IU/ml	Wichtig zur Erfassung eines primären oder sekundären Antikörpermangels und dessen Therapiebedürftigkeit

Nierenfunktion

Parameter	Referenzbereich	Kommentar
Kreatinin	Jaffé-kinetisch ♂ 0,7–1,2 mg/dl (62–106 µmol/l) ♀ 0,6–1,1 mg/dl (53–97 µmol/l) enzymatisch ♂ 0,5–1,1 mg/dl (44–97 µmol/l), ♀ 0,5–0,9 mg/dl (44–80 µmol/l)	Nützlicher Hinweis auf Einschränkung der glomerulären Filtrationsrate, bis zu einer Reduktion der GFR auf 50% bleibt aber Kreatinin noch im Referenzbereich
Kreatininclearance Berechnung: $$\frac{U_{CR} \cdot U_{Vol} \cdot 1{,}73}{P_{CR} \cdot t \cdot KO} = ml/min$$ (U_{CR} Kreatininkonzentration in Harn, P_{CR} Kreatininkonzentration im Plasma, U_{Vol} Harnvolumen, t Sammelperiode in min, KO Körperoberfläche)	80–160 ml/min (ohne Altersberücksichtigung)	Bewertung: heute oft vorsichtig als „semiquantitativer" Parameter zur Beurteilung der glomerulären Funktion bezeichnet. Deutliche Altersabhängigkeit des Referenzbereichs beachten!
Harnstoff (Hst)	10–50 mg/dl (1,7–8,3 mmol/l)	

Parameter	Referenzbereich	Kommentar
Harnstoff-N (BUN)	4–23 mg/dl	Umrechnung: Hst = Hst-N · 2,14, Hst-N = Hst · 0,46. Bei den SI-Einheiten wird das Resultat in mmol/1 Hst ausgedrückt. Erhöhung des Hst im Blut = Azotämie; Ursachen: prärenal, renal, postrenal, exogen
Freie Wasserclearance: Berechnung: $$Clr_{H_2O} = V_u\left[1 - \frac{Osm_u}{Osm_{pl}}\right]$$ (V_u Harnmenge in ml/h, O_u Osmolalität im Harn, Osm_{pl} Osmolalität im Plasma)	− 100 bis − 25 ml/h	Positive Werte gelten heute als guter Frühindikator eines beginnenden Nierenversagens

Herz

Parameter	Referenzbereich	Kommentar
Gesamt-CK	♂ 10–80 U/l ♀ 10–70 U/l	
CK-MB	<10 U/l	Entscheidend für einen akuten Myokardinfarkt ist der Anstieg des prozentualen Anteils auf über 6–8% der Gesamt-CK. Anstieg nach 4–8 h, Maximum nach 12–18 h
GOT (ASAT)	♂ bis 18 U/l ♀ bis 15 U/l	Anstieg bei AMI nach 4–8 h, Maximum nach 16–48 h
LDH	120–240 U/l	Anstieg bei AMI nach 6–12 h, Maximum nach 24–60 h
α-HBDH	68–135 U/l	Verbessert die mangelnde Organspezifität einer LDH-Erhöhung
Myoglobin	Semiquantitativ (Latexschnelltest), besser quantitativ	Steigt bei AMI als erste Kenngröße an, gefolgt von CK, GOT, LDH. Anstieg nach 2–3 h, Maximum nach 6–10 h

Pankreas

Parameter	Referenzbereich	Kommentar
Lipase	Methodenabhängig: turbidimetrisch bis 190 U/l, turbidimetrisch am ACA 40–240 U/l	Wichtiger Pankreasparameter, der α-Amylasebestimmung zur Pankreatitisdiagnose überlegen, da ausschließlich pankreatischer Herkunft; bereits einige Stunden

Parameter	Referenzbereich	Kommentar
		nach Ausbruch einer Pankreatitis Anstieg, im Harn ist die Lipase nicht nachweisbar!
α-Amylase im Serum	Zahlreiche Bestimmungsmethoden mit unterschiedlichem Referenzbereich: Gesamtamylase: PNP, EPS <120 U/l (25 °C) Phadebas 70–300 U/l (37 °C) Pankreasamylase: PNP, EPS < 64 U/l (25 °C)	Kein pankreasspezifisches Enzym, außerdem kann der Anstieg verpaßt werden, erhöht auch bei anderen Abdominalerkrankungen, Tubargravidität sowie Parotitis. Gezieltere diagnostische Aussagekraft durch Bestimmung von Isoamylasen

Kohlenhydrat-, Fett-, Eiweiß- und Purin-Stoffwechsel

Cholesterin	<200 mg/dl (5,17 µmol/l)	
Triglyzeride	<200 mg/dl (2,28 mmol/l)	Kontrollparameter bei exogener Fettapplikation
HDL-Cholesterin	>35 mg/dl (0,91 mmol/l)	Referenzwerte altersabhängig
LDL-Cholesterin	<190 mg/dl (3,88 mmol/l)	
Freie Fettsäuren	0,09–0,6 mmol (90–600 µmol/l)	Beurteilung wegen kurzer Halbwertszeit nicht einfach! Pathologische Erhöhung über 1 mmol/l Ausdruck einer Stoffwechseldysregulation im Sinne eines Abbaus aus Fettdepots
Glukose	Üblicherweise (kapillär) 70–110 mg/dl (3,89–6,11 mmol/l), im Intensivbereich bis 250 mg/dl	
Harnsäure	♀ 2,5–5,7 mg/dl (149–338 µmol/l), ♂ 3,5–7,0 mg/dl (208–416 µmol/l)	

Parameter	Referenzbereich	Kommentar
Albumin	3,5–5,0 g/dl bzw. 35–50 g/l	Zusammen mit Gesamteiweiß wichtiger Parameter des Eiweiß-stoffwechsels, für 80% des kolloidosmotischen Drucks verantwortlich! Besitzt gegenüber dem Gesamteiweiß den Vorteil einer einheitlichen Substanz, wenig empfindlich zur Beurteilung einer beginnenden Mangelernährung
Gesamteiweiß	6,6–8,7 g/dl bzw. 66–87 g/l	
Mangelernährungssensitive Proteine:		
Transportproteine:		
Präalbumin	100–400 mg/l	
Retinol-bindendes Protein	30– 60 mg/l	
Transferrin	♂ 200–380 mg/dl (23–43 µmol/l), ♀ 185–405 mg/dl (21–46 µmol/l)	
Gerinnungsfaktoren	(s. S. 63)	
Serumcholinesterase	(s. S. 65)	

Wasser- und Elektrolyt-Haushalt/Spurenelemente

Parameter	Referenzbereich
Natrium	135–145 mmol/l
Kalium	3,5–5,5 mmol/l
Kalzium	4,0–5,2 mval/l (2,0–2,6 mmol/l)
Kalzium (ionisiert)	1,32–1,82 mval/l (0,66–0,91 mmol/l)
Magnesium	1,4–2,0 mval/l (0,7–1,0 mmol/l)
Chlorid	95–108 mmol/l
Phosphor (anorganisch)	2,6–4,5 mg/dl (0,84–1,5 mmol/l)
Eisen	♀ 37–145 µg/dl (6,6–26,0 µmol/l), ♂ 59–158 µg/dl (10,6–28,3 µmol/l)
Transferrin	s. oben
Ferritin	♀ 8–120 µg/l vor der Menopause 30–300 µg/l nach der Menopause ♂ 18–440 µg/l

Parameter	Referenzbereich	Kommentar
Kupfer	♀ 74–122 µg/dl (11,6–19,2 µmol/l), ♂ 79–131 µg/dl (12,4–20,6 µmol/l)	
Zink	♀ 70–114 µg/dl (10,7–17,5 µmol/l), ♀ 72,6–127 µg/dl (11,1–19,5 µmol/l)	
Osmolalität	280–295 mosmol/kg	Näherungsweise errechnete Plasmaosmolalität:

$$1{,}86\ Na^+\ (mmol/l) + Glc\ (mmol/l) + Hst\ (mmol/l) + 9$$

· oder:

$$2 \cdot Na^+\ (mmol/l) + \frac{Glukose\ (mg/dl)}{18} + \frac{Harnstoff\ (mg/dl)}{6}$$

Osmotische Lücke ("osmotic gap") = Differenz zwischen gemessener und errechneter Osmolalität.
Differenz > 10 mosmol/kg:
1) exogen induzierte Hyperosmolarität:
   Äthanol-, Methanol-, Isopropanolvergiftung, Aceton, Osmotherapeutika,
2) idiopathische Hyperosmolalität (im Schock)

Kolloidosmotischer Druck	20–26 mmHg	

Schilddrüse

	Referenzbereich abhängig vom Hersteller des Tests	
Totales T_4 (Gesamtthyroxin)	5,0–12,0 µg/dl (65–155 nmol/l)	

Parameter	Referenzbereich	Kommentar
Freies Thyroxin (FT$_4$)	0,8–2,0 ng/dl (10–26 pmol/l)	An sich setzt heute die Interpretation von Schilddrüsenparametern tiefergehende Kenntnisse der Schilddrüsenfunktion und extrathyreoidaler Faktoren voraus! Vor einer zu simplifizierten Beurteilung der Einzelparameter muß gewarnt werden!
Totales T$_3$ (Gesamttrijodthyronin)	0,8–2,0 µg/l (ng/ml) (1,2–3,1 nmol/l)	
Freies T$_3$ (FT$_3$)	3,0–6,0 ng/l (4,7–9,2 pmol/l)	
TSH (Thyreoideastimulierendes Hormon)	0,3–3,5 mU/l	Wichtig zur Erfassung latenter Hyper- und Hypothyreosen (mit noch normalen T$_4$- bzw. T$_3$-Werten), ebenso zur Kontrolle einer oralen Schilddrüsenhormonsubstitutionstherapie

Schock/O$_2$-Mangel

Parameter	Referenzbereich	Kommentar
Laktat	9–16 mg/dl bzw. 1,0–1,78 mmol/l (in Ruhe!)	Exakte Präanalytik notwendig! Differenzierung der zwei Formen der Laktatazidose: Typ A: „anaerobe" Gewebshypoxie, Typ B: „aerobe" Störungen (Vergiftungen, Pharmaka, Stoffwechselerkrankungen)
Pyruvat	0,36–0,59 mg/dl bzw. 41–67 mmol/l	Bedeutung v.a. in Verbindung mit Laktat; der Quotient Laktat zu Pyruvat beträgt normalerweise 10–20:1

Entzündung/Sepsis

Parameter	Referenzbereich	Kommentar
Leukozyten	(s. S. 62)	
Differentialblutbild	(s. S. 63)	
CRP (C-reaktives Protein)	Semiquantitativ, besser aber quantitativ: pathologisch >8 mg/l	Wichtigstes Akute-Phase-Protein! Empfindlicher, aber unspezifischer Indikator für Entzündungen! (Deutlicher Anstieg)

Parameter	Referenzbereich	Kommentar
		bereits 6 h nach akuter Gewebs-schädigung!) Wichtig auch zur Verlaufskontrolle und zur Bewertung des Therapieerfolgs!
Interleukine, Tumor-nekrosefaktor Plasmaendotoxine		Zusammenarbeit mit Speziallabors erforderlich

Übersicht der Indikatorproteine bei akuten Entzündungen

Opsonine	C-reaktives Protein, α_1-saures Glykoprotein
Transportproteine	Coeruloplasmin, Haptoglobin
Komplementproteine	C1 S, C2, C3, C4, C5, C9
Kallikrein-Kinin-System	Präkallikrein, HMW-Kininogen
Proteinaseninhibitoren	α_1-Proteinaseninhibitor, α_1-Antichymotrypsin
Gerinnungsfaktoren	Faktor VIII, Prothrombin, Fibrinogen

Parameter	Referenzbereich	Kommentar

Drug Monitoring/Serumkonzentrationen von Pharmaka

Parameter	Referenzbereich	Kommentar
Digoxin	0,9–2,0 µg/l (1,2–2,7 nmol/l)	Probenabnahme nicht unter 8 h nach Verabreichung der letzten Dosis! Große Überlappung von therapeutischem und toxischem Bereich
Digitoxin	13–25 µg/l (17–33 nmol/l)	
Theophyllin	8–20 mg/l (44–111 µmol/l)	Bei Asthma bronchiale: Einfluß-faktoren beachten!

Antikonvulsiva

Parameter	Referenzbereich	Kommentar
Carbamazepin	4–10 mg/l (17–42 µmol/l)	
Ethosuximid	40–100 mg/l (283–708 µmol/l)	

Parameter	Referenzbereich	Kommentar
Phenobarbital	15–40 mg/l (65–172 µmol/l)	
Phenytoin (Erwachsene, Kinder, Säuglinge über 3 Monate)	10–20 mg/l (40–79 µmol/l)	
Primidon	5–15 mg/l (23–69 µmol/l)	
Valproinsäure	50–100 mg/l (347–693 µmol/l)	

Antibiotika

Parameter	Referenzbereich	Kommentar
Amikacin	max. 15–25 mg/l (26–43 µmol/l), min. <5 mg/l (<9 µmol/l)	
Gentamycin	max. 5–12 mg/l (11–25 µmol/l), min. <2 mg/l (<4 µmol/l)	
Kanamycin	max. 15–25 mg/l (31–52 µmol/l), min. <5 mg/l (<10 µmol/l)	
Netilmycin	max. 5–12 mg/l (11–25 µmol/l), min, <2 mg/l (<4 µmol/l)	
Streptomycin	max. 15–40 mg/l (26–69 µmol/l), min. <5 mg/l (<9 µmol/l)	
Tobramycin	max. 5–12 mg/l (11–26 µmol/l), min. <2 mg/l (<4 µmol/l)	
Chloramphenicol	max. 10–25 mg/l (31–77 µmol/l), min. <5 mg/l (<15 µmol/l)	
Vancomycin	max. 20–40 mg/l (14–28 µmol/l), min. 5–10 mg/l (3–7 µmol/l)	

Parameter	Referenzbereich	Kommentar
Antidepressiva		
Amitriptylin	120–250 µg/l (433–903 nmol/l)	
Nortriptylin	50–150 µg/l (190–570 nmol/l)	
Lithium	0,3–1,3 mmol/l	
Imipramin	150–250 µg/l (536–893 nmol/l)	
Desipramin	75–160 µg/l (281–600 nmol/l)	
Immunsuppressiva		
Ciclosporin		s. Kap. „Postoperative Intensivtherapie nach Transplantation", S. 822 ff.

Liquor

Zellzählung und Zelldifferenzierung

Parameter	Referenzbereich	Kommentar
Leukozyten	0–5/µl (0–5 M/l)	Erythrozyten und Granulozyten sind normalerweise nicht vorhanden
Lymphozytäre Zellen	60–85%	
Monozytäre Zellen (Werte gelten für Erwachsene im Lumballiquor; Neugeborene und Kleinkinder können höhere Zellzahlen aufweisen)	40–15%	
Glukose	49–75 mg/dl (2,7–4,2 mmol/l)	
Laktat	13,5–18,9 mg/dl (1,5–2,1 mmol/l)	Gilt für Probanden von 16 bis 50 Jahren; bei Kindern bzw. im höheren Lebensalter liegen die Bereiche niedriger bzw. höher
Gesamteiweiß	209–421 mg/l (Erwachsene, Lumballiquor)	Bei Erhöhung labordiagnostische Folgeuntersuchungen, wie z. B. Agarosegelelektrophorese!

Harn

Elektrolyte

Parameter	Referenzbereich	Kommentar
Natrium	150–250 mmol/24 h	
Kalium	50–80 mmol/24 h	

Parameter	Referenzbereich	Kommentar
Kalzium	5–15 mval/24 h (2,5–8 mmol/24 h)	Harn mit verdünnter HCl ange- säuert sammeln!
Chlorid	80–270 mmol/24 h	
Osmolalität	50–1200 mosmol/kg	
Spezifisches Gewicht		
	1,014–1,030 (24-h-Harn, 25 °C)	Es besteht keine enge Beziehung zwischen der Osmolalität und dem spezifischen Gewicht
Amylase		
	Gesamtamylase: PNP <560 U/l (25 °C) EPS <600 U/l (25 °C) Phadebas bis 2000 U/l (37 °C) Pankreasamylase: PNP, EPS <450 U/l (25 °C)	Messung im Spontanharn empfehlenswert, da die Amylase nicht in allen Fällen stabil ist. Auch als Schnelltest semi- quantitativ mittels Teststreifen!

Kombinierte Harnteststreifen, die folgende Kenngrößen erfassen:
(Frischen Harn verwenden!)

Leukozyten		Teststreifen und Sediment kön- nen unterschiedliche Werte er- geben, wenn Zellen (abhängig vom pH-Wert und der Osmolali- tät) lysieren
Blut (Erythrozyten, Hämoglobin)		
Nitrat		
pH		
Eiweiß		Bence-Jones-Proteine werden durch die Teststreifen praktisch nicht erfaßt (Sulfosalizylsäureprobe!)
Glukose		
Keton		
Urobilinogen		
Bilirubin		
Sediment		
		Zur Erfassung von Zylindern, Zellen, Parasiten (Trichomo- naden), Kristallen

Parameter	Referenzbereich	Kommentar

Porphobilinogen

Qualitative Schnelltests wie Watson-Schwarz-Test oder Hoesch-Test		Bei akuter intermittierender hepatischer Porphyrie (zur DD bei akutem Abdomen!)

Objektträgerkultur (Eintauchnährboden)

	$\geq 100\,000$ Keime/ml Harn = signifikante Bakteriurie	Zur Keimzahlbestimmung und als Transportmedium

Literatur

Respiratorisches Monitoring

Al-Diaidy W, Skeates SJ, Hill DW, Tinker J (1977) The use of transcutaneous oxygen electrodes in intensive therapy. Intensive Care Med 3:35

Ayres SM (1976) use of mass spectrometer for evaluation of respiratory function in the critically ill patient. Crit Care Med 4:219

Baum M, Richter JA, Schmid D, Mendler N (1977) Die Überwachung der pulmonalen Funktion beatmeter Patienten. Herz 2:473

Bendixen HH, Egbert LD, Hedley-Whyte J, Laver MB, Pontoppidan H (1965) Respiratory care. Mosby, St. Louis

Benzer II (1977) Die Überwachung des beatmeten Patienten – Einführung – 8. Internat. Fortbildungskurs für klinische Anaesthesiologie, Wien 1977. Egermann, Wien

Comroe JH, Forster RE, Dubois AB, Briscoe WA, Carlsen E (1972) Die Lunge. Schattauer, Stuttgart New York

Hessel EA (1976) Monitoring the patient in acute respiratory failure. Respir Ther 6:27

Kalenda Z (1975) Capnography: a sensitive method of early detection of air embolism. Acta Anaesthesiol Belg [Suppl] 23:78

Kasnitz P, Druger GI, Yorrat F, Simmons DH (1976) Mixed venous oxygen tension and hyperlactemia. Survival in severe cardiopulmonary disease. JAMA 236:570

Klose R, Osswald P-M (1981) Effects of PEEP on pulmonary mechanics and oxygen transport in the late stages of acute pulmonary failure. Intensive Care Med 7:165

König W (1972) Klinisch-physiologische Untersuchungsmethoden. Thieme, Stuttgart

Ledigham J McA, MacDonald AM, Douglas JHS (1981) Monitoring of ventilation. Critical care state of the art, vol 2. Society of Critical Care Medicine

McAslan TC, Matjasko-Chin J, Turney SZ, Cowley RA (1973) Influence of inhalation of 100% O_2 in intrapulmonary shunt in severely traumatized patients. J Trauma 13:811

Markello R, Winter PM, Olszowka A (1972) Assessment of ventilation-perfusion inequalities by arterial-alveolar nitrogen differences in intensive care patients. Anesthesiology 37:4

Osborn JJ, Beaumont JO, Raison WA, Abbott RP (1969) Computation for quantitative on-line measurements in an intensive care ward. In: Computers in biometrical research. Academic Press, New York

Pontoppidan H, Laver MB, Geffin B (1970) Acute repiratory failure in the surgical patient. Adv Surg 4:163

Saunders NA, Powles AS, Rebuck AS (1976) For oximetry: accuracy and practicability in the assessment of arterial oxygenation. Am Res Respir Dis 113:745

Severinghaus JW, Stafford M, Bradley AF (1978) TcPO$_2$ electrode design, calibration and temperature gradient problems. Acta Aneasth Scand [Suppl] 68:118

Steinbereithner K, Baum M (1979) Das Monitoring des beatmeten Patienten – eine kritische Analyse – In: Ahnefeld FW, Bergmann H, Burri C et al. (Hrsg) Akutes Lungenversagen. Springer, Berlin Heidelberg New York (Klinische Anästhesiologie und Intensivtherapie, Bd 20)

Suter PM, Fairley HB, Schlobohm RM (1975) Shunt, lung volume and perfusion during short periods of ventilation with oxygen. Anesthesiology 43:617

Suter PM, Fairley HB, Isenberg (1975) Optimum endexspiratory airway pressure in patients with acute pulmonary failure. N Engl J Med 292:284

Sykes MK, Vickers MD, Hull CJ, Winterburn PY (1981) Principles of clinical measurement. Blackwell, Oxford London Edinburgh Boston Melbourne

Wilson RS (1976) Monitoring the lung. Mechanics and volume. Anesthesiology 45:135

Wilson RS, Pontoppidan H (1979) Acute repiratory failure: diagnostic and therapeutic criteria. Crit Care Med 2:293

Kardiovaskuäres Monitoring

Bradshaw KE, Gardner RM, Clemmer TP, Orme JF, Thomas F, West BJ (1984) Physician decision-making-evaluation of data used in a computerized ICU. Int J Clin Monit Comput 1:81–91

Gravenstein JS, Paulus DA (1982) Monitoring practice in clinical anesthesia. Lippincott, Philadelphia

Haendchen RV, Wyatt HL, Mauerer G, Zwehl W, Bear M, Meerbaum S, Corday E (1983) Qunatitation of regional cardiac function by 2 D echocardiography. Circulation 67:1234–1245

Ihlen H, Myhre E, Pamlic J, Forfang K, Larsen S (1985) Changes in left ventricular stroke volume measured by Doppler echocardiography. Br Heart J 54:378–383

Morr-Stratham V, Tillmann W (1982) Grundlagen des invasiven Kreislaufmonitoring. Deutsche Abbott Dr. E.O. Wietkoff

Pereira E, Prys-Roberts C, Dagnoni J, Anger C (1985) Auscultatory measurement of artrial pressure during aneasthesia: a reassessment of the Korotkoff sound. Eur J Anesthesiol 2:11–20

Pohl V, Wesseling KH, Petersen, E, Bassengl E (1985) Notwendiges und nützliches Messen. Springer, Berlin Heidelberg New York Tokyo (Anästhesiologie und Intensivmedizin)

Weissler AM, Harris WS, Schoenfeld CD (1968) Bed side techniques for the evaluation of ventricular function in man. Circulation 37:149-159

Intensivmedizinischer Laborkatalog

Barthels M, Poliwoda H (1987) Gerinnungsanalysen, 3. Aufl. Thieme, Stuttgart New York

Greiling H, Gressner AM (1990) Lehrbuch der klinischen Chemie und Pathobiochemie, 2. Aufl. Schattauer, Stuttgart New York

Henkel E (1987) Das Notfall-Labor. GIT-Verlag, Darmstadt

Keller, H (1991) Klinisch-chemische Labordiagnostik für die Praxis, 2. Aufl. Thieme. Stuttgart New York

Meyer JG (1990) Labormedizin, 4. Aufl. Deutscher Ärzte-Verlag, Köln

Richterich R, Colombo JP (1978) Klinische Chemie, 4. Aufl. Karger, Basel

Thomas L (1988) Labor und Diagnose, 3. Aufl. Medizinische Verlagsgesellschaft, Marburg

Wisser H, Knoll E, Grünert A (1987) Klinisch-chemische Überwachung der klinischen Ernährungstherapie. Ärztl Lab 33:78-84

Computer in der Intensivmedizin

P.M. Osswald

In den vergangenen Jahren hat sich die Computertechnologie zu einem hilfreichen und mittlerweile unverzichtbaren Bestandteil in der Überwachung der Patienten während der Intensivtherapie entwickelt. Es liegt dabei in der Natur der verwendeten Technologie, daß die rasante Entwicklung auf dem Computermarkt zu einer ständigen Veränderung der Einsatzgebiete führt. So hat sich die Rechnerkapazität, die man für eine DM kaufen kann, in den letzten 10 Jahren etwa um den Faktor 100000 erhöht. Im wesentlichen gleich geblieben ist dagegen die Leistung, die ein Fachmann innerhalb eines Jahres an Software erstellen kann. Die Computer der ersten Generation (1937–1945) waren noch sehr groß. Erst als Transistoren die Vakuumröhren ersetzen konnten, wurde die zweite Generation der Computer entwickelt. Diese Computer waren dann schneller, benötigten weniger Raum und hatten größere Speicherkapazitäten. Die dritte Generation der Computer wurde durch die Entwicklung des Silikonchips möglich. Diese Computer der dritten Generation waren dann noch kleiner und hatten eine noch größere Kapazität mit noch größerem Speicherplatz. Aufgrund dieses Miniaturisierungsprozesses wurde es möglich, den Computer nun in vielen speziellen Situationen bzw. Untersuchungslabors und auch in der Intensivtherapie einzusetzen. Die Anwendungsbereiche der Computer im Rahmen der Intensivtherapie bewegen sich im Bereich des Monitorings, im Bereich Berechnungen und in der Darstellung von großen Datenmengen auf Bildschirmen. Durch den niedrigen Anschaffungspreis der Personalcomputer (PC) wurde der Umgang mit ihnen mehr und mehr üblich.

Einige Grundkenntnisse der Computertechnologie sollten dem in der Intensivmedizin tätigen Arzt Selbstverständlichkeit sein.

Analogcomputer

Ein analoges Signal wird in Form der Amplitudenspannung gemessen. Die Amplitudenspannung wird gegen die Zeit variiert. Alle analogen Signale können simultan verarbeitet werden (Realtime)[1]. Das zentrale Element eines analogen Computers ist ein Verstärker. Analogcomputer wurden ursprünglich zum Sammeln von physiologischen Daten eingesetzt. Sie werden z. Z. in der klinischen Praxis mehr und mehr durch Digitalcomputer ersetzt.

---

[1] Fachausdrücke im Anhang zu diesem Kap. S. 86.

Digitalcomputer

Die Digitalcomputer sind schneller, kleiner und weniger teuer als die analogen Computer. Alle digitalen Computer, vom Minirechner bis zum Großrechner, haben dieselben Bestandteile:
- Memoeinheit,
- Kontrolleinheit.
- Recheneinheit und
- Ein- und Ausgänge.

Die Berechnungseinheit wird auch Zentralrechnereinheit (CPU) genannt. Diese zentrale Recheneinheit wird durch die Speichereinheit kontrolliert. Die zentrale Recheneinheit ist mit allen anderen Einheiten des Computers verbunden (Abb. 1). Sind die peripheren Einheiten, Eingänge und Ausgänge nicht kompatibel, so wird ein Interfaceunit zur Synchronisation erforderlich.

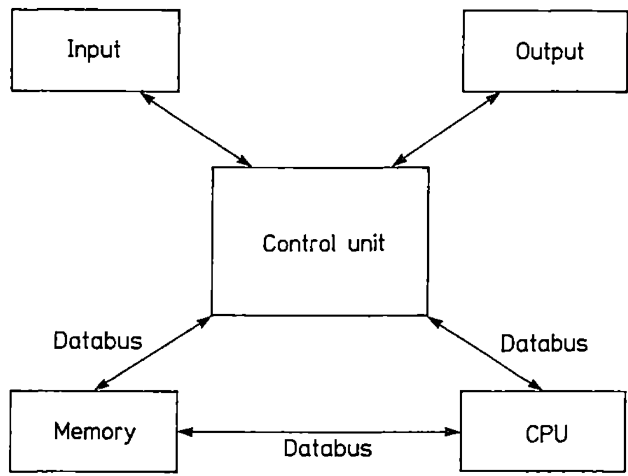

Abb. 1. Konfiguration eines digitalen Computers

Programmierung

Die Kontrolleinheit eines Digitalcomputers bedarf Schritt für Schritt der Instruktionen vom Programm. Jede Instruktion im Programm sollte einen Code enthalten, der die spezifische Operation ausführt. Mit diesem Code werden die verschiedenen Operationen den bestimmten Plätzen in der Speichereinheit zugeordnet. Das Programm selbst wird ebenfalls in der Speichereinheit gespeichert. Für jeden Schritt einer Computeroperation werden diese Instruktionen aus der Speichereinheit in die Kontrolleinheit überspielt und dort dekodiert, so daß diese dann eine Instruktion an die zentrale Einheit (CPU) geben kann.

Alle Computer können unter der Verwendung von Symbolen, Formeln oder englischen Wörtern programmiert werden. Ein spezielles Programm übersetzt dann diese Instruktionen in die spezifischen operationalen Codes, die der Computer identifizieren kann. Solche symbolischen Instruktionen und Übersetzungen werden Programmsprache genannt. Dabei ist die Maschinensprache auf dem binären System aufgebaut, das keine Symbole benutzt. Sprachen mit einem höheren Niveau sind z. B. COBOL, BASIC und FORTRAN.

Spezielle Anwendungen der Computertechnologie in der Intensivmedizin

Der Computer kann im Rahmen der Intensivtherapie verschiedene Anwendungen finden.

Verfolgt man die Entwicklung, so spielt die Computertechnologie zumeist bei der Behandlung des schwerkranken Patienten eine Rolle. Die ersten Anwendungsbereiche befaßten sich mit der Erfassung von Vitalparametern auf der Intensivstation. Norlander berichtet 1973 über ein Patientendatensystem für Operation und Intensivpflege. Conrad u. George (1979) stellten ein Off-line-System zur Unterstützung des Managements beatmeter Patienten vor. Die Arbeitsgruppe um Kalinsky (Comerchero et al. 1979) berichtete von einem interaktiven Computersystem, das auf Mikroprozessoren kontinuierliche Erfassung hämodynamischer Parameter eines Patienten verwirklicht. Peters u. Hilberman (1971) erarbeiteten spezielle Algorithmen zur Verbesserung des kardiopulmonalen Managements während des Weanings vom Respirator (Entwöhnung). Später wurden dann computergestützte Berichterstattung bzw. Krankenblattführung eingesetzt und erste Erfahrungen mit der "closed loop control", der Flüssigkeits- und Medikamententherapie gesammelt. Zwei zusammenhängende Arbeiten berichteten als einzige von einer eigentlichen Berichterstellung im Rahmen der Intensivtherapie (Janik et al. 1978).

In der Folge wurden vielfach statistische Methoden angewandt. Es war letztlich gelungen, eine große Anzahl von Daten überschaubar zu machen.

Parallel hierzu erfolgte die Entwicklung der Computeranwendung auch in der Anästhesie. Erste Anwendungen von Computersystemen mit Randlochkarten als Datenträger findet man bereits 1940. Eine Weiterentwicklung stellte die Benutzung von Markierungsbelegen als Datenträger dar. In der folgenden Zeit wurden die Belegsysteme wieder aufgegeben und komfortable Dialogprogramme auf Rechenanlagen entwickelt.

Trotz jahrelanger Untersuchung und intensiver Forschung ist zwar auch heute noch eine weitverbreitete computergestützte Entscheidungsfindung nicht möglich, aber es gibt wertvolle Entwicklungen, die in eine hoffnungsvolle Zukunft der Computertechnologie weisen. Hierbei haben sich im wesentlichen 4 Hauptanwendungsgebiete herauskristallisiert: Verarbeitung administrativer Daten, Monitoring, Ausbildung und Entscheidungsfindung.

Darüber hinaus ist für zukünftige Planungen von Bedeutung, welches Computersystem für die anstehende Fragestellung am besten geeignet erscheint. Auf den Entwicklungsstand der genannten Anwendungsgebiete der Computertechnologie und der zukünftigen Entwicklungstendenzen soll nachfolgend näher eingegangen werden.

Verarbeitung administrativer Daten

Der Einsatz von Computern bei der Handhabung administrativer Daten und bei der Abrechnung medizinischer Leistungen ist in weiten Teilen der Medizin etabliert. Auch ist es z. B. möglich geworden, brauchbare Statistiken über die Komplikation verschiedener Therapieverfahren darzustellen. Auch werden vielfach schon automatisch erstellte Entlassungsberichte und Briefe an andere beteiligte Ärzte, Versicherungen bzw. Kassen weitergeleitet. Insgesamt gesehen aber scheint der intensivmedizinisch tätige Arzt nur spärlich Gebrauch von diesen Möglichkeiten zu machen.

Computergestütztes Monitoring

Wesentlich häufiger wird die computergestützte Kontrolle sowohl von Vitalparametern als auch von der medizinischen Ausrüstung akzeptiert. Die Überwachung und die Bearbeitung von physiologischen Parametern sind wohl als Haupteinsatzgebiete eines Rechners auf einer Intensivstation anzusehen. Die traditionelle Vorgehensweise auf einer Intensivstation besteht darin, die physiologischen Parameter, Druckwerte, Herzzeitvolumen, Herzfrequenz, Laborchemie, respiratorische Größen ect. zu beobachten und bei Auftreten pathologischer Veränderungen entsprechende therapeutische Maßnahmen zu beginnen.

In den letzten Jahren brachten verschiedene Firmen eine neue Generation von Überwachungsgeräten auf den Markt, die die Entwicklung der vergangenen Jahre auf dem Sektor der Hardware berücksichtigen. So werden heute zahlreiche Monitorsysteme und Analysegeräte angeboten, die Mikroprozessoren mit elektronischen Signalgebern enthalten. Die Ausrüstung zur intensivmedizinischen Überwachung beinhaltet neben EKG-Displays und Arrhythmiecomputern automatische Blutdruckmonitore, Respiratoren, Gasanalysatoren und Alarmgeber. Die Protokollierung von Meßergebnissen und die automatische Wiederholung von Messungen gehören ebenso in diese Entwicklung wie das Kalibrieren von Elektroden und die Berechnung physiologischer Beziehungen. Der überwachbare Zeitraum ist allerdings durch die verwendeten Speicherkapazitäten auf wenige Tage begrenzt, wenn nicht Erweiterungen der Systeme vorgenommen werden.

In der Vergangenheit wurden auch von verschiedenen Arbeitsgruppen erstellte Überwachungssysteme zunehmend erfolgreich angewendet. Einige Arbeitsgruppen haben computergestützte Überwachungssysteme erweitert mit dem Ziel, bestimmten klinischen oder patientenspezifischen Bedürfnissen Rechnung zu tragen. Der Schwerpunkt dieser Modelle liegt noch darin, Daten zu erfassen und zu dokumentieren. Eine geeignete transparente Datenerstellung, welche die konventionelle Dokumentation überflüssig werden ließe, wird bislang nicht geboten.

Ein anderes Einsatzgebiet der Computertechnologie ist die Speicherung von Patientendaten, so z. B. Druckwerte, Flows, Temperaturen, Herzfrequenz, Arrhythmien, Blutgase oder Ein- und Ausfuhr von Flüssigkeiten. Geeignete Softwareprogramme erlauben die Darstellung dieser Daten als Trend. So können Sauerstoff- und Kohlensäurespannung über 24 oder 48 h grafisch dargestellt werden. Der Luftwegsdruck und Arrhythmien können ebenfalls grafisch zur Darstellung kommen. Hierdurch wird auch eine Verbesserung der Überwachung der Vitalparameter eines Patienten erzielt, da Veränderungen der Vitalparameter aufgrund der Trendanalyse leichter zur Darstellung kommen. Andere Programme sind in der Lage, über 3 oder 4 Tage Blutdrucktrend, Temperaturverhalten oder Beatmungsparameter darzustellen.

Durch die Möglichkeit der prognostischen Trenddarstellungen, der Berechnung von Sekundärparametern, der Darstellung spezifischer Mechanismen und physiologischer Beziehungen vermittelt der Computer ein besseres Erkennen bei der Überwachung komplexer Zusammenhänge. Hierdurch erleichtert er frühzeitige therapeutische Maßnahmen.

Viele hämodynamische Parameter und Parameter des Sauerstofftransports können nicht direkt gemessen werden. Sie müssen aus anderen Größen, die direkt gemessen werden, berechnet werden. Solche Berechnungen können mit Hilfe eines Mikroprozessors exakt und schnell durchgeführt werden und können darüber hinaus auch in ansprechender Form präsentiert werden.

Bei den Werten der Blutgasanalyse kann der Computer behilflich sein, die Werte korrekt in bezug zur Körpertemperatur zum Ausdruck zu bringen. Alveoloarterielle Gasgradienten und die Sauerstoffsättigung können unschwer berechnet werden.

Ausbildungsunterstützung

Seit mehreren Jahren werden Computer auch zur Ausbildung eingesetzt. Gut strukturierte Programme können hierbei ein hohes Maß an Lehrmaterial zur Verfügung stellen, das mit anderen Methoden nicht überschaubar angeboten werden kann. Die Nutzanwendung liegt in der Beantwortung aktueller Fragestellungen und in der Bereitstellung von Lerninhalten für Studenten. Problematisch ist hierbei die Vorbereitung des Lehrmaterials, die sich nicht nur schwierig, sondern in der Entwicklung auch zeitaufwendig gestaltet. Der Einsatz kleiner transportabler Mikroprozessoren ist bei einer breiteren Anwendung solcher Systeme von entscheidendem Vorteil. Sicherlich werden solche computergestützten Lehrprogramme in Zukunft beim Training in der Ausbildung zunehmend von Wert sein (wissensbasierte Systeme).

So werden auch Simulationsmodelle heute wie in vielen Bereichen der Technik und der Wirtschaft auch in der Medizin zur Anwendung kommen. Eines der interessantesten Simulationsmodelle im intensivmedizinischen Bereich ist das Lungenfunktionsmodell von Dickinson (1977) für beatmete Patienten. Als Eingangsparameter werden neben den Allgemeindaten wie Gewicht, Körpergröße, Alter und Geschlecht die spezifischen respiratorischen und hämodynamischen Größen dem Modell zugeführt. Aus diesen lassen sich prognostische Entwicklungen der Respiratoren simulieren. Man kann von solch einem Modell zwar nicht erwarten, die Entwicklung zu 100% vorhersehen zu können, jedoch können aus den gewonnenen Trendentwicklungen durch ein solches Modell frühzeitige Einschätzungen für evtl. eintretende pathologische Veränderungen vorgenommen werden. Es bietet sich zusätzlich die Möglichkeit, verschiedene Therapievorschläge durch Parameterveränderungen durchzutesten, um die jeweils optimale therapeutische Intervention ohne Belastung des Patienten selber herauszufinden.

Entscheidungshilfesysteme

Am wenigsten realisiert ist die Anwendung der Computertechnologie bisher zur unmittelbaren therapeutischen Entscheidungshilfe. Dazu gehört neben der Bereitstellung geeigneter Therapievorschläge auch das Erkennen von abnormen Bedingungen oder Komplikationen. Das Problem liegt hierbei sicher nicht darin, daß ein geeigneter Rechner fehlt, sondern vielmehr in der Auswahl bzw. Verfügbarkeit geeigneter Meßfühler. Bei der Anwendung zielorientierter Softwaretechniken lassen sich die genannten Schwierigkeiten eher bewältigen, da beispielsweise Symbolmanipulierungssprachen keinen formalen Unterschied zwischen Daten und Programmen machen.

Lediglich in kleinen Teilbereichen der Intensivmedizin konnte bisher eine adäquate Kontrolle der Therapie eingesetzt werden.

Das Closed-loop-Verfahren ist ein in sich geschlossener Regelkreis, dessen Ziel darin besteht, bestimmte Funktionen in einem Konstantbereich zu halten. Eines der einfachsten Feedbackkontrollsysteme ist das in der Anästhesie verwendete Muskelrelaxans-Nervenstimulator-Feedbackkontrollsystem. Bei diesem System wird durch Nervenstimulation (beispielsweise N. ulnaris) die darauffolgende Kontraktionsantwort gemessen und die zu verabreichende Dosismenge berechnet. Danach wird dem Patienten durch eine Infusionspumpe ein Muskelrelexans entsprechend verabreicht. Kommt es nach neuerlicher Nervenstimulation zu keiner Kontraktionsantwort, wird die Infusion vom Rechner gestoppt. Dieses ist ein relativ einfaches Regelsystem, weil es hier nur darum geht, eine 100%ige Relaxierung zu erreichen, d. h. auch bei einer Überdosierung kann es nicht zu einem sog. Overshoot kommen.

Das bei Intensivpatienten am häufigsten verwendete Closed-loop-System ist das Nitroprussidnatrium-Blutkontrollsystem. Der zu kontrollierende Meßwert wird vom Rechner aufgenommen (z. B. der systolische Blutdruck), und mit Hilfe eines Verstärkungsalgorithmus wird eine Dosisberechnung durchgeführt.

In der klassischen Feedbackkontrolltherapie werden drei verschiedene Arten der Verstärkung verwendet:
- Proportionalverstärkung,
- Integralverstärkung,
- Differentialverstärkung.

Bei der Proportionalverstärkung ist das Antwortsignal direkt proportional dem Eingangsfehlersignal. Das Fehlersignal wird mit einer Konstanten multipliziert und auf den Ausgang gelegt. Der Vorteil dieser Verstärkung liegt in der relativ einfachen Anwendung, führt aber meistens zu Oszillationen.

Auswahl geeigneter Computersysteme

Zwar gibt es recht einheitliche Definitionen der Aufgabengebiete eines Computers, doch die Frage nach der Auswahl des geeigneten Computers für den jeweiligen Bedarf ist nicht in gleichem Maße einheitlich zu beantworten. Realistische Vorstellungen und eine ausreichende Information über die erwarteten Leistungen der Ausrüstung sind wesentliche Voraussetzungen für die Auswahl eines Computersystems; des weiteren darf auch ein möglicher Ausbau bzw. eine Erweiterung des geplanten Systems nicht unberücksichtigt bleiben.

Ein größeres Computersystem ist für die Entwicklung und Lösung unterschiedlicher Fragestellungen vorteilhaft. Es ist gut geeignet für die klinische Forschung und bietet viel Kapazität und Flexibilität. In der klinischen Routine hingegen eignen sich am Krankenbett installierte kleine mobile Mikroprozessoren besser. Sicherlich bieten sie auch ein höheres Maß an Betriebssicherheit. Die Kombination von mehreren Mikroprozessoren für die klinische Routine hat sich als vorteilhaft erwiesen. Ebenfalls bietet sich eine dezentralisierte Datenvorverarbeitung durch Mikroprozessoren dann an, wenn eine gleichzeitige Überwachung mehrerer Bettplätze realisiert werden soll. Entscheidend für ein solches Konzept ist die günstige Preisentwicklung der Mikroprozessoren im Vergleich zu den Entwicklungskosten von Meßprogrammen. Leider erlauben aber von der Industrie angebotene Monitoringsysteme immer noch nicht eine problemlose Verknüpfung ihrer Geräte mit anderen PC-Netzen. Für die Anwendung der Computertechnologie in der Praxis der Intensivmedizin ist es wesentlich, neben einer ausreichenden Datensicherheit auch einen genügenden Schutz der Daten zu garantieren, um Mißbrauch und Manipulation auszuschließen. Hierbei müssen legitime, z. T. auch widersprüchliche Interessen von Ärzten, Patienten und Verwaltung berücksichtigt werden. Während Magnetplatten oder Disketten nach Sammlung größerer Datenmengen unter Verschluß gehalten werden können, ist die Einführung hierarchisch abgestufter Zugangscodes bei der Anwendung der Programme nützlich, um die Gefahr eines unerlaubten Zugriffs auf personenbezogene Daten zu vermindern.

Von fast ebenso großer Bedeutung wie die Analyse der Problemstellung ist erfahrungsgemäß die Einstellung der Benutzer, also all jener, die künftig mit einem Computersystem arbeiten müssen. Obwohl der Computer bereits in viele Bereiche des Lebens Einzug gehalten hat, kommen eine Menge unbewußter Ängste an die Oberfläche, wenn es darum geht, den Computer effektiv im eigenen Arbeitsbereich einzusetzen. Aus diesem Grund ist es wichtig, die mit dem Computer befaßten Mitarbeiter von Anfang an mit ihren Bedürfnissen in die Strategie mit einzubeziehen. Obwohl wir aus der Erfahrung wissen, daß mit zunehmender Vertrautheit mit dem Gerät die Bereitschaft der Benutzer, damit zu arbeiten, wächst, muß am Anfang mit Ängsten und Widerstand gerechnet werden. Hinzu kommt die Angst, bei der Anwendung des Computers durch irgendeinen falschen Tastendruck etwas zu zerstören, oder die Angst, Daten verlorengehen zu lassen.

Zukünftige Perspektiven

Bei zunehmender Verbesserung der Technologie und einer weiteren Kostensenkung werden Personalcomputer bei der Sammlung und Darstellung von Vitalparametern der Patienten einer Intensivstation mehr und mehr eingesetzt werden. Durch intelligente Terminals werden die physiologischen Funktionen der Patienten überwacht und die Trends der Daten auf Farbbildschirmen dargestellt. Die überwachten Parameter beinhalten Funktionen des Herzens, der Lunge und der Niere, des Gehirns und der Muskulatur, auch werden die Blutgase, die inspiratorischen und exspiratorischen Gaskonzentrationen überwacht und zur Darstellung gelangen. Möglicherweise wird man auch erreichen können, daß die Respiratoren automatisch solche Daten wieder für eine geeignete selbständige Respiratoreinstellung benutzen.

Infusionspumpen und Infusomaten werden exakte Dosierungen und Berechnungen applizieren. Der intensivmedizinisch tätige Arzt wird weitere Programme zur Beschreibung von pharmakokinetischen Abläufen benutzen können und so die Dosierung von Medikamenten und Infusionen exakt berechnen können. Die Personalcomputer könnten dann die Wirksamkeit der therapeutischen Bemühungen verbessern und ggf. mehr Zeit für Arzt und Patient lassen, die dann dem Patienten in aktuellen Situationen zugute kommt.

Letztlich wird man davon ausgehen können, daß sich die Computer bei der Ausrüstung medizintechnischer Geräte in den nächsten Jahren weiter durchsetzen werden. So wird der Computer dem Anwender in der Praxis eine Erleichterung im Umgang mit der notwendigen technischen Umgebung verschaffen und zur Effektivität der Patientenversorgung beitragen. Durch eine spezifische Anwendung der Computer können bei der Behandlung der Patienten Verbesserungen erreicht werden. Allerdings darf bei der Verknüpfung verschiedener Problemkreise, der Klärung von Zusammenhangsfragen und beim Benutzerdialog nicht die gleiche rasche Entwicklung erwartet werden. Der Computertechnologie kommt hier eher eine positiv unterstützende Rolle zu.

Insgesamt wird es wohl möglich sein, daß die Computertechnologie mehr und mehr Aufgaben der Medizintechnik, speziell des Respirators, übernimmt. Eine automatische Dokumentation mit kombinierter Off-line- und On-line-Meßwerterfassung stellt die logische Erweiterung dieser Technologie dar. Bedauerlicherweise wird die Anwendung der Computertechnologie in weiten Kreisen immer noch als außerordentliches Spezialgebiet betrachtet, das lediglich von Experten sinnvoll eingesetzt werden könnte. Diese Haltung verzögert nicht unwesentlich eine weitere Verbreitung der Computertechnologie.

Das Ziel eines sinnvollen Einsatzes der Computertechnologie ist nicht darin zu sehen, plötzlich die Überwachung und Therapie des Intensivpatienten zu automatisieren und Personal zu ersetzen, sondern die Patienten besser überwachen zu können und Arzt und Schwester der Intensivstation von lästigen zeitraubenden Tätigkeiten zu befreien, so daß mehr Zeit für die Zuwendung zum Patienten erübrigt werden kann.

Anhang:
Fachausdrücke der elektronischen Datenverarbeitung

Adresse	Kennzeichnung einer Datenablage im Speicher
ADU	Analog-digital-Umwandler
Alphanumerisch	Darstellung von Daten durch Buchstaben, Ziffern und Sonderzeichen

Analog	Darstellung und Verarbeitung von Daten in einer dem Gegenstand, Sachverhalt oder Vorgang entsprechenden, gleichartigen Weise (z. B. Strecken, Stromspannungen, Stromstärken und andere physikalische Größen)
Assembler (assemblieren)	Programm zur Umwandlung eines in der Assemblersprache geschriebenen Programms in ein für die Verarbeitung geeignetes Maschinenprogramm (gehört zur Software)
BASIC	*B*eginners *A*ll-Purpose *S*ymbolic *I*nstruction *C*ode, einfache problemorientierte Programmiersprache (entwickelt vom Dartmouth College, USA)
Batchverarbeitung	Stapelverarbeitung; die Daten einer Periode werden gesammelt und in einem Durchgang verarbeitet
Bit	*B*inary digi*t*, kleinste Informationseinheit (Ja/Nein-Entscheidung), Bauelement von Datenspeichern, z. B. Ferritkern im Kernspeicher
BUS	Zum Datentransfer erforderliche Einrichtungen, z. B. Kabel (vgl. DFÜ)
Byte	Kleinste adressierbare Einheit (Stelle) eines Speichers, 1 Byte = 8 Bit (plus Prüfbit)
Closed loop control	Steuerung eines Systems durch einen geschlossenen Regelkreis
COBOL	*C*ommon *B*usiness *O*riented *L*anguage, Programmiersprache
Code	Vereinbarung oder Vorschrift, bestimmten Zeichen oder Symbolen eine bestimmte Bedeutung zuzuordnen. Nach DIN 44300 ist ein Code eine Vorschrift für die eindeutige Zuordnung der Zeichen eines Zeichenvorrats (Bildmenge) zu denjenigen eines anderen Zeichenvorrats
Compiler	Kompiler, Programm zur Umwandlung eines in einer höheren Programmiersprache (z. B. COBOL) geschriebenen Programms in ein verarbeitungsfähiges Maschinenprogramm; gehört zur Software
Controller	Interface für ein peripheres Gerät
CPU	*C*entral *P*rocessing *U*nit, Zentralrechnereinheit
Datei	Alle logisch zusammengehörigen Datensätze eines Sachgebiets, z. B. Stammsätze aller Mitarbeiter, Materialbewegungen einer Verarbeitungsperiode usw.
Datenbank	Vereinigung mehrerer Dateien in einem Speicher in einer Weise, die den Zugriff und das Arbeiten mit den Daten für alle Beteiligten ermöglicht
Datensatz	Alle logisch zusammengehörigen Daten zur Beschreibung eines Gegenstands, Sachverhalts oder Vorgangs
DFÜ	Datentransfer mit Hilfe des Telefonnetzes der Post
Dialogbetrieb	Lösung einer Aufgabe mit Hilfe einer Datenverarbeitungsanlage durch einen mehrmaligen Wechsel von Frage und Antwort (DIN 44300)
Digital	Darstellung und Verarbeitung von Daten und Informationen unter Verwendung von Ziffern (im Gegensatz zur analogen Darstellung)
Diskette	Biegsame Magnetplatte, wird z. B. bei der Datenspeicherung benutzt
Display	Datensichtgerät, Bildschirmterminal
DV	Datenverarbeitung
Echtzeitverarbeitung	Die Daten werden so, wie sie entstehen oder erfaßt werden, verarbeitet, auch Real-time-Verarbeitung oder schritthaltende Verarbeitung genannt
EDV	Elektronische DV
File	Datei

Flag	Kennzeichnung für einen Programmzustand
Floppy disk	Diskette
Format (formatieren)	Struktur, Aufbau eines Datensatzes
FORTRAN	*Formula Trans*lator, Programmiersprache
Generator	Systemprogramme, die aus einem in einer Formular- oder Parametersprache (z. B. RPG oder als Entscheidungstabellen) geschriebenen Aufgabe ein EDV-Programm erstellen (generieren). Generatoren gehören zur Software
Hardcopy	Auf Papier gedruckte Ausgabe von Daten
Hardware	Der technische Teil eines EDV-Systems, also die verschiedenen Geräte ohne die Systemprogramme (Software).
„Help" oder Hilfefunktion	Benutzerhilfe
Implementierung (implementieren)	Sie umfaßt alle Arbeiten, die notwendig sind, um eine neue Anwendung auf eine EDV-Anlage zu bringen (mit Ausnahme der Programmierung und des Testens)
Input	Dateneingabe
Interface	Schnittstelle zwischen den einzelnen Elementen eines DV-Systems, sie kann hardware- oder softwarebezogen sein
Interpreter	Sprachübersetzer von einer höheren Programmiersprache zum Maschinencode
Job	Eine für den Computer definierte Aufgabe
Job control	Jobsteuerung, Teil des Betriebssystems
Konfiguration	Zusammenstellung eines DV-Systems aus verschiedenen Elementen
Maske	Im Programm definierte Anweisung, wie Daten für die Aufgabe auf einem Formular oder einem Datensichtgerät angeordnet und aufbereitet werden sollen, z. B. Unterdrücken führender Nullen, Kommasetzung usw.
Menüprinzip	Benutzerführung durch angebotene Menüs (Kombination bestimmter Formate)
Modul	Baukastenförmiges Element eines Systems; *modularer Aufbau*: baukastenförmiger Aufbau, bei dem Teile weggelassen oder ausgetauscht werden können, ohne das gesamte System zu beeinträchtigen
Monitor	Überwachungs- und Steuerungsprogramm, gehört zum Betriebssystem
Monitor (med.)	Patientenüberwachungsgerät
Off-line-Verarbeitung	Die Daten werden nicht sogleich nach der Erfassung in das System eingegeben, sondern zwischengespeichert und periodisch verarbeitet. Geräte (Drucker, Belegleser), die unabhängig von der Zentraleinheit betrieben werden können, arbeiten im Off-line-Betrieb
On-line-Verarbeitung	Die Daten werden am Ort des Geschehens erfaßt und über ein Terminal zur sofortigen Verarbeitung in das System eingegeben
Output	Datenausgabe
Overlay	Segmentale Verarbeitung von Daten
Partition	Wird der Arbeitsspeicher auf verschiedene Programme und Jobs aufgeteilt, dann entstehen „partitions"
PASCAL	Programmiersprache
Plausibilitätsprüfung (-kontrolle)	Eine Prüfung, bei der festgestellt wird, ob bestimmte Angaben in Abhängigkeit von anderen Angaben in anderen Datenfeldern möglich sind oder nicht

Plotter	Von der Zentraleinheit gesteuerte Einheit zur Ausgabe grafischer Darstellungen (Zeichengerät)
Prozeßrechner	Datenverarbeitungsanlage zur Steuerung technischer Prozesse, z.B. Erdölraffinerie, Zementwerk, Stahlwalzwerk usw.
Real time	Realzeit, Echtzeit
Resident	Dauernder Verbleib
Software	Die Software umfaßt alle zur Nutzung eines DV-Systems notwendigen Steuerprogramme wie Betriebssysteme, Compiler und Monitore
Stand-alone-System	Computersystem, das isoliert ohne Hintergrundrechner arbeitet
Time-sharing-Operating	Betriebssystem, welches den Zugriff mehrerer Benutzer „gleichzeitig" zuläßt
Workfile	Arbeitsdatei

Weiterführende Literatur

Abrahamson S, Denson JS, Wolf RM (1969) Effektiveness of a simulator in training anesthesiology resistents. J Med Educ 6:515–519

Amaranath L, Burke P, Kruel J et al. (1978) Why monitor? In: Gravenstein JS, Newbower RS, Ream AK et al. (eds) Monitoring surgical patients in the operating room. Thomas, Springfield, pp 19–30

Attia RR, Miller EV, Kitz RJ (1975) Teaching effektiveness: evaluation of computer assisted instruction for cardiopulmonary resuscitation. Anesth Analg 54:308–311

Bender JH, Osswald PM, Hartung HJ, Lutz H (1982) Online-Erfassung hämodynamischer und respiratorischer Größen in der Anästhesie. Anästh Intensivther Notfallmed 18

Campbell D, Kenney GNC, Schmulian C, Davis PD (1980) Computer assisted self assessment in anesthesia: a preliminary study. Aneasthesia 35:998

Comerchero H, Vernia M, Tivig G, Kalinsky D, Miller A (1979) SOLO: an interactive microcomputer-based bedside monitor. (Presented at the third annual symposium on "Computer Applications in Medical Care", Washington)

Conrad SA, George RB (1979) Computer assistance in assessment and management of mechanical ventilation. (Presented at the first symposium on "Computers in Critical Care and Pulmonary Medicine", Norwalk)

Cooper JB, Newbower RS, Moore JW, Trantman MS (1979) A new aneasthesia delivery system. Anesthesiology 49:310–31

Crankshaw D, Paull J (1982) Selecting a computer for your needs. Anesth Intensive Care 10:197

Dickinson CJ (1977) A computer modell of human respiration. MPT Press, Lancaster

Ehlers CT (1979) Datenverarbeitung im Klinikum der Georg-August-Universität Göttingen. Beschreibung des Gesamtsystems. Universität Göttingen

Ellsässer KH, Höske E, Offenhäuser KH (1979) (KRAZTUR Technical Report Nr2, Heidelberg)

Glaeser DH, Trost RF, Brown DB (1975) A hierarchical minicomputer system for continous post surgical monitoring. Comput Biomed Res 8:336

Hamann CM (1982) Einführung in das Programmieren im LISP. De Gruyter, Berlin

Hildebrand PO, Lutz H, Hildebrand F, Klose R, Peter K (1975) Mehrzweckmodell eines Markierungsbelegs für anästhesiologische Befunddokumentation. In: Bergmann H (Hrsg) Intensivtherapie. Springer, Berlin Heidelberg New York (Anästhesiologie und Wiederbelebung, Bd 94)

Hill DW (1982) The computer in anaesthesia. A cautionary note. Anaesth Intensive Care 10:203

Hooper R (1977) The National Development Programme in computer assisted learning. Council for Education in Technology, London

Hur D, Gravenstein JS (1979) Is EEG monitoring in the operating room cost effective? Biotelem Patient Monit 6 4:200

Janik DS, Swarner DW, Heriksen KM, Wyman ML (1978) A computerized single entry system for recording and reporting data on high risk newborn infants. J Pediatr 93:519

Kenney GNC (1979) Programmable calculator: A program for use in the intensive care unit. Br J Anaesth 51:793-796

Kenney GNC, Schmulian C (1979) Computer assisted learning in the teaching of anaesthesia. Anaesthesia 34:159

Keys THE (1968) Die Geschichte der chirurgischen Anästhesie. Springer, Berlin Heidelberg New York

Kodlin D, Standish J (1971) A response time model for drug surveillance. Comput Biomed Res 4:620

Lincoln TL, Korpman RA (1980) Computers, health care, and medical information science. Science 210:257

Lutz H (1970) Direkte maschinelle Datenerfassung und Datenverarbeitung mit Markierungsbelegen und Markierungslesern. Z Prakt Anästh 5:45

Mapleson WW (1971) The use of analogs in the teaching of the pharmacokinetics of the inhalation aneasthetic agents. Int Anesthesiol Clin 9:65–97

McIntyre JWR (1980) Computer-aided instruction as part of an undergraduate programme in anaesthesia. Can Anaesth Soc J 27:68–73

Niswander K, Gordon M (1972) The women and their pregnancies. Saunders, Philadelphia London Toronto

Norlander OP (1973) Patientendatensystem für Operation und Intensivpflege. Chirurg 44:445

Oh TF, Cameron PD (1982) Bedside computer programs in the intensive care unit. Anaesth Intensive Care 10:217

Osswald PM, Bender HJ, Hartung HJ, Klose R, Lutz H (1980) Datensystem für Beatmungspatienten. Anästh Intensivther Notfallmed 15:501

Paulsen AW, Frazier WT, Harbort RA, Hartung KJ (1980) Computer aided monitoring for the anesthesist. (2. Intern. Symposium „Computers in Critical Care and Pulmonary Medicine", Lund)

Peters RM, Hilberman M (1971) Respiratory insufficiency: diagnosis and control of therapy. Surgery 2:280

Pringl M, Dennis J, Hutton A (1982) Computerisation – the choice. Br Med J 284:165–168

Proppe A (1964) Die ärztliche Aufgabe und die Dokumentation. Methods Inf Med 3:10

Roettger P, Reul H, Klein J, Summer H (1969) Die vollautomatische Dokumentation und statistische Auswertung pathologisch-anatomischer Befundberichte, Methods Inf Med 8:19

Saklad M (1940) A method for the collection and tabulation of anesthesia data. Anesth Analg 19:184

Shabot MM, Shoemaker WC, State D (1977) Rapid bedside computation of cardiorespiratory variables with a programmable calculator. Crit Care Med 5:105

Shapiro HM (1977) Physiologic and pharmacologic regulation of cerebral blood flow. Refresher courses Anesthesiology 5:161

Sheppard LC, Kouchoukos NT, Shotts JF (1975) Regulation of mean arterial pressure by computer control of vasoactive agents, in postoperative patients. In: Computers in cardiology (IEEE). Comp Soc, Long Beach/CA

Skillman JJ, Bushnell LS (1975) Organization and management of an intensive care unit. In: Skillman JJ (ed) Intensive care. Little, Brown, Boston

Sondak N, Kavaler F (eds) (1980) Computers in medical administration. Artech, Dedham

Stacy RW (1964) The comprehensive patient monitoring concept. In: Stacy RW, Wayman BD (eds) Computers in biomedical research vol III. Academic Press, New York

Werner J, Graener R (1980) Data acquisition and processing in medicine: Contribution of the microprocessor. Methods Inf Med 19:69

Blutgase und Säure-Basen-Haushalt

P. Becker

Sauerstofftransport

Das Leben von Zellen und Geweben ist durch energieverbrauchende Prozesse gekennzeichnet. Die Wirbeltiere haben zur Aufrechterhaltung ihres Lebens dafür Systeme, die alle notwendigen energieliefernden Substrate zu den einzelnen Zellen transportieren und für die Eliminierung dabei anfallender Stoffwechselprodukte sorgen. Dabei ist der Sauerstofftransport ein lebenswichtiger Faktor, der durch die Zusammenarbeit von Kiemen oder Lungen, Herz und Blutflüssigkeit die aerobe Glykolyse in den Zellen ermöglicht. Während der anaerobe Stoffwechsel von 1 mol Glukose nur zu 2 mol ATP und 2 mol Laktat führt, entstehen durch oxidative Glykolyse 38 mol ATP, CO_2 und H_2O. Bei den niederen Tieren wird der Sauerstoff durch kolloidal gelöste Proteine transportiert, bei den Chordaten und höheren Tieren übernimmt diese Funktion Hämoglobin in spezialisierten Zellen, den Erythrozyten.

Der Sauerstoffbedarf der Gewebe und Organe hängt von ihrem Funktionszustand ab. In Ruhe beträgt der O_2-Bedarf 140 ± 25 ml $O_2/\text{min} \cdot \text{m}^2$ Körperoberfläche (KOF).

Der O_2-Bedarf war vor einigen Jahren der wichtigste Parameter in der Diagnostik der Schilddrüsenfunktion: Zur Diagnostik einer Unter- oder Überfunktion dieses Organs wurden die Patienten an ein geschlossenes Atmungssystem mit CO_2-Absorber angeschlossen. Als Reservoir diente eine mit Sauerstoff gefüllte Spirometerglocke, mit der der O_2-Verbrauch pro Zeiteinheit gemessen wurde. Heute wird aus der Differenz des O_2-Gehalts der In- und Exspirationsluft und dem Atemminutenvolumen auf den O_2-Verbrauch geschlossen, um Stoffwechselentgleisungen bei septisch-toxischen Krankheitsbildern zu quantifizieren.

Die Leistung eines Organs ist u. a. durch das maximale O_2-Angebot limitiert. Wieviel Sauerstoff zu den einzelnen Zellen transportiert wird, ist abhängig von:
1) der Pumpleistung des Herzens,
2) dem O_2-Gehalt des Blutes,
3) der Abgabefähigkeit des O_2 an die Gewebe und
4) der Diffusionsstrecke im Gewebe (Vaskularisationsdichte).

Pumpleistung des Herzens

Die Leistung des Herzens wird als Herzminutenvolumen (normal $7,17 \pm 0,49$ l/min) oder als Herzindex (normal $2,5–4$ l/min $\cdot$ m² KOF) ausgedrückt. Bei Belastung kann das Herzzeitvolumen auf das Vielfache gesteigert werden. Die Leistungsbreite des Herzens ist dabei auch durch das koronare O_2-Angebot begrenzt.

Bei verminderter Leistungsfähigkeit des Herzens ist nicht nur die Pumpfunktion betroffen, sondern es kann durch den Rückstau vor dem linken Herzen zu einer Vermehrung des Wassergehalts der Lunge kommen, was eine Verschlechterung des Gasaustauschs zur Folge hat.

O_2-Gehalt des Bluts

Der O_2-Gehalt ist abhängig von der
– pulmonalen Oxygenierungsfähigkeit,
– transportierenden Hämoglobinmenge.

Die Oxygenierung des Bluts in der Lunge hängt vom alveolären O_2-Partialdruck und dem Kontakt zwischen Blut und belüfteten Alveolen ab.

Partialdruck eines Gases

Der Partialdruck entspricht dem Volumenanteil dieses Gases am Gesamtdruck.

Beispiel: Bei einem Luftdruck von 760 mm Hg[1] und einem Volumenanteil des O_2 von 20,9% ergibt sich ein Partialdruck von 158,2 mm Hg (760 mm Hg·0,209).

Die Partialdrücke der verschiedenen Gase in Atemluft und Blut sind in Abb. 1 dargestellt. Während der Einatmung verändert sich die Zusammensetzung der Luft durch zwei Faktoren:
1) Die Luft wird mit Wasserdampf gesättigt (Partialdruck von gesättigtem Wasserdampf bei 37 °C ist 47 mm Hg),
2) das CO_2 diffunidert aus dem Blut in die Alveolen.

Die Partialdrücke in den Alveolen sind daher von den Partialdrücken in der Einatmungsluft verschieden.

Transpulmonaler Sauerstoffaustausch

Der Kontakt zwischen Blut und Alveolarluft ist von der Durchblutung (Perfusion) der belüfteten Alveolen abhängig.

Werden Alveolen perfundiert, die nicht belüftet sind, kommt ein Teil des venösen Blutes unoxidiert zum linken Herzen (*Rechts-links-Shunt, V_s*).

Beispiel: Die Perfusion eines luftleeren Lungenlappens (Atelektase) im Rahmen einer Pneumonie ist um 70% reduziert, 30% mischen sich als Shunt zum arteriellen Blut dazu.

Werden Lungenabschnitte belüftet, die nicht perfundiert werden, so erhöht sich die Atemarbeit, weil außer dem anatomischen Totraum (ca. 150 ml Luft pro Atemzugvolumen nehmen am Gasaustausch nicht teil, da sie in den Atemwegen und nicht in den Alveolen sind) ein pathologischer *Totraum* ventiliert wird. Ein Beispiel hierfür ist der Verschluß einer Pulmonalarterie durch eine Embolie.

---

[1] 1 mm Hg = 133,322 Pa.

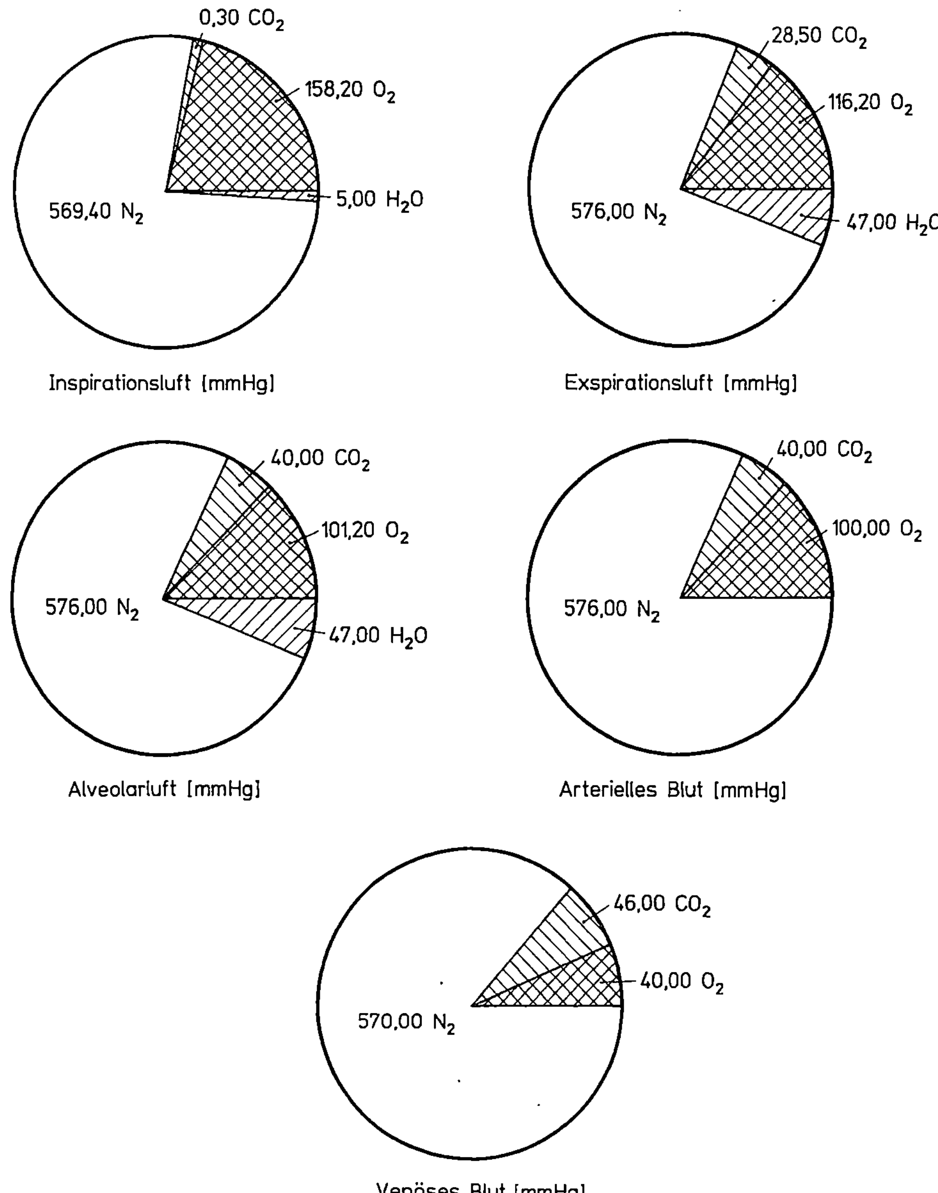

Abb. 1. Partialdruck der verschiedenen Gase in Atemluft und Blut

Der transpulmonale Sauerstoffaustausch kann durch die *arterioalveoläre O_2-Differenz* ($D_{Aa}O_2$) abgeschätzt werden. Zur Bestimmung der $D_{Aa}O_2$ benötigen wir die arteriellen und die alveolären Partialdrücke.

Die Blutgasanalyse zeigt uns die arteriellen Partialdrücke von Sauerstoff und Kohlendioxid.

Da die alveolären Partialdrücke nicht direkt gemessen werden können, müssen sie berechnet werden. Der arterielle Kohlendioxidpartialdruck (p_aCO_2) entspricht wegen der schnellen Diffusion des CO_2 dem alveolären Partialdruck (p_aCO_2). Bei einer reinen Sauerstoffatmung ($F_IO_2 = 1$) ist der Sauerstoffpartialdruck in den Alveolen:

p_AO_2 = Luftdruck − CO_2-Partialdruck − Partialdruck des Wasserdampfs.
Beispiel: 760 mm Hg − 40 mm Hg − 47 mm Hg = 673 mm Hg.

Erst nach 20 min einer reinen O_2-Atmung kann angenommen werden, daß alle rekrutierbaren Alveolen mit Sauerstoff gefüllt sind.

Dann gilt: $D_{Aa}O_2 = p_AO_2 - p_aO_2$, wobei der p_AO_2 wie oben beschrieben berechnet wird.

Unter bestimmten Voraussetzungen ($p_aO_2 > 150$ mm Hg, Differenz zwischen arteriellem und venösem O_2-Gehalt $< 5{,}7$ ml/100 ml) kann der intrapulmonale Rechts-links-Shunt als 1/20 der $D_{Aa}O_2$ geschätzt werden. Häufig sind beim Intensivpatienten diese Bedingungen nicht erfüllt, die Abschätzung des Shunts ist dann auf diese Weise nicht möglich.

Die Bestimmung der $D_{Aa}O_2$ bei einem $F_IO_2 = 1$ ist nicht unproblematisch; bei einer reinen O_2-Atmung wird der physikalisch gelöste Stickstoff aus den Alveolen ausgewaschen. Die Folge kann sein, daß durch die Resorption des O_2 die funktionelle Residualkapazität sinkt und ein Alveolenkollaps eintritt. Hierdurch entsteht nicht nur eine Fehleinschätzung, sondern eine Verschlechterung der Lungenfunktion durch eine Zunahme des Rechts-links-Shunts.

Die Berechnung der alveolärarteriellen Sauerstoffdifferenz ist auch bei Raumluftatmung möglich. Annäherungsweise gilt:
$D_{Aa}O_2^{0{,}21} = 145 - (p_aO_2 + p_aCO_2)$.
Beim Gesunden ist die $D_{Aa}O_2^{0{,}21} = 10{-}20$ mm Hg (Abb. 2).

Aus der Form der Sauerstoffdissoziationskurve ergibt sich die Abhängigkeit der $D_{Aa}O_2$ vom F_IO_2. Bei reiner Sauerstoffatmung ist die $D_{Aa}O_2$ größer als bei Raumluft.

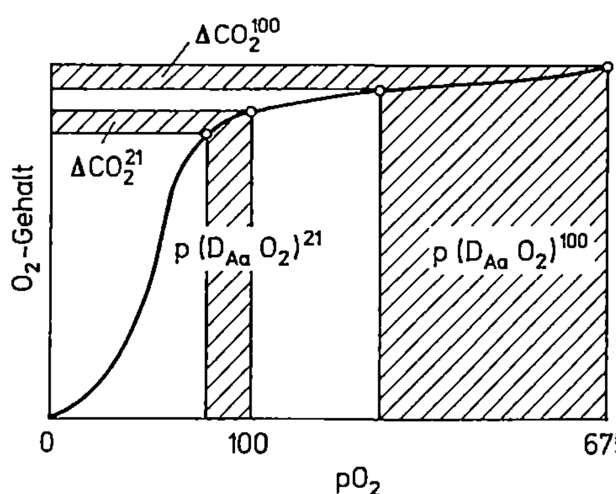

Abb. 2. Abhängigkeit der $D_{Aa}O_2$ vom F_IO_2

Differentialdiagnose der erhöhten $D_{Aa}O_2$

- Ventilations-Perfusions-Ungleichgewicht (z. B. intrapulmonaler Shunt)
- Verschiebung der O_2-Dissoziationskurve (s. S. 96)
- Verminderung des venösen O_2-Gehalts (s. S. 95)
- O_2-Diffusionsstörungen (z. B. hyaline Membranen)
- Intrakardialer Shunt (z. B. Eisenmenger-Syndrom)

Hämoglobin und Sauerstofftransport

Die O_2-Menge, die im Blut durch einfache physikalische Lösung transportiert wird, ist gering. Sie beträgt:

ml O_2/100 ml Blut $= pO_2 \cdot 0,0031$.

Dagegen beträgt der O_2-Transport durch das *Hämoglobin* 1,39 ml O_2/g Hb. Bei einem Hb von 15 g/100 ml ist bei vollständiger Sättigung mit einem Gehalt von 19 ± 1 ml O_2/100 ml Blut ($= 19 \pm 1$ Vol.-%) zu rechnen. Eine Verringerung des Hämoglobingehalts führt also zu einer Verminderung der O_2-Transportkapazität. (Durch einen zu hohen Erythrozytengehalt kann andererseits die Viskosität des Blutes steigen und die Mikrozirkulation verschlechtert werden. Die Folge wäre eine O_2-Minderversorgung.)

Weiter kann der O_2-Transport durch qualitative Hämoglobinveränderungen eingeschränkt sein: Außer der Hämolyseneigung können Hämoglobinopathien aufgrund von abnormaler Affinität zum Sauerstoff zu multiplen Organinfarkten führen.

Häufiger als diese angeborenen Erkrankungen führen Vergiftungen zu einer Veränderung der O_2-Transportfähigkeit. Beispiele hierfür sind Kohlenmonoxidvergiftungen oder die Bildung von Methämoglobin durch Sulfonamide, Nitroglyzerin u. a.

O_2-Abgabe an die Gewebe

Arteriovenöse O_2-Gehaltsdifferenz

Die für die Organe zur Verfügung stehende Sauerstoffmenge ist außer von dem arteriellen Angebot auch von der Abgabe des O_2 an die Gewebe abhängig. Die Ausnutzung des angebotenen O_2 ist organspezifisch. Sie beträgt im Herzen 11 Vol.-%, im Gehirn 6 Vol.-% und in den Nieren 1,5 Vol.-%. Im gemischtvenösen Blut ist ein gegenüber dem arteriellen Blut um $4,6 \pm 0,4$ Vol.-% erniedrigter O_2-Gehalt (engl. "O_2-content") normal ($C_aO_2 - C_vO_2 = 4,6 \pm 0,4$ ml O_2/100 ml Blut).

Wenn das Herzzeitvolumen zu gering ist, steigt die arteriovenöse O_2-Differenz auf mehr als 6 Vol.-%. Ein solcher Anstieg ist pathognomonisch für einen pathologisch erniedrigten Herzindex.

Durch die stärkere Ausschöpfung des Sauerstoffs in den Kapillaren sinken die venöse O_2-Sättigung (S_vO_2) und der venöse Partialdruck (p_vO_2). (Normwerte: $S_vO_2 > 75\%$, $p_vO_2 > 35$ mm Hg).

Die arteriovenöse O_2-Differenz ist das beste Maß für die Beurteilung der Beatmungstherapie: Die Erhöhung des intrathorakalen Mitteldrucks im Rahmen einer Beatmung mit positivem Druck oder CPAP-Atmung führt zu einer Vergrößerung der FRK (funktionellen Residualkapazität) und damit zu einer besseren arteriellen Oxygenierung, andererseits zu einer Verringerung des Herzzeitvolumens. Das Therapieziel einer Behandlung des Intensivpatienten mit einem Respirator ist nicht die bessere Oxygenierung des arteriellen Blutes, sondern die Steigerung des Sauerstofftransports zu den Organen, die aber wesentlich vom Herzzeitvolumen abhängig ist. Eine thorakale Druckerhöhung kann daher trotz besserer O_2-Sättigung des arteriellen Blutes zu einer Verschlechterung der O_2-Versorgung führen. Das schlägt sich in einer stärkeren O_2-Extraktion in der Peripherie und so in einer niedrigen venösen Sättigung nieder, die $D_{av}O_2$ steigt.

Mit der Verringerung der arteriovenösen O_2-Differenz kann auf die intrathorakale Druckerhöhung geschlossen werden, bei der das Sauerstoffangebot optimiert wird.

Sauerstoffdissoziationskurve

Die Sauerstoffdissoziationskurve (vgl. Abb. 3) zeigt die Sättigung des Hämoglobins bei verschiedenen O_2-Partialdrücken. Bei einem O_2-Partialdruck von 100 mm Hg ist das Hämoglobin praktisch zu 100% gesättigt. Durch den Abfall des O_2-Partialdrucks in der Peripherie sinkt die Sättigung des Hämoglobins auf etwa 75%, d. h. 25% des transportierten Sauerstoffs ($^1/_4$ von 19 ml O_2 pro 100 ml Blut) wird abgegeben. Durch verschiedene Zustände (s. folgende Übersicht) wird die O_2-Dissoziationskurve nach links oder rechts verschoben.

Verschiebung der Sauerstoffdissoziationskurve

Verschiebung nach links:	*Verschiebung nach rechts:*
● Kohlenmonoxid	● Hypoxie
● Alkalose	● Azidose
● $\downarrow\downarrow$ Na^+, K^+	● $\uparrow\uparrow$ Na^+, K^+
● $\downarrow\downarrow$ Temperatur	● $\uparrow\uparrow$ Temperatur
● $\downarrow\downarrow$ 2,3-Diphosphoglyzerat	● $\uparrow\uparrow$ 2,3-Diphosphoglyzerat
● $\downarrow\downarrow$ Hämoglobin	● $\uparrow\uparrow$ Hämoglobin
● $\downarrow\downarrow$ Phosphat	● $\uparrow\uparrow$ Phosphat
	● Hormone: Kortison $\uparrow$; Aldosteron $\uparrow$; T_3, T_4 $\uparrow$

Eine „Linksverschiebung" bedeutet, daß eine 100%ige Sättigung schon bei einem O_2-Partialdruck von z. B. 85 mm Hg erreicht ist, bei dem Gewebepartialdruck von 40 mm Hg können aber nur 14% des transportierten Sauerstoffs abgegeben werden. Eine „Rechtsverschiebung" führt zu einer 100%-Sättigung erst bei

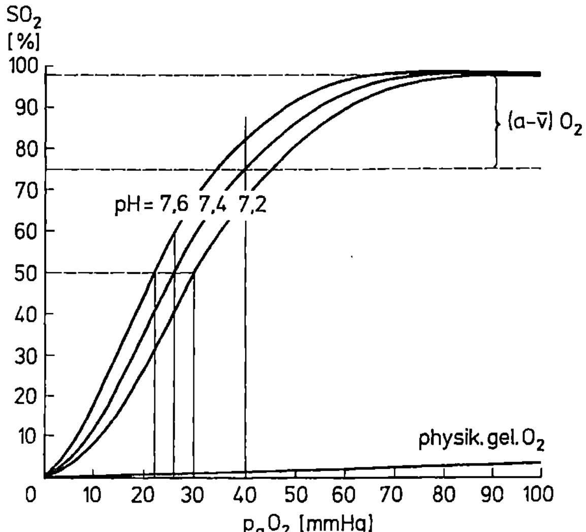

Abb. 3. Sauerstoffdissoziationskurve

höheren Partialdrücken ($pO_2 > 100$ mm Hg); bei einem Gewebepartialdruck von 40 mm Hg können aber 60% des transportierten O_2 abgegeben werden.

Diffusionsstrecke und pO_2-Messung

Die Diffusionsstrecke für den Sauerstoff aus der Kapillare bis in die Zelle, wo er gebraucht wird, ist von der Dichte des kapillären Netzes abhängig. Durch „Training" ist bei vielen Organen eine dichtere Kapillarisierung erreichbar. Bei Organen mit funktionellen Endarterien (z. B. Myokard) ist diese Zunahme aber nur sehr beschränkt möglich.

Die Messung des pO_2 geschieht mit einer polarographischen Sonde, deren Oberfläche mit einer Schicht überzogen ist, die nur von nichtionisierten Gasen durchdrungen wird. An der Elektrode wird der permeierte Sauerstoff reduziert und damit Elektronen freigesetzt, deren Menge proportional dem O_2-Partialdruck ist.

Kohlendioxid (CO_2) und Säure-Basen-Haushalt (SBH)

Bei einer gemischten Kost und einer Eiweißzufuhr von 1–2 g/kg Körpergewicht entstehen durch den Stoffwechsel ca. 13 000 mmol CO_2 und ein H^+-Überangebot von etwa 40–80 mmol pro Tag. Durch Lösung in Wasser entsteht Kohlensäure, die in H^+ und HCO_3^- dissoziiert. Die Nieren und die Lunge sind in der Lage, trotz der ständig anfallenden Säuren und Basen den pH-Wert in den verschiedenen Kompartimenten des Organismus konstant zu halten. Der Säure-Basen-Status im Intravasalraum ist einer Messung leicht zugänglich und ermöglicht Bewertung und Einteilung einer Abweichung von der Norm in respiratorische und metabolische Störungen.

Physikalische und physiologische Vorbemerkungen

pH-Wert

Neutrales Wasser ist in geringem Umfang in H^+ und OH^- dissoziiert. Der Dissoziationsgrad ist sehr gering; in einem Liter H_2O sind genau 10^{-7} mol H^+-Ionen in Lösung, d. h. in 10 000 000 l H_2O sind 1,08 g H^+. Um diese niedrigen H^+-Konzentrationen einfacher ausdrücken zu können, wurde der pH-Wert definiert:

Der pH-Wert ist der negative dekadische Logarithmus der H^+-Ionenkonzentration.

Daher bedeutet:

pH 7 = neutral, pH < 7 = sauer, pH > 7 = alkalisch.

Eine Veränderung des pH um 1 Einheit entspricht einer Änderung der H^+-Ionenkonzentration um den Faktor 10; 0,3 Einheiten führen zu einer Verdopplung oder Halbierung der H^+-Konzentration (log 10 = 1; log 2 = 0,3).

Partialdrücke der Atem- und Blutgase

Die Veränderungen der Einatemluft auf dem Wege in die Alveolen ist im Abschn. „Sauerstofftransport", S. 91, beschrieben. Der Ausgleich zwischen dem Gewebe, dem Blut und der Atemluft erfolgt durch Diffusion und Konvektion bei einer Differenz der Partialdrücke (Tabelle 1).

Tabelle 1. Partialdruck und Vol.-% der verschiedenen Gase in der Atemluft und im Blut

		Inspirationsluft	Exspirationsluft	Alveolarluft	Arterielles Blut	Venöses Blut
O_2	[mm Hg]	158,2	116,2	101,2	100,0	40,0
	[Vol.-%]	20,9	16,0	15,0	19,0	16,0
CO_2	[mm Hg]	0,03	28,5	40,0	40,0	46,0
	[Vol.-%]	0,04	4,5	5,6	50,0	55,0
N_2	[mm Hg]	596,4	576,0	576,0	576,0	570,0
	[Vol.-%]	79,0	79,0	79,0	83,0	83,0
H_2O	[mm Hg]	5,0	47,0	47,0		
	[Vol.-%]	0,06	0,5	0,5		

Henderson-Hasselbalch-Gleichung

Nach Brønstedt ist eine Säure eine chemische Verbindung, die Protonen (H^+-Ionen) abgeben kann. Dabei dissoziiert die Säure in H^+ und die konjugierte Base (Anion):

$$HA \leftrightarrow H^+ + A^-.$$

Das Ausmaß dieser im Gleichgewicht stehenden Reaktion ist für jede Verbindung spezifisch und konstant:

$$k_1 \cdot [HA] = k_2 \cdot [H^+] \cdot [A^-].$$

Das läßt sich auch in anderer Form schreiben:

$$\frac{[H^+] \cdot [A^-]}{[HA]} = \frac{k_1}{k_2} = K.$$

Hieraus folgt:

$$[H^+] = K \cdot \frac{[HA]}{[A^-]}.$$

Diese von Henderson aufgestellte Gleichung wurde von Hasselbalch in eine Form überführt, die der Definition des pH-Wertes entspricht:

$$-\log[H^+] = -\log K + \log \frac{[A^-]}{[HA]}.$$

Aus der Definition des pH-Wertes (negativer dekadischer Logarithmus der Wasserstoffionenkonzentration) und entsprechend der des pK-Wertes folgt:

$$pH = pK + \log \frac{[A^-]}{[HA]} \quad \text{(Henderson-Hasselbalch-Gleichung)}.$$

Das durch den Stoffwechsel in den Zellen entstehende CO$_2$ wird zunächst physikalisch gelöst. Durch die physikalische Lösung ist es in der Lage zu diffundieren. Ein Teil des CO$_2$ reagiert mit H$_2$O zu H$_2$CO$_3$, diese schwache Säure zerfällt wiederum z.T. in H$^+$- und HCO$_3^-$-Ionen:

$$CO_2 + H_2O \leftrightarrow H_2CO_3 \leftrightarrow H^+ + HCO_3^- \, .$$

Wird die Henderson-Hasselbalch-Gleichung auf das Bikarbonatsystem angewendet, so ergibt sich:

$$pH = pK + \log \frac{[HCO_3^-]}{[H_2CO_3]} \, .$$

Da der pK des Bikarbonatsystems 6,1 ist, ergibt sich für einen physiologischen pH von 7,4:

$$7,4 = 6,1 + \log \frac{[HCO_3^-]}{[H_2CO_3]} \, .$$

Hieraus folgt:

$$\log \frac{[HCO_3^-]}{[H_2CO_3]} = 1,3 \, .$$

Da $\log 20 = 1,3$ ist, muß das Verhältnis von Zähler zu Nenner 20/1 sein, wenn der pH 7,4 ist (vgl. S. 97).
  Weil

$$[H_2CO_3] = \alpha \cdot pCO_2$$

ist (α ist der Löslichkeitskoeffizient des CO$_2$, bei 37 °C ist $\alpha = 0{,}03$ mmol/l/mm Hg pCO$_2$), gilt:

$$pH = pK + \log \frac{[HCO_3^-]}{[\alpha \cdot pCO_2]} \, .$$

Verhalten des Kohlendioxids (CO$_2$)

Bei der Verbrennung von Kohlenhydraten und Fetten entsteht in den Zellen CO$_2$, das nach Diffusion in den Extrazellulärraum (EZR) physikalisch gelöst ist. Weniger als 1% wird hier spontan hydratisiert und dissoziiert in H$^+$ und HCO$_3^-$. Etwa 10% des CO$_2$ bindet direkt an Proteine. Der weitaus größte Teil des CO$_2$ diffundiert in die Erythrozyten. Ein hier vorkommendes Enzym, die Carboanhydrase (CA), beschleunigt die Hydratisierung des CO$_2$ erheblich:

$$CO_2 + H_2O \underset{CA}{\longleftrightarrow} H_2CO_3 \leftrightarrow H^+ + HCO_3^- \, .$$

Die anfallenden H^+-Ionen werden vom Hämoglobin gepuffert, die HCO_3^--Ionen diffundieren im Austausch zu Cl^- bis zum Gleichgewicht in das Plasma (die oben beschriebene Reaktion verläuft von links nach rechts!). In der Lunge werden durch den hohen Sauerstoffpartialdruck und die damit verbundene O_2-Sättigung (Sauerstoff macht das Hb sauer!) bei gleichzeitig niedrigem pCO_2 die H^+-Ionen aus ihrer Bindung mit dem Hämoglobin verdrängt (die Reaktion verläuft von rechts nach links), das entstehende CO_2 kann abgeatmet werden (vgl. Abb. 3).

Puffersysteme

Ein Puffersystem entsteht durch die Mischung einer schwachen Säure mit deren Salz (konjugierte Base). Ein solches System ist in der Lage, trotz Zufuhr von Säuren oder Basen in bestimmten Bereichen den pH-Wert konstant zu erhalten. Der optimale Pufferbereich liegt bei dem pK des Systems (Tabelle 2).

Der Organismus verfügt über mehrere solcher Puffersysteme. Das potenteste Puffersystem ist dabei der Bikarbonatpuffer, weil er in einer großen Menge vorliegt und weil er sehr schnell durch Veränderungen der Atmung und der Nierenfunktion auf eine Störung im SBH reagieren kann. Dabei gelten als physiologische Werte für den EZR (in der Henderson-Hasselbalch-Gleichung):

$$7,4 = 6,1 + \log \frac{[24\,\text{mmol/l}\,HCO_3^-]}{[0,03\,\text{mmol/l/mmHg} \cdot 40\,\text{mmHg}\,pCO_2]}.$$

Der *Hämoglobin-(Hb-)Puffer* ist das wichtigste organische System. Oxygeniertes Hb ist saurer als nichtoxygeniertes Hb. Das führt dazu, daß in dem sauren Milieu der Gewebe der Sauerstoff leicht freigesetzt wird; das so basischer gewordene Hb kann H^+-Ionen aufnehmen. Durch die O_2-Aufnahme in der Lunge werden diese H^+-Ionen wieder freigesetzt, dadurch entsteht aus HCO_3^- vermehrt CO_2, das abgeatmet werden kann (vgl. Abschn. „CO_2-Transport", S. 97).

Alle Proteine stellen in gewissem Ausmaß Puffersysteme dar, weil die freien Aminogruppen der Proteine (v. a. des Hämoglobins) die Fähigkeit besitzen, mit CO_2 Carbaminogruppen zu bilden ($Protein-NH_2 + CO_2 \leftrightarrow Protein-NHCOOH$).

Der *Phosphatpuffer* ist im Extrazellulärraum (EZR) wegen seiner niedrigen Konzentration nur wenig wirksam:

$$H_3PO_4 \leftrightarrow H^+ + H_2PO_4^- \leftrightarrow 2H^+ + HPO_4^{2-}.$$

Tabelle 2. pK-Werte der Puffersysteme im Organismus

Puffer	pK-Wert
Bikarbonat	6,1
Phosphat	6,8
Proteine	7,0
Hb	8,2
HbO_2	6,6

Seine Funktion entfaltet er v. a. intrazellulär und in der Niere, wo er für die Exkretion von H^+-Ionen verantwortlich ist. (Hierdurch kann der Organismus 10–30 mmol H^+-Ionen/24 h ausscheiden.)

Wird durch die Ausscheidung von $H_2PO_4^-$ der Urin sauer, wird folgende Reaktion durch die Aktivierung renaler Glutaminasen erzwungen:

$$\text{Glutamin} \xrightarrow{\text{Glutaminase}} \text{Glutamat} + NH_3 \, .$$

Das NH_3 bindet freie H^+-Ionen, die so ohne Basenverlust im Urin ausgeschieden werden.

Auch in der Leber kommen Glutaminasen vor. Beim Abbau von Aminosäuren entstehen zu gleichen Teilen Bikarbonat (aus der Carboxylgruppe) und NH_4^+ (aus der Aminogruppe). Die Leber synthetisiert aus beiden Ionen Harnstoff. Auf diese Weise werden diese Substanzen „neutralisiert" der Niere zur Ausscheidung angeboten. Bei Azidosen wird die hepatische Harnstoffsynthese gedrosselt. Dadurch wird der Blutspiegel der schwachen Säure NH_4^+ und des Bikarbonats erhöht, das NH_4^+ kann renal ausgeschieden und das HCO_3^- rückresorbiert werden.

Der *Ammoniakpuffer* ist in der Lage, 30–50 mmol H^+-Ionen/24 h renal zu eliminieren:

$$NH_3 + H^+ \leftrightarrow NH_4^+ \, .$$

Beurteilung der Blutgasanalyse

pH-Wert

Meßprinzip: Eine Glaselektrode mißt die Potentialdifferenz, die sich zwischen dem Meßgut und einer Binnenflüssigkeit (Pufferlösung) mit bekanntem pH aufbaut.

Tabelle 3. Normalwerte der Blutgasanalyse

Erwachsene

Parameter	Normalwerte		
	Arteriell	Venös	Urin
pH	$7,4 \pm 0,04$	$7,36 \pm 0,05$	4,5–8,0
pCO_2 [mmHg]	36–44	42–50	
Akt. HCO_3^-	24 ± 2	26 ± 4	0 (wenn pH $\leq 6,1$)
Anionenlücke (mmol/l)	12–18		
Osmotische Lücke (mosmol/l)	bis 5		
pO_2 [mmHg]	65–98	35–40	
O_2-Sättigung [%]	95–98	70 ± 5	

Kinder

Parameter	Neugeborene	Bis 4 Wochen	Bis 4 Monate	Kleinkinder
pH	7,25–7,45	7,32–7,44	7,37–7,50	7,30–7,50
HCO_3^-	18–25	17–24	20–26	
pCO_2 [mmHg]	33–39	29–38	40–50	

Tabelle 4. Einfluß von Aufbewahrungsdauer und -temperatur auf Parameter der Blutgasanalyse

Parameter	37°	20°	Eiswasser
pH-Abfall	0,01/10 min	0,01/10 min	<0,01/10 min
pCO_2-Anstieg	1 mm Hg/10 min	0,1 mm Hg/10 min	0,6 mm Hg/h
pO_2-Abfall	0,5 Vol.-%/10 min	0,05 Vol.-%/10 min	ca. 17 mm Hg/h

Der pH gibt Auskunft, ob eine normale, eine saure oder eine alkalische Stoffwechselsituation vorliegt. In der klinischen Routine wird üblicherweise nur der pH des EZR bestimmt (Normwerte vgl. Tabellen 3 und 4).

Partialdruck des Kohlendioxids (pCO_2)

Meßprinzip: Mit einer Meßsonde wird das Potential (d. h. der pH) in einer Bikarbonatlösung gemessen, die sich mit dem CO_2 aus dem Meßgut äquilibriert.

Der pCO_2 ist ein Maß für die ventilatorische Komponente des SBH (Normwerte vgl. Tabelle 3).

Basendefizit (negativer Basenexzeß, -BE)

Prinzip: Es wird die Menge an Säure oder Base errechnet oder gemessen, die benötigt wird, um im Meßgut (in vitro) einen pH von 7,4 zu erreichen.

Der BE wird benötigt, um die Menge an Säure oder Base zu errechnen, die einem Patienten (theoretisch) infundiert werden muß, damit dessen EZR einen pH von 7,4 erreicht. Diese Menge berücksichtigt nicht eigene Kompensationsmechanismen des Patienten, sollte also nie vollständig infundiert werden.

Berechnung der benötigten mmol: (ne.) BE·kg Körpergewicht/3 (Astrup-Mellemgard-Formel).

(Bei Verwendung einer ½molaren Lösung muß die doppelte ml-Menge infundiert werden.)

Es hat sich bewährt, zunächst nur bis zu einem BE von ±5 auszugleichen, um dann eine erneute Blutgasanalyse durchzuführen.

Aktuelles Bikarbonat (HCO_3^-)

Prinzip: Bei bekanntem pH und pCO_2 kann das Bikarbonat nach folgender Formel berechnet werden:

$$pH = 6,1 + \log \frac{[HCO_3^-]}{[0,03 \cdot pCO_2]} .$$

Standardbikarbonat ($SHCO_3^-$)

Das aktuelle HCO_3^- ist außer von der metabolischen Situation auch von der Respiration abhängig:

$$CO_2 + H_2O \underset{CA}{\longleftrightarrow} H_2CO_3 \leftrightarrow H^+ + HCO_3^- .$$

Nach dem Massenwirkungsgesetz kann eine Vermehrung des HCO$_3^-$ entweder durch ein Ansteigen des CO$_2$ bedingt sein (Gleichung läuft von links nach rechts), sie kann aber auch durch eine Verminderung der H$^+$-Ionenkonzentration zustande kommen. Um die respiratorische Komponente zu eliminieren, wird das SHCO$_3^-$ erneut berechnet, wobei in die obige Formel zur Berechnung des Bikarbonats ein pCO$_2$ von 40 mm Hg eingesetzt wird. Das SHCO$_3^-$ ist daher ein Maß für die metabolische Komponente des SBH.

Zur besseren Beurteilung des SBH sollten zwei weitere Berechnungen durchgeführt werden. Hierzu werden aber Ergebnisse aus dem Elektrolytlabor benötigt.

Anionenlücke

Die Anionenlücke (AL) ist ein Hilfsmittel zur Differenzierung von Azidosen. Die Differenz der Kationen minus Anionen (Natrium + Kalium − Bikarbonat − Chlorid) beträgt normalerweise 12–18 mmol.

Eine größere AL ist ein Beweis für die Existenz anderer, nicht in der Routine bestimmter Anionen, die zu einer Additionsazidose (s. S. 104) geführt haben. Die Ursache der Azidose können entweder endogene (z. B. Laktat und Ketokörper) oder exogene Anionen (z. B. Methylalkohol- und Äthylenglykolvergiftungen, Salizylate) sein.
Bei Retentions- und Verlustazidosen ist die AL normal (s. S. 104).

Osmotische Lücke ("osmotic gap")

Die osmotische Lücke kann ebenfalls zum indirekten Nachweis von Laktat oder anderer osmotisch wirksamer Substanzen verwendet werden. Sie wird als Differenz zwischen der errechneten und der gemessenen Osmolarität verstanden (vgl. Kap. „Wasser- und Elektrolythaushalt", S. 109).

Interpretation des SBH

Die Beurteilung des SBH erfolgt in mehreren Schritten. Der pH sagt aus, ob die untersuchte Probe im Normbereich liegt oder ob saure oder alkalische Werte vorliegen.

Die Ursache für eine Normabweichung kann respiratorisch oder metabolisch bedingt sein.

Respiratorische Störungen

Eine respiratorische Azidose liegt vor, wenn der pH kleiner als 7,36 und der pCO$_2$ größer als 44 mm Hg ist, während eine respiratorische Alkalose durch einen pH > 7,36 und ein pCO$_2$ < 44 mm Hg gekennzeichnet ist.

Metabolische Störungen

Eine metabolische Azidose erkennt man an folgenden Werten:
  pH < 7,36 und $SHCO_3^-$ < 22 mmol/l.
Für die metabolische Alkalose gilt:
  pH > 7,36 und $SHCO_3^-$ > 26 mmol/l.

Kombinierte Störungen

Diese kommen durch die Addition gleichsinniger respiratorischer und metabolischer Veränderungen zustande.

Beispiel: Kombinierte Azidose: pH < 7,36; pCO_2 > 44 mm Hg; $SHCO_3^-$ < 22 mmol/l.

Kompensierte Störungen

Wenn eine Störung im SBH vorliegt, die durch eine Komponente erklärbar ist (z. B. metabolische Azidose), während die andere Komponente in die entgegengesetzte Richtung zeigt (hier wäre das eine respiratorische Alkalose), kommt die pH-Veränderung durch eine Subtraktion von Verschiebungen zustande. Das Resultat nennen wir eine vollständige Kompensation, wenn der pH in den Normbereich zurückkehrt.

Azidosen

Metabolische Azidosen

Additionsazidosen

Sie kommen durch eine vermehrte Bildung von Säuren im Stoffwechsel zustande.

Beispiele hierfür sind Ketoazidosen durch Fasten oder beim Diabetes. Sie entstehen durch eine gesteigerte Lipolyse, weil den Zellen nicht genügend Glukose als Substrat angeboten wird. Es kommt zu einem Anstieg der freien Fettsäuren, deren Abbau über Acetessigsäure zu den Ketonkörpern (Acetoacetat, β-Hydroxybutyrat und Aceton) führt.

Die Laktatazidose entsteht bei allen Zuständen, bei denen aufgrund von Sauerstoffmangel ein anaerober Stoffwechselweg eingeschlagen wird. Sie ist bei mangelnder Perfusion jeder Genese oder bei Hypoxie zu beobachten (Beispiele: kardiogener Schock, CO-Vergiftung, Blutleere während einer Operation).

Auch eine vermehrte Zufuhr von Säuren führt zu Azidose: Beispiele sind Massivtransfusion (ACD-Puffer)[1], Salizylat- und Methylalkoholvergiftungen (Abbau zu Ameisensäure) oder fehlerhafter Ausgleich einer metabolischen Alkalose.

---

[1] *ACD* "acid citrate dextrose", Zitronensäuredextrose.

Subtraktionsazidosen (Verlustazidosen)

Sie entstehen durch vermehrte Bikarbonatverluste, z. B. durch Duodenal-, Gallen-, Pankreasfistel. Sie werden auch nach Laxanzienmißbrauch oder bei der Colitis ulcerosa, aber auch beim Ileus beobachtet.

Sie sind typisch für die proximal tubuläre Azidose.

Retentionsazidosen

Sie beobachtet man bei einer Einschränkung der renalen H$^+$-Ionenelimination. Ein Beispiel hierfür ist die mangelhafte NH$_3$-Produktion der Tubuluszellen, die zu einer Protonenretention führt. Wegen der erhöhten Bikarbonatausscheidung wird bei diesem Krankheitsbild gleichzeitig Chlorid retiniert (hyperchlorämische Azidose). Auch im Rahmen anderer renaler Erkrankungen wie der Schockniere, einer Blei- oder Quecksilberintoxikation oder bei der terminalen Insuffizienz kommt es zur mangelhaften H$^+$-Ionenausscheidung.

Verteilungsazidose

Im Gegensatz zu den oben genannten Erkrankungen, die mit einer Zunahme des H$^+$-Ionenbestands einhergehen, führt eine *Verteilungsazidose* zu einer Zunahme von Protonen im EZR (Extrazellulärraum) auf Kosten des IZR (Intrazellulärraum).

Bei einer Hyperkaliämie werden K$^+$-Ionen des EZR gegen H$^+$ des IZR ausgetauscht (vgl. Kap. „Wasser- und Elektrolythaushalt", S. 109).

Laborparameter bei metabolischen Azidosen

pH$\downarrow$, SHCO$_3^-\downarrow$, neg. BE$\uparrow$, K$^+\uparrow$; Kompensation: pCO$_2\downarrow$, Anionenlücke $\uparrow$ bei akuten oder nephrogenen metabolischen Azidosen.

Therapie der metabolischen Azidosen

1) Kausal: Bei der Ketoazidose muß die Glukoseutilisation verbessert werden (Glukose und/oder Insulin zuführen!). Bei der Laktatazidose die Zirkulation (Therapie von Hypovolämie oder Herzinsuffizienz) und die Hypoxämie behandeln (Sauerstoffmaske, Beatmung mit PEEP).
2) Korrektur mit Bikarbonat oder Trispuffer (Tris = THAM = Trihydroxymethylaminomethan).
   a) Bikarbonat kann als Natrium- oder Kaliumsalz infundiert werden. Da durch die Infusion von HCO$_3^-$ entsprechend dem Massenwirkungsgesetz CO$_2$ freigesetzt wird, ist eine ausreichende Ventilation Voraussetzung. Durch den CO$_2$-Anstieg kann nach einem Schädel-Hirn-Trauma (SHT) der intrakranielle Druck ansteigen. Bei einem beatmeten Patienten muß das Atemminutenvolumen (AMV) vergrößert werden.
   b) Trispuffer wird als 0,3-mol-Lösung infundiert. Bei intakter Nierenfunktion wird etwa 60%/24 h der mit Wasserstoffionen beladenen Substanz ausgeschieden.
      THAM + H$^+$ → THAM H$^+$.
      Die Höchstdosierung der 0,3-mol-Lösung ist 12,5 ml/kg/Tag. Bei hochgradiger Niereninsuffizienz ist diese Substanz kontraindiziert.
3) Behandlung der Hyperkaliämie.

Respiratorische Azidosen

Respiratorische Azidosen entstehen bei allen Zuständen mit eingeschränkter Ventilation durch den Anstieg des pCO_2.

Zentrale Störungen

Eine Beeinträchtigung des Atemzentrums kann beobachtet werden bei enzephalen Tumoren oder Verletzungen (SHT). Toxische Störungen können bei Hypnotika-, Opiat- oder anderen Vergiftungen wie z. B. bei Alkoholexzessen auftreten. Bei Patienten mit einer chronischen pulmonalen Erkrankung und einem damit verbundenen ständig erhöhten pCO_2 kann eine O_2-Applikation zu einem weiteren sprunghaften Anstieg des Kohlendioxids führen, da der zerebrale Atemreiz durch den Sauerstoff gegeben ist.

Neurogene Störungen

Neurogene Störungen wie Querschnittslähmungen, Phrenikusparesen, Guillain-Barré-Syndrom, Myasthenia gravis, aber auch Relaxanzienüberhang können eine adäquate Respiration unmöglich machen.

Mechanische Probleme

Mechanische Probleme können durch die Verlegung der oberen Atemwege oder bei thorakalen Erkrankungen die Atmung erschweren: Beispiele hierfür sind Aspiration von Fremdkörpern, Verschluß des Pharynx durch die zurückgefallene Zunge, Hämato- oder Pneumothorax, Zwerchfellhernien.

Pulmonale Erkrankungen

Pulmonale Erkrankungen wie Asthma bronchiale oder cardiale, Lungenödem, obstruktives Emphysem, akutes Lungenversagen (ARDS) können Ursachen einer respiratorischen Azidose sein.

Stoffwechselentgleisungen

Ein CO_2-Anstieg kann auch durch eine massive Mehrproduktion bei Stoffwechselentgleisungen im Rahmen einer Sepsis und der „malignen Hyperthermie" oder durch Rückatmung in einem fehlerhaften Beatmungssystem (Totraumatmung oder verbrauchter Atemkalk) entstehen.

Laborparameter bei respiratorischen Azidosen

$pH\downarrow$, $pCO_2\uparrow$, $K^+\uparrow$; Kompensation: $HCO_3^-\uparrow$.

Therapie der respiratorischen Azidosen

- Freimachen der Atemwege,
- Entlastung des Hämatopneumothorax,
- Therapie der Myasthenie oder des Relaxanzienüberhangs,
- kardiale Rekompensation durch Diuretika, Katecholamine, Glykoside,
- Asthmatherapie,
- Behandlung der Sepsis durch Antibiotika und Temperatursenkung,
- ggf. Beatmung.

Bei allen Azidosen ist die Sauerstoffdissoziationskurve (s. Abb. 3) nach rechts verschoben.

Alkalosen

Metabolische Alkalosen

Subtraktionsalkalosen

Sie entstehen bei einem zu starken H$^+$-Ionenverlust durch starkes Erbrechen oder durch den Verlust von saurem Magensaft durch eine Magensonde. Renale Verluste entstehen durch Diuretika und sind mit einer Hypokaliämie verbunden. Die Ursache kann auch ein Hormon produzierender Nebennierentumor oder ein sekundärer Hyperaldosteronismus sein.

Additionsalkalosen

Sie entstehen durch Zufuhr von großen Mengen alkalischer Substanz (Bikarbonat, Laktat, Zitrat oder Milch-Alkali-Syndrom).

Verteilungsalkalose

Sie findet sich bei Hypokaliämie.

Laborparameter bei metabolischen Alkalosen

pH↑, SHCO$_3^-$↑, BE↑, K$^+$↓; Kompensation: pCO$_2$↑.

Therapie der metabolischen Alkalosen

Durch gastrointestinale Säureverluste entstehen Alkalosen. Typisch hierfür sind außer erniedrigtem Serum-Cl$^-$ Urinchloridkonzentrationen kleiner als 10 mmol/l. Diese Alkalosen sprechen gut auf NaCl-Zufuhr an. Ist ein Hyperaldosteronismus die Ursache der Alkalose, sind trotz erniedrigtem Serum-Cl$^-$ höhere Chloridkonzentrationen im Urin zu beobachten (>20 mmol/l). Die Hypochlorämie entsteht hier nicht durch Cl-Verlust, sondern durch eine kompensatorische Verminderung wegen des erhöhten Serumbikarbonats. Hier muß ab einem pH > 7,5 mit Argininhydrochlorid oder n/10 HCl ausgeglichen werden. Die Berechnung der erforderlichen Menge erfolgt nach der Astrup-Mellemgard-Formel.

Respiratorische Alkalosen

Respiratorische Alkalosen entstehen durch ein zu starkes Abatmen des CO$_2$. Die Ursachen dafür können sein:

1) *Liquorazidose* nach Schädel-Hirn-Trauma. Die Blut-Hirn-Schranke stellt für Ionen eine nur wenig permeable Membran dar, während sich das CO$_2$ ungehindert ausgleicht. Bei hypoxischen Zuständen entsteht eine Laktatazidose des Liquors, die zu einer Stimulation der Chemorezeptoren und so zur Hyperventilation führt.

2) *Psychische Erregungszustände*, die auch während eines Deliriums auftreten.

3) *Hypoxämie*, z. B. nach einer Lungenembolie oder bei einem Emphysem. Hier wird eine „kompensatorische" Hyperventilation beobachtet. Bei akut aufgetretenen Störungen führt das zu einer Alkalose, bei chronischer Hypoxämie ist die respiratorische Alkalose immer durch eine metabolische Azidose kompensiert.

Laborparameter bei respiratorischen Alkalosen

pH ↑, pCO_2 ↓.

Therapie der respiratorischen Alkalosen

Bei Liquorazidose sind Relaxierung und Beatmung notwendig. Dabei muß auf einen ausreichenden zerebralen Perfusionsdruck geachtet werden.

Die Behandlung einer Hyperventilationsalkalose bei Erregungszuständen erfolgt durch i.v.-Applikation eines Benzodiazepins und CO_2-Rückatmung in eine vor den Mund gehaltene Plastiktüte.

Weiterführende Literatur

Berk JL (1980) Handbuch der Intensivmedizin. Karger, Basel München Paris London New York Sydney

Häussinger D (1987) Leber und systemische pH-Regulation. Intensivmedizin 24:343–348

Heisler N (1974) Diagnose und Therapie von Störungen des Säure-Basen-Haushalts. Wiss Inf Fresenius, H. 4

Nemes C (1982) Datenbuch Anästhesiologie. Fischer, Stuttgart New York

Podlesch I (1977) Anästhesie und Intensivbehandlung im Säuglings- und Kindesalter. Thieme, Stuttgart

Rothe KF, Schorer R (1985) Der Säuren-Basen-Haushalt in der Anästhesiologie und operativen Intensivmedizin. Anästh Intensivther Notfallmed 20:769–757

Thomas L (1984) Labor und Diagnose. Medizinische Verlagsgesellschaft, Marburg

Zumkley H (1977) Klinik des Wasser-, Elektrolyt- und Säure-Basen-Haushaltes. Thieme, Stuttgart

Wasser- und Elektrolythaushalt

P. Becker

Körperwasser, Verteilung auf Kompartimente

Der auf das Körpergewicht (KG) bezogene Wassergehalt eines Menschen ist außer vom Alter von seinem Ernährungszustand abhängig, weil das Fettgewebe nur wenig Wasser enthält. Während ein mageres Kleinkind bis zu 80% aus Wasser besteht, enthält ein sehr fetter Erwachsener nur 40%. Das KG eines „durchschnittlichen Menschen" läßt sich aufteilen: etwa 40% KG feste Stoffe, etwa 60% KG Wasser.

Dieses Wasser ist im Organismus auf verschiedne Kompartimente verteilt: 2/3 (=40% KG) sind in den Zellen (Intrazellulärraum, IZR), 1/3 (=20% KG) ist außerhalb der Zellen (Extrazellulärraum, EZR).

Der EZR ist wiederum in Kompartimente einteilbar: 4/5 (=16% KG) ist interstitiell (extravasal), 1/5 (=4% KG) ist intravasal.

Bei einigen Krankheiten füllt sich ein „dritter (extrazellulärer) Raum" ("third space") mit größeren Mengen des Körperwassers. Beispiele dafür sind Aszites, Serothorax und Ileus. Dieser „dritter Raum" ist physiologisch nicht oder kaum gefüllt.

(Das Blutvolumen wird mit etwa 6–7% KG veranschlagt, da es außer der extrazellulären Flüssigkeit Erythrozyten enthält.)

Die Verteilung des Körperwassers auf die verschiedenen Kompartimente ist eine Folge der Elektrolyt- und Eiweißkonzentrationen, die durch Membranen aktiv geregelt werden. Dabei ist das Größenverhältnis von IZR zu EZR v. a. von der Regelung der Elektrolyte abhängig, während der Anteil des Intravasalraums am EZR durch onkotische Drücke kontrolliert ist. Die Elektrolytzusammensetzung der Kompartimente des EZR ist nahezu identisch und unterscheidet sich wesentlich von der des IZR (Abb. 1). Dabei entspricht der NaCl-reiche EZR der Zusammensetzung der paläozoischen Meere vor 300 000 000 Jahren, das bei dem Zusammenschluß von Einzelzellen zu Organismen als „milieu intérieur", also als verbindendes Medium zwischen Zellen und Organen untereinander erhalten blieb. Das heutige Meerwasser hat etwa die vierfache Ionenkonzentration des EZR.

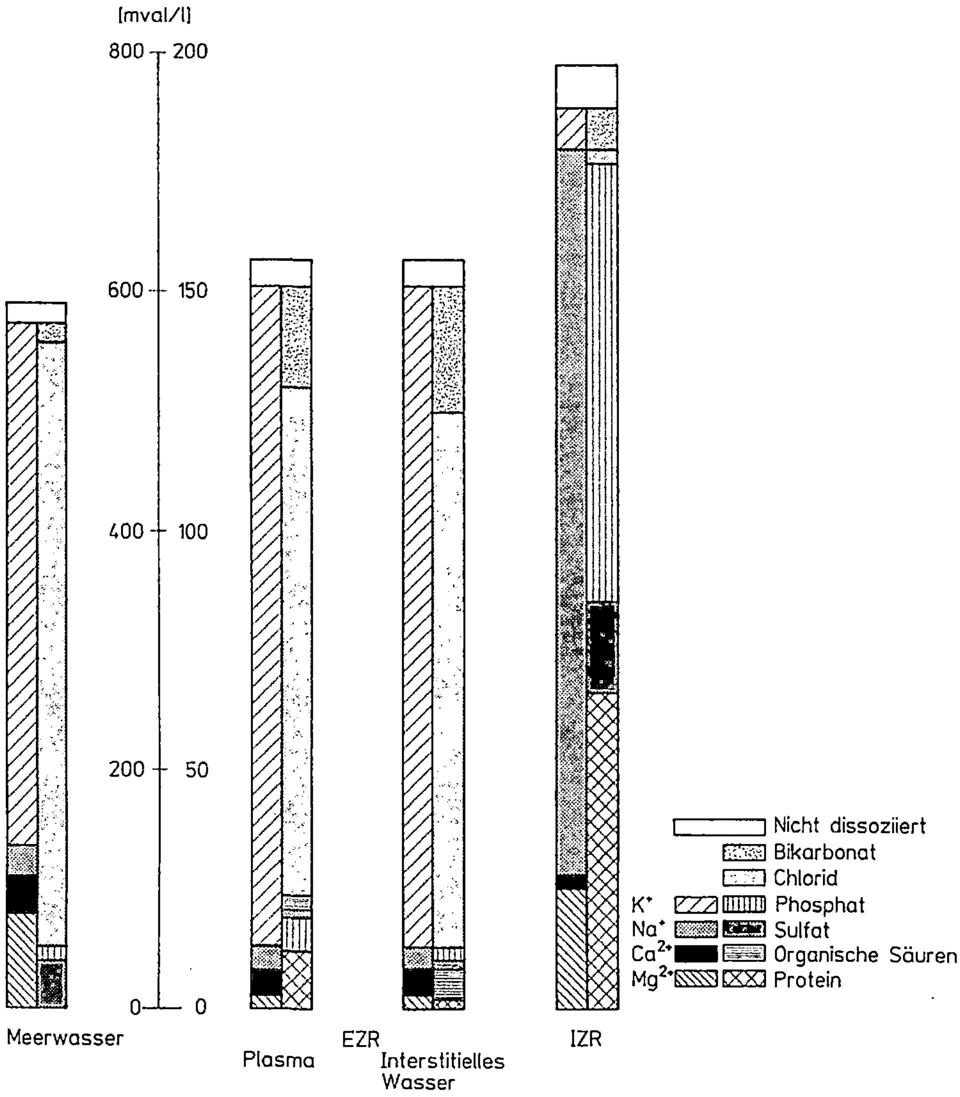

Abb. 1. Elektrolytzusammensetzung der verschiedenen Kompartimente

Elektrolyte

Grundlagen

Elektrolyte sind Salze, Säuren oder Basen, die in wäßriger Lösung in elektrisch geladene Teilchen (Ionen) zerfallen. Nach der Dissoziation verhindert das Wasser die Wiedervereinigung dieser nun frei beweglichen Ionen. Wegen der Wanderung der positiv geladenen Teilchen im Gleichstromfeld zur negativ geladenen Kathode werden sie *Kationen* genannt, während die zur positiv geladenen Anode wandernden Teilchen *Anionen* heißen.

Maßangaben

Angaben in [g/l], [mol/l], [val/l]

Die Konzentration von Elektrolyten läßt sich in verschiedenen Dimensionen angeben:

a) in bezug auf die Menge der gelösten Substanz [g/l oder g/kg H_2O = ‰],
b) in bezug auf das Molekulargewicht [mol/l oder mmol/l],
c) in bezug zur Anzahl der elektrischen Ladungen [val/l oder mval/l].

Um diese verschiedenen Maßeinheiten ineinander umzurechnen, müssen das Molekulargewicht der Substanz und die Wertigkeit der einzelnen Ionen bekannt sein.

Das *Molekulargewicht* ist die Summe der Atomgewichte in [g]. Das Atomgewicht gibt die relative Masse eines Atoms in bezug zu 1/12 des Kohlenstoffatoms an. Es ist aus dem „Periodensystem der Elemente" ablesbar.

Die *Wertigkeit* eines Ions entspricht der Anzahl der positiven oder negativen Ladungen (Tabelle 1). Dabei werden ein-, zwei- oder mehrwertige Ionen unterschieden. In einer elektrisch neutralen Flüssigkeit ist die Zahl der positiven und negativen Ladungen gleich (Äquivalenz).

Beispiele:

Physiologische Kochsalzlösung (0,9% NaCl) ist eine Lösung von 9 g NaCl/100 ml H_2O.

Das Molekulargewicht von NaCl ist (22,99+35,45) g/mol=58,44 g/mol.

$$9\text{ g NaCl}=0,154\text{ mol}=154\text{ mmol.} \qquad \frac{9\text{ g}}{58,44\text{ g/mol}}=0,154\text{ mol.}$$

Eine physiologische Kochsalzlösung ist 154 millimolar, d.h. sie enthält je 154 mmol Na^+ und Cl^-.

Da beide Ionen einwertig sind, können wir auch sagen, sie enthält 154 mval Na^+- und Cl^--Ionen.

Tabelle 1. Liste wichtiger Ionen

Name	Ladung	Atom- bzw. Molekulargewicht
a) Kationen		
H	1+	1,01
Na	1+	22,99
K	1+	39,10
Ca	2+	40,08
Mg	2+	24,31
C	4+	12,01
b) Anionen		
Cl	1−	35,45
0	2−	16,00
HCO_3	1−	61,00
H_2PO_4	1−	95,97

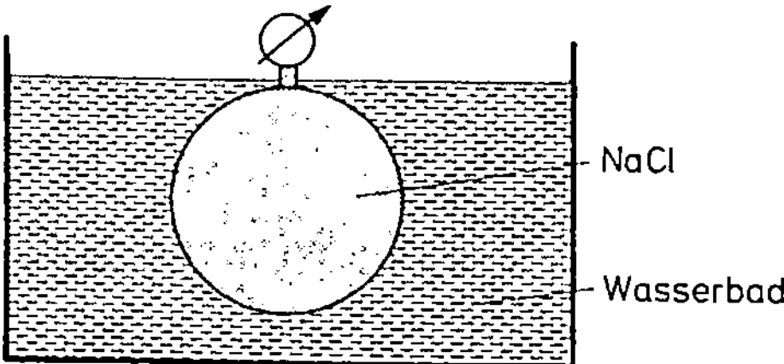

Abb. 2. In ein Wasserbad ist ein mit NaCl gefüllter Körper aus einer semipermeablen Membran getaucht. Durch den Wassereinstrom entsteht ein Druck in dem Körper, der der Anzahl gelöster Teilchen proportional ist

Osmolarität

Die Osmolarität ist die Kraft, die zwischen Flüssigkeiten mit verschiedenem Gehalt an gelösten Teilchen zu einer Wasserwanderung führt, so daß ein Konzentrationsausgleich stattfindet (Abb. 2).

Die Osmolarität ist proportional der Anzahl der gelösten Teilchen. 1 mol/l entspricht einer Osmolarität von 1 osmol.

Da Elektrolyte bei der Lösung in Kationen und Anionen dissoziieren, hat eine 1 molare Lösung von z. B. NaCl eine Osmolarität von 2 osmol, während eine 1 molare Lösung von Glukose, die nicht dissoziiert, 1 osmol hat.

Wasserhaushalt

Wasserbilanz

Um eine Wasserbilanz zu erstellen, müssen Einfuhr und Ausfuhr miteinander verglichen werden (Tabelle 2).

Bei der Zufuhr muß außer den Getränken und dem „versteckten" Wasser der Nahrungsmittel auch das Oxidationswasser berücksichtigt werden, das durch die Oxidation von Wasserstoff im Stoffwechsel entsteht.

Außer durch die Nieren und den Darm verliert der Organismus Flüssigkeit über die Haut und die Lunge, die als „Perspiration insensibilis" bezeichnet wird, also als unsichtbares Schwitzen. Bei starkem Schwitzen kann über die Haut bis zu 3 l Wasser pro Tag verloren gehen.

Tabelle 2. Wasserbilanz eines Erwachsenen (Durchschnittswerte in ml)

Einfuhr/24 h		Ausfuhr/24 h	
Getränke	1100	Niere	1500
Speisen	1100	Lunge	500
Oxidationswasser	300	Haut	300
		Fäzes	200
Gesamt	2500		2500

Regelung des Wasserhaushalts

Der Wasserhaushalt des Organismus wird physiologisch in sehr engen Grenzen geregelt. Trotz vieler Störfaktoren (vermehrte oder verminderte Aufnahme von Wasser oder osmotisch wirksamer Substanzen) sind die Nieren in der Lage, eine Homöostase des Wasserbestands und der Osmolarität zu garantieren. Obwohl diese beiden Größen sehr eng miteinander verknüpft sind, sollen hier gut untersuchte Regelkreise getrennt voneinander besprochen werden.

Osmoregulation

Durch den Regelkreis der Osmoregulation wird der effektive osmotische Druck des Plasmas geregelt, also die Konzentration aller gelösten Substanzen überwacht.

Rezeptoren zur Überwachung der Osmolarität sind im Hypothalamus angesiedelt. Hier wird auch das antidiuretische Hormon (ADH, Vasopressin) gebildet, das im Hypophysenhinterlappen gespeichert und bei einem Anstieg der Osmolarität freigesetzt wird. ADH erhöht die Wasserdurchlässigkeit des distalen Tubulussystems und der Sammelrohre der Nephrone; dadurch wird die Diurese von freiem Wasser gebremst. Die Folge ist, daß die Osmolarität sinkt, weil durch die Vermehrung des Wasserbestands eine Verdünnung der gelösten Teilchen eintritt. (Der pathologische Ausfall des ADH führt zum Krankheitsbild des Diabetes insipidus.)

Regulation des Wasserbestands

Die hier vorgestellten Mechanismen beschreiben gut untersuchte Regelkreise, erklären aber sicher nicht alle Regelungen des Wasser- und Elektrolythaushalts. So kann z. B. durch eine unterschiedliche Durchblutung von Nierenrinde und -mark entweder die Filtrationsrate erhöht oder die Konzentrationsfähigkeit durch die Ausspülung des interstitiellen Natriums in der Henle-Schleife herabgesetzt werden.

Die Meßgröße des in Abb. 3 beschriebenen Regelkreises ist das zirkulierende Blutvolumen, dessen Verminderung zu einer Reduzierung des renalen Perfusionsdrucks führt. Durch die Reninfreisetzung aus den juxtaglomärulären Zellen kommt es zur Umwandlung des in der Leber produzierten Angiotensinogens zum Angiotensin 1. Das im Plasma aktive "angiotensin converting enzyme" (ACE) überführt dieses durch Abspaltung von 2 Aminosäuren in die aktive Form (Angiotensin 2).

Angiotensin 2 bewirkt (außer seiner Interaktion mit dem Gefäß- und autonomen Nervensystem) v. a. eine Sekretion des Aldosterons aus der Nebennierenrinde.

Aldosteron ist ein Mineralokortikoid, das im Tubulussystem der Nieren die Rückresorption von Na^+ im Austausch gegen K^+- und H^+-Ionen bewirkt. Hierdurch wird der Extrazellulärraum und damit auch das zirkulierende Blutvolumen vergrößert.

Zwischen diesen beiden Regulationsmechanismen gibt es direkte und indirekte Interaktionen: Aldosteron bewirkt die Freisetzung von ADH, Renin wird auch durch volumenrezeptive Messungen im kleinen Kreislauf über eine hypothalamische Verschaltung freigesetzt.

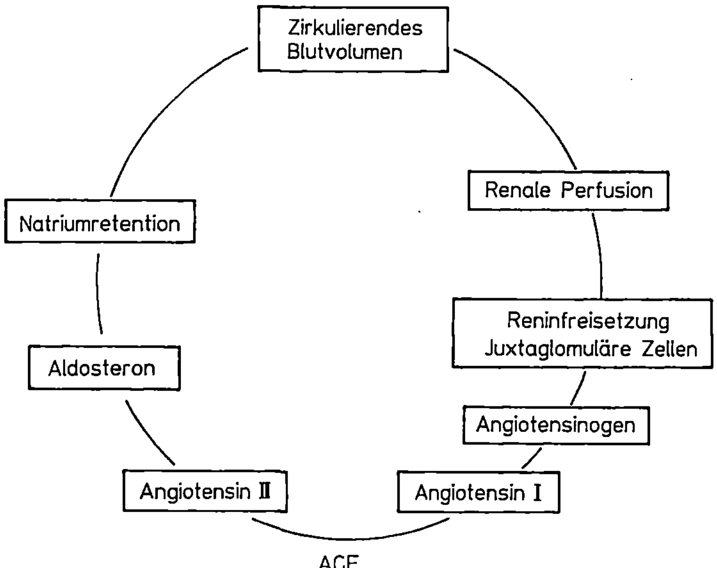

Abb. 3. Regelung des intravasalen Volumens

Störungen und pharmakologische Beeinflussung der Regulation

Störungen des Hypophysenhinterlappens oder des Zwischenhirns führen zum zentralen, fehlende Ansprechbarkeit der Nephrone dagegen zum peripheren Diabetes insipidus.

Bei der Mangeldurchblutung einer Niere z. B. auf dem Boden einer Nierenarterienstenose werden pathologische Mengen von Renin freigesetzt und der oben beschriebene Regelkreis in Gang gesetzt (nephrogener Hypertonus).

Das "angiotensin converting enzyme" (ACE) kann durch ACE-Hemmer pharmakologisch geblockt werden. (Außer bei nephrogener Hypertonie können diese Medikamente zur Senkung des peripheren Widerstands bei idiopatischem Hypertonus oder der Herzinsuffizienz eingesetzt werden.) Aldosteron ist das wichtigste Mineralokortikoid. Hyperaldosteronismus kann durch Überproduktion bei Nebennierenrindenhyperplasie (M. Conn), bei vermehrter ACTH-Freisetzung, bei Hyperreninismus, bei mangelhaftem hepatischem Abbau (z. B. Leberzirrhose) oder bei Herzinsuffizienz entstehen. Außer der Vergrößerung des EZR durch die Hypernatriämie (mit Hypertonus und Ödemen) sind Kaliumverluste und Alkalosen typische Folgen eines Hyperaldosteronismus, der „kausal" mit Aldosteronantagonisten behandelt werden kann.

Im Bereich des „kleinen Kreislaufs" wird das intravasale Volumen durch Dehnungsrezeptoren in beiden Vorhöfen und in den Lungenvenen registriert. Eine Verminderung des intrathorakalen intravasalen Volumens bewirkt eine ADH-Freisetzung.

Während der Beatmung von Intensivpatienten ergeben sich häufig Diureseprobleme. Diese entstehen wohl teilweise durch die Erhöhung des intrathorakalen Mitteldrucks, der die Füllung des kleinen Kreislaufs verringert, was eine vermehrte ADH-Produktion zur Folge hat. Therapeutisch wird durch Dopamininfusion in der „Nierendosis" (<5 µg/kg·min) in dieser Situation die glomeruläre Filtrationsrate und damit die Natriurese gesteigert.

(Rechts)herzinsuffiziente Patienten füllen ihren kleinen Kreislauf, wenn sie sich legen (verstärkter venöser Rückfluß). Die Dehnungsrezeptoren sorgen dann für eine verstärkte Diurese durch verminderte ADH-Ausschüttung, die die Patienten nach kurzer Bettruhe zum Aufstehen zwingt.

Diagnostik des Wasserhaushalts

Der Hydratationszustand (nicht die Osmolarität) läßt sich durch die Kombination einiger in Tabelle 3 aufgeführten Parameter abschätzen.

Tabelle 3. Parameter zur Beurteilung des Wasserhaushalts

Parameter	Normal	Exsikkose	Überwässerung
Gewichtsverlauf	Konstant	Abnahme	Zunahme[a]
Wassergehalt von Haut und Schleimhäuten	Feucht	Trockene, stehende Hautfalten	Ödem, v.a. in den unteren Körperpartien
Halsvenenfüllung in halbsitzender Position	Nicht gefüllt	Nicht gefüllt	Gefüllt
ZVD	5–10 cm H_2O	Abfall	Anstieg
PCWP	<12 cm H_2O	Abfall	Anstieg
RR		Abfall, Amplitudenabflachung	(Anstieg)
Herzfrequenz		Anstieg	
Urin		Rückläufig	Polyurie

[a] Verluste in dem „dritten Raum", wie sie beim Ileus oder bei Aszites zu beobachten sind, lassen sich durch Wiegen nicht abschätzen.

Elektrolythaushalt

Natrium

Der Natriumbestand des Körpers ist zu 98% im Extrazellulärraum (EZR) und zu 2% intrazellulär; Na^+ ist das Ion mit der höchsten Konzentration im EZR und ist deshalb für die Osmolarität und für die Größe des EZR verantwortlich.

Etwa 3% des Körpernatriums werden täglich ersetzt; die normale tägliche Aufnahme beträgt etwa 3–5 g entsprechend 150–220 mmol $Na^+/24$ h. Die Ausscheidung erfolgt fast vollständig (95%) über die Nieren, die über den Renin-Aldosteron-Regelkreis die Homöostase des EZR garantieren. Störungen des Natriumhaushalts sind verbunden mit Entgleisungen im extrazellulären Wasserhaushalt. Dabei können sowohl Hyper- als auch Dehydratationen mit einer vermehrten (hyperosmolare = hypertone Störung) oder verminderten (hypotone Störung) Na^+-Konzentration einhergehen. Der Verlust einer größeren Menge hypotoner Flüssigkeit führt zu einer hypertonen Dehydratation, während durch die Zufuhr einer hypertonen Lösung eine hypertone Hyperhydratation entsteht.

Eine Erhöhung der Na^+-Konzentration führt zu einer Zunahme der Osmolarität, die sich nach folgender Formel abschätzen läßt:

$$mosmol/l = (Na^+ + K^+) \cdot 2 + \frac{Glukose\,[mg/dl]}{18} + \frac{Harnstoff\,[mg/dl]}{6}$$

Beispiel: Serum-Na^+ = 145 mmol/l, K^+ = 4,0 mmol/l, Glukose = 60 mg/dl, Harnstoff = 18 mg/dl. Errechnete Osmolarität: $(145+4) \cdot 2 + 3,3 + 3 = 304,3$ mosmol/l.

Eine steigende Osmolarität des EZR führt wegen des Wasserentzugs zur Schrumpfung der Zellen, die sich leicht als Abnahme des mittleren Erythrozytenvolumens (MEV; normal 87 ± 5 μm^3) nachweisen läßt. Umgekehrt läßt eine Abnahme des Osmolarität des EZR den IZR anschwellen.

Dehydratationen des EZR führen (mit Ausnahme der akuten Blutung) zu einer Zunahme der Eiweiß- und Hämoglobinkonzentration.

Dehydratationen

Hypertone Dehydratation

Ursachen: Verlust hypotoner Flüssigkeiten (z. B. starkes Schwitzes, Wasserverluste durch wäßrige Durchfälle oder beim Diabetes insipidus, osmotische Diurese).

Symptome: Die Kreislaufwirkung ist gering, da sich der EZR wegen der Hyperosmolarität aus dem IZR „nachfüllt".

Bei allen hyperosmolaren Zuständen entsteht Durst!

Therapie: Ersatz von „freiem Wasser", d. h. 5% Zuckerlösung infundieren.

Isotone Dehydratation

Ursachen: Verlust isotoner Flüssigkeit (z. B. Blutverlust, starkes Erbrechen, Ileus, Aszites, Verbrennungen mit seröser Exsudation).

Symptome: Da wegen der Isotonie nur der EZR betroffen ist, treten schnell Kreislaufdepressionen ein.

Therapie: isotone Infusionen (0,9% NaCl, ggf. Plasmaexpander).

Hypotone Dehydratation

Ursachen: Salzverluste (z. B. M. Addison).

Symptome: Der EZR ist verkleinert, der IZR überwässert. Die Patienten haben Kreislaufprobleme, aber keinen Durst.

Therapie: hypertone NaCl-Lösungen.

Berechnung des Na^+-Defizits:

$([Na^+]\ Istwert - [Na^+]\ Sollwert) \cdot 0,2\ kgKG.$

Berechnung des Wasserdefizits:

$$Wasserdefizit = \frac{([Na^+]\ Istwert - [Na^+]\ Sollwert) \cdot 0,2\ kgKG}{[Na^+]\ Sollwert}.$$

Hyperhydratationen

Hypertone Hyperhydratation

Ursachen: Trinken von Meerwasser, Bikarbonatsubstitution, M. Cushing; kann nach Infusion größerer Mengen isotoner Lösungen durch einen Hyperaldosteronismus entstehen.

Symptome: frühzeitig Zeichen der Überwässerung, Durst.

Therapie: Diuresesteigerung bei gleichzeitiger Zufuhr von „freiem Wasser" (z. B. 5% Zuckerlösung).

Isotone Hyperhydratation

Ursachen: übermäßige Zufuhr von Vollelektrolytlösung (z. B. Ringer-Lösung), Herzinsuffizienz, Nierenerkrankungen, Eiweißmangel u. a.

Symptome: Ödem, Aszites.

Therapie: Diuretika, ggf. Behandlung der Herzinsuffizienz oder des Eiweißmangels.

Hypotone Hyperhydratation

Ursachen: übermäßige Zufuhr hypotoner Flüssigkeiten, Polydipsie, TUR-Syndrom. (Die Spülflüssigkeit zur transurethralen Elektroresektion muß elektrolytfrei sein!)

Symptome: Wegen der Flüssigkeitsaufnahme in den IZR erst spät Zeichen der intravasalen Überwässerung. Unruhe, Erregungszustände, Krämpfe.

Therapie: hypertone Kochsalzinfusion und Diuresesteigerung.

Kalium

Kalium ist das Ion mit der höchsten Konzentration im IZR. 98% des Körperkaliums sind im IZR, nur 2% extrazellulär verteilt. Die normale Plasmakonzentration beträgt (laborabhängig) 3,6–5,0 mmol/l. Mit einer gemischten Kost werden etwa 70 mmol K^+-Ionen zugeführt, die zu 90% renal, zu 10% durch den Kot ausgeschieden werden. Die Regelung der K^+-Homöostase geschieht durch Aldosteron, aber auch durch das Angebot anderer Kationen an das Tubulussystem der Nieren.

Kalium ist verantwortlich für die Größe des IZR, außerdem ist es bei Eiweiß- und Kohlenhydratstoffwechselvorgängen beteiligt. Durch das Verhältnis von intra- zu extrazellulärem K^+ ist das Membranpotential bedingt. Hyperkaliämien führen zu einer Verringerung, Hypokaliämien zu einer Vergrößerung des Membranpotentials, was sich in einer Veränderung der Erregbarkeit v. a. von Muskelzellen äußert: Die Wirkung veränderter K^+-Konzentrationen auf den Herzmuskel gehen von Rhythmusstörungen bis hin zur Asystolie; die therapeutische Breite von Glykosiden ist vom intakten Potential abhängig. Veränderungen des K^+-Spiegels sind im EKG ablesbar.

Die Wirkung auf die quergestreifte Muskulatur ist die Ursache für die familiär vorkommende periodische (hypokaliämische) Lähmung. Auch die glatten Muskelzellen reagieren auf Veränderungen des K^+-Potentials mit Paralyse oder Übererregbarkeit.

Hypokaliämie

Ungenügende K^+-Aufnahme

Ursachen: Stenosen im oberen Verdauungstrakt,
Anorexia nervosa,
parenterale Flüssigkeitszufuhr ohne K^+.

Verlust über die Nieren

Durch Hyperaldosteronismus:
– primär beim Conn-Syndrom,
– sekundär bei Leberzirrhose, ACTH- oder Kortisonmedikation.
Durch Nierenerkrankungen:
chronische Pyelonephritiden, renaltubuläre Azidosen, Polyurie nach akutem Nierenversagen.
Aus anderer Ursache: Schleifendiuretika, osmotische Diurese, Alkalosen.

Enterale Verluste

Laxanzien, Galle- und Pankreasfistel, Ileus, Durchfall.
Von diesen Verminderungen des Körperkaliumbestandes sind Verteilungsstörungen zu trennen:
a) Verteilungsstörungen in Zusammenhang mit Störungen im Säuren-Basen-Haushalt:
   Eine Verminderung der Protonenkonzentration im EZR (Alkalose) wird durch einen Austritt von H^+-Ionen aus dem IZR kompensiert (s. folgende Übersicht).

Zusammenhang zwischen Kalium- und Wasserstoffionen im EZR

pH	7,0	7,1	7,2	7,4	7,6
K^+	6,7	6,0	5,3	4,2	3,2 mmol/l

Zur Erhaltung der elektrischen Neutralität wandern deshalb K^+-Ionen in den IZR, was zur Verteilungshypokaliämie führt.
Generell läßt sich ein gleichsinniges Verhalten von Wasserstoff- und K^+-Ionen im EZR beobachten. Bei einer Azidose des EZR werden einige H^+- gegen K^+-Ionen ausgetauscht; ein ähnlicher Austausch findet bei einer Hyperkaliämie statt, wodurch eine Azidose des EZR entsteht.
b) Verteilungsstörungen im Zusammenhang mit Glukose und Insulin:
   Wenn Glukose mit der Hilfe von Insulin in die Zellen gelangt, wird K^+ mit in den IZR eingeschleust. Bei einer Hyperkaliämie kann dieses therapeutisch genutzt werden, unbeobachtet kann durch diesen (endogenen) Mechanismus eine Hypokaliämie entstehen.

c) Verteilungsstörungen in Zusammenhang mit anabolen Vorgängen:
   Beim Aufbau von Proteinen wird K^+ des EZR vom IZR aufgenommen.
d) Bei Verteilungsstörungen durch Katecholamine
   findet eine sehr schnelle Verminderung des extrazellulären K^+ statt. Das ist
   der Grund, warum viele polytraumatisierte Patienten bei der Aufnahme in ein
   Krankenhaus unter einer gefährlichen Hypokaliämie leiden. (Dieses niedrige
   Serum-K^+ tritt *trotz* der oft gleichzeitig bestehenden Azidose auf. Eine Behandlung der Azidose ohne K^+-Substitution kann die Hypokaliämie noch
   verstärken!)

Symptome der Hypokaliämie

a) Das Herz neigt zu Tachyarrhythmien. Die Glykosidtoleranz ist herabgesetzt.
   Im EKG zeigen sich ST-Senkungen, T-Abflachung, U-Wellen.
b) Schwäche, Apathie und Reizbarkeit sind allgemeine Symptome. (Auf Lähmungen von quergestreifter Muskulatur und Magen-Darm-Trakt wurde
   schon hingewiesen.)
c) Die Glukosetoleranz ist herabgesetzt.
d) Die K^+-Ausscheidung im Urin geht zurück. <25 mmol/l bedeutet wahrscheinlich, <10 mmol/l bedeutet sicher eine Hypokaliämie.

Therapie: K^+-Substitution

Als K^+-Chlorid oder als K^+-Aspartat. Die letztere Applikationsform bietet v. a.
eine schnelle Auffüllung des intrazellulären K^+-Pools. Dabei sollten nicht mehr
als 40 mmol/l/h und 240 mmol/l/Tag substituiert werden. Für diese Empfehlung
gibt es zwei Gründe:

   Einerseits besteht die Gefahr einer zu schnellen Zufuhr, wenn die Infusionsflaschen zu viel K^+ enthalten. Änderungen in der Tropfgeschwindigkeit können
zum Herzstillstand führen (Serum-$K^+ > 10$ mmol/l).

   Andererseits wird durch ein zu schnelles Auffüllen des extrazellulären Kaliums das Membranpotential selbst bei Normokaliämie bedrohlich verändert,
wenn der intrazelluläre Kaliumgehalt deutlich verringert ist. Aus diesen Gründen
ist die orale Substitution der parenteralen vorzuziehen. Bei Konzentrationen
>40 mmol/l Infusionslösung muß wegen einer Reizung der Venenwände ein zentraler Weg verwendet werden.

Hyperkaliämie

Fehlende renale Ausscheidung

Außer bei An- oder Oligurie kann die K^+-Exkretion durch eine Nebennierenin-
suffizienz (M. Addison), bei Aldosteronantagonistentherapie oder durch renale
Störungen entstehen.

Freisetzung aus dem Gewebe

Bei einem größeren Weichteiltrauma wird K^+ ebenso wie bei massiver Hämolyse
aus den zerstörten Zellen freigesetzt. Nach Verbrennungen und bei fehlender oder
mangelhafter Funktion von neuromuskulären Einheiten können durch depolarisierende Relaxanzien plötzlich bedenkliche K^+-Konzentrationen entstehen.

Auch während kataboler Phasen insbesondere bei Sepsis sind Hyperkaliämien nach Relaxanzien beschrieben.

Iatrogen

Durch zu schnelle Infusion K^+-haltiger Lösungen kann eine Hyperkaliämie entstehen, die zum kaum reanimierbaren Herzstillstand führt. (Deshalb nie mehr als 40 mmol K^+/l Infusionslösung verwenden, wenn keine Infusionspumpe zur Verfügung steht!)

Symptome

Der Magen-Darm-Trakt reagiert mit Spasmen, Erbrechen und Durchfällen. Kardiale Symptome können sein: Arrhythmien und diastolischer Herzstillstand. Im EKG erscheinen hohe, schmalbasige T-Zacken. Allgemein können Schwäche, Parästhesien und Verwirrtheit auftreten. Konzentrationen über 6 mmol/l sind bedrohlich, ab 10–12 mmol/l tödlich.

Therapie

- Steigerung der Diurese mit Schleifendiuretika,
- Glukose-Insulin-Infusionen (1E Altinsulin/5 g Glukose),
- Ausgleich einer evtl. gleichzeitig bestehenden Azidose,
- Kationenaustausch (Resonium),
- bei bedrohlichen Notfällen 20 ml Kalziumglukonat wegen des Antagonismus von Ca^{2+} und K^+,
- Dialyse.

Chlorid

Chlorid (Cl^-), das Gegenion zum Na^+, ist zu 90% im EZR und hier wesentlich für die Osmolarität des EZR verantwortlich. Die physiologische Ausscheidung aus dem Organismus erfolgt fast vollständig über die Nieren; bei Magensaftverlust durch Erbrechen oder über eine Sonde können größere Mengen verloren gehen.

Die Messung des Cl^- ist wichtig für die Interpretation des Säure-Basen-Haushalts, soll die Anionenlücke (s. S. 103) oder die osmotische Lücke berechnet werden.

Hypochlorämie

Durch Magensaftverlust tritt typisch eine hypochlorämische metabolische Alkalose auf (Therapie: Kochsalzinfusion).

Bei anderen metabolischen Alkalosen ist die Hypochlorämie korrelierbar mit dem Ausmaß dieser Störungen.

Bei chronisch-respiratorischen Azidosen ist das Bikarbonat im EZR erhöht; kompensatorisch wird vermehrt Cl^- ausgeschieden.

Hyperchlorämie

Bei Bikarbonatverlusten tritt eine verstärkte Cl^--Rückresorbtion in den Nieren auf. Alle Formen der renaltubulären Azidosen sind mit hohen Serumchloridwerten kombiniert.

Als „Pseudohyperchlorämie" wird eine Vermehrung von Bromidionen bezeichnet, die zu falsch-hohen Cl⁻-Bestimmungen führt. Pathognomonisch für diese Erkrankung ist die positive Anionenlücke.

Anionenlücke ("anion gap")

Der Subtraktionswert der Summe von Serumchlorid und Bikarbonat vom Serumnatrium beträgt normal 12 ± 4 mmol/l. Wenn andere Anionen (z. B. Laktat oder Ketokörper vorhanden sind), deren Konzentrationen nicht in der Routine bestimmt werden, vergrößert sich die Anionenlücke. Sie ist also ein Hinweis auf eine Additionsazidose.

Bei vermehrtem Kationenangebot (z. B. monoklonale kationische Proteine) oder fälschlich hohen Cl⁻-Werten (vgl. Abschn. „Hyperchlorämie") wird die Anionenlücke klein oder sogar positiv.

Osmotische Lücke

Die osmotische Lücke ist die Differenz von gemessener minus errechneter Osmolarität.

Formel zur Berechnung der Osmolarität:

$$\text{mosmol/l} = (\text{Na}^+ + \text{K}^+) \cdot 2 + \frac{\text{Glukose[mg/dl]}}{18} + \frac{\text{Harnstoff[mg/dl]}}{6}.$$

Ist die osmotische Lücke größer als 5 mosmol/l, müssen osmotisch wirksame Teilchen im Serum sein, deren Konzentration nicht bestimmt wurde. Es kann sich hierbei um Laktat, aber auch um Vergiftungen mit Methyl- oder Äthylalkohol handeln. Nach Vergiftungen mit osmotisch wirksamen Substanzen wie Barbituraten und Salizylaten wächst die osmotische Lücke ebenso wie nach Sorbit- oder Mannitapplikation.

Weiterführende Literatur

Deetjen P (1977) Dynamik und Regulation der Flüssigkeitsräume. In: Ahnefeld FW (Hrsg) Wasser-Elektrolyt- und Säuren-Basen-Haushalt. Springer, Berlin Heidelberg New York
Frey R, Eyrich K, Lutz H, Peter K, Weis KH (1974) Infusionstherapie. Aesopus, Milano München
Gofferje H (1978) Leitfaden der Infusionstherapie. Schattauer, Stuttgart
List WE, Osswald PM (1987) Komplikationen in der Anästhesie. Springer, Berlin Heidelberg New York Tokyo
Schrier RW, Szatalowicz VL (1980) Disorders of water metabolism. Contr Nephrol 21:48–54
Seeling W (1986) Störungen des Wasser-Elektrolyt- und Säuren-Basen-Haushalts. In: Ahnefeld FW (Hrsg) Notfallmedizin. Springer, Berlin Heidelberg New York Tokyo (Klinische Anästhesiologie und Intensivtherapie, Bd 30)
Thomas L (1984) Labor und Diagnose. Medizinische Verlagsgesellschaft, Marburg

Künstliche Ernährung

P. Becker

Eine künstliche Ernährung ist immer notwendig, wenn
- ein Patient nicht ausreichend Nahrung zu sich nehmen kann oder darf,
- dieses Mißverhältnis zu einem unerwünschten Abbau der Körpersubstanz führen könnte,
- keine Kontraindikation gegen eine (künstliche) Ernährung besteht

Viele Krankheitsbilder sind mit einer Einschränkung der Nahrungsaufnahme verbunden. Beispiele hierfür sind Störungen des Gehirns nach einem Schädel-Hirn-Trauma mit Bewußtlosigkeit, Verletzungen im Rachenraum und Erkrankungen der Speiseröhre oder des Magen-Darm-Trakts. Bei mangelnder Nahrungsaufnahme ist der Organismus gezwungen, durch Abbau von Eiweiß und Fett Kohlenhydrate herzustellen. Dieser Vorgang (Glukoneogenese) erfaßt zunächst die Funktionsproteine, d. h. Eiweiße mit kurzer Halbwertszeit wie die Immunglobuline und Gerinnungsfaktoren, bevor auch auf die Fette und die Strukturproteine (z. B. Muskelprotein) zurückgegriffen wird. Soll dieser Abbau von körpereigener Substanz (Katabolie) verhindert werden, sollte so früh wie möglich mit einer künstlichen Ernährung angefangen werden. Es gibt aber Situationen, in denen das nicht möglich ist. Dazu gehören alle Zustände mit erhöhter Nebennierenhormonproduktion (Streßhormone) und Störungen im Elektrolyt-, Säure-Basen-Haushalt (SHB) und Wasserhaushalt.

Ernährungsphysiologische Begriffe

Der Grundumsatz ist der normale Energiebedarf eines Menschen. Unter Ruhebedingungen beträgt er 1800–2000 kcal pro Tag (25–30 kcal/kg KG/Tag), bei starker körperlicher Arbeit kann er 4fach, im Rahmen einer Verbrennungskrankheit oder einer Sepsis 6fach gesteigert sein. Wenn der Energieverbrauch nicht durch die Nahrungszufuhr gedeckt wird, liegt der Schwerpunkt der körpereigenen Stoffwechselreaktion auf dem Versuch, mit den vorhandenen Energievorräten auszukommen und den unvermeidlichen Proteinverlust zu minimieren. Die Hormonaktivität ist sehr gedrosselt, als Summationseffekt liegen eine Hypoglykämie, eine Erhöhung der Blutspiegel von freien Fettsäuren (FFS) und Ketonen sowie eine verzögerte renale Stickstoffelimination vor. Dieser „Hungerzustand" kann deutlich bei der Nulldiät beobachtet werden.
    Der *Postaggressionsstoffwechsel* ist eine Situation, in der nach einer größeren Verletzung oder Operation durch eine übertriebene Freisetzung von Katechol-

aminen, Kortikoiden, Schilddrüsenhormonen u. a. humoralen und neuralen Faktoren die Glukoneogenese gesteigert ist. Diese auch im Streß nachweisbare Stoffwechselfunktion ist auf die entwicklungsgeschichtlich fixierte Furcht-Flucht-Reaktion zurückzuführen, wo bei jeder Bedrohung durch zentrale Regelmechanismen den glukoseabhängigen Organen, v. a. den Muskeln, Brennstoff zur Verfügung gestellt wurde.

Da durch das Überwiegen der Hormone, die die Glukoneogenese auf Kosten der Aminosäuren (AS) und Fette bewirken, der endogene Glukosespiegel hoch ist, führt die Zufuhr exogener Glukose zu extremen Hyperglykämien. Eine herabgesetzte *Glukosetoleranz* wird nicht nur im Postaggressionsstoffwechsel, sondern auch bei Hypokaliämie und Störungen im SBH beobachtet. (Während einer Nulldiät ist die Glukosetoleranz normal.) Durch die *Katabolie* wird der in den AS enthaltene organisch gebundene Stickstoff zu Harnstoff umgebaut, der durch die Nieren ausgeschieden wird. Hierdurch wird die *Stickstoffbilanz* (Einfuhr minus Ausfuhr) negativ. Der Katabolie fallen im Anfang v. a. die „Funktionsproteine", d. h. Proteine mit nur kurzer Halbwertszeit wie die Enzyme, Immunglobuline und Gerinnungsfaktoren, zum Opfer, bevor auch die „Strukturproteine" zur Glukoneogenese verwendet werden. Die Folgen einer Katabolie im Postaggressionsstoffwechsel können sein:

Wundheilungsstörungen, Platzbauch, Verschlechterung der Abwehrfunktionen des Organismus. Im Extremfall kann durch den Muskelabbau ein Kräfteschwund bis zur Atemmuskulaturatrophie entstehen.

Es muß also versucht werden, durch angepaßte Ernährungskonzepte die Katabolie zu verhindern oder zu minimieren.

Kohlenhydrate (KH)

Die Kohlenhydrate erfüllen im Organismus zwei Funktionen:
- Sie dienen als Energielieferanten und
- sie sind Bausteine für definierte Verbindungen wie z. B. Glykoproteine, Mukopolysaccharide oder Vorstufen für die Glukuronsäure, die für Entgiftungsreaktionen der Leber gebraucht wird.

Der Körper kann sich aus endogenen Nichtkohlenhydraten auf dem Weg über die Glukoneogenese mit den erforderlichen Mengen an Glukose selbst versorgen; trotzdem sollten etwa 15% der täglichen Kalorien als KH aufgenommen werden.

Glykogen ist ein Glukosepolymerisat, das v. a. in der Leber als KH-Depot schnell mobilisiert werden kann. Im Hungerzustand sind die vorhandenen 150 g nach etwa 12–14 h verbraucht. Soll eine Katabolie der Proteine verhindert werden, müßte nach dieser Zeit mit einer KH-Zufuhr begonnen werden. Andererseits ist im Postaggressionsstoffwechsel aufgrund der hormonellen Situation eine Glukoseapplikation zu diesem Zeitpunkt wegen der verminderten Glukosetoleranz nicht möglich. Daher kam man auf die Idee, „*Glukoseaustauschstoffe*" innerhalb der parenteralen Ernährung einzuführen, die insulinunabhängig von den Zellen aufgenommen werden. Spätere Schritte der KH-Verstoffwechslung erfolgen auch bei den Austauschstoffen insulinabhängig. Neben der Glukose stehen als Austauschstoffe Fruktose, Sorbit und Xylit zur Verfügung.

Im Gegensatz zur enteralen Nahrungszufuhr dürfen Infusionen nur Monosaccharide enthalten, da i.v. applizierte Di- und Polysaccharide unverändert im Urin ausgeschieden werden. Nur bei dem seltenen Krankheitsbild des Disaccharidmalabsorptionssyndroms muß auch bei der enteralen Ernährung auf ein oder mehrere Disaccharide verzichtet werden, die nicht im Dünndarm resorbiert werden können und im Dickdarm vergären.

Monosaccharide (MS). Alle MS haben 4 cal/g. 5%ige Lösungen sind blutisoton, beinhalten aber nur 200 cal/l Infusionsflüssigkeit. Deshalb müssen zur Ernährung konzentriertere Lösungen eingesetzt weden, deren Tonizität dann aber deutlich gesteigert ist und die über einen zentralen Venenkatheter infundiert werden müssen.

Die Osmolarität einer Infusionslösung wird folgendermaßen berechnet: Summe von Kat- und Anionen + 300 mosmol/50 g KH oder Aminosäuren. Bis 1200 mosmol kann langsam peripher, ab 2000 mosmol muß über einen zentralen Venenkatheter (ZVK) infundiert werden.

Die alleinige Infusion 5%iger Glukoselösungen (vgl. auch Abb. 1) führt zu einer starken Verschlechterung der Stickstoffbilanz. Erst der Einsatz höher konzentrierter Lösungen (10–50%) kann die Katabolie der eigenen Proteine günstig beeinflussen. Außer den Risiken, die durch den ZVK bedingt sind, muß mit folgenden Nebenwirkungen bei der Glukoseinfusion gerechnet werden:

- Zu Beginn der Therapie kann eine Hyperglykämie beobachtet werden, die mit großen Insulinmengen behandelt werden muß oder zur Unterbrechung der Zufuhr zwingt.
- Die Hyperglykämie kann nach dem Überschreiten der „Nierenschwelle" (180 mg%) zur osmotischen Diurese führen.
- Die Folge hiervon kann eine hyperosmolare Dehydratation sein.
- Weil bei der Glukoseutilisation Kaliumionen mit in den Intrazellulärraum eingeschleust werden, kann eine Hypokaliämie resultieren.
- Nach der Infusion elektrolytfreier Glukoselösungen kann eine „Wasserintoxikation" mit der Folge von Zellödemen entstehen, weil nach der Verstoffwechslung der Glukose „freies Wasser" übrig bleibt, das sich auf das Gesamtkörper-

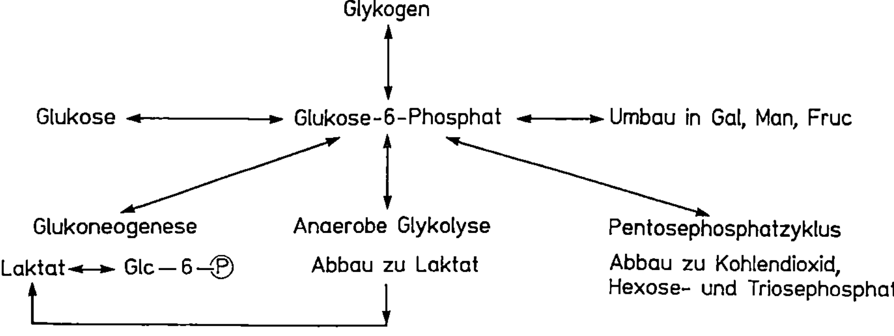

Abb. 1. Stoffwechselwege der Glukose

wasser (s. S. 109) gleichmäßig und daher u. a. auf den IZR verteilt. Hierdurch kann z. B. ein Hirnödem vergrößert werden.
- Die plötzliche Unterbrechung der Zufuhr hochprozentiger Lösungen kann zu einer bedrohlichen Hypoglykämie führen.

Kontraindikationen gegen eine Glukoseinfusion sind daher:
- Hyperglykämie,
- Hypokaliämie,
- Dehydratationen (mit Ausnahme von hypertonen Dehydratationen (s. S. 116) mit Hypernatriämie, die mit 5% Glukose therapiert werden),
- Hirnödem.

Dosierung: 0,5–1,2 g/kg KG/h.

Fruktose wird insulinunabhängig in die Zellen aufgenommen. Die Verstoffwechslung zu Pyruvat und Laktat oder zu Glukose und zu Glykogen wird rasch vollzogen. Wenn das aus anderer Ursache anfallende Laktat nicht ausreichend umgebaut werden kann (Laktatazidose, s. S. 104), wird die Hyperlaktatämie durch Fruktosezufuhr verstärkt. Außerdem wird durch eine Fruktoseinfusion Insulin freigesetzt; hierdurch kann eine Hypoglykämie entstehen. Die Gefahr einer Hyperglykämie durch Fruktose ist gering. Kontraindikationen gegen Fruktoseinfusionen sind:
- Lakatazidose,
- Leberinsuffizienz,
- Hypoglykämie,
- hereditäre Fruktoseintoleranz.

Dosierung: 0,5 g/kg KG/h, max. 100 g/Tag/70 kg KG.

Im Gegensatz zur harmlosen Fruktosurie, die durch das Fehlen der Fruktokinase entsteht, kommt es durch einen anderen Enzymmangel (Ketose-1-phosphat-Aldolase) zu dem Krankheitsbild der Fruktoseintoleranz: Nach Fruktose- oder Sorbitzufuhr kommt es zu einem dramatischen Abfall der Phosphat- und Glukosespiegel im Blut mit allen Zeichen des hypoglykämischen Schocks, der mit Glukoseinfusion gut therapierbar ist. Bei Säuglingen führen rezidivierende Hypoglykämien (auch auf Saccharose!) zu Hirnschäden, außerdem kann durch anhaltende Fruktoseexposition eine Leberzirrhose entstehen.

Sorbit ist eigentlich ein Alkohol und wird durch Dehydrogenierung zu einem Zucker, der Fruktose ungewandelt. Es gelten daher die gleichen Indikationen, Kontraindikationen und Dosierungen wie bei der Fruktose. Sorbit ist in Mischinfusionen zusammen mit Aminosäuren sehr stabil. Sonst bestehen gegenüber der Fruktose keine Vorteile.

Dagegen ist die nach Sorbit„überdosierung" auftretende osmotische Diurese therapeutisch nutzbar.

Xylit ist ebenfalls ein Alkohol und muß durch dieselbe Dehydrogenase wie Sorbit zu einem Zucker umgewandelt werden. Die entstehende Xylose ist ein Zucker mit 5 Kohlenstoffatomen. Im Vergleich zu den anderen MS wird Xylit erheblich langsamer verstoffwechselt. Deshalb dürfen nur 10–15% der KH als Xylit gegeben werden. Weil Xylit einen günstigen Effekt auf die Nukleinsäuresynthese hat, wird es häufig Aminosäureninfusionen zugesetzt, um die Proteinsynthese zu beschleunigen.

Die zu rasche Zufuhr (> 0,5 g/kg KG/h) führt zu Brechreiz, Vertigo, Wärmegefühl und osmotischer Diurese, es kann eine Laktatazidose, Hyperurikämie und selten eine Oxalose der Nieren und des Gehirns entstehen.
Kontraindikationen sind daher:
- Gicht,
- Leberinsuffizienz,
- Niereninsuffizienz,
- Azidose.
Dosierung: 0,25 g/kg KG/h.

Äthanol hat im Rahmen der parenteralen Ernährung keine Funktion. Wichtig ist die prophylaktische Infusion zur Verhinderung des Alkoholdelirs und die therapeutische Gabe bei Methanol- und Glykolvergiftungen.

Fette

Aus den oral aufgenommenen Fetten werden in der Darmwand *Chylomikronen* gebildet, die über den Ductus thoracicus in die Blutbahn gelangen. Diese Chylomikronen bestehen größtenteils aus Triglyzeriden, enthalten aber auch etwas Cholesterin und Phospholipide, die zusammen mit Proteinen (den Apoproteinen) eine einhüllende Oberflächenschicht bilden, durch die die eigentlich wasserunlöslichen Fette im Blutplasma emulgiert werden. Diese Apoproteine haben nicht nur eine transportierende, d. h. emulgierende Wirkung, sondern sie regeln auch die Aktivität der fettabbauenden Enzyme. In der Zirkulation werden die Chylomikronen kontinuierlich verkleinert, indem Lipoproteinasen Fettsäuren und Glycerin abspalten. Bei einem hohen Energiebedarf werden Fettsäuren für die Verbrennung in entsprechenden Organen, z. B. der Muskulatur, bereitgestellt, bei einem über den Bedarf hinausgehenden Angebot werden die Fettdepots in den Lipozyten vergrößert.
Werden Fettzubereitungen infundiert, die vom retikuloendothelialen System (RES) als Fremdkörper erkannt und aufgenommen werden, findet eine unspezifische intrazelluläre „Verdauung" der Fette statt, die nicht mit der physiologischen Verwertung vergleichbar ist. Außerdem kann das RES in seiner Phagozytosefunktion beeinträchtigt werden, wenn es mit Fetttropfen „aufgefüllt" ist. Daher wird versucht, Fettemulsionen herzustellen, in denen die Chylomikronenstruktur nachgeahmt wird. Heute wird als Substrat für infundierbare Fette ausschließlich Sojabohnenöl verwendet, als Emulgatoren dienen Phosphatide (Eilecithin oder Sojaphosphatid), der Apoproteinanteil fehlt.
Fettemulsionen innerhalb der parenteralen Ernährung haben folgende Vorteile:
- Große Energiemengen sind osmotisch indifferent infundierbar,
- durch den hohen Anteil ungesättigter Fettsäuren wird der Bedarf an essentiellen Fettsäuren gedeckt,
- sie dienen als Trägerlösung für die fettlöslichen Vitamine,
- sie senken den respiratorischen Quotienten.

Nebenwirkungen bei Fettinfusionen

Das „overloading syndrome" ist eine Fettverwertungsstörung, die noch nach monatelanger Behandlung auftreten kann: Innerhalb kurzer Zeit steigt der Blutfettspiegel auf das 10- bis 100fache der Norm an. Im Vordergrund stehen dabei ikterische Leberschäden, Gerinnungsstörungen und Temperaturerhöhungen.

Insbesondere bei einem zu hohen Anteil dieser „ketotischen Diät" werden extreme Blutspiegel von Cholesterin, Fettsäuren und Ketonkörper (Ketoazidose, s. S. 104) gefunden, die zu einer Reduzierung der Dosierung zwingen. Die Hyperlipidämie kann Laboruntersuchungen anderer Serumparameter stören.

Darreichung: Die gekühlt aufbewahrten Emulsionen sollten unmittelbar vor der Infusion auf Zimmertemperatur gebracht werden. Vor der Infusion können fettlösliche Vitamine zugemischt werden. Andere Zusätze sollten nicht in die Flaschen gegeben werden, da die Emulsion durch die Zerstörung der chylomikronenartigen Struktur entmischt werden könnte. Die Infusion sollte nicht durch einen ZVK erfolgen, weil eine gleichzeitig durch den Katheter laufende Infusion eine Entmischung bewirken könnte. Die Infusionsgeschwindigkeit beträgt etwa 50 g Fett/8 h/70 kg KG.

Aminosäuren (AS)

Die Proteine bilden die Stoffklasse, die am Aufbau lebender Organismen am stärksten beteiligt ist. Sie bestehen aus Polymeren von etwa 20 verschiedenen Aminosäuren. Einige dieser AS sind essentiell, d. h. sie müssen mit der Nahrung aufgenommen werden, weil sie der Organismus nicht selbst synthetisieren kann. Nichtessentielle AS produziert der Organismus, indem an die entsprechende (stickstofffreie) α-Ketosäure NH_2 übertragen wird, das aus dem Abbau von AS-Überschüssen zur Verfügung gestellt wird. Diese Syntheseleistung wird durch Transaminasen katalysiert.

Der Abbau der AS erfolgt durch Desaminierung, wobei Ammoniak entsteht. In der Leber wird als Endprodukt des AS-Abbaus Harnstoff gebildet (normal 20–25 g/70 kg KG), durch den der AS-Stickstoff über die Nieren ausgeschieden wird.

Um die Stoffwechselsituation zu beurteilen, kann eine Stickstoffbilanz erstellt werden. Mit etwa 6 g AS wird 1 g Stickstoff zugeführt. Die Stickstoffausscheidung erfolgt zu 80% als Harnstoff (HA). Die Berechnung der renalen Stickstoffverluste sind nach folgenden Formeln abschätzbar:

Stickstoffausscheidung [g] = HA im Urin [g/24 h]$\cdot$ 28/60$\cdot$5/4 oder
Stickstoffausscheidung [g] = HA im Urin [mol/24 h]$\cdot$ 28$\cdot$5/4.

Molekulargewicht (Mg) des Stickstoffs = 28, Mg von Harnstoff = 60, 5/4 ist ein Korrekturfaktor, durch den die 20% N_2-Verluste als Nichtharnstoff berücksichtigt werden.

Eine negative Stickstoffbilanz weist auf eine katabole, eine positive auf eine anabole Stoffwechsellage hin.

Einen Hinweis auf Katabolie erhalten wir auch, wenn bei gleichbleibendem Serumkreatinin der Serumharnstoff ansteigt.

Während in der enteralen Ernährung Peptide enthalten sind, werden parenteral nur synthetische L-AS-Gemische zugeführt. (L bedeutet, daß die Ebene polarisierten Lichts nach links gedreht wird.) Der Bedarf ist etwa 1 g AS/kg KG/Tag. Wichtig ist, gleichzeitig ausreichende Kalorien durch Kohlenhydrate und Fett zuzuführen, da sonst die infundierten AS in die Glukoneogenese eingeschleust werden.

Bedarfsadaptierte AS-Gemische werden bei zwei verschiedenen Krankheitsbildern eingesetzt: Niereninsuffiziente Patienten haben häufig Probleme mit der Ausscheidung der toxischen Produkte aus dem AS-Stoffwechsel. Durch eine AS-Zusammensetzung, die der *Kartoffel-Ei-Diät* entspricht, kann die Zufuhr auf 1/3 der normalen Stickstoffbelastung reduziert werden, ohne daß ein Mangel an essentiellen AS auftritt. Bei ausreichender Kalorienzufuhr werden stickstoffhaltige Metabolite zu (nichtessentiellen) AS reutilisiert. Die *hepatische Enzephalopathie* ist zu einem großen Teil auf die Tatsache zurückzuführen, daß während einer Lebererkrankung die AS-Zusammensetzung des Blutes verändert ist. Durch das Überwiegen der aromatischen AS (Phenylalanin und Thyrosin) gegenüber den verzweigtkettigen (Valin, Leuzin und Isoleuzin) werden im Gehirn falsche Transmitter zusammengesetzt, die für die Symptomatik mitverantwortlich sind. Durch die Infusion verzweigtkettiger AS wird bei diesem Krankheitsbild das Muster der AS-Zusammensetzung im peripheren Blut korrigiert. Hierdurch wird die Enzephalopathie behandelt.

Ernährungskonzepte

Für ein parenterales Ernährungskonzept sind folgende Aspekte von Bedeutung:
- Ernährungszustand des Patienten,
- voraussichtliche Dauer der parenteralen Ernährung,
- voraussichtlicher Kalorienbedarf im Rahmen der Krankheit.

Nach kleineren und mittleren abdominellen Operationen und während der Postaggressionsphase kann eine Katabolie während der ersten 3 Tage durch eine *hypokalorische Ernährung* ausreichend kompensiert werden. Dazu werden dem Erwachsenen etwa 150 g Kohlenhydrate/Tag und 70 g Aminosäuren/Tag zusammen mit den entsprechenden Elektrolyten infundiert. Zur periphervenösen Infusion müssen diese Stoffe in 3 l Wasser gelöst sein („3-l-Konzept").

In der abklingenden Postaggressionsphase ist eine *normokalorische Ernährung* indiziert:
   250–300 g Kohlenhydrate/Tag,
   80–100 g Aminosäuren/Tag und
   20 g Fett werden dem Erwachsenen gegeben. Wichtig ist, etwa 25 kcal/1 g AS zu applizieren, weil sonst die AS zur Glukoneogenese herangezogen werden.

Außerhalb der Postaggressionsphase sollte ein Stufenplan eine *hyperkalorische Ernährung* aufbauen, wenn ein schweres Krankheitsbild (z. B. Sepsis oder Verbrennung) mit hohem Energiebedarf verbunden ist:
   400–500 g Kohlenhydrate/Tag,
   100–140 g Aminosäuren/Tag,
   100 g Fett.

Sondenkost

Die parenterale Infusion von Nahrungsstoffen stellt grundsätzlich einen abnormen Zufuhrweg dar. Da kein körpereigenes Regulativ die Zusammensetzung der aufgenommenen Substanzen kontrolliert, sind eine exakte Bilanzierung und die engmaschige Kontrolle wichtiger Parameter unumgänglich. Zusätzlich zu den metabolischen Problemen kommen die Risiken des zentralen Venenkatheters, der wegen der hohen Osmolarität der hochkalorischen Lösungen im Rahmen einer totalen parenteralen Ernährung Voraussetzung für die Zufuhr ist.

Die enterale Ernährung mittels Sondenkost nützt die natürlichen Regulative des Gastrointestinaltrakts, die resorbierten Bestandteile werden physiologisch über die Lymphe oder den Pfortaderkreislauf dem Organismus zur Verfügung gestellt; sie ist der parenteralen Applikation vorzuziehen, wenn keine Kontraindikation besteht und wenn es sich nicht um den Ausgleich von Aminosäurenimbalanzen (z. B. bei Lebererkrankungen) handelt.

Indikationen für Sondenernährung sind: bewußtlose Patienten, aber auch Malabsorptionssyndrome oder strahlungs- und zytostatikabedingte Darmschäden. Auch bei Erkrankungen oder Operationen des Epipharynx und des Ösophagus kann (ggf. durch eine Witzel-Fistel) eine Sondenernährung durchgeführt werden.

Kontraindikationen sind: Ileus, akute Blutungen des Magen-Darm-Trakts, starkes Erbrechen, Reflux aus einer Magensonde.

Einteilung der Sondenkost:
1) selbst hergestellte Diät ("home made"),
2) nährstoffdefinierte Diät (NDD),
3) chemisch definierte Diät (CDD)
   a) Elementardiät,
   b) Oligopeptiddiät.

Zu 1): Durch eine entsprechende mechanische Zerkleinerung kann normale „Vollkost" durch eine Sonde gegeben werden. Wichtig ist die frische Zubereitung, weil ältere Speisen bakteriell verunreinigt sein können. Wenn nicht ein ausgewogener Speiseplan zugrunde liegt, besteht die Gefahr der Mangelernährung. Voraussetzung für diese Kost ist eine normale Funktion des Gastrointestinaltrakts.

Zu 2): Die NDD wird aus natürlichen Grundstoffen hergestellt. Die Zusammensetzung entspricht den Empfehlungen der Deutschen Gesellschaft für Ernährung (KH 50%, Eiweiß 15–20%, Fett 15–20%). Diese Diät wird bei normaler Darmfunktion eingesetzt. Durch einen hohen Anteil von Oligosacchariden ist die Osmolarität >500 mosmol, die Gefahr osmotischer Durchfälle relativ gering. Vitamine und Spurenelemente sind in ausreichender Menge zugesetzt.

Sonderformen sind für Diabetiker und niereninsuffiziente Patienten erhältlich.

Zu 3): Die CDD ist aus niedermolekularen Bestandteilen zusammengesetzt:
Während die Elementardiät aus L-Aminosäuren und Mono- bis Oligosacchariden besteht, enthält die Oligopeptiddiät ausschließlich Peptidfraktionen mit einem Molekulargewicht zwischen 10000 und 15000. Diese Diäten werden bei ei-

ner kleinen resorbierenden Darmoberfläche, bei exokrinen Pankreaserkrankungen oder zur Dickdarmruhigstellung verwendet, da sie keinerlei Ballaststoffe enthalten.

Durch die Verwendung weicher Sonden sind Komplikationen wie Druckulzera im Nasen-Rachen-Raum oder ösophagotracheale Fisteln selbst bei langer Liegezeit extrem selten. Es sollten Kunststoffsonden eingesetzt werden, die möglichst keine „Weichmacher" freisetzen.

Regulationsvorgänge

Durch das Zusammenspiel humoraler Faktoren wird der Stoffwechsel geregelt. Beispiele hierfür sind:

Glukokortikoide wirken ergotrop, d.h. Kohlenhydrate werden auf Kosten von Fett und AS zur Verfügung gestellt. Gleichzeitig wird die Glukoseverwertung in der Peripherie gehemmt und Glykogen aus der Muskulatur in die Leber umverteilt.

Katecholamine führen zu einer diabetogenen Lage mit Erhöhung der freien Fettsäuren und Steigerung des Grundumsatzes.

Insulin aktiviert den Transport von Glukose, AS und K^+ in die Zellen. Schlüsselenzyme für die Glykogenbildung werden ebenso aktiviert wie die Proteinsynthese durch die Ribosomen. Außerdem wird die Fettsynthese aus KH gesteigert. Insulin wird durch verschiedene Reize vermehrt gebildet oder freigesetzt: Verschiedene Zucker (Glukose und Fruktose), AS-Gemische, Hormone (STH, ACTH, Glukagon, Sekretin) und Hyperkaliämie sind Beispiele dafür.

Glukagon erhöht den Blutzucker auf Kosten des Glykogens. Die Fettgewebslipasen werden durch Katecholamine und Proteohormone (STH, ACTH und TSH) aktiviert.

Laborkontrollen bei der künstlichen Ernährung

Das Serumkalium ist insbesondere bei der parenteralen Ernährung häufig zu kontrollieren: Katabole und anabole Stoffwechselsituationen führen im Zusammenhang mit Nebennierenhormonen und Insulin zu extremen Schwankungen des extrazellulären Milieus einschließlich des SBH (s. Kap. „Blutgase und Säure-Basen-Haushalt", S. 91) und des K^+.

Aus der Überprüfung des SBH und der Elektrolyte kann eine Anionenlücke (s. S. 103) berechnet werden, die Hinweis auf ein vermehrtes Laktat sein kann. Ein Ansteigen des Serumharnstoffs bei gleichbleibendem Kreatinin gibt Hinweis auf eine katabole Stoffwechsellage.

Wenigstens 2mal pro Woche sollte die Leberfunktion durch Kontrolle von SGOT, SGPT und γ-GT überprüft werden, weil die Leberfunktion durch die unphysiologische Substratzufuhr einerseits und durch ein ungenügendes Sauerstoffangebot im Rahmen der Krankheit (z. B. ARDS oder Sepsis) dekompensieren kann.

Stoffwechselentgleisungen können durch wöchentliche Proteinbestimmungen einschließlich der Elektrophorese erkannt werden.

Spurenelemente und Vitamine. Wegen der hohen Osmolarität ist schon für die normokalorische parenterale Ernährung ein zentraler Venenkatheter (ZVK) erforderlich, weil gleichzeitig ausreichende Elektrolytmengen verabreicht werden müssen.

Weiterführende Literatur

Ahnefeld FW (1983) Der Postaggressionsstoffwechsel. Infusionstherapie 10:232–242
Fischer JE (1980) Ernährung des Intensivpatienten. In: Berk JL (Hrsg) Handbuch der Intensivmedizin. Karger, Basel München
Förster H (1978) Energieträger in der parenteralen Ernährung: Kohlenhydrate, Fett, Alkohol. Internist (Berlin) 19:2–19
Heberer M, Brandl M (1982) Sonderernährung chirurgischer Patienten. In: Ahnefeld FW (Hrsg) Klinische Ernährung, Bd 10. Zuckschwerdt, München Bern Wien, S 110–126
Luft D (1981) Kohlenhydratinfusion bei internistischen Erkrankungen. Eine vergleichende Studie bei Stoffwechselgesunden, Leberkranken und diabetischen Patienten. Infusionstherapie 8:163–171
Schmitz JE, Lotz P, Ahnefeld FW, Grünert A (1981) Untersuchungen zur Eiweiß- und Energieversorgung von Intensivpatienten. Infusionstherapie 8:158–163
Striebel J-P (1985) Neuere Aspekte zur parenteralen Ernährung. Diagnostik 18:12–15
Weiner R, Hartig W (1986) Postoperative künstliche Ernährung. Klin J 5/6:10–14

Mechanische Ventilation

P. M. Osswald, M. Dittmann

Atemwege

P. M. Osswald

Die wichtigste Überlegung ist das Verhüten einer Obstruktion. Diese schränkt die Ventilation ein und führt zu einem Ansteigen der Atemarbeit. Die Zunge ist das Organ, das am häufigsten zu einer oberen Luftwegsobstruktion führt. Daneben können natürlich Entzündungen, z. B. der Epiglottis, der Stimmbänder bzw. des Larynx und der Trachea, ebenfalls zu Luftwegsobstruktionen führen. Fremdkörperaspirationen, gesteigerte Sekretion und eine veränderte Viskosität des Bronchialsekrets führen zu einer Obstruktion der unteren Luftwege.

Luftwegsobstruktion [1]

Die Atemwege können teilweise oder total verlegt sein. Eine teilweise Obstruktion kann man durch einen exspiratorischen Stridor, Gurgeln oder ein verstärktes Atemgeräusch identifizieren. Tachypnoe und Tachykardie gehören ebenfalls zu dem Bild. Bei einer kompletten Luftwegsobstruktion hört man hingegen nichts mehr. Patienten mit einer Luftwegsobstruktion zeigen maximale Anstrengungen, um überhaupt noch Luft in die Lungen zu bekommen. Dabei sieht man tiefe substernale und interkostale Einziehungen sowie Kontraktionen der Atemhilfsmuskulatur. Diese Patienten sind ängstlich und schwitzen sehr.

Ein kompletter Verschluß des Respirationstrakts kann durch eine Verlegung der Epiglottis zustande kommen. Die Patienten versuchen dann mit aller Kraft einzuatmen. Sie sind sehr ängstlich und es gelingt ihnen nicht, Luft in die Lungen zu bekommen. Erfolgt keine Hilfe, werden die Patienten bewußtlos und können innerhalb kurzer Zeit sterben.

Die wichtigsten Gesichtspunkte beim Freihalten der Atemwege bestehen im Verhüten einer oberen Luftwegsobstruktion und in einem Schutz des unteren Respirationstrakts. Hinzu kommt begleitend die medikamentöse Therapie zur Sekretolyse.

Auch sollte darauf geachtet werden, den anatomischen Totraum zu verringern. So können zum Beispiel die endotracheale Intubation oder eine Tracheoto-

---

[1] Vgl. Abschn. „Komplikationen", S. 178.

mie den anatomischen Totraum des respiratorischen Systems um 35–50% verkleinern. Damit erreicht man eine Verbesserung der alveolären Ventilation und
eine Verbesserung der Oxygenierung.

Komplikationen sind dabei die Infektion bzw. die allgemeine Kontamination
des Respirationstrakts. Weitere Komplikationen können durch eine Dehydratation zustande kommen. Weiter können Komplikationen durch subjektive Aspekte zustande kommen, so z. B. dadurch, daß der Patient aufgrund der Intubation
nicht mehr reden kann und sich einer Behandlung hilflos ausgeliefert sieht.

Freihalten der Atemwege

Es gibt einige manuell durchführbare Maßnahmen zum Freihalten der Atemwege. Hierzu zählt in erster Linie die Lagerung.

Bewußtlose, anästhesierte oder maximal sedierte Patienten sind immer ge-
durch das Zurückfallen der Zunge und eine Verlegung der oberen Atemwege gefährdet. Solche Patienten sollten nach Möglichkeit auf die Seite gelegt werden
(stabile Seitenlage). Dadurch wird gleichzeitig einer Aspiration vorgebeugt.

Liegt eine Obstruktion der oberen Luftwege vor, so müssen diese von allen
Fremdkörpern, so z. B. auch von Teilen des Gebisses und Speiseresten, befreit
werden. Das heißt, daß bei einem bewußtlosen Patienten die Mund- und Nasenhöhle sorgfältig untersucht werden muß. Bei einem entsprechenden Auskultationsbefund sollten die Luftwege abgesaugt werden.

Zu erwähnen ist in diesem Zusammenhang auch das Heimlich-Manöver
(Abb. 1). Dieses Manöver ist bei einer akuten oberen Luftwegsobstruktion zur
Entfernung von Fremdkörpern aus den Luftwegen indiziert. Hierbei stellt sich
der Helfer hinter den Patienten und umfaßt mit beiden Händen die Region des
oberen Abdomens, um dann durch ruckartiges Nach-oben-Ziehen und Anpres-
sen des Rückens des Patienten ein Auswerfen des Fremdkörpers zu erreichen. Al-

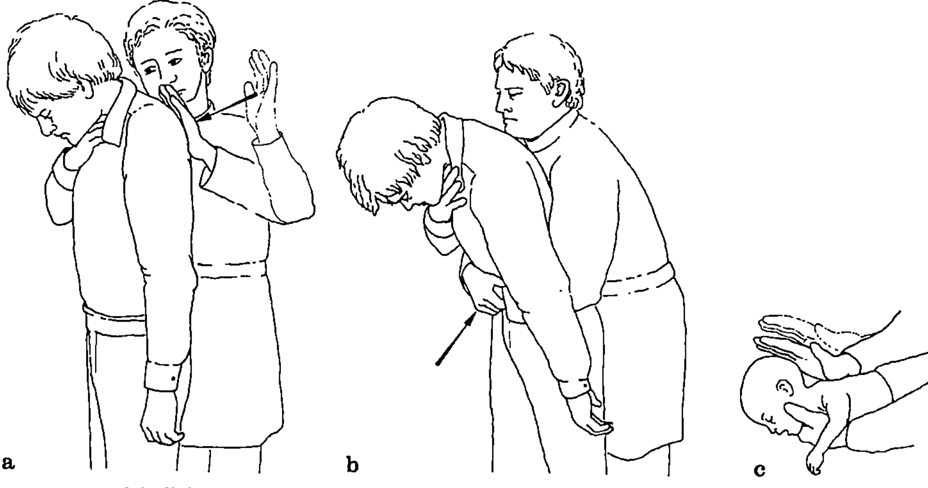

Abb. 1 a, b. Heimlich-Manöver

lerdings sind nach unvorsichtiger Anwendung des Heimlich-Manövers schon Rupturen des Magens gesehen und beschrieben worden.

Nicht zu vergessen ist auch das effektive und kräftige Abhusten von möglichen Fremdkörpern oder entsprechendem Sekret.

Künstliche Luftwege [1]

Zur Aufrechterhaltung der Kommunikation zwischen der Atmosphäre und dem Respirationstrakt wurden verschiedene Luftbrücken erarbeitet (Abb. 2). Sie sind aus halbfestem Material (Gummi oder Plastik) und können sowohl für den kurzfristigen Einsatz als auch für den Langzeiteinsatz dienen. Man unterscheidet pharyngeale Tuben und endotracheale Tuben.

Pharyngeale Tuben werden im Nasopharynx oder Oropharynx plaziert. Sie sind für den kurzzeitigen Einsatz gedacht. Ihre Aufgabe besteht darin, zu verhindern, daß der Zungengrund sich an die Rachenhinterwand anlegt (Abb. 3 a–c).

Nasopharyngeale Tuben (Abb. 3 d)

Nasopharyngeale Tuben werden entweder aus Gummi oder aus Latexmaterial hergestellt. Vor ihrer Anwendung muß man die benötigte Größe abschätzen. Bei dieser Überlegung hilft die Beurteilung des Abstands zwischen Nase und Ohr. Diese Entfernung entspricht etwa der Länge des benötigten nasopharyngealen Tubus.

Hat man sich für eine Größe des nasopharyngealen Tubus entschieden, muß man diesen mit einem Gleitmittel einsprühen, bevor man ihn dann durch ein Nasenloch einführt. Der Tubus liegt dann richtig, wenn seine Spitze im Oropharynx hinter der Zunge sichtbar wird. Das Problem beim Einführen des Tubus liegt darin, daß man eine Verletzung von Blutgefäßen (Locus Kiesselbachii) vermeiden muß. Ein wasserlösliches Gel ist daher als Gleitmittel besonders zu empfehlen.

Bei einem längeren Einsatz eines solchen nasopharyngealen Tubus muß man diesen alle 8 h von einem zum anderen Nasenloch wechseln, um eine adäquate Befeuchtung und normale Sekretion der Nasenschleimhaut zu gewährleisten.

Die Vorteile des nasopharyngealen Tubus sind darin zu sehen, daß er von den Patienten in der Regel leichter als ein oropharyngealer Tubus toleriert wird.

Oropharyngeale Tuben (Abb. 3 a–c)

Beim Einsatz oropharyngealer Tuben gelten folgende Überlegungen:
– Die Tuben sind dazu bestimmt, in der Mundhöhle plaziert zu werden.
– Das proximale Ende kommt dabei außerhalb der Zahnreihen auf den Lippen zu liegen.
– Beim Einführen des Tubus wird dieser zunächst mit der Spitze nach unten bei leicht zurückgebeugtem Kopf eingeführt und unter Rotation in die exakte Position gebracht.

---

[1] Vgl. Kap. „Intensivpflege", S. 17.

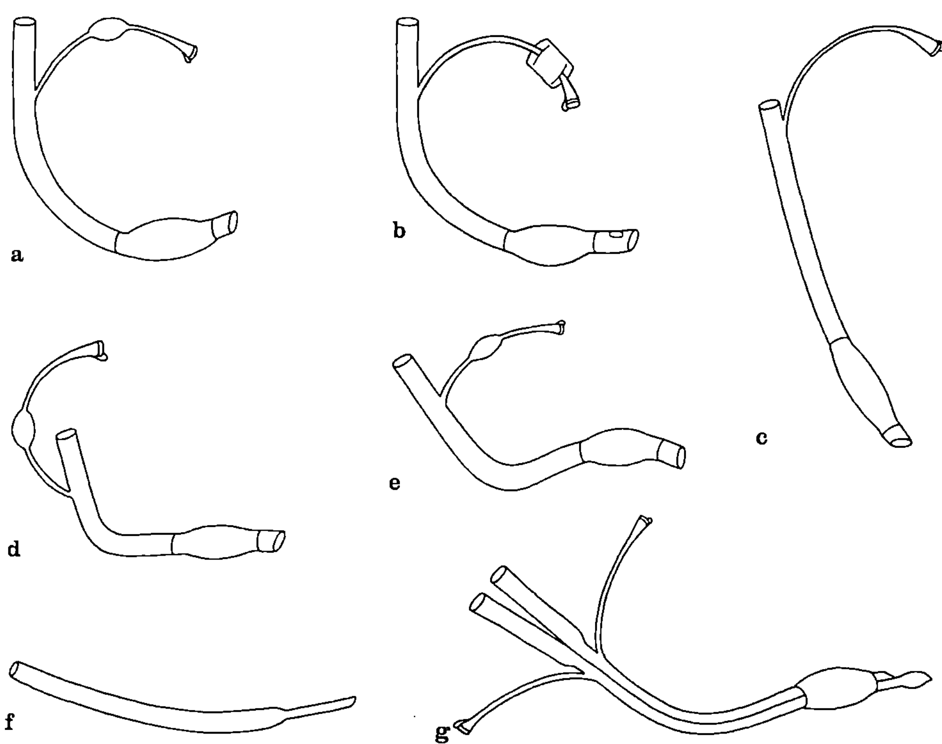

Abb. 2a–g. Verschiedene endotracheale Tuben. **a** Endotrachealer Tubus nach Magill; **b** endotrachealer Tubus nach Murphy; **c** endotrachealer Tubus nach Woodbridge; **d** Oxford-non-kinking-Tubus; **e** endotrachealer Tubus nach Kuhn; **f** endotrachealer Tubus nach Cole; **g** Bronchokathtubus zur seitengetrennten Lungenventilation

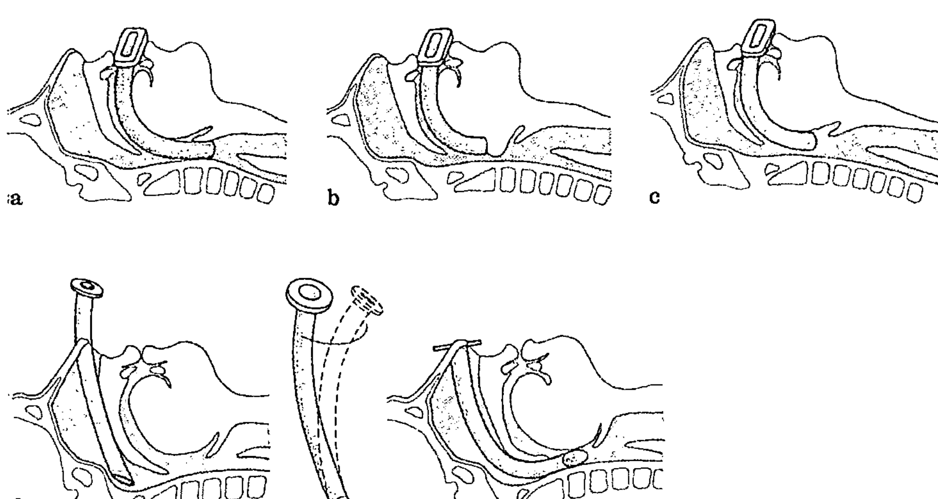

Abb. 3a–d. Guedel-Tubus in situ. Der zu große Tubus (**a**) reizt die Glottis, der zu kleine (**b**) verhindert nicht die Atemwegsverlegung durch den Zungengrund. Nur der passende Tubus (**c**) hält die Atemwege frei, ohne störende Reflece auszulösen. **d** Nasopharyngeale Tuben

– Das Einführen des oropharyngealen Tubus kann bei nicht ganz bewußtlosen
  Patienten zu einem Erbrechen führen und eine Aspiration auslösen.
– Ein tief bewußtloser Patient wird den Tubus in der Regel ohne weiteres tolerie-
  ren.

In dem Zusammenhang ist auch der ösophageale Obturator zu erwähnen. Er ist
lediglich für Notfallsituationen und für eine kurze Anwendung gedacht. Er
besteht aus einem Tubus, an dessen proximalem Ende eine Maske angebracht ist.
Der Tubus wird in den Ösophagus eingeführt und mit der am unteren Ende befindlichen Manschette abgedichtet. Dadurch wird verhindert, daß bei der
Beatmung über die gleichermaßen angebrachte Maske die Luft in den Magen
gelangt.

Endotracheale Tuben

Endotracheale Tuben (Abb. 2) sind in der Regel zylindrische Luftwege mit einer
natürlichen Krümmung, entsprechend dem Verlauf des oberen Respirationstrakts. Sie sind sowohl für die nasale als auch für die orale Intubation gedacht.
Es gibt sie in verschiedenen Größen von 12 cm (Säuglinge) bis zu 38 cm (Erwachsene). Der Durchmesser variiert zwischen 2,5 mm und 11 mm (Tabelle 1). Endotracheale Tuben sind entweder aus Gummi oder aus verschiedenen synthetischen
Materialien (Polyvinylchlorid, Silicon, Nylon, Teflon oder Polyethylen) hergestellt.
Polyvinylchlorid (PVC) ist dabei das am häufigsten verwendete Material. Die Ver-

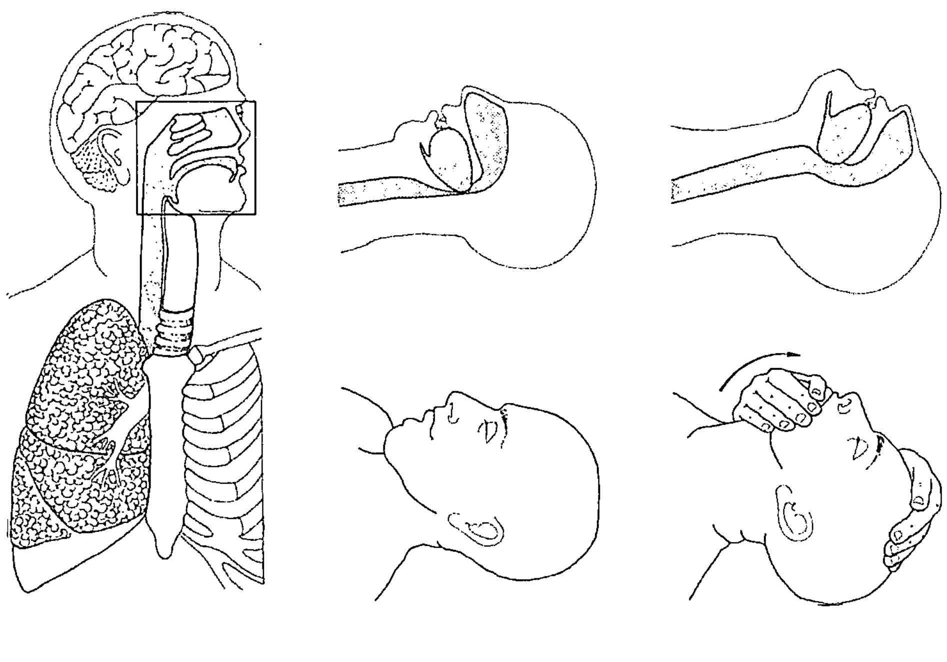

a   b

Abb. 4 a, b. Reklination des Kopfes beim bewußtlosen Patienten

Tabelle 1. Gegenüberstellung der verschiedenen Tubus-
maße

Internationale Norm	Charrière	Magill-Nummer	Länge [cm]
2,5	12	000	12
3	14	00	13
4	16/18	0	14
5	20/24	2	16
6	26	4	17
7	28	6	18
8	30/34	8	20
9	36/38	9	22
10	39/40	10	24
11	40/42	11	25
Innerer Durchmesser [mm]	3 · Außen-durchmesser [mm]		

wendung dieser Materialien macht diese Tuben verformbar. Für alle Materialien
muß garantiert sein, daß sie nicht gewebstoxisch sind und keine entsprechende
Reaktion beim Gewebe hervorrufen.

Endotracheale Intubation

Zunächst wird der Mund (mit Daumen und Zeigefinger) geöffnet. Anschließend
erfolgt die Einführung des Laryngoskops in den Mund. Hierbei sollte eine Verletzung der Zähne und der Lippen sorgfältig vermieden werden. Orientierungspunk-
te beim Einführen des Spatels sind:

- Zunge
- Tonsillen
- Uvula
- Epiglottis
- Ösophagus
- Stimmbänder

Der gebogene Spatel des Laryngoskops wird zwischen die Zunge und die Basis
der Epiglottis eingeführt. Der gerade Spatel wird über die Epiglottis eingeführt.
Durch Zug des Haltegriffs des Laryngoskops nach vorn wird die Epiglottis nach
oben gedrückt, so daß die Stimmbänder sichtbar werden.

Der Kopf des Patienten wird in Mittelstellung gelagert (Reklination, verbesserte Jackson-Position; Abb. 4a,b). Diese Lagerung verhindert allein in 70% eine
Verlegung der oberen Luftwege durch die Zunge und die Schleimhäute des Oropharynx.

Intubation mit dem Robertshaw-Tubus [1]

Vorbereitung

Lagerung

Lagerung und Einstellung des Kehlkopfes entsprechen den Durchführungen bei
der endotrachealen Intubation.

---

[1] Vgl. Kap. „Intensivpflege", S. 17.

Einführen des endobronchialen Tubus

Da der *Bronchocath-Tubus* doppelt vorgeformt ist – am tracheobronchialen und am pharyngolaryngealen Übergang –, gelingt das Einführen der Tubusspitze in die Trachea zumeist ohne Probleme. Die Tubusspitze zeigt dabei nach links und gleitet beim Vorschieben des Tubus automatisch in den linken Hauptbronchus. Die regelrechte Position ist daher ohne Sporn möglich. Bei Verwendung rechtsbronchialer Tuben ist der Abgang des rechtsseitigen Oberlappenbronchus zu beachten.

Blähen der Cuffs

Nach regelrechter Lage des Tubus werden sowohl der tracheale wie der bronchiale Cuff bis zur Dichtigkeit gebläht.

Der bronchiale Cuff darf nur zur Überprüfung der Tubuslage und während einer seitendifferenten Belüftung gebläht bleiben, um eine Schädigung der bronchialen Schleimhaut nach Möglichkeit zu vermeiden (**Cave**: Bronchusabriß).

Tubuslage

Die regelrechte Lage des Doppellumentubus (*Bronchocath*) wird durch wechselseitige Beatmung der beiden Lungen und Auskultation sowie durch eine Röntgenaufnahme der Lunge objektiviert. Zusätzlich kann eine regelrechte Plazierung unter fiberbronchoskopischer Kontrolle vorgenommen werden.

Tubusfixierung

Der sicheren Fixierung des endobronchialen Tubus kommt entscheidende Bedeutung zu. Eine Bewegung des Tubus bei geblocktem endobronchialem Cuff muß auf jeden Fall vermieden werden (Bronchusverletzung!). Nach jedem Absaugen und jeder Lageveränderung des Patienten muß die korrekte Position sorgfältig klinisch und auskultatorisch überprüft werden. Im Zweifel sollte eine neuerliche Thoraxröntgenkontrolle angestrebt werden.

Therapeutische Überlegungen zur endobronchialen Intubation

Bei der Behandlung der *akuten respiratorischen Insuffizienz* durch mechanische Ventilation und Einsatz von positiv-endexspiratorischen Drücken kann es unter bestimmten Bedingungen bei der Anwendung von PEEP zu einer akuten Verschlechterung kommen.

Eine solche Bedingung kann bei einer ungleichen Verteilung der pathologischen Veränderungen der Lunge gegeben sein, wie z. B. bei einseitigen Pneumonien, bronchopleuralen Fisteln, einseitigem ARDS oder bei dem *Lung-down-Syndrom* während und nach langen Operationen in Seitenlage.

Werden Patienten mit überwiegend unilateralen Lungenerkrankungen konventionell mit einem Respirator über einen endotrachealen Tubus beatmet, so kann der größte Teil des Atemvolumens die gesunde Lunge belüften, während die Lunge mit niedrigerer *Compliance* weit weniger entfaltet wird. Bei disseminierten, unilateralen Erkrankungen können unveränderte Alveolen so überdehnt werden, daß die Perfusion in atelektatische Areale umverteilt wird, woraus eine Erhöhung des intrapulmonalen Shuntvolumens resultiert.

Diesen pathophysiologischen Besonderheiten kann durch seitengetrennte, selektive Ventilation jeder Lunge besser Rechnung getragen werden. Sie stellen daher eine der wichtigsten Indikationen für eine *differente selektive Lungenventilation* (DLV) dar. Die Wirksamkeit dieses Prinzips ist durch zahlreiche klinische und experimentelle Studien erwiesen worden.

Entsprechend den bislang vorliegenden Erkenntnissen und Erfahrungen ergeben sich für diese aufwendige Beatmungsmethode folgende Indikationsstellungen:
- unilaterales ARDS,
- Behandlung und Therapie refraktärer Atelektasen,
- Beatmung während und nach lungenchirurgischen bzw. intrathorakalen Eingriffen,
- bronchopleurale Fisteln,
- Prävention des *Lung-down-Syndroms*,
- alveoläre Proteinase (Spülung!).

Pflege, Tubuslage, Cuffprobleme, Beatmungsdrücke sowie Monitoring müssen unter den gleichen Gesichtspunkten wie bei der endotrachealen Intubation Berücksichtigung finden.

Intubation beim nichtnüchternen Patienten

Vorbereitungen

Die Vorbereitungen zur Intubation beim nichtnüchternen Patienten entsprechen den Vorbereitungen zur elektiven Intubation. Das weitere Vorgehen richtet sich dann nach der geplanten Einleitungstechnik.

Die sog. Sturzeinleitung

Die Maßnahmen entsprechen dem beschriebenen Vorgehen bei der elektiven Intubation mit Ausnahme der Körperlagerung des Patienten.

Verschiedene Lagerungsvarianten wie z. B. die 30–40°-Oberkörperhochlage oder die Linksseitenkopftieflagerung werden empfohlen.

Das gewählte Hypnotikum und das depolarisierende Muskelrelaxans werden sodann in rascher Aufeinanderfolge injiziert, wobei nach Einschlafen des Patienten sofort der *Sellick-Handgriff* (Krikoiddruck) ausgeübt wird. Die Intubation erfolgt dann möglichst rasch, sofort nach Intubation der Trachea wird der Cuff geblockt.

Nasotracheale Intubation am wachen Patienten

Eine der wichtigsten Maßnahmen stellt die exakte Information des Patienten über das geplante Vorgehen dar. Der Patient befindet sich in Rückenlage wie zur elektiven endotrachealen Intubation.

Eine sorgfältige Durchführung einer topischen Anästhesie des Nasen-Rachen-Raums ist notwendig. Bei der Schleimhautanästhesie darf die Glottis nicht betroffen werden, um die Schutzreflexe zu erhalten. Mit lokalanästhesiehaltigen

Sprays ist dies möglich, sicherer jedoch ist die Anwendung von Lokalanästheti-kagels, da diese den Applikationsort nicht verlassen und nicht durch die Nase in den Pharynx zur Glottis fließen.

Zur Verbesserung der Gleitfähigkeit wird der zur Intubation gewählte Tubus an seiner Spitze mit diesem Gel versehen.

Nach Anheben der Nasenspitze wird der Tubus sagittal durch die äußere Nase eingeführt, die Konkavität der Tubuskrümmung zeigt nach medial. Bei weiterem Vorschieben ist der Tubus um 90° so zu drehen, daß die Konkavität nach kaudal gerichtet ist und die Tubusspitze nach Passage der Choanen in den *Pharynx* ab-gleiten kann.

Am äußeren Tubusende hört man jetzt das Exspirationsgeräusch des Patien-ten. Durch leichtes Drehen zur kontralateralen Nasenöffnung wird die Tubusspitze exakt in der medialen Ebene vorgeschoben und gleitet dann bei einer tiefen Inspi-ration durch die *Pars oralis pharyngis* in die *Glottis*.

Ist die blinde, sog. audible Technik nicht möglich, so erfolgt die Intubation der Trachea durch die direkte Laryngoskopie, die nach intraoraler Schleimhaut-anästhesie gut toleriert wird.

Intubationsschwierigkeiten

Auch bei optimaler Lagerung des Kopfes und Halses können Patienten bei be-stimmten anatomischen Verhältnissen schwierig zu intubieren sein. Patienten, die nicht in der Lage sind, ihren Kopf zu strecken bzw. ihren Hals zu beugen, oder aber den Mund nicht genügend weit öffnen, können unerwartete Intubations-schwierigkeiten bereiten. Folgende Faktoren können Hinweise auf eine zu erwar-tende schwierige Intubation geben (s. auch Abb. 5):

- kurzer muskulöser Hals,
- Aufsitzen des Kopfes auf den Schultern,
- veränderter mandibulärer Winkel,
- Vorstehen der oberen Schneidezähne,
- verminderter Zwischenraum zwischen dem Winkel der Mandibeln,
- bei einem hohen Gaumen vergrößerte hintere Tiefe der Mandibula,
- vergrößerte vordere Tiefe der Mandibula,
- verminderter Abstand zwischen Okzipitalschädel und dem Processus spinosus des ersten Halswirbels,
- verkürzter Abstand zwischen Okziput und Processus interspinosus von C2,

Abb. 5. Faktoren, die eine Intubation er-schweren: *1* vergrößerte hintere Tiefe der Mandibula, *2* vergrößerte vordere Tiefe der Mandibula, *3* verminderter Abstand zwischen Okziput und dem Dornfortsatz von C1, *4* ver-ringerter Abstand zwischen Okziput und dem interspinalen Zwischenraum von C1 und C2, *5* tatsächliche Länge der Mandibula ist kleiner als das 3,6fache der hinteren Tiefe der Mandi-bula. (Nach Rarey u. Youtsey 1981)

– effektive Länge der Mandibula von weniger als das 3,6fache der hinteren Tiefe der Mandibula.

Weitere Ursachen für eine schwierige Intubation können sein:
– vergrößerte Tonsillen,
– adenoide Tumoren (entzündlich),
– Retropharyngealabszeß,
– Retropharyngealtumoren,
– nasopharyngeale Tumoren,
– nasopharyngeale Meningoenzephalozele,
– retropharyngeale Gewebsveränderungen (Myxödem),
– pharyngeale Tumoren,
– laryngeale Tumoren,
– Tumoren der oberen Trachea,
– vergrößerte Schilddrüse,
– Verengungen der Trachea in den mittleren oder unteren Abschnitten.

Trachealkanülen

Ein Tracheostoma wird nach operativer Öffnung der Trachea direkt in diese eingeführt und kann sowohl temporär als auch für längere Zeit zur Anwendung kommen. Trachealkanülen (Abb. 6a, b) sind aus dem gleichen Material wie endotracheale Tuben und variieren auch in ihrer Größe und ihrem Durchmesser. Eine Ausnahme spielt dabei die Silberkanüle. Silber ist nicht toxisch und reagiert nicht mit dem Gewebe. Silberkanülen werden gerne zum Langzeiteinsatz verwandt. Trachealkanülen gibt es sowohl mit als auch ohne Cuffs.

Eine Tracheotomie ist ein operativer Eingriff an der Trachea, der sich besonders bei einer oberen Luftwegsobstruktion und bei einem Langzeiteinsatz eines Respirators empfiehlt.

Das Instrumentarium, das man für eine Tracheotomie benötigt, sollte sterilisiert auf einer Intensivstation oder in den Operationssälen zur Verfügung

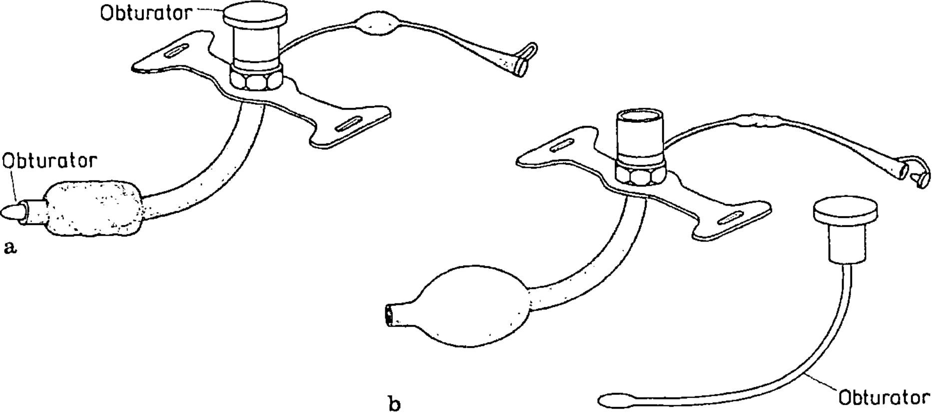

Abb. 6a, b. Trachealkanülen; a mit eingeführtem Obturator, b Obturator herausgenommen

stehen. Dabei sollten Trachealkanülen in verschiedenen Größen bereit liegen. Die Vorteile der Tracheotomie sind v. a. darin zu sehen, daß die Stimmbänder nicht in ihrer Funktion beeinträchtigt werden und daß der Patient seine Mund- und Nasenhöhle normal gebrauchen kann. Das ist wohl auch der Grund, weshalb die Patienten Trachealkanülen gut tolerieren.

Trachealkanülen bestehen oftmals aus einer Doppelkanüle. Dabei sollte die innere Kanüle nach Möglichkeit alle 8 h gereinigt werden.

Bei der Auswahl einer Trachealkanüle nach der Größe sollte der äußere Durchmesser gerade eben in das Tracheostoma passen. Der innere Durchmesser einer Trachealkanüle sollte so groß als möglich ausfallen, um den Luftwegswiderstand möglichst gering zu halten.

Die Cuffs der Trachealkanülen sind ähnlich konstruiert wie die der endotrachealen Tuben. Kanülen, die für den Langzeiteinsatz zur Anwendung kommen, sollten nach Möglichkeit keine Cuffs haben. Darüber hinaus kann bei Patienten, die normale pharyngeale Reflexe haben, auch auf eine Blockung des Cuffs verzichtet werden. Häufige Komplikationen der Tracheostomie sind v. a. die Trachealstenosen (vgl. Abschn. „Komplikationen", S. 178).

Extubation

Vor der Extubation eines Patienten müssen verschiedene Kriterien erfüllt sein. Die Extubation muß zu einem Zeitpunkt auf der Intensivstation erfolgen, an dem ausreichend Zeit zur Verfügung steht. Der Patient sollte auf jeden Fall in der Lage sein, sein Sekret aus der Lunge abhusten zu können. Dies bedarf oftmals einer intensiven physiotherapeutischen Unterstützung.

Zur Vorbereitung der Extubation sollte der Patient in eine sitzende Position in seinem Bett gebracht werden. Dieser Vorgang muß dem Patienten zuvor erklärt werden.

Vor der Extubation soll sorgfältig durch den Tubus Sekret abgesaugt werden. Zusätzlich muß der Pharynx von Sekret leergesaugt werden, bevor der Tubus entfernt werden kann.

Die Patienten müssen über einen Ambu-Beutel oder noch vom Ventilator mehrere tiefe Atemzüge mit 100%iger Sauerstoffkonzentration der Inspirationsluft erhalten. Nach der Überblähung und Oxygenation kann dann der Cuff des Tubus entblockt werden und der Tubus unter leichtem Blähen entfernt werden. Es ist darauf zu achten, daß der Cuff des Tubus vollständig entblockt ist, damit keine Irritation der Stimmbänder erfolgt.

Der Patient muß aufgefordert werden, langsam und tief zu atmen.

Nach der Extubation muß der Patient sehr sorgfältig beobachtet werden, damit jede Veränderung seiner Spontanatmung festgestellt werden kann. Ein inspiratorischer Stridor oder andere Schwierigkeiten beim Atmen müssen registriert werden. Die häufigste Komplikation der Extubation besteht in einer Irritation der Stimmbänder mit nachfolgendem Laryngospasmus.

Es empfiehlt sich, dem Patienten nach der Extubation Sauerstoff über eine Maske anzubieten. Dabei soll die inspiratorische Sauerstoffkonzentration nicht wesentlich über der zuvor während der Beatmung notwendigen Sauerstoffkonzentration liegen.

Selbstverständlich müssen in der Folgezeit arterielle Blutgasbestimmungen durchgeführt werden, um eine adäquate Oxygenation zu gewährleisten, und um frühzeitig eine Dekompensation objektivieren zu können.

Praxis des Absaugens der oberen Luftwege [1]

Aufklärung

Notwendigkeit und Wert des Absaugens sollten dem Patienten kurz dargestellt werden, soweit das Absaugen der oberen Luftwege am wachen Patienten erfolgen muß.

Vorbereitungen

- Alle Vorbereitungen und die Durchführung des Absaugens sind steril zu handhaben (sterile Einmalhandschuhe).
- Die Größe des gewählten Absaugkatheters sollte nicht mehr als die Hälfte des Durchmessers der Luftbrücke betragen.
- Absaugen der Mundhöhle vor Entleerung des Cuffs.
- Niemals denselben Absaugkatheter erneut verwenden!
- Niemals einen Absaugkatheter zuerst für den Mund und dann für die Trachea benutzen!
- Farbe, Viskosität und Menge des abgesaugten Sekrets auf einem Protokoll notieren (evtl. bakteriologische Untersuchung des Sekrets).

Lagerung

Freier Zugang zu den oberen Luftwegen. Nach Möglichkeit Wahl der halbsitzenden Position (45°-Winkel – *Semi-Fowler-Haltung*, s. Abb. 7).

Präoxygenation

Bei Raumluftatmung Erhöhung der inspiratorischen Sauerstoffkonzentration. Bei bereits erhöhter Sauerstoffkonzentration Präoxygenierung mit $F_IO_2 = 1$ über 5 min.

Einführung des Katheters

Nach Lagerung und Präoxygenierung vorsichtiges (steriles) Einführen des Absaugkatheters.
    Kein Vakuum (Saugung) anwenden während des Einführens!

---

[1] Vgl. Kap. „Intensivpflege", S. 17.

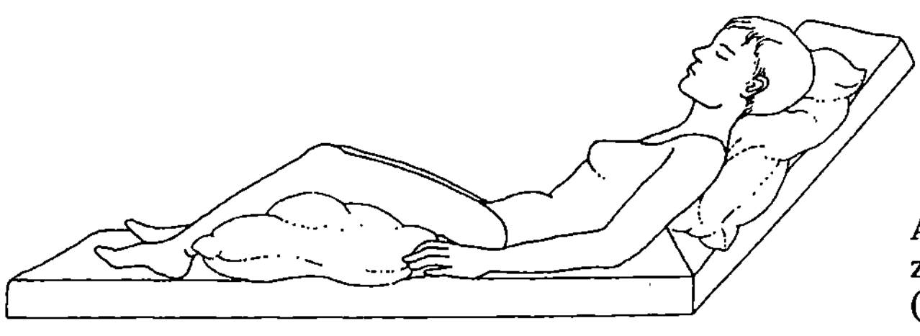

Abb. 7. Semi-Fowler-Lagerung zum Freihalten der Atemwege (Nach Rarey u. Youtsey 1981).

Saugung

- Anwendung der Unterdrucksaugung nicht kontinuierlich, sondern intermittierend (Vermeidung von Epithelläsionen).
- Rotation des Katheters zwischen den Fingern um 360°.
- Nicht länger als 10–15 s absaugen.
- Dauer des gesamten Absaugvorgangs auf unter 20 s begrenzen.
- Beim Auftreten von Arrhythmien, Bradykardien oder Tachykardien sofortiger Abbruch des Saugens.

Reoxygenierung und Blähung

Über 1 min nach Beendigung des Absaugvorgangs Anreicherung der Inspirationsluft mit Sauerstoff und Überdruckbeatmung (Respirator, Ambu).

Komplikationen

Hypoxie

Resultiert aus unzureichender Oxygenierung während des Absaugens. Veränderung von Herzfrequenz und Blutdruck um mehr als 20% sind als Hypoxiezeichen zu werten.
Präoxygenation, kurze Absaugmanöver (10 s) und sofortiges Unterbrechen des Absaugvorgangs bei Auftreten kardialer Reaktionen verhindern Komplikationen.

Stimulation des Vagus

Die parasympathische Stimulation kann zur Bradykardie und Hypotension führen.
Vorsichtiges Einführen des Katheters kann solche Reaktionen reduzieren.

Atelektase

Die Absaugung großer Luftmengen aus der Lunge kann zum Alveolarkollaps und zu Atelektasen führen.
Verwendung kleinlumiger Katheter (äußerer Durchmesser weniger als die Hälfte des inneren Tubusdurchmessers) und kurze Absaugmanöver (10 s) verhindern derartige Komplikationen.

Im Anschluß an jedes Absaugen mechanische Blähung (Respirator, Ambu).

Verletzung der Luftwege

Bei wiederholtem Absaugen und schlechter Technik kann es zu Blutungen, Epitheldestruktion und lokalen Entzündungen kommen.
Intermittierendes Absaugen und kontinuierliches Drehen des Katheters vermindern die Verletzungsgefahr.

Infektion

Ausschließlicher Gebrauch von sterilem Material und die Verwendung steriler Handschuhe vermindern neben einer einwandfreien Technik die Gefahr einer Infektion.

Respiratoren

P. M. Osswald

Einleitung

Die Kenntnis physikalischer Prinzipien und die Kenntnis der Konzeption der zur Verfügung stehenden Respiratoren und der daraus erwachsenden klinischen Problematik ist eine wesentliche Voraussetzung, die Auswirkungen eines Respiratoreinsatzes am Patienten einschätzen und in seinen Folgen beurteilen zu können. Nur ein solches Verständnis versetzt den intensivmedizinisch tätigen Arzt in die Lage, das therapeutische Konzept optimal nach den individuellen Bedürfnissen des Patienten auszurichten.

Zum Verständnis solcher Wechselwirkungen müssen die heute auf dem Markt erhältlichen und gebräuchlichen Respiratoren unter folgenden Gesichtspunkten betrachtet und beurteilt werden:
1) Beschreibung und Beurteilung ihrer Funktion,
2) Betrachtung und Beurteilung ihrer Leistung in bezug auf die an sie gestellten Anforderungen.

Da in der üblicherweise zur Verfügung stehenden Literatur die Respiratorfunktionen in der Regel ausführlich und exakt beschrieben sind, sollen hier besonders die Anforderungen an die Respiratoren, die sich aus der täglichen Praxis der Beatmung auf der Intensivstation ergeben, erarbeitet und dargestellt werden. Diese Beschreibung enthält die wichtigsten Respiratorfunktionen und die Steuermechanismen, Flußmuster, Betriebsarten und Antriebsarten, die es dem Pflege- und dem ärztlichen Personal ermöglichen, die für die in der täglichen Praxis am Krankenbett notwendigen Informationen zu erhalten. Die Beschreibung der Anforderungen, die an Respiratoren zu stellen sind, orientiert sich an allgemeinen ergonomischen Gesichtspunkten und an der notwendigen Ausstattung, der Anordnung des erforderlichen Monitorings, an Schnittstellen, Sicherheitsvorkehrungen und an den unterschiedlichen Klinikstrukturen. Ergänzt werden diese Ausführungen durch die Erörterung ökonomischer Anforderungen, wie Anschaffungskosten, Kosten für Wartung, Reinigung und Betriebskosten.

Eine Reihe von Faktoren muß berücksichtigt werden, wenn man sich mit dem Gedanken des Neukaufs eines Respirators befaßt. Hier stellt sich im besonderen auch die Frage, mit welcher Zielsetzung man einen Respirator einsetzen will, d. h. die Frage nach dem entsprechenden Krankengut. Zur Zeit kann wohl kaum ein Respirator optimale Voraussetzungen für alle Patienten, vom Neugeborenen bis zum Erwachsenen, bieten.

Aus diesem Grund ist es auch empfehlenswert, daß man einen Respirator vor dem endgültigen Kauf für eine gewisse Zeit auf der Intensivstation, auf der er später eingesetzt werden soll, testet, um so seine Leistungen und Fähigkeiten mit Blick auf das entsprechende Patientengut kennenlernen und beurteilen zu können.

Technische Grundlagen der Beatmung

Der Umstand, daß in einem modernen Beatmungsgerät ein Mikroprozessor integriert ist, scheint heute selbstverständlich. Es ist aber nützlich, sich daran zu erinnern, daß ein solcher Mikroprozessor zur Steuerung eines Respirators nur die Information über Strömung, Druck oder Zeitverhältnisse enthält, die ihm einprogrammiert wurden. Diese stellen in der Regel die technische Verknüpfung einzelner Lösungen des Beatmungsproblems dar. Die Kenntnis der Technik älterer Beatmungsgeräte ist somit die Voraussetzung, um zu verstehen, welche technischen Informationen ein Mikroprozessor enthält.

Das mikroprozessorgesteuerte Beatmungsgerät vereint verschiedene Steuerungsmöglichkeiten (Strömungs-, Druck-, Zeitverhältnisse). Damit ist in gewissem Maße die Kombination unterschiedlicher Techniken gegeben und ein Wechsel zwischen Geräten weitgehend überflüssig geworden.

Darüber hinaus ermöglicht der Mikroprozessor die Aufnahme und Umsetzung von Fortschritten in der Beatmungstechnik durch einfache Umprogrammierung und Fortschreibung der Software, ohne Veränderungen im Antriebsteil des Beatmungsgerätes vornehmen zu müssen. So gibt der moderne Respirator dem Therapeuten vielfältige Möglichkeiten in die Hand, an beinahe jedem beliebigen Punkt des Atemzyklus einzugreifen.

Allen Geräten gemeinsam sind spezifisch gelöste Einrichtungen für Antrieb, Steuerung und Volumendosierung des Atemgases. Ergänzend dazu sind die Atemgaskonditionierung (z. B. Mischung, Befeuchtung, Erwärmung), PEEP-Einstellung, Trigger und Monitoring der Beatmung zu betrachten.

Eine Klassifizierung der Beatmungsgeräte erfolgt entsprechend der physikalischen Funktionscharakteristik nach der Art der Steuerung und nach der Art des Antriebssystems.

Für die Durchführung eines Atemzyklus durch den Respirator sind 4 Arbeitsgänge erforderlich:
1) aktive Phase der Inspiration, ein maschineller Hub,
2) Umschalten von In- auf Exspiration,
3) passive Phase der Exspiration, wobei der Druck auf Atmosphärendruck oder eingestelltes PEEP-Niveau abfällt,
4) Umschalten von Exspiration auf Inspiration.

Art der Steuerung

Für die Klassifizierung der Respiratoren nach dem Steuerungsprinzip ist die Umschaltung von Inspiration auf Exspiration die primäre Kenngröße. Die Steuerung kann durch Zeit, Druck, Volumen oder Fluß erfolgen. Man spricht daher von zeit-, druck-, volumen- und flußgesteuerten Geräten. Das Umschalten von Exspiration auf Inspiration kann durch dieselben Größen (Zeit, Druck, Volumen oder Fluß) durch eine Parallelsteuerung oder durch Patientensteuerung erfolgen. Zum Beispiel wäre bei einem volumen- und zeitgesteuerten Gerät die primäre Steuergröße für die Umschaltung von Exspiration auf Inspiration eine vorgegebene Zeit.

Art des Antriebssystems

Beim Antrieb von Respiratoren wird auf die Inspiration bezogen zwischen Strö-
mungs- und Druckgeneratoren unterschieden. Das Antriebssystem bestimmt die
Form von Fluß und Druck.

Bei Strömungsgeneratoren wird der Strömungs- und Volumenverlauf in der
Inspiration vom Respirator bestimmt, unabhängig von der individuellen Compliance und Widerstandsverhältnissen des Patienten. Andererseits werden Drük-
ke, die in den Alveolen resultieren, durch die Lungen- und Thoraxwiderstände bestimmt (Abb. 8).

Bei Druckgeneratoren wird der Druckverlauf in der Inspiration vom Respirator bestimmt, während sich die Strömungs- und Volumenverläufe aus der Einwirkung dieses Druckverlaufs auf die Lungen ergeben. Der Munddruck ist dabei die
Summe des Alveolardrucks und der Druckdifferenz über dem Luftwegswiderstand des Patienten.

Verschiedene Antriebssysteme

Ein Elektromotor betreibt entweder eine Kolbenpumpe (linear oder exzentrisch)
oder einen Kompressor. Bei einem linearen Antrieb einer Kolbenpumpe wird ein

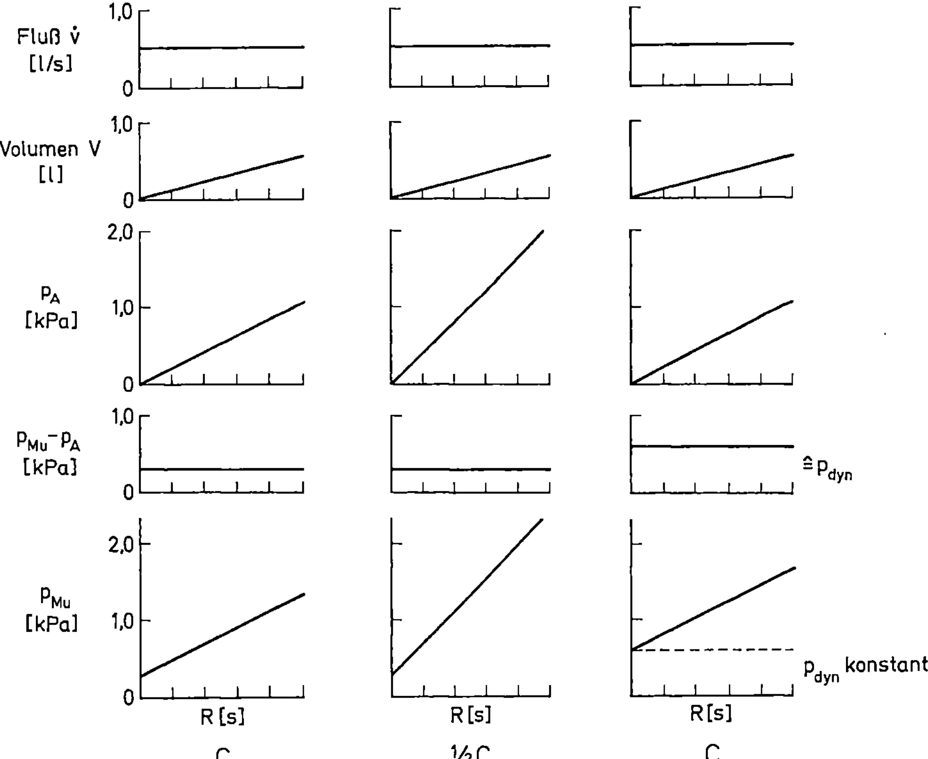

Abb. 8. Theoretischer Kurvenverlauf beim Strömungsgenerator. (Nach Mushin et al. 1980)

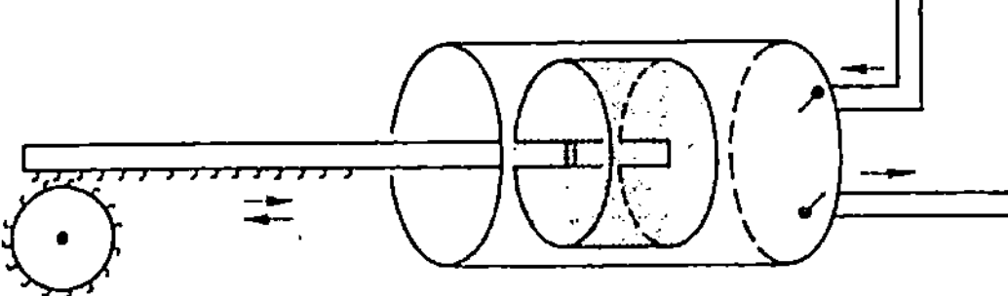

Abb. 9. Einzelkreissystem mit linearem Antrieb. (Aus Dittmann et al. 1987)

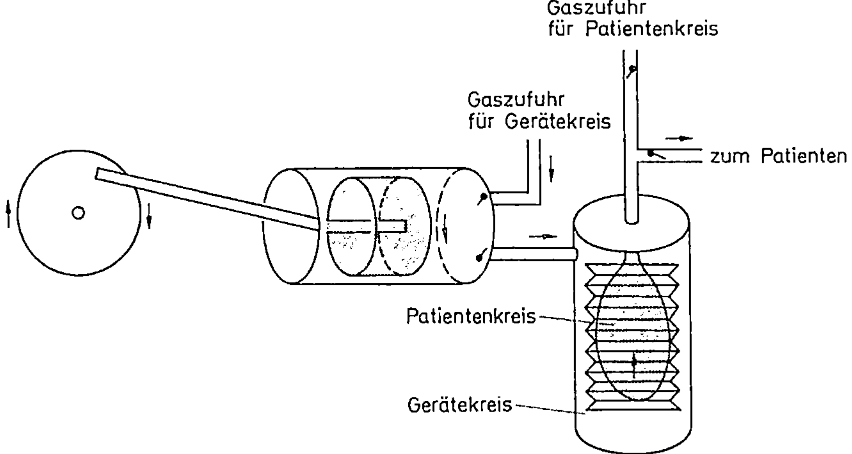

Abb. 10. Doppelkreissystem mit exzentrischem Antrieb („Bag-in-bottle-System"). (Aus Dittmann et al. 1987)

hoher Arbeitsdruck benutzt, und das Atemgas wird in Form eines konstanten Flusses mit einer rechteckigen Flußkurve zur Verfügung gestellt. Derartig angetriebene Respiratoren werden auch Constant-flow-Respiratoren genannt (Abb. 9).

Kolbenpumpen mit einer exzentrisch angebrachten Schubstange erzeugen einen akzelerierenden und dezelerierenden Fluß. Das Antriebsrad dreht sich dabei mit gleichbleibender Geschwindigkeit (Abb. 10).

Bei einem Balgsystem übt der Fluß des Antriebsgases einen Druck auf den Beutel oder den Balg aus, welcher das Atemgas enthält. Dadurch wird der Balg zunehmend komprimiert, und sein Innendruck steigt an. Der Druckgradient zwischen Beutel und Patientenkreis bedingt eine Strömung des Atemgases zum Patienten. Je mehr Antriebsvolumen in die Kammer einfließt, desto größer wird der auf den Balg einwirkende Druck mit einem daraus resultierenden Anstieg des Druckgradienten und des Flusses.

Ist der Arbeitsdruck nicht viel höher als der inspiratorische Spitzendruck im Patientenkreis (Balgsystem mit Niederdruckantrieb), verringern sich Druckgradient und Fluß in der Inspiration.

Bei Balgsystemen mit hohem Druckantrieb wird eine konstante Flußform (Strömungsgenerator mit einer linear ansteigenden Druckkurve) erreicht, ähnlich wie bei Einzelkreissystemen mit linearem und hohem Druckantrieb.

Über Drossel- und Blendenventile wird Gas mit erheblich höherem Druck als dem maximalen Beatmungsdruck auf das Beatmungsdruckniveau reduziert. Der Druckgradient bleibt in der Inspiration nahezu konstant.

Beim Injektor nach dem Venturi-Prinzip wird über eine Antriebsdüse ein Gasstrahl mit hoher Strömungsgeschwindigkeit erzeugt. Dadurch entsteht ein Unterdruck, über den die Umgebungsluft angesaugt wird.

Über Druckregelventile wird das Antriebsgas von einem hohen Druck auf einen Regelbahnsekundärdruck reduziert. Der Fluß ist proportional zu diesem Sekundärdruck.

Das Flußventil ("high pressure servo valve", HPS-Ventil) ist eine neuartige Lösung für elektromechanisch angetriebene Geräte. Als steuerbares Glied wird ein Blendenring verwendet, in dem eine Kugel beweglich gelagert ist und vom Vordruck gegen den Ventilsitz gedrückt wird. Durch einen elektrodynamisch geregelten Antrieb kann die Kugel gegen den Vordruck vom Kugelsitz abheben. Der Abstand der Kugel vom Kugelsitz bestimmt hierbei den Fluß.

Steuerung von Inspiration und Exspiration

Da bei den meisten Beatmungskonzepten normalerweise der Schwerpunkt auf der Inspiration liegt, ist es von Bedeutung, wie die Inspiration vom Respirator begonnen und beendet und wie die Inspirationsphase gestaltet wird.

Hierbei kann die Inspiration im Rahmen von fest geregelten einstellbaren Zeiten durch den Respirator begonnen werden. Die Einstellung der Atemfrequenz und des Verhältnisses von Inspiration und Exspiration kann durch verschiedene Übersetzungen und Veränderungen der Laufgeschwindigkeit der Antriebsmechanik einer Kolbenpumpe erfolgen. Daneben können Veränderungen der Taktfrequenz von elektronischen und pneumatischen Taktgebern das Verhältnis von Inspirations- und Exspirationszeit durch Umschaltung bei gleicher Frequenz verändern.

Bei einem positiv-endexspiratorischen Druck (PEEP) sinkt der Druck in der Exspirationsphase nicht unter ein über dem atmosphärischen Druck eingestelltes Druckniveau ab. Je nach Gerät ist ein Wert von 0–50 mbar einstellbar.

Die simpelste Lösung zum Einstellen eines PEEP ist das Einleiten der Ausatemluft in ein Wasserschloß, das wegen seiner exakten Einstellungsmöglichkeit besonders bei Kindern angewendet wird.

Im Exspirationsschenkel mit eingebautem Rückschlagventil wird dem Ausatemluftstrom ein von einem Venturi-System erzeugter Druck entgegengebracht, der mittels einer Regulierschraube variabel einstellbar ist. Ist die Regulierschraube geöffnet, wird der volle Druck des Venturi-Systems auf das Rückschlagventil im Exspirationsschenkel, wodurch sich ein höherer endexspiratorischer Druck im Patientenkreislauf aufbaut, erreicht.

Beim Einsatz eines Federventil-PEEP-Systems wird mittels einer Feder die Einstellung der Ventilmembran reguliert. Je nach Vorspannung der Feder setzt die Ventilmembran der Ausatemluft verschieden starke Widerstände entgegen, wodurch die Höhe des PEEP im Patientenkreislauf reguliert wird.

Beim Einsatz eines Magnetventil-PEEP-Systems wird mit einer Metallmembran und einem Magneten, der die Membran in einer bestimmten Position hält, der entsprechende PEEP eingestellt. Der Magnet kann hierbei mittels einer Regulierschraube in unterschiedlicher Distanz zur Membran gehalten werden. Dementsprechend ist seine Anziehungskraft stärker oder schwächer.

Meßmethoden zur Erfassung und Steuerung von Fluß und Volumen

Bei einem Hitzdrahtmanometer arbeitet die Meßbrücke nach dem konstanten Temperaturprinzip. Sie besteht aus zwei Platinhitzdrähten und zwei Fußpunktwiderständen. Einer der Hitzdrähte arbeitet als Meßwertaufnehmer, der andere als Temperaturkompensator. Die Brückenspannung wird über ein Rückkoppelungssystem geregelt. Kühlen die Drähte durch den Luftstrom ab, wird der Strom durch das Rückkoppelungssystem nachgeregelt, bis die Temperatur wieder erreicht ist.

Der Durchflußwandler besteht aus einem großen und einem kleinen Kanal. Durch einen Filter, der aus einem feinmaschigen Netz besteht und quer zur Strömung im großen Kanal liegt, erreicht man einen Druckabfall, der direkt proportional zum Fluß ist. Im kleinen Kanal ist an einem Draht eine Scheibe montiert, die auf eine Platte drückt, welche auf jeder Seite einen Widerstand enthält. Durch den Gasstrom im Kanal wird die Scheibe ausgelenkt und drückt auf die Platte mit den Widerständen. Hieraus ergibt sich, daß der eine Widerstand steigt während der andere abfällt.

Als Beispiel eines druckgesteuerten Respirators wird eine Fluidicsteuerung mit Wandstrahlelementen beschrieben. Wenn ein Gasstrom mit hoher Geschwindigkeit aus einer Öffnung austritt, kommt es nach dem Venturi-Prinzip zu einem lokalen Unterdruck und Luft der Umgebung wird mitgerissen. Wird nun der austretende Gasstrom an einer Wand entlang geleitet, so bildet sich aufgrund des Druckgefälles zur freien Seite eine resultierende Kraft, die den Gasstrahl nach dieser Seite ablenkt. Das Anhaften des Strahls kann wieder aufgehoben werden, wenn durch eine Öffnung in der Wand ein Luftstrom eintritt und die durch den Unterdruck erzeugte Kraft aufhebt.

Steuerungen dieser Art sind aufgrund der fehlenden mechanischen Teile unempfindlich gegen äußere Einflüsse, wie Temperatur, Vibration und Feuchtigkeit. Nachteilig ist aber ein relativ hoher kontinuierlicher Gasverbrauch und die Empfindlichkeit der Wandstrahlelemente gegenüber Verunreinigungen im Antriebsgas.

Alle bisher erwähnten Steuerungsmechanismen können durch einen Mikroprozessor wahlweise in einem Gerät angewandt werden. Da der Mikroprozessor durch ein Bus-System mit allen elektronischen und pneumatischen Funktionseinheiten verbunden ist, können Meßwerte sofort bearbeitet und zur Berechnung von Parametern verwendet werden. Diese können dann auf vielfältige Weise zur Anzeige gebracht und bis hin zu Hinweisen in Klartext ausgegeben werden. Der Mikroprozessor prüft auch alle internen Funktionsabläufe und gibt entsprechende Meldungen aus. Der größte Vorteil aber liegt in der Anpassungsmöglichkeit an verschiedene Beatmungsmuster durch Änderung der Software.

Beatmungsmuster

IPPV-CM

Grundsätzlich handelt es sich bei der maschinellen Beatmung um eine intermittierende Überdruckbeatmung (IPPV), die heute meist als CPPV (= IPPV + PEEP) durchgeführt wird. Als Überbegriff für diese beiden maschinellen Beatmungsformen wird auch die Bezeichnung CMV verwendet.

Inspiratorische Pause – Plateau

Modifizierungen der Druckkurve während der Inspiration durch Bildung eines Plateaus können entweder durch Anhalten des Drucks oder durch Anhalten des Volumens hervorgerufen werden.

Das inspiratorische Plateau eignet sich gut zum Monitoring der Atemmechanik, welches im Respirator errechnet und angezeigt werden kann. Der Spitzendruck ist jener Druck, der aufgebracht werden muß, um die dem Gasstrom entgegengesetzten Widerstände und die Compliance zu überwinden, während das Plateau den zum Halten des gelieferten Atemzugvolumens erforderlichen Druck anzeigt. Die Differenz aus Spitzen- und Plateaudruck ergibt somit den Druck, der erforderlich ist, um die Resistance zu überwinden.

Intermittierende mechanische Beatmung (IMV)

Hierbei handelt es sich klassisch um ein System, in dem ein Rückschlagventil den Respiratorkreis von einem ihm beigefügten Continuous-flow-System trennt. Während des maschinellen Atemhubs ist das Rückschlagventil geschlossen. Zwischen den maschinellen Atemhüben kann der Patient spontan über das Continuous-flow-System bei offenem Rückschlagventil atmen.

Eine andere Lösung für die Durchführung der IMV enthält einen kontinuierlich über einen Mischer ausgelieferten Gasfluß, der einen Atembeutel füllt, der als Reservoir für die Spontanatmung dient. Dieses System ist wiederum durch ein Rückschlagventil vom Respirator getrennt, der die maschinellen Atemhübe liefert. Während eines maschinellen Atemhubs schließt sich das Rückschlagventil, und das vom Continuous-flow-System durchströmte Reservoir füllt sich. Bei Erreichen des am Überdruckventil eingestellten Drucks entweicht das Überschußgas zur Atmosphäre. Ist der maschinelle Atemhub beendet, fällt der Druck im Respiratorkreis, das Rückschlagventil öffnet sich und das Gas aus dem Continuous-flow-System kann über den gefüllten Atembeutel in das Respiratorkreissystem einströmen. Der Patient enthält nun das Gasgemisch für seine eigene Spontanatmung aus dem "continuous flow" oder aber bei hohem Gasbedarf aus dem Reservoir.

SIMV

Die Synchronisation des IMV-Hubes (SIMV) kann durch ein sog. Erwartungszeitfenster erreicht werden. Darunter versteht man die definierte Zeiteinheit am

Ende der Spontanatemphase, in der dem Patienten die Möglichkeit gegeben ist, den maschinellen Atemhub synchron auszulösen.

MMV

Es wird – wie bei IMV – eine Mindestventilation sichergestellt. Hierbei ist die Wiederholfrequenz der mandatorischen Hübe im Gegensatz zur IMV nicht zeitlich fest vorgegeben, sondern diese werden nur bei Unterschreiten des eingestellten Minutenvolumens ausgelöst.

CFV

Die Spontanatmung mit kontinuierlichem Fluß (CFV) wurde zum Entwöhnen eines Patienten entwickelt und dient der Unterstützung der Spontanatmung. Die Gasversorgung erfolgt über einen Gasmischer und Flußsteller. Über einen Anfeuchter gelangt das Atemgas zum Patienten. Mit dem zwischengeschalteten Reservoirbeutel werden Flußspitzen abgedeckt. Eine Rückatmung in den Reservoirbeutel wird über ein Rückschlagventil verhindert. Zur Erweiterung der Spontanatmung können über ein intakt geschaltetes Sperrventil im Endexspirationszweig auch IMV und IPPV realisiert werden.

CPAP

Dieses System ist ähnlich wie das CFV-System aufgebaut. Im Exspirationszweig wird zusätzlich ein PEEP-Ventil zur Erzeugung von Drücken von 0–15 mbar eingesetzt. Eine Messung des Atemminutenvolumens ist beim CPAP-System mit "continuous flow" möglich, aber aufwendig.

Demand-flow-CPAP

Dieses Beatmungsmuster kann im weitesten Sinn als eine Form der assistierten maschinellen Ventilation betrachtet werden. Eine mögliche Realisierung des Demand-flow-CPAP sei am Funktionsprinzip des Lungenautomaten erläutert. Der bei spontanen Inspirationsbemühungen des Patienten entstehende Unterdruck öffnet ein Gasmengenregelventil so lange, wie der vom Patienten erzeugte Steuerdruck unter dem Referenzdruck liegt. Beendet der Patient die Inspiration, schließt das Gasmengenregelventil, die Inspiration ist beendet, und der Patient kann ausatmen. Das bedeutet allerdings nicht, daß Patienten mit insuffizienter Atmung eine ausreichende Gasmenge erhalten.

Inspiratorische Flußassistenz (IFA)

Dieses Beatmungsmuster wird inzwischen in immer mehr Respiratoren unter verschiedenen Bezeichnungen realisiert. Bei dieser Beatmungsform wird dem Patienten ein inspiratorischer Fluß bis zum Erreichen einer individuell einstellbaren Druckschwelle über dem PEEP-Niveau angeboten, so daß die Spontanatmung vertieft bzw. die Inspirationsarbeit des Patienten partiell oder ganz substituiert wird. Nach Erreichen der Druckschwelle erfolgt die Exspiration bis auf PEEP-Niveau. Der Triggerimpuls für den Beginn der IFA kann ebenso wie der Beginn der Exspiration druck- und flußgesteuert ausgelöst werden.

Anforderungen an Respiratoren

Geschichtliche Entwicklung

In einem historischen Überblick, der sich mit lebensrettenden Maßnahmen bei Ertrinkenden befaßt (Herholdt u. Rafn 1960), werden die Mund-zu-Mund-Beatmung und andere mechanische Methoden der Ventilation zu Beginn des Jahrhunderts erwähnt. Eine Publikation von Emerson (1909) beschreibt die Vorzüge der positiven Druckbeatmung zur Behandlung der Herzinsuffizienz und des Lungenödems. In den Jahren zwischen 1950 und 1960 führte dann die Popularität der intermittierend positiven Druckbeatmung zur Entwicklung verschiedener Respiratortypen. Die Diskussion drehte sich zunächst um die Bevorzugung volumen- oder druckgesteuerter Respiratoren bei noch fehlendem adäquatem Monitoring. Dabei wurden zunächst 2 O_2-Einstellmöglichkeiten (40% und 100%) als ausreichend angesehen. Nach 1960 wurde dann die Notwendigkeit der Atemgasanfeuchtung erkannt. Dazu muß man wissen, daß vor 1960 noch tägliche Bronchoskopien bei beatmeten Patienten üblich waren. Die Einführung des endexspiratorischen positiven Drucks (PEEP) erfolgte Ende der 60er Jahre.

Die Entwicklung entsprechender Luftbrücken (Cufftuben) wurde als Voraussetzung differenzierter bzw. exakter Respiratoreinstellungen gesehen, die dann auch zur Entwicklung der verschiedenen Operationmodes führte.

Die Änderungen der Indikationen zur Beatmung nahmen ebenfalls ihren Einfluß auf die Entwicklung der Respiratoren.

Allgemeine Gesichtspunkte

Die Beschreibung der Anforderungen, die an die apparative Ausrüstung der Respiratoren zu stellen sind, orientiert sich an der täglichen Praxis der Beatmungsstation. Die der Ausrüstung zugrundeliegende Technologie interessiert nur insoweit, als sie diese maßgeblich in ihrer Leistung beeinflußt. Hierbei darf aber nicht unberücksichtigt bleiben, mit welcher Zielsetzung man einen Respirator einsetzen will, d.h. bei der Beschreibung der Anforderungen an solche Respiratoren ist die Kenntnis des entsprechenden Krankenguts, bei dem der Respirator angewendet werden soll, Voraussetzung. Zur Zeit kann kein Respirator optimale Voraussetzungen für alle Patienten, vom Neugeborenen bis zum Erwachsenen, anbieten. Hieraus ergibt sich die Überlegung, inwieweit es erforderlich sein kann, daß man für eine Beatmungseinheit (Intensivstation) ggf. verschiedene Respiratortypen zur Verfügung hält, um einem breiteren Spektrum des Patientenguts gerecht werden zu können. Dies bleibt aber sicherlich auf spezielle Beatmungseinheiten in großen Zentren beschränkt, so daß man davon ausgehen kann, daß für eine Intensivstation eines größeren städtischen Krankenhauses, eines mittleren oder kleineren Krankenhauses gewöhnlich ein Respiratortyp für die Regelversorgung ausreicht, wenn dieser unter Berücksichtigung seiner Leistungen entsprechend dem jeweiligen Krankengut ausgewählt wurde. Wie bereits einleitend erwähnt, hängt die definitive Entscheidung von der Struktur des jeweiligen Krankenhauses ab. Es ist empfehlenswert, nebem dem Respiratortyp für die Normalversorgung in geringerer Stückzahl einen zweiten Respiratortyp bereitzuhalten, der sich für differenziertere Beatmungstechniken eignet, mindestens aber sollen von jedem Respiratortyp 2 Maschinen zur Verfügung stehen, damit bei Ausfällen ein entsprechendes Ersatzgerät zur Verfügung steht.

Eine Differenzierung von sog. großen und kleinen Beatmungsgeräten ist nicht sinnvoll, da die sog. kleinen Beatmungsgeräte (z. B. Bird Mark 7) ohnehin aufgrund ihrer Steuermechanismen ohne das entsprechende Monitoring nicht zur Beatmungstherapie eingesetzt werden sollen. Diese Geräte werden heute überwiegend in der Inhalationstherapie eingesetzt. Ein wesentliches Kriterium bei der Auswahl der Respiratoren ist die sinnvolle Reduzierung technischer Voraussetzungen und Möglichkeiten, wobei man sich hier, wie oben erwähnt, an dem Krankengut der jeweiligen Klinik bzw. Intensivstation zu orientieren hat.

Folgende Anforderungen werden an die Ausrüstung der Respiratoren gestellt (s. Übersicht).

Anforderungen an Respiratoren

1) Notwendige Ausstattung
   - alle Möglichkeiten der Ventilation bei minimalen Betriebsgeräuschen,
   - Möglichkeit, verschiedene Altersklassen zu beatmen,
   - Angabe/Definition des inspiratorischen Gasgemischs (Konzentration, Volumen, Fluß, Drücke, Zeit),
   - Möglichkeit direkt aktionsbezogener Änderungen,
   - manuelle Umschaltbarkeit unter Extrembedingungen.

2) Monitoring und Alarme
   - kontinuierliche Anzeige der inspiratorischen O_2-Konzentration,
   - Alarmangabe beim Abweichen von der gewünschten O_2-Einstellung,
   - inspiratorische und exspiratorische Volumina (V_T, AMV),
   - inspiratorische und exspiratorische Drücke,
   - Alarmschaltung für Leckagen und Stenosen.

Ausstattung

Die Ausrüstung der Respiratoren fordert alle Möglichkeiten der Ventilation, d. h. das Vorhandensein aller Optionen einschließlich CPAP. Minimale Betriebsgeräusche sollten hierbei eine Selbstverständlichkeit sein. Variabilitäten im Aufbau bzw. Modulsysteme sind sicher nicht uneingeschränkt von Vorteil und bleiben auf einzelne Entwicklungen beschränkt.

Die Möglichkeit der Beatmung verschiedener Altersklassen mit einem Respirator ist wünschenswert, mit Ausnahme der Beatmung von Neugeborenen. Die

Grenze sollte hier bei einem Zugvolumen von 2,5 ml ($V_T = 2{,}5$ ml/kg KG) gesetzt werden.

Die Möglichkeit direkt aktionsbezogener Änderungen ohne Zeitverlust bis hin zur manuellen Umschaltbarkeit in Extremfällen ist unverzichtbar.

Ein Respirator erweist sich als unbefriedigend, wenn sich z. B. nur der inspiratorische Fluß als primäre Regelgröße einstellen läßt und nicht die Inspirationszeit.

Anforderungen an die technische Ausrüstung des Patientensystems sind in der folgenden Übersicht dargestellt.

Anforderungen an die technische Ausrüstung des Patientensystems

1) Notwendige Ausstattung
- einfache Handhabung,
- Anfeuchtsystem ohne Systemunterbrechung, Möglichkeit des problemlosen Einfüllens von Wasser,
- sichere, eindeutige Adapter.

2) Sicherheitsvorkehrungen
- Sicherheit gegen Diskonnektion,
- Dichtigkeitskontrolle,
- Temperatur- und Feuchtigkeitskontrolle.

Die Anforderungen, die an die technische Ausrüstung des Patientensystems zu stellen sind, belaufen sich im wesentlichen auf die Handlichkeit, da bei komplizierter Handhabung die häufigsten Störmöglichkeiten (Undichtigkeiten) auftreten. Weiter muß ein Patientensystem mit 2 Schläuchen (Faltenschläuchen) und einem Anfeuchtsystem ausgestattet sein, das ohne Systemunterbrechung ein Ablassen von Kondenswasser erlaubt. Beim Einfüllen von Wasser dürfen keine Schwierigkeiten entstehen, insbesondere ist darauf zu achten, daß Verkantungen unmöglich gemacht werden. Der Befeuchter muß dicht und heizbar sein. Eine Alternative stellen die auf dem Markt angebotenen künstlichen Nasen dar.

Die technische Ausrüstung der Mischer setzt sich im wesentlichen aus der Möglichkeit der Konzentrationsangabe für Sauerstoff (DIN 13252: Mischung von Sauerstoff und Luft) zusammen. Die Mischer sollen insbesondere durch eine zentrale Gasversorgung zu betreiben sein. Die Farbkodierung der Schläuche sollte zur selbstverständlichen Ausstattung gehören. Zusätzlich empfiehlt es sich, eine Vorrichtung zur Beimischung von Lachgas oder Narkosegasen zur Verfügung zu halten (z. B. bei Tracheotomie und Verbandswechsel).

Technische Ausrüstung der Mischer

Notwendige Ausstattung
- Konzentrationsangabe DIN 13252 (0,21–1,0 F_iO_2),
- Farbkodierung.

Monitoring

Die kontinuierliche Anzeige der inspiratorischen O_2-Konzentration gehört ebenso wie die Alarmangabe bei Abweichungen von gewünschten O_2-Einstellungen zu dem bei jedem Respirator erforderlichen Monitoring. Daneben ist es wünschenswert, daß die endexspiratorische CO_2-Konzentration bzw. die CO_2-Minutenproduktion während der Beatmung überwacht werden kann. Eine zusätzliche Überwachung der Compliance erscheint in diesem Zusammenhang wertvoll.

Zum Monitoring muß auf jeden Fall ein Gasversorgungsalarm gehören sowie die Angabe inspiratorischer und exspiratorischer Volumina und Drücke und der Atemfrequenz.

Sicherheitsvorkehrungen und Alarme

Unverzichtbar ist die Alarmschaltung für eine Leckage. Diese kann sowohl in Form eines Volumen- als auch in Form eines Druck- bzw. Diskonnektionsalarms konzipiert sein.

An Sicherheitsvorkehrungen müssen v. a. solche gegen eine mögliche Diskonnektion (einfacher und sicherer Adapter) vorhanden sein. Die Kontrolle der Dichtigkeit kann auch vom Monitoring des Respirators übernommen werden. Temperatur- und Feuchtigkeitskontrolle (Hygrometer) sind wünschenswerte Verbesserungen.

Einstellmöglichkeiten

Klare Angaben/Definitionen des inspiratorischen Gasgemischs (Konzentration, Volumen, Fluß, Drücke, Zeit) müssen vorhanden sein, wobei hier auf eine übersichtliche Handhabung besonderen Wert gelegt werden sollte.

Hier erhebt sich die Forderung, die entsprechenden Atemparameter unmittelbar einzustellen, anstatt z. B. Inspirationszeit oder Atemzeitverhältnis über den inspiratorischen Fluß indirekt festzulegen, wie dies bei verschiedenen Respiratoren üblich ist.

Schnittstellen/Anschlußmöglichkeiten

Schnittstellen bzw. Anschlußmöglichkeiten von anderen Geräten sollten vorhanden sein. Hierbei wird mindestens ein analoger Ausgang erwartet. Die Möglichkeit zum Anschluß eines Schreibers sollte gegeben sein.

Ergonomische Gesichtspunkte

Zu den aufgeführten Anforderungen an die technische Ausrüstung kommen ergonomische Gesichtspunkte (Blum 1970; Boquet et al. 1980; Burandt 1978; Grandjean 1979). Diese lassen sich folgendermaßen differenzieren:
- Gerätedesign und Arbeitsumgebung,
- Geräteergonomie (Hardware),
- Systemergonomie (z. B. Steuerbarkeit),
- Kognitionsergonomie (Software) wie Dialoggestaltung, Mensch-Rechner-Interaktion und Fehlermanagement.

Die Bewertungskriterien für die Dialoggestaltung sind:
- Aufgabenangemessenheit, Lieferung relevanter Informationen,
- Selbsterklärungsfähigkeit,

- Steuerbarkeit,
- Verläßlichkeit,
- Fehlertoleranz,
- Fehlertransparenz.

60% aller Ursachen der Fehlermöglichkeiten beruhen auf fehlerhafter Handhabung bei unzureichend berücksichtigten ergonomischen Gesichtspunkten der Geräte. Die Möglichkeiten, die zur Verfügung stehen, um diese Fehlerrate zu reduzieren, bestehen 1) in der Verbesserung der Geräte und 2) in der Schulung.

Faßt man den 1. Gesichtspunkt näher ins Auge, so kommt man zu dem Schluß, daß folgende 3 Themengebiete in die Beurteilung von medizinisch-technischen Geräten, hier speziell von Respiratoren, einfließen müssen:
- Funktion,
- Sicherheitsvorkehrungen,
- ergonomische Anforderungen.

Selbstverständlich können die Geräte nicht ohne Betrachtung ihres Umfelds beurteilt werden, z. B. die Anordnung des Respirators zum Personal, zum Patienten und zur Ausstattung des Raums. (Drui et al. 1973; McIntyre 1982; Paget et al. 1981; Proctor 1981).

Die typische Reaktion auf eine Störung, die durch unzureichende oder fehlende Berücksichtigung ergonomischer Aspekte bei der Herstellung des Geräts verursacht wird, ist in der Regel eine Unzufriedenheit mit der äußeren Konzeption und den Bedienungselementen. Aufgrund der in der entsprechenden Literatur gemachten Angaben (Satwicz u. Shagrin 1981; Kraft u. Lees 1984) und aufgrund eigener Erfahrungen ergeben sich ergonomische Überlegungen, aus denen sich Anforderungen an die Bedienung der Respiratoren, die Lesbarkeit sowie die Größe und Rückmeldevorrichtungen der Bedienungselemente ableiten lassen.

Anforderungen an Respiratoren

Bedienung
- einfach,
- eindeutig (Vermeidung von Doppelfunktionen),
- unverwechselbar,
- reproduzierbar,
- direkt aktionsbezogen.

Lesbarkeit
- gut aus 80–100 cm Entfernung.

Größe
- möglichst klein.

Rückmeldungen
- Hinweise,
- Warnungen,
- Alarme (optisch, akustisch),
- Trennung von Steuerung und Überwachung,
- Eindeutigkeit (Vermeidung von Mehrfachalarmen).

Die Bedienung eines Respirators muß in erster Linie einfach und zur Vermeidung von Doppelfunktionen eindeutig und unverwechselbar sein. Reproduzierbarkeit in der Bedienung ist eine Selbstverständlichkeit. Die einzelnen Bedienungselemente müssen direkt aktionsbezogen und unabhängig voneinander angegangen werden können, wobei ganz besonders auch auf die Zugänglichkeit zu achten ist.

Die Lesbarkeit der Anzeigen sollte aus einer Entfernung von 80–100 cm noch gut sein. Insgesamt ist anzustreben, die einzelnen Bauelemente möglichst klein zu halten, was aber nicht auf Kosten der oben angeführten Anforderungen gehen darf.

Zu den Rückmeldungen gehören Hinweise, Warnungen, eindeutige Alarme, die sowohl optisch als auch akustisch voneinander unterscheidbar sein sollen. Die Trennung von Steuerung und Überwachung ist hierbei eine elementare Voraussetzung. Die Vermeidung von Mehrfachalarmen ist oft nicht möglich, da auftretende Störungen (z. B. Leckagen) mehrere Alarme nach sich ziehen müssen (z. B. Druck-, Volumen- und O_2-Konzentrationsalarme). Die auslösende Alarmursache sollte optisch sichtbar im Vordergrund stehen.

Anforderungen, die sich auf die Anordnung des Respirators am Patientenbett und auf die Ausstattung der Intensivstation beziehen, betreffen in der Regel auch die Handlichkeit eines Respirators. Unter ergonomischen Gesichtspunkten muß man hierbei von folgenden Kriterien ausgehen:
– Arbeitserleichterung, d. h. Ausschaltung unnötiger isometrischer Muskelarbeit (Haltearbeiten, Rumpfbeugen etc.), sollte möglich sein.
– Eine optimale Arbeitsposition sollte garantiert sein.
– Arbeitshöhe sowie Dimensionierung und Gestaltung der Sichtkontrolleinrichtungen müssen die optimale Sehdistanz gewährleisten. Dabei sollte eine bequeme Kopfhaltung möglich sein.
– Häufige manuelle Tätigkeiten müssen innerhalb des Greif- und Bewegungsraums liegen.

In der Patientenbox muß ausreichender Raum vorhanden sein, der die Aktivität von mindestens 3 Personen ermöglicht. Diese Forderung ist unerläßlich. Dabei müssen die Informationen mit dem größten Wert im unmittelbaren horizontalen und vertikalen Gebrauchsblickfeld liegen. Übertragen bedeutet dies, daß direkt gegenüber der am Patientenbett tätigen Krankenschwester oder des Arztes die optimalen Beobachtungs- und Arbeitsbedingungen herrschen müssen.

In einem Winkel von etwa 15° zu beiden Seiten bestehen noch akzeptable Arbeitsgegebenheiten, rechts und links darüber hinaus letztlich keine annehmbaren Konditionen mehr. Die räumliche Gestaltung und Positionierung müßte also unter ergonomischen Gesichtspunkten von folgenden Kriterien ausgehen:

Der Patient muß sich im Mittelpunkt der Aufmerksamkeit für die klinische Beurteilung und im unmittelbaren Gesichtsfeld des behandelnden Arztes und der behandelnden Schwester/Pfleger bei guter Beleuchtung befinden und bei ihm muß im Normalfall freier Zugang zu Kopf und Körper sein.

Darstellung und kontinuierliche Kontrolle schnell veränderlicher Vitalgrößen erfolgen visuell. Dies erfordert eine kontinuierliche oder in kurzen Zeitabständen aktualisierte optische Darstellung.

Die erforderlichen manuellen Aktivitäten müssen sich im Greifraum oder zumindest in der Patientenbox abspielen.

Häufige, rein mechanische und nebensächliche Tätigkeiten bieten sich zur Automatisierung an. Die Gruppierung von Komponenten, denen sich der behandelnde Arzt sowie Schwester oder Pfleger häufig in festgelegter Reihenfolge zuwenden (Protokollaktivität, Monitor, Beobachtung, Medikamentenmanipulationen), muß räumlich adäquat erfolgen.

Ergonomisch relevant sind dabei insbesondere die Übergänge zwischen Mensch und Maschine, die Wahrnehmung von Information und die Handhabung der Bedienungselemente.

Die Notwendigkeit des schnellen und sicheren Zugriffs in dringlichen Situationen muß gegeben sein. Einige Bedienungseinrichtungen (Handbeatmungsbeutel, Überdruckventil, Absaugvorrichtung etc.) müssen jederzeit rasch und sicher erreichbar sein. Sie sollten deshalb im günstigsten Fall mit einer Blickwendung erfaßbar sein und im einstellbaren Greifraum liegen. Auch hier sind Gebrauchsblickfeld, Greiffläche, Kopplungsmechanismen und die Anordnung korrespondierender Werte zu berücksichtigen. Ganz besonderer Wert ist darauf zu legen, daß eben auch korrespondierende Werte, z. B. von links nach rechts, in derselben Reihe erscheinen.

Ergonomische Anforderungen

Gebrauchsfeld
- 40–140° horizontal, 18–35° vertikal.

Greiffläche
- 35–45 cm (ausgestreckter Arm 55 cm).
Kopplungsmechanismen:
- Protokoll – Monitoring, Medikamente – Protokoll.

Korrespondierende Werte
- Verlauf von links nach rechts (analog/digital in derselben Reihe),
- immer gleiche Grundkomponenten,
- zusätzliche Ausrüstung.

Servicearbeiten, Kosten

Zusätzlich ergeben sich noch eine Reihe von Anforderungen aus ökonomischer Sicht. Diese entgehen dem Anwender meist, sind aber nicht weniger bedeutsam. Dabei ist zu bedenken, daß nicht nur die Anschaffungskosten in einer vernünftigen Relation zur Leistung des Respirators stehen müssen, sondern auch die Folgekosten, die sich aus den Kosten für Wartung und Reinigung und auch aus den Betriebskosten zusammensetzen. Die Intervalle für Wartung und Reinigung müssen angemessen sein (nicht häufiger als z. B. alle 6 Monate), die Reparaturhäufigkeit möglichst gering sein. Eigene Reparaturmöglichkeiten sollten gegeben sein. In diesem Zusammenhang sollte auch die Lokalisation der firmeneigenen Serviceeinrichtung berücksichtigt werden (Dichte des Kundendienstnetzes). Es geht nicht an, daß allein für die Anreise von Serviceleuten bereits ein unangemessen hoher Betrag bezahlt werden muß, bevor überhaupt die Kosten für die eigentliche Serviceleistung berechnet werden. Außerdem sollte man in Betracht ziehen, daß nicht zu aufwendige und teure technische Voraussetzungen für den Betrieb der einzelnen Respiratoren notwendig sind.

Die Kriterien aus ökonomischer Sicht sind:
— Anschaffungskosten,
— Kosten für Wartung und Reinigung (Intervalle),
— Betriebskosten,
— Notwendigkeit von speziellen technischen Voraussetzungen zum Betrieb der einzelnen Respiratoren,
— Reparaturanfälligkeit (eigene Möglichkeiten),
— Servicelokalisation.

Beatmungsverfahren

M. Dittmann

Bei den Beatmungsverfahren lassen sich 3 Gruppen unterscheiden:
1) kontrollierte Beatmung,
2) Kombination aus Beatmung mit irgendeiner Form der Spontanatmungsunterstützung,
3) Hochfrequenzbeatmung.

Auf die Hochfrequenzbeatmung sei hier nicht näher eingegangen, da sich diese Beatmungsform bis jetzt nicht im größeren Maßstab des klinischen Alltags hat durchsetzen können.

Unter der Beatmung versteht man die Übernahme der Atemarbeit durch einen Respirator. Als einfachstes Beispiel sei an eine Luftpumpe erinnert.

Druckbegrenzte (druckgesteuerte) Beatmung

Bei der kontrollierten Beatmung hat der Patient keine eigene Atemaktivität (z. B. volle Relaxation); die am Respirator eingestellten Charakteristika ergeben den Beatmungszyklus. Bei einer druckbegrenzten Beatmung wird von dem Respirator Atemgas in den Patienten gepreßt, bis der eingestellte Grenzdruck erreicht ist. Dieser Grenzdruck wird dann zum Umschaltpunkt ("pressure cycled") der Beatmungsmaschine von der Inspiration in die Exspiration.

Volumenbegrenzte (volumengesteuerte) Beatmung

Bei einer volumenbegrenzten Beatmung wird am Respirator ein bestimmtes Atemzugvolumen (V_T) eingestellt. Als Faustregel gilt V_T = 10–15 ml · kg KG. Sobald das eingestellte Volumen an den Patienten abgegeben ist, schaltet der Respirator von der Inspirations- in die Exspirationsphase um.

Zeitgesteuerte Beatmung

Wird primär der Fluß am Respirator vorgewählt oder eine bestimmte Inspirationszeit, so handelt es sich um eine fluß- bzw. zeitgesteuerte Beatmung. Diese Art des Steuerungsmechanismus wird vielfach mit der volumenbegrenzten Beatmung gleichgesetzt, da rein rechnerisch Fluß pro Zeiteinheit Volumen ergibt.

Wesentlich für eine adäquate Ventilation ist das Atemzugvolumen und nicht das Atemminutenvolumen. Das Atemminutenvolumen ist die Resultante aus der Atemfrequenz und dem Atemzugvolumen. Betrachtet man nur das Atemminutenvolumen, so kann bei numerisch gleichem Wert durch Verkleinerung des Atemzugvolumens und Anheben der Atemfrequenz eine unbefriedigende Ventilation und damit eine schwere Gasaustauschstörung entstehen (Totraumventilation). Ziel der kontrollierten Beatmung ist es, ein Atemzugvolumen zu wählen, welches die Lunge nicht extrem überbläht. Andererseits gilt es diejenige Atemfrequenz zu finden, die eine genügend lange In- und Exspirationszeit gewährleistet. Auf diese Weise kann ein hoher inspiratorischer Spitzendruck vermieden werden und damit das Risiko eines Barotraumas herabgesetzt werden. Bei langer Inspirationszeit und niedrigem Flow nähert man sich einem laminaren Flow im Bronchialsystem und damit der günstigsten Voraussetzung für eine homogene Ventilation der Lunge (Dittmann et al. 1987).

Kombinierte Beatmungsverfahren

Die einfachste Kombination von Beatmung und Spontanatmung stellt die assistierte Beatmung dar. Der Patient triggert, d. h. er erzeugt einen Unterdruck, der als Auslöseimpuls für einen neuen Beatmungszyklus vom Respirator interpretiert wird. Je nach „Härte" des Triggerimpulses kann damit ein mehr oder weniger starker negativer Druck des Patienten nötig sein (Sog), um den Respirator für einen neuen Beatmungszyklus zu starten. Bei elektromechanischer Steuerung der Beatmungsmaschine wird das Triggern in ein „Erwartungszeitfenster" gelegt. Respiratoren der letzten Jahre lassen zwischen den Beatmungszyklen eine Spontanatmung des Patienten zu. Hierzu gehören IMV, SIMV, MMV. Die Erwartung an diese Verfahren, damit die Beatmungszeit der Patienten verkürzen zu können, haben sich nicht erfüllt. Trotzdem bieten diese kombinierten Beatmungsverfahren für die Patienten eine Erleichterung, muß doch nun nicht mehr der Patient sich stur dem Beatmungszyklus beugen. Der Patient erhält hierdurch einen gewissen Freiraum für seine Spontanatmungsaktivität.

Spontanatmungsunterstützung

Die jüngsten Spontanatmungsverfahren verstehen sich als Spontanatmungsunterstützung: IFA, IHS, PS, ASB, DMMV, EMMV, wobei die beiden letzten Kürzel nur unter firmenpolitischer Sicht zu verstehen sind. All diesen Verfahren gemeinsam ist eine Assistenz der Spontanatmungsbewegung des Patienten, die soweit verändert werden kann, daß daraus eine kaum noch zu erkennende Spontan-

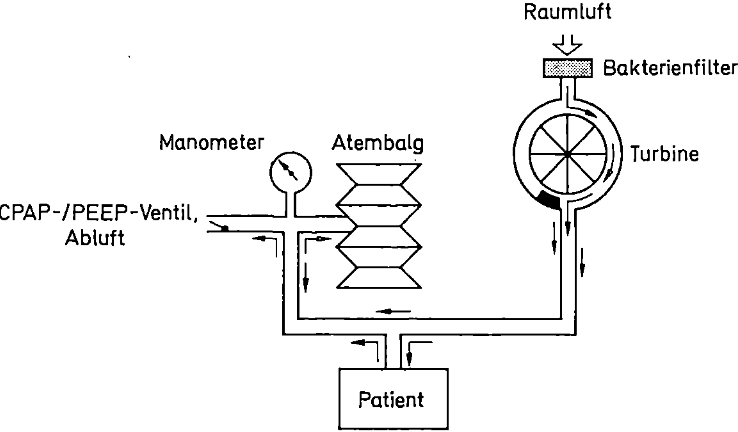

Abb. 11. Diagramm vom Turbo-PEEP-Weaner. Gefilterte Raumluft gelangt durch eine Luftturbine via T-Stück zum Patienten. Stromabwärts befindet sich ein 4-l-Reservoir, welches unter einem Federzug steht. Die Frischgasmenge der Turbine (50 l/min) und das Atemgas im Reservoir kompensieren den individuellen Peak-Flow des Patienten. (Aus Dittmann et al. 1987)

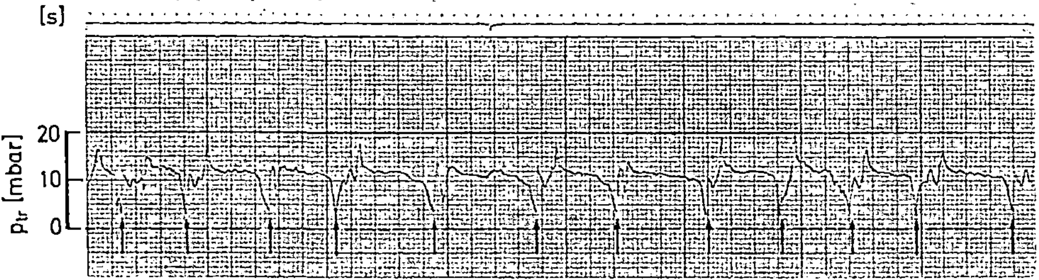

Abb. 12. Spontanatmung mit einem Spontanatmungs-Stützungsverfahren, z. B. ASB. ↑ Maximale Inspirationstiefe

atmungskurve resultiert. Im Extremfall handelt es sich dann wieder um eine druckbegrenzte Beatmung des Patienten (Abb. 12). Die hier angesprochenen Verfahren sind alle auch auf einem erhöhten endexspiratorischen Niveau (PEEP) möglich.

Einstellung des Respirators

P. M. Osswald

Logik der Verfahren

Die Einstellung des Respirators (Tabelle 1) ist durch die Einstellung der inspiratorischen Flowraten und der Beatmungsdrücke definiert. Weiter kommen die Länge der Inspirationszeit, die Atemfrequenz und das Zugvolumen hinzu. Eine

Tabelle 1. Einstellung des Respirators

Erkrankung	Eistellung			
	Assistiert oder ASB	Kontrolliert	IMV	CPAP
Chronische Atemwegswerkrankung	×			×
Weaning	×		×	×
ARDS (Erwachsene und Kinder)		×	(×)	
Apnoe (ZNS-Dysfunktion, neuro-muskuläre Paralyse, Medikamenten-überdosierung)		×		
Instabiler Thorax		×	×	×
Fortgeschrittene Stadien des ARDS (Einsatz von „high PEEP", ver-längerter Inspirationszeit)		×		

optimale Einstellung des Respirators zur günstigen Beatmung ist nicht bekannt, die Einstellung variiert vielmehr von Patient zu Patient, entsprechend den individuellen Gegebenheiten und der zugrundeliegenden Erkrankung. Respiratoren müssen somit einen großen Spielraum an möglichen Einstellungen erlauben, damit man diesen individuellen Veränderungen des Patienten mit akutem Lungenversagen Rechnung tragen kann.

Die kontrollierte Beatmung kann gegenläufige Überlegungen nötig machen, so z. B. wenn man die Zirkulation und den Gasaustausch im Auge hat. Eine sichere Behandlung der Patienten bedarf somit einer großen Erfahrung und einer guten Kenntnis der unterschiedlichen möglichen Respiratoreinstellungen, insbesondere darüber, wie sie die Herz-Kreislauf-Funktion, die Lungenmechanik und den Gasaustausch beeinflussen können.

Die Auswahl des für den Patienten geeigneten Verfahrens zur kontrollierten Beatmung wird durch eine konkrete Beatmungsstrategie erleichtert. Der Erfolg der kontrollierten Beatmung hängt v. a. davon ab, ob für den erkrankten Patienten das individuell für ihn geeignete Verfahren eingesetzt wird.

Grundvoraussetzung für den Einsatz einer geeigneten Atemhilfe ist zunächst die Differentialdiagnose, welche Teilfunktionen der äußeren Atmung wesentlich gestört sind. So benötigt beispielsweise die CO_2-Elimination eine adäquate Ventilation, zur Oxygenierung aber ist eine entsprechende gasaustauschende Oberfläche (funktionelle Residualkapazität, FRK) notwendig. Das bedeutet, daß man den Patienten, der eine Störung der p_aCO_2-Elimination aufweist, entweder kontrolliert zu beatmen hat oder bei vorhandener, jedoch nicht ausreichender Spontanatmung unterstützend mit Methoden der intermitierenden Maschinenbeatmung (IVM) oder der druckunterstützenden Spontanatmung zu behandeln hat.

Ist die Oxygenierung hingegen gestört, wird man primär dafür sorgen, die gasaustauschende Oberfläche, also die funktionelle Residualkapazität, zu optimieren. Das gelingt bei vorhandener Spontanatmung wie auch bei kontrollierter Beatmung dadurch, daß man versucht, eine Erhöhung des Atemwegsdrucks zu erzielen, damit die gasaustauschende Oberfläche restauriert wird (CPAP, PEEP). Wesentliche Stellgrößen für die Oxygenation sind bei der künstlichen Beatmung der endexspiratorische Druck (PEEP), das Atemzeitverhältnis ("inversed ratio ventilation", IRV) und die inspiratorische Sauerstoffkonzentration (F_IO_2; gemeinsame Abkürzungen für die 3 Stellgrößen: PIF).

Das Vorgehen nach einer Beatmungsstrategie ist Voraussetzung für eine künstliche Beatmung. Benzer u. Koller (1987) haben das sog. PIF-Konzept vorgeschlagen. In diese Beatmungsstrategie wurden 4 Stufen der künstlichen Beatmung integriert. Diese unterscheiden sich in ihrer Invasivität.

Der Einstieg in diese Stufenstrategie wird natürlich für jeden Patienten individuell verschieden sein. In der Regel wird man bei einem beatmungspflichtigen Patienten mit einer kontrollierten mechanischen Beatmung einsteigen. Das moderne Beatmungskonzept ist dabei bestrebt, von der kontrollierten Beatmung so rasch wie möglich in die Bereiche der Spontanatmung zu gelangen.

Voraussetzungen und Möglichkeiten eines Respirators (Einstellgrößen)

Die grundsätzlichen Möglichkeiten eines Respirators liegen in den frei wählbaren Kenngrößen der Beatmung in bezug auf den Atemzyklus. Diese sind:
- Minutenvolumen,
- Atemfrequenz,
- Atemzugvolumen,
- Inspirations-/Exspirationsverhältnis,
- inspiratorischer Flow,
- Atemwegsdruck,
- inspiratorisches Plateau,
- positiv-endexspiratorischer Druck,
- integrierte Spontanatmung.

In bezug auf die Folge mehrerer Atemzyklen kann ein Respirator verschiedene Beatmungsarten ermöglichen:
- kontrollierte Beatmung,
- assistierte Beatmung,
- Möglichkeiten zur Spontanatmung ohne oder mit CPAP,
- IMV, SIMV und MMV,
- ASB.

Weitere Kombinationen zwischen Spontanatmung und Beatmung sind denkbar, so daß in Zukunft mit der Erweiterung der Nomenklatur zu rechnen ist.

Dem Patienten sollte größtmögliche Autonomie bei der Atmungssteuerung gelassen werden. Diese erfordert jedoch die Möglichkeit der assistiert/kontrollierten Beatmung von Seiten des Respirators. Damit lassen sich eine Relaxierung und massive Analgetikagabe in vielen Fällen vermeiden. Zur Gewährleistung der assistierten Beatmung wird ein Trigger als Schaltelement benötigt, um das spontane Inspirationsbestreben des Patienten durch einen am Beatmungsgerät zeitgerecht ausgelösten Atemhub von gewählter Tiefe unterstützen zu können. Ein Ankämpfen des Patienten gegen die Maschine ist so in erster Linie durch eine Adaption des Beatmungsmusters und der Triggerschwelle zu behandeln und erst in zweiter Linie durch Medikamente.

Weitere Möglichkeiten, das eigene Atemzentrum so wenig wie möglich zu beeinträchtigen, liegen in der Anwendung intermittierender maschineller Hübe (IMV bei zeitweise spontaner Atemtätigkeit).

Aufgabe eines Beatmungsgeräts im engeren Sinne ist die Sicherstellung der Belüftung und die Sicherstellung einer möglichst gleichmäßigen Konvektion der Atemgase in der Lunge. Die Füllung eines funktionellen Kompartiments der Lunge ist abhängig von seiner Compliance und seiner Resistance. Steife Alveolen (niedrige Compliance) müssen mit erhöhtem Druck gefüllt werden. Kompartimente mit hoher Resistance haben einen erhöhten Zeitbedarf für ihre Füllung. Eine ungleichmäßige Verteilung des Atemgases in der Lunge kommt durch regionale Veränderungen von Compliance und Resistance zustande.

Die Verteilung des Atemgases kann im Idealfall trotzdem gleichmäßig sein, wenn eine Alveole mit niedriger Compliance eine erhöhte Resistance oder eine Alveole mit hoher Compliance eine niedrige Resistance aufweist. Die Verteilung des Inspirationsgases wird dann besonders ungleichmäßig, wenn steife Alveolen eine niedrige Resistance und Einheiten mit hoher Compliance eine hohe Resistance zeigen.

Der erforderliche Druck zur Überwindung einer reduzierten Compliance bewirkt im Kompartiment mit erhöhter Compliance eine Flußerhöhung mit der Gefahr, daß der laminare Gasfluß in eine turbulente Strömung übergeht und so der Widerstand weiter wächst. Damit stehen Forderungen zur Beatmung, welche sich bei global verminderter Compliance (erhöhter Druck zur Überwindung der kleinen Compliance) durch flußbedingte Resistanceerhöhung im Areal erhöhter oder normaler Compliance (und dadurch erhöhter Zeitkonstante) ergeben, z. T. entgegen.

Zur Überwindung regional erhöhter Widerstände ist das Vorhandensein eines inspiratorischen Druckplateaus wichtig.

Bei einer globalen Widerstandserhöhung zur Vermeidung hoher Drücke auf Alveolen mit normaler oder verminderter Resistance (Gefahr des Barotraumas) ist mit einem langsamen inspiratorischen Fluß entgegenzuwirken.

Der wichtigste Beitrag zur Überwindung sowohl einer verminderten Compliance als auch einer erhöhten Resistance liegt in der Erhöhung des endexspiratorischen Drucks (PEEP). Dies verhindert oder verzögert einen Alveolenkollaps und bewirkt durch eine Weiterstellung des Bronchialbaums der Lunge eine Senkung des Atemwegswiderstandes (Ashbaugh et al. 1969).

Dies gilt nicht nur für die verschiedenen Formen der Beatmung, sondern ebenso für die Spontanatmung mit kontinuierlich erhöhten Atemwegsdrücken (CPAP).

Minutenvolumen

Das Minutenvolumen ergibt sich aus der Multiplikation von Zugvolumen und Atemfrequenz ($MV = V_T \cdot f$). Das Zugvolumen sollte hierbei im Exspirationsschenkel gemessen werden.

Die Überwachung des Minutenvolumens ist eine sichere Methode zur Kontrolle der Lungenventilation, da sie alle Veränderungen des Zugvolumens und der Atemfrequenz beinhaltet.

Annäherungsweise kann das Minutenvolumen nach Nomogrammen errechnet werden. Wesentlicher Berechnungsfaktor dieser Nomogramme ist die Körperoberfläche. Es ist dabei aber zu berücksichtigen, daß die Körpertemperatur nicht in die Berechnungen mit einfließt.

Atemfrequenz

Die Atemfrequenz ergibt sich aus der Anzahl der Atemzyklen pro Minute. Sie resultiert z. T. aus der Inspirationszeit, dem inspiratorischen Flow und der Exspirationszeit (spezifische Besonderheiten hängen von den verschiedenen Respiratortypen ab). Bei assistierter Respiratoreinstellung kann die Gesamtzahl der Atemzyklen über der primär eingestellten Respiratorfrequenz liegen („Triggern" des Patienten). Die normale Atemfrequenz des Erwachsenen liegt zwischen 12 und 18 Atemzügen pro Minute, abhängig von Geschlecht, Alter, Lungenfunktion und Temperatur.

Zugvolumen

Das Zugvolumen beträgt beim normalen Erwachsenen 6–8 ml/kg KG. Es setzt sich zusammen aus dem anatomischen Totraum (2 ml/kg KG) und dem Alveolarvolumen ($V_T = V_D + V_A$).

Darüber hinaus muß berücksichtigt werden, daß ein Teil des Gasvolumens, das vom Respirator freigesetzt wird, als sog. kompressibles Volumen innerhalb des Schlauchsystems fungiert und dem Maschinentotraum des Respirators zugerechnet werden muß. Dieses ist innerhalb eines Respiratorsystems konstant, ändert sich innerhalb des Systems jedoch mit dem Feuchtigkeitsgrad und der Temperatur des Gasgemisches. Zur Respiratorbeatmung empfiehlt sich die Wahl eines größeren Zugvolumens (10–15 ml/kg KG) als prophylaktische Maßnahme zur Verminderung möglicher Atelektasenbildung (Bendixen et al. 1963). Nach Seiter et al. (1978) gehen Atemzugvolumen dieser Größenordnung mit höchstmöglicher Compliance einher.

Inspirations-/Exspirationsverhältnis

Das Inspirations-/Exspirationsverhältnis beschreibt die Beziehung zwischen Inspirationszeit und Exspirationszeit. Das normale Verhältnis für Erwachsene ist

1:2. Bei 10 Atemzügen pro Minute würde das eine Inspirationszeit von 2 s und eine Exspirationszeit von 4 s bedeuten.

Bei einem Atemzeitverhältnis I:E<1 tritt während der langdauernden maschinellen Inspiration eine Behinderung des venösen Rückflusses auf, welche während der kurzen Exspirationszeit u. U. nicht mehr kompensiert werden kann. Die Angabe des Atemzeitverhältnisses darf nur in Relation zu den Echtzeiten von In- und Exspiration betrachtet werden. Bei schwerem akutem Lungenversagen ist es deshalb oft nötig, das Verhältnis I:E<1 einzustellen ("inversed ratio ventilation", IRV). So kann eine Verbesserung des pulmonalen Gasaustauschs und damit eine bessere Oxygenation erzielt werden.

Inspiratorischer Flow

Die Flowrate wird angegeben in l/min oder in ml/s. Bei adäquatem inspiratorischem Fluß muß das gewünschte Zugvolumen in der gewünschten Inspirationszeit appliziert werden können. Die erforderliche inspiratorische Flußrate hängt somit von dem eingestellten Zugvolumen und der Atemfrequenz ab. Einige Respiratoren variieren ihre Flußrate automatisch, andere Respiratoren erlauben eine Kontrolle der Flußrate.

Atemwegsdruck

Der Atemwegsdruck hängt von der Flußrate, dem Atemwegswiderstand und der Lungencompliance ab. Zur Vermeidung von zu hohen Atemwegsdrücken (Barotrauma) erlauben die meisten Respiratoren die Einstellung einer oberen Beatmungsdruckgrenze.

Ein Leckalarm (Lichtschranke) weist auf einen unzureichenden Atemwegsdruck hin (Gasverlust). Die Lichtschranke sollte 10% unter dem Spitzendruck eingestellt werden.

Höhe und Verlauf des Atemwegsdrucks in der Inspirationsphase ergeben sich bei gegebenem Fluß aus den atemmechanischen Eigenschaften von Lunge und Thorax sowie aus der gewählten Luftbrücke (Tubusquerschnitt, Länge, Material). So ergibt sich ein flacher Druckanstieg bei niedrigem Fluß oder hoher Compliance. Übersteigt der vom Beatmungsgerät gelieferte Fluß kurzfristig den in die Lunge abströmenden, so kommt es zur Ausbildung einer Druckspitze. Unter vorgegebenen Beatmungsbedingungen repräsentiert der Spitzendruck den inspiratorischen Widerstand, der Plateaudruck die Compliance von Lunge und Thorax.

Inspiratorisches Plateau

Das inspiratorische Plateau erlaubt, das applizierte Zugvolumen am Ende der Inspiration in der Lunge zu halten, und ermöglicht so einen größeren Zeitraum zur Verteilung des Gases in den einzelnen Lungenabschnitten. Veränderungen der Inspirationsplateauzeit ziehen Veränderungen der Inspirations- und Exspirationszeit nach sich.

Das endexspiratorische Druckplateau begünstigt nach abgeschlossener Inspiration den intrapulmonalen Druck- und Volumenausgleich. Ist die inspiratorische Strömung hoch, z. B. > 60 l/min, und fehlt ein endinspiratorisches Plateau, so reicht die Dauer der Inspiration u. U. für die Entfaltung und Füllung von Gasräumen nicht aus. Es kommt dann in betroffenen Bezirken zur Abnahme des Belüftungs-Durchblutungs-Verhältnisses und damit zu einer Zunahme des Rechts-links-Shunts mit einem Abfall des arteriellen Sauerstoffpartialdrucks.

Positiv-endexspiratorischer Druck (PEEP)

Der positiv-endexspiratorische Druck während der Ausatmung stabilisiert die Alveolen und verhütet den Alveolarkollaps. Die Anwendung von PEEP führt zu einem über dem atmosphärischen Druck liegenden erhöhten Druckniveau bei Exspiration. Physiologischerweise läßt die Anwendung von PEEP die funktionelle Residualkapazität ansteigen, vergrößert die alveoläre Ventilation und verkleinert die pulmonalvaskuläre Resistance. Ein Anstieg des arteriellen Sauerstoffpartialdrucks (p_aO_2) kann eine niedrigere Sauerstoffkonzentration der Inspirationsluft erlauben. Bei der Anwendung von PEEP muß unbedingt der kardiovaskuläre Zustand berücksichtigt werden, um nachteilige Auswirkungen zu vermeiden.

Die Anwendung des PEEP gehört zu den größten therapeutischen Fortschritten in der Respiratortherapie. Je kleiner die Lungencompliance und je geringer die funktionelle Residualkapazität ist, um so markanter ist die Verbesserung des Gasaustauschs mit PEEP. Zur Korrektur der Auswirkungen von PEEP auf den Kreislauf ist eine sorgfältige differenzierte Kreislaufdiagnostik erforderlich.

Integrierte Spontanatmung

Bei der "intermittend mechanical (mandatory) ventilation" oder der intermittierenden mechanischen Beatmung (IMV) handelt es sich um fest vorgegebene Beatmungszyklen. Dazwischen kann der Patient spontan atmen. Wird der Beatmungszyklus vom spontan atmenden Patienten getriggert (ausgelöst), nennt man das SIMV (synchronisierte intermittierende mechanische Beatmung).

Beim MMV ("mechanical minute ventilation", mechanisches Minutenvolumen) atmet der Patient bei vorgewähltem Atemminutenvolumen so viel, wie er selbst kann. Der Differenzbetrag zum vorgegebenen Atemminutenvolumen wird von der Maschine zugegeben. Damit ist ein konstantes Minutenvolumen für den Patienten garantiert. Ein Nachteil besteht darin, daß die unzureichende Atemtiefe der Spontanatmung von der Maschine nicht berücksichtigt wird.

Hinter den Begriffen DMMV (Dräger Mechanical Minute Ventilation) und EMMV (Engström Mechanical Minute Ventilation) und IDV (Intermittend Demand Ventilation) verbergen sich Synonyme ohne wesentliche klinische Unterschiede.

Bei der inspiratorischen Assistenz handelt es sich um die Form einer Beatmung. Bei erhaltener Atemsteuerung des Patienten kann diesem maschinell ein inspiratorischer Gasfluß unterschiedlicher Stärke angeboten werden (die Abkürzungen variieren nach Hersteller und beinhalten dasselbe Prinzip):

IFA: „inspiratory flow assistance", inspiratorische Flußassistenz,

IHS: „inspiratory help system", Inspirationshilfe,

PS: „pressure support", Unterstützungsdruck,

ASB: „assisted spontaneous breathing", assistierte Spontanatmung.

Die inspiratorischen Assistenzverfahren stellen im Prinzip eine Rückerinnerung an die früheren druckbegrenzten Beatmungsformen dar. Der Anteil applizierter Atemarbeit kann zwischen nahezu vollständiger Spontanatmung und reiner Beatmung je nach Inspirationsfluß schwanken. Der Einsatz dieser gemischten Beatmungsform wird erst durch kontinuierliches Monitoring anwendbar.

Bei der assistierten Spontanatmung hat der Patient noch eine spontane Eigenaktivität. Durch eine vorzugebende Druckgrenze schiebt die Maschine bis zum Grenzwert Atemvolumen nach. Es handelt sich demnach um die Mischung aus druckbegrenzter Beatmung und Spontanatmung.

Mit der FRC-Erhöhung durch CPAP kommt es zu einer Verbesserung der Compliance. Die Folge davon ist ein Anstieg des Sauerstoffpartialdrucks bei gleichen inspiratorischen Sauerstoffkonzentrationen. Je nach Schwere der Gasaustauschstörung kann man auf maschinelle Beatmung verzichten und die Behandlung auf die Unterstützung der Spontanatmung durch einen kontinuierlichen positiven Atemwegsdruck (CPAP) beschränken. Der Patient atmet spontan auf einer maschinell vorgegebenen erhöhten Mittellage. Maschinen, die nicht auch in der Inspirationsphase einen positiven Druck aufrechterhalten können, entsprechen damit nicht der Definition des CPAP.

Anfeuchtung und Temperaturkontrolle [1]

Alle Langzeitbeatmungsgeräte ohne Rückatmungsanteil bedürfen eines geheizten Anfeuchtersystems. Dabei ist Sorge zu tragen, daß das Inspirationsgas nicht höher als auf 38 °C erhitzt wird.

Sauerstoffkonzentration

Die meisten modernen Beatmungsgeräte erlauben die Einstellung unterschiedlicher Sauerstoffkonzentrationen. Bei Patienten mit pulmonalen Begleiterkrankungen, kardiovaskulären Erkrankungen oder bei längerdauernden operativen Eingriffen empfiehlt sich die Kontrolle des arteriellen Sauerstoffpartialdrucks und der Sauerstoffsättigung.

---

[1] Vgl. Abschn. „Respiratorisches Monitoring", S. 31.

Adaptation des beatmeten Patienten

P.-M. Osswald

Gegenatmen des Patienten

Ein ganz wesentlicher Gesichtspunkt bei der Koordination eines Patienten an einen Respirator ist die Möglichkeit des Patienten, die mechanische Unterstützung durch den Respirator zu akzeptieren. Es empfiehlt sich, den Patienten exakt über die Bedeutung dieser Behandlungsform zu unterrichten. Der Patient soll entspannt das Einströmen der Luft in seine Lungen durch den Respirator über sich ergehen lassen.

Hyperinflation

Eine weitere Methode, den Patienten an den Atemzyklus eines Respirators zu koordinieren, besteht darin, das Zugvolumen größer als erforderlich zu wählen und dadurch mit einer geringeren Atemfrequenz zu beatmen. Damit kann das erforderliche Minutenvolumen aufrechterhalten und der inspiratorische Stimulus unterdrückt werden. Eine Unterdrückung des Atemanreizes (inspiratorischer Stimulus) gelingt durch die Dehnung der Alveolen durch ein größeres Zugvolumen. Bekanntermaßen werden die Hering-Breuer-Dehnungsrezeptoren in den Alveolen durch große Zugvolumina stimuliert.

Elimination der Hypoxie

Patienten mit einer chronischen respiratorischen Erkrankung entwickeln gewöhnlich einen sog. „hypoxischen Drive"; damit ist gemeint, daß der inspiratorische Atemanreiz durch eine Erhöhung der inspiratorischen Sauerstoffkonzentration gesetzt werden kann. Der Sauerstoffpartialdruck steigt dabei über den normalen hypoxischen Drive-Sauerstoffspiegel an. So kann z. B. ein Patient, dessen normaler Sauerstoffpartialdruck 45 mm Hg beträgt, durch ein Anheben dieses „hypoxischen Drive" auf 60 mm Hg zu einer besseren Anpassung an den Respirator gebracht werden. Patienten mit chronischen Lungenerkrankungen werden sehr rasch psychologisch und physisch von der Beatmung abhängig. Aus diesem Grunde sollte die genannte Methode nur auf einen definierten Zeitraum begrenzt bleiben. Der Sauerstoffpartialdruck sollte auf jeden Fall unterhalb von 100 mm Hg gehalten werden, um die Möglichkeit der Schädigung durch den Sauerstoff gering zu halten. Die genannte Methode hat so gut wie keine Wirkung bei Patienten, die einen normalen Sauerstoff-Drive haben.

Reduktion des Kohlensäurespiegels

Patienten, die eine normale Kohlendioxidsteuerung haben, können über eine Hyperventilation an einen Respirator angepaßt werden. Hierzu wird die arterielle

Kohlensäurespannung herabgesetzt, um eine Reduktion der Atemstimulationen zu erzielen. Der Kohlensäurepartialdruck sollte dabei aber niemals unter 25 mm Hg absinken. Die Hypokapnie kann zu einer Tetanie, einem Koma und möglicherweise auch zum Tod führen, wenn die Kohlensäurepartialdrücke weniger als 25 mm Hg betragen. Aus diesem Grunde muß auch diese Methode mit größter Sorgfalt angewandt werden und setzt ein entsprechendes Monitoring voraus (vgl. Kap. „Respiratorisches Monitoring", S. 31).

Sedativa, Relaxanzien

Wenn der Patient kontrolliert beatmet werden muß, können zur Synchronisation seiner Atemtätigkeit an den Respirator Relaxanzien oder Sedativa zum Einsatz kommen. Alle Medikamente, die das Zentralnervensystem deprimieren oder die zur Relaxation führen, setzen die inspiratorische Kraft und die Bewegung des Patienten herab, so daß sie eine passive mechanische Beatmung zulassen. Die tatsächliche Wirkung hängt von dem jeweiligen gewählten Medikament und dessen Dosierung ab (vgl. Kap. „Analgosedierung", S. 281).

Änderung der Beatmung

P.-M. Osswald

Die exakte Einstellung der mechanischen Ventilation hat die wirksame Beatmung und adäquate Sauerstoffapplikation für den Patienten zum Ziel. Idealerweise sollten die Parameter der mechanischen Ventilation schrittweise geändert werden, um die Wirksamkeit der Änderungen auch beurteilen zu können. Alle größeren Veränderungen der mechanischen Ventilation sollten in Verbindung mit einer Messung der Blutgase 20–30 min nach der Veränderung erfolgen (Tabelle 2).

Tabelle 2. Erwartete Veränderungen der Blutgase bei verschiedenen Respiratoreinstellungen

Abfall des p_aCO_2	Anstieg des p_aCO_2
Anstieg der Atemfrequenz	Abfall der Atemfrequenz
Anstieg des Zugvolumens	Abfall des Zugvolumens
Abnahme des mechanischen Totraums	Zunahme des mechanischen Totraums
Abfall des Sauerstoffpartialdrucks	Anstieg des Sauerstoffpartialdrucks
Abfall des F_IO_2	Anstieg des F_IO_2
Abfall des PEEP	Anstieg des PEEP

Ansteigen des arteriellen Kohlendioxidpartialdrucks (p_aCO_2)

Ein Ansteigen des Kohlendioxidpartialdrucks (p_aCO_2) im arteriellen Blut führt zu einem Ansteigen der Wasserstoffionenkonzentration, die sich in einem Abfall des pH-Wertes niederschlägt. Es gibt verschiedene Möglichkeiten, die zu einem Anstieg des Kohlendioxidpartialdrucks (p_aCO_2) führen können.

Abfall des Minutenvolumens

Zu einem Abfall des Minutenvolumens kann es sowohl durch eine Reduktion des Zugvolumens als auch durch eine Abnahme der Atemfrequenz kommen. Ein Abfall der alveolären Minutenventilation führt zu einem Anstieg des arteriellen Kohlendioxidpartialdrucks (p_aCO_2). Die Veränderung der Atemfrequenz ist dabei die häufigste Ursache von Veränderungen des Kohlendioxidpartialdrucks (p_aCO_2). Ein Abfall des Atemzugvolumens andererseits führt gleichzeitig auch zu einer Veränderung der Perfusion der Lungen, so daß dann auch mit einer Veränderung des arteriellen Sauerstoffpartialdrucks gerechnet werden muß.

Normalerweise sollten Veränderungen des Zugvolumens in einer Größenordnung von 50–75 ml vorgenommen werden. Veränderungen der Atemfrequenz sollten bei 2–3 Atemzügen pro Minute begrenzt bleiben. Wenn man diese Grenzwerte berücksichtigt, wird eine physiologische Veränderung gewährleistet. Bei all diesen Veränderungen ist es erforderlich, die Pulsrate, den Blutdruck, den Patienten selbst und die Blutgase zu kontrollieren.

Zunahme des mechanischen Totraums

Bei einem konstanten Atemminutenvolumen können Veränderungen des Schlauchsystems (Erweiterungen) zu einer Zunahme des Totraums führen (Abb. 13). Wenn der Patient assistiert beatmet wird und in der Lage ist, seine Atemfrequenz zu steigern, dann kann eine Zunahme des Totraums von ihm selbst kompensiert werden. Die Voraussetzung dazu ist, daß der Patient in der Lage ist, seine Atemtätigkeit zu steigern bzw. daß das Zentralnervensystem auf den entsprechen-

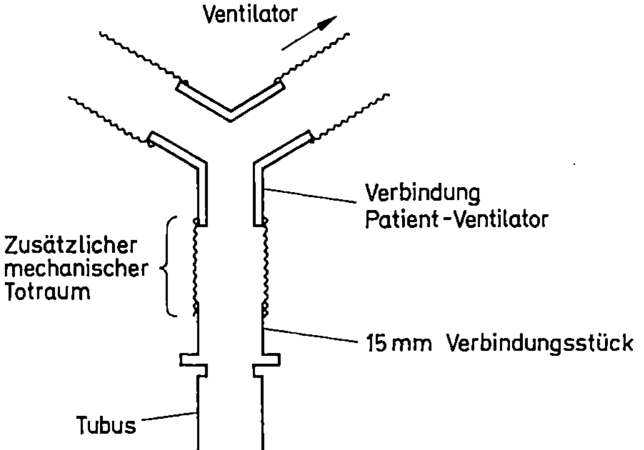

Abb. 13. Mechanischer Totraum

den Stimulus reagieren kann. Veränderungen des mechanischen Totraums sollten in Schritten von 25–50 ml unter Kontrolle der Blutgase vorgenommen werden.

Abfall des Kohlendioxidpartialdrucks

Ein Abfall des Kohlendioxidpartialdrucks (p_aCO_2) kann durch einen Abfall der Wasserstoffionenkonzentration, der sich in einem Anstieg des pH-Wertes niederschlägt, zustande kommen. Verschiedene Veränderungen können zu einem Abfall des arteriellen Kohlensäurepartialdrucks (p_aCO_2) führen.

Anstieg des Atemminutenvolumens (Hyperventilation)

Das Atemminutenvolumen eines Patienten kann sowohl durch einen Anstieg des Zugvolumens als auch durch ein Ansteigen der Atemfrequenz vergrößert werden. Ein Ansteigen der alveolären Ventilation führt zu einer Reduktion des alveolären Kohlendioxidpartialdrucks (p_aCO_2) und folglich zu einem Abfall des arteriellen Kohlendioxidpartialdrucks (p_aCO_2).

Patienten, die künstlich beatmet werden, haben in der Regel ein konstantes Atemzugvolumen und eine konstante Atemfrequenz. Ist der Patient assistiert beatmet, so paßt er die Atemfrequenz entsprechend dem jeweiligen Kohlensäurepartialdruck im arteriellen Blut an. Der Kohlensäurepartialdruck würde nur dann abfallen, wenn der Patient nicht in der Lage ist, sein Atemminutenvolumen über Veränderungen der Atemfrequenz zu steuern.

Reduktion des mechanischen Totraums

Eine Reduktion des mechanischen Totraums führt zu einer Reduktion des arteriellen Kohlensäurepartialdrucks. Wenn der mechanische Totraum vergrößert worden war, dann sollte diese Veränderung immer in Abhängigkeit von Veränderungen des Kohlensäurepartialdrucks in der Atemluft vorgenommen werden.

Anstieg des Sauerstoffpartialdrucks (p_aO_2)

Anstieg der inspiratorischen Sauerstoffkonzentration (F_iO_2)

Die Erhöhung der inspiratorischen Sauerstoffkonzentration ist indiziert, wenn der Sauerstoffpartialdruck unter den normalen Wert abfällt. Bei gesunden Individuen beträgt der Sauerstoffpartialdruck mehr als 80 mmHg (Abb. 14). Veränderungen des Sauerstoffpartialdrucks sollten in Schritten von 0,1–0,2 (10–20% Sauerstoffkonzentration) erfolgen. Alle Veränderungen müssen durch Bestimmung der Blutgase 20–30 min nach der Veränderung der Sauerstoffeinstellung überwacht werden. Eine Erhöhung der inspiratorischen Sauerstoffkonzentration führt dann nicht zu einem Anstieg der arteriellen Sauerstoffspannung, wenn ein großes Shuntvolumen vorliegt. In solchen Fällen sollte dann ein positiver endexspiratorischer Druck (PEEP) gewählt werden.

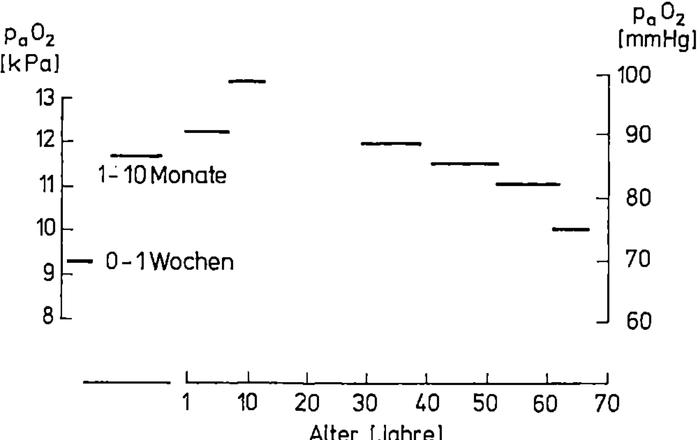

Abb. 14. Änderung der arteriellen Sauerstoffspannung mit dem Lebensalter

Erhöhter positiver endexspiratorischer Druck (PEEP) (Shuntverminderung, Totraumverminderung)

Der positive endexspiratorische Luftwegsdruck (PEEP) während der Exspiration ist eine präventive Maßnahme zur Vermeidung des Alveolarkollapses. Der PEEP verbessert das Ventilations-Perfusions-Verhältnis. Er führt zu einer Reduktion des Shuntvolumens innnerhalb des kardiopulmonalen Systems. Weiter führt er zu einem Anstieg der funktionellen Residualkapazität. Er findet seine Anwendung bei der mechanischen Ventilation, um die notwendige inspiratorische Sauerstoffkonzentration zum Aufrechterhalten eines normalen Sauerstoffpartialdrucks im arteriellen Blut gering zu halten. Ein PEEP ist indiziert, wenn die inspiratorische Sauerstoffkonzentration zur Aufrechterhaltung eines normalen Sauerstoffpartialdrucks mehr als 50 Vol.-% O_2 beträgt. Der PEEP sollte in Schritten von 3–5 cm H_2O verändert werden. Auch hierbei ist es wesentlich, die Pulsfrequenz und den Blutdruck zu beobachten.

Veränderungen des PEEP sollten nach 20–30 min die Bestimmung der arteriellen Blutgase nach sich ziehen. Hohe positive endexspiratorische Drücke lassen gewöhnlich die Anwendung von kardiotropen Substanzen erforderlich werden.

Abfall des Sauerstoffpartialdrucks (p_aO_2)

Abfall der inspiratorischen Sauerstoffkonzentration

Eine Reduktion der arteriellen Sauerstoffspannung ist dann indiziert, wenn sich der Gasaustausch des Patienten im Rahmen seiner Lungenerkrankung verbessert. Die inspiratorische Sauerstoffkonzentration sollte in Schritten von 0,1–0,2 (10–20 Vol.-%) reduziert werden. Auch hier wiederum sollten die Blutgase, die Pulsfrequenz und der Blutdruck überwacht werden.

Abnahme des positiv-endexspiratorischen Drucks (PEEP)

Bei einer zunehmenden alveolären Stabilität kann der positiv-endexspiratorische Druck reduziert werden. Mit einer Reduktion des PEEP kann dann begonnen werden, wenn der Sauerstoffpartialdruck bei inspiratorischen Sauerstoffkonzentrationen von weniger als 50 Vol.-% im Normalbereich liegt. Kommt es während der Reduktion des PEEP zu einem Abfall des Sauerstoffpartialdrucks, dann ist das ein Hinweis dafür, daß die Alveolen noch nicht ausreichend stabil sind und unter Inspiration kollabieren. Kommt es zu Veränderungen der Pulsfrequenz oder des arteriellen Blutdrucks von mehr als 20 Schlägen pro Minute bzw. mehr als 20 mm Hg bei einer Veränderung des PEEP, so sollte der PEEP wieder auf die ursprüngliche Größe zurückgenommen werden.

Ein Abfall des p_aO_2 kommt häufig durch Veränderungen des pulmonalen Gasaustausches zustande, z. B. durch Shuntzunahme, Atelektasen oder Totraumveränderungen.

Entwöhnung vom Respirator

M. Dittmann

Die Entwöhnung vom Respirator war vor ca. 20 Jahren ein u. U. schwieriges Unterfangen. Machte der Patient einen geordneten Eindruck oder deutete er durch Zeichensprache an, ohne den Tubus atmen zu wollen, so waren diese Kriterien oft die entscheidenden, um die Extubation einzuleiten. In nicht wenigen Fällen endeten aber solche Entscheidungen im Fiasko, die notfallmäßige Reintubation war damit vorprogrammiert. Einen wesentlichen Fortschritt im Entwöhnungsverfahren bedeutete Mitte der 70er Jahre die technische Realisation von kontinuierlich positivem Atemwegsdruck (CPAP) für den Erwachsenen. CPAP bedeutet eine Erhöhung der funktionellen Residualkapazität (FRC) in der Spontanatmung. Besonders dann, wenn der Patient vor der Extubation mit PEEP beatmet wurde (CMV), ist die Gabe von CPAP in der Spontanatmung von Bedeutung. Auf diese Weise hat der Patient nicht nur während der kontrollierten Beatmung, sondern auch in der Spontanatmung eine erhöhte FRC. In all den Fällen, wo die Geometrie der Alveolen noch keine genügende Eigenstabilität aufweist, ist deshalb die Erhöhung der FRC und damit die Gabe von CPAP von Wichtigkeit. CPAP-Systeme werden bislang von den Respiratoren selbst der jüngsten Generation nur als Demand-flow-CPAP-Systeme angeboten. Demand-flow-Systeme bedeuten aber a priori eine erhöhte Atemarbeit für den Patienten. Entsprechend dem Triggerimpuls (Sog), den der Patient aufbringen muß, stellt der Respirator mit einer Verzögerung von durchschnittlich 100 ms einen dementsprechenden Gasfluß für die Inspiration zur Verfügung.

Aus der eigenen Erfahrung hat sich ein triggerfreies Continuous-flow-CPAP-Gerät gut bewährt (PEEP-Weaner) (Dittmann et al. 1981). Ein ständiger Overflow wird dem Patienten angeboten, ohne daß Ventile anzusteuern sind. Der für die Inspiration nötige Peakflow wird mit einem unter Druck stehenden 4-l-Reservoir sichergestellt (Abb. 11, s. S. 162).

Durch die Anwendung von CPAP-Systemen im Rahmen der Entwöhnung ist es heute möglich, den Patienten in der Spontanatmung eine adäquate FRC-Erhöhung zu ermöglichen. Bleibt der Patient unter CPAP-Spontanatmung respiratorisch kompensiert, läßt sich der CPAP-Wert stufenweise bis auf Null absenken. Diesem schrittweisen Verfahren müssen arterielle Blutgasanalysen und die klinische Einschätzung folgen. Verschlechtert sich z. B. der Gasaustausch des Patienten unter dem genannten Procedere, so ist die Extubation des Patienten noch nicht vertretbar. Andererseits läßt sich so die Extubationsfähigkeit des Patienten mittles CPAP gewissermaßen „titrieren", und die notfallmäßige Reintubation ist damit zur Rarität geworden.

Der unkomplizierte Beatmungspatient

Relativ einfach gestaltet sich die Entwöhnung vom Respirator bei Patienten, die nur für einige Stunden (höchstens bis 48 h) beatmet werden müssen. Hierzu gehören die Patienten nach Intoxikationen, Patienten mit toxischem Lungenödem oder Patienten zur postoperativen Nachbeatmung. Bei all denjenigen Patienten, die vielstündige Narkosen erhalten (z. B. mit Neuroleptika oder volantilen Anästhetika), kann damit zwangsläufig die Notwendigkeit zur Nachbeatmung geschaffen werden. Eine Alternative, dies zu verhindern, ist die Kombination einer rückenmarksnahen Anästhesie mit einer gleichzeitigen sehr flach geführten Intubationsnarkose (Yeager et al. 1987).

Voraussetzungen für eine Extubation sind eine hämodynamische Stabilität, eine vorhandene Eigenaktivität der Spontanatmung, sowie das Kooperationsvermögen des Patienten. Hat der Patient postoperativ noch stark überhängende Mengen von Relaxanzien oder Analgetika abzubauen, so wird er kontrolliert beatmet auf die Intensivstation übernommen. An neueren Maschinen läßt sich ein Beatmungsmodus wählen, der im Rahmen einer IMV-Beatmung Spontanaktivität zuläßt. Auch wenn der Patient für eine möglichst baldige Entwöhnung und Extubation geplant ist, muß Sorge getragen sein für eine adäquate Analgesie und Sedation während der Beatmung bzw. Spontanatmungsphase und der darauffolgenden Extubation. Vor der Extubation sollen folgende Kriterien erfüllt sein:
- Atemzugvolumen von mindestens 350–500 ml bei 70 kg KG,
- forcierte VK von minimal 15 ml/kg KG,
- p_aO_2 > 60–80 mm Hg (entsprechend dem präklinischen Zustand);
- p_aCO_2 > 30 < 45 mm Hg,
- Atemfrequenz < 35/min,
- keine progredienten frischen Pneumoniezeichen im Thoraxröntgenbild,
- CPAP-Spontanatmung bei einem Wert < 10 mbar.
- Klinischer Eindruck:
  Der Patient macht einen geordneten Eindruck, er ist der Ansprache zugänglich, der periphere Kreislauf zeigt keine Vasokonstriktion mit Temperaturstufen, die Diurese ist unauffällig, die peripheren Blutdruckwerte (oder der arterielle Mitteldruck) entsprechen dem Alter und dem Vorzustand des Patienten.

War der Patient mit PEEP beatmet, so ist es sinnvoll, in eine CPAP-Spontanatmung überzuwechseln. Unter der CPAP-Spontanatmung sollten die Blutgaswerte dem klinischen Bild, dem Alter und den präexistenten Erkrankungen Rechnung tragend als annähernd normal beurteilt werden können. Bei einem CPAP-Wert von > 10 mbar ist der stufenweise Abbau dieses Wertes bis auf ca. 5 mbar sinnvoll. Bleiben auch die Blutgaswerte in reiner Spontanatmung ohne wesentlichen p_aO_2-Abfall stabil, so kann die Extubation vorgenommen werden. Verfügt man in der Intensivstation über eine High-flow-CPAP-Einrichtung (z. B. PEEP-Weaner), so läßt sich auch für den extubierten Patienten via Gesichtsmaske eine intermittierende CPAP-Spontanatmung mühelos weiterführen.

Der komplizierte Beatmungspatient

Komplizierte Beatmungspatienten sind alle diejenigen, die nicht binnen 48 h der Extubation zugeführt werden können. Einige Krankheitsbilder seien in diesem Rahmen erwähnt, wie z. B. Patienten mit progredienter Pneumonie, Patienten mit ARDS oder solche mit respiratorischer Insuffizienz aufgrund von schweren septischen Ereignissen, Patienten mit nekrotisierender Pankreatitis sowie Patienten mit schwerster biventrikulärer Herzinsuffizienz. Die eingangs beschriebenen Kriterien zur Entwöhnung vom Respirator gelten beim komplizierten Beatmungspatienten erst recht und in gleicher Weise. Grundvoraussetzung ist eine hämodynamische Stabilität sowie die Kooperationsfähigkeit des Patienten. Eine Ausnahme für die Entwöhnung von der Beatmung kann der nichtkooperationsfähige Patient mit einem Schädel-Hirn-Trauma sein, sofern man voraussetzen darf, daß keine neuen Phasen eines aufflackernden Hirnödems zu befürchten sind. Bei allen Beatmungsformen, bei denen positiv-endexspiratorischer Druck (PEEP) und damit eine Erhöhung der funktionellen Residualkapazität (FRC) für klinisch relevant erachtet wurde, ist der Übergang in die Spontanatmung gleichfalls durch eine FRC-Erhöhung mittles CPAP abzusichern. Diese CPAP-Spontanatmung kann intermittierend für 5–10 min bei Entwöhnungsbeginn erfolgen (z. B. Continuous-high-Flow-CPAP-Gerät) oder durch einen Spontanatmungsmodus am Respirator mit Hilfsdruck (Typ ASB). Die Maschinen der letzten Generationen verfügen über Beatmungs-/Spontanatmungsformen, die solche Kombinationen in der eben geschilderten Weise zulassen (Dittmann et al. 1987). Hierbei sind Bezeichnungen wie EDMV oder DDMV nur als firmenpolitische Etiketten zu verstehen. Es muß das Ziel der Entwöhnung sein, eine zunehmende Spontanatmung bei befriedigenden arteriellen Blutgaswerten am Patienten zu erzeugen. Das schrittweise Umtrainieren von der Beatmung in die Spontanatmung wird in der Regel einige Tage in Anspruch nehmen. Die Höhe des CPAP-Wertes in der Spontanatmung orientiert sich an den vorangegangenen PEEP-Werten während der Beatmung und an den Ergebnissen der arteriellen Blutgasanalysen. Ist der Patient ausschließlich in einer Form der Spontanatmungsunterstützung befriedigend oxygeniert, so ist es möglich, den CPAP-Wert in Stufen bis auf 0 abzusenken. Nach der Extubation bleibt die Möglichkeit mittels gut schließender Gesichtsmaske intermittierend mit CPAP zu atmen. Wir sehen als Vorteil bei solchem Procedere, daß bei noch labiler alveolärer Geometrie zwischenzeitlich die funktionelle Residualkapazität (FRC) erhöht wird und andererseits der Patient frühzeitig extubiert ist. Die damit wiedergewonnene Integrität des Patienten kann nicht hoch genug eingeschätzt werden. Erfolgt die Entwöhnung und damit die Extubation rasch, so wird die nachfolgende Applikation von CPAP über die Gesichtsmaske von besonderem Wert sein. Nachteilig kann sich Masken-CPAP auswirken, wenn der Patient unter der Gesichtsmaske Angstzustände entwickelt oder wenn er die Maske prinzipiell ablehnt. Im Regelfall läßt sich dieser Angst durch Motivation entgegenwirken. Alternativen zur Maske sind ein Mundstück und Nasenklemme. Generell ist bei der Applikation von CPAP über eine Gesichtsmaske nur eine begrenzte Kontrolle des Luftweges gewährleistet und damit die potentielle Gefahr zur Aspiration gegeben. Hieraus folgt, daß bei der Anwendung von Masken-CPAP die Kooperation des Patienten gegeben sein muß.

Komplikationen

P.-M. Osswald

Künstliche Beatmung

Die spezifischen Komplikationsmöglichkeiten der künstlichen Beatmung beinhalten physiologische Auswirkungen, Verletzungen der oberen Luftwege und Lungenerkrankungen.

Komplikationen physiologischer Natur werden zwar häufig beschrieben, aber doch relativ schlecht dokumentiert. Es handelt sich hierbei um Auswirkungen des erhöhten intrathorakalen Drucks (Hypotension, erhöhter zentralvenöser Druck), um Veränderungen des arteriellen Kohlensäurepartialdrucks (Arrhythmien, zerebrale Vasokonstriktion) und um die Komplikationen, die durch eine längere Beatmung mit niedrigem Atemzugvolumen (erhöhter Rechts-links-Shunt) entstehen.

Druckläsionen

Veränderungen des Larynx und der Trachea sind häufiger, als sie tatsächlich erkannt werden. Nach der Extubation zeigen die Patienten nahezu regelmäßig Veränderungen ihrer Stimme. Die häufigste Ursache hierfür ist ein Larynxödem. In den meisten Fällen bilden sich diese Veränderungen zurück, sie können aber auch einige Wochen anhalten. Eine Stimmbandparese und Granulombildungen der Stimmbänder sind ebenfalls beschrieben.

Sowohl nach endotrachealer Langzeitintubation als auch nach Tracheotomie sind Zerstörungen des Krikoid- oder Trachealknorpels beschrieben worden. Das Ergebnis ist eine Tracheomalazie oder eine Stenose. Gelegentlich kann es auch

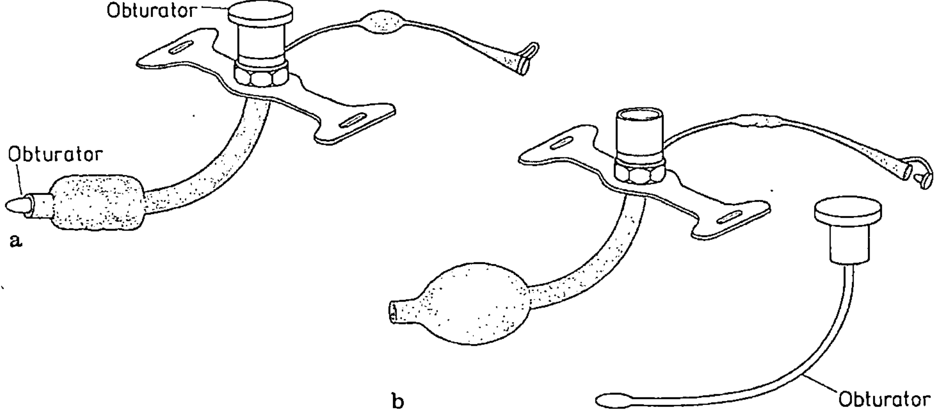

Abb. 15a, b. Tracheotomietuben; a mit eingeführtem Obturator, b Obturator herausgenommen

einmal zur Ausbildung von tracheoösophagealen Fisteln kommen. Stenosen finden sich häufig in der Cuffregion und auch an der Tubusspitze. Die Ursachen sind lokale Ischämien des Gewebes infolge Druckschädigung oder aber toxische Auswirkungen.

Unsachgemäßes Überblähen des Cuffs bei Langzeitbeatmung ist die häufigste Ursache. Solche Schädigungen können vermieden werden, wenn man bei dem Aufblähen des Cuffs genau soviel Volumen in die Cuffmanschette bläst, daß bei Inspiration die Trachea abgedichtet ist (minimales Verschlußvolumen). Dies erreicht man durch Auskultation im Bereich des Halses. Diese Technik der Abdichtung der Cuffmanschette verringert die Gefahr lokaler Schleimhautverletzungen durch zu hohen Cuffdruck.

Die endotracheale Intubation kann zu Verletzungen der Stimmbänder führen, insbesondere dann, wenn der Tubus zu groß gewählt war, oder aber, wenn es zu häufigen Verschiebungen des Tubus bei ungenügender Fixierung kommt. Die Spitze des endotrachealen Tubus oder des Tracheostomas kann insbesondere bei Lageveränderung des Patienten und bei unzureichender Fixation des Tubus zu Erosionen der Schleimhaut führen. Entzündungen und Schwellungen können hierbei mitverantwortlich sein.

Zur Prävention solcher Maßnahmen werden Tuben mit kleinerem Durchmesser empfohlen, um so die nachteiligen Druckeffekte auf den Tracheaeingang und die Glottis zu vermeiden. Gleichermaßen sollen die Tuben einen Niederdruckcuff besitzen, damit der laterale Druck, der auf der Schleimhaut der Trachea lastet, möglichst gering gehalten werden kann.

Das Problem der bevorzugten Methode, endotracheale Langzeitintubation oder Tracheostoma, ist nicht ausdiskutiert. Für einen kürzeren Zeitraum, damit ist der Zeitraum unter 48 h gemeint, ist die endotracheale Intubation das übliche Verfahren.

Die Tracheotomie wird gewöhnlich bei voraussichtlich über Wochen anhaltenden Erkrankungen bevorzugt werden (Abb. 15).

Komplikationsmöglichkeiten der künstlichen Beatmung mit Blick auf die Lunge beinhalten

- Infektion,
- Atelektasen,
- Lungenruptur,
- Sauerstofftoxizität,
- „Respiratorlunge".

Weitere Komplikationsmöglichkeiten werden bei der endotrachealen Intubation durch Affektion des Aryknorpels, des Oropharynx oder bei nasotrachealer Intubation der Nasennebenhöhle gesehen.

Tracheobronchiale Schleimhautläsionen mit Schädigung der Zilienaktivität

Die Langzeitintubation, gleich ob oro- oder nasotracheal, wie auch die Langzeittracheotomie führen zu einer Reihe von Veränderungen der Atemwege. So z. B. führen sie zu einer Störung des normalen Hustenmechanismus und verändern die ziliaren Funktionen der Schleimhäute. Bereits nach wenigen Tagen findet sich nahezu regelmäßig eine Tracheobronchitis, eitriges Sputum ist dann häufig.

Die Beatmung mit trockenen und kalten Gasen führt, bei einer Beatmungsdauer von mehr als einer Stunde, zu nachweisbaren Veränderungen der tracheobronchialen Schleimhaut. Diese Veränderungen führen bei entsprechender Disposition oder bei gleichzeitiger Traumatisierung bzw. Infektion zu entzündlichen Veränderungen. Gleichzeitig kommt es zu erhöhten Flüssigkeitsverlusten über eine gesteuerte Perspiratio insensibilis und zu einem Wärmeverlust über den Entzug von Verdunstungswärme. Aus diesem Grund muß eine Anfeuchtung und Anwärmung des Inspirationsgases erfolgen. Zusätzliche Komplikationsmöglichkeiten können bei fehlender Anfeuchtung und Anwärmung des Atemgases dadurch entstehen, daß das Sekret in seiner Viskosität zunimmt und zu einer Luftwegsobstruktion führen kann.

Allen Anfeuchtern und Verneblern gemeinsam ist ihre Infektionsgefahr. Aseptisches Arbeiten und ein regelmäßiger Wechsel des gesamten Patientensystems stellen die beste Infektionsprophylaxe dar. Zusätzlich ergeben sich durch den Wasserdampfniederschlag bei Warmverneblern innerhalb der Beatmungsschläuche insofern Probleme, daß eingebrachte Meßfühler befeuchtet werden und die Messungen verfälscht werden können.

Frühextubation

Eine zu früh vorgenommene Extubation kann zu einer lebensbedrohlichen Situation für den Patienten führen, insbesondere dann, wenn er über begrenzte kardiopulmonale Reserven verfügt. Es muß immer eine rasche Intubationsmöglichkeit gegeben sein (*cave*: unbeabsichtigte Extubation des Patienten).

Akzidentelle Diskonnektion

Eine Diskonnektion ist ein lebensbedrohlicher Zustand insbesondere dann, wenn der Patient relaxiert ist oder schwerste Gasaustauschveränderungen vorweist. Die Diskonnektion führt zur Hypoxie des Patienten, Anstieg der Atemarbeit, Angstzuständen und schließlich möglicherweise zum Tod. Aus diesem Grunde muß der Alarm, der eine Leckage anzeigt, immer eingeschaltet sein (Angabe des minimalen Atemvolumens).

Intubationsschwierigkeiten (vgl. Seite 140)

Auch bei optimaler Lage des Kopfes und des Halses können Patienten bei bestimmten anatomischen Verhältnissen schwierig zu intubieren sein. Patienten, die nicht in der Lage sind, ihren Kopf zu strecken bzw. ihren Hals zu beugen, können unerwartete Intubationsschwierigkeiten bereiten. Folgende Faktoren können Hinweise für eine zu erwartende schwierige Intubation geben (Abb. 16):
- kurzer, muskulöser Hals,
- Aufsitzen des Kopfes auf den Schultern,
- veränderter mandibulärer Winkel,
- Vorstehen der oberen Schneidezähne,
- verminderter Zwischenraum zwischen dem Winkel der Mandibeln,
- bei einem hohen Gaumen vergrößerte hintere Tiefe der Mandibula.
- verminderter Abstand zwischen Okzipitalschädel und dem Prozessus spinosus des ersten Halswirbels,
- verkürzter Abstand zwischen Okziput und Prozessus interspinosus von C2,
- effektive Länge der Mandibula von mehr als dem 3,6fachen der hinteren Tiefe der Mandibula.

Weitere Ursachen für schwierige Intubationen ergeben sich aus vergrößerten Tonsillen oder adenoiden Tumoren (entzündlich), ebenso können ein retropharyngealer Abszeß, Retropharyngealtumoren, nasopharyngeale Tumoren und nasopharyngeale Meningoenzephalozelen die Intubation erschweren. Retropharyngeale Gewebsveränderungen (Myxödem), pharyngeale Tumoren, laryngeale Tumoren und Tumoren des oberen Abschnitts der Trachea können ebenso wie eine

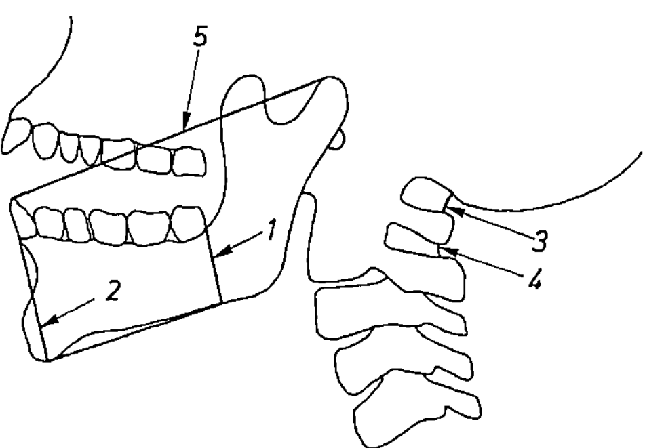

Abb. 16. Faktoren, die eine Intubation erschweren: *1* vergrößerte hintere Tiefe der Mandibula, *2* vergrößerte vordere Tiefe der Mandibula, *3* verminderter Abstand zwischen Okziput und dem Dornfortsatz von C1, *4* verringerter Abstand zwischen Okziput und dem interspinalen Zwischenraum von C1 und C2, *5* tatsächliche Länge der Mandibula ist kleiner als das 3,6fache der hinteren Tiefe der Mandibula. (Nach Rarey u. Youtsey 1981)

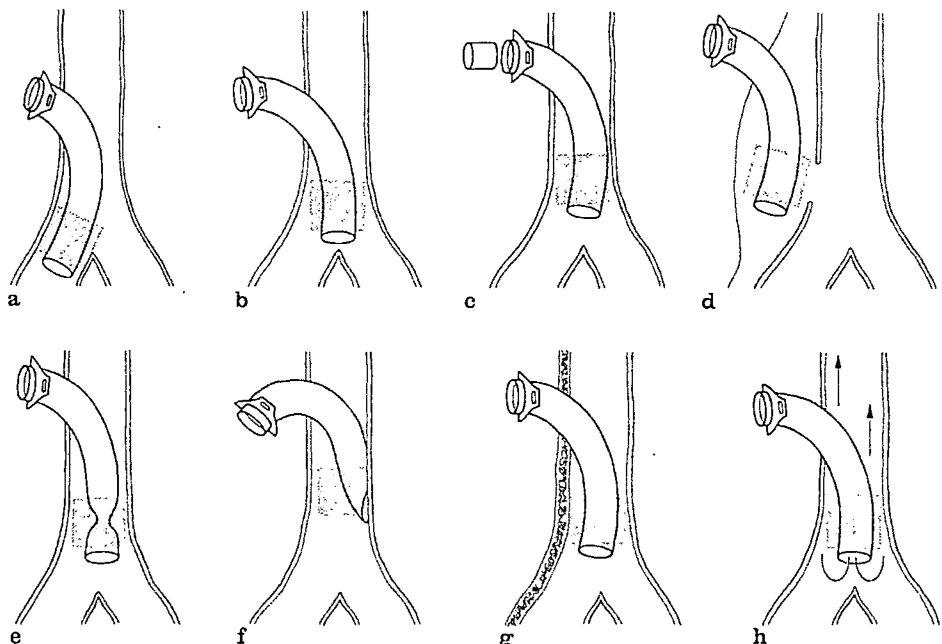

Abb. 17 a–h. Verschiedene typische Arten von Tubusfehllagen bzw. Luftwegsobstruktionen. **a** Kanülierung des rechten Stammbronchus; **b** Cuffhernie; **c** Diskonnektion; **d** subkutane Lage; **e** Tubuskompression durch überblähten Cuff; **f** Tubusokklusion; **g** subkutanes Emphysem; **h** Cuffruptur.

vergrößerte Schilddrüse oder eine Verbrennung der Trachea in den mittleren oder den unteren Abschnitten die Intubation verhindern.

Luftwegsobstruktion (Abb. 17)

Eine weitere recht häufige Komplikation beim intubierten Patienten ist die obere Luftwegsobstruktion durch Anliegen der Tubusspitze an der Trachealwand. Die Folge ist dann eine Hypoventilation. Weitere Ursachen einer Luftwegsobstruktion können das Abknicken des Tubus oder die Verlegung des Tubus mit Sekret sein. Anzeichen einer beginnenden Obstruktion sind ein Anstieg der Atemarbeit (angestrengtes Atmen) oder Angst des Patienten. Eine Verlegung des Tubus erfordert eine unmittelbare Abhilfe. Ist es nicht möglich, den Patienten mit dem Respirator oder mit einem Ambubeutel zu beatmen, muß die Lage des Tubus kontrolliert bzw. der Patient neu intubiert werden.

Bronchopulmonale Infektionen

Das Auftreten von Infektionen ist ein häufiges Problem in der Behandlung der respiratorischen Insuffizienz und der künstlichen Beatmung.

Iatrogene Faktoren, so z. B. die Kontamination des Instrumentariums oder Kreuzinfektionen, ausgedehnte Immobilisationen, unwirksame Befeuchtung und unwirksame Breitspektrumantibiotika sind häufige Ursachen von Infektionen.

Die Gassterilisation mit Äthylenoxid oder der Gebrauch von Einmalschläuchen ist z. Z. die gebräuchlichste Methode, sterile Beatmungsgeräte und Patententeile mit deren Zubehör zur Verfügung zu stellen. Ein Ausdampfen gassterilisierter Gummiteile und Schläuche über ca. 1 Woche wird dringend empfohlen, um toxische Schäden durch Äthylenoxid und Äthylenglykol zu vermeiden (Schleimhautnekrosen u. a.). Beim Fehlen dieser Methoden wird gelegentlich auch die Kaltsterilisation eingesetzt. Hierbei muß sehr sorgfältig darauf geachtet werden, daß die gesamte Oberfläche der Beatmungsschläuche vom Desinfektionsmittel erreicht wird. Nach dem Trocknen müssen die Schläuche in beheizten, trockenen und für die zugeführte Luft mit Filtern versehenen Räumen aufbewahrt werden.

Eine unzureichende Sterilisation führt zu Pneumonien (Pseudomonas), die durch Übertragung von Krankheitserregern von den Beatmungsschläuchen direkt auf die Atemwege der Patienten zustande kommen (Im et al. 1982).

Durch den Einsatz von Bakterienfiltern in den Inspirations- und Exspirationsschläuchen der Beatmungsgeräte sollen die Patienten und auch die Umgebung vor Infektionen geschützt werden. Durch einen langdauernden Einsatz des Filters im Exspirationsschenkel kann es infolge von Feuchtigkeitsansammlung zu einem gefährlichen Anstieg der Atemwegsdrücke kommen. Somit erscheint die routinemäßige Anwendung von Bakterienfiltern im Exspirationsteil als zusätzliches Risiko fragwürdig (Geyer et al. 1985).

Atelektasen

Atelektasen sollten nahezu wie ein Notfall behandelt werden. Gezielte Absaugung über Tubus oder Bronchoskopie sind angezeigt.

Pneumothorax, Pneumomediastinum, subkutanes Emphysem

Pneumothorax, mediastinales und interstitielles Emphysem können nach einer Ruptur von Alveolen auftreten.

Lungenanomalien (Emphysemblasen mit Überblähung der Alveolen, Lungenzysten und die hyaline Membrankrankheit bei idiopathischem Atemnotsyndrom des Neugeborenen) sowie Pneumonien können bei akzidenteller Überblähung ebenfalls zu einem Spontanpneumothorax führen.

Bei der mechanischen Ventilation sind Patienten unter Beatmung mit PEEP besonders gefährdet. Bei diesen Patienten liegen die Beatmungsspitzendrücke deutlich über denen bei IMV bzw. mit kontinuierlich positivem Atemwegsdruck (CPAP) erreichten Werten.

Starkes Husten oder Pressen kann in Verbindung mit IMV zur Alveolarruptur führen. Durch den Einsatz von IMV und CPAP oder manueller Beatmung mit der

Druckbegrenzung werden hohe Beatmungsspitzen, z. B. hervorgerufen durch eine Asynchronie zwischen Patient und Ventilator, vermieden.

In der Regel verursachen geringe Mengen intrathorakaler Luft nur geringfügig ausgeprägte Symptome. Ein leichter Anstieg des zentralvenösen Drucks, geringfügige Auswirkungen auf den Gasaustausch, ein erhöhter Rechts-links-Shunt oder der Anstieg des Beatmungsdrucks sind neben den physikalischen Zeichen wie abgeschwächtes Atemgeräusch, hypersonorer Klopfschall und geringfügig eingeschränkter Thoraxexkursion die ersten Symptome.

Schwierigkeiten bei der Ventilation mit hohen Beatmungsdrücken, Verlagerung der Trachea im Jugulum vor allem bei gleichzeitiger Zyanose, Bradykardie und Blutdruckabfall, können die dramatischen Symptome eines schweren Spannungspneumothorax darstellen.

Dabei addiert sich ein Teil jedes Beatmungsvolumens zur bereits vorhandenen Luftmenge im Pleuraraum, die Kompression der Lunge schreitet fort, es entstehen Mediastinalverschiebungen, gegebenenfalls Mediastinalflattern. Es kommt zur Verschließung der Ventilation nach der kontralateralen Seite, zu einer Behinderung des venösen Rückflusses und damit zu einer akuten respiratorischen und hämodynamischen Insuffizienz. In dieser akuten Situation ist das sofortige Einstechen einer großlumigen Nadel in der Medioklavikularlinie in den 2. oder 3. ICR oberhalb der Rippe lebensrettend.

Bei latent herzinsuffizienten Patienten ist zu beachten, daß bei zu rascher Entlastung durch die akute Steigerung des venösen Rückstroms eine manifeste Rechtsherzinsuffizinez mit tödlichen Rhythmusstörungen auftreten kann.

Sauerstofftoxizität

Die Sauerstofftoxizität ist eine sehr wesentliche Komplikationsmöglichkeit und beinhaltet die Notwendigkeit, mit einer möglichst niedrigen Sauerstoffkonzentration auszukommen. Dabei muß darauf geachtet werden, daß der arterielle Sauerstoffpartialdruck nicht unter Werte um 70 mm Hg absinkt. Das Ausmaß dieser Komplikation ist von der Zeit und der Höhe der eingeatmeten inspiratorischen Sauerstoffkonzentration abhängig. Es ist möglich, daß einerseits die Anwendung von befeuchtetem 100%igem Sauerstoff über mehrere Stunden harmlos sein kann, daß aber auch eine Toxizität des Sauerstoffs bereits nach kürzerer Zeit auftreten kann. Vor allem im Säuglingsalter kann ein F_IO_2 von mehr als 0,4 zu einer retrolentalen Fibroplasie führen.

Respiratorlunge

Der Begriff „Respiratorlunge" bezeichnet nicht eine spezifische Komplikation der künstlichen Beatmung, sondern beinhaltet vielmehr eine Reihe verschiedener Bedingungen wie Atelektasenbildung, Pneumonie, Ödem, Sauerstofftoxizität.

Das Krankheitsbild ist durch diffuse pulmonale Veränderungen charakterisiert, so z. B. zunehmende Lungeninfiltrate, abnehmende Compliance und ansteigender arterioalveolärer Sauerstoffgradient.

Literatur/weiterführende Literatur

Atemwege

Rarey KP, Youtsey JW (1981) Respiratory patient care. Prentice-Hall, Englewood Cliffs/NJ

Respiratoren

Blum LL (1970) Safety factors of anaesthesia equipment and the components of manmachine interface (an introduction into ergonomics). In: Advances in anaesthesia and resuscitation. (Proceedings of the 3rd European Congress of Anaesthesiology, Prag, pp 15, 195)

Boquet G, Bushman JA, Davenport HT (1980) The anaesthetic machine – a study of function and design. Br J Anaesth 52/1:61–67

Burandt U (1978) Ergonomie für Design und Entwicklung. Schmidt, Köln

Churchill-Davidson HC (1978) A practice of anaesthesia, 4th edn. Lloyd-Luke, London

Drui AB, Behm RJ, Martin EW (1973) Predesign investigation of the anesthesia operational environment. Anesth Analg 52/4

Emerson H (1909) Artificial respiration in the treatment of edema of the Lungs. Arch Intern Med 3:368

Grandjean E (1979) Physiologische Arbeitsgestaltung. Ott, Thun

Heironimus TW, Bageant RA (1977) Mechaniscal artificial ventilation, 3rd edn. Thomas, Springfield

Herboldt JD, Rafn CG (1960) An Attempt at an historical survey of life-saving measures for drowning persons and information on the best means by which they can be brought back to life. Stifstbogtrykkeriet, Aarhus

Kirby BR, Smith RA, Desaultes DA (1985) Mechanical ventilation. Churchill Linvingstone, New York Edinburgh London Melbourne

Kraft HH, Lees DE (1984) Closing the loop: how near is automated anesthesia? South Med J 77/1

Lawin P, Morr-Stratmann U (1978) Aktuelle Probleme der Intensivbehandlung I. Thieme, Stuttgart (INA, Bd 12)

Lawin P, Peter K, Scherer R (1984) Maschinelle Beatmung gestern – heute – morgen. Thieme, Stuttgart New York (INA, Bd 48)

Lotz P, Siegel E, Spilker D (1984) Grundbegriffe der Beatmung. GIT-Verlag Ernst Giebeler, Darmstadt

McIntire JWR (1982) Man-machine interface: the position of the anaesthic machine in the operating room. Can Anaesth Soc J 29/1

McPherson SP, Spehrman CB (1985) Respiratory therapy equipment, 3rd edn. Mosby, St. Louis Toronto Princeton

Mushin WW, Rendell-Baker L, Thompson PM, Maplison WW (1980) Automatic ventilation of the lungs, 3rd edn. Blackwell, Oxford London Edinburgh Melbourne

Paget MS, Lambert TF, Sridhar K (1981) Factors affecting an anaesthetist's work: some findings on vigilance and performance. Anaesth Intensive Care 9:359

Proctor EA (1981) The operating room. Int Anesthesiol Clin 19/2:49

Satwicz PR, Shagrin JM (1981) The selection of anaesthetic equipment. Int Anesthesiol Clin 19/29:97

Scurr C, Feldmann S (1982) Scientific foundations of aneasthesia (physical principles part I, II). Heinemann, London

Einstellung des Respirators

Ashbaugh DG, Petty TL, Bigelow DB, Harris TM (1969) Continuous positive pressure breathing (CPPB) in adult respiratory distress syndrome. J Thorac Cardiovasc Surg 57:31–41

Bendixen HH, Hedley-Whyte J, Laver MB (1963) Impaired oxygenation in surgical patients during general anaesthesia with controlled ventilation: a concept of atelectasis. N England J Med 269:991

Benzer H, Koller W (1987) Die Strategie der Beatmung. Intensivmed 24:214–219
Daschner F, Langmaak H, Scherer-Klein E, Weber L (1981) Hygiene auf Intensivstationen. Springer, Berlin Heidelberg New York
Hedenstierna G, Santesson J, Baehrendtz S (1984) Variations of regional lung function in acute respiratory failure and during anaesthesia. Intensive Care Med 10:169–177
Nunn JF (1977) Applied respiratory physiology. Butterworth, London
Powers SR, Mannal R, Neclerio M et al. (1973) Physiologic consequences of positive endexpiratoy pressure (PEEP) ventilation. Ann Surg 178:265
Suter PM, Fairley HB, Isenberg MD (1978) Effect of tidal volume and positive endexpiratory pressure on compliance during mechanical ventilation. Chest 73:158
Woo SW, Berlin D, Büch U, Hedley-Whyte J (1970) Altered perfusion, ventilation, anesthesia and lung surface forces in dogs. Anesthesiology 33:411–418

Entwöhnung vom Respirator

Dittmann M, Steenblock U, Wolff G, Allgöwer M (1981) Respiratory asistance on surgical wards with continuous airway pressure (Turbo-Peep-Weaner). Am J Surg 142:625-627
Dittmann M, Eckart J, Hoffmann P, Osswald PM, Renkl F, Ritz R, Zeravik J (1987) Respiratoren in der klinischen Praxis. Springer, Berlin Heidelberg New York Tokyo
Yeager MP, Glass D, Neff RK, Brinck-Johnsen T (1987) Epidural anesthesia and analgesia in high-risk surgical patients. Anesthesiology 66:729

Komplikationen

Bendixen HH et al. (1965) Respiratory care. Mosby, St. Louis
Brunner LS, Suddarth DS (1974) Lippincott manual of nursing practice. Lippincott, Philadelphia
Burton G et al. (1977) Respiratory care: a guide to clinical practice. Lippincott, Philadelphia
Bushnell SS (1975) Respiratory intensive care nursing. Little, Brown, Boston
Egan SF (1977) Fundamentals of respiratory therapy, 3rd edn. Mosby, St. Louis
Garrett DF, Donaldson WP (1975) Physical principles of respiratory therapy equipment. Ohio Medical Products, Madison WI
Grenard S et al. (1971) Advanced study in respiratory therapy. Glenn Educational Medical Services, New York
Hedley-White J et al. (1976) Applied physiology of respiratory care. Little, Brown, Boston
Heimlich HJ (1975) A life saving maneuver to prevent food choking. JAMA 234:398
Heimlich HJ et al. (1975) Food choking and drowning death prevented by external subdiaphragmatic compression: physiologic basis. Ann Thorac Surg 20:188
Hunsinger DL et al. (1976) Respiratory technology: a procedure manual, 2nd edn. Reston Publishing Company, Reston VA
Slonim NB, Hamilton LH (1971) Respiratory physiology, 2nd edn. Mosby, St. Louis
Taylor JP (1978) Manual of respiratory therapy, 2nd edn. Mosby, St. Louis
Wade JF (1977) respiratory nursing care, 2nd edn. Mosby, St. Louis
Young JA, Crocker D (1976) Principles and practises of respiratory therapy, 2nd edn. Year Book Medical Publishers, Chicago

Abkürzungsverzeichnis

AF	Atemfrequenz/min
AMV	Atemminutenvolumen
ARDS	"adult (acute) respiratory distress syndrome", (akutes) Atemnotsyndrom (des Erwachsenen)
ASB	"assisted spontaneous breathing", assistierte Spontanatmung bzw. Beatmung
AZV	Atemzugvolumen (vgl. V_T)
C.	Compliance
CAV	"computer-aided ventilation", computergestützte Ventilation
CFV	"continuous flow ventilation", Spontanatmung mit einem kontinuierlichen Fluß
CMV	"controlled mandatory ventilation", kontrollierte Beatmung
CPAP	"continuous positive airway pressure", kontinuierlich positiver Atemwegsdruck (gebräuchlich für die Bezeichnung während der Spontanbeatmung)
CPPB	"continuous positive pressure breathing" (Synonym für CPAP)
CPPV	"continuous positive pressure ventilation, kontinuierliche Überdruckbeatmung ($=$IPPV$+$PEEP)
CV	"closing volume", Verschlußvolumen
Demand flow	inspiratorischer Fluß, der erst nach Erzeugung eines Unterdrucks durch Überwindung eines Ventils freigegeben wird
E	Exspiration
e	Zeitkonstante
F_IO_2	O_2-Anteil (Fraktion) im inspiratorischen Gasgemisch
FRC, FRK	funktionelle Residualkapazität
HFPPV	"high frequency positive pressure ventilation", Hochfrequenzbeatmung
Hold	inspiratorische Pause ($=$Plateau)
HPSV	"high pressure servo valve", computergesteuertes Flußventil
I	Inspiration
IDV	"intermittent demand ventilation", intermittierende bedarfsangepaßte Beatmung (s. MMV)
IFA	"inspiratory flow assistance", inspiratorische Flußassistenz (vgl. CPAP)
IHS	"imspiratory help system", Inspirationshilfe
IMV	"intermittent mechanical (mandatory) ventilation", intermittierende mechanische Beatmung
IPPV	"intermittent positive pressure ventilation", intermittierende Überdruckbeatmung
KG	Körpergewicht
MMV	„mandatory (mechanical) minute ventilation", Kombination von Spontanatmung und maschineller Beatmung mit garantiertem Minutenvolumen

Operation modes	spezifische Einstellung von Beatmungsmustern
p	Druck
Δp	Druckdifferenz
p_A	Alveolardruck
p_aO_2, p_aCO_2	arterieller Sauerstoff- bzw. Kohlensäurepartialdruck
p_{AW}	Atemwegsdruck (vgl. p_{Trach})
p_{Mu}	Munddruck
$P_{Ös}$	Ösophagusdruck (entspricht dem intrathorakalen Druck)
p_{Trach}	Trachealdruck = Atemwegsdruck
p_U	Umgebungsdruck
PEEP	„positive endexpiratory pressure", positiv-endexspiratorischer Druck
PS	"pressure support", Druckunterstützung
$\dot{Q}_S/\dot{Q}_T$	intrapulmonaler Rechts-links-Shunt (als Anteil des Herzminutenvolumens)
R	"resistance", Widerstand
SIMV	"synchronized intermittent mandatory ventilation", Möglichkeit der Spontanatmung bei maschinell vorgegebener synchronisierter Atemfrequenz und Atemzugvolumen
t_{insp}	Inspirationszeit
$\dot{V}$	„Flow", Fluß (Volumen/Zeit)
V_T	"tidal volume", Atemzugvolumen, totale Ventilation
ΔV	Volumendifferenz
VK	Vitalkapazität
Weaning	Beatmungsentwöhnung
ZEEP	"zero endexpiratory pressure", endexspiratorischer Druck von Null

Beatmung:	CMV, CPPV, IPPV
Spontanatmung:	CPAP
Mischformen der Beatmung:	Druckunterstützte Spontanatmung: IHS = ASB = IFA = PS, IDV, IMV, SIMV, MMV, DMMV (Dräger Mechanical Minute Ventilation) EMMV (Engström Mechanical Minute Ventilation)

Schock

K. M. Strauß

Unter Schock versteht man das Unvermögen des Blutkreislaufs, die peripheren Gewebe ihrem Stoffwechselbedarf entsprechend zu versorgen.

Zunächst werden die für das Verständnis der Behandlung dieses komplexen klinischen Syndroms notwendigen Grundlagen der Pathophysiologie des Kreislaufs und der an der Pathogenese beteiligten zellulären Mechanismen besprochen. Anschließend werden die Prinzipien des klinischen, hämodynamischen und metabolischen Monitorings zur Bewertung des Schockzustands, sowie der therapeutischen Anwendung von Volumenersatz, respiratorischer Unterstützung und kardio- bzw. vasoaktiven Pharmaka dargestellt.

Zur speziellen Intensivtherapie der respiratorischen Insuffizienz und des Schocks im Rahmen einzelner Krankheitsbilder sind Querverweise auf die entsprechenden Kapitel enthalten.

Ätiologie und Pathophysiologie

Ein Schockzustand kann durch mangelndes intravasales Volumen oder unzureichenden Vasomotorentonus (hypovolämisch), eine gestörte Herzfunktion (kardiogen), sowie durch Störungen in Kapillarbett und Gewebe verursacht sein.

Für die operative Medizin typisch ist der hämorrhagische Schock durch akuten Blutverlust. Überwiegende Ursache des kardiogenen Schocks ist der ausgedehnte Vorderwandinfarkt. Der anaphylaktische Schock durch eine schwere allergische Sofortreaktion und der verwandte septische Schock sind weitere Grundtypen, deren Unterscheidung wegen unterschiedlicher therapeutischer Konsequenzen hilfreich ist.

In der Übersicht auf S.190 sind die Schockmechanismen den zahlreichen möglichen verursachenden Gesundheitsstörungen gegenübergestellt:

Zur Aufrechterhaltung der Vitalfunktionen sind Makrozirkulation, Mikrozirkulation und Gewebsstoffwechsel voneinander abhängig. Die Störung einer Komponente kann einen Schockzustand einleiten, die gegenseitige Abhängigkeit führt durch rückgekoppelte Verstärkung innerhalb einer Stunde zur Funktionsgefährdung des gesamten Systems (Abb. 1). Im pathogenetischen Verlauf unterscheidet man dabei anhand der hämodynamischen und organischen Veränderungen drei Stadien.

Stadium I: Kompensierter Schock. Die Zirkulationsstörung löst wirksame Kompensationsmechanismen aus, und durch die beginnende Zentralisation des Kreis-

Übersicht

Schockmechanismen und ihre Ursachen

I. Vermindertes intravasales Volumen
   A. Akute Blutung (z.B. Trauma, gastrointestinale Blutung, Ruptur eines Aortenaneurysma)
   B. Flüssigkeitsverlust
      1. Erbrechen
      2. Diarrhö
      3. Schwitzen und Dehydration
      4. Polyurie (z.B. Diabetes mellitus, Diabetes insipidus, Diuretikaüberdosierung, polyurische Phase des akuten Nierenversagens)
      5. Peritonitis, Pankreatitis, Ileus, mesenteriale Ischämie
      6. Trauma mit ausgedehnter Muskelkontusion
      7. Verbrennungen
   C. Vasodilatation (relative Hypovolämie)
      1. Neurogen:
         - Läsion des Nervensystems (z. B. Rückenmarkverletzung, Shy-Drager-Syndrom)
         - Pharmakawirkung (z.B. Inhalationsanästhetika, Ganglienblocker, Intoxikationen)
      2. Metabolische, toxische oder humorale Vasodilatation:
         - Septikämie (gramnegative Endotoxinämie oder grampositive Bakteriämie)
         - akute Nebennereninsuffizienz, Anaphylaxie

II. Kardiogen
   A. Akuter Myokardinfarkt
   B. Myokarditis, myokardiale Depression [Hypoxie, Azidose, Sepsis, Hypoglykämie, Pharmaka, „myocardial depressant factors" (MDF)]
   C. Akute Klappeninsuffizienz, Septumperforation
   D. Arrhythmien (extreme Brady-/Tachykardie, Kammerflimmern)
   E. Mechanische Strömungsbehinderung
      1. Perikardtamponade
      2. Überdruckbeatmung, Spannungspneumothorax
      3. Lungenembolie
      4. Ventilthrombus, Vorhofmyxom

III. Kapillärer Endotheldefekt und Aggregatbildung
   A. Anaphylaxie
   B. Verbrauchskoagulopathie
   C. Verbrennung, septischer Schock, Trauma

IV. Zellmembranläsion
   A. Septischer Schock
   B. Anaphylaxie
   C. Ischämie, prolongierte Hypoxie, Pankreatitis, Gewebstrauma

---

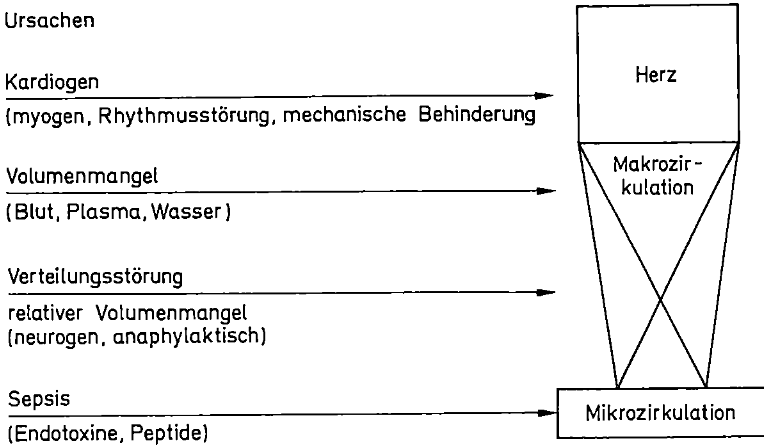

Abb. 1. Primärer Angriffspunkt der Ursache eines Schocks

laufs bleibt die Perfusion vital wichtiger Organe noch ausreichend. Die klinische Symptomatik ist wenig ausgeprägt und das therapeutische Eingreifen sehr erfolgreich.

Stadium II: Dekompensierter Schock. Die Kompensationsmechanismen sind zwar maximal aktiv, aber unzureichend. Die verminderte zerebrale Perfusion kann an der Bewußtseinstrübung des Patienten erkennbar werden, die reduzierte Nierendurchblutung an der Oligurie, und bei bestehender koronarer Herzkrankheit kann sich eine Myokardischämie entwickeln. Die hohe Sympathikusaktivität führt zu blasser, feucht-kalter Haut und den übrigen Zeichen des nun ausgeprägten klinischen Bildes. Nur schnelles, wirksames Eingreifen kann die gefährdete Organperfusion wieder normalisieren.

Stadium III: Irreversibler Schock. Eine über Stunden anhaltende Störung der Gewebsperfusion führt zu Defekten der Zellmembranen und zur Sludgebildung in den Kapillaren. Der extrem verminderte Blutstrom in nicht vital notwendigen Organen hat Zellschäden zur Folge. Die Perfusion vital wichtiger Organe sinkt unter eine kritische Schwelle. In den Nieren kommt es zur akuten tubulären Nekrose. Ischämische Nekrosen des Pankreas und der Schleimhaut des Gastrointestinaltrakts bewirken den Eintritt von Bakterien und Toxinen in den Blutkreislauf, was zu generalisierten Endothelschäden mit Verbrauchskoagulopathie führen kann. Bakterielle Toxine setzen vasodilatierende Polypeptide aus Granulozyten und Makrophagen frei. Die fortschreitende Azidose durch den zunehmend anaeroben Stoffwechsel verstärkt die Vasodilatation. Die reduzierte Myokardperfusion beeinträchtigt die Kontraktilität und bewirkt selbstverstärkend das weitere Absinken des Blutdrucks. Die zerebrale Minderdurchblutung führt zu Koma und Störung von Kreislauf- und Atemzentrum. Die ausgedehnten Schäden am Kapillarendothel vermindern durch Flüssigkeits- und Proteinverlust im Kapillarbett das intravasale Volumen. Die Läsion der Zellmembranen und die Verarmung an energiereichen Phosphaten setzt intrazelluläre Ionen frei, aktiviert lysosomale Enzyme und zerstört die Zellen.

Kardiovaskuläres System

Ein ausreichendes intravasales Volumen und Herzzeitvolumen bestimmen den arteriellen Blutdruck. Dieser gewährleistet die Homöostase des Gewebestoffwechsels, indem die arteriolären Widerstandsgefäße die Perfusion der durchgängigen Kapillaren dem metabolischen Bedarf der Organe anpassen. Alle Faktoren kommen als Schockursache in Frage und können Teil eines Kompensationsmechanismus oder Ansatzpunkt der Therapie sein.

Intravasales Volumen

Das Blutvolumen eines männlichen Erwachsenen beträgt 70–80 ml/kg KG (Frauen 60–70 ml/kg KG). Zwei Drittel davon befinden sich im venösen Bereich des Kreislaufs, ein Zehntel in der pulmonalen Strombahn und etwa 20% in Herz und Arterien. Nur 5% füllen die Kapillaren des Körperkreislaufs.

Ein intravasaler Volumenmangel wird an der gleichzeitigen Reduktion von rechtem Vorhofdruck (ZVD) und pulmonalkapillärem Verschlußdruck (PCWP) erkennbar. Herzzeitvolumen und arterieller Blutdruck sinken, im Plasma sind die Reninaktivität und der Spiegel des antidiuretischen Hormons (ADH) erhöht. Die Aktivierung des sympathischen Nervensystems führt zu Tachykardie und erhöhtem peripherem Widerstand im Systemkreislauf. Volumendefizite bis zu 10% können durch diese endokrine und vaskuläre Kompensation folgenlos ausgeglichen werden, die transkapilläre Wiederauffüllung des Intravasalraumes mit interstitieller Flüssigkeit erfolgt mit bis zu einem Liter je Stunde.

Verluste von 10–20% bewirken ein deutliches Absinken des Herzzeitvolumens und in geringem Ausmaß des Blutdrucks infolge maximaler Arteriolenkonstriktion im überwiegenden Teil des Körperkreislaufs. Der venöse Rückstrom im zentralen Kreislauf wird durch die generalisierte Venokonstriktion aufrechterhalten. Das Ausmaß der adrenergen Aktivität führt zu Tachykardie, Tachypnoe, kutaner Vasokonstriktion, Schweißausbruch und Unruhe. Oberhalb von 25% Volumenmangel bewirken kleine zusätzliche Verluste die rasche Verschlechterung der Gewebsperfusion und den weiteren Blutdruckabfall. Ohne Intervention kommt es zum oben beschriebenen Circulus vitiosus, der im irreversiblen Schock endet. Steht der intravasale Volumenmangel kausal im Vordergrund des Schockgeschehens, spricht man vom hypovolämischen Schock. Die Ursachen sind in Abschnitt I der obigen Übersicht aufgeführt, weitere Einzelheiten finden sich in den Kapiteln „Polytrauma", sowie „Endokrine Störungen" im speziellen Teil des Buches.

Herzzeitvolumen

Das Herzzeitvolumen ("cardiac output") ist das Produkt von Frequenz und Schlagvolumen. In Ruhe hat ein Erwachsener ein Herzzeitvolumen von 5 l/min (70/min·70 ml), bezogen auf die Körperoberfläche von 1,7 m² läßt sich ein Herz-

index von ca. 3 l/min·m² ableiten. Der Herzindex sinkt im Laufe des Lebens von
4 l/min·m² bei einem 10jährigen auf 2,4 l/min·m² bei einem 80jährigen ab. Eine
Reduktion unter 2 l/min·m² bedeutet die schwerwiegende Minderperfusion lebenswichtiger Organe und zeigt einen fortgeschrittenen Schockzustand an. Im
septischen Schock kann das Herzzeitvolumen das Doppelte der Normalwerte erreichen.

Herzfrequenz

Die Tachykardie erhöht das Herzzeitvolumen solange die diastolische Füllungs-
zeit nicht von einer sehr hohen Frequenz (> 160/min) beeinträchtigt wird. Eine
ventrikuläre Tachykardie oder in Hypotension resultierende Vorhoftachykardie
muß daher sofort korrigiert werden. In den meisten Fällen ist die Tachykardie
aber eine erwünschte Reflexreaktion des Kreislaufs zur Aufrechterhaltung des
Herzzeitvolumens.

Eine Bradykardie etwa unter 50/min kann ebenfalls die Ursache einer Hypotension sein, und es sollte ihr dann beispielsweise beim akuten Myokardinfarkt
gegengesteuert werden. Bradykardie tritt auch als Folge von arterieller Hypoxie
und im Terminalstadium des irreversiblen Schocks auf.

Schlagvolumen

Eine Verminderung des Schlagvolumens wird durch eine reduzierte diastolische
Füllung (Preload), eine Reduktion der Myokardkontraktilität und ein erhöhtes
Afterload verursacht.

Preload: Die wichtigste Ursache eines verminderten kardialen Füllungsdrucks ist
ein relativer oder absoluter Mangel an Blutvolumen durch Blutung, inneren und
äußeren Flüssigkeitsverlust oder beeinträchtigten Vasomotorentonus (s. obige
Übersicht). Die Kompression des Herzens bei der Perikardtamponade und beim
Spannungspneumothorax ist eine weitere Möglichkeit, ebenso die Verlegung der
pulmonalen Strombahn bei der Lungenembolie.

Kontraktilität: Die verminderte Kontraktilität des Herzens ist die auslösende Ursache des Schocks als Folge eines Myokardinfarkts und kompliziert das fortgeschrittene Stadium jedes anderen Schockzustands. Mehrere Faktoren tragen dazu bei.

- Hypoxie: Die Hypoxie im Schock wird von Ventilations-Perfusions-Störungen
  in der Lunge als Folge von Hypovolämie und Hypotension verursacht. Trotz
  einer Teilkompensation durch die hypoxische Sympathikusaktivierung führt
  nur die Wiederherstellung einer normalen arteriellen Sauerstoffsättigung dau-
  erhaft zur Besserung der Myokardfunktion. Die biochemischen Folgen der
  Hypoxie werden im übernächsten Abschnitt besprochen.
- Azidose: Durch den anaeroben Stoffwechsel entstanden, vermindert sie die
  Myokardkontraktilität und wirkt der kompensatorischen Vasokonstriktion
  entgegen.
- Myokardischämie: Ein Myokardinfarkt mit Ausfall von 40–50% der kontrak-
  tilen Masse des linken Ventrikels führt über das Pumpversagen zum kardioge-

nen Schock. Die Myokardperfusion hängt von der Diastolendauer und vom mittleren arteriellen Druck ab und sinkt mit dem Ausmaß der Hypotension des Schocksyndroms. Eine vorbestehende koronare Herzkrankheit kann daher die sekundäre Entwicklung eines Myokardinfarkts verursachen.

Jede pharmakologische Steigerung des Herzzeitvolumens erhöht die myokardiale Arbeit und damit den myokardialen Sauerstoffbedarf. Vorteilhaft ist sie nur, wenn die Myokardperfusion dadurch gleichzeitig ausreichend verstärkt wird.

Kardiodepressive Pharmaka wie β-Blocker, Antiarrhythmika, Ganglienblokker und Barbiturate bewirken genauso eine Verminderung der Kontraktilität wie Defekte des sympathischen Nervensystems oder die im Schock in verschiedenen Organen gebildeten "myocardial depressant factors" (MDF).

Afterload: Die Reduktion des Afterload zur Erhöhung des Schlagvolumens hat nur bei speziellen Situationen im Rahmen des kardiogenen Schocks eine Bedeutung.

Vaskuläre Faktoren

Den stärksten Einfluß auf den Strömungswiderstand der Blutgefäße hat deren Querschnitt, der Blutfluß ist proportional zur vierten Potenz des Radius. Der Gefäßdurchmesser hängt vom Tonus der glatten Gefäßmuskulatur ab, neurogen beeinflußt durch das sympathoadrenale System sowie durch zirkulierende wie lokale, humorale und metabolische Faktoren.

Neurogene Steuerung

Das Kreislaufzentrum in der Medulla oblongata erhält afferente Signale von den arteriellen und kardialen Barorezeptoren, den somatischen Rezeptoren in der Skelettmuskulatur sowie Chemo- und Thermorezeptoren. Auch andere Bereiche des Zentralnervensystems wirken modulierend auf das Kreislaufzentrum ein.

Hypovolämie führt über die verminderte Dehnung der myokardialen Rezeptoren zur sympathoadrenalen Aktivierung und verursacht damit die reflektorische Tachykardie und Vasokonstriktion. Die gleiche Kompensationsreaktion wird sekundenschnell bei Hypotension durch die arteriellen Barorezeptoren ausgelöst.

Neben der generalisierten Venokonstriktion führt die erhöhte Katecholaminkonzentration nach einer initialen Verminderung des Widerstandes im Koronarkreislauf zur zunehmenden Vasokonstriktion nacheinander in Haut, Nieren, Leber und zuletzt im Gehirn. Andererseits können die Rezeptoren des bei einem akuten Herzinfarkt dyskinetisch gewordenen Myokardbezirks die sympathoadrenale Aktivität hemmen und zu Bradykardie und Hypotension führen.

Die häufig mit dem reduzierten Herzzeitvolumen des Schockzustands auftretende Hypoxie aktiviert über die Chemorezeptoren ebenfalls das sympathoadrenerge System und erhöht neben dem Atemantrieb synergistisch die Kreislaufstimulation.

Eine vermutete Endotoxinwirkung auf die Barorezeptoren mit Verminderung des Sympathotonus ergäbe eine Teilerklärung für den reduzierten peripheren Widerstand im septischen Schock.

Humorale Einflüsse

Zahlreiche vasoaktive Mediatoren werden im Schock freigesetzt, die Bedeutung einzelner für das Gesamtgeschehen ist aber unsicher.

Das Renin-Angiotensin-System verursacht eine Wasser- und Natriumretention, Vasopressin eine Wasserretention und Vasokonstriktion.

Die Kinine sind endogene Peptide, deren physiologische Rolle als Vasodilatoren zur lokalen Blutflußregulation bei überschießender Aktivierung wahrscheinlich die Hypotension des anaphylaktischen Schocks verursacht.

Anaphylaxie und Komplementaktivierung setzen Serotonin aus Thrombozyten und Histamin aus Mastzellen frei mit Wirkung auf Gefäßtonus und Kapillarpermeabilität.

Ischämische Phasen können in verschiedenen Organen Prostaglandine freisetzen und zur reaktiven Hyperämie und Vasodilatation beitragen. Andererseits könnte es im Schock zur Vasokonstriktion kommen, wenn durch mangelnde Synthese von Prostacyclin in defekten Endothelzellen dessen vasodilatierende und aggregationshemmende Wirkung dem vasokonstriktorischen und plättchenaggregierenden Effekt des aus den Thrombozyten freigesetzten Thromboxan A_2 unterliegen würde.

Eine myokarddepressive Wirkung der als Teil der Streßreaktion freigesetzten Endorphine wird durch die Beobachtung einer positiv-inotropen Wirkung des Opiatantagonisten Naloxon in Schockmodellen bei Ratten und Hunden nahegelegt.

Mikrozirkulation

Nicht der globale Blutfluß durch ein Organ, sondern die bedarfsgerechte Perfusion intakter Kapillaren ist für die Aufrecherhaltung des Gewebsstoffwechsels entscheidend. Veränderungen der Mikrozirkulation sind daher für die Pathogenese und Progression des Schocksyndroms von großer Bedeutung. Zwischen arterieller und venöser Strombahn gibt es neben den zum Stoffaustausch fähigen Gewebskapillaren daran vorbeiführende Kurzschlußverbindungen, die allerdings anatomisch nur teilweise gesicherten arteriovenösen Shunts.

Ringmuskeln der Gefäßwand, die präkapillären Sphinkter, bestimmen die Bluteinströmung in die Gewebskapillaren, abhängig von den im Abschnitt „Vaskuläre Faktoren" dargestellten neurohumoralen Regelmechanismen sowie dem Einfluß lokaler Stoffwechselprodukte. Das Verhältnis von prä- zu postkapillärem Widerstand bestimmt den Filtrationsdruck, die treibende Kraft der transkapillären Flüssigkeitsbewegung.

Die sympathoadrenale Aktivierung im hypovolämischen Schock führt zur Konstriktion der präkapillären Widerstandsgefäße mit Reduktion des Filtrationsdrucks und bewirkt den Rückstrom interstitieller Flüssigkeit in den Intravasalraum. Hämatokrit, Blutviskosität und kolloidosmotischer Druck sinken entsprechend. Diese transkapilläre Wiederauffüllung kann beim Erwachsenen bis zu einem Liter je Stunde betragen.

Andauernde Hypotension und Gewebsischämie erschöpfen die Kontraktion der präkapillären Widerstandsgefäße, der relative Widerstand der postkapillären Venolen steigt dagegen, und intravasale Flüssigkeit geht in den Extravasalraum verloren. Dieses Ungleichgewicht von prä- und postkapillärem Widerstand verhält sich aber in verschiedenen Organen und Schockstadien uneinheitlich, weshalb keine allgemeingültigen Richtlinien für den Einsatz von α-Blockern und Venodilatatoren abgeleitet werden können.

Der kolloidosmotische Druck im Plasma bestimmt neben dem hydrostatischen Druck das Filtrationsgleichgewicht und damit die Volumenverteilung zwischen intravasalem und extravasalem Raum. Die ischämische oder toxische Schädigung der Endothelzellen führt zur gesteigerten Kapillarpermeabilität und zu Verlusten von Plasmaprotein, mit Albumin als wichtigstem osmotisch wirksamen Bestandteil, in den Extravasalraum.

Die primäre Störung der Kapillarpermeabilität im anaphylaktischen Schock oder durch Schlangengift führt zu einer beträchtlichen Reduktion des Plasmavolumens. Der Hämatokrit steigt deutlich, und der kolloidosmotische Druck sinkt.

Bei der Behandlung der Hypovolämie verhindert die Normalisierung des kolloidosmotischen Drucks durch kolloidalen Volumenersatz die Ödembildung in Lunge und Gewebe. Besteht andererseits durch ein geschädigtes Kapillarendothel eine erhöhte Gefäßpermeabilität wie bei der Schocklunge, kann nur eine Verminderung des hydrostatischen Filtrationsdrucks die interstitielle Flüssigkeit vermindern, eine Erhöhung des kolloidosmotischen Drucks oder positiver endexspiratorischer Druck sind wirkungslos.

Die verminderte Blutströmung in den Kapillaren zusammen mit zahlreichen aktivierenden Faktoren wie Katecholamine, Endotheldefekt, vasoaktive Peptide und Komplementaktivierung verursachen in verschiedenem Maß die Aggregation von Erythrozyten, Leukozyten und Thrombozyten, insbesondere bei Verbrennungen, Sepsis, Trauma und größerem Blutverlust. Die Ablagerung von Mikrothromben und die hohe Viskosität des „Blutsludge" beeinträchtigen die Kapillarperfusion schwer.

Zelluläre Mechanismen

Die Versorgung der Zellen mit Sauerstoff und Substraten wie Glukose oder freien Fettsäuren ist die Voraussetzung des lebenserhaltenden Energiestoffwechsels. Im Gegensatz zur anaeroben Glykolyse erlaubt die oxidative Phosphorylierung der Mitochondrien eine maximale Substratoxidation bei der Synthese des intrazellulären Energieträgers ATP. Die Blockade des Energiestoffwechsels durch Ischämie und Anoxie führt zum Zelltod. Andererseits kann eine Zelle durch Membrandefekte zerstört werden. Die erste strukturelle Veränderung der Zelle im Schock ist eine Schwellung, die Membran wird instabil. Danach schwellen die Mitochondrien, Azidose und Membraninstabilität bewirken die Freisetzung lysosomaler Enzyme und leiten irreversibel den Zelluntergang ein.

Biochemisches Äquivalent dazu ist eine gesteigerte Membranpermeabilität für Natrium und Wasser mit kompensatorisch gesteigerter Aktivität der Natrium-Kalium-ATPase und entsprechender ATP-Verarmung. Solange die Mitochondrien intakt bleiben, können sie in Minutenschnelle bei wiederhergestellter Sauerstoffversorgung die ATP-Synthese wieder aufnehmen. Am empfindlichsten sind in absteigender Folge Leber, Nieren, Muskulatur und Lunge.

Freigesetzte lysosomale Enzyme können lokal und systemisch das Fortschreiten des Schocksyndroms begünstigen, als Quelle wird das ischämisch veränderte Pankreas vermutet. Umstritten ist, ob der „myocardial depressant factor" des Pankreas nicht ein Summationseffekt lysosomaler Hydrolasen ist.

Die Sauerstoffbindungskurve des Hämoglobins kann im Schock durch Azidose und Hyperkarbie nach rechts verschoben werden, was eine höhere Sauerstoffabgabe an das Gewebe bei gleichem O_2-Partialdruck zur Folge hat. Vollständiger Azidoseausgleich ist daher nachteilig.

Schockniere

Andauernde adrenerge Aktivierung und Hypotension führt in der Niere zur akuten Tubulusepithelnekrose. Die organinterne Fehlsteuerung der Perfusion mit Mangeldurchblutung der kortikalen Nephrone zugunsten der medullären Nephrone ist keine echte Umverteilung, da nicht nur die Durchblutung der Rinde, sondern auch die des Markes eingeschränkt ist. Der Vasodilatator Furosemid hemmt diese Mechanismen.

Schocklunge

Anhaltender Schock führt im Kapillarbett der Lunge zu ausgedehnten Endothelschäden, vermutlich als Folge der von Thrombo- und Leukozytenaggregaten freigesetzten hydrolytischen Enzyme oder Peroxidradikale, und damit zum eiweißreichen interstitiellen Ödem. Der Lymphabfluß aus der Lunge ist anfangs maximal gesteigert. Als weitere Faktoren werden verminderte Surfactantbildung, hypoxische Venolenkonstriktion, neurogene Erhöhung des Venolenwiderstands und Filtrationsdrucks als Folge zerebraler Defekte vermutet. Vergleichbar der Mikrozirkulationsstörung in anderen Geweben führen der Endotheldefekt und der erhöhte Strömungswiderstand zur systemischen Hypoxie mit akuter Rechtsherzbelastung, wodurch die vitale Gefährdung verstärkt wird. Anatomisch zeigt sich ein ausgeprägtes Ödem, Kapillardilatation, alveoläre Einblutung, Bildung hyaliner

Membranen, Atelektasen und überlagerte Bronchopneumonie, bei Überleben schließlich nach Wochen eine Lungenfibrose.

Behandlungsgrundsätze

Die erfolgreiche Schockbehandlung ist von einem organisatorischen Rahmen mit den personellen und materiellen Voraussetzungen der Intensivtherapie abhängig. Der kritische Zustand des Patienten erfordert die sofortige Unterstützung der Vitalfunktionen und so rasch wie möglich die Einleitung einer kausalen Therapie. Bei außerklinisch eingetretenem Schock bedeutet dies Notarzteinsatz und Transportstabilisierung unter Anwendung aller präklinisch verfügbaren Maßnahmen. Die Übergabe in der Klinik sollte in einem zentral zu Operationstrakt, Röntgendiagnostik und Intensivstationen gelegenen Schockraum stattfinden. Ein eingeübter Ablaufplan mit klarer Rollenverteilung vermindert das dabei sonst leicht entstehende Chaos beträchtlich. Die Ausrüstung für Reanimation, Beatmung, Monitoring und Infusionstherapie muß auch im mobilen Zustand ausreichend betriebsfähig sein, um den gefahrlosen internen Transport zu ermöglichen (s. folgende Übersicht).

Mobile Behandlungseinheit

Höhenverstellbarer Notfalltransporteur (ca. 60 cm breit), ausgerüstet mit:
- netzunabhängigem Beatmungsgerät (z. B. Dräger Oxylog) mit 3-Liter-O_2-Flasche, Anschluß für zentrale Gasversorgung, O_2-Inhalationsanschluß, Absaugeinheit, Beatmungsbeutel,
- 2 Infusionshaltern,
- Behälter für Intubationsausrüstung, Katheter, Infusionen, Notfallmedikamente, Thoraxdrainage, evtl. O_2-Reserveflasche
- 2 Blutdruckmanschetten,
- EKG-Monitor (fakultativ Monitor/Defibrillator-Kombination),
- oszillometrischer Blutdruckmeßautomat,
- Pulsoxymeter.

Mindestens zwei Patienten sollten gleichzeitig und gleichwertig versorgt werden können.

Bei den innerhalb einer Operations- oder Intensiveinheit auftretenden Schockzuständen entfällt meist das Transportproblem, und die Maßnahmen können sich auf erweitertes Monitoring und Therapie konzentrieren. Für die übrigen in der Klinik vorkommenden Fälle ist aber ein Reanimationsteam mit der oben skizzierten mobilen Basisausrüstung zur Intensivtherapie am Notfallort unverzichtbar. Der Wert einer im Haus gelegenen Blutbank kann kaum überschätzt werden.

Initiale Maßnahmen

Ziel aller weiteren Diagnostik ist die Identifizierung der das Geschehen bestimmenden Ursache entsprechend der in der Übersicht (s.S. 190) aufgeführten Möglichkeiten. Besondere Bedeutung hat dabei die Erkennung einer Operationsindikation, was sehr schwierig sein kann.

Das Basismonitoring umfaßt die Vitalfunktionen Bewußtseinslage, Atmung, Puls, Blutdruck sowie Jugularvenenfüllung und Hautkolorit. Aus dieser kurzen klinischen Untersuchung ergeben sich alle lebensrettenden Sofortmaßnahmen.

Die Stillung zugänglicher Blutungen durch Kompression und Druckverband ist selbstverständlich. Bewußtseinstrübung bedeutet Aspirationsgefahr und drohende Ateminsuffizienz, daher Luftwegsicherung möglichst durch endotracheale Intubation mit Beatmung. Einseitige Thoraxbelüftung erfordert die kritische Prüfung der Verdachtsdiagnosen Tubusfehllage, Hämato- oder Pneumothorax und eventuell die Entlastung mit einer Thoraxdrainage. Die Auskultation läßt ebenso ein Lungenödem erkennen. Puls, Blutdruck und Jugularfüllung geben orientierende Auskunft über Volumendefizit und Herzrhythmusstörungen, sie können aber auch zu der Diagnose Perikardtamponade leiten.

Das Hautkolorit zusammen mit dem Kapillarpuls und der Hauttemperatur läßt das Ausmaß peripherer Vasokonstriktion erkennen und hilft bei der Unterscheidung zwischen den Schockformen mit reduziertem und gesteigertem Herzzeitvolumen. Einen Überblick zum klinischen Bild der Schockstadien gibt Tabelle 1.

Die kurze Dokumentation von Kreislaufparametern, Befunden und Therapiemaßnahmen auf einem Verlaufsprotokoll erleichtert die Beurteilung sehr.

Neben dem zum Standard zählenden EKG-Monitor sollten auch automatische oszillometrische Blutdruckmeßgeräte und Pulsoxymeter in diesem Stadium verwendet werden.

Schnell herstellbare venöse Zugänge, großlumig und wenn möglich peripher, dienen dem initialen Volumenersatz entsprechend dem vermuteten Defizit mit Ringer-Lösung und Plasmaexpandern, ebenso der ersten Pharmakotherapie mit Analgetika, Antiarrhythmika und kreislaufaktiven Medikamenten. Anaphylaktische Reaktionen oder Herzrhythmusstörungen als Schockursache müssen vor Ort gezielt behandelt werden.

Tabelle 1. Klinisches Bild der Schockstadien bei Verletzten

Schweregrad	Blutdruck	Pulsvolumen	Hauttemperatur	Hautfarbe	Kapillarpuls	Durst	Bewußtsein
Kein Schock	Normal	Normal	Normal	Normal	Normal	Normal	Klar, leidend
Leicht	Bis zu 20% reduziert	Normal	Kalt	Blaß	Verzögert	Normal	Klar, leidend
Mäßig	20–40% reduziert	Reduziert	Kalt	Blaß	Verzögert	Deutlich	Klar, apathisch
Schwer	>40% reduziert	Kaum fühlbar	Kalt	Grau, marmoriert	Sehr träge	Stark	Apathisch, komatös

Tabelle 2. Therapeutischer Stellenwert verschiedener Notfallaborparameter

Notfallaborparameter	Therapeutische Bedeutung
EDTA-Blut:	
Hb, kt,	Hämodilution, Transfusionsindikation
Leuko-, Thrombozyten	Infektion, Verbrauchskoagulopathie
Ammoniumheparinatplasma:	
Na^+, K^+, (Ca^{2+})	Osmolarität, Rhythmusstörungen
Harnstoff, Kreatinin	Niereninsuffizienz
Blutzucker	Hyper-, Hypoglykämie
Citratplasma:	
Quick, (PTT, PTZ, Fibrinogen)	Verdünnungs-/Verbrauchskoagulopathie
Arterielles Heparinblut:	
pH	Schweregrad der Hypoperfusion
Standardbikarbonat, Basenexzeß	Pufferungsindikation
pO_2, pCO_2	Beatmungsindikation
Vollblutserum	
Blutgruppe, Kreuzprobe	Blut-, Gefrierplasmabereitsstellung

Blut sollte für ein kleines Blutbild, Elektrolyte, Retentionswerte und Blutzuk-ker, kleine Gerinnung und zur Blutgruppenbestimmung und Kreuzprobe ent-nommen werden, ebenfalls für eine arterielle oder notfalls venöse Blutgasanalyse (Tabelle 2).

Diese Notfallaborparameter sind wegweisend für einfache symptomatische Korrekturen.

Grundsätzlich sollte der Transport in eine optimale therapeutische Umge-bung so wenig wie möglich verzögert werden und weitere invasive Maßnahmen vorher nur bei vitaler Indikation und nur durch mit dieser Problematik entspre-chend vertrauten Operateure durchgeführt werden.

Therapieplan

Im Falle des außerklinisch eingetretenen Schockzustands muß im Schockraum ein individueller therapeutischer Plan erstellt werden. Dabei empfiehlt es sich, daß die Koordination des diagnostischen und therapeutischen Ablaufs vom Anästhe-sisten übernommen wird. Konflikte ergeben sich zwangsläufig bei kreislaufinsta-bilen Mehrfachverletzten mit Schädel-Hirn-Trauma oder Patienten mit Koma unbekannter Ursache. Verständnis für die Dringlichkeiten des anderen Fachge-biets, Kooperationsbereitschaft und klare Zuweisung einer Führungsrolle sind für die erfolgreiche interdisziplinäre Zusammenarbeit unerläßlich, und die Super-vision des Ablaufs durch die Autorität eines erfahrenen Intensivmediziners oder Traumatologen bleibt für die Erreichung der optimalen Versorgung unverzicht-bar.

Unter Weiterführung der initialen Stabilisierung müssen die Voraussetzungen zur definitiven Therapie des Schockzustands geschaffen werden. Mit der operativen oder medikamentösen Behandlung der führenden Ursache müssen die damit verketteten, sich mit Fortdauer des Schockzustands selbst verstärkenden Folgen für die Funktion lebenswichtiger Organe aufgehalten werden.

Ausführliche Darstellungen der speziellen Therapie finden sich im zweiten Teil des Buches, insbesondere in den Kapiteln „Polytrauma", „Schädel-Hirn-Trauma" und „Verbrennungen".

Monitoring

Zur endgültigen Einschätzung des Schockzustands ist ein erweitertes hämodynamisches und metabolisches Monitoring erforderlich. Routinemäßig werden neben dem EKG im Intensivtherapiebereich eine arterielle Kanüle, ein zentraler Venenkatheter (evtl. Kathetereinführungsschleuse oder Multilumenkatheter) und ein Urinkatheter mit Urimeter eingesetzt. Die Infusionskapazität der installierten venösen Zugänge muß kritisch geprüft werden und falls erforderlich durch in Seldinger-Technik eingeführte großlumige Femoral- und Jugularvenenkatheter ergänzt werden. Die vergleichende Messung von Körperkern- und Oberflächentemperatur erleichtert die Verlaufsbeurteilung.

Elektrokardiogramm

Neben der kontinuierlichen Überwachung von Herzfrequenz und Rhythmus durch eine Monitorableitung sollten zur Beurteilung der Myokardperfusion auch die 12 Standardableitungen in entsprechenden Abständen registriert werden.

Arterieller Blutdruck

Trotz hochentwickelter automatischer oszillometrischer Messung ist die direkte Messung bei peripherer Vasokonstriktion und Hypotension auch wegen der wiederholt erforderlichen arteriellen Blutanalysen unverzichtbar. Anstelle der zu bevorzugenden Kanülierung der A. radialis muß bei ausgeprägter Hypotension und vasokonstriktiv hochdosierter Katecholamintherapie notfalls in der A. axillaris oder A. femoralis gemessen werden.

Zentralvenöser Druck

Die begrenzte Aussagefähigkeit des ZVD bei bestehenden Herz- und Lungenerkrankungen sowie bei Überdruckbeatmung gestattet eine rationale Anwendung nur bei Hypovolämie als führendem Problem, z. B. bei primär gesunden Traumapatienten, wo durch möglichst kontinuierliche Messung über einen Transducer die Wirkung der Infusionstherapie bei andauernden intrakorporalen Volumenverschiebungen beobachtet werden kann.

Pulmonalarterienkatheter

Trotz einiger in Erprobung stehender Neuentwicklungen ist ein hämodynamisches Monitoring mit der Messung von Herzzeitvolumen und der getrennten Beobachtung von rechts- und linksventrikulärer Funktionen sowie der Ermittlung vom pulmonalen und systemischen Strombahnwiderstand von Aufwand und Komplikationsgefahr eines Swan-Ganz-Katheters abhängig. Andererseits ist eine optimale Therapie mit balanciertem Einsatz von Vasodilatatoren und Katecholaminen bei angepaßter Volumensubstitution anders kaum möglich. Die ebenso mögliche Messung der gemischtvenösen Sauerstoffsättigung und der Sauerstoffaufnahme ergibt zusammen mit der Laktatbestimmung und der Säure-Basen-Analyse das routinemäßig durchführbare metabolische Monitoring zur Beurteilung der Gewebsperfusion.

Urinausscheidung

Als Indikator der Nierenperfusion ist die Diurese ein leicht zugänglicher Parameter mit prognostischer Bedeutung zur Erfolgskontrolle der therapeutischen Intervention. Eine stündliche Urinausscheidung unter 0,5 ml/kg KG bedeutet inadäquate Stabilisierung oder akute Niereninsuffizienz.

Klinik und Dokumentation

Neben dem apparativen Monitoring ist die engmaschige Beurteilung von Hautperfusion, Temperatur und Bewußtseinslage erforderlich. Die übersichtliche Dokumentation aller Beobachtungen und Maßnahmen auf einem Intensivtherapieprotokoll ist wesentlich, unerläßlich aber ist die ständige Anwesenheit einer qualifizierten Intensivpflegekraft beim Patienten.

Beatmung

Prinzipiell genügt beim bewußtseinsklaren Patienten die Erhöhung der inspiratorischen Sauerstoffkonzentration durch eine geeignete Gesichtsmaske. Problematisch ist die pulmonale Sauerstofftoxizität bei 100%iger O_2-Konzentration und die Zuverlässigkeit der Zufuhr.

Bei jeder Art von Bewußtseinstrübung, Aspirationsgefahr, mechanischer und traumatischer Atmungsbehinderung oder Dyspnoe ist die Indikation zur endotrachealen Intubation und Beatmung mit über längere Zeit möglichst nicht über 50%iger O_2-Konzentration und wenig PEEP daher gegeben.

Volumensubstitution

Ziel ist der Ausgleich bestehender Defizite und die Substitution anhaltender Verluste an Flüssigkeit und Blutzellen unter gleichzeitiger Kontrolle von Hämatokrit, Elektrolyt- und Säurebasenhaushalt, kolloidosmotischem Druck und ausreichender Blutgerinnungsfunktion.

Anhaltspunkte für den krankheitstypischen unterschiedlichen Bedarf, entsprechend der dominierenden Störung bei massiver Blutung, Sepsis, Peritonitis und Verbrennungskrankheit, finden sich in den Kapiteln zur speziellen Intensivtherapie. Grundsätzlich ist ein symptomatisches Vorgehen nach Laborbefunden nicht vermeidbar, „Normalwerte" müssen allerdings durch die Kenntnis pathophysiologischer Zusammenhänge individuell festgelegt werden. Elektrolytlösungen haben die Eigenschaft, daß sie nur zu einem Drittel im Intravasalraum bleiben. Kolloide können die im protrahierten Schock defekte Kapillarmembran aber auch passieren.

Kreislaufaktive Pharmaka

Erwünschte Effekte sind die Steigerung des Herzzeitvolumens durch positiv-inotrope Wirkung, die Nachlastsenkung sowie die Aufrechterhaltung eines ausreichenden zerebralen und koronaren Perfusionsdrucks durch Vasokonstriktion und Umverteilung des Blutflusses in die vitalen Organe mit geringer Ischämietoleranz und schließlich die Mikrozirkulationsverbesserung durch Vasodilatatoren.

Probleme ergeben sich aus dem durch Katecholamine erhöhten myokardialen Sauerstoffverbrauch und der Ischämie von Nieren und Gastrointestinaltrakt einschließlich der Leber bei Dosen mit stärkerer vasokonstriktorischer Wirkung. Vasodilatatoren können Preload und Perfusionsdruck gefährden.

Es ergibt sich zwangsläufig, daß das Ziel einer bedarfsgerechten Perfusion der Organe bei einem ausreichenden arteriellen Mitteldruck nur durch die mittels hämodynamischem Monitoring abgestimmte Kombination von inotroper, vasokonstriktorischer und vasodilatierender Wirkung erreicht werden kann.

Weiterführende Literatur

Abboud FM (1985) Shock. In: Wyngarden JB, Smith LH (eds) Cecil textbook of medicine, 17th edn. Saunders, Philadelphia, pp 211–225
Houston MC, Thompson WL, Robertson D (1984) Shock, diagnosis and management. Arch Int Med 144:1433–1439
Köhler H (1987) Nierenfunktion und Schock. In: Kilian J, Meßmer K, Ahnefeld FW (Hrsg) Schock. Springer, Berlin Heidelberg New York (Klinische Anästhesiologie und Intensivtherapie, Bd 33)
Shires TG (1985) Principles of trauma care, 3rd edn. McGraw-Hill, New York

Wiederbelebung

W. F. List

In diesem Kapitel soll nicht das Reanimations-ABC ausführlich dargestellt, sondern in erster Linie alte Fehler und Ergebnisse neuerer Forschungen aufgezeigt werden. Vor allem die medikamentöse Therapie hat sich in der kardiopulmonalen Reanimation (CPR) in den letzten Jahren deutlich verändert. Durch die intensive Forschung in der kardialen und zerebralen Reanimation haben sich neue Betrachtungsweisen und Konzepte ergeben, die aber sicherlich noch nicht den endgültigen Entwicklungsstand darstellen. Es kann erwartet werden, daß alle 2–3 Jahre wesentliche Neuerungen in der Technik und in der medikamentösen Therapie der Reanimation gefunden werden, die eine Umstellung der bisherigen Therapie notwendig machen. Daher wird diese Zusammenstellung nicht der letzte Stand der Dinge sein, sondern nach jeweils neueren Forschungsergebnissen adaptiert werden müssen.

Freimachen der Atemwege

Dies wird v. a. durch mechanisches Entfernen von Speiseresten sowie Prothesenteilen aus dem Mund- und Rachenbereich eingeleitet. Sodann wird der Unterkiefer vorgezogen und der Hals durch Zurückschieben des Kopfes überstreckt. Der häufigste Fehler, der dabei vor allem bei der Laienreanimation gemacht wird, ist das Vergessen des Überstreckens des Halses.

Beatmung Mund-zu-Mund oder Mund-zu-Nase

Sie ist nicht besonders effektiv; bei entsprechend ausgerüsteten Ärzten und bei entsprechendem Training ist die Intubation der Trachea die wichtigste Verbesserung, die ein ausgerüsteter Arzt gegenüber einem Laien bei der Reanimation durchführen kann. Die Intubation hat den Vorteil der deutlichen Totraumverminderung, der verbesserten Beatmung, der Verhinderung der Aspiration, der Möglichkeit der Absaugung aus der Lunge sowie Einbringung von Medikamenten (z. B. Adrenalin oder Atropin).

Herzmassage

Der Präkordialschlag hat nur bei einem Vagusherzstillstand, bei dem er ohne Zeitverzögerung angewendet werden kann, Bedeutung.

Die Herzmassage wird bei der *Einhelfermethode* mit 2 Beatmungen und 15 Herzmassagen (Druckpunkt mittleres bis unteres Drittel des Sternums) bei einer Gesamtfrequenz von 80/min durchgeführt.

Bei der *Zweihelfermethode* wird eine Beatmung bei 5 Herzmassagen mit einer Gesamtfrequenz von etwa 60/min durchgeführt. Es scheint von Bedeutung, daß bei der Zweihelfermethode keine Unterbrechung der Massage bei der Beatmung erfolgt, wodurch in der Beatmungsphase ein erhöhter intrathorakaler Druck entsteht, der eine Verbesserung der zerebralen Perfusion bewirkt.

Medikamentöse Therapie

Medikamente zur Reanimation:
- Adrenalin,
- Natriumbikarbonat,
- Xylocain,
- Atropin,
- Orciprenalin,
- Kalzium,
- Kalziumantagonisten,
- Infusionen.

Adrenalin

Es ist heute das wichtigste Medikament in der Reanimation und ist bei Asystolie und länger bestehendem bzw. nichtdefibrillierbarem Kammerflimmern indiziert.

Dosierung: 0,5–1 mg i.v. in einer Verdünnung mit 0,9% NaCl 1:10000 (= 5–10 ml) pro 5 min, bei transtrachealer Verabreichung Verdoppelung der Dosis (1–2 mg verdünnt alle 5 min). Als Wirkungsmechanismus wird die α-Stimulation der Katecholaminrezeptoren angesehen, wobei es zu einer deutlichen Erhöhung des diastolischen Blutdrucks und des Aortendrucks kommt. Das Konzept der entscheidenden Katecholaminwirkung durch β-Stimulation (z. B. mit Orciprenalin) scheint, wie man aus Tierstudien und prospektiven bzw. retrospektiven Untersuchungen am Menschen weiß, heute nicht mehr relevant zu sein. Die Engerstellung der maximal weiten Gefäße im Herzstillstand dürfte ein wesentlicher Faktor in der Verbesserung der Perfusion des Gehirns und des Herzens sein. Im Tierversuch waren die Reanimationsergebnisse mit Adrenalin nicht nur signifikant besser als mit Orciprenalin, sondern auch besser als mit Dobutamin und Kalzium. Nur das Dopamin schien gleichwertig, sein Einsatz in der Reanimation ist jedoch nicht gesichert.

Natriumbikarbonat

Es ist dann indiziert, wenn ein Kreislaufstillstand von unbekannter Dauer oder von mehr als 10 min vorliegt. Es dient der Azidosebekämpfung und sollte nur bei einem pH von weniger als 7,2 eingesetzt werden. Als Dosierung wird 1 mmol/kg KG und bei Wiederholung nach 10 min $^1/_2$ mmol/kg KG verabreicht.

Als Nachteil einer übermäßigen Natriumbikarbonatgabe hat sich die starke Natriumbelastung mit Hyperosmolarität, eine paradoxe respiratorische Azidose durch vermehrte CO_2-Abgabe und eine Verschlechterung der Sauerstoffdissoziation bei einem verstärkt alkalischen Milieu durch Linksverschiebung der Dissoziationskurve ergeben. Bei den früheren Empfehlungen wurde jeweils der Extrazellulärraum des Gesamtkörpers berechnet, heute weiß man, daß bei der Reanimation nur ein Minimalkreislauf aufrechterhalten wird, wodurch ein wesentlich geringer Akutbedarf an Natriumbikarbonat gegeben ist. Bei simultaner Verabreichung zusammen mit Adrenalin kommt es übrigens zur Inaktivierung von Adrenalin.

Xylocain (Lidocain)

Es wirkt als Lokalanästhetikum negativ-inotrop und chronotrop und ist v. a. bei Myokardinfarktpatienten, bei ventrikulärer Tachykardie und bei Kammerflimmern indiziert, welches durch eine überschießende Adrenalinwirkung zustande gekommen ist. Die Dosierung ist 1 mg/kg KG in Bolusform und 0,5 mg/kg KG bei Wiederholung nach 8–10 min. Insgesamt sollte eine Dosierung von 3 mg/kg KG nicht überschritten werden. Zur Prophylaxe beim Kammerflimmern wird eine Dauertropfinfusion verabreicht. Als Nebenwirkungen kann es zu einem Herzversagen oder bei Überdosierung zu Krämpfen und Apnoe kommen.

Atropin

Es wirkt über die Hemmung des Parasympathikus und ist bei Sinusbradykardien, AV-Block und ventrikulärer Asystolie indiziert. Als Dosierung hat sich i.v. 0,3–0,5 mg als Einzeldosis alle 5 min bis maximal 2 mg bewährt. Bei vagaler Asystolie kann sofort 1 mg i.v. verabreicht werden.

Als Nachteil zeigt sich eine anhaltende Tachykardie, die vor allem bei ischämischem Myokard ein Kammerflimmern auslösen kann. Kommt es bei bradykarden Rhythmusformen durch Atropin zu keiner Beschleunigung des Herzrhythmus, so ist Orciprenalin in Einzeldosen oder als Dauertropf indiziert.

Orciprenalin

Es ist bei extremer Bradykardie indiziert. Als Wirkungsmechanismus hat sich die β_2-Rezeptorenstimulation mit ihrer positiv-inotropen und chronotropen Wirkung herausgestellt. Dosierung: 0,5 mg verdünnt mit 0,9% NaCl auf 5 ml i.v. oder als Dauertropf 2–10 µg/min.

Als Nachteil muß angesehen werden, daß es zu keiner α-Stimulation kommt und dieses Medikament daher in der primären Reanimation nicht indiziert ist.

Mit Vorsicht muß Orciprenalin auch bei koronarer Herzkrankheit und bei ischämischem Myokard angewendet werden, da es zu einer Vergrößerung ischämischer Bezirke kommen kann. Auch bei Arrhythmien kann es zu einer Verstärkung kommen.

Kalzium

Es ist kein Medikament für die primäre Reanimation. Die Reanimationsergebnisse mit Kalzium zeigen im Tierversuch (Meuret u. Schindler 1983) und in retrospektiven Untersuchungen am Menschen signifikant schlechtere Ergebnisse. Als Wirkungsmechanismus wird eine Kontraktilitätssteigerung durch Verstärkung des Kalziumstoffwechsels in die Zelle angenommen. Als Nachteil hat sich bei hohen Dosierungen das Steinherz, das sowohl im Tierversuch als auch beim Menschen auftreten kann und eine Kontraktur des Myokards darstellt, gezeigt. Indiziert ist ionisiertes Kalzium bei Hyperkaliämie und Hypokalziämie, sowie bei Überdosierung von Kalziumantagonisten. Als Einzeldosis hat sich 10%iges Kalziumglukonat (5–8 ml) oder 10%iges Kalziumchlorid (2 ml) bewährt.

Kalziumantagonist (Verapamil)

Es wirkt über den AV-Knoten und führt zu einer Verminderung der Überleitung und einer Vasodilatation. Verapamil ist v. a. bei supraventrikulären Tachykardien indiziert. Als Dosierung hat sich 5 mg i.v. und nach 10 min evtl. eine Wiederholung bewährt. Als Nebenwirkungen müssen der Blutdruckabfall, das Herzversagen und das Auslösen eines WPW-Syndroms einkalkuliert werden. Als Antidot hat sich, wie erwähnt, Kalzium 10% i.v. 0,5–1 g bewährt.

Infusionen

Sie sind v. a. bei Hypovolämie indiziert und sollten auch in der primären Reanimation verabreicht werden.
1) Kristalloide, z. B. 0,9%iges NaCl oder Ringer-Laktat, hat den Vorteil der unbeschränkten Mengenverabreichung, aber den Nachteil der fehlenden Verweildauer.
2) HÄS (Hydroxyäthylstärke) hat den Vorteil der verbesserten Verweildauer und der Verbesserung der Mikrozirkulation, den Nachteil der Mengenbeschränkung (1,5 g/kg KG) und der Störung der Gerinnung.
3) Dextran 60000 hat ebenso wie HÄS den Vorteil einer verbesserten Verweildauer und Verbesserung der Mikrozirkulation, den Nachteil der Mengenbeschränkung mit 1–1,5 g/kg KG und der Möglichkeit der Herabsetzung der Gerinnung.
Eine Kombination von Plasmaersatzstoffen (HÄS oder Dextran) mit Kristalloiden hat sich beim hypovolämischen Schock bewährt.

Elektrodefibrillation

Die adäquate Therapie des Kammerflimmerns ist die Elektrodefibrillation, beginnend mit 200 Joule und 200–300 Joule (bis maximal 360 Joule) bei weiteren Elektrodefibrillationsversuchen. Bei einer Defibrillation am offenen Thorax wird mit 5 Joule begonnen und bis maximal 50 Joule gesteigert.

Zerebrale Wiederbelebung

Es gibt keine Beweise für ein besseres „outcome" bei der routinemäßigen Anwendung von Barbituraten bei komatösen Patienten nach einer Reanimation (Brain Resuscitation Group 1986). Die Verabreichung von Barbituraten ist nur bei erhöhtem Hirndruck indiziert.

Die Kalziumantagonisten Nimodipin, Lidoflazin und Flunarizin werden derzeit auf ihre Brauchbarkeit in der zerebralen Reanimation bei generalisierter zerebraler Hypoxie untersucht. Erste tierexperimentelle und klinische Untersuchungen scheinen erfolgversprechend zu sein, unklar ist jedoch der Einsatzzeitpunkt und ihre Dosierung.

Bei Kammerflimmern und Asystolie bzw. bei elektromechanischer Dissoziation ist daher ein Vorgehen, wie in nachfolgender Übersicht beschrieben, einzuhalten.

Übersicht

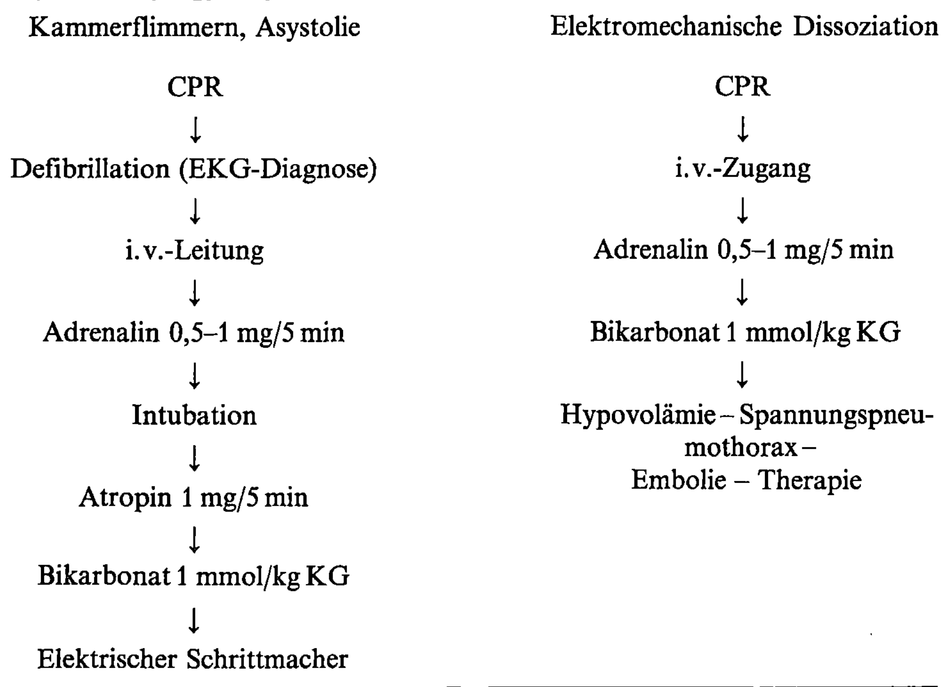

Praktische Aspekte der Wiederbelebung auf der Intensivstation

1) Eine kardiopulmonale Wiederbelebung sollte am Ort stattfinden, wo der Herzstillstand eingetreten ist. Auf der Intensivstation sollte daher jederzeit ein Brett verfügbar sein, das unter dem Patienten eingeschoben werden kann und von den Schultern bis zum Becken über die ganze Breite des Bettes reicht.
2) *Defibrillator:* Gleichstromdefibrillatoren (DC), die einen maximalen elektrischen Schock von 360 Joule abgeben können, sollten in regelmäßigen Abständen überprüft werden. Die Kontrolle sollte schriftlich festgehalten werden.
3) *Keine Wiederbelebung ("do not resuscitate") – DNR:* Wiederbelebungsmaßnahmen sollten nicht durchgeführt werden, wenn Übereinstimmung besteht, daß für diesen Patienten kein sinnvolles Leben mehr möglich ist oder es zu einer Verlängerung eines in kurzer Zeit selbst zum Tode führenden Leidens kommt. (Genauere Hinweise s. Kap. „Grenzen ärztlicher Behandlungspflicht", s. S. 210.)

Weiterführende Literatur

Brain Resuscitation Linical Trial I Study Group (1986) Randomized clinical study of thiopental loading in comatose survivors of cardiac arrest. N Engl J Med 314:397–403
Meuret GH, Schindler HFO (1983) Calcium-Antagonismus, ein neues pharmakologisches Prinzip in der Reanimation. Schweiz Med Wochenschr 113:1153–1157
Standards and Guidelines for Cardiopulmonary Resuscitation and Emergency Cardiac Care. JAMA 255:2841–3044 (1986)

Grenzen ärztlicher Behandlungspflicht

T. Graf-Baumann

„Der Arzt befasse sich mit der völligen Beseitigung der Leiden der Kranken und mit dem Lindern der Heftigkeit der Leiden. Aber er wage sich nicht heran an jene, die von der Krankheit schon überwältigt sind."

Aus *Corpus Hippocraticum,* Apologie der Heilkunst (8. Jh. v. Chr.; nach Hirsch 1985)

Zu allen Zeiten mußten die Ärzte ihren Standort zu den schwerst- und unheilbar Kranken, zu den körperlich und geistig Verkrüppelten bestimmen. Das galt unter allen kulturellen, gesellschaftlichen, sozialen und ökonomischen Bedingungen. Mit dem in der Alltagssprache gebräuchlichen Begriff „Sterbehilfe" wurde der seit der griechisch-römischen Antike freilich ganz anders definierte Begriff „Euthanasie" zunehmend zum Gegenstand der Diskussion. Die sich hinter der „Sterbehilfe" verbergenden Tatsachen, Handlungen oder Unterlassungen sind glücklicherweise in der klinischen Intensivmedizin in der Regel Teil stillen und selbstverständlichen Verantwortungsbewußtseins für die Grenzen ärztlicher Kunst. Wie aber findet der einzelne Arzt, wie findet die Gruppe der am Sterbeprozeß der Patienten auf der Intensivstation beteiligten Personen seine bzw. ihre Normen für die rechtzeitigen und annehmbaren Grenzen der Behandlungspflicht?

Der Theologe J. Gründel (1985) sagt:

„Es genügt nicht, nur auf das tradierte Ethos einer Gruppe – etwa der Ärzte – zu verweisen oder auf die rechtliche Autorität und ihre Aussagen zurückzugreifen. Vielmehr stellt sich für die Betroffenen die Frage, was ist sittlich erlaubt, was widerspricht der Achtung vor der Würde der menschlichen Person? Man kann sich die Antwort leicht machen, in dem man zwischen einer *Hilfe beim Sterben* und einer *Hilfe zum Sterben* unterscheidet. Erstere ist dann als menschliche Begleitung des Sterbenden anzusehen, letztere als bewußte und direkte Beschleunigung des Sterbeprozesses zu bezeichnen. Hilfe beim Sterben wäre menschliche Pflicht, Hilfe zum Sterben widerspräche dem Tötungsverbot. Doch so einfach läßt sich die Wirklichkeit des Lebens nicht in den Griff bekommen."

Rein formale Aussagen, wozu auch die zweifelsohne notwendigen Richtlinien der Bundesärztekammer für die Sterbehilfe (1985) und die der Schweizerischen Akademie der medizinischen Wissenschaften (1987) gehören, bleiben zunächst inhaltsleer, bedürfen der Konkretisierung und lassen erst dann erkennen, wie vielschichtig die Begleitung von Sterbenden sein kann. Konkret sind eben die Grenzen zwischen ärztlichem Tun und Unterlassen nicht immer eindeutig zu ziehen.

Die Handlungsnormen des einzelnen Arztes entstehen aus einer Mischung seiner eigenen Entwicklung, seinen persönlichen Erfahrungen und Lernprozessen, den Bedingungen an seinem intensivmedizinischen Arbeitsplatz und den jeweiligen individuellen Voraussetzungen des betroffenen Patienten (Alter, Krankheitsursache, -entwicklung, akuter Zustand, Einstellung der Angehörigen usw.).

Klar vorgegeben sind die Technologie und Organisation der Intensivstation, sowie die relevanten straf-, zivil und arztrechtlichen Normen. Ebenso vorgegeben, aber mit der Notwendigkeit der individuellen Einschätzung und Interpretation verknüpft, sind die diagnostischen Daten des Patienten, die therapeutisch

Möglichkeiten und die am gegenwärtigen Wissensstand der Medizin orientierten prognostischen Erwartungen. Gleiches gilt für die Einschätzung der eigenen ärztlichen Fähigkeiten und der Konsensfähigkeit des Teams. Vorgegeben sind im Prinzip auch sittliche Normen. Sie aber müssen plausibel, einsichtig sein, sollten sie auch innerlich als verbindlich anerkannt werden.

Hier kommt das entscheidende Kriterium für alles humane Handeln oder Unterlassen, auch in der intensivmedizinischen Praxis, zum Ausdruck: Die *Vernünftigkeit* einer konkreten sittlichen Handlungsnorm und der grundlegenden Prinzipien des Glaubens.

„Konkrete ethische Normen sind Niederschlag menschlicher Erfahrungen – dies gilt auch für eine auf dem christlichen Glauben gründende Ethik. Christlicher Glaube ist vernünftiger Glaube, der nur in Freiheit angenommen und verantwortlich gelebt werden kann. Freiheit meint auch die gedankliche und seelische Freiheit des einzelnen. Selbst die kirchliche Autorität besitzt in konkreten sittlichen Fragen keine Unfehlbarkeit. Sie muß sich um eine vernünftige Begründung und Vermittlung der verkündeten Handlungsnormen bemühen. Dabei stellen sich heute und morgen andere Probleme im Raum zwischen Leben und Tod, die mit den Prinzipien und Kategorien von gestern oft nicht mehr ausreichend erfaßt werden können."

So durchläuft auch der Arzt eine Entwicklung seiner Auseinandersetzung mit seinem Glauben, dem Verständnis oder Unverständnis von und für die kirchlichen Interpretationen der sittlichen Normen in diesem Glauben und den sich ändernden äußeren Bedingungen eines allzu raschen Fortschrittes in der Medizin.

Will der einzelne Arzt für sich selbst und will der ärztliche Stand an sich in diesem grundsätzlichen ethischen Entwicklungsprozeß eine Verbesserung der Verständnisfähigkeit erreichen, so bedarf es fortwährend der intensiven Auseinandersetzung mit den Fragen der Ethik in der Medizin. Das gilt besonders für die Phase der studentischen Ausbildung und der ärztlichen Weiterbildung.

Ethik bedeutet keine Gesetzesmoral oder Ordnungsethik, die dem einzelnen die Entscheidung abnimmt. Vielmehr verlangt sie den positiven Gebrauch der menschlichen Freiheit, zugleich wissend, daß es eine letzte Sicherheit, einen Perfektionismus nicht geben kann. Es geht im grundsätzlichen wie im konkreten Einzelfall um die Prüfung der richtigen Grundeinstellung und die Zielsetzung des Handelns.

Negative Grenzziehungen und Normen sind nur erforderlich, um Mißbrauch abzuwehren und die grundlegenden Rechte anderer zu schützen. Dies spielt in unserem Rechtssystem eine geringere Rolle als beispielsweise in den USA. Das Römische Recht, auf dem unsere Gesetze basieren, gibt klare Grenzen vor, was die Sterbehilfe betrifft, läßt aber auch den erforderlichen Freiraum für ethisch fundierte und humane Handlungen oder Unterlassungen.

„Wenn es um die sittliche Erlaubtheit eines Tuns geht, so sind meist die gemischten Urteile die Grundlage, die sich aus Tatsachenurteilen und Werturteilen zusammensetzen."

Wie oben ausgeführt, gibt es die bestehenden Tatsachen, die noch durch die Feststellung zu ergänzen sind, daß etwa für die Wirkung eines Medikamentes, die Form und Dauer einer Beatmung oder die Feststellung des Todes der Arzt allein, nicht der Theologe oder der Jurist zuständig ist.

Für das Werturteil hingegen sind zunächst die Ethiker bzw. die ethische Erziehung des Arztes gefordert. Die Fähigkeit zur vernünftigen Abwägung der Tatsachen und der ethischen Bewertung muß sich der einzelne Arzt in konkreter persönlicher Auseinandersetzung erarbeiten und zum Gegenstand immerwährender Übung machen!

> „Dabei kann es durchaus möglich sein, daß in Tatsachenurteilen über die Therapiemöglichkeiten und die Prognose eines schwerstkranken Intensivpatienten ein gewisser Ermessensspielraum offenbleibt, der entsprechend auch zu einer offeneren ethischen Bewertung führt. Eine Grauzone bleibt bestehen, in der unter gewissen Umständen hinsichtlich der sittlichen Erlaubtheit eines Handelns oder Unterlassens gewisse Tatsachen ungeklärt bleiben."

Die Vernünftigkeit bleibt oberster Maßstab für die Entscheidung.
Dazu noch einmal der Theologe J. Gründel:

> „Immer wieder wird der Mensch in der Gestaltung dieser Welt aufgerufen, vernünftig zu handeln – das meint ja *Wille Gottes*."

Die Aussage, der Mensch besitze nur ein Nutzungsrecht für sein Leben, bedarf des Beweises. Aus der Tatsache, daß Gott letztlich Schöpfer allen Lebens, auch menschlichen Lebens bleibt, folgt zunächst nur, daß der Christ sein Leben als Geschenk und Heilsangebot Gottes versteht und daß er nicht willkürlich über die Dauer seines Lebens verfügen darf, sondern sein Leben so lange zu erhalten hat, wie es vernünftigerweise auch in den Dienst der personalen religiös-sittlichen Entfaltung des einzelnen gestellt werden kann. Erst recht kommt ihm keine Befugnis zu, das Leben eines anderen Menschen zu beseitigen oder zu verkürzen. Im Verhältnis zueinander besitzen alle Menschen grundsätzlich ein gleiches Recht auf Leben, das auch als Grundrecht von der Gesellschaft gewährleistet bleiben muß. In der Aufforderung zum vernünftigen Handeln liegt durchaus ein begrenztes Verfügungsrecht. Wo etwa menschliches Leben zu Unrecht schwer gefährdet, in seiner Existenz bedroht ist, hat theologische Ethik das Recht z. B. auf Selbstverteidigung, unter Umständen auch durch Tötung, als sittlich erlaubt bezeichnet. Stets wird es darum gehen, welche Werte auf dem Spiel stehen und auf welche Weise die Würde menschlichen Lebens gewährleistet bleibt. Nur auf diese Weise kann die Gesellschaft und in ihr der einzelne zu einem Urteil kommen, ob *unter Umständen* Selbstverteidigung durch Tötung, Todesstrafe, Töten im gerechten Krieg (Verteidigung), Schwangerschaftsabbruch, Euthanasie usw. sittlich berechtigt bzw. unberechtigt sind.

Die Bitte um Sterbehilfe im Sinne einer aktiven Tötung auf Verlangen ist in bezug auf den betreffenden Patienten selbst, in bezug auf den Arzt und schließlich auch auf die Angehörigen zu beurteilen.

Was den Patienten betrifft, so ist ein solcher Entschluß – besonders im Zustand schwerer Schmerzen und angesichts des bevorstehenden Todes – nur sehr eingeschränkt als „freier Entschluß" zu werten.

Oftmals ist sie eher Ausdruck einer Vereinsamung, ein Appell an die Umwelt, sich dem Patienten mit stärkerer persönlicher Anteilnahme zuzuwenden.

Sind aber Arzt und Patient überzeugt, daß weitere Versuche einer Lebensverlängerung sinnlos und unerwünscht erscheinen, daß sie gewissermaßen nur eine Verlängerung des Sterbeprozesses darstellen, so wird man entsprechend dem Willen des Patienten keine künstliche Verlängerung dieses Vorganges vornehmen, vor allem dann nicht, wenn sich der Patient bereits auf den Tod vorbereitet und seinen Entscheid in sachlicher ruhiger Weise gefällt hat.

Hier mag eine Grundversorgung mit Flüssigkeit, Wärme und Schmerzlinderung als ausreichend erscheinen.

Für den Arzt ist die Pflicht zur Erhaltung des Lebens nicht absolut. Es kann angezeigt erscheinen, wegen der Aussichtslosigkeit eine Behandlung abzubrechen oder aus pflegeökonomischen Gründen einem anderen Patienten, dessen Lebenschancen größer sind, zukommen zu lassen. In einem solchen Fall könnte der Abbruch einer Behandlung u. U. auch sittlich verantwortbar sein. Eine indirekte Sterbehilfe wäre dort vertretbar, wo der Arzt einem unheilbar Kranken seine Schmerzen durch Mittel zu erleichtern versucht, die gewissermaßen als Nebeneffekt eine Beschleunigung des Todes mit sich bringen. Hier mag im Einzelfall die Grenze zwischen notwendiger künstlicher Erhaltung des Lebens und Schmerzstillung sowie sinnlos gewordener Behandlung schwer erkennbar sein. Voraussetzung für einen verantwortlichen Entscheid bleibt die grundsätzliche Achtung und Ehrfurcht vor dem menschlichen Leben und die Vernünftigkeit in den Tatsachen und Werturteilen.

Abbildung 1 mag verdeutlichen, wie die Fähigkeit zur vernünftigen Abwägung der Tatsachen und der Werturteile zu den Kriterien für die Grenzen ärztlicher Behandlungspflicht führt.

Sie ist zugleich ein Abbild unserer gegenwärtigen Situation in der modernen Medizin. Die Diskussion zwischen Ärzten unter sich und mit den Juristen, Theologen und Ethikern betrifft vorwiegend den Anfang des Lebens (In-vitro-Fertilisation, Schwangerschaftsabbruch, Anenzephalenproblematik) und das Ende des

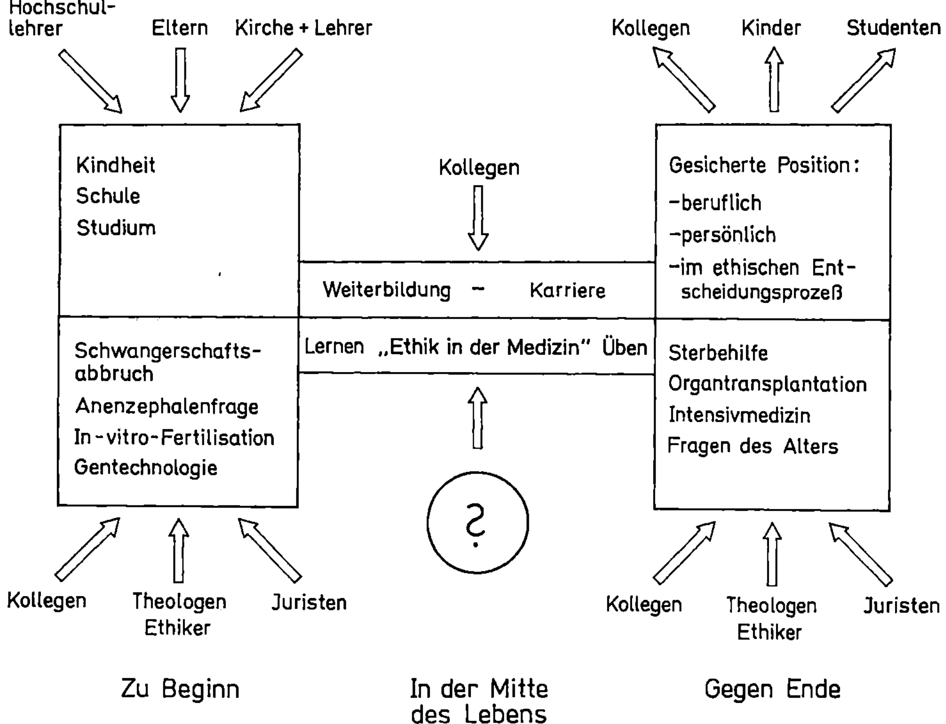

Abb. 1. Entwicklung der Kriterien für die Grenzen ärztlicher Behandlungspflicht aus der Fähigkeit zur vernünftigen Abwägung der Tatsachen und der Werturteile

Lebens (Sterbehilfe, Organtransplantation). Die Zwischenphase des ärztlichen
Lebens ist geprägt vom Druck der Ausbildung, den existentiellen Fragen der Wei-
terbildung zum Facharzt und denen der Karriere, ob in der Praxis, Klinik oder
Wissenschaft. Dort aber muß auch die Arbeit am eigenen ethischen Verhalten und
die ständige prüfende Übung im Umgang mit solchen Anforderungen wie der
Sterbehilfe zur Selbstverständlichkeit werden.

Weiterführende Literatur

Gründel J (1985) Sterbehilfe aus ethischer Sicht. Med R 1:2–6
Hirsch G (1985) Geleitwort zum Themenheft „Grenzen der ärztlichen Behandlungspflicht". Med
     R 1:1
Richtlinien der Bundesärztekammer für die Sterbehilfe (1985) Med R 1:38–40
Richtlinien und Kommentar der Schweizerischen Akademie der Medizinischen Wissenschaften
     (1987) Dtsch Ärztebl 31:1933

Immunologische Aspekte

P. Becker

Einleitung

Die Intensivmedizin hat sich aus verschiedenen Gründen mit den Problemen der Immunologie auseinanderzusetzen:

1. Bei vielen Intensivpatienten tritt durch die Krankheit eine Schwäche der Abwehrkraft auf, die zu infektiösen Komplikationen führt.
2. Die Vielzahl der auf Intensivstationen verwendeten Medikamente einschließlich der Röntgenkonstrastmittel, „Plasmaexpander", Antibiotika, Narkotika, Relaxanzien und Blutderivate führt statistisch zu einer hohen Wahrscheinlichkeit einer allergischen oder pseudoallergischen Reaktion. Oft ist eine solche Reaktion auch die Indikation für die Intensivtherapie.

Immunität ist ein von Paul Ehrlich eingeführter Terminus, der die erworbene Unempfindlichkeit des Organismus gegenüber Infektionen oder Toxinen beschreibt. Als *Resistenz* wurde dagegen ein artspezifisches, d. h. angeborenes „Verschontbleiben" gegenüber solchen Krankheitsnoxen bezeichnet.

Das Immunsystem wird heute als ein Organsystem zur Erhaltung der biologischen Individualität angesehen, das die Aufgabe hat, „Fremd" gegenüber „Eigen" zu erkennen und zu schützen. Außerdem werden entartete Zellen des Organismus erkannt und eliminiert. Die Gesamtheit der Zellen des Immunsystems wird auf 10^{12} geschätzt und entspricht damit etwa dem halben Lebergewicht.

Dem Organismus stehen spezifische und unspezifische Mechanismen zur Verfügung.

Unspezifische Mechanismen

Die Integrität der inneren und äußeren Körperobefläche verhindert das Eindringen von infektiösen und toxischen Substanzen. Dem Organismus stehen dafür viele unspezifische Faktoren zur Verfügung. Beispiele hierfür sind die Säure des Magensafts und der Epidermis, die Zilienfunktion des Respirationstrakts und der Verschluß von Wunden durch Fibrinpolymere.

Die unspezifische Abwehr verfügt aber auch über differenzierte Mechanismen, die sich in humorale und zelluläre Faktoren einteilen lassen.

Humorale Faktoren

Hierzu zählen das Lysozym in der Tränenflüssigkeit, antivirale Substanzen im Nasensekret und im Speichel, aber auch die sog. „Akutphase-Proteine". Dabei handelt es sich um ein System von Proteinen, das bei akuten Entzündungen, bei Zell- und Gewebsnekrosen, bei Neoplasmen und nach Traumen vermehrt im Blut nachgewiesen werden kann. Ein typischer Vertreter dieser „Akutphase-Proteine" ist das C-reaktive Protein (CRP), das seinen Namen von der Fähigkeit herleitet, mit den Polysacchariden von Pneumokokken in Gegenwart von Ca^{2+}-Ionen zu reagieren. Wegen fünf zyklischer Untereinheiten von je etwa 190 Aminosäuren werden das CRP und seine Verwandte auch Pentraxine genannt. In diese Familie gehören biologisch sehr alte Proteine der Akutphase, die zur Präzipitation, Agglutination und Opsonisierung und so zur Phagozytose oder über Komplementaktivierung zur Lyse führen.

Das CRP wird in der Leber synthetisiert. Bei einer Entzündung steigt der Gehalt des Blutes um das 1000fache an.

Zu den unspezifischen humoralen Faktoren gehört auch das *Komplement-(C)-System*, zu dem heute 14 definierte Proteine gerechnet werden, die ähnlich der Gerinnungskaskade durch Aktivierung und Hemmung ein System aufbauen, das in der Lyse von fremden Zellen endet. Die „klassische Aktivierung" erfordert IgM- oder IgG-Antigen-Antikörper-Komplexe; neuerdings wurde nachgewiesen, daß eine „klassische Aktivierung" vom ersten C-Protein (C1) auch durch bestimmte Endotoxinanteile, verschiedene Bakterien, Mykoplasmen, RNS-Viren, Tumorzellen und Medikamente möglich ist.

Die „alternative Aktivierung" erfolgt durch Properdin, durch verschiedene Proteasen wie Plasmin und Thrombin sowie durch Gewebs-, Bakterien- oder Leukozytenproteasen, aber auch durch die Interaktion mit Makrophagen.

Bei der Aktivierung von Komplement werden viele biologisch aktive Proteine abgespalten, deren Wirkung in Tabelle 1 dargestellt ist. Eine C-Aktivierung kann auch zu einer pseudoallergischen Reaktion führen (s. Kap. „Allergische und pseudoallergische Reaktionen", S. 222).

Zelluläre Faktoren

Die unspezifische zelluläre Abwehr wird einerseits durch die Zellen des retikuloendothelialen Systems (RES) garantiert. Dies sind gewebsständige Makrophagen, die vor allem in der Leber (Kupffer-Sternzellen), aber auch in anderen Organen wie Lunge und Milz vorkommen. Andererseits kreisen im Blut phagozytosekompetente Zellen wie die neutrophilen Granulozyten oder Monozyten. Aufgabe dieser unspezifisch reagierenden Zellen ist das schnelle Erkennen von fremden Partikeln, Bakterien, Viren oder denaturierten Proteinen, die Pino- bzw. Phagozytose und die intrazelluläre Lyse.

Die Zellen des RES sind in der Lage, verschiedene immunmodulierende Plasmafaktoren zu synthetisieren. So bilden die Makrophagen u. a. C-Faktoren, Prostaglandine und andere Mediatoren, die auf die Mechanismen der spezifischen und unspezifischen Abwehr regulierend einwirken. Außerdem stimuliert ein als

„Antigenpräsentation" bezeichneter Vorgang die spezifische Abwehr, indem den Lymphozyten antigene Strukturen von den Makrophagen „hingehalten" werden.

Spezifische (erworbene) immunologische Mechanismen

Träger der spezifischen Immunabwehr sind die Lymphozyten; sie sind auch der Sitz des immunologischen Gedächtnisses. Sie entstehen unabhängig von den anderen Leukozyten wie diese im Knochenmark aus Stammzellen und differenzieren sich in zwei Stämme: in die thymusabhängigen T-Lymphozyten und in B-Lymphozyten, benannt nach der Bursa Fabricii der Vögel. Bei den Primaten reifen diese Zellen wahrscheinlich im Knochenmark. Wiederum lassen sich zelluläre von humoralen Faktoren unterscheiden.

Zelluläre Faktoren

Die T-Lymphozyten werden entsprechend ihrer Funktionen in Untergruppen eingeteilt: Wir unterscheiden Killerzellen von Helfer- und Supressorzellen. Durch monoklonale Antikörper ist es möglich geworden, die verschiedenen T-Lymphozyten entsprechend ihren Oberflächeneigenschaften zu unterscheiden. Bei diesen Oberflächeneigenschaften handelt es sich um unterschiedliche Membran-(glyko)proteine, die bisher nicht näher aufgeklärt sind. Diese T-Zelloberflächenantigene wurden daher einfach fortlaufend mit T1–T8 bezeichnet. Während einige Antigene wie T1 auf allen peripheren T-Zellen zu finden sind, ist T8 eine Eigenschaft ausschließlich der Suppressorzellen, während T4 die Helfer- und Killerzellen kennzeichnet. (Das Verhältnis T4/T8 ist im Rahmen der Aids-Diskussion interessant geworden, da die auslösenden Viren sich in den Helferzellen vermehren und sie zerstören. Hierdurch ist dieser Quotient verringert.)

Die T-Killerzellen zerstören Zielzellen. Ihre unspezifischen zytotoxischen Enzyme setzen sie frei nach der Bindung an den Fc-Teil der Antikörper (s. Kap. „Allergische und pseudoallergische Reaktionen", S. 222), die schon auf der zu zerstörenden Zelle sitzen. Dieser Kontakt führt außerdem zur Freisetzung verschiedener Mediatoren, z. B. den Lymphokininen.

T-Helferzellen geben den B-Zellen die Information, welche Antikörperproduktion im Augenblick erforderlich ist.

T-Suppressorzellen kontrollieren u. a. die Funktion der Helfer- und Killerzellen.

Humorale Faktoren

Die B-Lymphozyten wandeln sich nach Antigenkontakt unter Mithilfe der T-Helferzellen zu aktiven Plasmazellen um, die Immunglobuline synthetisieren. Während mit zunehmendem Alter die Zahl der T-Zellen deutlich abnimmt, bleibt die B-Zellenanzahl während des ganzen Lebens nahezu konstant.

Die *Immunglobuline* sind das Produkt der aktivierten Plasmazellen. Es werden fünf verschiedene Immunglobulinklassen und mehrere Unterklassen unterschieden.

Die Struktur der Immunglobuline ist symmetrisch. Sie besteht aus vier Polypeptidketten, wobei je zwei identisch sind: zwei schwere (H-)Ketten und zwei leichte (L-)Ketten, die durch Disulfidbrücken miteinander verbunden sind. Die schweren Ketten sind bei den verschiedenen Ig-Klassen unterschiedlich und werden, α, δ, ε, γ und μ genannt, dementsprechend heißen die Immunglobuline A (IgA), D, E, G und M. Die biologischen Funktionen der Immunglobulinklassen sind in Tabelle 1 dargestellt.

Jede Immunglobulinkette hat einen konstanten (C-terminalen) und einen variablen (N-terminalen) Anteil. Der variable Anteil der Ketten ist die Struktur, die an die Antigene bindet.

Tabelle 1. Immunglobulinklassen

	Eigenschaften				
	IgG	IgA	IgM	IgE	IgD
Form	Monomer	Mono- bis trimer	Pentamer	Monomer	Monomer
Unterklasse	IgG1–IgG4	IgA1, IgA2			
Mol-Gew.	150000	160000	950000	190000	175000
S-Rate	6,6	7–14	19	13	7
Serumkonzentration (mg/100 ml)	1250	220	125	0,03	4

	Biologische Funktionen				
	IgG	IgA	IgM	IgE	IgD
C-Aktivierung:					
klassisch	+(IgG1–3)	−	+	−	−
alternativ	+(IgG4)	+	−	+	−
Bindung an	Makrophagen Neutrophile		B-Zellen	Mastzellen Basophile	B-Zellen
Plazentatransfer	+	−	−	−	−

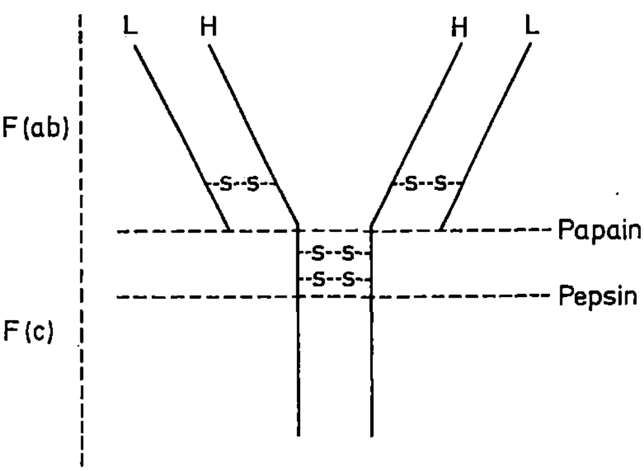

Abb. 1. Immunglobulinmolekül. Die verschiedenen Immunglobulinklassen unterscheiden sich durch verschiedene schwere Ketten M, G, E, A; IgM liegt als Pentamer vor (5 Ig bilden ein Molekül)

Es gibt zwei Theorien, wie die spezifische Antwort auf die Vielzahl der Antigene zustande kommt. Während früher der Antigenkontakt als „antikörperprägend" gesehen wurde, wird heute die „klonale Selektion" für wahrscheinlich gehalten: Für alle der etwa 10^7 geschätzten Antigenstrukturen sind spezialisierte Lymphozyten präformiert, durch den Antigenkontakt kommt es zur Proliferation des entsprechenden Klons. Eine fremde Substanz (z. B. Bakterienzelle) kann mehrere verschiedene Klone stimulieren. Dieses geschieht auch bei der Charakterisierung der T-Lymphozyten mit monoklonalen Antikörpern, wo ja auch mehrere AK auf einem Lymphozyten binden.

Durch eine Spaltung des Immunglobulinmoleküls entstehen zwei Fraktionen, nämlich antigenbindende Fragmente (Fab) und solche Teile der Ketten, die auffallend gut kristallisierbar sind (Fc = „fragment crystallizable"). Während Fc aus konstanten Kettenteilen besteht, sind im Fab die variablen Abschnitte vorhanden.

Plasminspaltung führt zu zwei Fab und einem Fc, bei einer Pepsinspaltung bleibt die SS-Brücke erhalten, der Fc-Anteil trennt sich ab vom $F(ab)_2$.

Die Struktur der Fab-Anteile ist für die Spezifität der Antikörper verantwortlich, während der Fc-Anteil folgende biologischen Funktionen erfüllt:

1) Bindung an Fc-Rezeptoren, die auf Lympho-, Granulo-, Thrombozyten, Makrophagen u. v. a. zu finden sind. Dadurch wird eine Antigenkonzentrierung und -fixierung an immunkompetenten Strukturen erreicht, gleichzeitig aber auch eine Modulation von Effektorsystemen.
2) Negatives Feedback für die Synthese von Immunglobulinen mit Ausnahme des IgM, für das eine positive Rückkopplung gefordert wird.
3) Komplementaktivierung.
4) Halbwertszeit.
5) Plazentapassage.

In der frühen Phase der Immunabwehr wird vor allem IgM gebildet (Primärantwort), das dann später vom IgG abgelöst wird. Bei einem erneuten Antigenkontakt kommt es sofort zu einem schnellen IgG-Anstieg (Sekundärantwort).

Intensivmedizinisch relevante Aspekte

In der Intensivmedizin werden sehr viele Medikamente und Methoden eingesetzt, die teilweise die natürlichen Abwehrfunktionen außer Kraft setzen oder sie beeinträchtigen. So ist seit langem bekannt, daß die Zilienfunktion der Bronchialschleimhaut durch viele Faktoren beeinträchtigt wird. Hierzu gehören die Intubation und der Druck der Cuffblockung, Beatmung mit hohem F_IO_2, mit kalten und/oder trockenen Gasgemischen, andererseits Medikamente wie Atropin und einige Antibiotika.

Die Prophylaxe der Streßblutung aus Ulzera durch die Anhebung des Magen-pH führt zu einem Keimwachstum im Magensaft, das häufig zu Pneumonien führt.

Das Einlegen eines intravasalen Katheters überbrückt die normale Oberflächenbarriere. Insbesondere durch sorglose Handhabung kommt es zu Phlebitiden, Thrombosen und zur Sepsis.

Infektiöse Komplikationen, Wundheilungs- und Gerinnungsstörungen treten bei einer katabolen Stoffwechselsituation gehäuft auf, da die kurzlebigen „Funktionsproteine" wie die Immunglobuline und Gerinnungsfaktoren den Brennstoff für die Glukoneogenese liefern. Neben der parenteralen Ernährung (s. Kap. „Künstliche Ernährung", S.122) kommt hier der Stoffwechselnormalisierung durch fiebersenkende Maßnahmen sowie der Streßreduzierung durch ausreichende Schmerzbehandlung große Bedeutung zu.

Antiinfektiöse Therapie mit Immunglobulinen

Bis zur Einführung der Antibiotika war die Applikation von Rekonvaleszentenseren ein häufig geübtes Therapieprinzip. Heute stehen industriell gefertigte Präparate zur Verfügung, die sich aufgrund ihrer Präparation unterscheiden.

Aus mehr als 1000 gepoolten Spenderseren werden Immunglobulinpräparate hergestellt, deren Spezifität dem durchschnittlichen Kontakt der Bevölkerung mit Bakterien und Viren entspricht.

Spezielle Immunglobulinpräparate (früher: Hyperimmunseren) werden von wenigen Spendern hergestellt, die nach aktiver Immunisierung oder in der Rekonvaleszenz einen hohen spezifischen Antikörpertiter aufweisen. Diese Präparate werden zur Prophylaxe und Therapie bestimmter Zustände eingesetzt. Beispiele hierfür sind in der folgenden Übersicht aufgeführt.

Spezielle Immunglobulinpräparate

Anti-Rh$_0$(D)-Ig[a]:	Prophylaxe der Rh-Sensibilisierung bei der Geburt oder nach Transfusionen
Zytomegalie-Ig:	Prophylaxe und Therapie von Infektionen (bei seronegativen Empfängern von Transplantaten)
FSME-Ig:	prä- und postexpositielle Prophylaxe der durch Zecken übertragenen Frühsommermeningoenzephalitis
Hepatitis-B-Ig:	Prophylaxe nach Exposition
Masern-Ig:	Prophylaxe und Mitigierung der Masern
Mumps-Ig:	Prophylaxe der Mumps und Vermeidung postinfektiöser Komplikationen
Pertussis-Ig:	Prophylaxe, Mitigierung und Therapie der Pertussis
Röteln-Ig:	Rötelnprophylaxe, besonders in der Schwangerschaft
Tetanus-Ig:	Prophylaxe und Therapie des Tetanus
Tollwut-Ig:	Prophylaxe der Tollwut
Varizellen-Ig:	Varizellenprophylaxe, besonders bei Kindern unter immunsuppressiver Therapie

[a] *Ig* Immunglobulin

Die gepoolten Immunglobulinpräparate unterscheiden sich entsprechend der Präparation. Im Handel sind intakte Ig-Moleküle, F(ab)$_2$- und F(ab)-„Bruchstücke", die durch Pepsin- und Papainspaltung entstehen. Je vollständiger die Moleküle erhalten sind, desto mehr entfalten sie ihre physiologische Wirkung, aber desto häufiger ist mit Nebenwirkungen zu rechnen.

Es ist bis heute nicht sicher, auf welche Weise die verschiedenen injizierten Immunglobuline wirken. Folgende Mechanismen sind möglich:

1) Eine direkte Schädigung von Erregern durch Ig wird beobachtet. $F(ab)^2$-Moleküle führen in vitro zu einer Rigidität von Zellmembranen, die zur Schädigung von Bakterien führen kann. Über den Synergismus dieses Phänomens mit Antibiotika liegen unterschiedliche Ergebnisse vor.

2) Eine Fc-vermittelte Phagozytose kann nach der spezifischen Bindung von intakten Immunglobulinen an fremde Strukturen erfolgen, da Makrophagen und Granulozyten über Fc-Rezeptoren verfügen, an der der Antigen-Antikörper-Komplex anbinden kann. Hierdurch ist eine Antigenkonzentrierung an phagozytosekompetente Zellen möglich.

3) Durch Ag-Ak-Komplexe kann das Komplementsystem aktiviert werden. Die klassische Aktivierung ist eine Fc-abhängige Funktion und hat eine Opsonierung mit anschließender Phagozytose zur Folge. Andererseits kann durch das C-System auch eine direkte Lyse der Zielzellen erfolgen. Bei der Virusabwehr kommt ein dritter Aspekt hinzu: Es findet eine Proteinumhüllung statt, die das Virus neutralisiert. Die Natur der umhüllenden Ig oder der C-Faktoren ist dabei von untergeordneter Bedeutung.
Fc-unabhängig kann durch $F(ab)_2$-Fragmente eine alternative C-Aktivierung stattfinden, die ebenfalls zu einer Opsonierung und so zu einer beschleunigten Phagozytose führt.

4) Ak können Toxine neutralisieren.

5) Immunglobuline wirken modulierend auf die körpereigene Ig-Produktion. Diese Fc-abhängige Funktion führt bei IgG zur Suppression der Synthese, die bis zu 6 Wochen nachweisbar ist.

Probleme im Zusammenhang mit Immunglobulinsubstitution

1) Obwohl in vielen Tierversuchen und in einigen klinischen Studien die Wirksamkeit der unterschiedlichen Präparationen belegt zu sein scheint, fehlen große doppelblinde Studien, die die Wirksamkeit nach erfolgter Infektion einwandfrei dokumentieren.

2) Gerade die intakten Immunglobuline zeichnen sich durch eine unerwünschte und heftige C-Aktivierung aus, die zum Vollbild der pseudoallergischen oder allergischen Reaktion führen kann. Durch eine entsprechende Präparation lassen sich heute Aggregatbildungen reduzieren, so daß die Frequenz von Unverträglichkeitsreaktionen geringer geworden ist.

3) Bei den gepoolten Präparaten ist nicht in jedem Fall der spezifische Ak-Gehalt gegen die „Problemkeime" der Intensivstationen garantiert.

4) Bei der Injektion von intakten Immunglobulinen muß mit einem negativen Feedback gerechnet werden, der die eigene spezifische Bildung von Ak supprimiert. $F(ab)_2$-Präparationen fehlt diese in aller Regel unerwünschte Nebenwirkung.

Allergische und pseudoallergische Reaktionen

P. Becker

Nebenwirkungen auf Pharmaka werden je nach Medikament verschieden häufig beobachtet. Beschrieben sind Reaktionen nach i.v.-Anästetika in 1:36000 bis 1:400 Fällen und zwischen 1:400 bis 1:600, bezogen auf alle stationär aufgenommenenen Patienten mit einer Letalität von 0,5%. Wird die Histaminliberation als Kriterium einer stattgehabten Reaktion genommen, finden sich bei bis zu 30% der Patienten nach der i.v.-Injektion deutlich erhöhte Serumspiegel.

Während die klinische Einteilung in die verschiedenen Schweregrade einfach zu vollziehen ist, bereitet die Zuordnung zum Reaktionsmechanismus erhebliche Probleme. Häufig ist wegen der Zahl der gleichzeitig verabreichten Substanzen nicht einmal das auslösende Agens bekannt.

Verschiedene Mechanismen führen zu den gleichen klinischen Folgen, die in Tabelle 1 zusammengefaßt sind. Grundsätzlich unterscheiden wir *allergische Reaktionen* im Sinne einer antikörpervermittelten Immunantwort von sog. „pseudoallergischen Reaktionen", die nicht antikörpervermittelt und per definitionem auf der direkten Wirkung der Medikamente auf immunologische Effektorsysteme oder Zellen beruhen. Gemeinsamer Mediator allergischer und pseudoallergischer Reaktionen ist häufig das Histamin.

Bereits 1913 wurde in einer grundlegenden immunpharmakologischen Arbeit die Bedeutung des Histamins als Mediator beschrieben. Trotzdem dauerte es recht lange, bis die Histaminliberation als kausaler Faktor in der Symptomatik dieser unerwünschten Reaktionen erkannt wurde. 1939 zeigten Alam et al. die Freisetzung dieses Mediators auf Curareinjektionen, erst 1969 wurde erkannt, daß unerwünschte Nebenwirkungen, die während Propanidid-Anästhesien auftraten, durch Histamin vermittelt waren. Später gelang dieser Nachweis auch für andere Narkotika, z. B. für das Thiopental und das Methohexital.

Histamin ist ein häufiger, aber kein obligater Mediator der unerwünschten Nebenwirkungen; Reaktionen auf großmolekulare Dextrane sind nicht mit erhöhten Serumspiegeln des Histamins verbunden.

Tabelle 1. Einteilung der klinischen Manifestationen. (Nach Ring u. Meßmer 1977)

Grad	Haut	Gastro-intestinal	Atmung	Kardiovaskulär
I	Urtikaria, Flush	–	–	–
II	Urtikaria, Flush	Übelkeit	Dyspnoe	Tachykardie <20/min
III	Urtikaria, Flush	Erbrechen	Bronchospasmus	Schock
IV	Urtikaria, Flush	Defäkation	Zyanose	Stillstand

Immunologisch vermittelte (= allergische) Reaktionen

Allergische Krankheiten werden durch eine große Anzahl von Substanzen ausgelöst. Während die in der Umwelt vorkommenden Allergene für die Betroffenen lebenslänglich zu Krankheitserscheinungen führen können, wird durch Medikamente ein einmaliges, manchmal dramatisches Ereignis provoziert.

Eine allergische Reaktion setzt voraus, daß gegen eine als Antigen (Ag) wirkende Substanz Antikörper (Ak) im Organismus bereits vorgebildet sind. Diese präformierten Ak können entweder durch Sensibilisierung bei einer früheren Exposition oder durch Kreuzreaktionen entstanden sein. Kreuzreagierende Ak können durch Nahrungsmittel oder Arzneimittel induziert werden, wenn ähnliche Strukturen (häufig quartäre Ammoniumionen) in verschiedenen Substanzen in der Oberfläche vorhanden sind.

Haptene sind Stoffe, die wohl Ak binden können, die aber so klein sind, daß nicht mehrere Ak an einem Ag binden können. Trotz Hapten-Ak-Bindung bilden sich also keine großen Immunkomplexe, die zu einer Reaktion des Organismus führen. Lagern sich Haptene an große Moleküle (z. B. Albumin) oder Strukturen (z. B. Thrombozyten) an, wirken sie wie komplette Antigene, und es können sich durch präformierte Ak Immunkomplexe bilden. Eine allergische Reaktion ist die Folge.

Wir unterscheiden vier verschiedene allergische Reaktionsweisen, die bestimmten Krankheitsbildern zugeordnet sind.

Typ I: Sofortreaktionen sind IgE-vermittelt und führen zu den in Tabelle 1 aufgeführten Ereignissen. Auch die atopischen Krankheitsbilder wie Heuschnupfen und Asthma bronchiale gehören hierher. Nur IgE-vermittelte Reaktionen heißen Anaphylaxie.

Typ II: Zytotoxische Reaktionen wie Transfusionszwischenfälle, Autoimmunkrankheiten und hämolytische Anämien sind IgG- oder IgM-vermittelt.

Typ III: Immunkomplexreaktion. Verzögerte Reaktion durch präzipierende Antikörper führt zu Urtikaria, Vaskulitis, Alveolitis, Arthritis und verschiedenen Nephritisformen.

Typ IV: Verzögerte Reaktion. Zu der durch T-Lymphozyten vermittelten Allergie gehören Autoimmunkrankheiten, Kontaktekzeme und Tuberkulinempfindlichkeit.

Typ I (anaphylaktische Reaktion)

Bereits 1902 wurde eine Schockreaktion nach wiederholter Anwendung von „Toxinen" beschrieben. Später wurden diese Reaktionen auch bei anderen Substanzen wie Nahrungsmitteln beobachtet. Bei diesen Unverträglichkeiten handelte es sich offensichtlich um eine veränderte Reaktivität des Individuums, daher wurde die Reaktion *Allergie* genannt. Meist wurde diese Überempfindlichkeitsreaktion bei einem Patienten nur auf je eine Substanz beobachtet, sie war also spezifisch im immunologischen Sinn. Die Übertragbarkeit dieser allergischen Reaktivität wurde 1921 als Prausnitz-Küstner-Reaktion bekannt.

Für diese allergische Reaktion sind IgE-Moleküle verantwortlich. IgE-Moleküle sind zytophile Ak, die nur zu einem geringen Anteil frei im Serum nachzuweisen sind; die meisten Ak binden mit ihrem Fc-Anteil an spezifische IgE-Rezeptoren von Mastzellen, Makrophagen, basophilen Leukozyten und Lymphozyten. Eine Bindung von Ag an die IgE-Moleküle, die auf den Zelloberflächen sitzen, führt zur Degranulation der Mastzellen und damit zur schlagartigen Freisetzung biologisch hochaktiver Mediatoren, die zu einer Veränderung der Permeabilität der Kapillaren und des Gefäßtonus führt. Diese Reaktion ist so lange reversibel, bis durch die entstehenden Organ- und Kreislaufveränderungen ein irreversibler Schock entsteht.

Nachweis von IgE

In-vitro-Systeme: Gesamt-IgE läßt sich durch Immunpräzipitation, z. B. nephelometrisch oder mit der Mancini-Technik, bestimmen. Gegen spezielle Ag gerichtete spezifische IgE-Ak werden mit einem Radioallergosorbent-Test (RAST) nachgewiesen. Dazu wird eine Serumprobe mit einer standardisierten Menge radioaktiv markierten IgE versetzt. Anschließend wird das zu untersuchende Allergen (Ag), das an Partikel gekoppelt ist, hinzugefügt. Das markierte IgE konkurriert nun mit dem IgE des untersuchten Serums um die Bindung mit dem Allergen: Je weniger markiertes IgE an die Partikel gebunden ist, desto mehr spezifisches IgE ist in dem untersuchten Serum.

In vivo läßt sich IgE mit folgenden Methoden nachweisen: Intrakutane Injektionen von Allergenen führen zu Rötungen und Quaddeln, wenn spezifisch bindendes IgE vorhanden ist. (Über die Problematik dieser Testung. s. Abschn. „Nachweis und Vorhersagbarkeit der allergischen Reaktionen", S. 226.)

Nachweis als „passive kutane Anaphylaxie": Das zu untersuchende Serum wird einem Versuchstier intrakutan injiziert. Nachdem eine Zeit gewartet wurde, in der das IgE des Serums an die Oberfläche von Mastzellen binden konnte, wird das Allergen zusammen mit einem Farbstoff (z. B. Evans Blue) intravenös appliziert. Wenn es zu einer Ag-IgE-Ak-Bindung kommt, werden die kutanen Kapillaren am Injektionsort permeabel, der Farbstoff tritt aus und färbt das umliegende Gewebe.

Typ II (zytotoxische Reaktion)

Typ-II-Reaktionen kommen durch Ak zustande, die gegen Zelloberflächen gerichtet sind. Ein Beispiel ist die Reaktion nach der Transfusion einer falschen Blutgruppe. Präformierte Ak binden an die Oberfläche der fremden Erythrozyten. Die entstandenen Ag-Ak-Komplexe führen zu einer klassischen Aktivierung des Komplement-(C-)Systems mit zwei Folgen:
1) Durch aktiviertes C werden die Ak-beladenen Zellen lysiert.
2) Durch die C-Aktivierung entstehen hochaktive biologische Spaltprodukte wie das C5a (= Anaphyatoxin). Diese Spaltprodukte sind selbst vasoaktiv und permeabilitätssteigernd, andererseits führen sie im Konzert mit Makrophagen

und Granulozyten zu einer Freisetzung präformierter Substanzen wie Histamin und Sauerstoffradikalen.

Wenn allergene Substanzen an die Oberflächen von Zellen (z. B. von Thrombozyten) gebunden haben, kann es zur anschließenden Bildung von Autoantikörpern gegen diese Zellen kommen.

Bei den Autoimmunreaktionen werden Ak gegen körpereigene Strukturen produziert. In den betroffenen Organen finden sich außer den an Membranen fixierten Ak und aktiviertem C eingewanderte Leukozyten, die wegen der Größe der Ak-besetzten Zellverbände ihre Phagozytosefunktion nicht wahrnehmen können. Im Rahmen dieses als „frustrane Phagozytose" bezeichneten Vorgangs werden die lysosomalen Enzyme der Phagozytose in die Blutbahn abgegeben und führen so zu Schäden in dem betroffenen Organ.

Typ III (Immunkomplexreaktionen)

Sie kommen durch Ag-Ak-Komplexe (= Immunkomplexe) zustande. Dabei ist die Natur des Ag von untergeordneter Bedeutung, wichtig ist die Größe des Immunkomplexes, die in erster Linie von dem stöchiometrischen Verhältnis von Ag und Ak abhängig ist; je nach Größe werden die Immunkomplexe aufgelöst oder phagozytiert. Die größeren Komplexe bleiben in der Zirkulation und sind in der Lage, C zu aktivieren. Durch die hierbei entstehenden Anaphylatoxine kann ein Schockzustand entstehen (z. B. nach Dextraninfusion), es kann aber auch ähnlich wie bei Typ II zu Nierenschäden kommen, wenn die Immunkomplexe in den Glomerula abgelagert werden.

Laborchemische Nachweise von Immunkomplexen sind sehr schwierig, weil es sich bei ihnen um einen dynamischen Prozeß handelt, bei dem sich die Größe und die Zusammensetzung der Komplexe im Versuchsansatz ändern können. Gängige Methoden sind der Nachweis von Immunkomplexen an rezeptortragenden Zellen oder die Spaltung von Komplementfaktoren. Das klassische In-vivo-Modell für eine Immunkomplexreaktion ist die Arthus-Reaktion: ein Versuchstier wird mit einem Protein (z. B. Rinderserumalbumin) immunisiert. Nach einer Latenzzeit, in der das Tier Ak bildet, wird dasselbe Protein in die Haut injiziert. Durch die Immunkomplexbildung kommt es zur Entzündung um die Injektionsstelle; im Gewebeschnitt lassen sich Ak-Ablagerungen und Leukozyteninfiltration nachweisen. Weil die Immunkomplexe Komplement aktivieren, gleichen sich in der Folge Typ-II- und Typ-III-Reaktionen: die Einwanderung von Leukozyten und die Freisetzung von Mediatoren führen zur Gewebsnekrose.

Typ IV (Überempfindlichkeitsreaktion vom verzögerten Typ)

Nach Immunisierung tritt bei intrakutaner Applikation von bestimmten Ag nach 24–48 h eine Gewebereaktion auf, die sich von den oben beschriebenen morphologisch und histologisch unterscheidet.

Sensibilisierte T-Lymphozyten reagieren auf die Injektion des Ag mit der Ausschüttung von Mediatoren, den sog. Lymphokininen, die dann andere Zellen stimulieren: Vor allem Makrophagen und Monozyten werden in das entsprechende Gebiet gelockt und aktiviert; diese Zellen setzen ebenfalls Mediatoren frei, die das umliegende Gewebe schädigen. Ein klassisches Beispiel hierfür ist die Tuberkulinreaktion. Diese Typ-IV-Reaktion kann genutzt werden, um Aussagen über den Funktionszustand der „zellulären Immunität" treffen zu können: In kleinen Stempeln zur intrakutanen Injektion sind folgende Ag enthalten: Tuberkulin, Tetanustoxoid, Diphterietoxoid, Streptokokken-Ag, Proteus-Ag, Trichophyton-Ag und Candida-Ag. Typ-IV-Reaktionen auf mehrere oder alle dieser Antigene zeigen eine normale Funktion der zellulären Abwehr an, während bei anergen Patienten keine oder nur eine schwache Reaktion zu beobachten ist.

Der Mechanismus der Typ-IV-Reaktion ist auch für Transplantatabstoßungsreaktionen verantwortlich.

Nachweis und Vorhersagbarkeit der allergischen Reaktionen

Ein allergischer Mechanismus als Ursache einer unerwarteten Nebenwirkung setzt eine spezifische Sensibilisierung voraus. Nach Dukar müssen 4 Kriterien erfüllt sein, um von einer Allergie sprechen zu können:
1) Es darf sich nicht um eine pharmakologische Wirkung handeln.
Diese Reaktion muß
2) spezifisch und
3) übertragbar sein .
4) Auf folgende Expositionen muß eine ähnliche Reaktion ablaufen.

Um allergisch auf eine Substanz reagieren zu können, muß sich der Organismus zu einem früheren Zeitpunkt mit dem Allergen oder einer ähnlichen Substanz auseinandergesetzt haben. Ein erneuter Kontakt führt dann zu einer Reaktion mit den vorgebildeten Ak.

Verschiedentlich wurde versucht, Risikofaktoren für das Erleiden einer allergischen Reaktion zu erarbeiten. Außer der Eigenanamnese soll eine familiäre atopische Bereitschaft ein Risikofaktor sein. Weiterhin wird von einigen Autoren ein erhöhter IgE-Spiegel angeschuldigt, während das von anderen kritisch beurteilt wird: Der Serumspiegel von IgE ist durch mehrere Prozesse bedingt. Neben der Produktion ist die Affinität zu den Mastzellen ein wesentlicher Faktor für den Serumspiegel. Ein hoher Spiegel kann Ausdruck einer geringen Bindung an diese Zellen und daher eine herabgesetzte Reaktivität bedeuten, während die starke Anlagerung des IgE an die Effektorzellen zu einem niedrigen Serumspiegel und zu einer großen Reaktionsbereitschaft führen kann.

Intrakutane Testung von Allergenen

Eine intrakutane Testung wird in zwei Situationen durchgeführt:
1) Vor Applikation eines Medikaments wird bei einer entsprechenden Anamnese
die „Verträglichkeit" überprüft.

2) Nach einer Reaktion, z. B. im Rahmen einer Anästhesieeinleitung, in der mehrere Medikamente gleichzeitg verabreicht wurden, soll das Medikament gefunden werden, auf das der Patient reagiert hat.

Durchführung: Etwa 1 ml der 1 : 1000 verdünnten Medikamente werden intrakutan verabreicht. Eine Rötung oder Quaddelbildung wird als Ausdruck der spezifischen Reaktion angesehen.

Die Methode der intrakutanen Testung ist nicht problemlos: Einerseits gibt es auch auf diese kleinen Mengen der verdünnten Medikamente heftige systemische Reaktionen, andererseits scheint dieser Test wenig spezifisch zu sein. Werden Patienten untersucht, die während einer Allgemeinanästhesie Zeichen der Histaminliberation gezeigt hatten, so läßt sich bei 75% dieser Personen eine Reaktion auf intradermale Injektionen von Relaxanzien nachweisen, bei der Mehrzahl sogar Kreuzreaktionen auf verschiedene Relaxanzien. Wird aber dieser Test präoperativ bei bis dahin unauffälligen Patienten durchgeführt, so zeigen sich mit einer ähnlichen Häufigkeit Reaktionen auf intrakutane Injektionen, die anschließende systemische Applikation wird aber problemlos vertragen! (Wood et al. 1985).

Die intrakutane Testung ist deshalb problematisch, weil hier ein Medikament in ein Milieu injiziert wird, das nicht den intravasalen Verhältnissen entspricht. Einerseits ist die kutane Proteinzusammensetzung verschieden von der des Plasmas. Daher kann die Bindung von Haptenen an Moleküle also unterschiedlich sein; andererseits sind die Abbauwege einer Substanz nach systemischer Applikation anders als bei einer intrakutanen Injektion; es entstehen unterschiedliche Produkte mit veränderter Antigenität. Es kann hierdurch zu falsch-positiven und falsch-negativen Ergebnissen kommen.

Spezifischer als intrakutane Tests sind In-vitro-Nachweise entweder von spezifischem IgE (RAST) oder von Lymphozytentransformation durch Allergene, die aber wohl speziellen Labors vorbehalten bleiben.

Pseudoallergische Reaktionen (PAR)

Pseudoallergische Reaktionen sind klinisch nicht von echten Allergien zu unterscheiden, aber sie entstehen nicht auf dem Boden einer Ag-Ak-Reaktion, sondern durch eine direkte Wirkung von Medikamenten auf Mediator- oder Effektorsysteme.

Dem Komplement-(C-)System wird eine wichtige Rolle innerhalb der pseudoallergischen Reaktionen zugeschrieben, da es außer durch Antigen-Antikörper-Komplexe auch alternativ aktiviert werden kann, z. B. direkt durch injizierte Pharmaka. Die C-Aktivierung führt zu einer Freisetzung biologisch aktiver Spaltprodukte, deren Wirkung in der nachfolgenden Übersicht zusammengefaßt ist.

Die beiden Wege der C-Aktivierung unterscheiden sich also in den ersten Schritten, die Spaltung von C1, C2 und C4 ist typisch für die klassische Aktivierung (Abb. 1 a, b).

Die Bestimmung der Serumspiegel von C-Faktoren wurde zur Unterscheidung einer allergischen von einer pseudoallergischen Reaktion empfohlen: Fallen

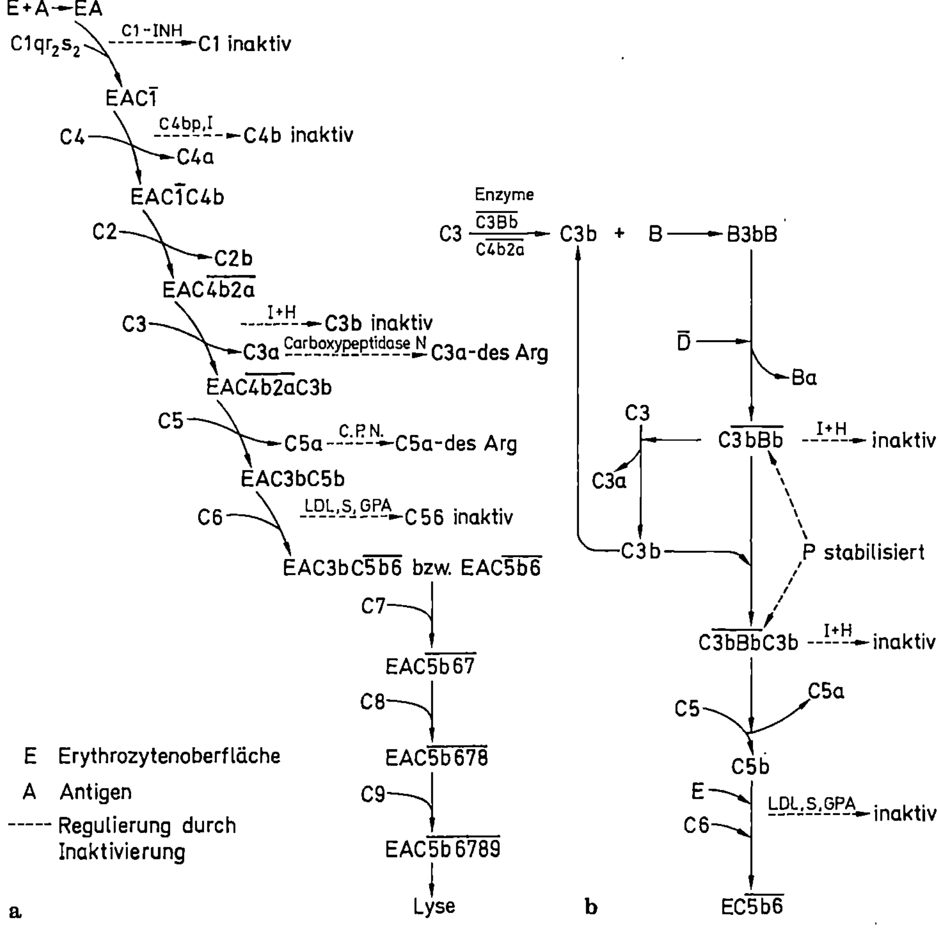

Abb. 1 a, b. Die beiden Wege der Komplementaktivierung. a Klassische Komplementaktivierung. (Die Aktivierung erfolgt durch Ag-Ak-Komplexe, hier durch Ak-beladene Erythrozyten. Die Wirkung der entstehenden Spaltprodukte ist in der Übersicht dargestellt.) b Alternativer Weg der Komplementaktivierung

C3 und C4 gleichermaßen ab, sei die Reaktion immunologisch spezifisch, d. h. antikörpervermittelt. Sinkt nur der C3-Spiegel, handele es sich um eine pseudoallergische Reaktion, bei denen die Faktoren des „klassischen Weges" nicht berührt werden. Diese Unterscheidung ist aber nicht gerechtfertigt.

1) Auch Medikamente wie die Azetylsalizylsäure können die C-Kaskade von C1 an aktivieren. Das führt zum Krankheitsbild der ASS-Überempfindlichkeit. Pathogenetischer Faktor ist hier aber nicht die Aktivierung des C-Systems, die auch bei gesunden Probanden regelmäßig nach ASS-Applikation zu beobachten ist, sondern die fehlende Inaktivierung der biologisch wirksamen Spaltprodukte durch qualitative oder quantitative Mängel der physiologischen Inaktivatoren. Die gleiche Pathophysiologie wird auch für einen Teil der Reaktionen auf jodhaltige Röntgenkontrastmittel gefordert.

2) Der Spiegel der C-Faktoren ist das Resultat mehrerer Ergebnisse. Außer von der Produktion
   und Freisetzung ist der Spiegel von Extravasation, von der Bindung an Membranen und vom
   Verbrauch abhängig. Eine einfache Spiegelbestimmung von Plasmafaktoren ist daher nur wenig aussagekräftig.

Wirkung der Komplementspaltprodukte

Freisetzung gefäßaktiver Substanzen	C2b, C3a, C5a
Kontraktion glatter Muskulatur	C3a
Freisetzung von lysosomalen Enzymen	C5a
Leukozytenmobilisierung	C3-Bruchstück
– Chemotaxis	C5a
– Margination	C5a
Immunadhärenz, Opsonisierung	C4b, C3b, C5b
Freisetzung von Arachidonsäuremetaboliten	C3b, C3a, C5a
Produktion von Sauerstoffradikalen	C5a, Bb
Steigerung der Phagozytose	C3b
Thrombozytenaggregation	C3a, C5a

Die PAR sind häufiger als anaphylaktische Reaktionen. Sie können ohne vor-
herigen sensibilisierenden Kontakt bei der 1. Applikation eintreten. Nach einer
Reaktion auf eine Substanz kann bei einer späteren Exposition jede klinische Folge ausbleiben.

Es ist nicht möglich, aufgrund der Chemie des injizierten Medikaments auf
den Reaktionsweg (PAR oder Anaphylaxie) zu schließen. Mehr als die Hälfte der
Reaktionen auf Barbiturate wird in der Literatur auf PAR, der Rest auf echte Allergie zurückgeführt.

Therapie von Reaktionen

Die Manifestation von Symptomen zeigt starke interindividuelle Unterschiede.
Diese sind außer von der applizierten Menge vor allem von der Reaktivität der
Mastzellen und basophilen Granulozyten einerseits und von der Beantwortung
durch den Tonus der Muskulatur der Gefäße und des Bronchialsystems sowie des
Herzens andererseits abhängig.
1) Sowohl durch PAR als auch durch allergische Reaktionen wird Histamin freigesetzt, und die Manifestation dieser Reaktionen ist histaminbedingt. Bei einer entsprechenden Anamnese ist die prophylaktische Prämedikation mit H_1-
   und H_2-Blockern 30 min vor Exposition angebracht (z. B. je 2 Ampullen Fe-
   nistil und Tagamet).
2) Lebensbedrohliche Reaktionen sind durch Hypotension und Bronchospasmus gekennzeichnet. Bei solch dramatisch verlaufenden Reaktionen ist die Intubation und Beatmung mit Sauerstoff indiziert. Die Hypotension entsteht
   durch einen veränderten Gefäßtonus, durch direkte kardiale Wirkung der Me-

diatoren, vor allem durch Extravasation von Flüssigkeit aus der Zirkulation, die durch die Infusion von Vollelektrolytlösung ausgeglichen werden muß.

3) Die Menge an Mediatoren, die aus den Effektorzellen freigesetzt wird, sowie die Beantwortung durch die Organsysteme sind abhängig vom Status des autonomen Nervensystems.

Adrenalin führt zu einer Aktivierung der Adenylzyklase und damit zu einem intrazellulären Anstieg des zyklischen Adenosinmonophosphats (cAMP); hierdurch wird die Freisetzung von Mediatoren aus den Mastzellen vermindert.

Aminophyllin reduziert den Bronchospasmus durch die Blockade der Phosphodiesterase, was ebenfalls zur Akkumulation von cAMP führt, weil dadurch die Umwandlung in 5'-cAMP behindert wird.

4) Die Gabe von Kortison verhindert weder die Immunkomplexbildung noch die Extravasation, weil die Wirkung der Kortikoide auf die Gefäße und die Mediator-freisetzenden Zellen erst nach 10 min einsetzt. Daher ist die Injektion von Kortikoiden nie die erste therapeutische Maßnahme.

Weiterführende Literatur

Alam H, Anrep GV, Barsoum GS, Talaat M, Wiesinger E (1939) Liberation of histamine from the sceletal muscle by curare. J Physiol (Lond) 95:148–158

Dukar P, Kallos P, Schlumberger HD, West GB (1982) In: PAR pseudo-allergic reactions, vol I. Karger, Basel, pp 9–14

Hänsch GM (1986) Einführung in die Immunbiologie. Fischer, Stuttgart

König W, Theobald K, Pfeiffer P, Rauschen I, Schönfeld W (1985) Immunologische Grundlagen der klinischen Allergie. Med Klin 80:687–694

Lutz H, Rother K (1985) Plasmatherapie: Indikationen zur Behandlung mit Plasmaproteinen. Medizinische Verlagsgesellschaft, Marburg

Ring J, Meßmer K (1977) Incidence and severity of anaphylactoid reactions to colloid volume substitution. Lancet I:46

Rother U, Till G, Voigtländer V, Hänsch G (1982) The complement system. In: PAR, pseudo-allergic reactions, vol I. Karger, Basel, pp 71–104

Schlumberger HD (1983) Pseudo-allergische Reaktionen gegen Arzneimittel. Klinikarzt 12:586–601

Vorländer KO (1983) Immunologie: Grundlagen – Klinik – Praxis. Thieme, Stuttgart New York

Wood M, Watkins J, Wild G, Levy CJ, Harrington C (1985) Skin testing in the investigation of reactions to intravenous anaesthetic drugs. Ann Fr Anesth Reanim 4:176–179

Störungen der Blutgerinnung

A. Lorentz

Eine massive oder langanhaltende Blutung ist lebensbedrohlich und muß gestillt werden. Soweit es sich nicht um mechanisch bedingte Blutungen handelt, müssen hierzu die angeborenen bzw. erworbenen Störungen der Blutgerinnung rasch diagnostiziert und konsequent behandelt werden. Dies setzt voraus:
- Kenntnis des Gerinnungssystems,
- exakte Diagnose der zugrundeliegenden Koagulopathie,
- Kenntnis der verschiedenen Präparate, die zur Behandlung eingesetzt werden können.

Physiologie der Blutgerinnung und Fibrinolyse

Die normale Blutgerinnung beruht auf einem komplexen Zusammenspiel von Reaktionen, die die Gefäßwand, die Thrombozyten und plasmatische Faktoren der Blutgerinnung und Fibrinolyse umfassen. Thrombozyten bilden das initiale Blutgerinnsel nach dem Auftreten einer Gefäßverletzung und stellen die Reaktionsoberfläche und die benötigten Phospholipide für die Gerinnungskaskade bereit. Sie tragen außerdem zur Aufrechterhaltung der Gefäßintegrität bei. Die Gerinnungskaskade setzt sich aus einer Reihe miteinander verbundener Enzymreaktionen zusammen, die sich z. T. durch Rückkoppelung verstärken, z. T. Inhibitorfunktionen übernehmen. In den meisten Fällen verläuft gleichzeitig mit einer Aktivierung der intravasalen Gerinnung eine Aktivierung des fibrinolytischen Systems, das für eine Auflösung von Gerinnseln sorgt, wenn die Bildung von intravasalen Gerinnseln überschießend erfolgt oder wenn die Gefäßreparatur beendet ist.

Gerinnung

Ein vereinfachtes Schema von Blutgerinnung und Fibrinolyse gibt die Abb. 1. Beim endogenen Weg der Gerinnung wird durch Fremdoberflächenkontakt eine Aktivierung im Gefäßsystem ausgelöst. Die Kaskade des exogenen Systems wird durch Gewebefaktoren ausgelöst, die bei einer Verletzung freigesetzt werden. In beiden Systemen erfolgt dann die Bildung eines Faktor-X-Aktivators mit unterschiedlicher Beteiligung von Faktoren in den beiden Wegen. Der aktivierte Faktor X stellt den wesentlichen Bestandteil des Prothrombinaktivators dar. Durch dieses Enzym wird Prothrombin in aktives Thrombin umgewandelt, das Fibrino-

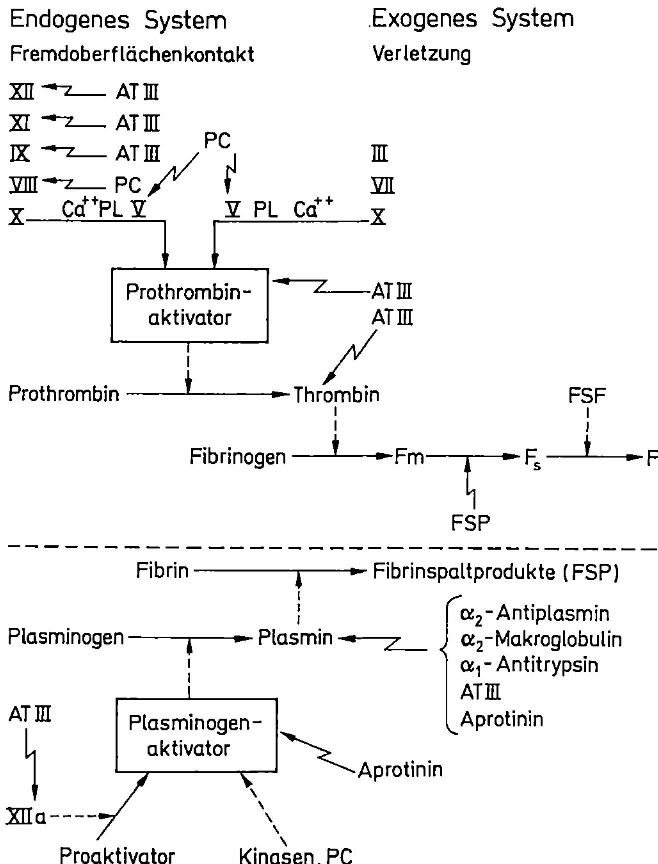

Abb. 1. Kurzschema der Blutgerinnung und Fibrinolyse unter Berücksichtigung der Inhibitorwirkungen. *AT III* Antithrombin III, *FSB* Fibrinspaltprodukte (Antithrombin VI), *PC* Protein C. *Fm* Fibrinmonomere, *Fs* polymerisiertes Fibrin, *Fi* stabilisiertes Fibrinnetz, *FSF* fibrinstabilisierender Faktor (F XIII). (Nach Meyer 1986)

gen in monomere Fibrinstränge überführt. Durch Zusammenlagerung dieser Fibrinstränge entstehen polymere Fibrillen, die schließlich durch den aktivierten Faktor XIII zu stabilen Fibringerinnseln vernetzt werden.

Fibrinolyse

Die Auflösung eines Gerinnsels verläuft ebenfalls in drei Phasen: Bildung des Plasminogenaktivators, Umwandlung von Plasminogen in Plasmin, Spaltung des Fibrins durch Proteinaseaktivität des Plasmins. Das Gleichgewicht zwischen Fibrinbildung und Fibrinolyse ist durch mehrfache Rückkoppelung abgesichert: So wird durch den aktivierten Faktor XII sowohl der Faktor XIa als auch Kallikrein gebildet, die beide zur Bildung des Plasminogenaktivators beitragen. Andererseits unterstützt Plasmin die Aktivierung von Faktor XII.

Neben der beschriebenen endogenen Aktivierung des Faktors XII gibt es eine
Fülle anderer Aktivierungswege (Endotoxin, Kollagen, Basalmembran usw.).
Der Hagemann-Faktor aktiviert seinerseits nicht nur die endogene Gerinnungskaskade, sondern indirekt auch das Kinin- und das Komplementsystem. Eine
überschießende Aktivierung des Faktors XII führt neben verstärkter Gerinnung
und Fibrinolyse über die Kinin- und Komplementaktivierung auch zu einer Erhöhung der Permeabilität der Gefäß- und Zellmembran, zu einer Gefäßdilatation
und zu einer vermehrten Leukozytenmigration.

Antithrombine

Die wichtigsten physiologischen Inhibitoren der Gerinnungskaskade sind das
Antithrombin III und das α_2-Makroglobulin. Das Antithrombin III inaktiviert
Thrombin physiologischerweise zunächst nur geringfügig und erst nach einer Anlaufzeit in größerem Umfang. In Anwesenheit von Heparin wird diese protrahierte Reaktion in eine Sofortreaktion umgewandelt. Antithrombin III hemmt auch
die aktivierten Gerinnungsfaktoren X, XI und XII.

Ein weiterer Inhibitor ist das Protein C. Seine Aktivierung wird durch Thrombin stark beschleunigt. In aktivierter Form hemmt es die Faktoren V und VIII.
Protein S wirkt dabei als Kofaktor.

Antiplasmine

Plasmin wird durch α_2-Antiplasmin und α_1-Antitrypsin inaktiviert. Daneben ist
auch der Kallikrein-Inaktivator (Aprotinin), ein relativ unspezifischer Prote-
inaseninhibitor, wirksam.

Antithrombin III und das α_2-Makroglobulin besitzen eine Doppelfunktion
und sind als Antithrombine, aber auch als Antiplasmine wirksam. Diese Doppelfunktion begünstigt die Wiederherstellung eines hämostatischen Gleichgewichts
nach überschießender Aktivierung eines der beiden Systeme. So kommt es bei einer ausgeprägten Thrombinaktivierung auch zu einer Erschöpfung der Antithrombine, die nun als Plasmininhibitoren ausfallen.

Gerinnungsdiagnostik

Anamnese

Eine detaillierte Anamnese, insbesondere eine Medikamentenanamnese und eine
Familienanamnese, können dazu beitragen, Gerinnungsstörungen einzugrenzen.
Haut- und Schleimhautblutungen weisen auf eine Störung der thrombozytären,
tiefe Gewebshämatome und Gelenkblutungen auf eine Störung der plasmatischen
Gerinnung hin. Weist die Familienanamnese auf eine geschlechtsgebundene re-

zessiv vererbte Gerinnungsstörung hin, bei der die Männer erkranken, so ist eine Hämophilie wahrscheinlich. Eine autosomal vererbte Gerinnungsstörung weist auf ein von-Willebrand-Syndrom hin.

Thrombosen in der Anamnese, insbesondere wenn sie familiär auftreten, können Hinweise für einen AT-III-Mangel sein.

Labormethoden

Die wichtigsten Laboruntersuchungen, die auch außerhalb eines spezialisierten Gerinnungslabors möglich sein müssen, sind Blutungszeit nach Duke, Thromboplastinzeit (TPZ, Quick-Wert), partielle Thromboplastinzeit (PTT), Plasmathrombinzeit (PTZ), Fibrinogen und Thrombozytenzahl.

Thromboplastinzeit (TPZ)

Die Thromboplastinzeit (Quick-Wert) erfaßt die Gerinnungsfaktoren des exogenen Systems (I, II, V, VII, X; s. Abb. 2). Sie erfaßt damit die wesentlichen Faktoren des Prothrombinkomplexes, der unter Cumarinmedikation abfällt. Sie wird daher zur Kontrolle der Behandlung mit oralen Antikoagulanzien verwendet. Normwert 70–100%, Neugeborene > 60%, therapeutischer Bereich bei oraler Antikoagulation 15–22%.

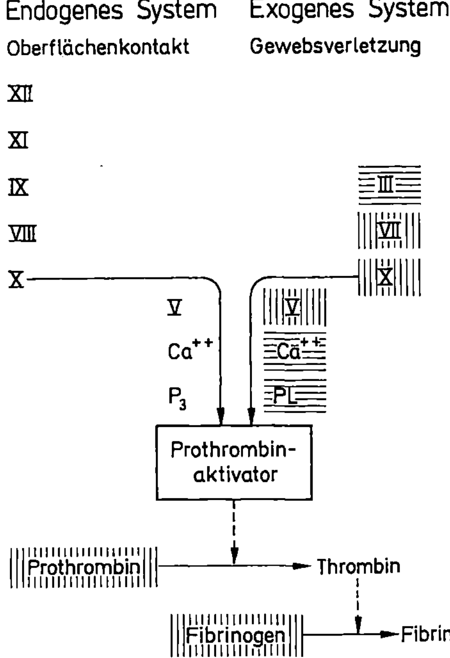

Abb. 2. Kurzschema der Gerinnung zur Bewertung der Thromboplastinzeit (*TPZ*). *Waagrechte Schraffur:* mit dem Testreagenz zugesetzte Faktoren, *senkrechte Schraffur:* Faktoren, deren Verminderung durch pathologische Testergebnisse angezeigt wird. (Nach Meyer 1986)

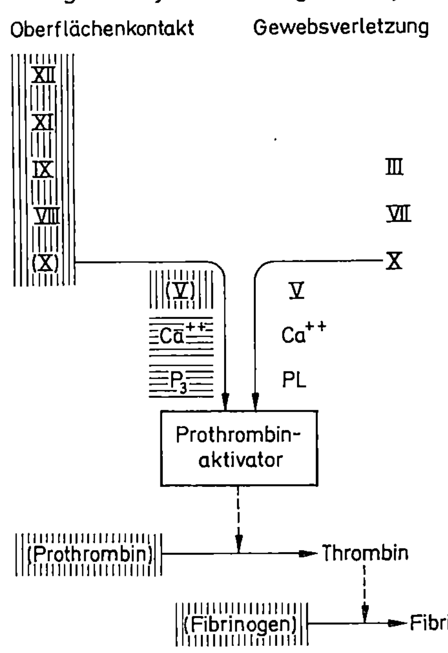

Abb. 3. Kurzschema der Gerinnung zur Bewertung der partiellen Thromboplastinzeit (*PTT*). *Waagrechte Schraffur:* mit dem Testreagenz zugesetzt, *senkrechte Schraffur:* Faktoren, bei deren Verminderung pathologisch verlängerte PTT-Werte resultieren. Die eingeklammerten Faktoren X, V, II und I werden mit geringerer Empfindlichkeit erfaßt. (Nach Meyer 1986)

Partielle Thromboplastinzeit (PTT)

Die partielle Thromboplastinzeit (PTT) umfaßt die Faktoren des endogenen Systems mit Ausnahme des Plättchenfaktors P3 (I, II, V, VIII, IX, X, XI, XII; Abb. 3). Normalwert: 30–45 s, Neugeborene: 40–60 s.

Die PTT erlaubt besser als die TPZ eine Beurteilung der im Plasma vorhandenen Antithrombine. Sie läßt sich daher zur Kontrolle einer Heparinisierung verwenden. TPZ und PTT umfassen nur teilweise die gleichen Gerinnungsfaktoren (Abb. 4). Deshalb lassen sich Gerinnungsstörungen weiter eingrenzen, wenn nur einer der Tests pathologisch ist: Bei pathologischer TPZ und normaler PTT besteht ein Faktor-VII-Mangel, bei pathologischer PTT und normaler TPZ ein Mangel der Faktoren VIII, IX, XI oder XII.

Plasmathrombinzeit

Die Plasmathrombinzeit berücksichtigt nur zwei Faktoren: einen erhöhten Antithrombinspiegel und einen stark erniedrigten Fibrinogenspiegel. Eine normale PTZ schließt eine erhöhte Antithrombinaktivität und einen Fibrinogengehalt des Plasmas aus, der zur Blutstillung nicht mehr ausreicht. Pathologische PTZ-Werte in Verbindung mit einem extrem erniedrigten Fibrinogenspiegel weisen auf eine Verdünnungskoagulopathie oder eine Hyperfibrinolyse hin. Da Plasmin nicht nur Fibrin, sondern auch Fibrinogen lysiert, wird eine Fibrinolyse in der Regel von einer Fibrinogenolyse begleitet. Niedriger Fibrinogenspiegel und Fibrino-

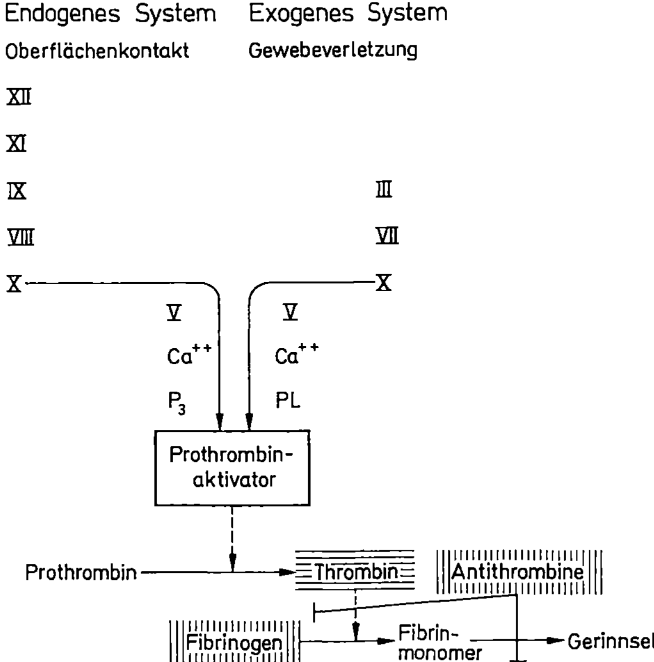

Abb. 4. Kurzschema der Gerinnung zur Bewertung der Thrombinzeit (*TZ*). Thrombin wird im Testansatz zugefügt. Enthält das Patientenplasma Antithrombine, so verzögert sich eine Gerinnselbildung ebenso wie bei hochgradigem Fibrinogenmangel. *Waagrechte Schraffur:* als Testreagenz zugesetzt, *senkrechte Schraffur:* Ursachen für eine pathologisch verlängerte TZ. (Nach Meyer 1986).

genspaltprodukte mit Antithrombinaktivität führen gleichsinnig zu einer Verlängerung der PTZ.

Eine Heparin- oder Streptokinasetherapie kann mit der PTZ überwacht werden, da Antithrombinaktivität und – durch ihre Antithrombinwirkung – Fibrinspaltprodukte erfaßt werden. Dies gilt für Heparin allerdings nur, solange keine extrem niedrigen AT-III-Spiegel vorliegen. Normbereich: 17–24 s, Neugeborene: 10–15 s.

Fibrinogen

Normbereich: 150–450 mg/dl.

Thrombozytenzahl

Die Thrombozyten werden im Zellcounter oder in der Thoma-Kammer gezählt. Normalwert: 140 000–340 000/mm³, Neugeborene: 100 000–250 000/mm³.

Die Umsatzrate beträgt etwa 35 000 mm³/Tag.

Ein Knochenmarkausstrich gibt Hinweise auf die Ursache einer bestehenden Thrombozytopenie (amegakariozytäre Thrombozytopenie bei Knochenmarkschädigung, vermehrte Megakaryozyten bei verkürzter Überlebenszeit der Thrombozyten). Auch die Thrombozytengröße im Blutausstrich kann Hinweise geben: große Plättchen weisen auf einen erhöhten Umsatz hin.

Blutungszeit (nach Duke)

Die Blutungszeit erfaßt Thrombozytenzahl und -funktion, nicht jedoch erniedrigte Aktivitäten von Gerinnungsfaktoren. Stark verlängerte Blutungszeiten findet man jedoch erst bei Thrombozytenzahlen unter $30\,000/mm^3$ oder bei schwerwiegenden Einschränkungen der Thrombozytenfunktion (Thrombasthenie Glanzmann-Nägeli, von-Willebrand-Syndrom). Da sie außerdem wenig standardisiert ist und auch bei pathologischen Verhältnissen (z. B. Schock) normal ausfallen kann, ist ihre Aussagekraft begrenzt. Sie gibt jedoch bei ausgeprägter Verlängerung (auf das 3- bis 4fache der Norm) einen guten Hinweis für eine vermehrte Blutungsneigung bei einem invasiven Eingriff.

Gefäßfunktion

Zur Prüfung von Störungen der Kapillarfunktion eignet sich der Rumpel-Leede-Test. Hierbei wird ein Arm mit einer Blutdruckmanschette für 5 min 15–20 mm Hg *unter* den systolischen Blutdruck gestaut. Treten hierbei Petechien auf, so kann eine Angiopathie, aber auch eine Thrombozytopenie oder eine Thrombozytenfunktionsstörung vorliegen. Die Störung der plasmatischen Gerinnung führt nicht zu pathologischen Ergebnissen.

Reptilasezeit

Die Reptilasezeit ist mit der Plasmathrombinzeit (PTZ) vergleichbar. Sie wird jedoch durch Heparin nicht beeinflußt. Fibrinogenspaltprodukte oder niedrigere Fibrinogenkonzentrationen führen zu einer Verlängerung.

Sie sollte durchgeführt werden, wenn ein Anstieg der Fibrin- bzw. Fibrinogenspaltprodukte vermutet wird, die PTZ wegen Heparintherapie jedoch nicht aussagekräftig ist, z. B. beim Übergang von einer Fibrinolyse- auf eine Heparintherapie oder während einer Verbrauchskoagulopathie. Hierbei sollte durch eine Fibrinogenbestimmung ausgeschlossen werden, daß eine Verlängerung der Reptilasezeit durch einen ausgeprägten Fibrinogenmangel verursacht ist. Normalwert: bis 20 s.

Antithrombin III

Eine Antithrombin-III-Bestimmung ist indiziert bei gehäuften Thrombosen (infolge AT-III-Mangels) und bei Vorliegen eines AT-III-Verbrauchs, etwa bei einer Verbrauchskoagulopathie. Dies gilt insbesondere, wenn mit Heparin therapiert wird, da ein verminderter AT-III-Spiegel die Wirksamkeit des Heparins in Frage stellt.

Fibrinmonomere

Fibrinomonomere (Fm) entstehen als erste Reaktionsstufe aus Fibrin. Sie werden durch die Agglutination von Erythrozyten nachgewiesen, die mit Fibrinmonomeren beladen sind.

Der Nachweis von Fibrinmonomeren zeigt eine Aktivierung von Thrombin und ist zur Diagnose und Verlaufskontrolle einer Verbrauchskoagulopathie indiziert.

Fibrin(ogen)spaltprodukte

Die bei der Lyse von Fibrin und Fibrinogen entstehenden Fibrin(ogen)spaltprodukte (FSP) lassen sich immunologisch nachweisen. Dieser qualitative Test ist bei sehr niedrigem Fibrinogenspiegel und bei sehr niedriger FSP-Konzentration (mit noch normaler PTZ) hilfreich. Andernfalls lassen sich FSP durch ihre Antithrombinwirkung quantitativ durch die Verlängerung der PTZ erfassen.

Der Äthanol-Gel-Test ist ebenfalls ein qualitativer Test auf FSP. Er ist wesentlich rascher durchzuführen, ist jedoch weniger empfindlich und kann bei sehr großen Mengen an FSP oder sehr niedrigem Fibrinogenspiegel falsch-negativ ausfallen.

Blutgerinnungsstörungen

Störungen der Gerinnung umfassen eine herabgesetzte Gerinnbarkeit des Blutes und eine gesteigerte Gerinnbarkeit des Blutes. Eine Hypokoagulabilität kann durch den Mangel einzelner Faktoren oder durch den Überschuß von Inhibitoren bedingt sein, eine Hyperkoagulabilität durch die Einschwemmung von Aktivatoren der Gerinnungskaskade, eine erhebliche Vermehrung der Gerinnungsfaktoren und einen Mangel an Inhibitoren.

Die überwiegende Zahl von Gerinnungsstörungen ist durch eine erniedrigte Plasmakonzentration eines oder mehrerer Gerinnungsfaktoren bedingt. Diese Störungen können angeboren oder erworben sein.

Angeborener Faktorenmangel
Hämophilie, v.-Willebrand-Syndrom (s. spezielle Lehrbücher)

Erworbener Faktorenmangel

Ein erworbener Faktorenmangel kann auf eine ungenügende Produktion, auf den Ersatz von Blutverlusten durch Plasmaexpander oder Blutfraktionen mit ungenügender Gerinnungsaktivität oder auf einen erhöhten Verbrauch von Gerinnungsfaktoren zurückzuführen sein. Die einzelnen Ursachen können kombiniert vorkommen.

Mangelhafte Produktion

Eine ungenügende Bildung von Gerinnungsfaktoren kann durch einen Vitamin-K-Mangel oder eine Lebererkrankung hervorgerufen werden. Ein Vitamin-K-Mangel betrifft v.a. die Faktoren II, VII, IX und X.

Vitamin-K-Mangel

Vitamin K wird nicht nur mit der Nahrung aufgenommen, sondern fällt auch als Stoffwechselprodukt grampositiver Darmbakterien an. Ein Vitamin-K-Mangel tritt bei Patienten auf, bei denen eine Malabsorption von Fett oder eine schwere Mangelernährung besteht oder bei denen die intestinale Flora durch Antibiotikagabe unterdrückt wird.

Klinische Symptome sind Hämaturie, Epistaxis, Ekchymosen und gastrointestinale Blutungen. Auch Blutungen ins Zentralnervensystem kommen vor.

Bei der Laboruntersuchung findet sich frühzeitig eine Verlängerung der TPZ, v. a. durch den raschen Abfall des Faktors VII, und eine langsame Verlängerung der PTT durch die verminderte Synthese von Faktor IX. Eine Differentialdiagnose zwischen Vitamin-K-Mangel und Lebererkrankung wird am einfachsten durch einen Therapieversuch mit der parenteralen Gabe von Vitamin K gestellt. Besteht ein Vitamin-K-Mangel, so normalisiert sich die Gerinnung innerhalb von 1–2 Tagen.

Die Therapie hängt von der Klinik ab.

Ist die Blutung durch Cumarinpräparate bedingt und nicht bedrohlich, so sollte das Abklingen der Cumarinwirkung abgewartet werden, da die Gabe von Vitamin K zu Thrombosen führen kann. Auch lokale Hämostyptika auf Thrombinbasis können in Einzelfällen – etwa nach Zahnextraktionen – eingesetzt werden.

Handelt es sich um eine schwere oder gar lebensbedrohliche Blutung, so müssen die Faktoren des Prothrombinkomplexes durch tiefgefrorenes Frischplasma oder Prothrombinkonzentrat ersetzt werden. Die Gabe von 1 Einheit Prothrombinkonzentrat pro kg KG hebt den Quick-Wert um etwa 1% an.

Erlaubt es die Art der Blutung, so sollte Vitamin K parenteral verabreicht werden (10 mg i.m. oder 5 mg i.v.). Bei der i.v.-Gabe muß Vitamin K langsam indiziert werden.

Lebererkrankungen

Schwere Lebererkrankungen (Hepatitis, Zirrhose oder infiltrierende Neoplasmen) sind in der Regel mit einer Blutungsneigung verbunden. Diese Blutungsneigung kann eine Vielzahl von Ursachen haben (s. folgende Übersicht).

Die meisten Gerinnungsfaktoren werden in der Leber synthetisiert. Gerinnungsstörungen werden hauptsächlich durch eine verminderte Synthese oder Synthesedefekte dieser Gerinnungsfaktoren verursacht. Am ausgeprägtesten sind die Vitamin-K-abhängigen Faktoren betroffen, daneben aber auch die übrigen in der Leber synthetisierten Gerinnungsfaktoren, die Antithrombine, das Plasminogen und die Antiplasmine.

Eine Verbrauchskoagulopathie kann durch die Freisetzung von Gewebsthromboplastin aus zugrundegehenden Leberzellen, durch ungenügende Inaktivierung aktivierter Gerinnungsfaktoren durch das retikuloendotheliale System der Leber und durch eine verminderte Synthese von Antithrombinen verursacht werden.

Mögliche Ursache für eine primäre Fibrinolyse können sein: verminderte Synthese von Inhibitoren des fibrinolytischen Systems (α_2-Antiplasmin, α_2-

Ursachen einer Blutung bei Lebererkrankungen (nach Bick 1985)

Chronische Lebererkrankung:
- Mangel oder Synthesedefekt von Gerinnungsfaktoren
- Hyperfibrino(geno)lyse
- Thrombozytopenie
- Thrombozytopathie
- gefäßbedingte Blutung
- Verbrauchskoagulopathie (selten)

Akute Lebererkrankung, Leberversagen, Cholestase:
- Mangel oder Synthesedefekt von Gerinnungsfaktoren
- Verbrauchskoagulopathie (häufig)
- Thrombozytopenie
- Thrombozytopathie

Abstoßungsreaktion bei Lebertransplantation:
- Verbrauchskoagulopathie (häufig)

Makroglobulin), erhöhte Spiegel an Plasminogenaktivatoren durch eine verminderte Clearance in der Leber, von Tumoren freigesetzte Substanzen, die das fibrinolytische System aktivieren.

Eine Thrombozytopenie kann über verschiedene Mechanismen ausgelöst werden (s. folgende Übersicht).

Ursache einer Thrombozytopenie bei Lebererkrankungen

Akute Lebererkrankungen:
- aplastische Anämie
- Verbrauchskoagulopathie
- Immunthrombozytopenie
- Autoimmunerkrankung

Chronische Lebererkrankungen:
- Hepatomegalie, Hypersplenismus
- Verbrauchskoagulopathie
- Massivtransfusion bei Blutungen (Ösophagusvarizen)
- Folsäuremangel
- Alkoholingestion

Auch Funktionsstörungen der Thrombozyten können vielfältig sein und selbst bei normalen Thrombozytenzahlen zu Blutungen führen.

Häufig besteht eine veränderte Gefäßfunktion, die möglicherweise auf erhöhte Östrogenspiegel zurückzuführen ist. Diese Störung kann bei Trauma oder chirurgischen Eingriffen klinisch von Bedeutung sein.

Die Behandlung von Blutungen, die durch Lebererkrankungen bedingt sind, erfordert eine exakte Diagnose der Lebererkrankung und des bestehenden Gerinnungsdefektes. Hierauf muß eine gezielte Therapie aufbauen (s. folgende Übersicht).

Therapie von Gerinnungsstörungen bei Patienten mit Lebererkrankungen
(mod. nach Bick 1985)

Gerinnungsfaktoren:
- tiefgefrorenes Frischplasma
- Vitamin K (meist bei akuter Erkrankung oder Cholestase)
- Prothrombinkomplex (Gefahr einer Verbrauchskoagulopathie, nur nach AT-III-Substitution)

Hyperfibrino(geno)lyse:
- Aprotinin

Thrombozytopenie oder -pathie:
- Thrombozytenkonzentrate
- portokavaler Shunt (bei Hypersplenismus und Thrombozytopenie)

Gefäßdefekt:
- keine kausale Therapie

Verbrauchskoagulopathie:
- AT-III-Konzentrat
- Heparin (niedrig dosiert)
- tiefgefrorenes Frischplasma
- Thrombozytenkonzentrate
- Kortikosteroide (bestimmte Fälle akuten Leberversagens)
- Immunsuppressiva (bei Abstoßungsreaktion nach Lebertransplantation)

Massivtransfusionen

Die Transfusion von großen Mengen von Erythrozytenkonzentraten und Plasmaersatzlösungen oder von gelagerten Vollblutkonserven zum Ersatz von Blutverlusten kann aufgrund der fehlenden bzw. verminderten Gerinnungsfaktoren zu einer Verdünnungskoagulopathie führen. Sofern nicht ein gleichzeitiger Verbrauch an Gerinnungsfaktoren besteht, wie das beim Polytrauma häufig der Fall ist, oder eine vorbestehende Störung der Hämostase, sind klinisch relevante Gerinnungsstörungen erst bei einem Blutverlust zu erwarten, der etwa 80% des Blutvolumens entspricht. Eine Thrombozytopenie, die zu Blutungen führen kann, tritt erst bei Austauschvolumina von 140% des Blutvolumens auf (Spilker u. Kilian 1987).

Diagnose

Die Diagnose ergibt sich häufig aus der vorausgegangenen Blutkomponententherapie. Durch eine Gerinnungsanalyse müssen jedoch andere Ursachen, insbesondere eine Verbrauchskoagulopathie, ausgeschlossen werden. Die Globalteste der Gerinnung sind abhängig von dem Grad der Verdünnung verlängert, das Fibrinogen und die Thrombozyten erniedrigt, Fibrinmonomere und Fibrin(ogen)-spaltprodukte sind nicht nachzuweisen.

Prophylaxe und Behandlung

Um verdünnungsbedingte Koagulopathien zu vermeiden, sollten beim Ersatz von Blutverlusten ausreichend Gerinnungsfaktoren bzw. Thrombozyten gegeben werden. Ab einem Blutverlust von 70–80% des Blutvolumens sollte ein Drittel des Blutersatzes als tiefgefrorenes Frischplasma gegeben werden. Bei Blutverlusten, die 140% des Blutvolumens überschreiten, sind in der Regel Thrombozytenkonzentrate oder Warmbluttransfusionen erforderlich. Die Indikation zur Therapie sollte durch regelmäßige Gerinnungskontrollen überprüft werden. Als Interventionswert kann eine TPZ von 30%, eine PTT von 60 s, ein Fibrinogenspiegel von 100 mg/dl (Spilker u. Kilian 1987) und Thrombozytenkonzentrationen $<30\,000$–$50\,000$ mm^3 gelten (Schiffer 1984). Besteht nach Erreichen dieser Werte die Blutung fort, muß nach einer anderen Ursache gefahndet werden (mechanisch bedingte Blutung, Thrombozytopathie, Verbrauchskoagulopathie).

Verbrauchskoagulopathie

Bei einer Verbrauchskoagulopathie kommt es zu einer beschleunigten Zerstörung oder zu einem beschleunigten Verbrauch der Gerinnungsfaktoren, mit dem die Synthese nicht Schritt halten kann. Sie wird durch eine pathologische Aktivierung der Gerinnung ausgelöst, die zur Bildung von intravasalen Gerinnseln und einer sekundären Fibrinolyse führt. Dieser Vorgang führt zum Verbrauch von Gerinnungsfaktoren und Thrombozyten und zur Zerstörung von Erythrozyten. Einer anfänglichen Hyperkoagulabilität folgt mit zunehmender Erschöpfung des Gerinnungspotentials eine Hypokoagulabilität. Die Verbrauchskoagulopathie kann ohne erkennbare klinische Zeichen verlaufen, die Patienten können Thrombosen, Blutungen oder beides aufweisen. Bei der akuten Verlaufsform steht die meist lebensbedrohliche Blutung im Vordergrund.

Pathophysiologie

Die intravasale Gerinnung wird durch Substanzen ausgelöst, die das exogene oder endogene Gerinnungssystem oder den gemeinsamen Teil der Gerinnungskaskade aktivieren. Daneben kann auch eine verminderte Inaktivierung von aktivierten Gerinnungskomplexen im retikuloendothelialen System eine Rolle spielen. Für die Aktivierung der Gerinnungsvorgänge kommen in Frage: die Einschwemmung von Gewebsthromboplasmin, thromboplastisch aktiven Substanzen aus Erythrozyten und Leukozyten, Endotoxineinschwemmung, Störung der Mikrozirkulation, Fremdoberflächenkontakt (extrakorporaler Kreislauf) sowie thrombinähnliche Gifte (Schlangengifte).

Endotoxinausschüttung bei gramnegativer Sepsis führt direkt zur Aktivierung des Faktors XII, indirekt durch die Lyse von Granulozyten zur Freisetzung von thromboplastischen Substanzen (Müller-Berghaus 1977). Bestimmte Leukämieformen und Adenokarzinome führen zur Freisetzung von thromboplastischen Substanzen, die das exogene System aktivieren (Pineo et al. 1973; Daly et al. 1980). Große Mengen an Gewebsthrombominasen werden bei traumatischen Verletzungen von Gehirn, Lunge, Milz, Pankreas und Prostata freigesetzt, in geringerem Umfang auch bei chirurgischen Eingriffen an diesen Organen. Auch die Plazenta, das Fruchtwasser und der Uterus enthalten hohe thromboplastische Aktivität, die bei entsprechenden geburtshilflichen Komplikationen in das Gefäßsystem eingeschwemmt werden können. Eine Verbrauchskoagulopathie bei kardiogenem oder hämorrhagischem Schock ist u. a. durch kapilläre Stase und eine verzögerte Inaktivierung gerinnungsaktiver Substanzen in Leber und Milz bedingt (vgl. Kap. „Schock", S. 189).

Klinische Diagnose

In der Regel besteht eine Erkrankung, von der bekannt ist, daß sie eine Verbrauchskoagulopathie auslösen kann (s. folgende Übersicht).

Verbrauchskoagulopathie auslösende Krankheitsbilder

Infektionen:
- gramnegative Sepsis
- schwere grampositive Sepsis
- Virusinfektionen
- Malaria

Geburtshilfliche Komplikationen:
- retroplazentares Hämatom
- vorzeitige Plazentalösung
- Fruchtretention und Ausstoßung oder Ausräumung nach intrauterinem Fruchttod
- septischer Abort
- Fruchtwasserembolie
- atonische Nachblutung

Ausgedehnte Gewebszerstörung:
- Gehirn
- Lunge
- Pankreas
- Prostata

Polytrauma

Verbrennung

Maligne Erkrankungen:
- metastasierende Karzinome (Prostata, Pankreas, Lunge, Magen, Kolon, Mamma)
- Leukämie (v. a. akute promyelozytäre Form)

Schock, Stase:
- hämorrhagischer, septischer, anaphylaktischer Schock
- große Aneurysmen und Hämangiome

Hämolyse:
- hämolytische Transfusionsreaktionen

Lebererkrankungen:
- Zirrhose
- akutes Leberversagen

Fremdoberflächenkontakt:
- extrakorporaler Kreislauf

Gifte:
- Schlangengift

Klinische Symptome können völlig fehlen, andererseits können ausgedehnte thrombotische Prozesse und/oder eine schwere Blutungsneigung bestehen. Ist das Gefäßsystem mechanisch intakt, so treten die Blutungen in der Regel im Kapillarbereich auf und imponieren als generalisierte Ekchymosen. Auch Schleimhautblutungen, tiefe Muskelblutungen und Gehirnblutungen können vorkommen. Tritt das Krankheitsbild nach Traumatisierung auf, so ist das führende Symptom eine unstillbare Blutung aus dem Wundgebiet. Die Mikrothrombosierung betrifft die Peripherie, v. a. aber führt sie zu Funktionsstörungen lebenswichtiger Organe (Niere, Nebenniere, Leber, Lunge).

Laboruntersuchungen

In der ersten Phase bzw. bei protrahierter Verlaufsform sind die Globaltests der Gerinnung normal oder verkürzt, die Thrombozytenzahlen bewegen sich häufig im unteren Normbereich (Tabelle 1). Bei ausgedehnter Gewebstraumatisierung oder bei geburtshilflichen Komplikationen ist häufig die PTZ bereits initial pathologisch verlängert, da auch Plasminogenaktivatoren eingeschwemmt werden. Die Fibrinolyse führt dann zur Bildung von Fibrin(ogen)spaltprodukten, die als Antithrombine wirksam sind. Bei zunehmendem Faktorenverbrauch fallen die Globalteste pathologisch aus, das Fibrinogen ist niedrig (meist unter 100 mg%), Fibrinmonomere sind nachweisbar, Fibrin(ogen)spaltprodukte sind erhöht. Ein empfindlicher Parameter für den Verlauf der Verbrauchskoagulopathie ist die Thrombozytenzahl. Sie liegt regelmäßig unter $100\,000/mm^3$, häufig zwischen 20 000 und 40 000 mm^3. Bei exzessivem Faktorenverbrauch können die Globaltests schließlich nicht mehr betsimmt werden, da das Blut nicht mehr gerinnt.

Zur Verlaufskontrolle der Verbrauchskoagulopathie müssen in 1- bis 2stündlichen Abständen die Globaltests, Fibrinogen und die Thrombozytenzahl bestimmt werden. Auch der AT-III-Spiegel muß in regelmäßigen Abständen (wenigstens 4- bis 6stündlich) bestimmt werden. Bei einer Heparintherapie entfallen

Tabelle 1. Verbrauchskoagulopathie – Laborbefunde

	Frühes Stadium, protrahierter Verlauf	Spätes Stadium, fulminanter Verlauf
Blutausstrich: mikroangiopathische hämolytische Anämie	±	+
Thrombozyten	Unterer Normbereich oder erniedrigt	Stark erniedrigt
TPZ	Normal oder verkürzt	Verlängert
PTT	Normal oder verkürzt	Verlängert
PTZ	Normal, verkürzt, verlängert	Verlängert
Reptilasezeit	Normal, verkürzt, verlängert	Verlängert
Fibrinogen	Erhöht, normal, vermindert	Vermindert
Fibrinmonomere	±	+
Fibrin(ogen)spaltprodukte	Gering erhöht	Stark erhöht
AT III	Normal oder vermindert	Vermindert oder stark vermindert

die Bestimmungen von TPZ und PTT. Zur Unterscheidung der Antithrombinwirkung von Heparin und Fibrin(ogen)spaltprodukten kann die Reptilasezeit herangezogen werden. Eine Verlängerung der PTZ durch Fibrinogenmangel ist erst bei Werten unter 50 mg/dl zu erwarten.

Therapie

Die bei weitem wichtigste therapeutische Maßnahme ist die Bestimmung der auslösenden Ursachen und die Behandlung eines begleitenden Kreislaufschocks (Bick 1978; Feinstein 1982). Hinzu tritt die Substitution von AT III, Gerinnungsfaktoren und Thrombozyten und in Einzelfällen eine Therapie mit Heparin.

In der Anfangsphase der Hyperkoagulabilität, bei einem protrahierten Verlauf und bei einem AT-III-Spiegel von über 70% werden sehr niedrige Heparindosen vorgeschlagen (1,5–3,5 Einheiten/kg KG und Stunde). Liegt die AT-III-Aktivität unter 70%, so wird zuerst der AT-III-Spiegel angehoben und dann ggf. mit einer Heparintherapie begonnen. In diesen Fällen reicht zur AT-III-Substitution tiefgefrorenes Frischplasma (FFP) aus. Bei einem AT-III-Spiegel unter 50% sollte vorzugsweise mit AT-III-Konzentrat substituiert werden. Bei Blutung und Schock sollte generell kein Heparin gegeben werden.

In der Phase der Hypokoagulabilität sollte der AT-III-Spiegel auf mindestens 70% angehoben werden, bevor eine Substitution von Gerinnungsfaktoren erfolgt. Die Gerinnungsfaktoren werden vorzugsweise als FFP ersetzt. Bei TPZ-Werten unter 30% und fortbestehender Blutung können zum Ersatz des Faktors VII mit seiner kurzen Halbwertszeit zusätzlich Prothrombinkomplexpräparate verabreicht werden. Heparin sollte in dieser Phase nicht gegeben werden.

Heparin sollte nicht bei Schädel-Hirn-Trauma, bei vaskulärem Insult oder fulminantem Leberversagen eingesetzt werden. Auch beim Polytrauma mit ausgedehnten Weichteilverletzungen sollte ausschließlich AT-III-Konzentrat verwendet werden, das eine Verbrauchskoagulopathie zuverlässig unterbrechen kann, andererseits – im Gegensatz zum Heparin – auch bei einer Überdosierung nicht mit einer vermehrten Blutungsneigung einhergeht (Klose 1987). Selbst bei der beschriebenen Miniheparindosierung können bei Thrombozytopenie (Fehlen des heparinneutralisierenden PF4), akutem Nierenversagen oder bei einer Überlastung des retikuloendothelialen Systems überhöhte Plasmaheparinspiegel auftreten (Tilsner 1987).

Beim Polytrauma muß in der Regel AT III substituiert werden. Ist bei einer schweren Blutung ein aktueller AT-III-Wert nicht erhältlich, so sollte der Patient 2000–2500 Einheiten AT-III-Konzentrat erhalten (Klose 1987).

Hämostasetherapie im septischen Schock

Gerinnungsstörungen begleiten eine Sepsis regelmäßig, nicht selten bestimmt eine schwere Verbrauchskoagulopathie das klinische Bild.

Ursache für auftretende Veränderungen im Gerinnungssystem ist die Freisetzung von Endotoxin aus gramnegativen Bakterien. Sowohl Thrombozyten wie Leukozyten werden durch Endotoxin aktiviert. Eine durch Endotoxin verursachte Schädigung des Gefäßendothels führt zur Aktivierung des Faktors XII und der Thrombozyten (McGrath u. Stewart 1969). Faktor XII aktiviert das endogene

System der Gerinnung und das Präkallikrein-Kallikrein-System (Cash 1977). Leukozyten, vor allem Monozyten, setzen nach ihrer Aktivierung Gewebsthromboplastin frei (Hiller et al. 1977). Granulozyten setzen Proteasen frei, die Faktoren des Gerinnungs- und des Komplementsystems proteolytisch aktivieren können (Jochum et al. 1983). Eine endotoxin-bedingte Blockade des retikuloendothelialen Systems behindert die Entfernung aktivierter Gerinnungsfaktoren aus der Strombahn, die Inhibition des fibrinolytischen Systems durch Endotoxin die Beseitigung der Mikrothrombisierung in den Kapillaren (Cash 1977).

Meist verläuft die Verbrauchskoagulopathie bei einer Sepsis protrahiert, sie kann in Einzelfällen aber auch fulminant ablaufen. Nur in etwa 10% der Fälle treten klinisch bedeutsame Blutungen auf (Kreger et al. 1980).

Labordiagnostik

Der sensibelste Parameter für eine protrahierte Verbrauchskoagulopathie im Rahmen einer Sepsis ist die Thrombozytenzahl (Neame et al. 1980). Beim Vollbild einer Verbrauchskoagulopathie weisen die Gerinnungsparameter die bereits beschriebenen Veränderungen auf (Tabelle 1).

Therapie

Wichtigstes therapeutisches Ziel ist die Beseitigung der Ursache der Sepsis und des bestehenden Schocks (vgl. Kap. „Schock", S. 189). Im Initialstadium, bei dem bereits klinische Zeichen eines beginnenden Schocks und laborchemisch mäßiggradige Veränderungen der Gerinnungsparameter nachweisbar sind, sollte das AT III in den Normbereich angehoben werden. Bei deutlich erniedrigtem Fibrinogen und deutlich pathologischen Globaltests der Gerinnung sollte daneben tiefgefrorenes Frischplasma gegeben werden. Eine Therapie mit Heparin in diesem Stadium ist umstritten, da selbst bei den heute z.T. vorgeschlagenen sehr niedrigen Dosierungen (125 IE/h) bei einer Überlastung der Clearancefunktion des retikuloendothelialen Systems, bei einem akuten Nierenversagen oder niedrigen Thrombozytenzahlen überhöhte Heparinspiegel auftreten können (Tilsner 1987). Heparin sollte zumindest dann nicht gegeben werden, wenn eine hämorrhagische Diathese besteht oder Läsionen, die zu bedrohlichen Blutungen führen können (Schädel-Hirn-Trauma, Polytrauma).

Beim Vollbild des septischen Schocks mit einer manifesten Verbrauchskoagulopathie ist die Gabe von Heparin kontraindiziert. Neben AT III und Frischplasma werden Thrombozytenkonzentrate oder Frischblut benötigt, um die bestehenden Gerinnungsdefizite auszugleichen. Die Prognose der Patienten, die dieses Stadium erreichen, ist außerordentlich schlecht.

Die aufgeführten Therapiemaßnahmen im Bereich des Gerinnungssystems stützen sich allerdings meist auf Einzelbeobachtungen oder Tierversuche (Philipps et al. 1984) und sind nicht durch kontrollierte klinische Studien gesichert (Hiller et al. 1987).

Fibrinolyse

Eine Fibrinolyse ist fast ausnahmslos die Folge einer Aktivierung der Gerinnungskaskade. Bei der Verbrauchskoagulopathie tritt sie im Stadium der reaktiven Fibrinolyse auf und unterhält bestehende Blutungen zusätzlich durch Plasminaktivität und die Antithrombinwirkung hoher Konzentrationen von Fibrin-(ogen)spaltprodukten. Plasmin baut neben Fibrin auch Fibrinogen sowie Faktor V und Faktor VIII ab. Die reaktive Fibrinolyse ist ein wichtiger Schutzfaktor im Rahmen der Verbrauchskoagulopathie und darf nicht unterbrochen werden, solange die Verbrauchsreaktion fortbesteht.

Klinische Symptome

Die Hyperfibrinolyse verursacht generalisiert auftretende Blutungen und ist klinisch von der Verbrauchskoagulopathie nicht abzugrenzen. Bei einer isolierten Hyperfibrinolyse findet sich laborchemisch durch die Hemmwirkung der Fibrinogenspaltprodukte und die Verminderung an Faktor II, V und VIII eine Verlängerung der TPZ, der PTT und der PTZ. Fibrinogen ist vermindert oder nicht nachweisbar; der Antithrombinspiegel und die Thrombozytenzahl sind normal. Es lassen sich keine Fibrinmonomere nachweisen. Auch die Faktorenanalyse zeigt mit Ausnahme der Faktoren V und VIII keine pathologischen Veränderungen. Plasminogen ist erniedrigt.

Therapie

Die Behandlung der sekundären Fibrinolyse besteht vorwiegend in der Beseitigung der Ursachen einer Verbrauchskoagulopathie. In der Regel bilden sich selbst ausgeprägte Hyperfibrinolysen ohne spezielle Therapie zurück. Bei sehr ausgeprägtem Krankheitsbild und gleichzeitig bestehenden Gefäßdefekten (Trauma, Operation) kann eine Therapie mit Antifibrinolytika (Aprotinin) nötig werden. Es muß hierbei immer abgewogen werden zwischen dem Nutzen einer Blutstillung im Wundgebiet und dem Schaden, der durch ein Fortbestehen von Mikrothrombosierung in Organen (Niere, Nebenniere, Lunge, Hypophyse, Leber) entsteht.

Unabdingbare Voraussetzungen für den Einsatz von Antifibrinolytika sind:
- Es muß sicher sein, daß es sich dabei nicht um eine mechanische Blutung handelt.
- Die Verbrauchskoagulopathie muß zum Stillstand gekommen sein (Normalisierung der Thrombozytenzahl und des AT-III-Spiegels).
- Es muß eine ausgeprägte Hyperplasminämie nachgewiesen sein (hohe Plasmin- bzw. niedrige Plasminogenspiegel, extreme Thrombinzeit- bzw. Reptilasezeit-verlängerung).

Kontraindiziert sind Antifibrinolytika beim ARDS und akuter Niereninsuffizienz (Bick 1985; Meyer 1986).

Primäre Hyperfibrinolysen treten sehr selten auf, zumeist im Zusammenhang mit Operationen an Organen, die reich an Plasminaktivator sind (Lunge, Uterus, Prostata). Klinische und laborchemische Symptome hängen von der fibrinolytischen Aktivität ab. Bei leichten Verlaufsformen sind die Gerinnungstests normal, und es zeigt sich lediglich eine Zunahme der Fibrinspaltprodukte. Bei ausgeprägten Verlaufsformen entsprechen die Klinik und die Laborparameter der sekundären Hyperfibrinolyse. Vor einer antifibrinolytischen Therapie muß eine Verbrauchskoagulopathie ausgeschlossen sein.

Gerinnungsstörungen nach kardiopulmonalem Bypass

Die Ursache von Blutungen bei Patienten während und nach kardiopulmonalem Bypass sind vielfältig. In der Regel liegen mehrere Ursachen gemeinsam vor (s. folgende Übersicht).

Ursachen von Blutungen nach extrakorporalem Kreislauf

- Thrombozytopathie (Herz-Lungen-Maschine, Medikamente)
- primäre Hyperfibrinolyse
- Thrombozytopenie
- Heparinüberschuß oder Rebound
- Verbrauchskoagulopathie (selten)

Zur Diagnose sollten neben den üblichen Gerinnungsparametern Fibrinogenspaltprodukte und Heparinspiegel, Reptilasezeit und Plasminogen- bzw. Plasminspiegel bestimmt werden. Bei der Bestimmung der PTZ und Reptilasezeit sollte das entstehende Gerinnsel nach 5 min auf Zeichen einer Lyse untersucht werden (Hinweis für eine klinisch bedeutsame Hyperfibrinolyse).

Eine Thrombozytopathie besteht regelmäßig und trägt – sofern sie nicht die wichtigste Ursache ist – zur Blutung bei. Deshalb sollten bei einer generalisierten Blutungsneigung sobald als möglich 6–8 Thrombozytenkonzentrate transfundiert werden. Bestätigt sich die Thrombozytopathie als Grund für die Blutung, sollten am Abend des Operationstages, sowie am 1. und 2. postoperativen Tag nochmals je 6–8 Einheiten Thrombozytenkonzentrat transfundiert werden.

Bei einer bestehenden Thrombozytopenie bedarf es meist einer größeren Zahl von Thrombozytenkonzentraten.

Hohe Heparinspiegel und ein Heparinrebound werden, wenn sie eine klinisch bedeutsame Blutung verursachen, durch die wiederholte Gabe von Protamin behandelt. Dabei wird jeweils ein Viertel der ursprünglich errechneten Neutralisationsdosis in 30- bis 60minütigem Abstand verabreicht.

Eine primäre Hyperfibrinolyse besteht häufig, ist jedoch nicht in jedem Falle die Ursache einer Blutung. Der Einsatz von Antifibrinolytika sollte nur erfolgen, wenn die Blutung mit der Gabe von Thrombozytenkonzentraten nicht unter Kontrolle gebracht werden kann und laborchemisch eine Hyperfibrinolyse nachgewiesen ist (Bick 1985).

Thrombozytäre Blutungsneigung

Thrombozytopenie

Erniedrigte Thrombozytenzahlen treten bei intensivtherapeutisch behandelten Patienten häufig auf. Nicht nur Thrombozytopenien (Thrombozytenzahl $< 100\,000/mm^3$), sondern auch Thrombozytenzahlen zwischen 100 000 und 150 000/mm³ sind ein Hinweis für ein pathologisches Geschehen.

Eine Thrombozytopenie kann aufgrund einer verminderten Bildung von Thrombozyten, aufgrund eines erhöhten Umsatzes, einer pathologischen Verteilung oder verdünnungsbedingt durch Infusions- und Transfusionstherapie bei Blutverlusten entstehen.

Ursachen einer Thrombozytopenie

1) Verminderte Thrombopoese
   Amegakaryozytäre Thrombozytopenie:
   - Medikamente (z. B. Chloramphenicol, Phenylbutazon, Trimetoprim-Sulfoxazol, Goldpräparate)
   - Infektionen (Viren, Sepsis, Miliartuberkulose)
   - aplastische Anämie
   - Tumorinfiltration (Leukämie, Myelosklerose u. a.)
   - zytostatische Therapie, Strahlentherapie
   - hereditäre Formen

   Ineffektive Thrombopoese:
   - Vitamin-B_{12}-Mangel, Folsäuremangel
   - Alkoholingestion
   - paroxysmale nächtliche Hämoglobinurie

   Andere:
   - zyklische Thrombozytopenie
   - Thrombopoetinmangel

2) Verkürzte Überlebenszeit der Thrombozyten
   Immunthrombozytopenien:
   - Autoantikörper (idiopathische thrombozytopenische Purpura, Autoimmunerkrankungen)
   - Alloantikörper (Zerstörung transfundierter Thrombozyten, Posttransfunsionspurpura, isoimmune Neugeborenenthrombozytopenie)
   - Medikamente
   - Infektionen (v. a. Virusinfektionen)
   - maligne Tumoren

   Erhöhter Verbrauch:
   - Verbrauchskoagulopathie
   - thrombotisch-thrombozytopenische Purpura
   - extrakorporaler Kreislauf
   - andere künstliche Oberflächen

3) Abnorme Verteilung:
   - Hepatomegalie, Splenomegalie
   - Hypothermie

4) Verdünnungsbedingt

Bei Intensivpatienten ist eine Thrombozytopenie häufig durch mehrere Ursachen bedingt. So können bei einer Sepsis verminderte Neubildung, verkürzte Überlebenszeit und ein erhöhter Verbrauch gleichzeitig bestehen.

Klinische Symptome

Eine Thrombozytopenie führt zu petechialen Blutungen, die zu flächenhaften Hämatomen konfluieren können. Bereits kleine Verletzungen führen zu langanhaltenden Blutungen. Große intramuskuläre Hämatome oder Gelenkblutungen sind hierbei jedoch selten – im Gegensatz zu Erkrankungen, die mit einem Faktorenmangel einhergehen.

Die Blutungszeit ist bereits bei Thrombozytenzahlen unter $100\,000/mm^3$ verlängert, insbesondere wenn gleichzeitig eine Funktionsstörung der Thrombozyten, andere Gerinnungsstörungen oder Begleiterkrankungen (Trauma, Infektionen) bestehen. Bei Thrombozytenzahlen $> 50\,000/mm^3$ treten jedoch in der Regel selbst bei großen chirurgischen Eingriffen keine bedrohlichen Blutungen auf, sofern nicht zusätzlich eine Thrombozytopathie oder eine andere Gerinnungsstörung besteht. Andere invasive Eingriffe, wie etwa eine Punktion der A. radialis oder eine Knochenmarkaspiration, können auch bei Thrombozytenzahlen $> 20\,000/mm^3$ in der Regel ohne Komplikationen durchgeführt werden. Bei Thrombozytenzahlen unter $15\,000–20\,000/mm^3$ können Spontanblutungen auftreten, die lebensbedrohlich sein können, wenn sie das Zentralnervensystem oder den Gastrointestinaltrakt betreffen (Schiffer 1984).

Ursachen einer Thrombozytopenie

Bildungsstörungen der Thrombozyten

Eine Bildungsstörung kann entweder auf einer Verminderung der Megakaryozyten oder auf einer ineffektiven Thrombopoese bei normaler Megakaryozytenzahl im Knochenmark bestehen (vgl. Übersicht S. 249).

Isolierte Bildungsstörungen

Isolierte Bildungsstörungen von Thrombozyten werden u. a. nach der Gabe von Thiaziden beobachtet.

Eine sekundäre aplastische Anämie ist häufig die Folge von Zytostatika- oder Strahlentherapie. Sie kann auch nach Benzolexposition oder nach der Einnahme bestimmter Medikamente (u. a. Chloramphenicol, Phenylbutazon, Goldpräparate, Trimetoprim-Sulfoxazol) auftreten. Auch Infektionen und immunologische Prozesse kommen als Ursache in Frage (Camitta et al. 1982).

Schwere Mangelzustände an Vitamin B_{12}, Folsäure und Eisen, sowie chronischer Alkoholismus und eine langdauernde Östrogenmedikation können durch eine ineffektive Thrombopoese zu einer megakaryozytären Thrombozytopenie führen.

Umsatzstörungen

Umsatzstörungen von Thrombozyten liegt eine beschleunigte intravasale Destruktion oder ein Verbrauch zugrunde. Die Thrombozytenüberlebenszeit (normal: 9–11 Tage) ist verkürzt. Bei den immunologisch bedingten Thrombozytopenien sind neben der idiopathischen thrombozytopenischen Purpura vor allem die medikamentös induzierten Thrombozytopenien von Bedeutung.

Idiopathische thrombozytopenische Purpura

Bei der idiopathischen thrombozytopenischen Purpura (ITP) ist im Serum des Patienten ein Antikörper gegen Thrombozytenoberflächenantigene vorhanden, der zur Zerstörung der Thrombozyten im retikuloendothelialen System führt.

Die Erkrankung kann akut oder chronisch verlaufen. Die akute ITP tritt vor allem bei Kindern im Vorschulalter auf. Meist geht eine Virusinfektion voraus. Die Erkrankung beginnt mit plötzlich auftretenden Petechien an den unteren Extremitäten. Bedrohliche Blutungen sind selten. Meist klingt die Erkrankung innerhalb von einigen Monaten ab. Kortikosteroide können die Thrombozytenzahl erhöhen, beeinflussen aber die Krankheitsdauer nicht. Nur in seltenen Einzelfällen muß eine Splenektomie durchgeführt werden (Cohn 1976).

Die chronische Verlaufsform tritt vorwiegend bei Erwachsenen auf. Sie manifestiert sich protrahiert mit Petechien, Ekchymosen, gastrointestinalen Blutungen, Hämaturie, Menorrhagie, Nasen- und Zahnfleischbluten.

Die Diagnose wird gestellt aufgrund der Klinik und von folgenden Laborbefunden: große Thrombozyten im Blutausstrich, Vermehrung der Megakaryozyten in Knochenmarkausstrich bei normalen roten und weißen Blut- und Blutstammzellen, verkürzte Thrombozytenüberlebenszeit, Antikörper gegen Thrombozyten bei Ausschluß anderer Erkrankungen, die zur raschen Zerstörung von Thrombozyten führen (McMillan 1981; Bick 1985).

Die Behandlung erfolgt mit Kortikosteroiden. Ist dies erfolglos oder sind hohe Dosen erforderlich, ist die Splenektomie indiziert. Eine immunsuppressive Behandlung, Plasmapherese oder die Gabe von γ-Globulin kann in refraktären Fällen versucht werden (Rybak 1985).

Medikamentös bedingte Thrombozytopenien

Durch Medikamente ausgelöste Thrombozytopenien sind vorwiegend immunologisch bedingt. Die Thrombozyten sind meist mittelbar betroffen: das Medikament löst als Hapten Antikörperbildung aus. Bei Reexposition wird der entstehende Immunkomplex an der Thrombozytenoberfläche fixiert und führt zur Zerstörung der Thrombozyten im retikuloendothelialen System. Eine Vielzahl von Medikamenten kann eine solche Reaktion auslösen, so u. a. Azetylsalizylsäure, Barbiturate, Cephalosporine, Diazepam, Digoxin und Digitoxin, Heparin, Nitroglyzerin, Penicillin und Prednison. Klinisch imponiert eine plötzlich z. T. kurz nach der Einnahme der Medikamente auftretende Purpura, die häufig von Fieber und Exanthem begleitet ist.

Medikamente können jedoch auch durch eine unmittelbare toxische Wirkung die zirkulierenden Thrombozyten schädigen. Entsprechendes gilt für Toxine bei einer Reihe von Infektionskrankheiten (Typhus, M. Weil, Syphillis, Tularämie, Brucellose u. a.).

Alloantikörperbedingte Thrombozytopenie

Alloantikörper sind Ursache der Zerstörung von transfundierten Thrombozytenkonzentraten (s. Therapie mit Blutkomponenten), der Posttransfusionspurpura und der neonatalen Immunthrombozytopenie.

Bei den beiden letzten Erkrankungen ist meist das thrombozytenspezifische PlA$_1$-Antigen verantwortlich, das bei etwa 3% der Bevölkerung fehlt. Auch andere thrombozytenspezifische Antigene und Antigene des HLA-Systems kommen in Frage.

Die seltene Posttransfusionspurpura tritt auf, wenn ein sensibilisierter PlA$_1$-negativer Patient PlA$_1$-positives Blut transfundiert bekommt. Nach der Transfusion werden nicht nur die transfundierten Thrombozyten, sondern auch autologe Thrombozyten zerstört. Die Thrombozytopenie tritt 3–10 Tage nach der Transfusion auf. In der Regel geht eine Schwangerschaft oder eine frühere Bluttransfusion voraus. Meist klingen die Symptome ohne spezifische Therapie innerhalb von 2–8 Wochen ab. Bei schweren Verlaufsformen kann eine Plasmapherese erforderlich werden (Klein u. Blachmann 1982; Bick 1985).

Eine neonatale Immunthrombozytopenie kann auftreten, wenn der Embryo PlA$_1$-positiv und die Mutter PlA$_1$-negativ ist.

Thrombotisch-thrombozytopenische Purpura

Bei der thrombotisch-thrombozytopenische Purpura (M. Moschkowitz) besteht eine Thrombozytopenie, eine mikroangiopathische hämolytische Anämie, neurologische Ausfälle, Nierenfunktionsstörungen und Fieber. Bei einem Viertel der Patienten besteht eine Verbrauchskoagulopathie. Die Erkrankung kann fulminant oder chronisch verlaufen. Der M. Moschkowitz beruht auf einer allergischen Vaskulitis der kleinen Blutgefäße. Einheitlich bewertete therapeutische Maßnahmen sind die Plasmapherese mit Gabe von tiefgefrorenem Frischplasma und die hochdosierte Kortikosteroidgabe, kontrovers sind Splenektomie und die Gabe von Aggregationshemmern (Brettler 1985).

Diagnostische Maßnahmen bei Thrombozytopenie

Neben der Vorgeschichte und der klinischen Untersuchung gibt ein großes Blutbild wichtige Hinweise zur Diagnose. Im Blutausstrich weisen große Thrombozyten auf eine verkürzte Thrombozytenüberlebenszeit hin. Fragmentierte rote Blutkörperchen sind die Zeichen einer mikroangiopathischen hämolytischen Anämie, wie sie etwa bei einer Verbrauchskoagulopathie besteht. Megalozyten können auf einen Folsäure- oder Vitamin-B$_{12}$-Mangel hinweisen.

Die Bestimmung der Globaltests der Gerinnung, des Fibrinogens und des AT III, sowie in Einzelfällen der Fibrinomere und der Fibrin(ogen)spaltprodukte, geben Auskunft über die Beteiligung des plasmatischen Gerinnungssystems an der Erkrankung.

Führen diese Untersuchungen nicht zu einer Diagnose, so sollte frühzeitig ein Knochenmarkausstrich durchgeführt werden, der die Differenzierung zwischen amegakaryozytären und megakaryozytären Thrombozytopenien und die Diagnose anderer myelopoetischer Erkrankungen erlaubt.

Beim Verdacht auf eine Immunthrombozytopenie können Antikörper auf den Thrombozyten und im Plasma des Patienten bestimmt werden.

Behandlung

Die Therapie einer Thrombozytopenie hängt von der zugrundeliegenden Erkrankung ab. Besteht keine Blutung, so bedürfen die Patienten in der Regel erst dann einer Thrombozytensubstitution, wenn die Thrombozytenzahl unter $20\,000/mm^3$ abfällt. Prophylaktisch können solche Transfusionen bei aplastischen Erkrankungen gegeben werden, bei Immunothrombozytopenien ist dies in der Regel wenig sinnvoll, da die transfundierten Thrombozyten rasch zerstört werden (vgl. auch Kap. „Therapie mit Blutkomponenten", S. 257). Bei Trauma, operativen Eingriffen und Spontanblutungen werden Thrombozytenkonzentrate transfundiert mit dem Ziel, die Thrombozytenanzahl auf $> 50\,000/mm^3$ anzuheben.

Thrombozytopathien

Bei Thrombozytopathien besteht eine hämorrhagische Diathese bei normaler Thrombozytenzahl, die auf Defekten der Adhäsion, der Freisetzungsreaktion oder der Aggregation beruht

Hereditäre Thrombozytopathien
Sie sind selten.

Erworbene Funktionsstörungen
Bei erworbenen Funktionsstörungen (Medikamente, Urämie, myeloproliferative Erkrankungen, Dysproteinämien u. a.) ist häufig mehr als eine Reaktion der Thrombozyten betroffen.

Medikamente
Die häufigsten Thrombozytenfunktionsstörungen werden durch Medikamenteneinnahme ausgelöst. Von besonderer Bedeutung sind hier die Azetylsalizylsäure und andere entzündungshemmende Medikamente, die in die Prostaglandinsynthese eingreifen. Azetylsalizylsäure hemmt das Enzym Zyklooxygenase irreversibel, d. h. verkürzt die Lebensspanne des Thrombozyten. Acetylsalicylsäure wird jedoch rasch hydrolysiert, und die später gebildeten Thrombozyten sind von dieser Funktionsstörung nicht betroffen. Nach einer einmaligen Gabe normalisiert sich die verlängerte Blutungszeit während der folgenden 24 h. Nach längerdauernder Einnahme von Acetylsalicylsäure kann es jedoch 7–10 Tage dauern, bis sich die Blutungszeit normalisiert.

Andere Antiphlogistika hemmen die Zyklooxygenase reversibel, d. h. ihre Wirkung ist auf die Dauer wirksamer Blutspiegel beschränkt. Die Wirkung der häufiger eingesetzten Thrombozytenaggregationshemmern Dipyridamol und Sulfinpyrazon ist weniger ausgeprägt als die der Acetylsalicylsäure, und Spontanblutungen treten bei einer Therapie mit diesen Substanzen in der Regel nicht auf.

Darüber hinaus beeinflußt eine ganze Reihe anderer Medikamente, die in der Intensivtherapie häufig eingesetzt werden, die Thrombozytenfunktion (Tabelle 2). Bei diesen Medikamenten sind Spontanblutungen nicht beschrieben, sie können jedoch die Blutung aufgrund eines Traumas oder eines chirurgischen Eingriffs verstärken.

Die Therapie von medikamenten-induzierten Thrombozytenfunktionsstörungen besteht im Absetzen des betreffenden Medikaments. Da eine Funktionsstörung, die durch Azetylsalizylsäure bedingt ist, länger anhalten kann, erfordert ei-

Tabelle 2. Medikamente, die eine Thrombozytopathie verursachen können. (Nach Ansell 1985)

Wirkstoffgruppe	Beispiele
α-Blocker	Phentolamin u.a.
Antibiotika	Penicillin und Derivate
	Nitrofurantoin
Antihistaminika	Diphenhydramin u.a.
Antiphlogistika	Azetylsalizylsäure, andere Prostagladinsynthesehemmer
	Kortikosteroide
Antithrombotika	Heparin
	Dextran
β-Blocker	Propranolol u.a.
Kalziumantagonisten	Verapamil u.a.
Diuretika	Furosemid
Tranquilizer und Antipsychotika	Phenothiazine und Derivate
	trizyklische Antidepressiva
Vasodilatatoren	Nitroglyzerin
	Nitroprussid-Na
Xanthinderivate	Theophyllin
	Dipyridamol
Verschiedene	Clofibrat
	Alkohol

ne bedrohliche Blutung die Transfusion von Thrombozytenkonzentraten. Initial sollen 8–10 Einheiten transfundiert werden. Der Therapieerfolg wird mit der Blutungszeit überprüft.

Urämie

Bei Urämie bestehen häufig Funktionsstörungen der Thrombozyten. Die Blutungszeit kann auf das 3- bis 4fache verlängert sein. Diese Blutungsneigung kann durch Peritoneal- und Hämodialyse gebessert werden. Auch die Gabe von Kryopräzipitat kann die verlängerte Blutungszeit normalisieren. Die Transfusion von Thrombozytenkonzentrationen verbessert die Situation dagegen meist nicht (Rabiner 1972; Jansen et al. 1980).

Myeloproliferative Erkrankungen, Paraproteinämien

Myeloproliferative Erkrankungen sind häufig mit einer Thrombozytenfunktionsstörung verbunden, die sowohl zu Blutungen wie zu Thrombosen führen kann. Blutungen können durch die Gabe von Thrombozytenkonzentraten behandelt werden (Bick 1985).

Auch Paraproteinämien und hohe Spiegel von Fibrin(ogen)spaltprodukten können mit einer Thrombozytenfunktionsstörung verbunden sein. Die Therapie besteht in einer Behandlung der Grunderkrankung, bei Paraproteinämie kann auch eine Plasmapherese die Blutungsneigung verringern.

Literatur

Ansell JE, Kumar R, Deykin D (1977) The spectrum of vitamin K deficiency. JAMA 238:40

Bick RL (1978) Disseminated intravascular coagulation and related syndromes. Am J Hematol 5:265

Bick RL (1985) Congenital coagulation factor defects and von W. Willebrand's disease. In: Bick RL Disorders of hemostasis and thrombosis. Principles of clinical practice. Thieme, Stuttgart New York, pp 127–156

Bick RL (1985) Hemostasis defects in general surgery, transplantation and the use of prosthetic devices. In: Bick RL Disorder of hemostasis and thrombosis. Principles of clinical practice. Thieme, Stuttgart New York, pp 223–253

Bloom AL (1981) Factor VIII inhibitors revisited. Br J Haematol 49:319

Brettler DB (1985) Thrombotic thrombocytopenie purpura. In: Rippe JM, Irvin RS, Alpert JS, Dalen JE (eds) Intensive care medicine. Little, Brown, Boston

Camitta B, Stark R, Thomas ED (1985) A plastic anemia. N Engl J Med 306:645

Cash JD (1977) Disseminated intravascular coagulation. In: Poller L (ed) Recent advances in blood coagulation. Churchill Livingstone, Edinburgh, p 293 ff

Cederbaum AI, Blatt PM, Roberts HR (1975) Intravascular coagulation with use of human prothrombin complex concentrates. Ann Intern Med 84:683

Cohn J (1976) Thrombozytopenia in childhood: An evaluation of 433 patients. Scand J Haematol 16:226

Daly PA, Schiffer CA, Wiernik PH (1980) Acute promyelocytic leukemia – clinical management of 15 patients. Am J Hematol 8:347

Feinstein DJ (1982) Diagnosis and management of disseminated intravascular coagulation: the role of heparin therapy. Blood 60:284

Forbes CD (1984) Clinical aspects of the hemophilias and their management. In: Ratnoff OD, Forbes CD (eds) Disorders of hemostasis. Grune & Stratton, New York, p 177 ff

Hiller E (1987) Hämostasetherapie im septischen Schock. Anästh Intensivmed 28:171

Hiller E, Saal JG, Ostendorf P, Griffith GW (1977) The procoagulant activity of human granulocytes, lymphocytes and monocytes stimulated by endotoxin. Klin Wochenschr 55:751

Janson PA, Jubelirer SJ, Weinstein MJ et al. (1980) Treatment of bleeding tendency in uremia with cryoprecipitate. N Engl J Med 303:1318

Jochum M, Duswald KH, Hiller E, Fritz H (1983) Plasma levels of human granulocytic elastase-α_1-proteinase inhibitor complex (E-α_1 PJ) in patients with septicemia and acute leukemia. In: Goldberg D, Werner M (eds) Selected topics in clinical enzymology. De Gruyter, Berlin, p 85 ff

Klein CA, Blachman MA (1982) Alloantibodies and platelet destruction. Semin Thromb Hemost 8:105

Klose R (1987) Blutungskomplikationen bei Polytraumen. In: Mammen EF (Hrsg) Intensivmedizin aktuell: Sicherheit in Diagnose und Therapie von Gerinnungsstörungen. Medizinische Verlagsgesellschaft, Marburg

Kreger BE, Craven DE, McCabe WR (1980) Gram-negative bacteremia. IV. Evaluation of clinical features and treatment in 612 patients. Am J Med 68:344

Levine PH (1985) The congenital coagulopathies. In: Rippe JM, Irwin RS, Alpert JS, Dalen JE (eds) Intensive care medicine. Little, Brown, Boston Toronto

Mammen EF (1983) Factor VIII abnormalities. Semin Thromb Hemost 9:22

Mayne EF, Madden M, Crothers JS et al. (1981) Highly purified porcine factor VIII in hemophilia A with inhibitors to factor VIII. Br Med J 282:2011

McGrath JM, Stewart GJ (1969) The effects of endotoxin on vascular endothelium. J Exp Med 129:833

McMillan R (1981) Chronic idiopathic thrombocytopenic purpura. N Engl J Med 304:1135

Meyer JG (1986) Blutgerinnung und Fibrinolyse. Theorie, Praxis, Diagnostik, Therapie, Prophylaxe. Deutscher Ärzte-Verlag, Köln

Mielke CH, Kaneshiro MM, Maher LA, Weiner J, Rapaport SJ (1969) The standardized normal Ivy bleeding time and its prolongation by aspirin. Blood 34:204

Müller-Berghaus G (1977) Pathophysiology of generalized intravascular coagulation. Semin Thromb Hemost 4:209

Neame PB, Kelton JG, Walker JR, Stewart JO, Nossel HL, Hirsch J (1980) Thrombocytopenia in septicemia: the role of disseminated intravascular coagulation. Blood 56:88

Phillips TE, Mammen EF, Selik NR (1984) Wirksamkeit von AT III bei Verbrauchskoagulopathie im Tierversuch. Med Welt 35:1022

Pineo GF, Regorczi F, Hatton MWC et al. (1973) The activation of coagulation by extracts of mucin: a possible pathway of intravascular coagulation accompaning adenocarcinomas. J Lab Clin Med 82:225

Post M, Telfer MD (1975) Surgery in hemophilic patients. J Bone Joint Surg [Am] 57:1136

Rabiner SF (1972) Uremic bleeding. Semin Hematol 17:242

Rybak ME (1985) Thrombocytopenia. In: Rippe JM, Irwin RS, Alpert JS, Dalen JE (eds) Intensive care medicine. Little, Brown, Boston

Salmassi S, Ilangovan S, Kasparisin DO (1982) Treatment of hemophilia A with factor VIII inhibitor by plasma exchange transfusion. Plasma Ther Transfus Technol 2:131

Schiffer CA (1984) Transfusion therapie in the critical care setting. In: Shoemaker WC, Thomson WL, Holbrook PR (eds) Textbook of critical care. Saunders, Philadelphia

Seeler RA (1972) Hemolysis due to anti-A and anti-B in factor VIII preparations. Arch Intern Med 130:101

Shambrom E (1970) Rapid correction of AHF deficiency by antihemophilic factor – method four, with special reference to inhibitors. Bibl Haematol 34:52

Shulman NR, Joran JV (1982) Platelet immunology – post transfusion purpura. In: Colman RW, Hirsh J, Marder VJ et al. (eds) Hemostasis and thrombosis: basic principles and clinical practice. Lippincott, Philadelphia, pp 290–297

Spilker D, Kilian J (1987)

Tilsner V (1987) Blutungskomplikationen in der perioperativen Phase. In: Mammen EF (Hrsg) Intensivmedizin aktuell. Sicherheit in Diagnose und Therapie von Gerinnungsstörungen. Medizinische Verlagsgesellschaft, Marburg

Vogel GE, Clarmann M von, Komm C, Wirtzfeld A, Oberdorfer A (1984) Antithrombin III in der Diagnose und Therapie der Verbrauchskoagulopathie. Intensivmed 21:155

Transfusion/Therapie mit Blutkomponenten

A. Lorentz

Die Transfusion von Blut oder von Blutkomponenten dient der Behebung eines Defizits. Ein therapiebedürftiges Defizit besteht in den allermeisten Fällen nicht für alle Fraktionen des Blutes, deshalb stellt eine Therapie mit Blutkomponenten sowohl aus medizinischen wie auch aus ökonomischen Gründen den rationalen Weg der Transfusionstherapie dar.

Zelluläre Präparate

Erythrozytenpräparate

Eine abgenommene und mit Stabilisator versehene Blutkonserve wird als Warmblut bezeichnet, sofern sie nicht älter als 3 h ist, innerhalb der ersten 48 h nach Blutentnahme als Frischblut, zu einem späteren Zeitpunkt als Vollblut.

Warmblut

Warmblut enthält Erythrozyten, Thrombozyten und plasmatische Gerinnungsfaktoren in weitgehend physiologischer Aktivität.

Frischblut

Auch im Frischblut ist das hämostatische Potential großenteils erhalten, wenn auch die Funktionsfähigkeit der Thrombozyten erheblich und die Aktivität der weniger stabilen Gerinnungsfaktoren (vor allem Faktor V und VIII) deutlich abnimmt.

Beim Einsatz von Warmblut oder Frischblut ist häufig die Untersuchung auf Infektionskrankheiten (Hepatitis B, Aids) wegen des kurzen Zeitraumes bis zur Transfusion nicht gewährleistet. Außerdem besteht ein erhöhtes Risiko der Luesübertragung.

Indikationen für Warmblut und Frischblut

Der Einsatz von Warmblut bzw. Frischblut sollte auf Blutungen beschränkt werden, bei denen ein kombinierter Mangel an Erythrozyten, an Gerinnungsfaktoren und Thrombozyten besteht (Massivtransfusion), sowie auf Situationen, bei denen bei einer isolierten Thrombozytopenie oder Thrombozytopathie Thrombozytenkonzentrate aus logistischen Gründen nicht rasch genug beschafft werden können.

Eine therapiebedürftige Thrombozytopenie (Thrombozytenzahlen $< 50\,000/$ mm^3) tritt bei Massivtransfusionen in der Regel erst nach einem Blutverlust auf, der bei 140% des Blutvolumens liegt (Spilker u. Kilian 1987). Auch der – im Vergleich zur gelagerten Konserve – höhere 2,3-DPG-Gehalt der Erythrozyten von Warm- oder Frischblutkonserven ist bei Massivtransfusionen von Vorteil.

Vollblut

In Vollblutkonserven haben Thrombozyten und Granulozyten ihre physiologische Wirkung vollständig und die labilen Gerinnungsfaktoren ihre Aktivität weitgehend verloren. Vollblutkonserven haben deshalb heute nur noch eine Indikation als autologe Blutkonserven bei geplanten Eingriffen.

Die Haltbarkeit von Erythrozyten in Vollblut, aber auch in Erythrozytenkonzentraten, ist vom verwendeten Stabilisator abhängig. Mit ACD- oder CPD-Stabilisator ist eine Lagerung von 21 Tagen möglich, ein Zusatz von Adenin verlängert die Haltbarkeit von Erythrozyten auf 35 Tage.

Erythrozytenkonzentrate

Erythrozytenkonzentrate werden durch Zentrifugation des Vollblutes und Abpressen des überstehenden Plasmas gewonnen. Hierbei wird ein Großteil des „buffy coat" entfernt; damit werden die Leukozyten um etwa 70% und die Thrombozyten um 90% verringert. Vom Plasma verbleiben rund 20%.

Das Volumen des Erythrozytenkonzentrates liegt bei etwa 280 ml. Der Hämatokrit beträgt rund 70%. Die Viskosität ist deshalb gegenüber Vollblut deutlich erhöht. Zur raschen Transfusion können 100 ml physiologischer Kochsalzlösung zugesetzt werden.

Durch die Verringerung des Plasmaanteils kann bei Patienten, die nur Sauerstoffträger benötigen, eine Volumenüberladung leichter vermieden werden. Durch die Reduzierung der Leukozyten und Thrombozyten wird die Häufigkeit febriler Transfusionsreaktionen vermindert (Högman et al. 1983).

Nach 1–2 Wochen Lagerung entstehen vorwiegend aus Thrombozyten und Leukozyten Mikroaggregate im gelagerten Blut, die die normalen 170-µ-Transfusionsfilter passieren. Diese Mikroaggregate werden für eine Verlegung der terminalen Lungenstrombahn nach Massivtransfusion verantwortlich gemacht (Sank 1961; Collins et al. 1986). Sie können durch Mikrofilter mit einer Porengröße von 10–40 µ weitgehend entfernt werden. Werden an „buffy-coat"-arme Erythrozytenkonzentrate über Mikrofilter filtriert, so bleiben Transfusionsreaktionen in der Regel selbst dann aus, wenn der Empfänger Antikörper gegen die wenigen verbliebenen transfundierten Leukozyten aufweist.

Thrombozyten- und leukozytenarme Erythrozytenkonzentrate

Soll vermieden werden, daß die Patienten, die vielfach transfundiert werden, gegen nichterythrozytäre Antigene sensibilisiert werden, muß der Gehalt an Leukozyten und Thrombozyten weiter verringert werden. Solche Erythrozytenkonzentrate können durch mehrfaches Waschen mit physiologischer Kochsalzlösung oder durch Adhäsionsfiltration „buffy-coat"-armer Erythrozytenkonzentrate hergestellt werden. Gewaschene Erythrozytenkonzentrate enthalten noch 10–30% der ursprünglichen Leukozytenzahlen. Mit der Adhäsionsfiltration kann die Leukozytenzahl auf unter 5% des Ausgangswertes gesenkt werden („leukozytenfreie" Erythrozytenkonzentrate). Das Verfahren ist jedoch aufwendig und kostspielig.

Indikationen für die Transfusion von leukozytenarmen oder leukozytenfreien Erythrozytenkonzentraten sind:

- wiederholte febrile Reaktionen (leukozytenarme, bei schweren Reaktionen leukozytenfreie Konzentrate),
- Transfusionen bei Patienten, die für eine Organtransplantation vorgesehen sind, evtl. mit Ausnahme von Nierentransplantatempfängern (leukozytenfreie Konzentrate),
- Transfusionen bei Patienten, bei denen vorauszusehen ist, daß eine langdauernde Thrombozytensubstitution notwendig wird (leukozytenfreie Erythrozytenkonzentrate, gleichzeitig Vermeiden einer HLA-Sensibilisierung durch Thrombozytenkonzentrate),
- Thalassämie.

Bei der Herstellung von leukozytenarmen und leukozytenfreien Erythrozytenkonzentraten wird nicht mehr im geschlossenen System gearbeitet. Diese Präparate müssen deshalb wegen der bestehenden Kontaminationsgefahr unmittelbar nach der Herstellung (maximal 12 h später) transfundiert werden.

Gewaschene Erythrozytenkonzentrate

Gewaschene Erythrozytenkonzentrate erhält man durch wiederholtes Durchmischen eines Erythrozytenkonzentrates mit physiologischer Kochsalzlösung und Zentrifugation. In der Regel werden 1–2 Waschvorgänge durchgeführt. Dabei erreicht man eine Verminderung der Leukozyten und Thrombozyten um 70–90%, der Plasmaproteine um etwa 95%. Die Überlebenszeit gewaschener Erythrozyten ist – abhängig von der Zahl der Waschvogänge – vermindert.

Gewaschene Erythrozytenkonzentrate sind indiziert bei
- Überempfindlichkeit gegenüber Fremdplasma,
- Immundefekten mit nachgewiesenen Plasmaantikörpern gegen Immunglobuline,
- wenn eine Übertragung von Komplementfaktoren vermieden werden soll (paroxysmale nächtliche Hämoglobinurie Marchiafava).

Tiefgefrorene Erythrozyten

Zum Einfrieren werden die Erythrozyten nach Auswaschen des Plasmas mit einer Glyzerinlösung versetzt, eingefroren und bei −80 °C oder kälter gelagert. Solche Erythrozytenkonzentrate sind über Jahre haltbar. Nach dem Auftauen muß das Glyzerin wieder ausgewaschen werden. Die Präparate müssen sofort transfundiert werden.

Indikationen für tiefgekühlte Erythrozytenkonzentrate:
- Erythrozytenkonzentrate mit seltenen Blutgruppenantigenen oder ungewöhnlicher Blutgruppenkonstellation (hier steht den regionalen Blutspendezentralen u. a. die „Internationale Blutbank" in Amsterdam zur Verfügung),
- Konservierung von autologem Blut.

Thrombozytenpräparate

Warmblut oder Frischblut eignet sich wegen des großen Transfusionsvolumens in vielen Situationen nicht zum Ersatz von Thrombozyten. Mit der Herstellung von Thrombozytenpräparaten tritt ein erheblicher Verlust von Plättchen auf, das wesentlich kleinere Volumen ermöglicht jedoch die Transfusion einer größeren Thrombozytenzahl.

Die Thrombozyten tragen AB0-Antigene. Ihre Überlebenszeit wird aber durch die natürlichen AB0-Antikörper meist nicht beeinträchtigt. Es sollten jedoch möglichst blutgruppengleiche oder blutgruppenkompatible Präparate transfundiert werden, da die Thrombozytenkonzentrate geringe Mengen an Erythrozyten enthalten. Rhesusnegativen Mädchen und Frauen vor der Menopause sollten nur rhesusnegative Konserven transfundiert werden.

Thrombozytenreiches Plasma

Thrombozytenreiches Plasma wird nach Zentrifugation einer Vollblutkonserve durch Abpressen des überschüssigen Plasmas gewonnen. Der größte Teil der Thrombozyten einer Frischbluteinheit wird so in etwa 200 ml Plasma gewonnen. Die Funktionsfähigkeit der Thrombozyten ist gut, die Beimischung an Erythrozyten und Leukozyten gering.

Thrombozytenkonzentrat

Die Thrombozyten aus thrombozytenreichem Plasma werden zentrifugiert, der Plasmaüberstand bis auf 50 ml abgepreßt und die Thrombozyten in diesem Plasmavolumen erneut aufgeschwemmt. In der Regel können nur 70% der Thrombozyten der Frischbluteinheit gewonnen werden. Auch die Qualität dieser Thrombozyten ist gemindert.

Thrombozytenkonzentrate von Einzelspendern

Durch Thrombapherese können größere Mengen an Thrombozyten (4–12 Einheiten) von Einzelspendern gewonnen werden. Das Volumen der Präparate, die Leukozyten- und Erythrozytenbeimischungen hängen von der Art der Thrombapherese ab. Bei hohem Erythrozytengehalt soll zwischen Spender und Empfänger eine Kompatibilität im AB0- und Rhesussystem bestehen. Da eine Thrombapherese nicht im geschlossenen System durchgeführt wird, sollte aus Sterilitätsgesichtspunkten die Transfusion der Thrombozytenkonzentrate innerhalb von 24 h durchgeführt werden.

Indikationen von Thrombozytenkonzentraten

Ob eine Thrombozytopenie oder Thrombozytopathie zu einer klinischen Blutung führt, hängt von einer Vielzahl von Faktoren ab (Ätiologie der Thrombozytopenie, gleichzeitig bestehender Mangel an Gerinnungsfaktoren, Infektionen, Trauma). Es gibt wenig gesicherte Kenntnisse über die Notwendigkeit von Thrombozytentransfusionen bei diesen unterschiedlichen Patientengruppen.

Die Blutungszeit als Indikator der Thrombozytenfunktionen ist gerade bei intensivtherapeutisch behandelten Patienten häufig wenig zuverlässig. So können z. B. eine Schocksituation oder ein ausgeprägtes subkutanes Ödem die richtige Interpretation der Blutungszeit erheblich erschweren. Darüber hinaus korreliert die Blutungszeit häufig nicht mit dem Auftreten oder der Exazerbation von Blutungen bei bestehender Thrombozytopenie. Sie kann allerdings dazu beitragen, eine bestehende Thrombozytopathie bei normaler Thrombozytenzahl zu erkennen.

Prophylaktisch werden Thrombozytentransfusionen eingesetzt bei Thrombozytopenien unter 20 000/mm^3, wobei allerdings die Ursache der Thrombozytopenie mitberücksichtigt werden muß. Bei Thrombozytopenien, die auf einer Umsatzsteigerung beruhen, insbesondere bei Immunthrombozytopenien, ist eine Thrombozytentransfusion kaum wirksam und sollte nur bei lebensbedrohlichen Blutungen eingesetzt werden. Auch bei erhöhtem Thrombozytenverbrauch nichtimmunologischer Genese (Verbrauchskoagulopathie, Hypersplenismus) ist eine Thrombozytentransfusion selten indiziert, da die Plättchenzahlen in der Regel nicht so weit abfallen, daß eine Substitution nötig ist. Bei Patienten mit einer Verbrauchskoagulopathie muß in erster Linie die auslösende Ursache behandelt werden, in zweiter Linie die plasmatische Gerinnungsstörung. Bei ernährungsbedingten Bildungsstörungen der Thrombozyten (Vitamin B$_{12}$-Mangel, Folsäuremangel, Alkoholabusus) ist eine Thrombozytentransfusion selten nötig, da auch hier

Indikation zur Thrombozytensubstitution (mod. nach Frey-Wettstein et al. 1986)

---

1) Optimale Wirkung (prophylaktische und therapeutische Indikation):
   - Bildungsstörungen (Knochenmarkverdrängung bei Leukämie, Osteomyelosklerose; Knochenmarkaplasie)
   - Thrombozytopathien (hereditär oder erworben)
   - neonatale Thrombozytopenie durch Alloantikörper der Mutter

2) Eingeschränkte Wirkung (therapeutische Indikation, Dosiserhöhung nötig):
   - Verbrauchskoagulopathie
   - Hypersplenismus

3) Schlechte Wirkung (therapeutische Indikation in Notfallsituationen, Dosiserhöhung nötig)
Immunthrombozytopenien:
   - medikamentös bedingte Immunthrombozytopenien
   - idiopathische thrombozytopenische Purpura
   - Alloimmunisierung (HLA-System, Plättchenantikörper)
   - posttransfusionelle Purpura

---

die Thrombozytenzahlen meist nicht unter die Interventionsgrenze abfallen und die Erkrankung rasch auf eine Vitamingabe bzw. Alkoholabstinenz anspricht. Eine prophylaktische Substitution ist dagegen angezeigt, wenn Knochenmarkaplasien oder Thrombozytopathien vorliegen.

Es gibt wenig gesicherte Erkenntnisse darüber, bei welchen Thrombozytenzahlen invasive Eingriffe noch sicher durchgeführt werden können. Bei Punktionen, bei denen die Punktionsstelle komprimierbar ist, etwa bei der Punktion der A. radialis oder bei einer Knochenmarkpunktion, kann der Eingriff auch bei Thrombozytenzahlen von weniger als 20 000/mm^3 in der Regel ohne besondere Gefährdung des Patienten durchgeführt werden. Bei Eingriffen, bei denen bereits kleinere Blutungen gefährlich werden können, wie etwa bei einer Bronchoskopie mit Biopsie, sollte die Thrombozytenzahl über 50 000/mm^3 angehoben werden. Bei diesen Werten können selbst große chirurgische Eingriffe sicher durchgeführt werden, sofern keine weiteren Gerinnungsstörungen bestehen. Die Plättchenzahl sollte in den ersten 3–4 postoperativen Tagen über diesem Wert gehalten werden, insbesondere bei neurochirurgischen Eingriffen (Simpson 1978; Brand et al. 1978; Schiffer 1980).

Auch bei Thrombozytenzahlen > 50 000/mm^3 sollten größere chirurgische Eingriffe nur vorgenommen werden, wenn genügend Thrombozytenkonzentrate bereitgestellt sind und vorausgegangene Transfusionen gezeigt haben, daß ein ausreichender Anstieg der Thrombozytenzahlen nach Transfusion erreicht wird.

Therapeutisch werden Plättchen transfundiert, wenn Blutungen auftreten und die Thrombozytenzahl unter 50 000/mm^3 abgefallen ist oder Funktionsstörungen der Thrombozyten vorliegen. Bei Blutungsneigung nach großen operativen Eingriffen kann ausnahmsweise das Anheben der Thrombozytenzahl auf Werte über 100 000/mm^3 notwendig sein.

In der Regel werden Anstiege der Thrombozytenzahlen zwischen 20 000 und 30 000/mm^3 angestrebt. Dies läßt sich – sofern keine Umsatzstörungen vorliegen – mit einer Einheit thrombozytenreichen Plasmas pro 15 kg KG oder einer Einheit Thrombozytenkonzentrat pro 10 kg KG erreichen. Von der transfundierten Menge verbleiben etwa 60–70% in der Zirkulation, die übrigen werden in der Milz, in geringerem Maße auch in der Leber sequestriert (Aster u. Jandl 1961).

Thrombozytenzahl und -funktionsfähigkeit in den einzelnen Präparaten variieren beträchtlich. Dies ist von der Art der Präparation, der Temperatur während der Präparation, der Lagerung und des Transportes, der Art der Lagerung (Luftzutritt an die Oberfläche des Transfusionsbeutels und die regelmäßige Durchmischung des Beutelinhalts) und der Menge des vorhandenen Plasmas abhängig. Liegen keine klinischen Begleitumstände vor, die die Thrombozytenausbeute beeinträchtigen (Fieber, Sepsis, Verbrauchskoagulopathie u. a.), so sollte bei ungenügendem Anstieg der Thrombozytenzahl durch Rücksprache mit dem Transfusionszentrum nach der Ursache gesucht werden. Neben ungenügenden Plättchenzahlen und ungenügender Plättchenfunktion in den transfundierten Präparaten kommen Anti-HLA – oder antithrombozytäre Antikörper und zirkulierende Immunkomplexe beim Patienten in Frage.

Ist vorauszusehen, daß für eine längere Zeit Thrombozytenersatz notwendig wird, so sollten Konzentrate von Einzelspendern verwendet werden, um das Risiko einer Allosensibilisierung zu vermeiden. Wird Erythrozytenersatz notwendig, so sollten leukozytenarme oder leukozytenfreie Erythrozytenkonzentrate transfundiert werden. Ist es zu einer Sensibilisierung gekommen, müssen HLA-kompatible Spender, in Einzelfällen auch in bezug auf thrombozytenspezifische Antigene kompatible Spender, ausgewählt werden.

Granulozytenkonzentrate

Granulozytenkonzentrate werden mit Zellseparatoren von Einzelspendern gewonnen (Leukapherese). Als Spender kommen AB0-identische Erwachsene in Frage, bei alloimmunisierten Empfängern müssen die Granulozyten auch im HLA-System kompatibel sein.

Granulozytenkonzentrate enthalten in 200–500 ml Plasma 1–3×10^{10} Granulozyten, daneben einen unterschiedlichen Anteil von Erythrozyten, Lymphozyten und Thrombozyten. Als Zusatz enthalten sie in den meisten Fällen 30–50 Einheiten Heparin/ml und etwa 10 Vol.-% Hydroxyäthylstärke oder Dextran.

Vor der Transfusion müssen erythrozytenreiche Granulozytenpräparate auf die Verträglichkeit der Empfänger- und Spendererythrozyten geprüft werden, bei alloimmunisierten Patienten sollte darüber hinaus ein Leukozyten-Cross-Match durchgeführt werden.

Granulozytentransfusionen sind indiziert bei Leukozytenzahlen unter 200–$500/\mathrm{mm}^3$ und einem der folgenden Kriterien:
- Fortbestehen eines schweren febrilen Infektes >72 h trotz adäquater antibiotischer Kombinationstherapie,
- fortgesetzt positive Blutkulturen trotz Antibiotikatherapie,
- Infektionsherd, der sich unter Antibiotikatherapie nicht zurückbildet,

sofern bei einer potentiell reversiblen Granulozytopenie eine Erholung der Granulopoese in den nächsten 2–3 Tagen nicht zu erwarten ist (Bretter 1985; Frey-Wettstein et al. 1986).

Um die häufigen febrilen Transfusionsreaktionen zu vermindern, die auf einer Leukoagglutination beruhen, sollten die Patienten mit einem Antihistaminikum und/oder 100 mg Hydrokortison prämediziert werden. Die Granulozytenpräparate werden über normale 170-µ-Bluttransfusionsfilter transfundiert.

Granulozyten sollten wenigstens täglich transfundiert werden. Die meisten Patienten brauchen 3–4 E/Tag, bis ein klinischer Erfolg eintritt. Aufgrund des hohen Umsatzes und der Sequestrierung von Granulozyten im Gebiet der Infektion läßt sich selten ein Anstieg der zirkulierenden Granulozyten nachweisen. Die Behandlung wird fortgesetzt, bis die eigene Granulopoese wieder in Gang kommt oder die Zeichen der Infektion abklingen (Schiffer 1984).

Plasmapräparate

Tiefgekühltes Frischplasma

Tiefgekühltes Frischplasma ("fresh frozen plasma", FFP) wird durch Zentrifugation von Warmblut und Abpressen des Plasmaüberstandes oder durch Plasmapherese gewonnen. Das Plasma wird innerhalb von 6 h nach der Blutentnahme abgetrennt und rasch auf −30 °C oder tiefer abgekühlt. Es ist bei dieser Temperatur wenigstens 12 Monate haltbar. Tiefgekühltes Frischplasma enthält alle Plasmaproteine. Die Gerinnungsfaktoren, insbesondere die labilen Faktoren V und VIII, behalten ihre Aktivität weitgehend. So weist der Faktor VIII gegenüber Frischplasma auch nach 12 Monaten noch eine Aktivität von 60–70% auf. Inwieweit der Gehalt an anderen Plasmaproteinen mit einer spezifischen Wirkung klinisch von Nutzen ist, ist ungeklärt. Das Plasmapräparat enthält eine geringe Menge an Erythrozyten und Thrombozyten.

Indikation

Die Gabe von tiefgekühltem Frischplasma ist dann indiziert, wenn ein Mangel an Gerinnungsfaktoren – insbesondere ein kombinierter Mangel – besteht, der eine Blutungsneigung verursacht.

Indikationen für tiefgefrorenes Frischplasma

Blutungsneigung durch Mangel an Gerinnungsfaktoren:
- große Blutverluste
- Lebererkrankungen, Cumarinmedikation
- Verbrauchskoagulopathie (nach der Gabe von AT III bzw. Heparin)
- von-Willebrand-Syndrom, familiärer Faktorenmangel, sofern kein Faktorenkonzentrat verfügbar

Sofern nicht bereits vorher Gerinnungsdefekte bestehen, ist die Gabe von Frischplasma bei Blutverlusten in der Regel erst dann nötig, wenn der Blutverlust 80% des Blutvolumens erreicht (Spilker u. Kilian 1987; Högman et al. 1987). Zum Volumenersatz sollte tiefgefrorenes Frischplasma wegen der Kosten und der möglichen Übertragung von Infektionskrankheiten (Hepatitis, Zytomegalie, Aids u. a.) nicht verwendet werden.

Die Konserve wird im Wasserbad bei 37 °C aufgetaut und nach dem Auftauen sofort mit einem normalen Transfusionsbesteck transfundiert.

Die Isoagglutinine und Isohämolysine sind im tiefgefrorenen Frischplasma unverändert enthalten. Es muß daher auf eine Gruppengleichheit zwischen Spender und Empfänger geachtet werden. Lediglich das Plasma von AB-Spendern ist universell verwendbar. Normalerweise wird der Rhesusfaktor nicht berücksichtigt. Dies kann bei der Transfusion großer Mengen an tiefgefrorenem Frischplasma durch den geringen Gehalt an Erythrozyten zur Sensibilisierung im Rh-System führen. Bei Rh-negativen Frauen im gebärfähigen Alter sollte deshalb möglichst rhesus-negatives Blutplasma übertragen werden.

Gerinnungsfaktoren

Kryopräzipitat

Kryopräzipitat wird aus dem Frischplasma von wenigen Einzelspendern gewonnen. Die Ausbeute an Faktor VIII liegt bei 50% der Ausgangsaktivität. Der Mindestfaktor-VIII-Gehalt ist deklariert. Dabei entspricht eine Einheit der Menge an Faktor VIII, die in 1 ml Frischplasma enthalten ist.

Da Kryopräzipitat Isoagglutinine der Blutgruppen A und B im ursprünglichen Titer enthält, kann es bei Patienten, die große Mengen Kryopräzipitat erhalten, eine Hämolyse verursachen. Ein Screening auf potente Anti-A- und Anti-B-Hämolysine kann diese Wirkung verringern. Für Patienten der Blutgruppen A und AB ist eine antihämophile Fraktion der Blutgruppe A verfügbar. Für Empfänger der Blutgruppe 0 und B kann in der Regel ein hämophiler Faktor ohne deklarierte Blutgruppe verwendet werden.

Indikation: Therapie und Prophylaxe von Blutungen bei Hämophilie A und von-Willebrand-Syndrom. Beim von-Willebrand-Syndrom ist das Kryopräzipitat das Präparat der Wahl (vgl. Kap. „Gerinnungsstörungen", S. 231).

Faktor-VIII-Konzentrat

Faktor-VIII-Konzentrat wird aus einem größeren Plasmapool gewonnen. Bei den Reinigungsschritten gehen 80–90% der Faktorenaktivität verloren. Dafür enthält das Präparat den Faktor VIII hochkonzentriert (zwischen 20 und 25 Einheiten pro ml).

Indikation: Therapie und Prophylaxe von Blutungen bei Hämophilie A, insbesondere zur Behandlung ausgedehnter Blutungen, zur Prophylaxe von Blutungen bei operativen Eingriffen u.a. bei Hämophiliepatienten, die Hemmkörper gegen Faktor VIII aufweisen.

Faktor-IX-Konzentrate (Prothrombinkomplex, nicht aktiviert)

Der Prothrombinkomplex enthält die Faktoren II, VII, IX und X. Bei seiner Herstellung können diese Gerinnungsfaktoren teilweise aktiviert werden. Deshalb enthalten Faktor-IX-Präparate in der Regel geringe Mengen Heparin und ausreichend AT III zur Verhinderung von Aktivierungsvorgängen. Auch Faktor-IX-Konzentrat wird aus gepooltem Plasma hergestellt. Die Faktor-IX-Aktivität beträgt in der Regel 25 E/ml.

Indikation: Prophylaxe und Therapie von Blutungen bei Hämophilie B. Zur Behandlung von Blutungen bei Cumarinmedikation, Leberinsuffizienz oder nach Massivtransfusion sollte wegen der erhöhten Infektionsgefahr und der teilweisen Aktivierung der Gerinnungsfaktoren tiefgefrorenes Frischplasma und nicht Prothrombinkomplex gegeben werden.

Aktivierter Prothrombinkomplex

Aktivierter Prothrombinkomplex wird bei Patienten mit Hämophilie A eingesetzt, die Hemmkörper gegen Faktor VIII aufweisen. Die Gabe aktivierten Prothrombinkomplexes umgeht den Faktor VIII im Gerinnungssystem. Die Präparate sind kontraindiziert bei Blutungen durch Verminderung des Prothrombinkomplexes, da sie Thrombosen und eine Verbrauchskoagulopathie auslösen können.

Fibrinogen

Cohn-Fraktion-I wird aus dem Plasma von wenigen Spendern gewonnen, hoch-
gereinigtes Fibrinogen aus einem größeren Plasmapool hergestellt.

Indikation sind Therapie und Prophylaxe von Blutungen bei der seltenen kon-
genitalen Afibrinogenämie oder Hypofibrinogenämie. Bei erworbener Hypofibrinogenämie sind Fibrinogenpräparate selten indiziert. Kontraindiziert sind sie bei
anhaltender Verbrauchskoagulopathie.

Albumin

Albuminlösungen enthalten Albumin aus gepooltem Plasma und wenige Prozent
der übrigen Plasmaproteine. Sie stehen als 5%ige und 20%ige Lösung zur Verfügung. Albumin ist zum einen Trägerprotein für körpereigene Substanzen und Medikamente, zum anderen ist es für zwei Drittel des kolloidosmotischen Drucks
des Plasmas verantwortlich. Unterhalb von 3 g/dl Albumin (5 g/dl Gesamteiweiß) kommt es zur Bildung von Ödemen, insbesondere in der Haut, der Darmwand und der Muskulatur, sofern der kolloidosmotische Druck nicht durch Plasmaexpander sichergestellt wird. Als Interventionsgrenze für die Gabe von Albumin werden Gesamteiweißwerte unter 4,5–5 g/dl angegeben (Lundsgaard-Hansen 1987).

Albuminpräparate werden hitzeinaktiviert und gelten als virussicher.

Indikation

5%iges Humanalbumin: Volumenersatz nach Ausschöpfung der Höchstdosen für
kolloidale Plasmaersatzmittel bzw. wenn ein langwirksamer Plasmaexpander benötigt wird.

20%ige Humanalbuminlösung: Hypalbuminämie durch große Blutverluste, Ei-
weißsequestrierung, Kapillarschädigung (septischer Schock, ausgedehnte Verbrennungen, große Operationen, schwere Verletzungen). Keine Indikation sind
Hypalbuminämie bei Unterernährung und bei chronischem Plasmaeiweißverlust
(Nephrose, Enteropathie, wiederholte Aszitespunktion u. a.).

Therapie mit Blutkomponenten bei größeren Blutverlusten

Die häufigste Indikation für eine Therapie mit Blutkomponenten stellt die chirurgisch oder traumatisch bedingte Blutung dar. Dabei geht es um die Aufrechterhaltung und Wiederherstellung
- des Blutvolumens,
- der Sauerstofftransportkapazität (Erythrozyten),
- der Hämostase (Gerinnungsfaktoren),
- der Funktion der Plasmaproteine (kolloidosmotischer Druck, Trägerproteine, immunologische Funktion).

Beim Ersatz von Blut hat die Aufrechterhaltung des Blutvolumens die erste Priorität. Dies kann durch kristalline oder kolloidale Volumenersatzlösungen erreicht werden. Bei den kolloidalen Lösungen ist ein Ersatz entsprechend ihrer Volumenexpansion notwendig, bei kristallinen Lösungen ein Volumen, das das Drei- bis Vierfache des Blutverlustes ausmacht, da sich kristalline Lösungen gleichmäßig auf Plasmavolumen und interstitiellen Raum verteilen. Kristalline Lösungen führen daher zu einem interstitiellen Ödem, das vor allem die Haut, die Darmwand und die Muskulatur betrifft.

An zweiter Stelle steht beim Ersatz von Blut die Sauerstoffbindungskapazität, d. h. der Hämatokritwert. Er sollte im intensivmedizinischen Bereich zwischen 30 und 35 gehalten werden, bei verminderter Auswurfleistung des Herzens oder Lungenfunktionsstörungen auch höher. Entscheidende Größen sind Sauerstoffangebot und Sauerstoffausschöpfung. Zum Erythrozytenersatz werden Erythrozytenkonzentrate eingesetzt.

Bei Blutverlusten, die 50% des Blutvolumens ausmachen, wird eine Gesamteiweißkonzentration von 4,5 g/dl erreicht, die häufig als Interventionsgrenze angegeben wird (Lundsgaard-Hansen 1980; Högman et al. 1987). Ein Teil dieser Verluste wird jedoch innerhalb von Stunden durch den Einstrom von Eiweiß aus dem Interstitium ausgeglichen, in dem sich 60% des extrazellulären Eiweißpools befinden. Bei elektiven operativen Eingriffen haben verschiedene Studien keinen negativen Einfluß einer restriktiven Infusionstherapie mit Albumin oder Plasmalösungen ergeben (Högman et al. 1987). Allerdings können nach anderen Untersuchungen niedrige Gesamteiweißwerte die Heilung nach chirurgischen Eingriffen verzögern.

Erreicht der Blutverlust 80–90% des Blutvolumens, müssen zusätzlich Gerinnungsfaktoren in Form von tiefgefrorenem Frischplasma gegeben werden, und zwar in der Größenordnung von einem Drittel bis zur Hälfte des weiteren Blutverlustes. Hilfreich ist jetzt ein Monitoring der Globaltests der Gerinnung und des Fibrinogens: Als Interventionsgrenzen werden ein Quick-Wert von 30%, eine PTT von 60 s und ein Fibrinogen unter 100 mg/dl angesehen (Spilker u. Kilian 1987).

Überschreitet der Blutverlust 140% des Blutvolumens, können die Thrombozytenzahlen in einen Bereich von unter 50 000/mm^3 abfallen und müssen dann substituiert werden. Dies kann durch Thrombozytenkonzentrate oder Warmblut geschehen. Warmblut hat den Vorteil, daß gleichzeitig Erythrozyten mit einem normalen 2,3-DPG-Gehalt und Gerinnungsfaktoren transfundiert werden.

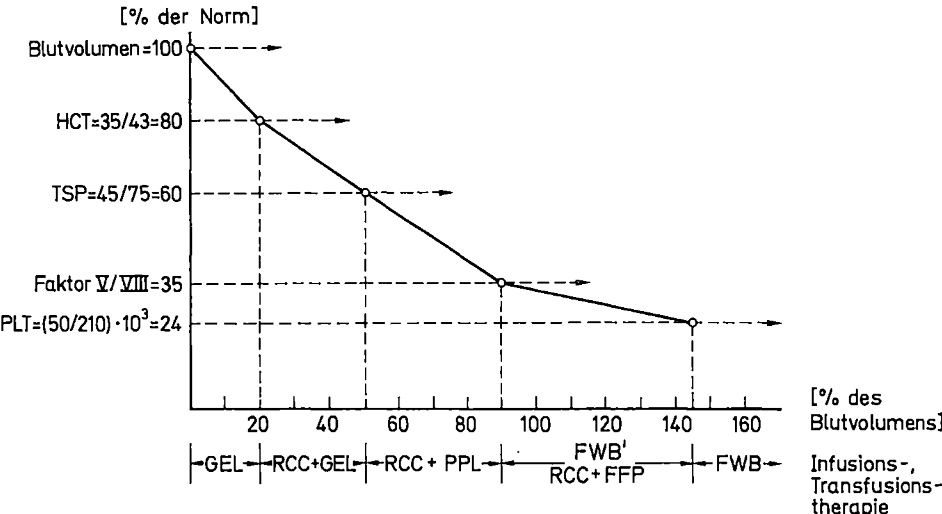

Abb. 1. Therapie mit Blutkomponenten, Plasmaersatzmitteln und Albumin, *HCT* Hämatokrit, *TSP* Gesamteiweiß, *PLT* Plättchen, *GEL* 4%-Gelatine, *RCC* Erythrozytenkonzentrat mit 70% Hämatokrit, *PLL* 4%-Albumin, *FFP* tiefgefrorenes Frischplasma, *FWB* Frischvollblut. (Nach Lunsgaard-Hansen u. Tschirren 1980)

Abbildung 1 zeigt die Richtlinie einer solchen Blutkomponententherapie entsprechend dem Modell von Lundsgaard-Hansen. Eine Therapie anhand dieser Richtlinien setzt allerdings voraus, daß präoperativ eine normale Hämostase und normale Serumeiweißspiegel bestanden.

Beim Polytrauma kann neben einer Verdünnungskoagulopathie – abhängig vom Schweregrad der Verletzungen und den betroffenen Organen – gleichzeitig eine Verbrauchskoagulopathie bestehen, die eine differenzierte Therapie mit AT III und tiefgefrorenem Frischplasma (FFP) nötig macht (vgl. Kap. „Gerinnungsstörungen", S. 245).

Notfalltransfusion

Bei schwerem akutem Blutverlust kann eine Transfusion notwendig werden, bevor die üblichen blutgruppenserologischen Voraussetzungen einer Transfusion erfüllt sind. Ist die Blutgruppe des Empfängers nicht bekannt, so werden Erythrozytenkonzentrate der Blutgruppe 0 Rh negativ transfundiert. Vor der Transfusion wird Blut für die Blutgruppenbestimmung, die Kreuzproben und Antikörpersuchtests abgenommen. Ist die Blutgruppe bestimmt, so wird auf gruppengleiche Erythrozytenkonzentrate umgestellt, deren Verträglichkeit im regulären Verfahren geprüft wurde. Ist die Blutgruppe bekannt (etwa bei unerwartet großen Blutverlusten bei elektiven Eingriffen), wird ABO-Rh-gruppengleiches Blut transfundiert. Insbesondere wenn ein Screening auf irreguläre Antikörper beim Empfänger durchgeführt wurde, kann nach einem Bedside-Test ABO-Rh-kompatibles Blut ohne Bedenken transfundiert werden.

Die Transfusion von 0-Rh-negativem Blut bei unbekannter Blutgruppe hat drei wesentliche Nachteile (Frey-Wettstein et al. 1986):
1) Der Vorrat an Rh-negativen Blutkonserven ist meist klein.
2) Nach der Gabe von mehr als 5–6 Konserven der Blutgruppe 0 Rh negativ innerhalb von 1 h ist die Bestimmung der patienteneigenen ABO- und der Rh-Gruppe nicht mehr zuverlässig.
3) Es ist – v. a. bei der Transfusion von Vollblut – eine inverse hämolytische Transfusionsreaktion (s. S. 273) möglich. In der Regel werden allerdings Blutkonserven der Blutgruppe 0 mit erheblichem Gehalt an hämolysierenden Anti-A- oder Anti-B-Antikörpern besonders gekennzeichnet („nur zur blutgruppengleichen Transfusion"). Durch die Transfusion von Erythrozytenkonzentraten ist die Gefahr einer inversen Hämolyse geringer.

Schwierigkeiten mit der Blutgruppenbestimmung nach Transfusion von Blut der Blutgruppe 0 negativ lassen sich vermeiden, wenn vor der Transfusion Blut für die Blutgruppenserologie abgenommen wird. Auch bei Transfusion vor Abschluß der Kreuzprobe ist es wichtig, diese Kreuzprobe und den Antikörpersuchtest zu Ende zu führen. Bei Massivtransfusionen, bei denen das Empfängerblut innerhalb von 24 h wenigstens einmal ausgetauscht wird, sind Kreuzproben für weitere Transfusionen nicht mehr aussagefähig. Falls irreguläre Antikörper vorliegen, sollte – wenn irgend möglich – ihre Spezifität bestimmt werden und entsprechend kompatibles Blut transfundiert werden. Wenn die Zahl der Transfusionen in der Folge unter 50% des Blutvolumens innerhalb von 24 h abfällt, sind Kreuproben und Antikörpersuchtests wieder aussagefähig.

Im Notfall kann auch der Patient mit der Blutgruppe AB für die Erythrozytenkonzentrate als Universalempfänger gelten. Dies ist insbesondere deshalb von Bedeutung, da der Vorrat an AB-Konserven in der Regel begrenzt ist, insbesondere wenn sie mit einem negativen Rhesusfaktor verbunden sind. Notfalls muß rhesus-inkompatibel transfundiert werden, auch wenn die Sensibilisierungsrate hierbei hoch ist (Zistel 1988).

Risiken bei der Transfusion von Blut und Blutderivaten

Die Risiken, die mit der Transfusion von Blut und Blutderivaten verbunden sind, werden häufig unterschätzt. Komplikationen treten etwa bei 2% aller Bluttransfusionen auf (Brzica 1978; Mollison et al. 1987; Schricker 1988). Diese Komplikationen werden durch immunologische, infektiöse und metabolische Reaktionen verursacht. Ein Risiko in bezug auf metabolische Komplikationen besteht v. a. bei der raschen Infusion großer Mengen an Blut oder Blutkomponenten (s. „Risiken bei Massivtransfusion", S. 275).

Febrile Reaktion

Febrile Reaktionen machen rund zwei Drittel aller Sofortreaktionen bei der Übertragung von Blut oder Blutbestandteilen aus. Ursache sind v. a. Pyrogene, die bei der Zerstörung von Leukozyten und Thrombozyten durch zytotoxische Antikörper gegen HLA-Merkmale und durch Leukozytenagglutinine entstehen. Solche Reaktionen treten vorwiegend bei Patienten auf, die bereits früher Bluttransfusionen erhalten haben. Auch beim Zerfall der Granulozyten und Thrombozyten in den ersten Tagen der Lagerung der Blutkonserven werden neben biogenen Aminen endogene Pyrogene freigesetzt, die zu febrilen Reaktionen führen können. Febrile Reaktionen durch immunologische Unverträglichkeit von Erythrozyten (s. unten) und durch Fremdproteine sind selten. Bakterienbedingte febrile Transfusionsreaktionen sind äußerst selten.

Tritt Fieber während einer Transfusion auf, so ist es schwierig, abzuschätzen, ob es sich um ein relativ harmloses Ereignis handelt oder ob eine akute Gefährdung des Patienten vorliegt. Besonders ernstzunehmen sind febrile Reaktionen bei Patienten, die bisher nicht transfundiert wurden. Neben Fieber und Schüttelfrost können in schweren Fällen Schock und Kreislaufversagen auftreten.

Ist eine Sensibilisierung gegenüber Leukozytenantigenen bei vielfach transfundierten Patienten bekannt, so muß die Transfusion nicht unbedingt abgebrochen werden. Vermeiden lassen sich solche Reaktionen bei der Substitution von Erythrozyten durch die Verwendung von Buffycoat-armen, gewaschenen oder leukozytenfreien Erythrozytenkonzentraten.

Tritt Fieber bei bisher nichttransfundierten Patienten auf, so muß die Transfusion abgebrochen und nach der Ursache gesucht werden. Insbesondere muß eine Hämolyse ausgeschlossen werden.

Allergisch-anaphylaktische Reaktion

Allergisch-anaphylaktische Transfusionskomplikationen beruhen meist auf einer Unverträglichkeit des transfundierten Eiweißes nach vorausgegangener Sensibilisierung. Häufigste Ursache sind Antikörper gegen Immunglobuline der Klasse A. Hierbei sind besonders Patienten mit vollständigem IgA-Mangel gefährdet.

Meist verlaufen diese Reaktionen leicht und erreichen nur das Stadium I einer anaphylaktischen Reaktion mit Flush und Urtikaria. Nur in Einzelfällen verlaufen sie schwer (Vyas et al. 1969). Die Symptome klingen in der Regel nach Infusionsstop ab. Bei Bedarf können Antihistaminika gegeben werden (Stephen et al. 1955). Treten ausgeprägte Formen der anaphylaktischen Reaktion auf, so sind zusätzlich Kortikosteroide erforderlich, im Stadium III und IV mit Bronchospasmus, Schock, Atem- und Kreislaufstillstand gezielte kardiorespiratorische Reanimationsmaßnahmen (s. Abschn. „Anaphylaktische Reaktion", S. 222).

Prophylaktisch können bei bekanntem IgA-Mangel bzw. bei nachgewiesenen Antikörpern gegen Plasmaproteine gewaschene oder tiefgefrorene Erythrozyten transfundiert werden.

Hämolytische Transfusionsreaktion

Hämolytische Transfusionsreaktionen sind bedingt durch die Reaktion von blutgruppenspezifischen Antikörpern mit Erythrozyten, die über das entsprechende Antigen verfügen. Mit oder ohne Mitwirkung von Komplement kommt es zur Hämolyse der unverträglichen Erythrozyten. Ablauf und Schweregrad der hämolytischen Reaktion sind abhängig von der Rezeptordichte auf der Erythrozytenoberfläche, der Plasmakonzentrationen des Antikörpers und seiner Fähigkeit, Komplemente zu aktivieren, und von der transfundierten Menge an inkompatiblen Erythrozyten.

Akute hämolytische Transfusionsreaktionen

Sie treten auf, wenn der Antikörper im Empfängerplasma hoch ist und 20 ml oder mehr inkompatiblen Blutes transfundiert werden. Die Hämolyse erfolgt in wenigen Minuten *intravasal*, sofern es sich um eine Inkompatibilität im AB0-System handelt.

Beim Vorkommen von irregulären Antikörpern (Antikörper gegen die Faktoren des Rh-, Kell-, Duffy-, Lewis- und Kidd-Systems) erfolgt die Hämolyse erst nach mehreren Stunden *extravasal* durch Phagozytose im retikuloendothelialen System. Die Reaktionen sind i. all. leichter, können jedoch in einzelnen Fällen auch schwer, z. T. letal verlaufen.

Das Leitsymptom einer akuten hämolytischen Transfusionsreaktion ist die Hämoglobinämie, der von einem gewissen Schweregrad an eine Hämoglobinurie folgt (s. folgende Übersicht).

Symptome einer akuten hämolytischen Transfusionsreaktion

Klinische Zeichen:
- Wärmegefühl in der Vene, in die infundiert wird
- Beklemmunsgefühl, Übelkeit, Schweißausbruch
- retrosternale Schmerzen
- Blutdruckabfall, Tachykardie, Schock
- Atemnot, Zyanose
- Fieber, Schüttelfrost
- abdominale Koliken, Durchfälle
- Blutungsneigung
- Hämoglobinurie
- Ikterus (verzögert)
- Niereninsuffizienz (durch Schock und Verbrauchskoagulopathie)

Laboruntersuchungen
Erhöhte Konzentrationen im Serum:
- freies Hämoglobin
  (ab 40 mg/dl mit dem bloßen Auge erkennbar; ab 100–140 mg/dl Hämoglobinurie)
- Methämoglobin
- Kalium

- Laktatdehydrogenase (LDH)
- Eisen
- indirektes Bilirubin (verzögert)

Erniedrigte Konzentrationen im Serum:
- Haptoglobin
- Hämopexin

Gerinnungsstatus:
- Verbrauchskoagulopathie
  pathologische Globaltests, erniedrigter Fibrinogenspiegel, niedrige Thrombozytenzahlen, Nachweis von Fibrinmonomeren und Fibrinspaltprodukten)

Die frühen klinischen Zeichen und der Schweregrad der Erkrankung wird jedoch vorwiegend durch die Aktivierung des Komplementsystems und der Gerinnungskaskade bestimmt. Die Freisetzung kreislaufaktiver Substanzen wie Histamin und Serotonin führt zu den kardiovaskulären Symptomen. Die Aktivierung
der Gerinnungskaskade erfolgt durch die Freisetzung von Thromboplastinen aus
den Erythrozyten und über das Komplementsystem (Zimmermann u. Müller-
Eberhard 1971; Müller-Eberhard 1975; Goldfinger 1977). Bei schweren Verlaufsformen kommt es zum Schock, zur Verbrauchskoagulopathie und zur akuten
Niereninsuffizienz. Die Mortalität bei Unverträglichkeiten im ABO-System liegt
bei über 10% (Mollison 1987; Schneider 1971). In Allgemeinanästhesie und unter
Analgosedierung beim Intensivpatienten sind die Symptome einer akuten hämolytischen Transfusionsreaktion weniger ausgeprägt. Oft sind Blutdruckabfall und
abnorme Blutungsneigung die einzigen frühen Symptome.

Akuten hämolytischen Transfusionsreaktionen liegen fast immer Verwechs-
lungen bei den bereitgestellten Konserven oder bei den für die Blutgruppenbe-
stimmungen und für die Kreuzproben bestimmten Blutproben zugrunde. Sehr
selten sind technische Unzulänglichkeiten bei der Durchführung der Kreuzprobe
die Ursache.

Schwere hämolytische Reaktionen sind selten, sie kommen nach vorsichtiger
Schätzung etwa einmal auf 5000 Transfusionen vor (Spielmann u. Seidel 1980).

Verzögerte hämolytische Transfusionsreaktionen

Ist der Empfänger einer Blutkonserve vor längerer Zeit gegen ein bestimmtes
Blutgruppenantigen sensibilisiert worden (Transfusion, Schwangerschaft), so
kann es sein, daß nicht mehr genügend Antikörper vorhanden sind, um zu einer
auffälligen Kreuzprobe zu führen. Wird das Antigen erneut infundiert, so kann
es zu einer raschen Synthese von Antikörpern kommen. Nach einigen Tagen
kommt es dann zu einem plötzlichen Abfall des Hämoglobins und einem Anstieg
des Bilirubins im Serum. Eine Hämoglobinurie tritt selten auf, ein schwerer Verlauf ist sehr selten. Eine verzögerte hämolytische Transfusionsreaktion ist häufig
nicht vermeidbar, ein Teil läßt sich durch das Beachten sehr schwacher Reaktionen bei der Kreuzprobe und anamnestischer Hinweise (Bluttransfusionen,
Schwangerschaften) ausschalten.

Inverse hämolytische Transfusionsreaktionen

Die Transfusion von Plasma mit einem hohen Gehalt an Anti-A- bzw. Anti-B-Antikörpern kann bei Empfängern mit der Blutgruppe A, B oder AB zu einer intravasalen Hämolyse führen. Dies kann bei der Notfalltransfusion von Vollblut der Gruppe 0 von Bedeutung sein, sofern dieses nicht auf seinen Antikörpergehalt untersucht wurde. Auch bei der Übertragung von nichtkompatiblem tiefgefrorenem Frischplasma und Faktor-VIII-Konzentrat kann eine inverse hämolytische Transfusionsreaktion auftreten.

Abklärung der hämolytischen Transfusionsreaktion

Nach dem Auftreten von Symptomen, die auf eine hämolytische Transfusionsreaktion hinweisen, muß die Transfusion sofort unterbrochen werden. Der Bluttransfusionsbeutel, das Blutröhrchen und Blutproben des Empfängers vor und nach der Transfusion müssen sichergestellt werden. Parallel zur Bestätigung der Hämolyse durch Labortests werden die Identität des Empfängers und die Dokumentation der Kreuzprobe überprüft. Ergeben sich keine administrativen Fehler, so folgt eine serologische Abklärung in einem spezialisierten Labor. Gleichzeitig wird nach nicht antikörperbedingten Ursachen für eine Hämolyse gesucht.

Nicht antikörperbedingte Hämolyse

Nicht jede Hämolyse ist durch Antikörper bedingt. Erythrozyten können bereits vor der Transfusion hämolysiert oder so geschädigt sein, daß sie nach der Transfusion rasch hämolysieren. Wird Blut mit hypotonen Lösungen aufgeschwemmt oder über den gleichen Zugang infundiert, kann es zur Hämolyse kommen. Wird Blut über 50 °C erwärmt, so kann es bereits in der Konserve zur Hämolyse kommen; in jedem Fall kommt es aber zur Schädigung der Erythrozyten, die zu einer akuten hämolytischen Reaktion nach der Transfusion führen kann. Auch das Einfrieren von Blut kann zur Hämolyse führen. Dies ist besonders bei Kühlschränken von Bedeutung, die nicht über die nötigen Sicherheitseinrichtungen verfügen, oder beim Überlandtransport von Blutkonserven in der kalten Jahreszeit. Bakteriell infiziertes Blut ist häufig hämolytisch. Auch mechanische Belastung der Erythrozyten kann zur Hämolyse führen (Druckinfusion durch sehr dünne Nadel).

Therapie

Die wichtigsten Behandlungsziele sind die Bekämpfung des entstehenden Schocks und der metabolischen Azidose und Maßnahmen zur Vermeidung bzw. Behandlung einer Verbrauchskoagulopathie und einer akuten Niereninsuffizienz (Mollison 1987; Schricker 1988). Zur Behandlung eines bestehenden Schocks ist eine Volumensubstitution mit Plasmaexpander erforderlich. Daneben sollten ausreichend kristalline Lösungen gegeben werden. Es wird ein zentralvenöser Druck im oberen Normbereich angestrebt. Ist eine Kreislaufstabilisierung mit Volumengabe allein nicht zu erreichen, müssen Katecholamine (Dobutamin, Dopamin) eingesetzt werden. Zusätzlich werden Kortikosteroide gegeben, in schweren Fällen hochdosiert. Auch Intubation und Beatmung können erforderlich werden. Tritt der hämolytische Transfusionszwischenfall intraoperativ auf, sollte die Narkose beibehalten werden. Eine bestehende metabolische Azidose wird mit Natriumbikarbonat ausgeglichen. Darüber hinausgehende Gaben werden zur Alkalisierung des Urins empfohlen, um das Ausfallen von Hämatinsäure im distalen Tubulus zu verhindern. Es sollte eine Diurese von 100 ml/h aufrecht erhalten werden, gegebenenfalls durch den Einsatz von Dopamin und Furosemid. Kommt es trotz dieser Therapie zu einem akuten Nierenversagen, das längere Zeit besteht, so müssen eine Peritonealdialyse, eine Hämodialyse oder ein Hämofiltration durchgeführt werden.

Zur Prophylaxe bzw. Behandlung einer Verbrauchskoagulopathie wird Antithrombin III substituiert. In der Phase der Hyperkoagulabilität der Verbrauchskoagulabilität kann zusätzlich Heparin in niedriger Dosierung gegeben werden, sofern das Gefäßsystem mechanisch intakt ist und keine Gefahr einer intrakraniellen Blutung besteht. Besteht eine ausgeprägte Verbrauchskoagulopathie mit Blutungsneigung, werden – nach Gabe von AT III – die fehlenden Gerinnungsfaktoren durch tiefgefrorenes Frischplasma ersetzt (vgl. Kap. „Gerinnungsstörungen", S. 245).

Infektiöse Komplikationen

Virusinfektionen

Die wichtigste infektiöse Komplikation ist das Übertragen einer Hepatitis. Vergleichende Untersuchungen weisen eine Inzidenz zwischen 2 und 17% aus (Sugg 1986). Hiervon sind mehr als 90% Non-A-non-B-Hepatitiden. Rund 20% dieser Infektionen führen zu einer chronisch-aktiven Hepatitis bzw. einer Leberzirrhose. Demgegenüber ist eine Infektion mit HIV I nur bei 0,006‰ aller Bluttransfusionen zu erwarten. Eine Gefährdung durch eine posttransfusionelle Zytomegalieinfektion (Inzidenz 7–20%) besteht in der Regel nur bei sehr geschwächten Patienten (unreife Neugeborene und Patienten unter immunsuppressiver Therapie) (Sugg 1987).

Lues

Eine Infektion mit Treponema pallidum ist nur innerhalb der ersten 48–72 h nach der Abnahme möglich. Die Luesinfektiosität stellt also lediglich ein Problem für Frischblut und Thrombozytenkonserven dar. Die diagnostische Lücke bezieht sich hier auf serumnegative Spender in der Inkubationsperiode (Tabor 1982).

Malaria

Durch Transfusion bedingte Malariafälle sind in der westlichen Welt mit einem Fall pro eine Million verabreichte Blutkonserven außerordentlich selten (Kark 1982).

Transfusion von bakteriell kontaminiertem Blut

Die Transfusion von Blutkonserven, die mit hohen Keimzahlen oder bakteriellen Toxinen kontaminiert sind, verläuft häufig tödlich. Sie tritt jedoch seit der Einführung der geschlossenen Plastikbeutelsysteme praktisch nicht mehr auf. Zwar ist auch bei regelrechter Entnahme das Eindringen von Bakterien in die Blutkonserven nicht ganz zu verhindern. Bei gekühlter Lagerung (4 ± 2 °C) findet aber eine Vermehrung von Keimen fast nie statt.

Dies gilt nicht für gewaschene bzw. leukozytenfreie Erythrozytenkonzentrate, da hier kein geschlossenes System mehr besteht. Diese Konserven sollten baldmöglichst nach der Herstellung transfundiert werden. Auch bei Thrombozytenkonzentraten, die längere Zeit bei Zimmertemperatur gelagert werden, besteht eine erhöhte Gefahr bakterieller Kontamination (Frey-Wettstein et al. 1986; Mollison 1987).

Biochemisch-metabolische Risiken, Hypothermie

Biochemisch-metabolische Risiken und die Gefahr einer Hypothermie als Folge einer Transfusion bestehen vorwiegend bei Massivtransfusionen. Die metabolischen Risiken hängen mit den metabolischen Veränderungen in einer Blutkonserve während der Lagerung zusammen (s. folgende Übersicht).

Risiken bei Massivtransfusion:

Zitratintoxikation, Hypokalzämie
Hyperkaliämie, Hypokaliämie
metabolische Azidose
Abfall des 2,3-Diphosphoglyceratgehaltes der Erythrozyten
Gerinnungsstörungen
Hypothermie
Transfusion von Mikroaggregaten
metabolische Alkalose (Spätphase)

Hypokalzämie

Der Zitratgehalt einer Blutkonserve steigt während der Lagerung erheblich an. Wird Konservenblut rasch in großen Mengen zugeführt, so kann es kurzzeitig zu einer Abnahme des Serumkalziums und zu kardiozirkulatorischem Versagen kommen. Die Abnahme des Herzzeitvolumens ist erkennbar durch Hypotension, kleine Blutdruckamplitude, erhöhten zentralvenösen Druck und Anstieg des pulmonalkapillären Wedgedrucks. Im EKG findet sich ein verlängertes QT-Intervall. Toxische Zitratspiegel (> 50–80 mg/dl) und eine entsprechende Hypokalzämie werden in der Regel nur überschritten, wenn mehr als 500 ml Blut innerhalb von 5 min transfundiert werden. Zitrat wird rasch metabolisiert. Die Kalziumspiegel normalisieren sich innerhalb weniger Minuten. Allerdings kommt es bei

Hypothermie, Hypoperfusion oder Leberzellschädigungen zu einem verzögerten Zitratabbau (Klose 1984).

Ob Kalzium substituiert werden soll, wird nach wie vor kontrovers diskutiert. Einzelne Autoren empfehlen bei Massivtransfusionen die Gabe von 0,5 g Kalziumchlorid pro Konserve ab der sechsten transfundierten Konserve. Die Kalziumgabe erhöht jedoch die Gefahr von Rhythmusstörungen u. a. bei hypothermen, digitalisierten Patienten. Bei nachgewiesenem erniedrigtem Spiegel des ionisierten Kalziums (unter 1 mmol/l) oder bei QT-Verlängerungen im EKG bzw. bei beginnender elektromechanischer Entkoppelung sollte 100 mg Kalziumglukonat langsam alle 3 min injiziert werden, bis die Störung behoben ist (Miller 1973; Denlinger et al. 1976; Howland 1978).

Hyperkaliämie, Hypokaliämie

Der Kaliumgehalt einer gelagerten Konserve steigt erheblich an (Tabelle 1). Auch hier ist jedoch eine Infusionsrate von mehr als 500 ml pro 5 min nötig, um einen deutlichen Anstieg des Serumkaliums zu verursachen. Nach Massivtransfusionen findet sich weit häufiger eine Hypokaliämie. Hierfür sind u. a. die Kaliumaufnahme durch die Spendererythrozyten und die Korrektur einer bestehenden metabolischen Azidose mit entsprechendem Kaliumeinstrom in die Zelle verantwortlich (Howland 1978).

Azidose

Gelagertes Blut enthält neben der erhöhten Menge an Zitrat und Laktat auch vermehrt CO_2. Der pH-Wert liegt nach 3 Wochen Lagerung bei etwa 6,9 (Tabelle 1).

Die verschiedenen Puffermechanismen des Körpers, die rasche Metabolisierung von Zitrat und Laktat führen jedoch dazu, daß eine Azidose aufgrund der Massivtransfusion selten entsteht. In der Regel ist sie durch eine bestehende

Tabelle 1. Veränderungen von Vollblut in Abhängigkeit von der Lagerungsdauer. (Nach Klose 1984)

Test	Lagerungsdauer (Tage)			
	1	7	14	21
Blut-pH	7,1	7,0	7,0	6,9
Blut-pCO_2 [mm Hg]	48	80	110	140
Plasmalaktat [mmol/l]	41	101	145	179
Plasmabikarbonat [mmol/l]	18	15	12	11
Plasmakalium [mmol/l]	3,9	12	17	21
Dextrose [mg/100 ml]	345	312	282	231
Plasmahämoglobin [mg/100 ml]	1,7	7,8	13	19
2,3-DPG [µmol/ml]	4,8	1,2	< 1	< 1
Thrombozyten [% des Ausgangswertes]	10	0	0	0
Faktor V und VIII [%]	70	50	40	20

Schocksituation verursacht. Eine Pufferung mit Natriumbikarbonat sollte deshalb nur zurückhaltend und nach den aktuellen Werten des Säure-Basen-Haushaltes erfolgen. Nach der raschen Applikation von jeweils fünf Blutkonserven sollte eine Blutgasanalyse durchgeführt werden. Besteht eine fortdauernde metabolische Azidose, so muß davon ausgegangen werden, daß neben Laktat auch Zitrat verzögert abgebaut wird. Der Bestimmung des ionisierten Kalziums bzw. Symptomen für eine Hypokalziämie (EKG) sollte dann besondere Aufmerksamkeit geschenkt werden.

2,3-Diphosphoglycerat

Mit der Abnahme des 2,3-DPG-Gehalts in der gelagerten Konserve (Tabelle 1) kommt es zu einer Zunahme der Sauerstoffaffinität des Hämoglobins. Die Sauerstoffdissoziationskurve erfährt eine Linksverschiebung. Die Rolle dieser Veränderung innerhalb der Faktoren, die das Sauerstoffangebot an das Gewebe beeinflussen, ist allerdings relativ gering. Zudem kommt es nach Transfusion zu einer raschen Restitution des 2,3-DPG-Gehalts (50% innerhalb von 4 h) (Sheldon 1977; Beutler 1977).

In besonderen Situationen, in denen diese erhöhte Sauerstoffaffinität gelagerten Blutes größeres Gewicht hat, etwa bei schwerer Koronar- oder Zerebralsklerose, bei Massivtransfusion mit schwerem Schock, sollte Blut mit kurzer Lagerdauer verwendet werden und eine Korrektur einer bestehenden Azidose über einem pH von 7,30 vermieden werden. Bei parenteral ernährten Patienten muß darüber hinaus für eine ausreichende Phosphatsubstitution gesorgt werden (Klose 1984).

Gerinnungsstörungen

Vgl. Kap. „Gerinnungsstörungen", S. 231.

Hypothermie

Hypothermie geht mit einer Myokarddepression und Vasokonstriktion einher. Es besteht eine Verminderung des Herzzeitvolumens, eine Bradykardie mit zunehmender Gewebshypoxie und Azidose. Fällt die Temperatur im rechten Herzen auf 28 °C ab, so ist die Gefahr des Kammerflimmerns hoch. Bei zusätzlichen metabolischen Störungen (Hypoxie, Azidose, Hypokalzämie) steigt die Flimmergefahr schon bei 32–34 °C erheblich an. Diese Temperaturen werden bereits beim raschen Ersatz von 50% des Blutvolumens durch kaltes, nichtangewärmtes Blut erreicht; wenn sich der Patient im Schock befindet, noch eher (Bergmann 1976).

Auch die Hämostase wird ungünstig beeinflußt. In Hypothermie kommt es zu einer diffusen Blutungsneigung, die klinisch derjenigen entspricht, die bei ausgeprägten Thrombozytopenien oder Thrombozytopathien zu finden ist (Bahn u. Mursh 1980; Thomas et al. 1981).

Um eine Gefährdung des Patienten durch eine ausgeprägte Hypothermie zu erkennen, sollte bei Massivtransfusionen die Kerntemperatur mit einer Temperatursonde überwacht werden. Bei Patienten, die eine große Anzahl von Blutkonserven erhalten, bestehen in der Regel Begleitumstände, die eine Hypothermie begünstigen (Polytrauma während der kalten Jahreszeit, langdauernde operative Eingriffe, kalte Infusionen).

Zur Vermeidung bzw. zur Behandlung einer Hypothermie sollten – soweit dies möglich ist – folgende Maßnahmen ergriffen werden:
– Anwärmen der transfundierten Blutkonserven und Infusionslösungen,
– Lagerung des Patienten auf einer Wärmematte,
– Erwärmung der Atemgase,
– Abdeckung des Patienten mit einer Isolierdecke.

Mikroaggregate

Mikroaggregate in Blutkonserven entstehen bereits nach 24stündiger Lagerzeit und sind nach 8–10 Tagen in größerer Zahl vorhanden. Es wird allgemein davon ausgegangen, daß diese Mikroaggregate zu einer Verschlechterung der pulmonalen Funktion bei polytraumatisierten Patienten führen können, wenngleich ihre Rolle gegenüber anderen Faktoren von nachgeordneter Bedeutung ist (Bergmann 1976; Mollison 1987). Die Mikroaggregate bestehen im wesentlichen aus Thrombozyten, Leukozyten und Fibrin. Das Entfernen des Buffycoats bei Erythrozytenkonzentraten vermindert die Zahl der Aggregate (Prins et al. 1980). Zur weitgehenden Eliminierung dieser Mikroaggregate werden Mikrofilter mit einer Porengröße zwischen 10 und 40 μm eingesetzt (Marshall et al. 1975).

Literatur

Aster RH, Handl JB (1961) Platelet sequestration in man. I. Methods. J Clin Invest 13:843
Bahn SL, Mursh PJ (1980) The effect of cold on hemostasis. Oral Surg 49:294
Bergmann H (1976) Risiken der Infusions- und Transfusionstherapie. Anästhesiol Inform 17:440
Beutler F (1977) International forum: What is the clinical importance of alterations of the hemoglobin oxygen affinity in preserved blood especially as produced by variations of red cell 2,3 DPG content? Vox Sang 4:1
Brand A, Leeuwen A van, Eernisse JG et al. (1978) Platelet transfusion therapy. Optimal donor selection with a combination of lymphotoxicity and platelet fluorescence tests. Blood 51:781
Brettler DB (1985) Granulocytopenia. In: Rippe JM, Irwin RS, Alpert JS, Dalen JE, Intensive care medicine. Little, Brown, Boston
Brzica SM (1978) Common transfusion problems. In: Brzica SM (ed) Blood transfusion dilemas. American Association of Blood Banks, Washington DC, pp 1–9
Collins JA (1978) Massive transfusion: What is current and important? In: Nusbacher J (ed) Massive transfusion. (Symposium of the Am. Assoc. Blood Banks, Washington/DC)
Collins JA, Högman CF, Lundsgaard-Hansen P, Snyder E, Swank RL, Wenz B (1986) When is microfiltration of whole blood and red cell concentrates essential? When is it superfluous? International Forum. Vox Sang 45:217
Denlinger JK, Narhwold ML, Gibbs PS (1976) Hypocalcaemia during rapid blood transfusion in anaesthesized man. Br J Anaesth 48:995
Frey-Wettstein M, Barandun S, Blicher U, Bütler R, Metaxas M (1986) Die Bluttransfusion. Ein Vademecum. Karger, Basel

Goldfinger D (1977) Acute hemolytic transfusion reactions – a fresh look at pathogenesis and considerations regarding therapy. Transfusion 17:85

Hadstrand U, Högman CF, Zaren B, Lundkvist R (1987) Postoperative complications following blood replacement with and wihtout plasma in elective surgery. Acta Chir Scand 153:501

Högman CF, Åkerblom O, Hedlund K, Rosen I, Wiklund I (1983) Red cell survival in SAGM medium. Further experience of in vivo survival of red cells, clinical usefulness and plasma saving effects. Vox Sang 45:217

Högman CF, Bagge L, Thoren L (1987) The use of blood components in surgical transfusion therapy. World J Surg 11:2

Howland WS (1978) Calcium, potassium and pH changes during massive transfusion. In: Nusbacher J (ed) Massive transfusion. (Symposium of the Am. Assoc. Blood Banks, Washington DC)

Kark JA (1982) Malaria transmitted by blood transfusion. In: Tabor E (ed) Infectious complications of blood transfusion. Academic Press, New York London, pp 92–126

Klose R (1984) Problematik der akuten Blutung in der Anaesthesie. In: Gerinnungsprobleme in der Intensivmedizin. Gerinnungssymposium der Behringwerke anläßlich des Zentraleuropäischen Anaesthesiekongresses 13.–17. 9. 1983. Behring, Marburg.

Lundsgaard-Hansen P (1980) Component therapy of surgical hemorrhage. Bibl Haematol 46:147

Lundsgaard-Hansen P, Tschirren B (1980) Verwendung von Plasmaersatzmitteln und Albumin im Rahmen der Komponententherapie. In: Ahnefeld FW, Bergmann H, Burri C (Hrsg) Klinische Anästhesiologie und Intensivtherapie, Bd 21. Springer, Berlin Heidelberg New York S. 210 ff

Marshall BE, Wurzel HA, Ellison N, Neufeld GR, Somar LR (1975) Microaggregate formation in stored blood. III. Comparison of Bentley, Fenwal, Pall and Swank micropore filtration. Circ Shock 2:249

Miller RD (1973) Complications of massive blood transfusion. Anaesthesiology 39:82

Mollison PL, Engelfriet CP, Contreras M (1987) Blood transfusion in clinical medicine. Blackwell, Oxford

Müller-Eberhard HJ (1975) The complement system. In: Putman FW (ed) The plasma proteins. Vol 1. Academic Press, New York p 393

Ostendorf P, Jaschonek K (1982) Hämotherapie plasmatischer Gerinnungsstörungen. In: Schneider W, Schorer R (Hrsg) Klinische Transfusionsmedizin. edition medizin, Weinheim

Prins HK, de Bruyn JCGH, Henrichs HPJ, Loos JA (1980) Prevention of microaggregate formation by removal of "buffycoats". Vox Sang 39:48

Schiffer CA (1980) Clinical importance of antiplatelet antibody testing for the blood bank. In: Bell CA (ed) A seminar on antigens on blood cells and body fluids. American Association of Blood Banks, Washington DC, pp 189–208

Schiffer CA (1984) Transfusion therapy in the critical care setting. In: Shoemaker WC, Thompson WL, Holbrock PR (eds) Textbook of critical care. Saunders, Philadelphia

Schneider W (1971) Zur Frage der Häufigkeit von Transfusionsreaktionen durch reguläre und irreguläre Antikörper. In: Matthes M, Kleine N, Holländer LP (Hrsg) Ergebnisse der Bluttransfusionsforschung. Karger, Basel, S 162–165

Schott U, Sjøstrand U, Thoren T, Berseus O (1985) Three precent dextran 60 as a plasma substitute in blood component therapy. Acta Anesthesiol Scand 29:767

Schricker KT (1988) Der Transfusionszwischenfall. Anaesth Intensivmed 29:37

Sheldon GF (1977) International forum: What is the clinical importance of alterations of the hemoglobin oxygen affinity in preserved blood especially as produced by variations of red cell 2,3 DPG content? Vox Sang 4:1

Simpson MB (1978) Platelet function and transfusion in the surgical patient. In: Schiffer CH (ed) Platelet physiology and transfusion. American Association of Blood Banks, Washington DC, pp 51–67

Slichter SJ, Harker LA (1976) Preparation and storage of platelet concentrates. Br J Haematol 34:395

Spielman W, Seidl S (1980) Einführung in die Immunhämatologie und Transfusionskunde. Verlag Chemie, Weinheim

Spilker D, Kilian J (1987) Der hämorrhagisch-traumatische Schock. In: Kilian J, Messmer K, Ahnefeld FW (Hrsg) Schock. Springer, Berlin Heidelberg New York Tokyo

Stephen CR, Martin RC, Bourgeois-Gavardin M (1955) Antihistaminic drugs in treatment of nonhemolytic transfusion reactions. JAMA 158:525

Sugg U (1986) Zum Problem der posttransfusionellen Hepatitis. Beitr Infusionsther Klin Ernähr 15:30

Sugg U (1987) Die Risiken der Transfusion von Blut und Blutderivaten. Anästhesiol Intensivmed 28:343

Swank RL (1961) Alteration of blood on storage: measurement of adhesiveness of aging platelets and leukocytes and their removal by filtration. N Engl J Med 265:728

Tabor E (1982) Transfusion transmitted infections. In: Tabor E (ed) Infectious complications of blood transfusion. Academic Press, New York London, pp 87–92

Thomas BA, Hessel LA, Harker MP, Sands MP, Dillard DH (1981) Platelet function during and after deep surface hyothermia. J Surg Res 31:314

Vyas GN, Holmdahl L, Perkins HA, Fudenberg HH (1969) Serological specifity of human anti-IgA and its significance in blood transfusion. Blood 34:573

Zimmerman TS, Müller-Eberhard HJ (1971) Blood coagulation initiation by a complement mediated pathway. J Exp Med 134:1601

Zistl F (1988) Notfalltransfusion. Anästh Intensivmed 29:21

Analgosedierung in der Intensivmedizin

W. Kröll

Einleitung

Der kritisch kranke Patient wird zusätzlich zu seinem bedrohlichen Krankheitszustand mit teilweisem oder vollständigem Ausfall einer oder mehrerer Organfunktionen und Ersatz dieser durch technisch hochspezialisierte Geräte mit Problemen belastet, die, unberücksichtigt und unbehandelt, den Erfolg intensivmedizinischer Therapieregime zunichte machen können. Es handelt sich dabei um
- die psychische Situation des Patienten,
- das Schmerzerlebnis und
- den Schlafentzug,

Probleme, wie sie sich zumindest teilweise durch die therapeutischen und pflegerischen Notwendigkeiten einer Intensiveinheit ergeben.

Die psychische Situation des Intensivpatienten [1]

Das Erleben-Müssen einer vital bedrohlichen Erkrankung sowie das Annehmen-
Müssen entsprechender therapeutischer, oft schmerzhafter Interventionen stellen
für den betroffenen Patienten Extremsituationen dar. Die Realisierung dieser Erkenntnis, das Ausgeliefertsein an das Können anderer, kann bei ihm zu einer Vielzahl psychodynamischer Prozesse führen. Diese äußern sich dann im Sinne eines
Objektverlustes, in einer Verminderung des Selbstwertgefühles (narzißtische
Kränkung) sowie in einer vollständigen Unterdrückung aggressiven Triebverhal-
tens [34].
  Besondere Ausprägung erfährt dieses psychodynamische Verhalten während
bestimmter intensivmedizinischer Situationen. Die völlige Abhängigkeit des beatmeten Patienten von Gerät, Arzt und Pflegepersonal lassen bereits bei vorübergehender örtlicher Distanz von diesen Trennungsängste entstehen. Diese Ängste
können beim Verlassen-Werden durch die betreuende Schwester bis hin zu archa-
ischen Angstzuständen kumulieren. Das Unvermögen verbaler Kommunikation
und die Unfähigkeit affektiver Äußerungen verstärken nur noch das Gefühl der
Hilflosigkeit [34].
  Gerade diese Empfindungen in das Sich-Geborgen-Fühlen oder aber auch das
Ausgeliefertsein in das Handlungs(un)vermögen des betreuenden Teams können

---

[1] Vgl. Kap. „Medizinisch-psychologische Versorgung auf der Intensivstation", S. 651.

ein wesentlicher Beitrag zur Entwöhnung vom Beatmungsgerät sein; können dies aber auch unter Berücksichtigung der oben angeführten Aussagen hinauszögern.

Emotionale Ohnmacht, Angst und Depressionen treten auch bei nichtbeatmeten Patienten auf, wenn eine Abhängigkeit von technischen Geräten, wie z. B. der künstlichen Niere, besteht.

Schmerz in der Intensivmedizin

Ein anderes, die Situation für den Patienten aggravierendes Problem im Rahmen intensivmedizinischer Bemühungen stellt der Schmerz dar. Schmerz, ausgelöst einerseits durch Zustände oder Tätigkeiten während des intensivmedizinischen Behandlungsablaufs, führt zu einer großen Zahl unerwünschter psychischer, vegetativer und endokriner Streßreaktionsmuster, die unbehandelt ebenfalls den Erfolg therapeutischer Maßnahmen in Frage stellen können.

Schmerz stellt die auf mehreren Ebenen des zentralen Nervensystems modulierte Reaktion auf unangenehme sensorische Afferenzen dar. Die durch diese Afferenzen ausgelöste Erregung wird über markhaltige, schnell leitende Fasern (A-δ-Fasern) und langsam leitende, marklose C-Fasern in die Substantia gelatinosa des Rückenmarks geleitet. Hier erfolgt über interneuronale Synapsen die Umschaltung auf den Tractus spinothalamicus der kontralateralen Seite und der Aufstieg der Erregung zum Thalamus. Die Fasern des Tractus spinothalamicus enden dabei größtenteils im Nucleus ventralis posterior inferior (N.v.p.i.), ein kleiner Teil endet im Nucleus limitans und in den intralaminaren Kernen des Thalamus. Vom N.v.p.i. steigen die Fasern auf in den Gyrus postcentralis, während von den anderen thalamischen Kerngebieten die Erregung in die sensorischen Rindenfelder projiziert wird und sich von dort auch über die angrenzenden Rindenareale ausbreitet (Abb. 1).

Modulationen des Schmerzerlebnisses erfolgen dabei auf der Ebene des Rückenmarks, der Formatio reticularis und im Thalamus. Ebenso vermögen die unterschiedlich wirkenden Analgetikagruppen auf den diversen Ebenen die Schmerzperzeption zu modulieren und zu modifizieren [20, 21].

Es muß jedoch auch noch darauf hingewiesen werden, daß nicht nur das Schmerzerlebnis per se, d. h. die unangenehmen sensorischen Afferenzen, Reaktionen wie kardiovaskuläre und pulmonale Veränderungen sowie unterschiedliche endokrine Reaktionsmuster auslösen können, sondern daß Schmerz auch von der Persönlichkeitsstruktur des betroffenen Patienten abhängig ist.

Schlafstörungen in der Intensiveinheit

Ängste, die Unfähigkeit der verbalen Kommunikation mit den Ärzten und dem Pflegepersonal, das monotone Geräusch der Beatmungsgeräte, Schmerzen sowie schmerzbehaftete Handlungsabläufe, wie Verbandwechsel, Absaugen, das Legen von Drainagen, intravenösen Verweilkathetern usw., sind Faktoren, die den Schlaf des kritisch Kranken wesentlich stören können.

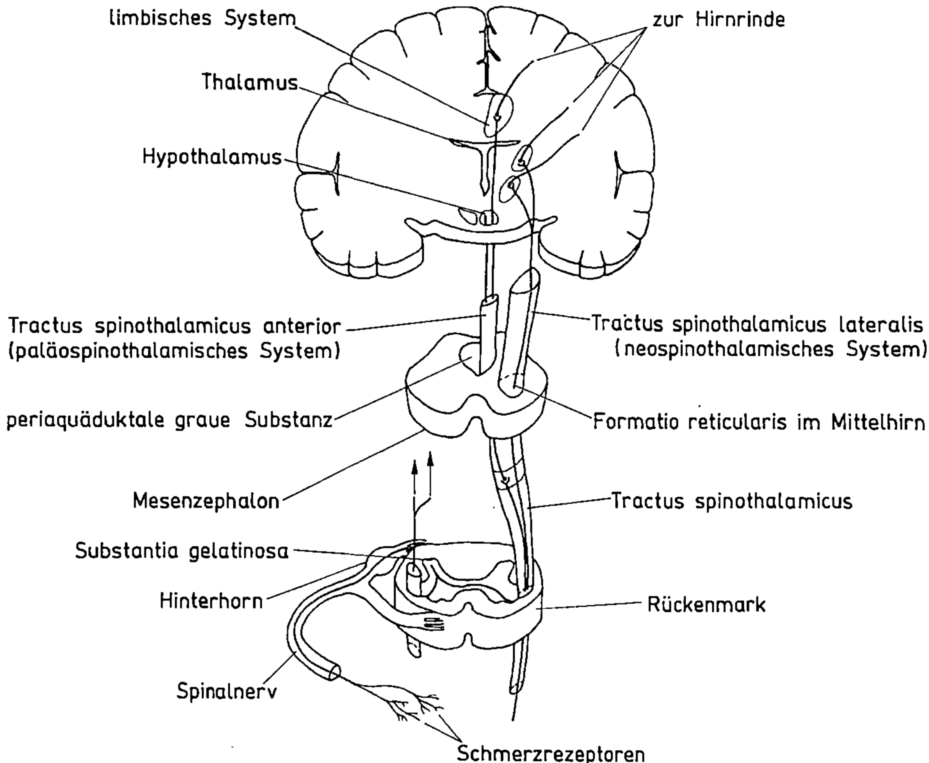

Abb. 1. Darstellung der gesamten Schmerzbahn. Ausgehend von der Aktivierung der Schmerzrezeptoren wird der Verlauf über das Hinterhorn im Tractus spinothalamicus bis in den Thalamus mit nachfolgender Projektion auf die Hirnrinde dargestellt

Umgebungsfaktoren wie unbequeme Betten, die konstante Beleuchtung im Krankenzimmer, Lärm, physikotherapeutische Maßnahmen, Besucher sowie die Sorge um die weitere Zukunft, um den Arbeitsplatz, um die Familie verstärken das Unvermögen des Patienten, schlafen zu können.

Aber nicht nur diese umgebungsbedingten Faktoren, sondern auch die Persönlichkeit des Kranken, seine Einstellung zur Erkrankung, seine Fähigkeit, Schmerzen zu ertragen, sein Wille, wieder gesund zu werden, beeinflussen das Schlafvermögen wesentlich [34].

Um diese Situation für den Patienten optimal zu gestalten, bedarf es daher bei vielen intensivmedizinisch betreuten Patienten (Polytrauma, Sepsis, Multiorganversagen, Verbrennung, Tetanus) entsprechender medikamentöser Interventionen.

Analgosedierung

Die Problematik der Analgosedierung in der Intensivmedizin und damit der Langzeitsedierung des schwerkranken Patienten ist bereits seit langem bekannt.

Eine Vielzahl verschiedener Substanzgruppen stand und steht dafür in Verwendung. Gerade diese Polypragmasie weist darauf hin, daß die ideale Substanz derzeit noch nicht gefunden ist [43].

Welche Patienten benötigen nun eine Analgosedierung? Es sind dies nicht nur Patienten, die wegen einer unklaren Situation oder wegen einer respiratorischen Insuffizienz unterschiedlicher Ätiologie beatmet werden müssen; es handelt sich dabei auch um Patienten, die bewußtseinsgetrübt oder komatös sind. Auch sie benötigen zur Toleranz einer Beatmung bzw. zur Durchführung intensivmedizinischer schmerzbehafteter Interventionen eine Sedierung und Analgesie.

Folgende Anforderungen werden an ein ideales Medikament für die Analgosedierung im Rahmen der Intensivmedizin gestellt [6, 24, 25, 53]:
- keine Beeinflussung des respiratorischen Systems beim nichtbeatmeten Patienten,
- fehlende Wirkung auf das kardiovaskuläre System,
- keine Beeinflussung des Endokrinums,
- keine Beeinflussung des Immunsystems,
- sichere Elimination bei Leberfunktionsstörungen,
- sichere Elimination bei eingeschränkter Nierenfunktion,
- keine Organtoxizität bei Langzeitapplikation,
- keine zeitlichen Anwendungsbeschränkungen,
- kurze Halbwertszeit,
- fehlende Kumulation,
- keine Interaktion mit anderen Medikamenten,
- Wasserlöslichkeit,
- Kompatibilität mit allen im Handel befindlichen Infusionslösungen,
- fehlende Absorption an Spritzen und Infusionsbestecke,
- rasche neurologische Beurteilbarkeit nach Absetzen der Medikation,
- rasch eintretende analgetische Wirkung,
- gute Sedierung,
- retrograde Amnesie,
- erhaltene Erweckbarkeit und Kooperationsfähigkeit,
- geringe bzw. fehlende Histaminausschüttung.

Folgende Medikamente stehen uns für die Langzeitsedierung des Intensivpatienten zur Verfügung [22, 25, 43]:
Opiate und Opioide:
- Morphin,
- Alfentanil,
- Fentanyl,
- Sufentanil;

Benzodiazepine:
- Diazepam,
- Flunitrazepam,
- Lormetazepam,
- Midazolam;

Neuroleptika:
- Butyrophenone,
- Thioxanthene,
- Phenothiazine;
Ketamin:
- Ketamin;
Hypnotika und Psychopharmaka:
- Barbiturate,
- Etomidat,
- Propofol,
- Clomethiazol,
- Meprobamat.

Analgetika

Aus dem breiten Spektrum der zur Verfügung stehenden Analgetika kommen für die Analgosedierung des beatmeten Intensivpatienten nur die Analgetika vom Typ des Morphins in Frage. Peripher wirksame Analgetika (Antipyretika) eignen sich sicherlich für die postoperative Analgesie, sie spielen jedoch für die Analgosedierung des Intensivpatienten auf Grund ihrer geringeren analgetischen Potenz eine untergeordnete Rolle.

Analgetika vom Typ des Morphins [4, 21, 30, 36, 43]

Von den drei unterschiedlichen Gruppen von Opioiden
- reine Agonisten,
- Agonisten/Antagonisten und
- reine Antagonisten

Tabelle 1. Subpopulationen von Opiatrezeptoren und die durch ihre Aktivierung ausgelösten Wirkungen

μ	Bindung von Opioiden mit diesem Rezeptor führt zur *zentralen Hemmung*	– Analgesie – Atemdepression – Hypothermie – Bradykardie – Euphorie, Miosis
$\varkappa$	Bindung von Opioiden mit diesem Rezeptor führt zur *Sedierung*	– fehlende Atemdepression – Analgesie – Sedierung
σ	Bindung von Opioiden mit diesem Rezeptor führt zur *zentralen Stimulierung*	– fehlende Analgesie – Tachypnoe – Tachykardie – Mydriasis – Nausea – Halluzinationen

kommen für die Analgesie des beatmeten Intensivpatienten in erster Linie die reinen Agonisten in Frage. Diese Substanzklasse vermittelt ihre Wirkung überwiegend über die sog. μ-Rezeptoren (Tabelle 1).

Morphin

Das wohl am häufigsten verwendete Pharmakon im Rahmen intensivmedizinischer Erfordernisse stellt noch immer Morphin dar.

Die analgetische Wirkung von Morphin tritt aber auch dann ein, wenn die Substanz epidural verabreicht wird. Indikationen für diesen Anwendungsmodus stellen Schmerzzustände bei Rippenserienfrakturen oder nach großen intrathorakalen oder abdominellen operativen Eingriffen dar. Morphin entfaltet nach einer einmaligen intravenösen Dosis von 10 mg seine maximale analgetische Wirkung nach 20 min. Das Verteilungsvolumen beträgt beim jungen gesunden Probanden nach einer intravenösen Applikation von 10 mg 3,2 l/kg KG; die Eliminationhalbwertszeit beträgt 3 h und die Plasmaclearance 14,7 ml/kg KG/min. Beim älteren Patienten dagegen verändern sich diese Parameter sehr charakteristisch. So beträgt die Eliminationshalbwertszeit 4,5 h, die Plasmaclearance dagegen nimmt auf 12,4 ml/kg KG/min ab. Das Verteilungsvolumen erhöht sich auf 4,7 l/kg KG. Morphin wird nach Bindung an Glukuronsäure renal eliminiert, nur ein geringer Anteil wird über die Leber ausgeschieden. Leberfunktionsstörungen führen zu keiner Kumulation der Substanz, Einschränkungen der Nierenfunktion dagegen machen eine Dosisreduktion notwendig (Tabelle 2).

Von den zentralen Wirkungen des Morphin spielt für die Analgosedierung die analgetische Wirkkomponente die wichtigste Rolle (Tabelle 3). Dosisabhängig kommt es neben der Analgesie auch zu einer sedativ-hypnotischen Wirkung, die bei hoher Dosierung sogar in einen narkoseähnlichen Zustand übergehen kann. Da Morphin sein Wirkungsspektrum vornehmlich im limbischen System entfaltet, bewirkt es bei den meisten Patienten eine Euphorie, ein Zustand, der bei dieser Therapie sogar als wünschenswert angesehen werden kann. Gelegentlich können jedoch auch dysphorische Stimmungslagen, beim geriatrischen Patienten auch Erregungszustände auftreten. Als in der Langzeitsedierung brauchbare Nebenerscheinungen können auch die atemdepressive und antitussive Wirkung des Opiates gesehen werden; ermöglichen sie doch durch Unterdrückung des Hustenreflexes eine bessere Adaptation an das Beatmungsgerät und die Toleranz des endotrachealen Tubus. Der Dämpfung der reflektorischen Erregbarkeit des Brechzentrums kann ein emetischer Effekt vorausgehen.

Tabelle 2. Pharmakokinetische Daten von Morphin beim gesunden Erwachsenen (*gE*) sowie beim geriatrischen Patienten (*gP*)

Meßgröße	gE	gP
$t_{1/2\beta}$ [h]	3	4,5
V_d [l/kg KG]	3,2	4,7
Clearance [ml/kg KG/min]	14,7	12,4

Tabelle 3. Analgetische Potenz der verwendeten Opioide

Morphin	1
Alfentanil	40– 50
Fentanyl	100–300
Sufentanil	1000

Neben diesen zentralen Wirkkomponenten weisen Opiate und Opioide auch noch periphere Wirkungen auf, die im Rahmen einer intensivmedizinischen Applikation eher unerwünscht sind. Die Tonussteigerung der glatten Muskulatur des Gastrointestinaltraktes führt zu einer verlängerten Verweildauer des Mageninhaltes bis hin zum paralytischen Ileus. Bekannt ist auch eine Steigerung des Tonus des M. sphincter Oddi mit den daraus resultierenden negativen Auswirkungen. Harnverhaltung resultiert aus der Tonussteigerung des M. sphincter vesicae internus und externus sowie des M. detrusor vesicae. Eine Verminderung des Gefäßtonus hat beim gesunden, liegenden Patienten keine nachteiligen Folgen, kann aber beim Aufrichten aus der horizontalen Lage zu einem orthostatischen Kollaps führen. Um so gravierender können sich hämodynamische Dysregulationen des kritisch Kranken auswirken, dessen Kreislaufregulation bereits durch die Krankheitssituation beeinträchtigt ist. Zusätzlich spielt naturgemäß auch die durch Opiate ausgelöste Bradykardieneigung keine unbedeutende Rolle. Besonders bei rascher intravenöser Applikation von großen Dosen der Substanz ist die Bradykardie- und Hypotonieneigung sehr stark ausgeprägt [3, 7, 20, 21, 38, 39, 44].

Wiederholte Applikationen bzw. die kontinuierliche Dauerapplikation von Morphin und Analoga führen zu einer Abschwächung ihrer Wirkung (Tachyphylaxie). Dieses Phänomen ist streng von einer Toleranz zu unterscheiden, die sich bei wiederholter Anwendung über einen längeren Zeitraum ausbildet (>2 Wochen). Im Stadium einer Morphintachyphylaxie ist auch die Wirkung anderer Agonisten vermindert. Die Toleranzentwicklung vom Typ des Morphins entspricht einer pharmakologischen Toleranz, d. h. die Ansprechbarkeit des Erfolgsorgans nimmt ab. Der Mechanismus dieses Phänomens ist derzeit noch nicht ausreichend geklärt. Dabei gilt das Toleranzphänomen nur für die zentral dämpfenden Wirkkomponenten, die Wirkungen auf die peripheren Erfolgsorgane halten unvermindert an. Nicht unberücksichtigt darf jedoch auch das Problem der Enzyminduktion bleiben, wie sie besonders durch gleichzeitige Verabreichung anderer Pharmaka (z. B. Barbiturate) ausgelöst werden kann.

Dosissteigerungen zur Umgehung dieses Tachyphylaxiephänomens führen, wie aus Abb. 2 zu entnehmen ist, nur zu einer Zunahme der unerwünschten Nebenwirkungen. Für die analgetische Wirkkomponente tritt ein sog. "ceiling effect" ein. Bei Morphin ist nach einer Dauerapplikation von ca. 3 Wochen mit ei-

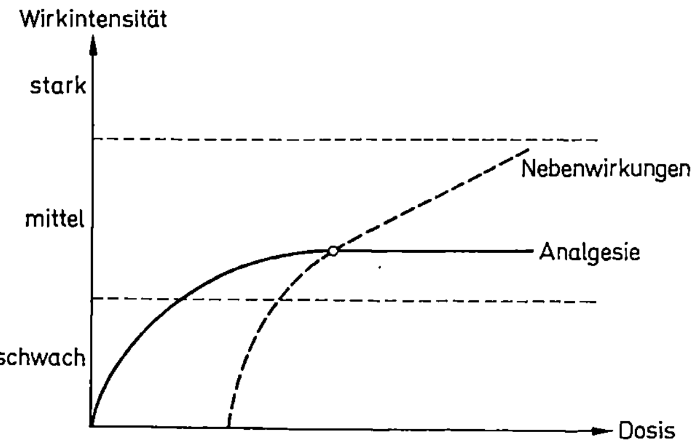

Abb. 2. Jedes Analgetikum weist in Abhängigkeit von der Dosierung ein Wirkungsoptimum auf. Höhere Dosierung bewirkt keine Zunahme der analgetischen Wirkkomponente („ceiling effect"), jedoch einen Häufigkeitsanstieg unerwünschter Nebenwirkungen

ner Toleranzentwicklung zu rechnen. Bei den anderen Analgetika vom Morphintyp bildet sich dieses Toleranzphänomen nach unterschiedlicher Verabreichungsdauer aus. Gleichzeitig mit der Toleranzentwicklung bildet sich auch eine physische und psychische Abhängigkeit aus, die sich nach Absetzen der Medikation in entsprechenden Entzugserscheinungen äußern kann. Diese können dabei als überschießende Reaktionen des protektiven Systems interpretiert werden. Hinsichtlich der Toleranzentwicklung besteht auch eine „Cross-over"-Abhängigkeit mit Barbituraten, Benzodiazepinen und Meprobamat [22].

Bei eingeschränkter Nierenfunktion wird nicht nur durch Opiate und Opioide das Immunsystem beeinträchtigt, der Hauptmetabolit Morphin-6-glukuronid hat selbst noch sedative und analgetische Eigenschaften und kann bei mangelhafter Ausscheidung zu einer Kumulation führen und das Bild einer Morphinintoxikation hervorrufen.

Opioide sollten kontinuierlich per infusionem oder mit einem Perfusor verabreicht werden, um „Spitzen und Täler" einer repetitiven Applikationsform zu vermeiden. Für Morphin haben sich bei kontinuierlicher Infusionstechnik Zufuhrraten von 2–5 mg/h ($=0,03$ mg/kg KG/h) als ausreichend erwiesen.

Fentanyl

Zunehmende Anwendung im Rahmen der Analgosedierung des beatmeten Intensivpatienten findet Fentanyl. Diese Substanz zeichnet sich durch eine bessere kardiovaskuläre Stabilität aus, Hypotensionen und Bradykardien sind seltener als bei der Anwendung von Morphin. Eine Ursache dafür dürfte sicherlich die wesentlich geringere Histaminliberation als nach Applikation von Morphin sein. Für Fentanyl liegt eine Dosisempfehlung zur intensivmedizinischen Analgesie von 1,0–1,5 mg/Tag ($=0,05$–$0,07$ mg/h $=10$ µg/kg KG/h) vor.

Ein nicht zu vernachlässigendes Charakteristikum von Fentanyl ist bei relativ kurzer Wirkdauer (0,5–1 h) seine lange Eliminationshalbwertszeit (6–7 h). Damit steht dieses Pharmakon im Gegensatz zu anderen Opioiden. Bei langfristiger Anwendung ist daher mit einer Kumulation und unnötigen toxischen Wirkungen zu rechnen; d. h. bei längerfristiger Applikation hat sich die Dosierung nicht nach der Wirkdauer, sondern nach der Eliminationshalbwertszeit zu richten [2, 20–22, 26, 42, 46].

Zur Analgosedierung intensivmedizinisch zu betreuender Patienten wurde an unserer Intensivstation Fentanyl in einer Dosierung bis zu 2,5 mg/Tag angewendet. Dies entspricht einer Dosierung von 10 µg/kg KG/h. Es trat jedoch sehr häufig der Fall ein, daß auch diese schon sehr hohe Dosierung immer noch nicht ausreichend war für die Belange unserer Patienten. Da bei weiterer Steigerung die Zahl der unerwünschten Nebenwirkungen zunimmt, wurden als Additivmedikation Benzodiazepine verabreicht. Auch hier waren z. T. sehr hohe Dosen an Diazepam notwendig (bis zu 50 mg Diazepam/Tag) (Tabelle 4).

Alfentanil

Eine relativ neue Substanz aus der Gruppe der Opiode ist Alfentanil. Es weist gegenüber Fentanyl einige bedeutsame Vorteile auf: der Wirkungseintritt ist um ca. 2/3 schneller, die Wirkdauer entspricht ebenfalls ca. 2/3 der des Fentanyls. Aufgrund des geringeren Verteilungsvolumens und seiner fehlenden Speicherung in

Tabelle 4. Pharmakokinetische Daten der verwendeten Opioide

	$t_{1/2\beta}$ [min]	V_d [l/kg KG]
Morphin	177	3,2
Alfentanil	94	0,7
Fentanyl	219	3,9
Sufentanil	148	2,1

Tabelle 5. Plasmabindung in Abhängigkeit vom pH in Prozent

	pH 7,0	pH 7,4	pH 7,8
Morphin		35	
Alfentanil	74	85	90
Fentanyl	90	90	90
Sufentanil	89	95	96

Muskulatur und Fettgewebe erweist sich Alfentanil als gut steuerbares Analgetikum.

Hinsichtlich der Nebenwirkungen ist Alfentanil mit den anderen Substanzen dieser Pharmakonklasse zu vergleichen, wenn auch seine kardiovaskuläre Beeinträchtigung geringer ist als die bei anderen Derivaten. Die rasche intravenöse Injektion einer Bolusdosis kann zu einer transienten Hypotension führen; bei langsamer Injektion dagegen sind Blutdruckabfall und Bradykardien selten. Ursache hierfür ist ebenfalls eine nur geringe Histaminfreisetzung. Die rasche Applikation von Alfentanil bewirkt aber auch eine ausgeprägte Muskelrigidität, die sogar so exzessiv sein kann, daß eine Beatmung des Patienten oft nur durch die Verabreichung eines nichtdepolarisierenden Muskelrelaxans ermöglicht wird. Inwieweit diverse Krankheitszustände, Alter usw. die Pharmakokinetik von Alfentanil beeinflussen, ist derzeit noch unzureichend untersucht. Die Dosisempfehlung zur Sedierung kritisch kranker Patienten liegt für Alfentanil zwischen 0,6–2 µg/kg KG/min (= 7 mg/h) (Tabelle 5) [1, 9, 11–14, 17, 19, 25–28, 42–45, 50, 54–56].

Sufentanil

Eine erst kürzlich entwickelte Substanz aus der Opioidgruppe stellt Sufentanil dar. Dieses Medikament ist bis zu 4500mal wirksamer als Morphin und 5- bis 10mal potenter als Fentanyl. Über seine Verwendung in der Intensivmedizin liegen derzeit noch keine Ergebnisse vor. Die derzeit verfügbaren Daten stammen alle aus der Anwendung dieser Substanz während Langzeitanästhesien.

Sufentanil ist hinsichtlich der kardiovaskulären Situation ausgesprochen stabil, Hypotensionen und Bradykardien sind selten; eine Histaminfreisetzung durch Sufentanil gibt es nicht. Als Dosisempfehlung gilt 1 µg/kg KG/h.

Unsere bisherigen Erfahrungen mit Sufentanil an einem intensivmedizinischen Krankengut zeigen, daß diese Substanz sich auch über einen längeren Behandlungszeitraum (bis zu 3 Wochen) in einer Dosierung von 0,7–1,4 µg/kg KG/h sehr gut für eine Analgosedierung eignet. Eine Dosissteigerung durch Entwicklung einer Tachyphylaxie war bei unseren Patienten nicht zu beobachten, vielmehr konnte bei längerdauernder Anwendung die Dosis sogar reduziert werden. Eine zusätzliche Applikation von Benzodiazepinen kann jedoch in den ersten Behandlungstagen notwendig sein. Wir haben zu diesem Zweck im Durchschnitt Diazepam in einer Dosierung bis zu 30 mg am ersten Tag, an den folgenden Tagen jedoch in abnehmender Dosierung verabreicht [14, 36, 40, 52].

Nicht unerwähnt bleiben darf die Wirkung der Opioide auf das endokrine System. Ausgelöst durch Untersuchungsergebnisse von Watt u. McLedingham [51], wonach die Mortalität infolge durch Etomidat induzierte Abnahmen des Serumkortisolspiegels gesteigert ist, kann zusammenfassend festgestellt werden, daß die Wertigkeit solcher Streßparameter in der Intensivmedizin diskutiert wird. So führen bereits Krankheitssituationen, Operationen und Narkosen zu Veränderungen des Hormonmusters, andererseits haben die im Rahmen der Intensivmedizin angewandten Pharmaka unterschiedliche Wirkungen auf die als Streßparameter apostrophierten Hormone, so daß derzeit, vor allem auch weil Langzeituntersuchungen noch ausstehen, verbindliche Aussagen und Interpretationen nicht gemacht werden können [31, 43, 51].

Faktoren, die die analgetische Wirkung der Opioide beeinflussen

Zunahme der Wirkung	Abnahme der Wirkung
Alkalose	Azidose
Rasche Bolusinjektion	Langsame Injektion
Anurie	Diurese
Leberinsuffizienz	Enzyminduktion
Hyperthermie	Hyperthermie
Katecholamine	Katecholamine
Hohe Mg-Spiegel	Niedrige Mg-Spiegel
Hypoproteinämie	Hyperproteinämie
Muskelatrophie	Muskelhypertrophie
Hypothyreose	Hyperthyreose
Hyperventilation	Hypoventilation

Sedativa

Einer adäquaten Sedierung kommt gerade bei der Stabilisierung bzw. Wiederherstellung gestörter Vitalfunktionen eine besonders wichtige Rolle zu. Im Gegensatz zu anderen intensivmedizinischen Behandlungsstrategien, die nach streng rationalen Aspekten abgehandelt werden, bedeutet Sedierung ein eher empirisches Therapieregime.

Der psychische Streß, wie er an einer Intensiveinheit durch Erkennen und Furcht vor der Vitalbedrohung in Verbindung mit Schmerz und Unbehagen als Folge intensivmedizinischer Handlungsabläufe gegeben ist, machen zusätzlich zu einer Analgesie eine Sedierung unumgänglich. Insbesondere erfordern Streßsituationen, wie Hypoxie, Nierenversagen, Schock oder Infektion, die den klinischen Zustand des Patienten beherrschen und nicht oder nur schwer unter Kontrolle gebracht werden können und mit ausgeprägtem Unbehagen, Erregungszuständen und Angst als Folge dieser Situation assoziiert sind, eine sedierende Komponente im Therapiekonzept des Intensivpatienten.

Ein Sedativum ist ein Medikament, welches die Aktivität vermindert, die Erregung mildert und den Patienten beruhigt. Als Tranquilizer werden Substanzen klassifiziert, die psychische Spannung und Angst vermindern, ohne eine unerwünschte Sedierung herbeizuführen. Der gemeinsame Nenner aller zur Sedierung in Verwendung stehenden Substanzklassen ist jedoch zweifelsohne eine kontrollierte Dämpfung der zentralen Bewußtseinslage. Diese zentralnervös-depressive Wirkung jedoch muß reversibel sein. Daher sollten die Wirkungen der jeweils verwendeten Substanzen hinsichtlich des Ausmaßes und der Dauer diesen Notwendigkeiten angepaßt werden können.

Folgende Richtlinien müssen für die Sedierung des Intensivpatienten gefordert werden:
- der Patient soll gelassen und ruhig sein, er kann und darf auch schlafen;
- der Patient soll leicht erweckbar und kooperativ bleiben;
- der Patient soll schmerzfrei sein;
- sein autonomes Nervensystem sollte keine Zeichen einer stärkeren Stimulierung zeigen, jedoch soll er fähig sein, jederzeit auf zusätzliche Stimulierung zu reagieren [6, 8, 20, 24, 31, 34, 39, 43, 44].

Gerade der letzte Punkt ist für den Intensivpatienten von außerordentlicher Bedeutung. Die Fähigkeit, auf Streß zu reagieren, d. h. die Reaktionsfähigkeit auf neurovegetative Reize ist bei ihm unter dem Einfluß diverser Hypnosedativa deutlich reduziert. Und dies könnte, und darüber sind die Meinungen noch kontrovers, zu erhöhter Morbidität und Mortalität führen.

Die neurovegetative Kontrolle der Organfunktion und damit die Möglichkeit ihrer Beeinflussung durch sedativ-hypnotisch wirkende Medikamente geschieht auf verschiedenen Ebenen des zentralen Nervensystems. Betrachtet man die Aktivitäten der zu diesem Zweck verwendeten Substanzen, dann wird verständlich, daß sie in irgendeiner Weise mehr oder weniger mit dem neurovegetativen System interferieren. Die mangelnde Spezifität der Hypnosedativa aber wird erst dann klar und deutlich ins Licht gerückt, wenn durch kontinuierliche Applikation der Medikamente eine Konzentrationsanhäufung und eventuell auch eine Kumulation gegeben ist. Dann nämlich werden die Aktivitäten sich nicht nur auf einer spezifisch neurovegetativen Ebene abspielen, sondern es werden Interaktionen auf allen Ebenen des zentralen Nervensystems stattfinden (Abb. 3).

Benzodiazepine

Benzodiazepine sind auf Grund ihres Wirkungsspektrums:
- sedativ-hypnotisch,
- anxiolytisch,
- antikonvulsiv,
- muskelrelaxierend,

für die Langzeitsedierung des Intensivpatienten besonders geeignet. Ihre Wirkung entfalten sie vornehmlich im Bereich des limibischen Systems, wo sich auch die höchste Dichte an Benzodiazepinrezeptoren lokalisieren läßt.

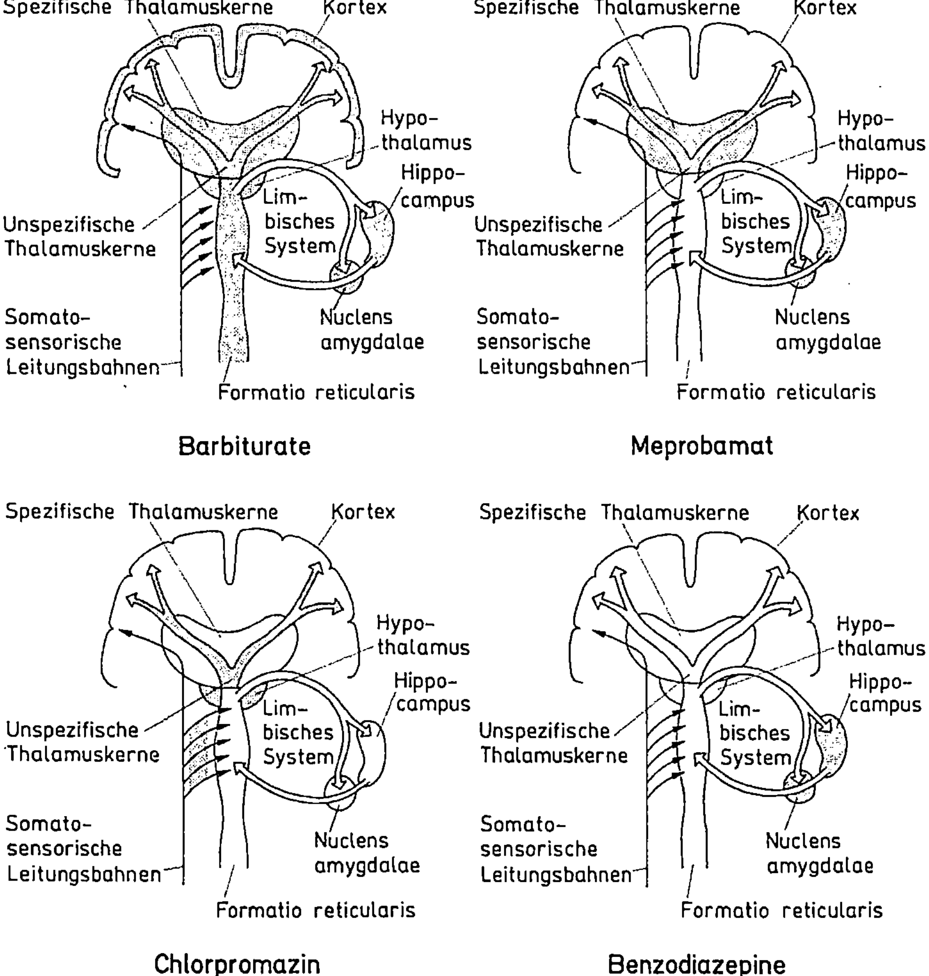

Abb. 3. Wirkung von Sedativa auf verschiedene Hirnareale

Aus der Vielzahl der zur Verfügung stehenden Substanzen kommen für die Sedierung intensivtherapiepflichtiger Patienten nur die intravenös applizierbaren Medikamente in Frage:

- Diazepam,
- Flunitrazepam,
- Lormetazepam,
- Midazolam.

Hinsichtlich der Entscheidung, welche Substanz nun in der Langzeitsedierung in Frage kommt, spielen pharmakokinetische Gesichtspunkte eine wesentliche Rolle (Tabelle 6).

Wirkungseintritt, Wirkintensität, Dauer der Wirkungen bzw. der unerwünschten Nebenwirkungen hängen wesentlich von den physikalisch-chemischen und pharmakokinetischen Eigenschaften der jeweiligen Substanz ab.

Tabelle 6. Pharmakokinetische Daten der Benzodiazepine

	$t_{1/2\beta}$ [h]	V_d [l, kg KG]	Clearance [ml/kg KG/min]
Diazepam	40	1,3	26
Flunitrazepam	6–10	1,3	250
Lormetazepam	22	1,3	0,75
Midazolam	2,5		450

Nach intravenöser Applikation treten sedativ-hypnotische Effekte bereits nach 30 s auf, wobei stark lipophile Substanzen, wie z. B. Diazepam, Flunitrazepam, Midazolam, wesentlich rascher wirksam sind als weniger lipophile Substanzen, z. B. Lormetazepam. Das Abklingen der Wirkung wiederum ist bei einmaliger Verabreichung hauptsächlich durch Umverteilungsvorgänge bestimmt. Lipophile Substanzen bleiben weniger lange im zentralen Nervensystem als polare Substanzen, wie z. B. Lormetazepam.

Die wiederholte Applikation bzw. die Applikation per infusionem oder mittels Perfusor gehorchen hinsichtlich der Elimination und damit des Abklingens der Wirkdauer anderen Gesetzen. Hier spielen neben Metabolismus einer Substanz, vor allem ihre Eliminationsgeschwindigkeit eine Rolle, diese wiederum ist bei Benzodiazepinen durch die hepatische Clearance gegeben und damit der Leberfunktion direkt proportional. Leberfunktionsstörungen, wie sie im Rahmen intensivmedizinischer Krankheitsbilder auftreten können, bzw. die Leberfunktion des alten Patienten, der a priori eine eingeschränkte hepatische Clearance aufweist, können zu einer Kumulation und damit zu einer Verlängerung der Wirkdauer bzw. zum Auftreten unerwünschter Nebenwirkungen führen. Auch als Folge von Arzneimittelinteraktionen, wie sie durch die Vielzahl der während des Intensivaufenthaltes verwendeten Medikamente auftreten können, kann es zu einer Veränderung der hepatischen Elimination kommen. Eine besondere Rolle nimmt dabei der H_2-Rezeptorblocker Cimetidin ein. Eine Abnahme der hepatischen Clearance kann bei gleichzeitiger Verwendung von Benzodiazepinen und H_2-Rezeptorblockern bis zu 50% betragen [6, 18, 25, 32, 38, 43, 44].

Diazepam

Diazepam stellt den Prototyp der Benzodiazepine dar. Seinem raschen Wirkungseintritt (bereits nach 30 s) nach intravenöser Applikation steht eine lange Elimination gegenüber, besonders deshalb, da sein Hauptmetabolit, Dimethyldiazepam, ebenfalls aktiv ist und nur halb so rasch eliminiert wird als die Muttersubstanz. Besonders bei kontinuierlicher Applikation ist daher auch mit erhöhten Plasmaspiegeln von Dimethyldiazepam und konsekutiv mit einem eher unerwünschten und störenden Hang-over-Effekt zu rechnen.

Diazepam steht zwar noch immer für die Psychorelaxation des Intensivpatienten im Einsatz; bedenkt man aber die zu Beginn des Kapitels aufgestellten Forderungen an eine ideale Substanz, dann wird verständlich, daß die neueren Entwicklungen in der Benzodiazepinreihe zunehmend in den Vordergrund treten.

Ein nicht unbedeutender Faktor in der Wirkdauer der Substanz ist die hepatische Elimination und damit die Abhängigkeit von der Durchblutung der Leber bzw. von der Leberfunktion per se.

Zur Sedierung des beatmeten Intensivpatienten werden folgende Schemata empfohlen: Initialdosis von 10–20 mg intravenös oder intramuskulär und einer weiteren Zufuhrrate von 5–10 mg alle 2 h. Ähnlich gute Erfolge werden auch dann erreicht, wenn 5 mg Diazepam alternierend mit 5 mg Morpium alle 2 h intravenös appliziert wird. Eine Tagesdosis von 60 mg Diazepam sollte dabei nicht überschritten werden. Empfohlen wird auch eine Dosierung von 0,03 mg/kg KG/h zur Erreichung einer guten Psychorelaxation. Wesentlich höhere Dosen (bis 700 mg/Tag) werden für die intensivmedizinische Behandlung des Tetanuspatienten verabreicht.

Die intravenöse Gabe von Diazepam wird an unserer Intensivstation als Zusatzmedikation bei Verwendung von Opiaten und Opioiden durchgeführt. Dabei können zusätzliche Dosen bis zu 50 mg/Tag intravenös notwendig werden. Intramuskulär wird Diazepam beim Tetanuspatienten verabreicht; im Durchschnitt liegt die verwendete Dosis bei 10 mg alle 6 h. Es ist jedoch möglich, daß durch rasche hepatische Elimination oder durch septische Krankheitszustände eine wesentlich höhere Dosierung notwendig wird. Als unerwünschte Nebenwirkungen können daher beim nichtbeatmeten Patienten eine Atemdepression, Angst- und Erregungszustände sowie extrapyramidale Störungen auftreten. Nicht zu vernachlässigen ist auch die Gefahr einer Beeinträchtigung des kardiovaskulären Systems [23, 25, 32, 34, 42, 44].

Lormetazepam

Diese Substanz wird im Gegensatz zu Diazepam durch patientenbedingte Faktoren wenig beeinflußt. Die Wirkung setzt rasch ein (innerhalb von 10 min), die maximale Wirkung ist nach 45–60 min erreicht. Die Wirkhalbwertszeit dieses Pharmakons ist sehr lang und beträgt bereits nach einmaliger Applikation von 2,5 mg bis zu 24 h [44].

Flunitrazepam

Dieses Medikament besitzt wie Diazepam aktive Metabolite. Aufgrund der für Flunitrazepam charakteristischen Pharmakokinetik ist bei dieser Substanz mit einer Gewebsakkumulation bei Langzeitsedierung zu rechnen [41].

Midazolam

Midazolam stellt die neueste Entwicklung der Benzodiazepinreihe dar. Es ist charakterisiert durch eine sehr rasche Elimination und durch eine kurze Halbwertszeit. Damit scheint sich diese Substanz besonders für die Sedierung im Rahmen der Intensivmedizin zu eignen. Zur Langzeitsedierung wird eine Dosierung von 0,075–0,2 mg/kg KG/h empfohlen.

Benzodiazepine führen bei Langzeitanwendung (> 14 Tage) zu einer Gewöhnung, d. h. bei gleichbleibender Dosis ist die hypnotische Wirkung abgeschwächt. Abruptes Absetzen der Medikation löst ein Reboundphänomen aus, das durch folgende Symptome charakterisiert ist: Hyposomnie, Angstzustände, Schwindel, Schwächegefühl sowie extrapyramidale Störungen. Entzugserscheinungen treten nach monatelanger Applikation nur in seltenen Fällen auf; es handelt sch dabei um eine psychische Abhängigkeit [5, 10, 16, 18, 25, 27, 37–39, 43, 44, 47, 52].

Barbiturate

Diese Substanzen kommen sehr häufig für die Sedierung bei Patienten mit Schädel-Hirn-Trauma zur Anwendung. Barbiturate senken den intrakraniellen Druck. Die kontinuierliche Applikation von Barbituraten ist jedoch von vielen Nachteilen begleitet. So führen Dosen von Thiopental zu einer Beeinträchtigung des Herz-Kreislauf-Systems sowie zu einer dosisabhängigen Atemdepression. Weitere unerwünschte Nebenwirkungen einer kontinuierlichen Applikation sind eine Beeinträchtigung der Wärmeregulation, eine vorübergehende Störung der Magen-Darm-Motilität sowie möglicherweise auch eine Immunsuppression. Repetitive Dosierung bzw. die Infusionstechnik können zu Kumulation und entsprechender Häufung unerwünschter Nebenwirkungen führen. Bei längerdauernder Verabreichung (> 8 Tage) läßt die schlafinduzierte Wirkung nach, es kommt zu einer Toleranzentwicklung. Nur eine Dosiserhöhung führt zu einer Wiederherstellung des ursprünglichen Effektes. Zu erwägen ist naturgemäß auch die Kombination mit anderen sedativ wirksamen Pharmaka, wie z. B. den Benzodiazepinen.

Die übliche Dosierung für Thiopental beim Erwachsenen beträgt als Bolus 250 mg sowie 250 mg/h per infusionem.

Methohexital wurde auch zur Sedierung von SHT-Patienten verwendet; es hat sich jedoch nicht durchgesetzt.

Grundsätzlich haben Barbiturate seit der Einführung der Benzodiazepine an Bedeutung verloren [6, 8, 44, 48, 49]. Toleranzentwicklung, Mißbrauch und die Gefahr einer Intoxikation lassen eine Verwendung von Barbituraten zur Langzeitsedierung des Intensivpatienten als ungeeignet erscheinen. Barbiturate werden unter intensivmedizinischen Bedingungen nurmehr zur Hirndrucksenkung verwendet.

Andere Hypnotika und Psychopharmaka

Etomidat

Auch diese Substanz wurde zur Langzeitsedierung des Intensivpatienten verwendet. Aufgrund der Untersuchungen von Watt u. McLedingham [51] jedoch scheint eine Anwendung von Etomidat nicht mehr gerechtfertig. Sie konnten nämlich in einer gut dokumentierten Untersuchung zeigen, daß nach Applikation von Etomidat der Kortisolspiegel drastisch absinkt. McLedingham schließt daraus auch auf eine erhöhte Mortalität seiner Patienten [44, 51].

Propofol

Als relativ neue Substanz versucht sich Propofol für die Langzeitsedierung zu bewähren. Es existieren jedoch derzeit noch kaum Untersuchungen, so daß verbindliche Aussagen noch nicht gemacht werden können. Soweit aber derzeit beurteilt werden kann, scheint sich diese Substanz auch für diesen Zweck zu bewähren.

Neuroleptika

Die sedativ wirksamen Substanzen (Droperidol, Haloperidol, Chlorprothixen, Chlorpromazin) dieser Pharmakagruppe enthalten entweder ein Phenothiazin- oder ein Thioxanthengerüst oder gehören zur Gruppe der Butyrophenone.

Diese Pharmaka greifen wahrscheinlich in den Stoffwechsel der Monoamine Noradrenalin, Dopamin und Serotonin ein. Im Fall der obengenannten Substanzen wirken sie durch eine Abdichtung der Membranen der Speicherorganellen bzw. durch eine Änderung der Empfindlichkeit der Rezeptoren (Abnahme der Sensitivität). Phenothiazine hemmen die Azetylcholinfreisetzung im Gehirn.

Neuroleptika führen zu einer Abnahme des Muskeltonus. Daneben beeinflussen sie die periphere und die zentrale Kreislaufregulation; z. T. haben sie auch eine parasympatholytische und hypotherme Wirkung. Gelegentlich treten als Folge der Wirkung auf das extrapyramidale System hyperkinetisch-dystone Reaktionen auf.

Nach Tagen bis Wochen kann es besonders bei den Phenothiazinen zu Toleranzerscheinungen kommen. Hypotensionen, andere vegetative Wirkungen und akute extrapyramidale Reaktionen folgen einer Dosiserhöhung dieser Substanzen [15].

Clomethiazol

Diese Substanz hat sowohl sedative als auch antikonvulsive Eigenschaften. Aufgrund des großen Verteilungsvolumens (ca. 400 l) ist für einen raschen Wirkbeginn eine rasche Infusionszufuhr notwendig (0,1–0,2 ml/kg KG/min). Die Zufuhrrate für die Aufrechterhaltung der Sedierung beträgt 1–3 ml/min. Die totale Clearance von Clomethiazol beträgt 0,2 l/min. Aufgrund der sehr raschen Umverteilungsvorgänge ist nach Absetzen der Zufuhr mit einer schnellen Erholungsphase zu rechnen. Eine verlängerte Applikationsdauer dieser Substanz führt gerade beim Intensivpatienten zu einer Abnahme der Clearance sowie zu einer verlängerten Eliminationshalbwertszeit. Nachteile einer Clomethiazolzufuhr sind die Absorption an die Infusionsbestecke (ca. 30%), Tachykardie und Hypertension, verstärkte Salivation sowie die Möglichkeit einer Thrombophlebitis. Die Verwendung dieser Substanz beim Intensivpatienten kann wegen der für die Zufuhr notwendigen großen Flüssigkeitsmengen als bedenklich erscheinen. Werden dagegen hochprozentige Lösungen infundiert (>0,8%ig), besteht die Gefahr einer Hämolyse.

Möglich ist auch die Verabreichung dieser Substanz in Form von Kapseln. Dabei empfiehlt sich initial als Bolus die Gabe von 2–4 Kapseln à 200 mg sowie die Gabe von bis zu 6mal 2 Kapseln/Tag.

Clomethiazol kann jedoch auch peroral als Saft verabreicht werden. Dabei befinden sich 320 mg in 10 ml Saft. Zur Sedierung wird eine Gabe von 3mal 5–10 ml der Lösung (360–720 mg/Tag) empfohlen. Als nicht zu überschreitende Maximaldosis wird in der Literatur 3200 mg/Tag Clomethiazol genannt.

Einschränkung der Atemtätigkeit sowie vorübergehende Tachykardie, gelegentlich Sodbrennen, Hustenreiz und Magenschmerzen klingen meist auch ohne weitere Behandlung nach einigen Tagen ab [41, 44].

Meprobamat

Dieses Dicarbamat vermindert ebenfalls Angst- und psychische Spannungszustände ohne gleichzeitigen hypnotischen Effekt. Atmung und Blutdruck werden nicht beeinflußt. Meprobamat hat gleichzeitig auch eine leichte muskelrelaxierende Wirkkomponente. Für den erwachsenen Patienten haben sich zur intramuskulären Applikation 2mal täglich 400 mg als ausreichend erwiesen. Sobald als möglich sollte Meprobamat jedoch oral verabreicht werden. Es stehen Tabletten à 400 mg zur Verfügung. 3- bis 4mal 200 mg/Tag peroral sind zur Therapie von Angst- und Erregunszuständen meist ausreichend. Als Nebenwirkungen kann es in seltenen Fällen zu allergischen Reaktionen kommen. Kontraindiziert ist die intramuskuläre Verabreichung der Substanz bei Patienten mit Niereninsuffizienz [22].

Ketamin

Dies ist ein Sedativum mit gleichzeitiger analgetischer Wirkkomponente. Sie ist jedoch durch eine Vielzahl unerwünschter Nebenwirkungen behaftet: Blutdruckanstieg, Tachykardie, Anstieg des ICP, Halluzinationen sowie eine verlängerte Erholungszeit bei längerdauernder Applikation. Besonders bei Zufuhrraten von 10–30 µg/kg KG/min treten diese unerwünschten Nebenwirkungen auf. Eine Low-dose-Infusion (14 µg/kg KG/min) ist für eine Beatmung von Intensivpatienten ausreichend, besonders dann, wenn eine gleichzeitige Verabreichung von Benzodiazepinen erwogen wird [29, 44].

Wie einleitend schon erwähnt, existiert bislang kein optimales Konzept zur Langzeitsedierung beatmeter Intensivpatienten. Derzeit am ehesten zu empfehlen ist daher die Kombination von Benzodiazepinen mit Opiaten.

Literatur

1. Arndt JO (1986) Alfentanil's analgesic, respiratory and cardiovascular actions in relation to dose and plasma concentration in anaesthetized dogs. Anesthesiology 64:345–352
2. Askitopoulou H et al. (1985) Acute tolerance to fentanyl during anesthesia in dogs. Anesthesiology 63:255–261
3. Ball M, McQuay HJ, Moore RA, Allen MC, Fisher A, Sear J (1985) Renal failure and the use of morphine in intensive care. Lancet I:784–786
4. Beere J (1984) Relief of pain in intensive care patients. Resuscitation 11:157–164
5. Behne M et al. (1987) Midazolam-Dauerinfusion zur Sedierung von Beatmungspatienten. Anästhesist 36:228–232
6. Bion JF, McLedingham I (1987) Sedation in intensive care – a postal survey. Intensive Care Med 13:215–216
7. Bion JF, Logan BK, Neerman PM, Brodie MJ, Oliver JS, Aitchinson TC, McLedingham I (1986) Sedation in intensive care: morphine and renal function. Intensive Care Med 12:359–365
8. Bird TM, Edbrooke DL, Neerby DM, Hebron BS (1984) Intravenous sedation for intubation and spontaneously breathing in the intensive care unit. Acta Anaesthesiol Scand 28:640–643

9. Bower S, Hull JC (1982) Comparative pharmakokinetics of fentanyl and alfentanil. Br J Anaesth 54:871

10. Brown GCS (1987) Midazolam and cimetidine: lack of interactions is unproven. Anesth Analg 66:1196

11. Chauvin M et al. (1987) Pharmakokinetics of alfentanil in chronic renal failure. Anesth Analg 66:53–56

12. Cohen AT (1987) Experience with alfentanil infusion as an intensive care sedative analgesic. Eur J Anaesth [Suppl] 1:63–66

13. Cohen AT, Kelly DR (1987) Assessment of alfentanil by intravenous infusion as long term sedation in intensive care. Anaesthesia 42:545–548

14. De Lange S (1983) Clinical experiences with analgous of fentanyl. Mt Sinai J Med (NY) 50:312–315

15. Droperidol in der modernen Anästhesiologie und Intensivmedizin (1980) Ein Expertengespräch. Janssen, Düsseldorf

16. Dundee JW (1986) Prolonged midazolam elimination half life. Br J Clin Pharmacol 21:425–429

17. Editorial (1982) Alfentanil – a kinetically predictable narcotic analgesic. Anesthesiology 57:435–438

18. Fee JPH et al. (1987) Cimetidine and ranitidine increase midazolam bioavailability. Clin Pharmacol Ther 41:80–84

19. Freye E (1987) Opioide in der Anästhesiologie – Wirkeffekte und klinische Anwendung. Urban & Schwarzenberg, München

20. Freye E, Hartung E (1985) Opioide und ihre Antagonisten in der Anästhesiologie. Grundlagen zur Wirkweise und Hinweise zur praktischen Anwendung. Perimed, Erlangen

21. Freye E, Hartung E, Buhl R (1986) Die Lungencompliance wird beim Menschen durch die rasche Injektion von Alfentanil beeinträchtigt. Anästhesist 35:543–546

22. Goodman M, Gilman M (1985) The pharmacological basis of therapeutics. McGillman, New York

23. Greenblatt DJ, Abernethy RD, Morse DS, Harmatz JS, Shader RI (1984) Clinical importance of the interaction of diazepam and cimetidine. N Engl J Med 310:1639–1643

24. Heuser D, Kottler B, Guggenberger H, Wagener B, Weigand H, Nieratschker I (1987) Aktuelle Aspekte zur Sedierungsproblematik bei Beatmungspatienten. In: Henschel E (Hrsg) Anästhesiologie – klinisches Fach auf drei Säulen. Zuckschwerdt, München, S. 342–350

25. Hoffmann P (1987) Möglichkeiten individueller Analgosedierung in der Intensivmedizin. In: Henschel E (Hrsg) Anästhesiologie – klinisches Fach auf drei Säulen. Zuckschwerdt, München, S. 351–356

26. Hoffmann P (1987) Continuous infusions of fentanyl and alfentanil in intensive care. Eur J Anaesth [Suppl] 1:71–75

27. Hopkinson RB, Deo JO (1987) The combination alfentanil/midazolam by infusion for sedation in intensive therapy. Eur J Anaesth [Suppl] 1:67–70

28. Hug CC, Chaffmann M (1984) Alfentanil. Pharmacology and uses in anesthesia. ADIS Press, Birkenlead/New Zealand

29. Jochamisson PO, Hedstrand U, Eklund A (1986) Low-dose ketamine infusion for analgesia during postoperative ventilator treatment. Acta Anaesthesiol Scand 30:697–702

30. Kettler D, Crozier T, Metzler H (Hrsg) (1986) Analgesie in der Anästhesie. Stellenwert der Morphinomimetika. Urban & Schwarzenberg, München

31. Kochs E, Schulte am Esch J (1984) Hormone des Hypophysen-Nebennierenrindensystems bei Patienten unter Langzeitsedierung mit Etomidat und Fentanyl. Anästhesist 33:402–407

32. Langrehr D (1986) Benzodiazepine in der Anästhesie und Intensivtherapie. Urban & Schwarzenberg, München

33. Lauven PM, Stoeckel H (1987) Hypnotisch wirksame Blutspiegel von Midazolam. Anästh Intensivther Notfallmed 22:90–93

34. Lawin P (Hrsg) (1981) Praxis der Intensivbehandlung. Thieme, Stuttgart

35. Link J, Papadopoulus G, Striebel HW, Heinemeyer G (1986) Klinische Erfahrung in der Langzeitsedierung von Intensivpatienten mit Benzodiazepinen. In: Schulte am Esch J (Hrsg) Benzodiazepine in Anästhesie und Intensivmedizin. Editiones Roche, Basel, S. 227

36. Martin WR (1983) Pharmacology of opioids. Pharmacol Rev 35:283–323

37. McLedingham I, Hetzel W (eds) (1986) Midazolam and Ro 15-1788 in ICU. Editiones Roche, Basel
38. Merriman HM (1987) The techniques used to sedate ventilated patients. A survey of methods used in 34 ICUs in Great Britain. Intensive Care Med 13:217–224
39. Miller-Jones CM, Wilhaus JH (1980) Sedation for ventilation. A retrospective study of fifty patients. Anaesthesia 35:1104–1106
40. Rosow CE (1984) Sufentanil citrate. A new opioid analgesic for use in anaesthesia. Pharmacotherapy 4:11–19
41. Schaps D, Striebel H, Zuk J, Seitz W (1984) Beeinflussung der Herz-Kreislaufwirkung und Ventilationsparameter durch Alfentanil. Anästhesist 33:228–234
42. Schulte am Esch J (1986) Langzeitsedierung des Intensivpatienten. Zuckschwerdt, München
43. Scott DB, Beamish D, Hudson IN, Jostell KG (1980) Prolonged infusion of chlormethiazole in intensive care. Br J Anaesth 52:541
44. Sear JW (1987) Overview of drugs available for ITU sedation. Eur J Anaesth [Suppl] 1:47–53
45. Sear JW, Fisher A, Summersfield RJ (1987) Is alfentanil by infusion useful for sedation on the ITU. Eur J Anaesth [Suppl] 1:55–61
46. Shafer S, White PF, Schüttler J, Rosenthal MH (1983) Use of a fentanyl infusion on the intensive care unit: tolerance to its anesthetic effects. Anesthesiology 59:245–248
47. Shapiro JM et al. (1986) Midazolam infusion for sedation in the intensive care unit: effect on adrenal function. Anesthesiology 64:394–398
48. Stanski DR et al. (1987) The role of pharmakokinetics in anaesthesia: application to intravenous infusions. Anesth Intensive Care 15:7–12
49. Todd MM, Drumond JC, Ostrup R, Stanski DR (1982) Hemodynamic effects of high dose thiopental anesthesia in humans. Anesthesiology 57:39
50. Van Peer A (1986) Alfentanil kinetics in renal insufficiency. Eur J Clin Pharmacol 30:345–347
51. Watt I, McLedingham I (1984) Mortality amongst multiple trauma patients admitted to an intensive therapy unit. Anaesthesia 39:973–981
52. West JM (1987) Sudden hypotension associated with midazolam and sufentanil. Anesth Analg 66:693–694
53. Willatts SM (1985) Paralysis for ventilated patients? Yes or no? Intensive Care Med 11:2–4
54. Yale PM, Thomas D, Sebel PS (1984) Alfentanil infusion for sedation and analgesic in intensive care. Lancet II:396–397
55. Yate PM, Thomas D, Short SM, Sebel PS, Morton J (1986) Comparison of infusion of alfentanil or pethidine for sedation of ventilated patients on the ITU. Br J Anaesth 58:1091–1099
56. Zindler M, Hartung E (Hrsg) (1985) Alfentanil: ein neues ultrakurzwirkendes Opioid. Urban & Schwarzenberg, München

B. Spezielle Intensivtherapie

Respiratorische Insuffizienz

P. M. Osswald

Geschichtliche Aspekte

Das klinische Syndrom, das wir als sog. Schocklunge kennen, wurde zum ersten
Mal von Jenkins im Jahre 1950 beschrieben (Jenkins et al. 1950). Das klinische
Bild charakterisierte er mit dem plötzlichen Auftreten von Dyspnoe, vermehrter
exspiratorischer Atemarbeit, Tachypnoe, Tachykardie, Fieber und Hypotension.
Weiter beschrieb er eine Einschränkung der Beweglichkeit des Thorax und eine
Zyanose. Typisch sei, daß diese klinischen Zeichen zunächst ohne entsprechende
Veränderungen im Röntgenbild auftraten.

Nach dieser recht eindrucksvollen Beschreibung durch Jenkins findet
man in der Folge in der Literatur nur noch geringe Informationen. Zwischen
1950 und 1960 wurde das beschriebene Syndrom im wesentlichen mit dem
kardiopulmonalen Bypass in Zusammenhang gebracht (Baer u. Osborn 1960).
Untersuchungen von Berry schließlich erinnerten wieder an die Rolle dieses klinischen Syndroms in Zusammenhang mit einem Trauma oder größeren chirurgischen Eingriffen, bei denen insbesondere Massivtransfusionen durchgeführt wurden (Berry u. Sanislow 1963).

1965 wurde eine erste Untersuchungseinheit zum Studium einer Intensivtherapie von Patienten im refraktären Schock eingerichtet (Hardaway et al. 1967). 1967
erkannten dann Asbaugh u. Petty die Bedeutung der respiratorischen Insuffizienz
beim polytraumatisierten Patienten (Asbaugh et al. 1967). Sie schufen den Begriff
„adult respiratory distress syndrome" und führten die Überwachung der arteriellen Blutgase als Routinemethode ein.

In der Folgezeit wurde dann regelmäßig aus anderen Zentren über klinische
und pathologische Veränderungen im Rahmen eines Traumas berichtet, die dem
Bild des akuten Lungenversagens entsprachen. Die zunehmenden Kenntnisse und
das wachsende Verständnis führten dann auch über eine entsprechende bessere
Therapie zu einer ständigen Abnahme der Mortalität von noch 66% 1966 zu bereits nur noch 18% 1972 (Blaisdell u. Schlobohm 1973).

Angaben über die Häufigkeit des akuten Lungenversagens des "adult respiratory distress syndrome" (ARDS) sind nicht leicht zu machen. Dies hängt nicht
zuletzt auch damit zusammen, daß diesem Begriff verschiedene Krankheitsbilder
in unterschiedlichem Ausmaß zugeordnet werden. Der häufig verwendete Begriff
„Schocklunge" ist insofern unglücklich gewählt, als er eine feste Beziehung des
Schocks zur Ätiologie dieser Erkrankung vortäuscht. Die Schocklunge wird heute in erster Linie als pulmonale Antwort auf toxische oder septische Prozesse gesehen. Auch die im folgenden häufig verwendete Bezeichnung ARDS ("adult res-

piratory distress syndrome") ist vieldeutig. Andere Ursachen akuter respiratorischer Insuffizienz wie chronische Bronchitis oder Pneumothorax haben mit der spezifischen charakteristischen Pathogenese nichts zu tun. Unter den Begriffen ARDS oder Schocklunge sind also Schädigungen zu verstehen, die zu einem einheitlichen morphologischen Bild führen (Schädigung der Alveolarwand, interstitielle Erkrankung der Lunge). Bei der Betrachtung der klinischen Befunde der durch unterschiedliche Ursachen hervorgerufene Erkrankung wäre die sich rein am Krankheitsbild orientierende Bezeichnung als „akutes Lungenversagen" am überzeugendsten.

Definition

Die akute respiratorische Insuffizienz ist definiert als Unfähigkeit, in Abwesenheit eines intrakardialen Shunts während Raumluftatmung auf Seehöhe normale arterielle Blutgase aufrechtzuerhalten. Die akute respiratorische Insuffizienz (ARI) tritt häufig in Verbindung mit chronischer Luftwegsobstruktion, restriktiven pulmonalen Veränderungen oder pulmonalvaskulären Veränderungen auf. Die meisten Patienten mit akutem Lungenversagen weisen zahlreiche klinisch schwerwiegende Komplikationen auf (Reoperation, starke Blutung, Trauma, terminale Niereninsuffizienz).

Für den Kliniker ist die ARI die wichtigste Störung, denn sie ist das erste faßbare Symptom und prägt auch in den späteren Phasen das Krankheitsbild. Der Begriff respiratorische Insuffizienz wird üblicherweise für die Situationen in Anwendung gebracht, bei denen entweder die Kohlendioxydelimination unzureichend ist, oder für Situationen, bei denen die arterielle Sauerstoffspannung abnormal niedrig ist. Mangelfunktionen anderer Ursache als respiratorische Fehlfunktionen werden üblicherweise in den Begriff nicht miteingeschlossen.

Ein sehr häufig geprägter Begriff ist die „Schocklunge". Inzwischen ist man zu der Erkenntnis gelangt, daß all den verschiedenen Begriffen (z. B. „kongestive Atelektase", „Beatmungslunge", „posttraumatische Pneumonie") ein einheitliches Krankheitsbild (klinische Symptomatik, morphologische Veränderungen) zugrunde liegt. Es ist deshalb sinnvoll, sich auf einen Begriff zu einigen. Der in der angelsächsischen Literatur zunehmend verwendete Ausdruck ARDS ("adult respiratory distress syndrome") entspricht diesen Forderungen. Um unnötige Mißverständnisse in der Literatur zu vermeiden, empfiehlt es sich, vom "respiratory distress syndrome" oder vom „akuten Lungenversagen" infolge Trauma oder Schock zu sprechen.

Pathogenese

Das ARDS ist durch eine Flüssigkeitsvermehrung im Lungeninterstitium gekennzeichnet. Hierfür sind Permeabilitätsstörungen im terminalen Lungenstrombett verantwortlich. Es kommt zur Freisetzung von Mediatoren zumeist aus Leukozyten, Mastzellen oder Makrophagen, aber auch aus Endothelien. Die Leukozytenattraktion ins Lungengewebe wird vermutlich durch Endotoxine getriggert. Es ist bis heute allerdings nicht vollständig geklärt, welche quantitative Bedeutung den Aktivierungen der verschiedenen Mediatorkaskaden im einzelnen zukommt. Man kann jedoch davon ausgehen, daß die Aktivierung des Gerinnungssystems, des Komplementsystems und möglicherweise andere biogene Übertragungsmechanismen sowie die Proteinasenfreisetzung sich gegenseitig beeinflussen und verstärken. Daraus resultiert das pathologisch-anatomische Substrat, aus dem schließlich die Funktionsstörung des Lungenparenchyms hervorgeht.

Die veränderte Permeabilität spielt zusammen mit der im Verlauf etwas später einsetzenden zellulären Strukturierung der Alveolarwand die entscheidende Rolle. Dabei bezeichnet die veränderte Permeabilität den Übergang vom kompensierten zum dekompensierten pathologischen Zustand, die pulmonalen Lymphbahnen sind nicht mehr in der Lage, die vermehrt transsudierte Flüssigkeit abzutransportieren. Diese Entwicklung tritt außerordentlich rasch ein. Nuklearmedizinische Methoden zur Permeabilitätsmessung und die heute technisch einfache Bestimmung des extravaskulären Lungenwassers haben diagnostische Qualität und geben Einblick in die pathophysiologischen Vorgänge. Allerdings sind diese Frühveränderungen meßtechnisch mit der Bestimmung des extravaskulären Lungenwassers nicht ausreichend genau zu erfassen.

Sowohl das pathologisch anatomische Geschehen als auch die Funktionsstörungen, die aus durch verschiedene Ursachen in Gang gebrachten Prozessen resultieren, erklären, daß die Ätiologie des ARDS nicht einheitlich sein kann. Dennoch münden die pathogenetischen Prozesse in ein gemeinsames klinisches Bild. Zu beachten ist, daß sich dieses Krankheitsbild charakteristischerweise häufig langsam bzw. erst nach einer Latenzzeit auszubilden scheint. Dies führt häufig in der Beurteilung des klinischen Bildes zu Mißverständnissen, insbesondere dann, wenn der septische Primärprozeß in einer entzündlichen Lungenerkrankung besteht.

Surfactantsystem

Die exakten Ansatzpunkte der gestörten Funktion des Surfactant in der Pathogenese des ARDS sind derzeit nicht restlos geklärt. Klinische Erfahrung und experimentelle Untersuchungen lassen jedoch vermuten, daß Störungen des Surfactant frühzeitig im Rahmen des akuten Lungenversagens eine besondere Rolle spielen (Baum et al. 1971; Wichert et al. 1975, 1976). Dafür spricht auch, daß die Veränderungen der Lungenfunktion beim akuten Lungenversagen Störungen in den Oberflächenspannungsverhältnissen in der Lunge entsprechen (Abnahme der FRC, Abnahme der Compliance).

Das in der ersten Phase ins Interstitium eindringende Ödem stört die Funktion des oberflächenaktiven Films und führt in der Folge zur Verkleinerung der alveolaren Oberfläche und zu einem Verlust an Surfactant (Berry et al. 1963). Etwa nach 24 h kommt es zu einer quantitativen und qualitativen Veränderung des Surfactant, da die Neusynthese von DPL (Dipalmitoyl-Lecithin) gestört ist (Hardaway et al. 1967).

Die Funktion des oberflächenaktiven Films kann durch Proteinasen zusätzlich geschädigt werden. Solche Proteinasen werden aus den polymorphkernigen Granulozyten frei (Ashbaugh et al. 1967). Der Kontakt des Surfactant mit dem in die Alveolen eindringenden Plasma führt zu einer Inaktivierung des Surfactant.

Die Kenntnis solcher speziellen funktionellen Zusammenhänge zieht als therapeutische Konsequenz eine bestimmte Strategie der Beatmung nach sich.

Pulmonale Hypertension

Verschiedene Typen der pulmonalen Hypertension haben verschiedene strukturelle Veränderungen als Grundlage. Die Hypoxie ist ein wichtiger klinischer Faktor, der am Zustandekommen der pulmonalen Hypertension beteiligt ist. So sehen wir diese z. B. bei der chronischen Bronchitis und bei der hypoxisch bedingten Hypertension in größerer Höhe. Eine pulmonale Hypertension kann sowohl durch eine Vasokonstriktion als auch durch strukturelle Veränderungen zustande kommen.

Während hypoxischer Phasen kommt es zu einer Reorganisation verschiedener Segmente der pulmonalen Strombahn. In den präkapillaren Alveolareinheiten kommt es zu einer raschen Ausbildung von Membranen im Lichtmikroskop. Dahinter steht die Entwicklung neuer Muskelzellen. Eine kontinuierliche Hypoxie erhöht den Pulmonalarteriendruck zu einem Drittel auf der Basis einer Konstriktion, zu einem Drittel auf der Basis einer Polyzytämie und zu einem Drittel aufgrund struktureller Veränderungen.

Diese Kenntnisse sind für die therapeutischen Konsequenzen von besonderer Bedeutung. Berücksichtigt man, daß die sich präkapillaren alveolären Einheiten während einer solchen Erkrankung verändern, überrascht es nicht, daß sich die Antwort auf Medikamente in einer solchen chronisch hypoxisch geschädigten Region von der Reaktion bei normalen Verhältnissen unterscheidet.

Klinik

Die ursächlich in Frage kommenden Gefäßveränderungen, die entzündlichen oder möglicherweise immunologischen Prozesse setzen nach Verletzung des Lungengewebes vasoaktive Peptide und Enzyme frei. Intravaskuläre Veränderungen der pulmonalen Kapillaren sind häufig die Folge. Drei prinzipielle physiologische Veränderungen prägen die klinische Symptomatik: die Zunahme des Totraums, die Hypoxie mit vermehrtem Rechts-links-Shunt und die Abnahme der Compliance.

Das Eigenartige und zugleich Charakteristische dieser Lungenerkrankung ist die klinische Trias
- akute Atemnot,
- disseminierte interstitielle Lungenveränderung,
- progressive respiratorische Insuffizienz.

Wegleitend für die klinische Diagnose eines ARDS oder akuten Lungenversagens sind folgende grundlegenden Kriterien:

- Symptomatik – Dyspnoe,
  – Hypoxämie,
  – disseminierte interstitielle Lungenveränderungen im Röntgenbild,
- Anamnese   – stets sekundäre Lungenerkrankung,
- Entwicklung – meist progredienter Verlauf.

Der Einheit der klinischen Manifestationen stehen nach den heutigen Erkenntnissen auch einheitliche morphologische Veränderungen gegenüber.

Diagnostische Zeichen sind Atelektase und Lungenödem mit einer massiven Störung des Ventilations-Perfusions-Verhältnisses ("mismatching"). Die Patienten entwickeln im Verlauf der Erkrankung eine schwere arterielle Hypoxämie und ein intrapulmonales Shuntvolumen um 45%. Für die Abnahme der Compliance sind Faktoren wie Veränderungen des Lungenparenchyms (Schwellung), Fibrosierung, Versteifung und Hyperplasie, Atelektasen, flüssigkeitsgefüllte Alveolen und Mangel an Surfactant (mangelnde Produktion, Inaktivierung) verantwortlich zu machen. Das Lungenödem ist eher interstitiell als intraalveolär und entsteht durch pathologische Veränderung der Gefäße und nur in selteneren Fällen durch Veränderungen des hydrostatischen Drucks.

Die initialen klinischen Symptome manifestieren sich innerhalb weniger Stunden und bestehen im wesentlichen aus Tachypnoe und Hyperpnoe. Typisch ist, daß der Auskultationsbefund unauffällig ist und die tracheobronchiale Sekretion minimal ist. Die myokardiale Funktion ist nicht verändert, ebensowenig kann ein erhöhter venöser Druck gemessen werden. Für den Fall einer Beatmung zu diesem Zeitpunkt könnte eine diskrete Erhöhung der Beatmungsdrücke auffallen (Abnahme der Compliance). Die arteriellen Blutgase weisen einen progredienten Abfall der arteriellen Sauerstoffspannung auf. Der arterielle Kohlensäurepartialdruck fällt infolge der initialen Hyperventilation ab. Der pH-Wert des Blutes zeigt eine Alkalose an.

Röntgenologische Veränderungen

Auffallend ist immer wieder die initiale Diskrepanz zwischen klinischem Bild und Röntgenbefund. Eine weit fortgeschrittene klinische Symptomatik mit erheblichen Veränderungen der Blutgase und der Compliance kann mit fast normalen Thoraxröntgenbildern assoziiert sein. Die initialen Zeichen sind eine Transparenzverminderung und fein diffuse retikuläre Infiltrate. Sie korrespondieren mit den perivaskulären Veränderungen und dem interstitiellen Ödem. Diese Veränderungen können sich innerhalb der ersten 12 h etablieren. Nach 24 h wird das Bild diffuser und zusammenfließend, entsprechend der Zunahme des interstitiellen Ödems oder von Blutungen. Nach 24–36 h kann das Röntgenbild dem Befund bei einem Lungenödem gleichen.

Der Thoraxröntgenbefund erlaubt dabei keinen Rückschluß auf die Ursache des akuten Lungenversagens. Lediglich bei der Aspiration kann sich deren Loka-

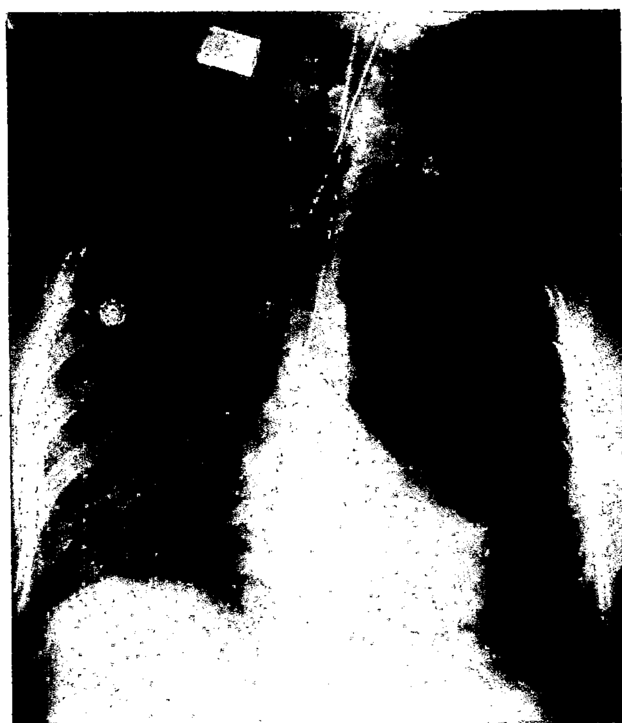

Abb. 1. Pneumothorax aufgrund kompensatorischer
Überblähung bei ARDS

lisation in Form von umschriebenen Verschattungen zeigen. Eine Differenzierung eines rein kardialen Lungenödems bzw. einer Linksherzinsuffizienz bei akutem Lungenversagen ist anhand des Röntgenbildes allein nur schwerlich möglich. Lediglich anhand der unveränderten Größe des Herzens und anhand unveränderter Gefäßzeichnungen sind Rückschlüsse möglich. Hinzu kommt, daß sich die beschriebenen Veränderungen beim kardialen Lungenödem mehr basal abspielen und die Spitzen der Lunge frei lassen. Allgemein kann man davon ausgehen, daß die röntgenologischen Veränderungen beim akuten Lungenversagen zumeist symmetrisch und bilateral auftreten. Ein weiterer typischer Hinweis ist der Umstand, daß diese Veränderungen sich nicht so leicht, wie man es von kardial bedingten röntgenologischen Veränderungen kennt, zurückbilden.

Eine verläßliche Diagnose ist aber nur unter Berücksichtigung des klinischen Bildes bzw. Verlaufs möglich. Bei fortschreitender Erkrankung kommt es zu einer Aufhellung des Röntgenbildes zusammen mit einzelnen dichten Verschattungen im Lungenparenchym. Bei einer Pneumonie treten zunächst ähnliche röntgenologische Veränderungen auf. Später können dann segment- bzw. lappenbezogene Veränderungen auftreten. Bei entsprechenden degenerativen Prozessen können sich die Zeichen einer Fibrose (fleckige Aufhellungen) ausbilden.

Zur Verlaufsbeobachtung des akuten Lungenversagens haben Adams u. McLedingham (1977) ein einfach anzuwendendes Röntgenscoresystem für die quantitative Erfassung röntgenologischer Lungenveränderungen vorgeschlagen

(s. folgende Übersicht). Entsprechende Untersuchungen sprechen dafür, daß dieser Score sinnvoll und in der Praxis verwertbar ist (Schültke u. Goeckenjahn 1988).

Einfaches Röntgenscoresystem
(nach Adams u. McLedingham 1977) *P* Punkte

Interstitielles Lungenödem (Zeichnungsvermehrung)		Alveoläre Verdichtungen (azinär, konfluierend)	
minimal	10 P	perihilär	20 P
mäßig	20 P	basal	20 P
stark	30 P	Mittelbereich	10 P
vollständig	40 P	Spitzenbereich	10 P

Differentialdiagnose der möglichen Ursachen einer respiratorischen Insuffizienz

Lungenkontusion

Die Kontusion der Lunge wird als direkte Schädigung des Lungengewebes infolge eines Traumas definiert. Bei einer Kontusion kann es zur Lazeration des Lungengewebes mit parenchymalen Blutungen kommen. Die klinischen Symptome variieren zwischen kaum merklichen Veränderungen bis hin zu schweren Veränderungen wie Tachypnoe, Hyperpnoe, erschwerter Atmung und Zyanose. Eine vermehrte Sekretion aus der Lunge kann fehlen. Hämoptysis ist häufig und meist sehr ausgeprägt. Der Auskultationsbefund ist untypisch und meist auf das unmittelbar traumatisierte Gebiet beschränkt.

Im Röntgenbild des Thorax finden sich umschriebene Infiltrationen (diffus, netzförmig oder homogen; Williams u. Bente 1961). Diese Veränderungen treten selten symmetrisch auf und korrespondieren eng mit den am äußeren Thorax sichtbaren Veränderungen eines Traumas (Prellmarken). Diese röntgenologischen Veränderungen entsprechen Einblutungen, Lazerationen, intraparenchymalen Hämatomen oder ödematösen Veränderungen. Entsprechende Zeichen im Röntgenbild können über Wochen bestehen bleiben und verändern sich nur wenig. Bei einem mehr diffusen Thoraxtrauma kann das Röntgenbild auch dem einer Schocklunge ähneln.

Der klinische Verlauf ist relativ günstig, wenn das Trauma begrenzt und einseitig ist. Andererseits können größere parenchymale oder intrabronchiale Blutungen zur Obstruktion von Bronchien und der Ausbildung von Atelektasen führen. Letztlich hängen die Funktionseinschränkungen und die Prognose sehr vom Ausmaß des primären Traumas und den sekundär auftretenden Komplikationen (Blutung) ab.

Aspiration

Die Aspiration von Mageninhalt in das Tracheobronchialsystem ist eine sehr ernste Komplikation und häufige Ursache einer respiratorischen Insuffizienz. Ihre Mortalität wird auf mindestens 10% geschätzt. Sie erzeugt unterschiedlich schwere Krankheitsbilder. Die Häufigkeit der Aspiration ist schwierig zu bestimmen, da viele Patienten unbemerkt aspirieren und so die Aspiration, insbesondere bei Fehlen klinischer Zeichen, in der Anfangsphase unbemerkt bleibt. Die Diagnose einer Aspiration ist somit oft nur auf Verdacht oder aber retrospektiv zu stellen. Sie basiert häufig auf dem Umstand mangelnder Schutzreflexe zum angenommenen Zeitpunkt der Aspiration und auf entsprechenden röntgenologischen Veränderungen.

Fehlende Schutzreflexe der Atemwege werden in Zusammenhang mit neurologischen Veränderungen (Änderung der Bewußtseinslage), gastrointestinalen Funktionsstörungen oder mit iatrogenen Ursachen (spezifische therapeutische Interventionen) gesehen.

Neurologische Fehlfunktionen assoziieren gerne mit zerebrovaskulären Veränderungen, Überdosierung von Medikamenten, Alkoholintoxikation, postiktalen Situationen oder anderen spezifischen Veränderungen des ZNS (Koma; Brown u. Glassenberg 1973). Allerdings liegt bereits bei 10–15% der Patienten normalerweise eine Beeinträchtigung der Schutzreflexe der Atemwege vor, ohne daß hierfür eine Ursache erkennbar wäre (Pontoppidan u. Beeche 1960).

Zu den Ursachen einer Aspiration infolge gastrointestinaler Störungen zählen die verzögerte Magenentleerung, Strikturen z. B. im Bereich des Ösophagus oder Hiatushernien (Gattinoni et al. 1980). Die häufigsten iatrogenen Ursachen einer Aspiration sind mechanische Alterationen. Hierzu zählen insbesondere Magensonden und unzureichend geblähte Cuffs der Trachealtuben.

Die Aspiration ist mit dem Eindringen von Fremdkörpern in den Trachealbaum definiert. Die klinischen Zeichen und die pathologischen Veränderungen werden ebenso wie die Prognose von der Natur, der Menge und der Verteilung des aspirierten Materials beeinflußt (Stewardson u. Nyhus 1977). Es werden 3 Arten der Aspiration unterschieden:

- toxische Aspiration,
- nichttoxische Aspiration,
- bakterielle Aspiration.

Toxische Aspiration.

Zu den klinisch bedeutsamen toxischen Flüssigkeiten zählen Säuren, Alkohol, volatile Kohlenwasserstoffe, Öle und tierische Fette. Die Schwere der Aspiration wird durch den Säuregrad und die Menge des Aspirats bestimmt. Die am besten untersuchte Aspirationsart ist die chemische Pneumonitis nach Aspiration sauren Mageninhalts (Mendelson-Syndrom; Mendelson 1946). Pulmonale Veränderungen zeigen sich unmittelbar danach, spätestens aber nach wenigen Stunden. Es kommt zu Ödem, Nekrosen und Atelektasen. Die mikroskopischen Veränderungen entsprechen einer Degeneration des Bronchialepithels mit peribronchialen Blutungen und Exsudat, Nekrosen des Alveolarepithels und Infiltration polymorphkerniger Zellen. Nach 48 h können bereits hyaline Membranen gesehen werden. 72 h später sind regenerative Prozesse zu erkennen. Der wichtigste pathogene Faktor ist dabei die Säure. Bereits 0,3 ml/kg KG einer Flüssigkeit mit pH 1 führt beispielsweise beim Hund zu einer signifikanten Reaktion (Greenfield et al. 1969).

Aus den genannten pathoanatomischen Ereignissen läßt sich das klinische Bild der Aspirationspneumonie ableiten, das im wesentlichen der typischen akuten respiratorischen Insuffizienz entspricht.

Die klinischen Symptome bestehen in Dyspnoe, Husten, Stöhnen, Fieber, Tachykardie, Hypotension und Zyanose. Zusätzlich kommt es häufig zu Bronchospasmen (Zerstörung des Bronchialepithels) und zu einem Lungenödem (Exsudation).

Die röntgenologischen Veränderungen können anfangs fehlen, oder sie bestehen in nodularen bis zusammenfließenden Infiltraten, die häufig perihilär oder in den unteren Partien zu finden sind. Immerhin zeigen 25–40% aller Patienten diffuse bilaterale Infiltrationen (LeFrock et al. 1979).

Das Ausmaß der Abnahme der arteriellen Sauerstoffspannung muß nicht notwendigerweise mit den klinischen Symptomen oder den röntgenologischen Veränderungen korrelieren. Die Atemarbeit steigt entsprechend den Veränderungen der Compliance an.

Sekundäre bakterielle Infektionen werden bei 20–50% der Patienten innerhalb von 24–72 h nach Aspiration beschrieben (Arms et al. 1974). Infolge typischer Veränderungen der Keimbesiedelung von Intensivpatienten (Umgebung, Ernährung, Immunologie, Steroide, Antibiotika) kommt es sehr häufig zu einer Staphylokokkenpneumonie bzw. zu einem Befall mit gramnegativen Bakterien. Schwere Verlaufsformen münden in septische Zustandsbilder und in ein schweres ARDS.

Nichttoxische Aspiration

Die Aspiration nichttoxischen Materials beinhaltet die Aspiration von Wasser, Salzen, Blut, Bariumsulfat und Magensaft mit einem pH > 7,3 oder die Aspiration von festen Bestandteilen. Der Grad der pulmonalen Funktionseinschränkung hängt auch hier von Art und Menge des Aspirats ab.

Die röntgenologischen Veränderungen sind uncharakteristisch, und die klinischen Zeichen sind geprägt von dem Ausmaß der Hypoxie und intrathorakalen Druckänderungen.

Von Bedeutung ist der Salzgehalt der aspirierten Flüssigkeit. Die ersten pathophysiologischen Veränderungen beim Beinaheertrinken in Süßwasser sind Hypoxämie, Hypotension und Lungenödem, Hypervolämie und ggf. Hämolyse. Die Aspiration von Salzwasser führt nahezu regelmäßig zum hypovolämischen Schock und zur Hämokonzentration. Die Aspiration von festen Partikeln führt häufig zu Entzündungen und teilweise zur Obstruktion. Bei größeren Partikeln hängt die Symptomatik von der Größe ab. Eine totale Obstruktion der Atemwege, wie man sie häufig im Kindesalter sieht, führt zur Asphyxie, während eine partielle Obstruktion Symptome wie Dyspnoe, Stridor und Zyanose hervorruft (Haugen 1963). Periphere Obstruktionen der Luftwege führen zu Atelektasen oder zum Emphysem.

Bakterielle Aspiration

Die primär bakterielle Aspiration ist die häufigste Aspirationsweise. Die Diagnose ist schwierig und meist nur retrospektiv oder per exclusionem zu stellen. Die klinische Symptomatik ist entgegen der ausgeprägten Symptomatik bei den anderen Aspirationsursachen eher unauffällig und tritt erst nach 24 h auf. Bei der wiederholten stillen Aspiration kommt es 1–3 Wochen nach dem initialen Ereignis zur Ausbildung eines Lungenabszesses, eines Empyems oder einer nekrotisierenden Pneumonie. Röntgenologisch kann das Auftreten neuer pulmonaler Infiltrationen bei prädisponierten Patienten pathognomonisch sein.

Bei der primär bakteriellen Aspiration können im Prinzip alle Erreger inklusive der Anaerobier in Frage kommen. Entscheidend für die Prognose ist die jeweilige Abwehrlage. Bekanntermaßen bleiben gelegentliche nächtliche Aspirationen von Sekret des Pharynx ohne Folgen (Huxley et al. 1978). Die wichtigsten Kriterien zur Diagnose einer primär bakteriellen Aspiration sind
- eine klinische Situation, die zu einer Aspiration prädisponiert,
- das klinische Bild einer bakteriellen Pneumonie mit entsprechenden röntgenologischen Veränderungen und
- der Nachweis von Bakterien im Trachealsekret.

Atelektase

Die Atelektase ist die bekannteste pulmonale Komplikation bei Patienten mit einem größeren Trauma. Ebenfalls häufig treten Atelektasen beim Polytrauma oder bei spezifischen Gesichtstraumen mit Blutungen und Aspiration auf. Sie treten z. B. nach einem Thoraxtrauma (veränderte Atemmechanik, inadäquate Ventilation) oder nach Anästhesien (kleine Atemzugvolumina, unzureichende Bronchialtoilette mit Sekretretention, einseitige Intubation) auf. Sie sind häufige Komplikationen nach operativen Eingriffen im Oberbauch (Irritation des Peritoneums, Abnahme der Vitalkapazität).

Wenn die Atelektasen mikromiliar sind, findet man einen diffusen Verschluß der kleinen Luftwege ("small airway closure"), der im Röntgenbild nicht nachzuweisen ist (Hamilton et al. 1964). Hierbei kommt es durch die Zunahme des intrapulmonalen Rechts-links-Shunts zum Absinken der arteriellen Sauerstoffspannung sowie durch die Erhöhung des Totraums zur Hyperkapnie. Häufiger aber kommt es zum Kollaps eines Segments oder eines Lappens. Diese Verlaufsform ist klinisch von größerer Bedeutung. Meistens sind die unteren und hinteren Lungenabschnitte betroffen, d. h. Gebiete, die hypoventiliert sind und zu Sekretverhalt neigen. Der Häufigkeitsgipfel des Auftretens liegt 48 h nach einem Trauma oder einem operativen Eingriff.

Die klinischen Zeichen einer Atelektase sind ein Temperaturanstieg ($>38,5\,°C$), Tachypnoe (Atemfrequenzen $>24/\text{min}$) und gelegentlich eine Tachykardie. Weitere klinische Symptome können Zyanose und evtl. ein pathologischer Auskultationsbefund sein (vermindertes Atemgeräusch, evtl. Bronchialatmen).

Differentialdiagnostisch können eine einseitige Intubation, ein Pneumothorax oder eine Aspiration meist nur durch ein Röntgenbild des Thorax abgegrenzt werden. Im Röntgenbild findet man einen Zwerchfellhochstand oder feine Linien, das Mediastinum kann zur kranken Seite verlagert sein.

Pneumonie

Eine Pneumonie kann sich im Rahmen einer Intensivtherapie zu jedem Zeitpunkt entwickeln. Ihre Inzidenz beträgt 3–20%. Häufig tritt sie zusammen mit Thoraxtraumen, stattgehabter Aspiration oder mit Atelektasen auf. Patienten mit vorbestehender chronischer Bronchitis sind dabei eher prädisponiert. Unsachgemäßer Einsatz von Trachealkathetern im Rahmen der Bronchialtoilette, auch eine prolongierte Intubation leisten einer Kontamination Vorschub. Eine Pneumonie entwickelt sich innerhalb der ersten Tage nach einem Trauma oder nach einer Aspiration. Patienten, die künstlich beatmet werden, haben ein vielfach erhöhtes Risiko, eine nosokomiale Pneumonie zu erwerben. Selbstverständlich hat die Grundkrankheit, auf deren Boden es zu einer Pneumonie kommt, auch erhebliche Auswirkungen auf die Letalität der Pneumonie. Die hohe Letalität macht Pneumonien zu einer der gefährlichsten Komplikationen der Intensivmedizin. Sie können die Entwicklung eines ARDS auslösen und eine Herz-Kreislauf-Insuffizienz aggravieren.

Die klinische Symptomatik reicht von Fieberzacken bis hin zu septischen Zustandsbildern mit respiratorischer Insuffizienz. Weiter gehören zum klinischen Bild ein meist eitriger Auswurf und ein entsprechender Auskultationsbefund (Konsolidation) über den betroffenen Lungenabschnitten. Im Röntgenbild kann man leichte umschriebene Infiltrationen erkennen, die sich im weiteren Verlauf der Erkrankung diffus ausbreiten.

Lungenembolie [1]

Nur etwa 10% aller Lungenembolien werden klinisch erkannt. 30% aller Patienten erleiden im Rahmen einer ernsteren Erkrankung eine Lungenembolie (Sasahare 1965). Weniger als 10% der Patienten entwickeln einen Lungeninfarkt und zeigen die typischen Symptome. Atelektasen oder andere veränderte Bedingungen des kardiovaskulären Systems überlagern das Bild. In der Regel ist der Kollateralkreislauf so gut ausgebildet, daß Nekrosen des Lungenparenchyms nicht eintreten. Rezidivierende Embolien können allerdings doch zu einer progressiven Verlegung der Lungenstrombahn führen. Der Verlauf hängt im wesentlichen vom Grad der Verlegung ab. Ohne Vorerkrankungen tritt eine Drucksteigerung in der A. pulmonalis bei einer Verlegung von mehr als 25–30% der Strombahn auf. Deutliche klinische Zeichen treten auf, wenn 40–60% der Lungenstrombahn verlegt sind. Die Schocksituation entsteht in der Regel bei einer Verlegung von 70% der Strombahn. Bei einer massiven Lungenembolie oder/und bei eingeschränkten pulmonalen Reserven treten pathophysiologische Veränderungen auf. Hierzu zählen die Änderung des Ventilations-Perfusions-Verhältnisses, die Zunahme des

---

[1] Vgl. Kap. „Lungenembolie", S. 361

funktionellen Totraums, funktionelle Diffusionsstörungen, Störungen der Mikrozirkulation und die Ausbildung intrapulmonaler Shunts. Es kommt zu einer stärkeren Beeinträchtigung des pulmonalen Kreislaufs mit pulmonaler Hypertonie (pulmonalarterieller Mitteldruck bis 40 mm Hg), Erhöhung des pulmonalen Gefäßwiderstandes, Rechtsherzversagen und akutem Herz-Kreislauf-Stillstand.

Die Diagnose der Lungenembolie ist in erster Linie eine klinische Diagnose. Selten manifestiert sich die Lungenembolie vor dem 7. postoperativen Tag (Kakkar et al. 1972). Das klassische Bild besteht in Hämoptysis und pleuritischem Schmerz. Bei myokardialer Vorschädigung können sich zusätzlich eine Angina pectoris oder ein Myokardinfarkt ausbilden. Die klinische Diagnose einer Lungenembolie ist nicht einfach zu stellen und basiert zum großen Teil auf Verdachtsmomenten. Ein erster Hinweis ist häufig ein Ansteigen der Atemfrequenz, der Pulsfrequenz und der Temperatur. Auskultationsbefunde über der Lunge und dem Herzen geben im wesentlichen über Begleit- und Folgezustände der Lungenembolie Aufschluß (Bronchialobstruktion, Pleuritis, Linksherzinsuffizienz). Möglicherweise kann man eine Einflußstauung an den Halsvenen erkennen. Der ZVD steigt in dem Maße, wie die Lungenstrombahn durch Verlegung beeinträchtigt ist. Die arterielle Sauerstoffspannung im Blut fällt ab, allerdings sind die Veränderungen des Gasaustausches bei einer Lungenembolie unspezifisch und von den vorbestehenden Erkrankungen abhängig. Im EKG können Zeichen einer Belastung des rechten Herzens oder Veränderungen, die an eine koronare Ischämie erinnern, auftreten. Spezifische EKG-Veränderungen sind eine Änderung des La-

Tabelle 1. Schweregradeinteilung der akuten Lungenembolien. (Mod. nach Heinrich u. Klink 1984)

Einteilung	I Klein	II Submassiv	III Massiv	IV Fulminant
Klinik	Unauffällig	Angst, Tachy- kardie, Hyper- ventilation	Dyspnoe, Kollaps	Dyspnoe, Schock
Systemarterieller Druck	Normal	Normal bis leicht erniedrigt	Erniedrigt	Stark erniedrigt
ZVD [mmHg][a]	<10	10–20	>20	>20
Mittlerer pulmonal- arterieller Druck [mmHg]	Normal	Normal bis leicht erhöht	>30	>30
p_aO_2 [mmHg]	Normal	<80	<65	<50
p_aCO_2 [mmHg]	Normal	<35	<30	<30
Prognose und Verlauf	Nicht tödlich	Nicht tödlich ohne Reduk- tion der kardio- pulmonalen Reserven	Tödlich innerhalb Stunden durch Rechts- herzversagen	Tödlich innerhalb 15 min durch Rechtsherz- versagen oder zerebrale Anoxie

[a] 1 mmHg = 133,322 Pa.

Tabelle 2. Diagnostische Veränderungen bei Lungenembolie

Untersuchung	Nicht pathologisch verändert [%]	Typisch pathologisch verändert [%]
Labordiagnostik	$\leqq 60$	$\varnothing$
Thoraxröntgenbild	50–60	30
EKG	10	50
Arterielle Blutgase	10–15	70–75
Perfusionsszintigramm	$\varnothing$	80–90
Pulmonalisangiographie	$\varnothing$	100

getyps (S_1-, Q_3-Typ), Senkung der ST-Strecken in Ableitung I und II mit positiven T-Wellen, Hebung der ST-Strecken in Ableitung III mit negativer T-Welle und schließlich der komplette Rechtsschenkelblock. Ein normales EKG schließt aber eine Lungenembolie nicht aus.

Im Röntgenbild können die entsprechenden Zeichen auch bei massiven Embolien fehlen. Ein normaler Röntgenbefund schließt eine Lungenembolie nicht aus. Erst bei Ausbildung einer Infarzierung bilden sich die für eine Lungenembolie bekannten Veränderungen aus (Zwerchfellhochstand, Pleuraerguß im weiteren Verlauf, Westmark-Zeichen, Aufhellung des betroffenen Bezirks, basale Plattenatelektasen, keilförmige, beim Lungeninfarkt breitbasige Infiltrationen).

Zur Abgrenzung verschiedener Verlaufsformen werden 4 Schweregrade unterschieden (Tabelle 1). Die Labordiagnostik ermöglicht die Abgrenzung zum akuten Herzinfarkt und zur Pneumonie. Die Blutgasuntersuchung stellt nicht unbedingt eine Hilfe dar, da auch bei den Schweregraden II und III normale Blutgase gemessen werden können.

Mit dem Perfusionsszintigramm lassen sich Perfusionsausfälle nachweisen, wenn ihr Durchmesser mehr als 3 cm beträgt. Fällt das Perfusionsszintigramm normal aus, ist eine Lungenembolie weitgehend ausgeschlossen.

Die Angiographie ist von allen diagnostischen Methoden die einzige mit absolut sicherer Aussagekraft. Gleichzeitig ermöglicht sie auch die pulmonalarterielle Druckmessung (Tabelle 2).

Lungenödem

Im Rahmen einer massiven Infusionstherapie bei polytraumatisierten Patienten im Schock kann es zu einer Flüssigkeitsüberladung kommen, insbesondere dann, wenn die Patienten älter sind oder Herzerkrankungen haben. Die Wahl der Flüssigkeiten zum Volumenersatz spielt hier eine wichtige Rolle. Die Zunahme der Permeabilität der Kapillaren verstärkt die Symptomatik insofern, als dadurch eine Hypovolämie verstärkt wird und Anlaß zu erneuter Flüssigkeitsgabe ist.

Ein Lungenödem tritt nicht selten plötzlich auf und imponiert zunächst als Zyanose. Die plötzlich erhöhte Nachlast des linken Ventrikels ist neben einem erheblichen Absinken des kolloidosmotischen Drucks ursächlich verantwortlich zu machen.

Der Verlauf hängt wesentlich vom Ausgangszustand des Patienten ab. Differentialdiagnostisch muß sehr sorgsam eine Herzinsuffizienz myokardialer Ursache ausgeschlossen werden.

Inhalationstrauma [1]

Beim schweren Verbrennungstrauma sind direkte Störungen der Atemwege außerordentlich häufig. Die Häufigkeit des Inhalationstraumas liegt beim Brandverletzten bei 32–38%. Brände im geschlossenen Raum und Gesichtsverbrennungen lassen in 70–75% der Fälle eine Schädigung erwarten. Die chemische und physikalische Natur der inhalierten Part'kel ruft eine Reihe pathologischer Veränderungen mit direkten als auch indirekten komplexen Folgen hervor. Die Folgen eines solchen Inhalationstraumas können sich entweder während der ersten Minuten und Stunden manifestieren oder zeigen ihre schädlichen Auswirkungen erst im Verlauf von Tagen oder Wochen.

Frühe Veränderungen

Die Kohlenmonoxidvergiftung stellt eine ernste, die oberen Luftwege betreffende und zugleich lebensbedrohende Situation dar. Die Klinik wird fast ausnahmslos von Patienten mit weniger als 30% Kohlenmonoxidhämoglobin (CO-Hb) erreicht.

Toxische Gase (Rauch, Verbrennungsprodukte natürlicher und künstlicher Materialien) führen zu Irritationen der Luftwege bis in die tiefen alveolären Abschnitte, induzieren eine Bronchokonstriktion und verschiedene Grade eines Lungenödems (nichtkardiogen), das sich Stunden nach der Exposition manifestiert. Eine direkte pulmonale Schädigung findet sich häufig nach der Inhalation von Rauch, heißer Luft und schädlichen Gasen. Das akute Lungenversagen tritt als unmittelbare Folge einer direkten alveolären Schädigung in 5% der Fälle auf und bestimmt meist den letalen Ausgang.

Veränderungen der oberen Luftwege, so z. B. der Lippen, Zunge, Nase, des Pharynx und der Glottis, sind ebenfalls häufig. In etwa 45% der Fälle findet sich durch direkte Schädigung (thermische Einwirkung) ein ausgeprägtes supraglottisches Ödem mit der Gefahr der kompletten Obstruktion. Eine Zunahme des Ödems in diesem Bereich nach wenigen Minuten bis Stunden kann eine Intubation bereits während der Frühphase unmöglich werden lassen.

Die Diagnose erfolgt in erster Linie unter besonderer Berücksichtigung der Anamnese. Hat sich ein Patient in einem geschlossenem Raum Gesichtsverbrennungen zugezogen, oder zeigt er Verbrennungen im Bereich des Mundes oder der Nase, ist ein Inhalationstrauma äußerst wahrscheinlich. Die Ausbildung eines Ödems kann sich aber auch erst nach Stunden bemerkbar machen (Heiserkeit, Phonationsschwierigkeiten, Stridor).

Bei der Inhalation von Kohlenmonoxid muß zusätzlich zu den bekannten und gut dokumentierten Veränderungen des Sauerstofftransports eine zerstörende

---

[1] Vgl. Kap. „Verbrennungen", S.566.

Wirkung im zellulären oxidativen Metabolismus bzw. am intrazellulären Zyto-
chromoxidasesystem in Erwägung gezogen werden. Die klinische Diagnose einer
solchen Vergiftung basiert auf der Anamnese. Das typische Bild des „roten" Patienten ist eher selten zu sehen. Häufiger sind Symptome wie Kopfschmerz, Übelkeit und Müdigkeit. Die definitive Diagnose erfolgt durch die Bestimmung des
CO-Hb im Blut.

Späte Veränderungen

Späte Veränderungen nach einer Kohlenmonoxidvergiftung können sich in Form
von geistiger Retardierung, Persönlichkeitsveränderungen, Ataxis, Parkinsonismus, Apraxie, Dysphagie und temporärer Desorientiertheit zeigen. Hinzu kommen Veränderungen der funktionellen Residualkapazität und Veränderungen,
die nicht unbedingt in direktem Zusammenhang mit dem Inhalationstrauma stehen müssen, sondern Folge der Gesamtsituation sind (Pneumonie, Atelektase,
Lungenödem).

Pneumothorax

Der einfache Pneumothorax mit Kollaps der Lunge, wie er beispielsweise als
Komplikation nach einem Thoraxtrauma auftritt, ist nur dann lebensbedrohlich,
wenn die pulmonalen Reserven marginal sind. Kleinere Pneumothoraxes können im übrigen leicht übersehen werden.
     Der Spannungspneumothorax, die gefürchteteste Form des Pneumothorax,
ist in Zusammenhang mit positiver Druckbeatmung häufig. Eine vital bedrohliche Situation entsteht dann, wenn ein nichtdiagnostizierter Pneumothorax durch
Intubation und Beatmung zum Ventil- oder Spannungspneumothorax wird. Verantwortlich hierfür sind unerkannte Pleuraläsionen durch kurzzeitig vorangegan-
gene Thoraxtraumen (Rippenfrakturen), Subklaviapunktionen, Tracheal- oder
Bronchusrupturen infolge pulmonaler Schädigungen. Dies muß insbesondere
dann bedacht werden, wenn sich Patienten mit Thoraxtraumen einem operativen
Eingriff unterziehen müssen.
     Bei jedem Patienten mit Thoraxtrauma sollte an die Möglichkeit eines Span-
nungspneumothorax gedacht werden.
     Die Diagnose eines Spannungspneumothorax muß rasch erfolgen. Bei der
Untersuchung des Thorax weisen ein hypersonorer Klopfschall und fehlende
Atemgeräusche auf einen Spannungspneumothorax hin. Beim Vollbild eines
Spannungspneumothorax sieht man eine deutliche Einflußstauung an den Venen
des Halses. Der Patient hat Atemnot und ist zyanotisch, die Palpation der Trachea ergibt eine Verschiebung zur gesunden Seite. Beim beatmeten Patienten
muß auf eine rasche Verschlechterung der Beatmungsbedingungen geachtet werden. Die Röntgenaufnahmen des Thorax ist zwar wertvoll und gibt Aufschluß
über das Ausmaß des Lungenkollapses bzw. des Spannungspneumothorax, ihre
Anfertigung darf aber nicht die notwendigen therapeutischen Maßnahmen (Thoraxdrainage) behindern. Die Prognose des Spannungspneumothorax hängt davon ab, ob rechtzeitig bzw. schnell genug Diagnose und Therapie erfolgen. Die

Prognose des einfachen Pneumothorax ist gut. Stellt der Pneumothorax eine Komplikation in Zusammenhang mit anderen Veränderungen des respiratorischen Systems dar, hängt die Prognose von den zugrundeliegenden Faktoren ab (Abb. 1).

Fettembolie

Das Fettemboliesyndrom wurde von Zenkes 1862 zum ersten Mal beschrieben. Es tritt bei polytraumatisierten Patienten auf und ist auf eine Embolisation mit Fett aus den langen frakturierten Röhrenknochen zurückzuführen. Das Syndrom besteht aus pulmonalen, neurologischen und systemischen Symptomen. Die Manifestation beginnt 24–48 h nach dem Trauma. Die pulmonale Symptomatik zeigt sich zunächst als Dyspnoe, Tachykardie, Fieber und Zyanose. Neurologische Symptome sind Kopfschmerz, Verwirrtheitszustände und mangelnde Ansprechbarkeit, aus denen sich ein Koma oder Krampfanfälle entwickeln können. Systemische Symptome sind beispielsweise petechiale Blutungen, vorzugsweise am Thorax, an den Seiten oder am Hals. Die Abnahme der Blutgase erfolgt in der Regel vor dem Eintreten neurologischer Veränderungen.

Röntgenologisch findet man erst spät Veränderungen. Sie ähneln dem Bild eines Lungenödems, wobei aber meist die Lungenspitzen ausgespart bleiben, es fehlen pulmonalvaskuläre Veränderungen und eine Vergrößerung des Herzens (Maruyama u. Little 1962).

Bei einer Fettembolie wird Fett im Sputum oder im Urin nachgewiesen. Bei einer Autopsie kann das Fett außerdem in der Lunge, im Gehirn oder aber in den Nieren nachgewiesen werden.

Die Diagnose Fettembolie wird dadurch erschwert, daß nach jedem größeren Trauma Fett im Sputum oder im Nierengewebe nachgewiesen werden kann, ohne daß sich jedesmal daraus das typische Fettemboliesyndrom entwickeln müßte. Weiter wird die Diagnostik dadurch erschwert, daß nahezu jeder Patient nach einem größeren Trauma Veränderungen der Blutgase aufweist (McCarthy et al. 1973). Möglicherweise kann man das Fettemboliesyndrom nicht vom "adult respiratory distress syndrome" trennen, und es ist anzunehmen, daß dieses Syndrom als Teil des ARDS ohne eigene Krankheitsidentität angesehen werden muß.

Chronisch-obstruktive Lungenerkrankung (COPD)

Der Begriff chronisch-obstruktive Lungenerkrankung (COPD) beinhaltet eine Reihe verschiedener chronischer respiratorischer Veränderungen. Hierzu zählen Krankheitsbilder wie chronische Bronchitis, Emphysem, Asthma, zystische Fibrose und Bronchiolitis.

In Abhängigkeit von der Schwere der Erkrankung und den entsprechenden pathologischen Veränderungen zeigen alle Patienten mit COPD folgende typischen Veränderungen:
- chronisch erhöhte Resistance der Luftwege,
- erhöhte Atemarbeit,
- Abnahme der Effizienz der Atemmuskulatur bei überblähtem Thorax,

- Veränderung des pulmonalen Gasaustausches durch Veränderung des Ventilations-Perfusions-Verhältnis ("mismatching"),
- z. T. alveoläre kapilläre Destruktion (Emphysem).

Patienten mit COPD zeigen eine verminderte Reaktion ihres Atemzentrums auf ein Ansteigen des p_aCO_2 oder auf ein Abfallen des p_aO_2.

Sie weisen häufig eine arterielle Hypoxämie auf (p_aO_2 < 80 mm Hg), eine ausgeprägte CO_2-Retention ist hingegen weniger häufig. Treten zu diesen eben kompensierten Zuständen Veränderungen hinzu (Pneumonie, Trauma), so kommt es sehr leicht zu einer massiven Verschlechterung bis hin zur Dekompensation des Gasaustausches. Das akute Lungenversagen als Komplikation des COPD ist eine ernsthafte Komplikation, die sehr häufig zum Tode führt (Roger et al. 1972).

Eine besondere Rolle spielt die Erschöpfung der Atemmuskulatur, weshalb auch auf eine Minimierung der Atemarbeit größter Wert zu legen ist. Die chronische Überblähung fördert die Ermüdung der Atemmuskulatur, es kommt zu einer Abnahme des maximalen Inspirationsdrucks, der wiederum seinerseits die Erschöpfung fördert. Dies macht auch verständlich, weshalb solche Patienten sehr empfindlich auf zusätzliche Faktoren wie beispielsweise die Zunahme der Resistance oder Fieber reagieren. Ein mangelhaftes Angebot an Substraten führt zu einer weiteren Verschlechterung der Situation.

Ätiologie

Gleich welcher spezifische pathophysiologische Prozeß verantwortlich zu machen ist, findet man regelmäßig Veränderungen der pulmonalen kapillaren Strombahn mit diffusen Verletzungen des Alveolarepithels. Die Liste möglicher ätiologischer Faktoren beinhaltet Faktoren, die von innen auf den Organismus einwirken, und Faktoren, die von außen auf den Organismus einwirken. Zu den Faktoren, die den Organismus von innen betreffen, zählen Mikroembolie, Herzinsuffizienz, neurogene Stimuli und verschiedene Toxine bzw. verschiedene vasoaktive Substanzen. Zu den Faktoren, die von außen auf den Organismus einwirken, zählen bakterielle Infektionen und Virusinfektionen, iatrogene Hyperhydration und die Sauerstofftoxizität. In der Regel sind mehrere Faktoren erforderlich, um entsprechende kapilläre Veränderungen hervorzurufen.

Herzinsuffizienz

Die Rolle der myokardialen Insuffizienz beim Zustandekommen pulmonalzellulärer Veränderungen ist hinreichend bekannt. Veränderungen der myokardialen Kontraktilität und des intrakardialen Drucks sind kritische Zeichen einer gramnegativen Sepsis und eines sog. Low-output-Syndroms. Die Freisetzung des sog. "myocardial depressant factor" (MDF) im Herz-Kreislauf-Schock spielt eine wichtige Rolle beim Entstehen der herzbedingten pulmonalen Veränderungen.

Mikroembolie, Embolisation

Die Obstruktion kleinerer pulmonaler Arteriolen und Kapillaren kann durch Verklumpen von Leukozyten, Thrombozytenaggregate, Fibrin, Partikel aus dem Knochenmark, Chylomikronen oder durch Zelldetritus eine signifikante Verletzung des Kapillarbetts hervorrufen (Schlag et al. 1977; Wichert et al. 1975; Stein u. Thomas 1967). Bei Massivtransfusionen beeinträchtigen ebenfalls Mikroaggregate und gefährliche vasoaktive Substanzen aus dem Abbau der Zellen die pulmonale Strombahn. Die Verwendung von entsprechenden Mikroaggregatblutfiltern bei Transfusionen ist deshalb zu einer sehr wichtigen präventiven Maßnahme geworden.

Neurogene Faktoren

Patienten mit schwerem Schädel-Hirn-Trauma leiden häufig ebenfalls an einem ARDS (Froman 1968; Katsurada et al. 1973). Pathophysiologisch reagiert das autonome Nervensystem auf die Abnahme des pulmonalvaskulären Widerstands. Dies führt zu einer Vasokonstriktion und im Gefolge zu entsprechenden Veränderungen in den Pulmonalarterien und in den Arteriolen. Die Mechanismen der Gefäßkonstriktion sind nicht restlos geklärt, müssen aber doch auch auf pathogenetische humorale Faktoren zurückgeführt werden. Die Venen und Venolen zeigen Konstriktionen in den Bezirken des Lungenödems.

Diese inadäquate und überschießende Stimulation des autonomen Nervensystems führt zu einer Freisetzung von Flüssigkeit aus den pulmonalen Blutgefäßen in den interstitiellen Raum.

Eine massive Embolisation mit thromboplastischem Material aus den verletzten Hirnarealen wird für das Entstehen eines Lungenödems verantwortlich gemacht (Oppenheimer 1954; Thunold u. Ro 1965).

Daneben gibt es noch weitere neurogene Mechanismen, die ursächlich pulmonale Veränderungen hervorrufen können und deren Abläufe nicht restlos aufgeklärt sind. Die akute Hypoxie in großer Höhe und die schwere paroxysmale Hypertension sind dafür Beispiele.

Toxine

Zahlreiche Substanzen konnten in der vergangenen Zeit für pulmonale Veränderungen verantwortlich gemacht werden. Dazu zählen gramnegative Erreger bei Sepsis und die Inhalation irritierender Chemikalien bzw. ihre Einnahme, besonders dann, wenn sie pharmakologisch aktive Metaboliten bilden.

Vasoaktive Substanzen

Eine Reihe endogener Substanzen führt zu pulmonalvaskulären Veränderungen. Sie werden entweder innerhalb der Lunge freigesetzt oder während des akuten Streßzustands aus anderen Organen über den Kreislauf der Lunge zugeführt. Zu solchen Substanzen zählen das Bradykinin, Katecholamine, Fibrinopeptide, Histamin, Prostaglandine und Serotonin. Histamin und Serotonin spielen dabei eine besindere Rolle, sie werden in den Mastzellen gebildet. Die Thrombozyten sind ebenfalls reich an Serotonin und anderen vasoaktiven Substanzen. Es konnte gezeigt werden, daß sie diese Substanzen in der pulmonalen Strombahn freisetzen (Baum et al. 1971). Der größte Teil des Serotonins wird interstitiell freigesetzt, wird im Endothel der Kapillaren der Lungenstrombahn absorbiert und führt dort zu einer pulmonalen Vasokonstriktion (v. Wichert et al. 1975).

Infektion

Bei den meisten klinischen Bildern des ARDS können die Patienten mit Sepsis oder Sekretverhalt ihre systemischen und lokalen Abwehrmechanismen nicht ausreichend einsetzen. Die Infektion führt zu einer raschen Verschlechterung des klinischen Zustands. Die Tracheotomie bzw. die Langzeitintubation verhindert, daß das Bronchialepithel des oberen Respirationstrakts seine protektive Funktion zur Abwehr von Bakterieninvasionen wahrnimmt und erweist sich dabei als begünstigender Faktor. Ebenso können falsche Absaugtechniken und kontaminierte Aerosolinhalationen die Entwicklung einer bronchopulmonalen Infektion fördern. Die Mortalität des ARDS ist bei Patienten mit einer entsprechenden Infektion deutlich höher als bei Patienten ohne Infektion.

Der Zusammenhang zwischen Sepsis und respiratorischer Insuffizienz ist mehrfach belegt. Sowohl Endotoxine von E. coli oder E. coli selbst können schwere pathologische Veränderungen an der Lunge hervorrufen (mechanische Blockade, pulmonale Hypertension, vasopressorische Substanzen; Pennington et al. 1973). Der exakte Mechanismus über den Ablauf der Lungenschädigung infolge Sepsis ist allerdings immer noch spekulativ. Zwei Faktoren sind von besonderer Bedeutung: die Störung der Blutgerinnung mit der Freisetzung vasoaktiver und bronchokonstriktiver Substanzen und eine direkte Schädigung des Endothels der Kapillaren mit einem Ansteigen der Gefäßpermeabilität.

Iatrogene Faktoren

Zwar sind die Begriffe Respiratorlunge, Schocklunge, "Wet-lung"-Syndrom keine Synonyme, doch sind sie alle iatrogen bedingt. Die Hyperhydratation ist dabei der häufigste Faktor, der zu einer intravaskulären Volumenüberladung, sei es durch Blut, Plasma, Kolloide oder Kristalloide, führt. Gewissermaßen gilt hier die alte therapeutische Regel, daß das, was an therapeutischen Maßnahmen für die Niere günstig ist, für die Lunge gefährlich ist (und vice versa). Hinsichtlich der funktionellen Reversibilität stellt die Lunge aber den größeren Risikofaktor dar. Eine restriktive Flüssigkeitsbilanz unter Einbeziehung flüssigkeitsentziehender Maßnahmen wie diuretischer Therapie und Hämofiltration besitzt in der Behandlung des akuten Lungenversagens therapeutischen Wert. Von der Hämofiltration scheinen in erster Linie Patienten mit höhergradiger Überwässerung zu profitieren.

Unsere Möglichkeiten, die Entwicklung einer diffusen pulmonalen interstitiellen Fibrose zu verhindern, sind limitiert. Das Lungenödem infolge einfacher Flüssigkeitsüberladung (kristalline Lösungen) kann relativ rasch mit intermittierender positiver Druckbeatmung und weiterer Flüssigkeitsrestriktion behandelt werden. Entscheidend für die Prognose ist das Ausmaß der Schädigung der Kapillarwand (Pontoppidan 1972).

Sauerstofftoxizität

Die toxischen Wirkungen erhöhter inspiratorischer Sauerstoffkonzentrationen wurden von Smith 1899 zum ersten Mal beschrieben. Hohe Konzentrationen der inspiratorischen Sauerstofffraktion führen zu toxischen Veränderungen der pulmonalen Kapillaren und der Alveolarzellen. Das initiale Trauma besteht in zytoplasmatischen Veränderungen der Kapillarendothelzellen. Der exakte Mechanismus, der zur Ausbildung der typischen Veränderungen führt, ist unbekannt. Am ehesten muß dabei an eine „Vergiftung" des Enzymsystems in den Zellen gedacht werden. Vor allem Enzyme mit Sulfhydrylgruppen scheinen besonders empfindlich zu sein. Diese Veränderungen sind zunächst reversibel. Die Entwicklung der Sauerstofftoxizität beim Menschen muß mit zwei Faktoren in ursächlichem Zusammenhang gesehen werden: der Höhe und der Dauer der Exposition. Die Patienten, die hohe Sauerstoffkonzentrationen erhalten oder etwas weniger hohe über eine lange Zeit appliziert bekommen, zeigen unzweifelhaft eine Beschleunigung des Prozesses.

Respiratoren

Der frühzeitige Einsatz der künstlichen Beatmung beim ARDS wird als eine der wesentlichsten präventiven therapeutischen Maßnahmen angesehen. Allerdings hat der Einsatz von Respiratoren auch Nachteile. Eine wesentliche und nicht zu unterschätzende Komplikation beim Einsatz von höheren Atemwegsdrücken (PEEP) im fortgeschrittenen Zustand des ARDS ist der Pneumothorax. Außerdem kann der erhöhte intrathorakale Druck während der künstlichen Beatmung zu einer ungleichen Lymphdrainage führen. Ein chronisches Lymphödem wird seinerseits wieder für eine Proliferation der mesenchymalen Zellen verantwortlich gemacht. Eine verzögerte Resorption des Exsudats begünstigt so die Entwicklung einer pulmonalen Fibrose (Orell 1971). Restlos geklärt ist die Rolle der Lymphdrainage beim Zustandekommen pulmonaler Läsionen jedoch noch nicht.

Therapie

Die Funktionen der Atmung sind in der folgenden Übersicht zusammengestellt:
- Oxygenation und Ausscheidung von Kohlendioxid,
- Kompensation von Störungen des Säure-Basen-Haushalts nichtrespiratorischen Ursprungs (metabolische Störungen),
- mechanische Rolle beim venösen Rückfluß,
- bisher nicht vollständig geklärte enzymatische Funktionen,
- Einflüsse bei der Regulation des Blutflusses in den anderen Organen (z. B. Gehirn).

Die Therapie der respiratorischen Insuffizienz erfordert auf jeden Fall eine genaue Kenntnis der arteriellen Blutgase und die Fähigkeit zu einer sehr umfassenden Beurteilung des respiratorischen Zustandes des Patienten.

Präventive Maßnahmen

Überblickt man die verantwortlichen Ursachen für ein akutes Lungenversagen, kommt man zu dem Schluß, daß zwei Faktoren beim Zustandekommen eines ARDS häufig sind. Der eine Faktor ist der Schock, der andere die entsprechende Veränderung der intravaskulären Gerinnung.

Schocktherapie

Präventive Maßnahmen beinhalten eine konsequente und möglichst komplette Wiederherstellung der Zirkulation und der Gewebsperfusion. Entsprechende Überwachungsmaßnahmen sind erforderlich. Nach wie vor ist man unterschiedlicher Auffassung, welche Art von Flüssigkeitsersatz zur Wiederherstellung einer ausreichenden Perfusion am sinnvollsten ist. Will man nahezu ausschließlich kristalline Lösungen verabreichen, benötigt man große Mengen an Flüssigkeit; dies setzt eine große Anzahl großlumiger Zugänge voraus. Wichtig, auch zur Kontrolle therapeutischer Maßnamen (*cave*: Hyperhydratation), sind klinische Untersuchungen wie Inspektion der Venenfüllung und Beurteilung des ZVD. Es empfiehlt sich, das Monitoring des kardiovaskulären Systems nach einem Stufenplan einzusetzen. Am Beginn solcher Überwachungsmaßnahmen steht die Beurteilung der peripheren Perfusion durch Hautfarbe und Temperatur von Haut und Extremitäten. Gerade junge Patienten können durch eine konsequente Vasokonstriktion ihren Blutdruck noch bei Volumenverlusten von 20–30% aufrecht erhalten, so daß die beschriebenen klinischen Veränderungen (Hautfarbe, Temperatur) den einzigen diagnostischen Hinweis darstellen.

Das Einführen eines Blasenkatheters ist die nächste wesentliche Maßnahme zur Beurteilung der Stundenurinportion. Danach wird neben selbstverständlich großlumigen peripheren Kanülen ein zentraler Venenkatheter (Kavakatheter) gelegt. Das Einlegen eines Pulmonaliseinschwemmkatheters in der primären Schockphase ist selten indiziert und bleibt der späteren Intensivtherapie bei entsprechender Indikationsstellung vorbehalten.

Bei ausgedehnteren anhaltenden Schockzuständen werden der Säuren-Basen-Haushalt und die Blutgase regelmäßig kontrolliert, ebenso Leber- und Nieren-werte. Im Schock kommt es zu Veränderungen des renalen Blutflusses, zu der Ausbildung von Nierenschädigungen und einem Nierenversagen. Eine unzureichende Durchblutung des Splanchnikus führt zu Veränderungen im Gastrointestinaltrakt und zu zunächst funktionellen Leberschädigungen. Dies kann wiederum eine Depression des retikuloendothelialen Systems nach sich ziehen, in deren Gefolge Flüssigkeitsretentionen, Elektrolytstörungen und andere Veränderungen als Folge einer Endotoxinfreisetzung oder als Folge veränderter Gerinnungsaktivitäten auftreten können.

Atemtherapie

Wesentliche präventive und therapeutische Maßnahmen bestehen in der unverzüglichen konsequenten Durchführung einer spezifischen Atemtherapie. Relativ einfache respiratorische Probleme wie z. B. die Hypoventilation infolge eines operativen Eingriffs beim Polytrauma, der Einfluß einer Sedation oder der Einfluß von Segment- oder Lappenatelektasen können zur Entwicklung einer respiratorischen Insuffizienz führen. Eine konsequente Therapie solcher Veränderungen trägt wesentlich zur Verhütung einer respiratorischen Insuffizienz bei, da ansonsten durch die Umleitung der Perfusion der Lunge insbesondere nach hypoventilierten Bezirken das Eintreten einer respiratorsichen Insuffizienz beschleunigt wird.

Ist der Patient bereits intubiert, muß der endotracheale Tubus solange belassen werden, bis der Patient wach ist und einen ausreichenden Gasaustausch aufweist. Sind die Blutgase grenzwertig, ist eine positive intermittierende Druckbeatmung indiziert (IPPB).

Zur Prävention von Atelektasen sind die Anwendung hoher Zugvolumina und die Anwendung eines positiv-endexspiratorischen Drucks (PEEP) von Bedeutung. Bei grenzwertigem Gasaustausch, insbesondere bei normalem Kohlendioxydgehalt des arteriellen Blutes, kann der Ausbildung von Atelektasen auch bei Spontanatmung mit CPAP erfolgreich begegnet werden.

Der Patient soll ständig aufgefordert werden, tief durchzuatmen und abzuhusten. Diese Maßnahmen können durch eine gezielte Thoraxphysiotherapie (PT) unterstützt werden (vgl. Kap. „Physiotherapie", S. 3). Der Wert der Physiotherapie besteht darin, die normale Bronchialsekretion aus dem Respirationstrakt zu fördern. Dazu werden verschiedene Lagerungstechniken angewandt, wobei durch die Mobilisation des Bronchialsekrets verhindert wird, daß dieses innerhalb des Tracheobronchialbaums verweilt und akkumuliert. Eine weitere Funktion der Thoraxphysiotherapie ist die Verteilung der Atemluft innerhalb der Lungen durch Training und Atemübungen. Das Abhusten des Sekrets durch entsprechende Lagerungsdrainage verbessert ebenfalls durch Entfernen möglicher Obstruktionen der Luftwege die Verteilung der Ventilation. Ein weiterer Gesichtspunkt der Physiotherapie ist die Entwicklung eines effizienten Einsatzes der Atemmuskulatur und der kardiopulmonalen Reserve.

Lagerungsdrainagen sollten niemals unmittelbar nach der Nahrungsaufnahme vorgenommen werden, um die Patienten vor Erbrechen oder vor Übelkeit zu schützen. Ein Zeitraum von mindestens 1 h Abstand ist angezeigt. Außerdem sollte die Physiotherapie nie vor einer geplanten Mahlzeit zum Einsatz kommen, weil durch Anstrengung das Appetitverhalten beeinträchtigt wird.

Ein Sonderfall sind Patienten nach einer Kraniotomie. Sie sollten nach Möglichkeit nicht gelagert werden, insbesondere nicht so, daß ihr Kopf flach liegt, denn alle Positionen, die für eine effiziente Lagerungsdrainage erforderlich sind, bergen die Gefahr eines intrakraniellen Druckanstiegs in sich und sind somit für den Patienten gefährlich.

Die Lagerungsdrainage muß beim beatmeten Patienten nach seinen Erfordernissen modifiziert werden. Es muß diejenige Position zum Einsatz kommen, die am ehesten entsprechend den physikalischen Bedingungen garantiert, daß das Sekret abgehustet werden kann und der Sekretverhalt verhindert wird. Die Länge solcher Übungen hängt sehr davon ab, wie sie der Patient tolerieren kann.

Erhalten die Patienten Sauerstoff, darf diese Therapie durch die Thoraxphysiotherapie nicht unterbrochen werden. Die konstante Verabreichung der entsprechenden Sauerstoffkonzentrationen auch während dieser Übungen muß gewährleistet sein. Der Zusatz von Sekretolytika kann u. U. das Lösen und Abhusten des Sekrets verbessern.

Während der gesamten Prozedur muß auf jeden Fall die Pulsfrequenz des Patienten überwacht werden. Neben der physischen Anstrengung treten bei diesen Patienten häufig Angstgefühle auf.

Die Sekretion muß hinsichtlich Farbe, Beschaffenheit und Menge beurteilt werden. Eine Veränderung der Pulsfrequenz um mehr als 20 Schläge/min oder eine exzessive sichtbare Anstrengung beim Atmen sind ebenso wie das Auftreten von großer Angst Anlaß, die Physiotherapie zu unterbrechen.

Hat sich eine Atelektase ausgebildet, wird sie sich durch eine Tachypnoe, Fieber und entsprechende Veränderungen im Thoraxröntgenbild ausweisen (vgl. Abschn. „Atelektase", S. 312). Die Therapie besteht neben der PT im endotrachealen Absaugen, am besten gezielt unter fiberoptischer bronchoskopischer Kontrolle. Der Einsatz des Fiberbronchoskops ist heute kein Problem und ist bei allen entsprechenden Veränderungen (Segmentkollaps, Lappenatelektase) indiziert. Patienten mit schmerzhaften Verletzungen (Rippenfrakturen) sollten für die Durchführung der Untersuchung kleinere Dosen von Analgetika erhalten.

Atelektasen bzw. Sekretverhalt findet man häufig an den basalen und hinteren Segmenten der Lunge. Diese sind die abhängenden Segmente und daher für Atelektasen besonders anfällig.

Künstliche Beatmung

Indikationen zur Intubation

Die 1. Indikation zur Intubation ist prophylaktischer Natur, so z. B. beim komatösen Patienten, der seine Atemwege nicht selbst schützen kann und sich der Gefahr einer Aspiration aufgrund von Erbrochenem oder von Sekreten aussetzt. Immer wenn die Schutzreflexe ausfallen, ist die Intubation zur Vermeidung einer Aspirationspneumonie indiziert.

Die 2. Indikation zur Intubation ist gegeben, wenn die Zunge oder das Bindegewebe des Nasen-Rachen-Raums angeschwollen oder verletzt sind, so z. B. bei Patienten mit maxillofazialen, laryngealen oder trachealen Verletzungen.

Die 3. Indikation zur Intubation besteht, wenn der Patient nicht in der Lage ist, allein seinen Tracheobronchialbaum von Sekreten freizuhalten, wenn die Patienten zu schwach zum Abhusten sind oder eine fiberbronchoskopische Absaugung erforderlich wird.

Die 4. Indikation ist gegeben, wenn erhöhte inspiratorische Sauerstoffkonzentrationen appliziert werden müssen, nasale Brillen oder Sauerstoffmasken können die Sauerstoffkonzentration verläßlich nur bis zu 40 oder 50% erhöhen. Aus diesem Grund müssen Patienten, die mehr als 50% inspiratorische Sauerstoffkonzentrationen benötigen, intubiert werden.

Die 5. Indikation zur Intubation besteht, wenn positive Atemwegsdrücke mit CPAP oder mit einer intermittierenden positiven Druckbeatmung unter Verwendung von PEEP anzuwenden sind (Läsionen des Lungenparenchyms; ARDS; s. folgende Übersicht).

Indikationen zur endotrachealen Intubation

1) Prävention einer Aspiration bei komatösen Patienten
2) Vermeidung einer Atemwegsverlegung
3) Absaugen der Trachea, wenn der Patient selbst kein Sekret mobilisieren kann
4) Verabreichung *erhöhter* Sauerstoffkonzentrationen ($>40\%$)
5) Anwendung von Überdruckbeatmung

Ist die Indikation zur Intubation gegeben, so stellt sich die Frage nach dem Zugangsweg. In Notfallsituationen, wenn der Tubus sehr rasch eingeführt werden muß, muß orotracheal intubiert werden. Patienten, die den Tubus für einen operativen Eingriff benötigen und von denen man weiß, daß der Tubus 1–2 Tage postoperativ liegen bleiben soll, sollen nach Möglichkeit nasal intubiert werden, es sei denn, sie hätten ein Schädel-Hirn-Trauma, bei dem man Frakturen der Schädelbasis annehmen muß. Normalerweise können nasale Tuben von 7–9 mm bei Erwachsenen ohne größere Probleme eingesetzt werden. Der nasale Tubus wird in aller Regel vom Patienten besser toleriert und verringert somit lästige Empfindungen.

Indikationen zur künstlichen Beatmung

Die normale arterielle Kohlendioxidspannung (p_aCO_2) beträgt 39–42 mm Hg. Das arterielle Blutvolumen, das erforderlich ist, diese Kohlendioxidspannung konstant zu halten, hängt von der Kohlendioxydproduktion und von der Größe des physiologischen Totraums ab. Einem CO_2-Anstieg liegen somit Störungen – entweder eine Abnahme des Atemminutenvolumens oder ein Anstieg der Kohlendioxidproduktion oder des physiologischen Totraums – zugrunde. Häufig treten diese Störungen kombiniert auf.

Beim polytraumatisierten Patienten gibt es im wesentlichen 3 Indikationen für die künstliche Beatmung. Diese Indikationen sind
- neuromuskuläre Störungen,
- strukturelle Veränderungen an der Thoraxwand oder am Zwerchfell und
- pulmonal-parenchymale Veränderungen.

Die ersten beiden Bedingungen sind in ihren Auswirkungen gleichbedeutend, da sie zu einer mechanischen Begrenzung der Ventilation während In- und Exspiration führen. Bei parenchymalen Veränderungen hingegen wird eine normale Menge Luft in den Alveolen ausgetauscht, durch Veränderungen des Diffusionsgradienten zwischen Alveole und Kapillare kommt es aber zur Ventilations-Perfusions-Störungen in dem Sinne, daß der eingeatmete Sauerstoff nicht in normaler Menge die pulmonale Strombahn erreicht.

Die Bestimmung nachfolgend aufgeführter Beurteilungskriterien und die Berechnung abgeleiteter Größen ist in der Praxis sehr hilfreich und kann die Behandlung dieser Patienten erleichtern und verbessern. Es muß aber bedacht werden, daß nicht die einzelnen Messungen, sondern der Gesamtzustand des Patienten jeweils immer eine Aussage über die Notwendigkeit der Beatmung gibt. Dieses sollte jedesmal bei jedem Patienten neu überdacht werden (s. folgende Übersicht).

Indikationen zur kontinuierlichen mechanischen Ventilation

1) Störungen der Atemmechanik
   Atemzüge >30–40/min
   inadäquate alveoläre Ventilation mit $p_aCO_2 > 48\ mm\ Hg$
   Vitalkapazität <10–$15\ ml/kg\ KG$
   maximaler inspiratorischer Sog $< -25\ cm\ H_2O$
2) Pulmonale Veränderungen
   alveoloarterieller Sauerstoffgradient $(D_{Aa}O_2) > 300\ mm\ Hg\ (F_IO_2 = 1)$
   Rechts-links-Shunt-Fraktion $(\dot{Q}_s/\dot{Q}_T) > 15$–$20\%$
   Totraumventilation $(V_d/V_t) > 0,6$
   Compliance geringer als $30\ ml/cm\ H_2O$

Beurteilung der Atemfunktion

Eine respiratorische Insuffizienz niedrigen Grades findet man häufig bei traumatisierten Patienten oder bei Patienten nach größeren Operationen. Die Ventilation scheint mit normalen arteriellen Kohlendioxidwerten ausreichend zu sein. Diese Patienten sind jedoch nicht in der Lage, richtig abzuhusten und ihre Trachea von Sekret zu reinigen. Würde man bei diesen Patienten die ventilatorische Reserve bestimmen oder die inspiratorischen Muskelaktivitäten genauer untersuchen, könnte man erkennen, daß diese Patienten einer Unterstützung bedürfen.

Vitalkapazität

Die Vitalkapazität ist die wichtigste Determinante der pulmonalen Reserve. Sie ist definiert als das maximale Luftvolumen, das der Patient nach einer maximalen

Inspiration maximal ausatmen kann. Bei nichtintubierten Patienten kann die Vitalkapazität mit einem Spirometer gemessen werden.

Beim intubierten Patienten empfehlen sich zur Bestimmung der Vitalkapazität kleine handliche Spirometer, so z. B. das Wright-Spirometer. Normalerweise beträgt die Vitalkapazität 65–70 ml/kg KG; ist sie um 20–25% niedriger als normal oder kleiner als 10–15 ml/kg KG, dann ist die Atemreserve des Patienten unzureichend und es muß mit Sekretverhalt und dem Auftreten von Atelektasen gerechnet werden. Eine Vitalkapazität von weniger als 10 ml/kg KG stellt eine Indikation zur Intubation und zur künstlichen Beatmung dar. Eine Vitalkapazität > 15 ml/kg KG macht eine Intubation nicht erforderlich. Ist die Vitalkapazität zwischen 10 und 15 ml/kg KG anzusetzen, hängt die Indikation zur Intubation und zur künstlichen Beatmung von den Randbedingungen und von der Entwicklung der Veränderungen ab.

Maximaler inspiratorischer Sog

Der maximale inspiratorische Sog ist eine weitere Methode, die Atemreserven zu überprüfen. Man mißt dabei den maximalen negativen Druck, den ein Patient bei verschlossenem Tubus aufbringen kann (Manometer). Dieser Test setzt natürlich die Kooperation des Patienten voraus und kann bei Patienten, die bewußtlos sind, nicht ohne weiteres zum Einsatz kommen. Normalerweise ist ein Patient in der Lage, negative Drücke von bis zu -100 cm H_2O oder mehr zu erzielen. Ein Wert > -25 oder -30 cm H_2O bedeutet eine Insuffizienz der Atemmuskulatur. Der Patient ist nicht in der Lage, seine Atemwege von Sekret freizuhusten. Alle Veränderungen an den Atemmuskeln und der Thoraxelastizität führen zu einer Abnahme des Atemminutenvolumens (Quadriplegie, Polyneuritis, pulmonale Fibrose, Überdehnung des Abdomens, Asthma) und zu einer Abnahme der Vitalkapazität.

Totraumveränderungen

Bedingungen, die zu einem Anstieg der Kohlendioxidproduktion und zu einem Anstieg des physiologischen Totraums führen, sind Fieber (Peritonitis, Pneumonie) und Spätschäden der respiratorischen Insuffizienz. Die Zunahme des physiologischen Totraums ist ein wichtiger Faktor der respiratorischen Insuffizienz, v. a. bei Patienten mit Emphysem. Die Zunahme der Atemarbeit übersteigt dann proportional die Zunahme des Minutenvolumens. Patienten mit Fieber oder abnorm großen Werten des physiologischen Totraums sind dann besonders gefährdet, wenn zusätzlich eine Muskelermüdung auftritt.

Arterieller Kohlensäurepartialdruck

Eine akute, nichtkompensierte Hyperkapnie stellt eine absolute Indikation zur künstlichen Beatmung dar. Eine solche Beatmung kann als Kurzzeitbeatmung betrachtet werden, bis die spezifische Therapie wirksam wird (z. B. unbehandelte Myasthenie, Asthma), oder aber als Langzeitbeatmung, wenn die Ursache der respiratorischen Insuffizienz nicht unmittelbar reversibel ist (z. B. Arzneimittelintoxikation, Lähmungen). Der absolute p_aCO_2-Wert ist dabei weniger wesentlich als die Geschwindigkeit der Krankheitsentwicklung in der spezifischen Situation. Wenn ein erhöhter p_aCO_2 kompensiert ist (pH-Wert normal) und keine Verände-

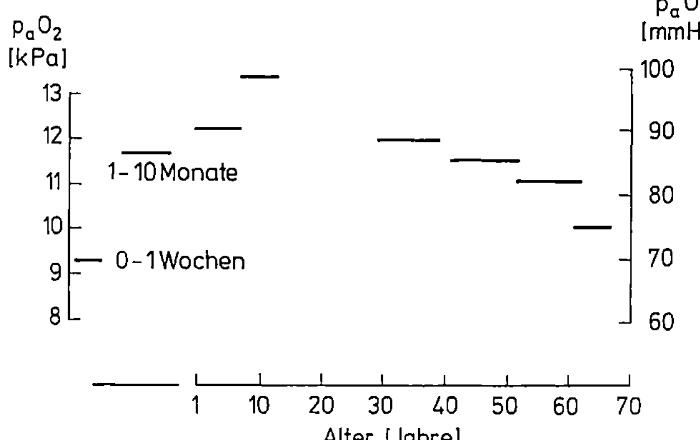

Abb. 2. Änderung der arteriellen Sauerstoffspannung mit dem Lebensalter

rungen des Bewußtseins bestehen, ist die künstliche Beatmung nicht zwingend indiziert.

Schwere Hypoxämie

Bei Raumluftatmung ($F_IO_2 = 0,21$) beträgt die arterielle Sauerstoffspannung (p_aO_2) zwischen 70 und 100 mm Hg auf Seehöhe (altersabhängige Veränderungen; Abb. 2). Zu niedrige Werte resultieren aus einer Hypoventilation oder aus Veränderungen des Ventilations-Perfusions-Verhältnisses (durchblutete Volumenabschnitte, die minder oder nicht ventiliert werden, z. B. Atelektase, Pneumonie, Lungenödem) und bei Vorliegen eines intrakardialen Shunts. Patienten, die infolge schwerer Hypoventilation oder infolge regionaler Hypoventilation bei relativ starker Perfusion eine Hypoxämie aufweisen, benötigen in der Regel zunächst als erste Therapie eine Erhöhung der inspiratorischen Sauerstoffkonzentration.

Wenn lediglich hypoventilierte Alveolen reichlich durchblutet werden, dann genügen schon kleine Erhöhungen der inspiratorischen Sauerstoffkonzentration, um normale Hämoglobinsättigungen zu erreichen. Bei Patienten, die einen Abfall des p_aO_2 infolge durchbluteter Lungenabschnitte, die nicht ventiliert sind, aufweisen, ist der therapeutische Ansatz schwieriger. Ein Teil des Herzzeitvolumens des linken Herzens kommt aus gemischtem venösem Blut, das nicht an der Sauerstoffaufnahme an der Lungenoberfläche teilgenommen hat. Die Kohlendioxydspannung wird hierbei normalerweise nicht zum Problem. Bei einem Anstieg der alveolären Ventilation kann das „zusätzliche" Kohlendioxyd von den Alveolen, die ventiliert und perfundiert werden, ausgeschieden werden. Allerdings können mit Hyperventilation und ansteigenden inspiratorischen Sauerstoffkonzentrationen nur begrenzte Veränderungen kompensiert werden. Abnorme Veränderungen des Shuntvolumens ($\dot{Q}_s/\dot{Q}_t$) stellen eine Indikation zur künstlichen Beatmung dar (Abb. 3).

Die künstliche Beatmung kann das Shuntvolumen und die Atemarbeit senken und wirkt so einer möglichen Erschöpfung der Patienten und einer Hypoxie entgegen. Konservative Methoden zur Senkung des Shuntvolumens (z. B. kardiotrope Substanzen, Diuretika, tracheobronchiale Toilette, Physiotherapie) sind zwar initial indiziert, sind aber allein in der Regel nicht wirksam.

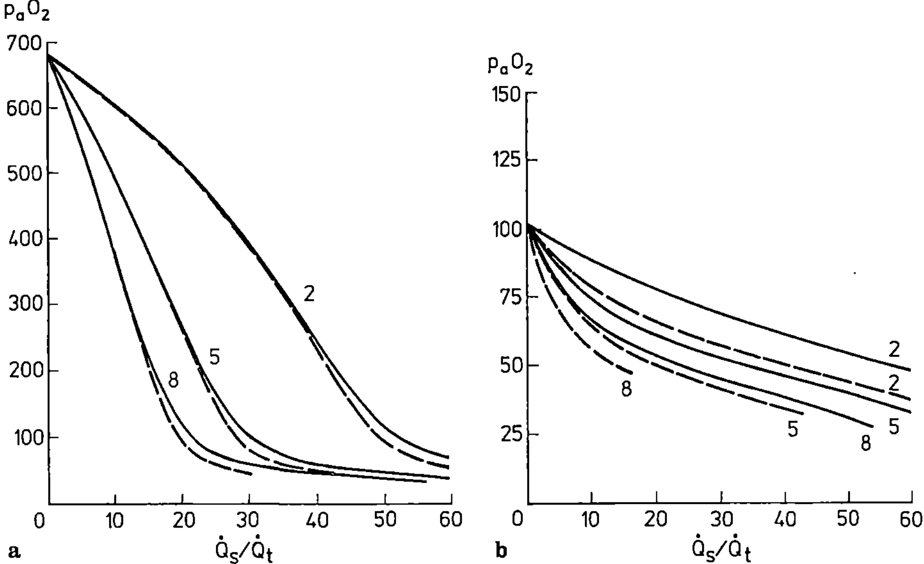

Abb. 3. a Wechselbeziehung zwischen intrapulmonaler Shuntfraktion $(\dot{Q}_s/\dot{Q}_t)$ und arterieller Sauerstoffspannung bei drei verschiedenen Bereichen arteriovenöser Sauerstoffdifferenz (2, 5 und 8 ml/100 ml) bei 100% inspiratorischem Sauerstoff. *Durchgehende Linie* 14 gHb/100 ml, *punktierte Linie* 7 gHb/100 ml. **b** Wechselbeziehung zwischen intrapulmonaler Shuntfraktion $(\dot{Q}_s/\dot{Q}_t)$ und arterieller Sauerstoffspannung bei drei verschiedenen Bereichen arteriovenöser Sauerstoffdifferenz (2, 5 und 8 ml/100 ml) auf Seehöhe. *Durchgehende Linie* 14 gHb/100 ml, *punktierte Linie* 7 gHb/100 ml

Die Indikation zur künstlichen Beatmung hängt von dem Schweregrad der Grunderkrankung ab und wird von zusätzlichen Problemen (z. B. Arrhythmie, Bewußtseinsveränderungen, bekannte koronare Herzerkrankungen, Schock) mitbestimmt. Ein fester Wert als niedrigster p_aO_2-Grenzwert kann nicht angegeben werden, da der klinische Zusammenhang immer berücksichtigt werden muß. Je stabiler der gesamtklinische Zustand ist, desto niedriger kann der untere Grenzwert des p_aO_2 angesetzt werden.

Low cardiac output

Patienten mit niedrigem Herzzeitvolumen haben einen erhöhten physiologischen Totraum und entwickeln im Rahmen ihrer Schädigungen eine Minderperfusion (Niere, Leber, Gehirn, Myokard) und eine Azidose. Diese Patienten haben außer den minimalen Reserven zusätzliche Probleme (z. B. Arrhythmie oder Blutung) zu kompensieren. Ein Anstieg des intrapulmonalen Shuntvolumens ist sehr häufig. Die Indikation zur künstlichen Beatmung ist hier sehr frühzeitig gegeben, einmal zur Elimination des Kohlendioxids und damit auch besserer Kompensation der metabolischen Azidose und zum anderen zur Verbesserung der Oxygenation und zur Reduktion der Atemarbeit (Herzchirurgie, Polytrauma).

Thoraxtrauma

Patienten mit Thoraxtrauma bedürfen der künstlichen Beatmung aus 3 Gründen:

1) Initiale unzureichende Mechanik mit hohem $D_{Aa}O_2$ (Unfähigkeit, den $p_aO_2 > 80$ mm Hg bei normaler Sauerstoffgabe zu halten). Der p_aCO_2 muß nicht notwendig auch hoch sein. Die Indikation zur künstlichen Beatmung muß in solchen Fällen aufgrund klinischer Kriterien gestellt werden, sie darf jedoch nicht zu spät gestellt werden.
2) Zusätzliche Traumata (SHT, abdominelle Verletzungen, multiple Frakturen), die die Anwendung großer Dosen von Analgetika erforderlich machen.
3) Respiratorische Insuffizienz zwischen dem 3. und 7. Tag nach Polytraumatisierung. Der typische Patient ist derjenige, der zwar verschiedene Frakturen, aber nur ein geringes Thoraxtrauma, z. B. zwei oder drei Rippenfrakturen, hat. Er weist eine stabile Thoraxwand auf und hat primär keine respiratorische Insuffizienz. Er wird zunächst konservativ behandelt und bekommt erst in der Folge pulmonale Komplikationen aufgrund von Schmerzen, unzureichender Bronchialtoilette und Entwicklungen paradoxer Thoraxbewegungen. Wenn es nicht gelingt, diese Probleme z. B. durch regionale Blockaden und Schmerzausschaltungen zusammen mit Physiotherapie zu beherrschen, wird auch hier die Indikation zu Intubation, Tracheobronchialtoilette und künstlicher Beatmung gegeben sein.

Bestimmung der parenchymalen pulmonalen Funktion

Alveoloarterieller Sauerstoffgradient ($D_{Aa}O_2$)

Der alveoloarterielle Sauerstoffgradient ($D_{Aa}O_2$) bestimmt die Differenz zwischen der Sauerstoffspannung in den Lungen (Alveolen) und im arteriellen Blut. Normalerweise sind die beiden Sauerstoffspannungen annähernd gleich. Kommt es zu parenchymalen Veränderungen in der Lunge, divergieren die beiden Werte. Der Grund sind Störungen im Ventilations-Perfusions-Verhältnis und die erschwerte Diffusion von Sauerstoff aus den Alveolen zu den Kapillaren (interstitielles Ödem). Das arterielle Blut wird dann durch nicht oder weniger ventilierte Alveolen geshuntet (Abb. 4). Daraus resultiert, daß das pulmonalkapilläre Blut nicht ausreichend oxygeniert wird und die Sauerstoffsättigung auf der arteriellen Seite abnimmt. Die Berechnung des alveoloarteriellen Sauerstoffgradienten erfolgt nach folgender Gleichung:

$$D_{Aa}O_2 = p_AO_2 - p_aO_2 \ .$$

$p_AO_2 = $ alveoläre Sauerstoffspannung (mm Hg)
$p_aO_2 = $ arterielle Sauerstoffspannung (mm Hg)

Die Sauerstoffspannung in der Alveole kann normalerweise nicht gemessen werden. Man muß sie berechnen, indem man berücksichtigt, daß die Alveolarluft Wasserdampf und Kohlendioxid enthält. Dabei gilt folgende Formel:

$$p_aO_2 = F_IO_2(pB - pH_2O) - p_aCO_2 \ .$$

$F_IO_2 \quad = $ inspiratorische Sauerstofffraktion
$pB \quad = $ Atmosphärendruck (~ 760 mm Hg)
$pH_2O = $ Wasserdampfdruck
$p_aCO_2 = $ arterielle Kohlendioxidspannung

Der $D_{Aa}O_2$ hängt von der inspiratorischen Sauerstoffkonzentration ab. Aus diesem Grunde ist es sehr schwierig, die Entwicklung pulmonaler Veränderungen bei einem Patienten zu beurteilen, wenn man die Bestimmung des $D_{Aa}O_2$ nicht bei den gleichen inspiratorischen Sauerstoffkonzentrationen durchführt. Normalerweise bestimmt man den $D_{Aa}O_2$ bei einem F_IO_2 von 1,0. Der Patient muß also unabhängig von den für ihn notwendigen Sauerstoffkonzentrationen 10–15 min 100%igen Sauerstoff atmen, bevor man mit der Bestimmung der Blutgase und der Berechnung des $D_{Aa}O_2$ beginnt.

Der $D_{Aa}O_2$ sollte weniger als 20 mm Hg beim gesunden Patienten betragen. Liegen parenchymale Veränderungen in der Lunge vor, steigt der Gradient an und kann Werte über 300 mm Hg unter 100% Sauerstoffatmung erreichen. Bei schwersten Lungenerkrankungen sind auch Werte über 500 mm Hg möglich. Übersteigt der $D_{Aa}O_2$ 300 mm Hg bei einer inspiratorischen Sauerstoffkonzentration von 100%, stellt dies eine Indikation zur Intubation und künstlichen Beatmung dar.

Fortschreitenden Atelektasen in den abhängenden Partien der Lunge führen überlicherweise zu einem Ansteigen des $D_{Aa}O_2$.

Shuntvolumen ($\dot{Q}_s/\dot{Q}_T$)

Ein weiterer wertvoller Wert zur Beurteilung der parenchymalen Lungenfunktion ist die Bestimmung des Rechts-links-Shunts ($\dot{Q}_s/\dot{Q}_T$). Zur Berechnung der Shuntfraktionen sind gemischt venöse Blutproben zur Bestimmung der Blutgase erforderlich. Diese erhält man normalerweise nur mittels eines Pulmonaliskatheters, so daß darin u. U. eine Indikation für das Einlegen eines Pulmonaliskatheters zu sehen ist.

Die Formel zur Berechnung der Shuntfraktion lautet:

$$\frac{\dot{Q}_S}{\dot{Q}_T} = \frac{C_cO_2 - C_aO_2}{C_cO_2 - C_vO_2} \; .$$

C_cO_2 = Sauerstoffgehalt des pulmonalkapillären Bluts
C_aO_2 = Sauerstoffgehalt des arteriellen Bluts
C_cO_2 = Sauerstoffgehalt des gemischtvenösen Bluts

Totraumverhältnis (V_D/V_T)

Der dritte wichtige physiologische Parameter ist das Verhältnis der Totraumventilation (V_D/V_T). Es wird als Index für die Effizienz der Ventilation gewertet. Jeder Atemzug wird in eine Totraumfraktion und in eine Fraktion des Gases unterteilt, das an der alveolären Ventilation teilnimmt. Die Totraumventilation erlaubt keinerlei Gasaustausch. Normalerweise werden der physiologische Totraum und der anatomische Totraum (Länge der Trachea, der großen Bronchien) in ml pro kg KG angegeben. Während des ARDS kommt es durch minderperfundierte Alveolen zu einem deutlichen Anstieg des physiologischen Totraums. Normalerweise beträgt das Verhältnis von Totraumvolumen zu Zugvolumen ungefähr 0,3. Bei schwerer pulmonaler Dysfunktion kann dieses Verhältnis 0,6 betragen und eine Indikation zur künstlichen Beatmung darstellen. Das Totraumverhältnis wird berechnet nach folgender Formel:

$$\frac{V_D}{V_T} = \frac{p_aCO_2 - p_ECO_2}{p_aCO_2} \; .$$

p_aCO_2 = arterielle Kohlendioxidspannung (mm Hg)
p_ECO_2 = endexspiratorische Kohlendioxidspannung (mm Hg)

Compliance

Ein weiterer Wert, der die parenchymale Funktion beschreibt, ist die Bestimmung der Thorax-Lungen-Compliance. Man mißt sowohl die Elastizität der Lunge als auch die des Thorax. Die Compliance ist durch das Gasvolumen, das in die Lunge bei bestimmten Druckwerten eingeatmet werden kann, bestimmt. Normalerweise beträgt die Compliance 60 ml/cm H_2O und mehr. Wenn ihre Werte unterhalb von 30 ml/cm H_2O liegen, spricht das für eine deutliche Steifheit der Lunge oder des Thorax. In diesem Fall ist die künstliche Beatmung indiziert, da die Patienten bei diesen Compliancewerten ohne Assistenz eine ausreichende Ventilation nicht mehr aufrechterhalten können.

Bei schweren respiratorischen Insuffizienzen und schwerem ARDS kann die Compliance auf Werte von 12–15 ml/cm H_2O abfallen.

Strategie der Beatmung [1]

Sind sich auch die meisten Autoren einig, daß bereits bei drohender respiratorischer Insuffizienz im Rahmen des akuten Lungenversagens der mechanische Teil der Atmung durch einen Respirator übernommen werden muß, so gibt es doch unterschiedliche Meinungen und daraus resultierende Konzepte, wie die optimale Beatmungsform bei diesem lebensbedrohlichen Zustandsbild auszusehen hat (Douglas u. Downs 1982; Wilson u. Pontoppidan 1974). Chronologisch gesehen, ist die Erhöhung der inspiratorischen Sauerstoffkonzentration die älteste der gebräuchlichen Methoden (Oertel 1972). Neuere Möglichkeiten in der Behandlung einer Hypoxämie sind die Anwendung eines PEEP, hoher Atemzugvolumina und einer verlängerten Inspirationszeit. Mit all diesen Methoden ist man in der Lage, die arterielle Sauerstoffspannung in akzeptablen Bereichen zu halten. Allerdings erfordert die alleinige Anwendung einer einzelnen Vorgangsweise extreme Werte mit dann entsprechenden Risiken für den Patienten (z. B. Ausbildung von Resorptionsatelektasen, erhöhter intrathorakaler Druck; Burger u. Macklem 1968; Beyer et al. 1982; Cullen u. Caldera 1979; Kumar et al. 1973; Osswald et al. 1980).

Für ein einheitliches, leicht zu handhabendes und zu lehrendes Beatmungsregime empfiehlt sich ein kombiniertes Vorgehen. Ein solches Vorgehen, das "Step-by-step"-Schema (Abb. 5), wurde für das schwere progrediente Lungenversagen von Benzer et al. 1986 empfohlen. Die Zielsetzung bei diesem Vorgehen ist die Aufrechterhaltung eines p_aO_2 von 90 bis 130 mm Hg unter Ausnutzung von PEEP und verlängerter Inspirationszeit bei möglichst geringen inspiratorischen Sauerstoffkonzentrationen. In diese Beatmungsstrategie wurden 4 Stufen der künstlichen Beatmung integriert; diese unterscheiden sich in ihrer Invasivität. Zur Optimierung der Oxygenation stehen der Reihe nach folgende Möglichkeiten zur Verfügung:
PEEP,
IRV („inversed ratio ventilation"),
F_IO_2 (0,5–0,6).

Die Invasivität (PIF) steigert sich von der Stufe I bis zur Stufe IV.

---

[1] Vgl. Kap. „Mechanische Ventilation", S. 132).

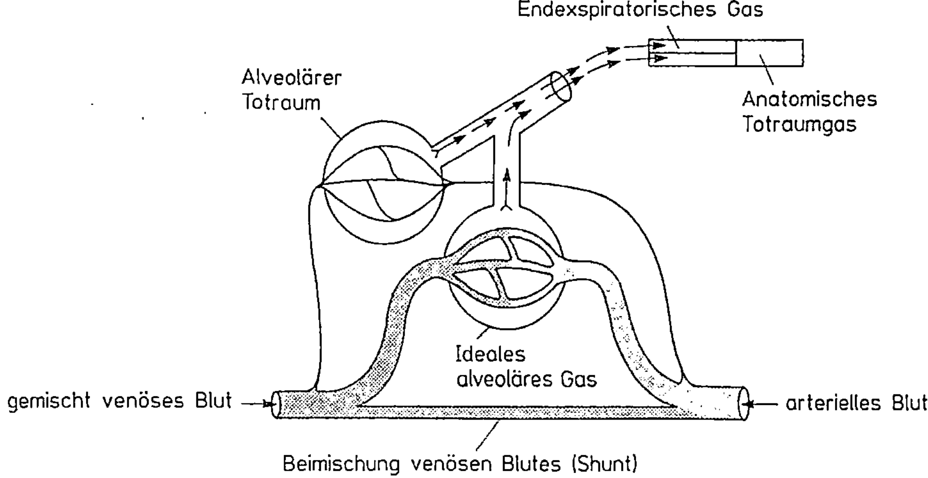

Abb. 4. Diagrammatisches Modell der Lunge

Eine Beatmungsstrategie läßt sich nur dann für den Patienten gefahrlos durchführen, wenn man die Rückwirkungen der Beatmung auf andere Organsysteme nicht außer acht läßt. Nicht nur die Lunge kann unter hohem Beatmungsdruck negativ beeinflußt werden (Barotrauma, Umverteilung der Perfusion), sondern auch beim Herz-Kreislauf-System, der Niere und beim SHT muß mit nachteiligen Veränderungen gerechnet werden (verminderter venöser Rückfluß, Belastung des rechten Herzens).

Um die geeignete Atemhilfe einsetzen zu können, muß unterschieden werden, welche der Teilfunktionen der Atmung betroffen und gestört sind (Abb. 6). Die CO_2-Elimination benötigt Ventilation, die Oxygenierung eine entsprechende gasaustauschende Oberfläche (adäquate FRC).

Bei gestörter CO_2-Elimination muß der Patient beatmet werden. Ist Spontanatmung vorhanden, diese aber nicht ausreichend für die Elimination des CO_2, sollten vor der intermittierenden positiven Druckbeatmung (IPPV) die Spontanatmung unterstützende Maßnahmen (z. B. IMV) zum Zuge kommen.

Dem Patienten muß größtmögliche Autonomie bei der Selbststeuerung der Atmung überlassen werde. Dies erfordert die Möglichkeit der assistiert/kontrollierten Beatmung von seiten des Respirators. Es lassen sich damit eine Relaxierung und eine massive Analgetika- oder Sedativagabe vermeiden, bzw. es läßt sich die Gabe von Analgetika auf die für die Behandlung bestehender Schmerzen erforderliche Menge reduzieren. Ein Ankämpfen des Patienten gegen den Respirator ist so in erster Linie durch eine Adaptation des Beatmungsmusters und der Triggerschwelle zu behandeln und erst in zweiter Linie durch Medikamente.

Bei einer gestörten Oxygenation muß versucht werden, die gasaustauschende Oberfläche, die FRC, zu vergrößern. Bei Spontanatmung wird die Optimierung durch eine Spontanatmung mit kontinuierlichem Überdruck ("continuous positive airway pressure", CPAP) realisiert. Bei kontrollierter Beatmung wird durch eine Erhöhung des endexspiratorsichen Drucks ("positive endexspiratory pressu-

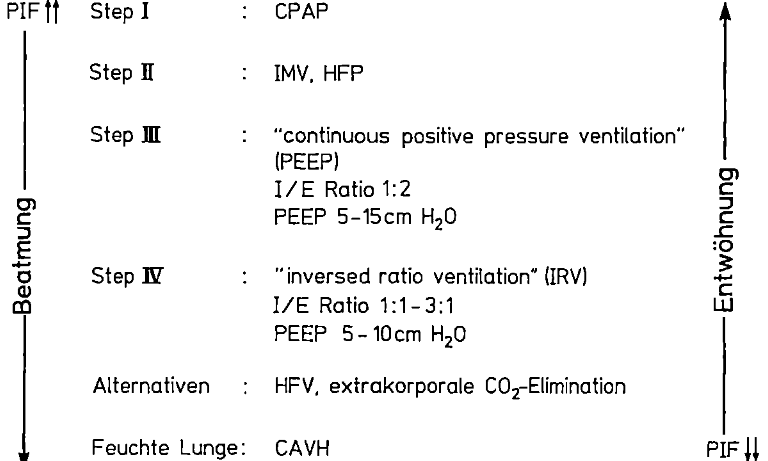

Abb. 5. Beatmungsstrategie: "step-by-step approach" (Wien-Innsbruck)

re", PEEP) oder durch eine Verlängerung des Atemzeitverhältnisses ("inversed ratio ventilation", IRV) die FRC erhöht.

Der wichtigste Beitrag zur Überwindung sowohl einer verminderten Compliance als auch einer erhöhten Resistance liegt in der Erhöhung des endexspiratorischen Drucks (PEEP; Ashbaugh et al. 1967).

Das Beatmungsmuster muß an jeden einzelnen Patienten angepaßt werden. Am besten geschieht das durch eine Messung des Gasaustausches, d. h. von arteriellem Sauerstoffpartialdruck, intrapulmonalem Rechts-links-Shunt und physiologischen Totraum sowie der Herz-Kreislauf-Funktion. Diese präzise Analyse ist jedoch kompliziert, aufwendig und nicht immer durchführbar. Es gibt einfachere Messungen, welche eine zuverlässige Schätzung von optimaler Lungenfunktion und Sauerstofftransport erlauben (Pontoppidan 1972; Suter et al. 1975): 1) Die totale statische Compliance des respiratorischen Systems gibt eine Angabe über den Bereich der besten Dehnbarkeit und damit der idealen Beatmung aus der Sicht der Lungenmechanik; 2) der Sauerstoffpartialdruck des gemischtvenösen Blutes ist die Resultante von drei Faktoren: pulmonaler Gasaustausch, Sauerstofftransport durch das Herzminutenvolumen und peripherer Sauerstoffverbrauch.

Der Einsatz sog. alternativer Methoden wie der Hochfrequenzbeatmung bzw. der extrakorporalen CO₂-Elimination erfolgt im wesentlichen mit der Zielsetzung, eine Druckentlastung im Bereich der Alveolen bzw. eine Immobilisierung des betroffenen Organs herbeizuführen (Benzer et al. 1986; Gattinoni et al. 1980). Beim akuten Lungenversagen hat die Hochfrequenzbeatmung als High-frequency-jet-Oscillation bei bronchopleuraler Fistel ihre Indikation (Gattinoni et al. 1980). Bis heute hat sich diese Beatmungsform in der Langzeitbeatmung als Routinemethodik nicht durchzusetzen vermögen.

Bei der extrakorporalen CO₂-Elimination werden die genannten Ziele dadurch erreicht, daß die CO₂-Elimination im wesentlichen nicht mehr mit rhythmischer Volumenverschiebung durch die Lungenkapillarmembran, sondern über eine extrakorporale Membran erfolgt. Die für den Sauerstoff notwendige Gasaustauschfläche wird durch einen kontinuierlichen Atemwegsdruck erhalten (Gattinoni et al. 1980).

In jüngerer Zeit gewinnt die kontinuierliche arteriovenöse Hämofiltration zunehmend an Bedeutung. Eine Indikation in Zusammenhang mit der Therapie des akuten Lungenversagens liegt bei dem Nachweis vermehrten extravaskulären Lungenwassers vor (gezielte Bilanzierung). Weitere Bedeutung kommt der arteriovenösen Hämofiltration im Rahmen einer Sepsis zu, wobei die Frage nach der Möglichkeit der Elimination von Flüssigkeit, toxischer Oligopeptide und einer adäquaten Antibiotikatherapie diskutiert wird (Koller et al. 1983 a).

Spezifische therapeutische Maßnahmen

Lungenkontusion

Bei der Lungenkontusion handelt es sich um eine mechanische Quetschung von Lungenparenchym. Aus didaktischen Gründen kann man drei Grade (leicht, mittel, schwer) unterscheiden:
1) Im Thoraxröntgenbild meist erst nach ca. 24–36 h sichtbar, p_aO_2 < 60 mm Hg (Abb. 7).
2) Im Röntgenbild sichtbarer Lungenparenchymschaden mit fleckig-milchiger Transparenz, p_aO_2 < 50 mm Hg, häufig blutiges Trachealsekret.
3) Sehr schwerer Lungenparenchymschaden, p_aO_2 < 40 mm Hg, evtl. mit Einspießung der Rippen, Bronchusabriß, Blutung aus dem Bronchialbaum, röntgenologisch „weiße Lunge", Ausbildung eines ARDS möglich (Abb. 8).

Grad I: In diesen Fällen handelt es sich häufig um ein gemischtes Trauma aus Lungenkontusion und Rippenserienfrakturen, bei dem vornehmlich der knöcher-

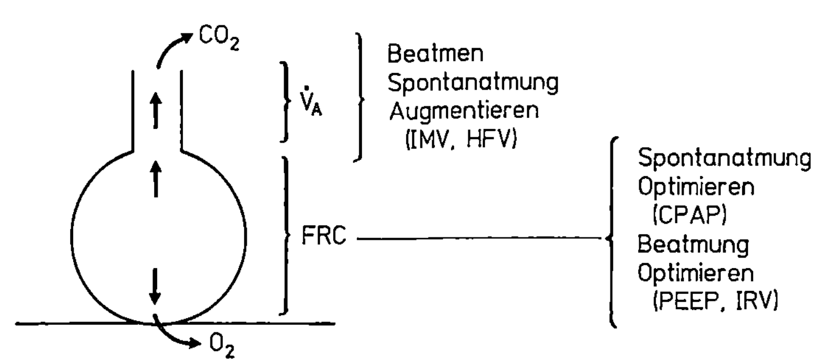

Abb. 6. Gestörte Teilfunktion der äußeren Atmung und geeignete Atemhilfe

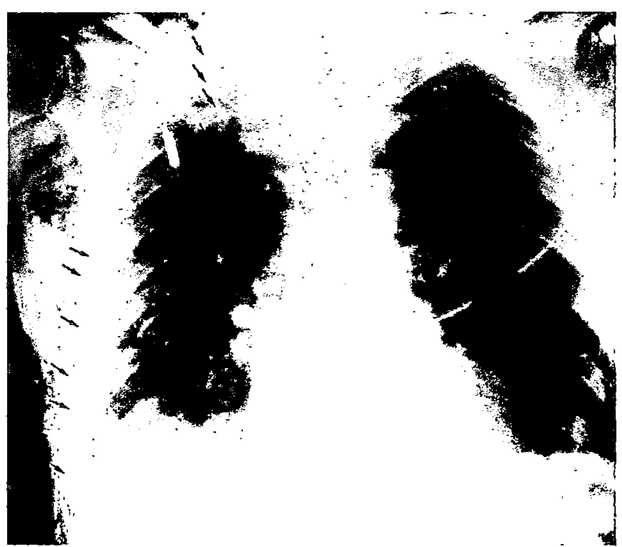

Abb. 7. Thoraxbild eines 71jährigen Mannes, 30 h nach dem Unfall. Rippenserienfrakturen 2–11 rechts mit leichter Lungenkontusion im rechten Unterfeld. p_aO_2 bei Eintritt 55,4 mmHg. Der Patient wurde 5 Tage lang mit thorakaler Epiduralanästhesie (TEA) in Spontanatmung behandelt. Entlassung nach 16 Tagen

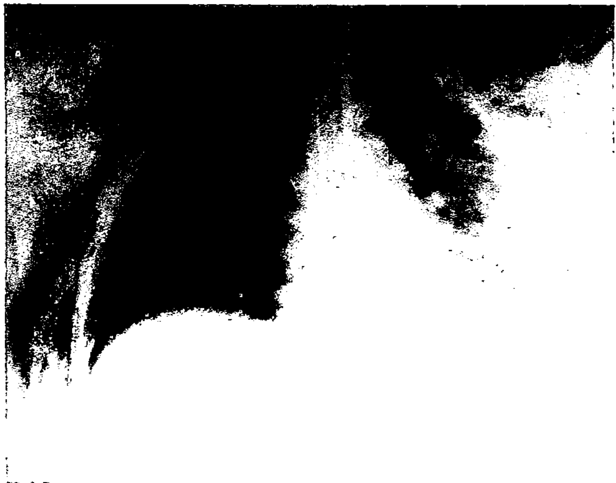

Abb. 8. Thoraxbild einer 39jährigen Frau, 11 h nach Unfall. Pneumothorax rechts, schwere Lungenkontusion links. „Weiße Lunge", besonders im linken Unterfeld. p_aO_2 bei Eintritt 32,2 mmHg. Primäre Intubation und Beatmung mit PEEP für 11 Tage, danach Entwöhnung mittels CPAP für 4 Tage. Entlassen nach 28 Tagen

ne Thorax mit seinen Frakturen im Vordergrund steht. Hier wird die thorakale Epiduralanästhesie (TEA) als Therapie der Wahl Vorrang haben (Dittmann et al. 1978).

Grad 2: Bei dieser primär sichtbaren Parenchymänderung ist ebenfalls häufig die Kombination mit einem Rippentrauma vorhanden. Thorakale Epiduralanästhesie als Therapieversuch ist zu diskutieren, wenn es gelingt, unter der potenten Analgesie mit genauer Flüssigkeitsbilanzierung den p_aO_2-Wert innerhalb der ersten Stunden über den Grenzwert von 60 mm Hg zu bringen und dort zu halten. Hierzu ist in der Regel die Spontanatmungsunterstützung mittels CPAP erforderlich und so kann in einer Reihe von Fällen den Patienten die Beatmung erspart bleiben (Dittmann et al. 1982, 1987). Patienten mit Lungenkontusionen und p_aO_2-Werten unter 40 mm Hg bedürfen der primären Intubation und der differenzierten Beatmung. Sobald der Gasaustausch durch die Beatmung sich dem Normwert nähert, kann aber in all den Fällen, bei denen das knöcherne Trauma in Form von Rippenfrakturen weiterbesteht, mit Hilfe von thorakaler Epiduralanästhesie weiterbehandelt werden. Dadurch läßt sich die Beatmungszeit verkürzen, und die intermittierende Umstellung in Spontanatmung mit Masken-CPAP ist im weiteren Verlauf ausreichend.

Steht nicht die knöcherne Verletzung neben der Lungenkontusion im Vordergrund, so ist es häufig die Aspiration von Magensaft. In diesen Fällen ist eine primäre Beatmung unabdingbar. Der Übergang in einen Spontanatmungsmodus wird sich nach dem Verlauf der arteriellen Blutgasanalysen richten sowie nach der

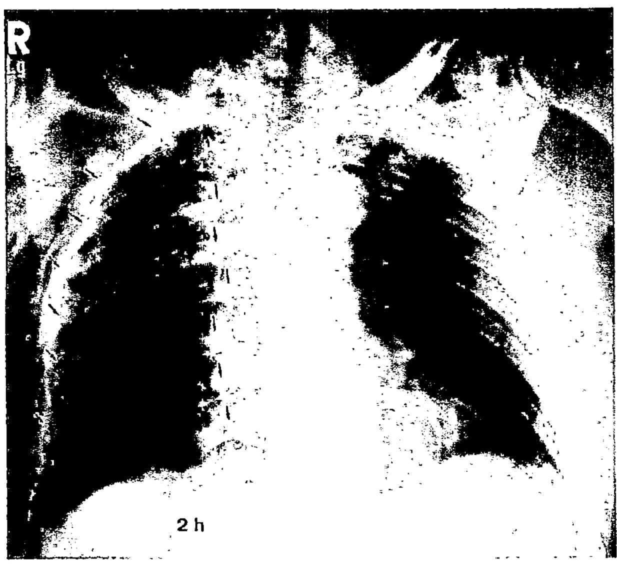

Abb. 9. Thoraxbild eines 56jährigen Mannes, 2 h nach dem Unfall. Rippenserienfrakturen 1–9 rechts, mittelstarke Lungenkontusion der gesamten rechten Lunge, diffuse Verschattung des rechten Hemithorax. p_aO_2 bei Eintritt 48,2 mmHg. Der Patient wurde 9 Tage lang mit thorakaler Epiduralanästhesie (TEA) und Masken-CPAP in Spontanatmung behandelt. Entlassung nach 18 Tagen

röntgenologischen Beurteilung der Thoraxbilder. Antibiotikaeinsatz nach Resistenzprüfung und Antibiogramm ist nur in gezielten Fällen indiziert. Großzügiges Spülen des Bronchialbaums mit physiologischer Kochsalzlösung und physiotherapeutische Maßnahmen wie Lagern, Vibrieren und auch vorsichtiges Abklopfen des Thorax selbst dann, wenn multiple Rippenbrüche vorliegen, hat sich als die wesentlichere adjuvante Therapie bewährt.

Grad 3: In einer Reihe von Fällen wird der Patient das Krankenhaus überhaupt nicht lebend erreichen. Handelt es sich um eine Parenchymzerstörung mit Bronchusabriß, so kann eine schnell durchgeführte Bronchoskopie für das weitere operative Procedere wichtig sein. In jedem Fall ist die primäre Intubation mit einem einlumigen Tubus schon wegen einer möglichen Fiberoptikbronchoskopie zu empfehlen. Sobald die klinische Situation und die Diagnosefindung sich geklärt haben, kann ein Doppellumentubus mit der Möglichkeit der getrenntseitigen Beatmung (synchron oder auch unsynchron) diskutiert werden (Hedenstierna et al. 1984; Yamamura et al. 1985). Die anschließende Langzeitbeatmung, z. B. nach einem operativen Eingriff, kann sich in diesen Extremfällen nur an den individuellen Gegebenheiten ausrichten. Versuche der Hochfrequenzbeatmung bei solchem Patientengut mit sich ausbildendem ARDS sind von einzelnen Arbeitsgruppen unternommen worden. Ein eigentlicher Durchbruch mit der Hochfrequenzbeatmung für desolate Fälle gelang bislang nicht (Sjöstrand 1977). Auch die extrakorporale Membranoxygenation (ECMO) hat bei solchen Patienten keine besseren Resultate erbringen können als konventionelle Beatmung (Zapol et al. 1977). Der ganz außerordentlich hohe personelle Aufwand für ECMO bedeutet, daß sich bislang nur wenige Zentren weltweit hierauf spezialisiert haben. An eine Breitenwirkung im Sinne des Einsatzes auf herkömmlichen Intensivstationen ist bei den unbefriedigenden Resultaten deshalb nicht zu denken.

Aspiration

Ist der Patient nicht ansprechbar oder tief bewußtlos, ist die sofortige endotracheale Intubation zum Schutz der Atemwege und zur Verhütung weiterer Aspiration indiziert. Im unmittelbaren Anschluß erfolgt das Absaugen des Sekrets bzw. des aspirierten Materials. Die Reinigung der Atemwege erfolgt am besten bronchoskopisch. Bei einer Beatmung über das Bronchoskop kann der Zugang zum linken Stammbronchus gesichert werden. Spülungen mit Kochsalzlösungen sind indiziert, wenn Speisereste oder Fremdkörper anders nicht entfernt werden können. Die prophylaktische Gabe von Antibiotika ist nicht unbedingt von Wert. Wiederholte Abstriche und Kulturen aus dem Tracheobronchialbaum sind zwingend indiziert. Spezifische Antibiotika kommen zum Einsatz, wenn eine Infektion angeht. Der Einsatz von Steroiden ist sehr fraglich, da durch sie die Infektionsrate gesteigert wird. Die Mortalität nach Aspiration sauren Mageninhalts ist nach wie vor hoch und beträgt in Abhängigkeit von der aspirierten Menge und vom pH-Wert bis zu 50%.

Atelektase

Die Behandlung besteht in erster Linie darin, den Patienten zum Abhusten und Tiefdurchatmen anzuhalten (vgl. Kap. „Physiotherapie", S. 3). Ganz wesentlich sind häufige Lageänderungen bei bettlägrigen Patienten. Dadurch werden alle Lungenabschnitte der Belüftung zugänglich gemacht. Wenn irgend möglich, sollte der Patient aufsitzen oder besser noch aufstehen, da dadurch die Bewegungen des Zwerchfells nach unten erleichtert werden (Wegfall des Gewichts der Bauchorgane).

Ist der Patient nicht zu lagern (z. B. Wirbel- oder instabile Frakturen), so ist eine intensive Atemtherapie mit regelmäßigem endotrachealem Absaugen indiziert. Operativ sollten alle Möglichkeiten zur Stabilisierung genutzt werden. Beim noch nicht intubierten Patienten ist das regelmäßige Absaugen mittels Plastikkatheter über die Nase hilfreich. Die Gabe von Analgetika vermindert die bestehenden Schmerzen und verbessert die Spontanatmung (tiefes Atmen). Gegebenenfalls können auch periphere Analgetika zum Einsatz kommen (z. B. bei Frakturen).

Eine Bronchoskopie bzw. ein fiberbronchoskopisches Absaugen ist immer dann indiziert, wenn die Atelektase mit den genannten konservativen Maßnahmen nicht zu öffnen ist. Die fiberbronchoskopische Kontrolle der Atemwege hat v. a. ihren Wert im Freisaugen größerer, mit zähem Sekret verlegter Bronchien.

Das Auftreten von Atelektasen ist regelmäßig eine benigne Erkrankung und sollte infolgedessen sofort und konsequent therapeutisch angegangen werden. Häufig ist sie Ausgangspunkt weiterer sekundärer Komplikationen (z. B. Pneumonie).

Pneumonie

Die Behandlung einer Pneumonie entspricht der Behandlung von Atelektasen bei gleichzeitiger, wenn möglich spezifischer Antibiotikatherapie. Auffordern zum tiefen Durchatmen und Abatmen beim spontanatmenden und kooperativen Patienten sind die wichtigsten Maßnahmen. Können die Patienten nicht aufsitzen, oder aufstehen (z. B. Polytrauma), sollten stündliche Lagerungsdrainagen durchgeführt werden.

Der Einsatz von Antibiotika muß sich am Erregernachweis orientieren, die Antibiotika sollten ausgetestet sein (Gramfärbung!). Der Einsatz der künstlichen Beatmung sollte früh erfolgen. Sie verbessert den Gasaustausch und vermindert die Atemarbeit. Wesentlich ist in diesem Zusammenhang, bei diesen meist schwerkranken Patienten auf eine ausreichende Kalorienzufuhr zu achten (z. B. parenterale Kalorienzufuhr, nach 4–5 Tagen orale Nahrungsaufnahme). Nur so kann einem Fortschreiten der Erkrankung wirksam begegnet werden.

Lungenembolie

Ziel einer spezifischen Behandlung ist es, den Embolus aus der Pulmonalarterie zu entfernen oder aber ihn mindestens zu verkleinern. Zumindest müssen ein weiteres Thrombuswachstum in der Lungenstrombahn und ein Rezidiv verhindert werden. Die Art der spezifischen und symptomatischen Therapie richtet sich nach dem Schweregrad der Embolie und der Verfügbarkeit therapeutischer Maßnahmen.

Besteht der Verdacht auf eine Lungenembolie, darf auf keinen Fall bis zum Auftreten typischer Symptome gewartet werden. Es muß unverzüglich mit einer Antikoagulation begonnen werden. Bei submassiver Lungenembolie ist die Heparinbehandlung einer Fibrinolysetherapie vorzuziehen, wenn gegen eine Fibrinolysetherapie Kontraindikationen bestehen und wenn der Zustand des Patienten sich nicht weiter verschlechtert. Bei kleinen Embolien ist die Heparintherapie eindeutig indiziert, sofern keine Kontraindikationen bestehen. Beim Erwachsenen gibt man zunächst 10 000 E Heparin i.v.; bei mehr als 50 000 Thrombozyten (funktionstüchtig) können 50 000–100 000 E Heparin verabreicht werden. Diese Dosierung sollte sinnvollerweise 24–48 h aufrechterhalten werden. Die Antikoagulation sollte nach der Akutphase mit einem oralen Antikogulans über 6–12 Monate fortgeführt werden.

Die Embolektomie durch Thorakotomie kann als Operation nur mit normothermer Einflußsperre oder mit teilweisem oder vollständigem extrakorporalem Kreislauf durchgeführt werden. Bei einer Operation mit der Herz-Lungen-Maschine ist die Mortalität des Eingriffs erheblich niedriger. Die Notembolektomie unter Reanimationsbedingungen hat eine außerordentlich schlechte Prognose. Alle Verfahren der Embolektomie, auch die Katheterembolektomie, stellen besondere Anforderungen an Ausstattung und Organisation einer Klinik.

Die Fibrinolyse ist bei einer fulminanten Lungenembolie und fehlender Möglichkeit zur Embolektomie und bei massiver Lungenembolie mit noch bestehendem Minimalkreislauf indiziert. Hier besteht ohne Soforttherapie in der Regel nur eine Überlebenszeit von weniger als einer Stunde. Da ohne spezifische Therapie praktisch 100% der Patienten sterben, müssen die Kontraindikationen einer Fibrinolyse relativiert werden. Bestehen die Voraussetzungen für eine sofortige Embolektomie, so ist diese vorzuziehen.

Die symptomatische Therapie richtet sich nach den auftretenden kardiorespiratorischen Veränderungen. Sie beinhaltet die
- Ruhigstellung,
- bei bestehender Hypoxie die Sauerstoffgabe über die Maske, ggf. die künstliche Beatmung,
- bei bestehender Herzinsuffizienz die Gabe von Digitalisglykosiden (vorzugsweise mit raschem Wirkungseintritt, z. B. Methyldigoxin) und von β-Mimetika (z. B. Dobutrex, Isoprenalin),
- die Gabe von Analgetika (z. B. Morphin oder Pethidin).

Lungenödem

Die Therapie zielt auf eine ausreichende Unterstützung des kardiovaskulären Systems und auf eine entsprechende Zurückhaltung in der Infusionstherapie. Die myokardiale Funktion kann unter Korrektur einer metabolischen Azidose durch die Verabreichung von Digitalisglykosiden mit vorzugsweise raschem Wirkungseintritt (Methyldigoxin) oder von β-Mimetika wie Dobutrex oder Isoprenalin verbessert werden. Arrhythmien sollten unbedingt entweder medikamentös oder durch Elektroschock angegangen werden. Außerordentlich wichtig ist eine restriktive Flüssigkeitsbilanz. Beim Einsatz von Furosemid oder Etacrynsäure muß bedacht werden, daß eine Hypovolämie verstärkt werden kann und damit alle schockabhängigen Organschäden verschlimmert werden können. Die Wirkung von Diuretika muß engmaschig beobachtet werden. Klinischer Verlauf und Prognose der Erkrankung hängen von dem Ausmaß vorbestehender oder gleichzeitiger Organfunktionsstörungen ab. Lungenödeme ohne myokardiale Ursachen haben die bessere Prognose.

Inhalationstrauma

Die Therapie des Inhalationstraumas unterscheidet sich nur wenig von der bei Atelektase oder Pneumonie. Wesentlich ist, bei dem geringsten Verdacht auf ödematöse Veränderungen der Luftwege diese frühestmöglich durch die endotracheale Intubation (beim wachen Patienten in Lokalanästhesie) zu sichern. Die fiberbronchoskopische Untersuchung des Respirationstrakts kann über mögliche Verletzungen Aufschluß geben.

Pneumothorax

Das akute Auftreten eines Spannungspneumothorax muß mit einer sofortigen Thorakotomie und dem Einlegen einer Thoraxdrainage behandelt werden. Für den Fall einer Fehldiagnose ist die Komplikation nach einer Thoraxdrainage gering, das Übersehen eines Spannungspneumothorax und eine nicht rechtzeitig durchgeführte Thorakotomie können letal sein. Zum Einlegen einer Thoraxdrainage sollte zwischen dem 2. und 6. Interkostalraum in der Region zwischen Medioklavikularlinie und hinterer Axillarlinie nach Möglichkeit in Lokalanästhesie eine Inzision vorgenommen werden (*cave*: hochliegende bzw. hochgedrängte Organe). Vor Einlegen der Drainage sollte man mit dem (behandschuhten) Finger palpieren, um zu vermeiden, daß die Drainage extrathorakal zu liegen kommt.

Fettembolie

Das Auftreten einer Fettembolie ist dann besonders häufig, wenn der Schock nach Polytraumatisierung inadäquat behandelt wurde oder wenn der hypovolämische Zustand anhält. Die Therapie des sog. Fettemboliesyndroms kann nicht von der Therapie der Verletzungen und Organfunktionsstörungen beim Polytrauma getrennt betrachtet werden. Die wirksamste Behandlung bzw. Verhütung einer Fettembolie besteht somit in einer adäquaten und konsequenten Therapie des Schocks und der den Schock auslösenden bzw. unterhaltenden Faktoren, in einer „Low-dose"-Heparinisierung und einer Verbesserung der Rheologie durch niedermolekulares Dextran und Stärke.

Pflege und Überwachung

Der wichtigste Bestandteil in der Behandlung der respiratorischen Insuffizienz ist eine ausreichende und qualifizierte Pflege in der Patientenbox. Der Wert einer erfahrenen Schwester bzw. eines entsprechend ausgebildeten Pflegers ist nicht hoch genug einzuschätzen. Erfahrenes Pflegepersonal kann die Morbidität und Mortalität dieses Krankheitsbildes senken. Folgende Maßnahmen müssen bei allen Patienten, die künstlich beatmet werden, routinemäßig durchgeführt werden:

Alle 30 min:

Dokumentation der Vitalparameter (bei schwerstkranken Patienten ist ein kontinuierliches Monitoring selbstverständlich).

Endotracheales Absaugen, wenn erforderlich. Bei hohem $D_{Aa}O_2$ muß vor der Tracheobronchialtoilette 100% Sauerstoff verabreicht werden. Der Cuff sollte vor dem Absaugvorgang entblockt und danach zunächst mit demselben Volumen wieder gebläht werden. Vor dem Entblocken des Cuffs muß die Mundhöhle entleert werden, dabei darf niemals derselbe Absaugkatheter zuerst zum Absaugen des Mundes und dann zum Absaugen der Trachea verwendet werden. Der Absaugvorgang erfolgt unter sterilen Bedingungen und mit sterilen Absaugkathetern und sterilen Einmalhandschuhen. Die Größe des gewählten Absaugkatheters sollte nicht mehr als die Hälfte des Durchmessers der Luftbrücke betragen. Es ist wichtig, den Thorax vor und nach jedem Absaugen zu auskultieren. Nach Lagerung und Präoxygenation erfolgt das vorsichtige Einführen des Absaugkatheters. Während des Einführens darf niemals ein Vakuum (Saugung) angewendet werden. Die Anwendung der Unterdrucksaugung erfolgt dann nicht kontinuierlich, sondern zur Vermeidung von Epithelläsionen intermittierend. Der Katheter rotiert dabei zwischen den Fingern um 360°. Es wird nicht länger als 10–15 s abgesaugt. Die Dauer des gesamten Absaugvorgangs soll auf < 20 s begrenzt werden. Beim Auftreten von (Brady)-Arrhythmien muß der Absaugvorgang sofort unterbrochen werden. Farbe, Viskosität und Menge des aspirierten Sputums müssen festgehalten werden (ggf. bakteriologische Untersuchung des Materials).

Am Ende des Vorgangs muß mit großen Zugvolumina (Ambubeutel mit O_2-Anschluß) über 1 min gebläht werden.

Stündlich:

Stündlich sollten der endexspiratorische Druck und das Zugvolumen notiert werden.
Die arterielle Kanüle wird stündlich mit einer Kochsalzlösung gespült.
Verabreichte Flüssigkeiten und die Flüssigkeitsverluste werden stündlich notiert.
Die neurologische Beurteilung erfolgt ebenfalls stündlich.

Alle 2 h:

Die Lagerung des Patienten sollte mindestens im 2-h-Rhythmus erfolgen. Vor und nach jeder Lagerung muß die Physiotherapie des Thorax (PT) durchgeführt werden.

Alle 8 h:

Kontrolle der ordnungsgemäßen Lage der Luftbrücke, ggf. ist ein Verbandswechsel am Tracheostoma durchzuführen. Die Flüssigkeitsbilanz erfolgt ebenfalls achtstündlich. Durchsicht der Anfeuchter und evtl. Auffüllen.

Alle 12 h:

Die Mund- und Augenpflege soll alle 12 h erfolgen.

Täglich:

Die Dokumentation des spezifischen Gewichts des Urins sollte täglich erfolgen. Der Austausch der Beatmungsschläuche erfolgt ebenfalls täglich.
Bei allen immobilen Patienten muß auf eine sachgerechte und schonende Lagerung (Gelenke etc.) und Durchbewegung geachtet werden. Alle Patienten mit normal funktionierendem Gastrointestinaltrakt sollten so früh als möglich Sondenkost vor einer parenteralen hyperkalorischen Ernährung erhalten. Wenn irgend möglich, müssen die Patienten bewegt werden. Der Umstand, daß jemand künstlich beatmet wird, darf nicht von sich aus dazu führen, daß diese Patienten im Bett bleiben müssen. Ein fahrbarer Respirator ist ein ganz wesentlicher Bestandteil bei der Erholung der Patienten von ihrer schweren Erkrankung.

Entwöhnung vom Respirator [1]

Die Entscheidung, einen Patienten von der künstlichen Beatmung zu entwöhnen, hängt nicht nur von dem Verlauf der zugrundeliegenden Erkrankung oder vom Zustand des kardiorespiratorischen Systems ab, sondern auch von anderen komplizierenden Faktoren. Wurde beispielsweise ein Patient wegen einer Tablettenintoxikation beatmet, so bedarf er in der Regel keiner besonderen Entwöhnung. Mit Abklingen der Intoxikation ist die Spontanatmung wiederhergestellt. Auf der anderen Seite können sich bei einem Patienten nach akutem Lungenversagen während der Entwöhnung eine Reihe von zusätzlichen Komplikationen einstellen, die die Entwöhnung erschweren oder in Frage stellen. Solche Komplikationen sind Arrhythmien, Niereninsuffizienz oder evtl. erforderliche chirurgische Eingriffe u. a. Während des Beginns des Entwöhnungsprozesses muß der Patient sorgfältig und engmaschig überwacht werden. Dies beinhaltet auch, daß niemals am Abend oder in der Nacht mit der Entwöhnung begonnen werden darf, da regelmäßig die personelle Besetzung auch bei Schichtdienst nachts schlechter als tagsüber ist. Der Beginn einer Entwöhnung gehört in das Vormittagsprogramm.
   Die üblicherweise angegebenen Kriterien für den Beginn einer Entwöhnung sind:
– Besserung der zugrundeliegenden Erkrankung,
– Aufhellen der Lunge,
– Vitalkapazität > 13 ml/kg KG,
– $D_{Aa}O_2$ (F_IO_2 1,0) < 350 mm Hg,

---

[1] Vgl. Kap. „Mechanische Ventilation", S. 132

- das Minutenvolumen, das zur Aufrechterhaltung eines p_aCO_2 von 40 mm Hg erforderlich ist, beträgt >175 ml/kg KG,
- kein Bedarf an vasoaktiven Substanzen,
- ausreichende Aktivität (Möglichkeit des kräftigen Abhustens).

Literatur

Adams FG, Ledingham JMcA (1977) The pulmonary manifestations of septic shock. Clin Radiol 28:315–322

Ambrus CM, Ambrus JL (1959) Regulation of the leukocyte level. Ann NY Acad Sci 77:445–486

Arms R, Dines A, Tinstman TC (1974) Aspiration pneumonia. Chest 65:136–139

Ashbaugh DG, Bigelow DB, Petty TL, Levine BE (1967) Acute respiratory distress in adults. Lancet II:319

Baer DM, Osborn JJ (1960) The post perfusion pulmonary congestion syndrome. Am J Clin Pathol 32:442

Baum M, Benzer H, Blümel G, Bolcic J, Irsigler K, Tölle W (1971) Die Bedeutung der Oberflächenspannungen in der Lunge beim experimentellen posttraumatischen Syndrom. Z Exp Chir 4:359

Benzer H, Baum M, Haider W, Koller W, Mutz N, Pauser G (1986) Klinische Anwendung verschiedener Techniken der Hochfrequenzbeatmung. In: Hossli G, Frey P, Kreienbühl G (Hrsg) ZAK Zürich. Springer, Berlin Heidelberg New York Tokyo (Anästhesiologie und Intensivmedizin, Bd 187, S 266)

Berry REL, Sanislow CA (1963) Clinical manifestations and treatment of congestive atelectasis. Arch Surg 87:153

Beyer J, Beckenlechner P, Messmer K (1982) The influence of PEEP ventilation on organ blood flow and peripheral oxygen delivery. Intensive Care Med 8:75

Blaisdell FW, Schlobohm RM (1973) The respiratory distress syndrome: a review. Surgery 74:251

Brown M, Glassenberg M (1973) Mortality factors in patients with acute stroke. JAMA 224:1493–1495

Burger EJ, Macklem P (1968) Airway closure: demonstration by breathing 100% O_2 at low lung volumes and by N_2 washout. J Appl 25:139

Chernow B, Johnson LF, Janowitz WR et al. (1979) Pulmonary aspiration as a consequence of gastroesophageal reflux. Dig Dis Sci 24:839–844

Cullen DJ, Caldera DL (1979) The incidence of ventilator induced pulmonary barotrauma in critically ill patients. Anesthesiology 50:185

Dittmann M, Keller R, Wolff G (1978) A rationale for epidural analgesia in the treatment of multiple ribfractures. Intensive Care Med 4:193–197

Dittmann M, Steenblock U, Kränzlin M, Wolff G (1982) Epidural analgesia or mechanical ventilation for multiple rib fractures? Intensive Care Med 8:89–92

Dittmann M, Eckart J, Hoffmann P, Osswald PM, Renkl F, Ritz R, Zeravik J (1987) Respiratoren in der klinischen Praxis. Springer, Berlin Heidelberg New York Tokyo

Douglas ME, Downs JB (1982) Applied physiology and respiratory care. In: Critical care, state of the art 3. Society of Critical Care Medicine, Fullertone

Froman C (1968) Alterations of respiratory function in patients with severe head injuries. Br J Anaesth 40:354

Gattinoni L, Pesenti A et al. (1980) Treatment of acute respiratory failure with low frequency positive pressure ventilation and extracorporal removal of CO_2. Lancet 9:292–294

Greenfield LJ, Singleton RP, McCaffree DR et al. (1969) Pulmonary effects of experimental graded aspiration of hydrochlorid acid. Ann Surg 170:74–86

Hamilton WK et al. (1964) Postoperative respiratory complications: comparison of arterial gas tensions, radiography and physical examination. Anesthesiology 25:607

Hardaway RM et al. (1967) Intensive study and treatment of shock in man. JAMA 199:779

Haugen RK (1963) The cafe coronary: sudden deaths in restaurants. JAMA 186:142–143

Hedenstierna G, Baehrendtz S, Klingstedt C, Santesson J, Soderberg B, Dahlborn M, Bindslev L (1984) Ventilation and perfusion of each lung during differential ventilation with selective PEEP. Anesthesiology 61:369

Heinrich F, Klink K (1984) Lungenembolie. Klinik, Diagnose, Differentialdiagnose. Hämostasiologie 3:9

Huxley EJ, Vinoslav J, Gray TC et al. (1978) Pharyngeal aspiration in normal adults and patients with depressed consciousness. Am J Med 64:564–568

Jenkins MT, Jones RF, Wilson B, Moyer CA (1950) Congestive atelectasis – a complication of intravenous infusion of fluids. Ann Surg 132:327

Kakkar VV et al. (1972) Efficary of low dose heparin in prevention of deep vein thrombosis after major surgery. Lancet II:101

Katsurada K, Yamada R, Sugimoto T (1973) Respiratory insufficiency in patients with severe head injury. Surgery 73:191

Koller W et al. (1983a) Arteriovenöse Haemofiltration als Agens der Beatmung. Besser als Diuretika? Anästhesist 32:85

Koller W, Benzer H, Duma S, Mutz N, Pauser G (1983b) Ein Modell zur einheitlichen Behandlung und Therapieauswertung beim schweren ARDS. Anästhesist 32:576–581

Kumar A, Pontoppidan H, Falke KH, Wilson R, Laver M (1973) Pulmonary barotrauma during mechanical ventilation. Crit Care Med 1:181

LeFrock JL, Clark TS, Davies B et al. (1979) Aspiration pneumonia: a ten year review. Am Surg 45:305–313

Maruyama Y, Little JB (1962) The roentgen manifestations of traumatic fat embolism. Radiology 79:945

McCarthy B et al. (1973) Subclinical fat embolism: a prospective study of 50 patients with extremity factures. J Trauma 13:9

Mendelson CL (1946) The aspiration of stomach contents into the lungs during obstetric anesthesia. Am J Obstet Gynecol 52:191–205

Oertel MJ (1972) Respiratorische Therapie. Vogel, Berlin (Handbuch der allgemeinen Therapie, Bd 1, Teil 4, S 225)

Oppenheimer EH (1954) Massive pulmonary embolism by cerebral cortical tissue. Bull Johns Hopkins Hosp 94:86

Orell SR (1971) Lung pathology in respiratory distress following shock in the adult. Acta Pathol Microbiol Scand [A] 79:65

Osswald PM, Hartung HJ, Klose R, Spier R (1980) Die Wirkung von verlängerter Inspirationszeit und PEEP auf die Compliance und den Gasaustasuch bei der mechanischen Ventilation. Anästhesist 30:71

Pennington DG, Hyman A, Jacques WE (1973) Pulmonary vascular response to endotoxin in intact dogs. Surgery 73:246

Pontoppidan H (1972) Acute respiratory failure in the adult. New Engl J Med 287:696

Pontoppidan H, Beeche HK (1960) Progressive loss of protective reflexes in the airway with the advance of age. JAMA 174:2209–2213

Pontoppidan H, Wilson RS, Rie MA, Schneider RC (1977) Respiratory intensive care. Anesthesiology 47:96–116

Roger RM, Weiler C, Ruppenthal B (1972) Impact of the respiratory care unit on survival of patients with acute respiratory failure. Chest 62:94–97

Sasahare AA (1965) Clinical studies in pulmonary thromboembolism. IN: Sasahara AA, Stein M (eds) Proceedings from the Symposium on Pulmonary Embolic Disease. Grune & Stratton, NewYork, p 256

Schlag G, Foigt WH, Schnells G, Redl H, Glod A (1977) Ultrastructure of the human lung in shock. (6. World on Intensive Care, Paris, Abstracts)

Schültke E, Goeckenjahn G (1988) Verlaufsbeurteilung des akuten Lungenversagens mit Hilfe eines röntgenologischen Score Systems. Intensivmedizin 25:17–20

Sjöstrand U (1977) Summary of experimental and clinical features of high-pressure ventilation – HFPPV. Acta Anaesthesiol Scand 64:165–178

Smith JL (1899) Pathologic effects due to increased oxygen in air breathed. J Physiol 24:19

Stein M, Thomas DP (1967) Role of platelets in the acute pulmonary injury or respiratory distress. Chest 65:52

Stewardson RH, Nyhus LM (1977) Pulmonary aspiration. Arch Surg 12:1192–1197

Suter PM, Fairley HB, Isenberg MD (1975) Optimum endexspiratory airway pressure in patients with acute pulmonary failure. N Engl J Med 292:284–289

Thunold S, Ro J (1965) Embolism of cerebellar tissue to the pulmonary arteries following head injury. Acta Pathol Microbiol Scand 64:45

Wichert P von, Wilke A, Gärnter V (1975) Einbau von Palt 1-14C in Lezithin und Phospholipidgehalt in normal mikroembolisierter Kaninchenlunge. Modellstudie sogenannten Schocklunge. Anästhesist 24:78

Wichert P von, Eckert P, Stephan V, Wiegers V (1976) Veränderung der Synthese oberflächenaktiven Lecithins in Lungen peritonitischer Ratten und Gehalt an Diplanlezithin in Lungen von Patienten mit sogenannter Schocklunge. Intensivmedizin [Suppl 1] 13:17

Wilkowski A, Goeckenjahn G (1988) Auswirkungen des Flüssigkeitsentzuges auf pulmonale Verlaufsparameter und Prognose des akuten Lungenversagens. Intensivmedizin 25:10–16

Williams JR, Bonte FJ (1961) The roentgenological aspect of nonpenetrating chest injuries, Thomas, Springfield

Wilson RS, Pontoppidan H (1974) Acute respiratory failure: diagnostic and therapeutic criteria. Crit Care Med 2:293

Yamamura T, Furimido H, Saito Y (1985) A single-unit device for differential lung ventilation with only one anaesthesia machine. Anesth Analg 64:1017

Zapol WM, Snider MT, Schneider RC (1977) Extracorporal membrane oxygenation for acute respiratory failure. Anesthesiology 46:46

Zenker FA (1862) Beiträge zur normalen und pathologischen Anatomie der Lunge. Dresden, 31

Postoperative Intensivtherapie beim kardialen Problempatienten

H. Metzler

Myokardinsuffizienz und myokardiales Pumpversagen

Symptomatik

Linksventrikuläres Rückwärtsversagen

Wir finden zunächst Zeichen pulmonaler Überflutung mit Tachypnoe bis Orthopnoe, beim beatmeten Patienten massenhaft schaumiges Sekret bis zum Lungenödem, in seltenen Fällen auch eine bronchospastische Symptomatik; später kommt es zu Zeichen des Rechtsherzversagens mit Halsvenenstauung, Leberstauung, präsakralen Ödemen, häufig auch Motilitätsstörungen des Gastrointestinaltrakts mit Übelkeit, Brechreiz und Erbrechen.

Linksventrikuläres Vorwärtsversagen („low output syndrome")

Es dominiert der niedrige Systemdruck mit einer schlecht durchbluteten Peripherie, kalten zyanotischen Akren und Oligurie, die Patienten sind oft verlangsamt oder verwirrt.

Unter pharmakologischer Therapie mit Vasodilatatoren und β-adrenergen Substanzen kann ein Low Output bestehen, obwohl die Peripherie keineswegs kalt und zyanotisch ist!

Das beginnende Vorwärtsversagen ist beim Intensivpatienten nicht selten Auslöser des Multiorganversagens. Besonders für den alten Patienten sind systemarterielle Drücke um 100 mm Hg [1] über längere Zeit für eine ausreichende koronare, zerebrale, renale und hepatale Durchblutung unzureichend!

Diagnostik

1) Klinisches Bild: Symptome des linksventrikulären Vorwärts- und/oder Rückwärtsversagens (Abb. 1) liefern gewöhnlich – auch ohne hämodynamische Parameter – eine gute Information über das Ausmaß der Pumpinsuffizienz.
2) Thoraxübersichtsaufnahme: Auf der Thoraxübersichtsaufnahme werden Herzgröße und -form sowie das jeweils vorgeschaltete Gefäßbett beurteilt.

---

[1] 1 mm Hg = 133,322 Pa.

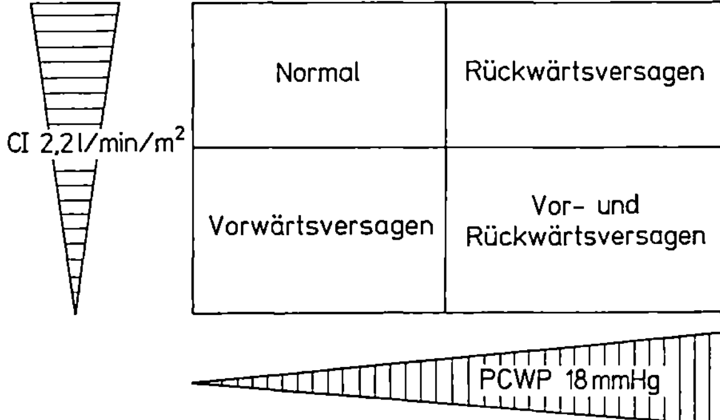

Abb. 1. Diagnostik bei myokardialem Pumpversagen (*CI* Herzindex)

Beim Lungenödem sollten die kardiale, interstitielle und toxisch-endotheliale Form differenziert werden (Kulnig u. Hudabiunigg 1987). Zu beachten sind:

– Das typische kardiale Lungenödem ist meist vollständig homogen.
– Die normalerweise gleich kalibrierten Ober- und Unterlappengefäße zeigen eine Umverteilung zugunsten einer Querschnittszunahme im Oberlappen an.
– In- und Exspiration ergeben oft beträchtliche Unterschiede in der Herzgröße.
– Zur Verlaufsbeurteilung gibt der vaskuläre Pedikel – also der Raum vom rechten Rand der V. cava superior bis zum linken Rand der linken A. subclavia – oft besser das totale intravasale Volumen wieder (Pistolesi et al. 1984).
– Beim liegenden Intensivpatienten ist von der seitlichen Thoraxaufnahme eher wenig zu erwarten.

3) Hämodynamische Parameter: Neben den üblichen Größen systemarterieller Druck und Zentralvenendruck sind alle weiteren Druck- und Widerstandsgrößen sowie $S_{\bar{v}}O_2$ nur über einen Einschwemmkatheter zu ermitteln.
4) Diurese: Die stündliche Harnausscheidung ist eine wichtige Größe. Werte unter 30 ml/h gelten beim Erwachsenen als kritischer Grenzwert.
5) Biochemische Parameter: Säure-Basen- und Elektrolythaushalt, Blutbild, Digoxinspiegel, Blutgase.
6) Echokardiographie: Mit ihr werden zunächst Perikarderguß und Klappendysfunktion ausgeschlossen; im weiteren ist eine Beurteilung der Ventrikelfunktion (Ejektionsfraktion) und eine Differenzierung der rechts- und linksventrikulären Funktion sinnvoll.
7) Standard-EKG: Im Standard-EKG findet man vielfältige, aber nicht typische Veränderungen.

Differenzierung von intravasaler und interstitieller Volumensituation

Beim Intensivpatienten ist zu bedenken, daß intravasale und interstitielle Volumensituation oft nicht parallel verlaufen. Ganz allgemein postoperativ, speziell bei Sepsis und Peritonitis, kann das intravasale Volumen trotz bestehender Ödeme vermindert sein. Die Sequestration von Flüssigkeit aus dem Gefäßbett in den dritten Raum ist vielleicht der wichtigste Mechanismus.

Die Beurteilung der aktuellen Situation muß über indirekte Indikatoren erfolgen, da die Blutvolumenbestimmung sich als routinemäßige Methode in der Intensivmedizin nicht durchgesetzt hat.

Die Beurteilung von Haut und Schleimhäuten ist in diesen Fällen eher irreführend. Beim schwerkranken liegenden Patienten sammeln sich sehr rasch am Rükken und im Sakralbereich Ödeme an. Umgekehrt erwecken trockene Schleimhäute bei Fieber, peritonealer Reizung und Maskenatmung mit unzureichend befeuchteter Luft fälschlich den Eindruck einer generellen Dehydrierung. Auch aus biochemischen Meßgrößen wie Serumnatrium, Osmolalität etc. lassen sich in Phasen globaler Homöostasestörungen keine verläßlichen Schlüsse ziehen.

Verwertbare Größen zur Beurteilung der tatsächlichen intravasalen Volumensituation sind:
- Thoraxübersichtsaufnahme (Herz und vaskulärer Pedikel entsprechen der intravasalen, die Lunge der interstitiellen Situation),
- Echokardiographie,
- Diurese,
- Reaktion auf vasoaktive Pharmaka (z. B. β-Blocker, Nitroglyzerin, Furosemid) sind ebenfalls gute Hypovolämieindikatoren.

Differentialdiagnostische Überlegungen bei Sinustachykardie

Die Sinustachykardie ist beim Intensivpatienten der „Alles-oder-Nichts"-Parameter, da sich letzthin alle Störungen der Organfunktion in einer Sinustachykardie manifestieren können, der Parameter für sich aber auch keinen wie immer gearteten Hinweis auf die Ätiologie gibt. In der folgenden Übersicht sind die häufigsten Ursachen für die Entstehung einer Sinustachykardie zusammengestellt.

Häufigste Ursachen einer Sinustachykardie

Hypoxämie
Hyperkapnie
Hypokaliämie
Fieber
Anämie
Schmerzen
Angst
akuter Myokardinfarkt
Myokardinsuffizienz
akute Pulmonalembolie
Septikämie
irrtümlicher Katecholaminflush

Auslösende Faktoren

a) Zu den präoperativen Faktoren zählen v. a. eine bereits bestehende Herzerkrankung, ein höheres Alter sowie renale und pulmonale Begleiterkrankungen (Goldman 1983, 1987).

b) Intraoperative Faktoren sind vor allem von Art und Schwere des operativen Eingriffes abhängig. Oberbauch- und Thoraxoperationen, Notfallseingriffe und Operationen an der Aorta stellen dabei die größte Belastung dar (Goldman 1983, 1987).

c) Postoperative Faktoren
Bei Auftreten eines postoperativen Myokardversagens ist zunächst dringlich eine chirurgische Komplikation auszuschließen: Septikämie, Sepsis, Toxinämie, Ileus, Peritonitis. Allein postoperativ auftretende Infektionen oder Sepsis führten in einer Untersuchung von Vormittag (1979) bei mehr als einem Drittel der Patienten zu kardialer Dekompensation.

Chirurgische Komplikationen (Septikämie, Toxinämie, septischer Herd)

Diese manifestieren sich häufig in den ersten Stunden nicht am Ort des Geschehens, sondern an den „sensiblen Zielorganen" Herz (Myokardinsuffizienz, Rhythmusstörungen), Niere (Oligurie), Lunge (pO_2-Abfall) oder Gehirn (Verwirrtheit)!

Hypoxämien

sind nach der chirurgischen Komplikation die zweitwichtigste Ursache, die es auszuschließen gilt, wobei nicht nur akute Hypoxämien, sondern in gleichem Maße schleichende latente Hypoxämien über Stunden und Tage in Frage kommen.

Volumenüberlastung

Die Beurteilung der aktuellen intravasalen Volumensituation bereitet beim Patienten in der operativen Intensivmedizin oft größere Schwierigkeiten als beim rein internistischen Patienten, da sich zahlreiche Faktoren gegenseitig beeinflussen. Faktoren, die das intravasale Volumen *vermindern*, sind:
- monatelange entwässernde Vorbehandlung und natriumrestriktive Diätregime,
- Nahrungs- und Flüssigkeitskarenz,
- Grundkrankheit mit Diarrhö, Blutung, Ileus,
- intraoperative Verschiebung von Flüssigkeit in den dritten Raum,
- Flüssigkeitsverluste durch Blutung, Schwitzen, Sonden und Drainagen,
- relative Hypovolämie durch Vasodilatatoren und sympathikoadrenerge Blokkade.

Faktoren, die das intravasale Volumen absolut und relativ *erhöhen*, sind:
- großzügige Volumenzufuhr,
- sympathoadrenerge Stimulation mit Verkleinerung des Gefäßbettes,
- Rückshift aus dem dritten Raum.

Störungen des Säure-Basen-Haushalts

Bei intakter Hämodynamik überspielt eine sympathische Stimulation bis zu einem pH-Wert über 7,2 jede azidosebedingte negative Inotropie. Dies gilt aber nicht für Situationen mit bereits limitierter Myokardfunktion oder blockiertem sympathischem Nervensystem.

Alkalosen senken Myokardkontraktilität, Schlagvolumen und O_2-Abgabe. Dies ist bei Bestehen respiratorischer (Hyperventilation) sowie metabolischer Alkalosen (hochdosierte Furosemidtherapie, Hypochlorämie, Massivtransfusion) zu bedenken.

Störungen des Elektrolythaushalts

Intra- und extrazelluläre Verschiebungen der 4 wichtigen Kationen Natrium, Kalium, Kalzium und Magnesium können zu einer schlechten Pumpfunktion beitragen.

Myokardischämie und akuter Myokardinfarkt

Koronar- und Myokardinsuffizienz sind in schweren Fällen oft gekoppelt, d. h. ein pathologisches anatomisches Substrat zieht das andere nach sich.

Schwere Rhythmusstörungen

Bei limitierter Myokardfunktion ist ein Sinusrhythmus immer essentiell. Je schlechter die Ventrikelfunktion, desto kritischer wirken sich Arrhythmien bzw. ein Verlust des „atrial kick" aus.

Fulminante und rezidivierende Lungenembolie [1]

Eine akute Lungenembolie sollte diagnostisch keine Probleme bereiten. Schleichende, kleine Embolien können maskiert verlaufen, ein Rechtsherzversagen induzieren und über eine latente Hypoxämie bzw. Rechtsüberdehnung letzthin auch eine linksventrikuläre Dysfunktion auslösen.

Klassifizierung des myokardialen Pumpversagens

Aus praktischen Erwägungen ist eine Gliederung nach 3 Gesichtspunkten empfehlenswert:
- Linksherzversagen, Rechtsherzversagen,
- Vorwärtsversagen und Rückwärtsversagen (s. Abb. 1),

---

[1] Vgl. Kap. „Lungenembolie", S. 361.

– Herzversagen mit hoher und niedriger Auswurfleistung.

Herzversagen mit hoher Auswurfleistung findet man bei schwerer Anämie, hohem Fieber, Thyreotoxikose und im Frühstadium des septischen Schocks.

Therapeutisches Vorgehen

Allen Überlegungen voran stellen wir die gewissenhafte und wiederholte Suche nach einer chirurgischen Komplikation!

Positiv-inotrope Pharmaka (Goenen 1986)

Katecholamine

Üblicherweise beginnen wir mit Dopamin oder Dobutamin in einer Dosierung von 3–5 µg/kg KG/min und steigern bis max. 10 µg/kg KG/min; ab dieser Dosis wird das jeweils andere Katecholamin zusätzlich verabreicht. Isoproterenol und Orciprenalin sind wegen der oft bestehenden Sinustachykardie nicht immer einsetzbar. Adrenalin zusätzlich in einer Dosierung von 0,01–0,05 µg/kg KG/min erweist sich als günstig. Von Andrenalin ist seit langem bekannt, daß es schon in niedriger Dosierung in der Niere α-adrenerge Effekte zeigt, weshalb man bei eingeschränkter Nierenfunktion mit seinem Einsatz zögerte. Die Erfahrung hat nun gelehrt, daß der globale Effekt auf den Perfusionsdruck über den regionalen renalen Effekt dominiert, d.h. gelingt es mit Adrenalin, den allgemeinen Perfusionsdruck deutlich anzuheben, bleibt die renale α-adrenerge Wirkung zweitrangig.

Der endgültige Stellenwert von Dopexamin, einer synthetischen Substanz mit β_2- und dopaminergen Eigenschaften, ist noch offen.

Digitalisglykoside

Herzglykoside spielen bei der Akuttherapie des Herzversagens keine Rolle. Der weitere intensivmedizinische Einsatz von Digoxin hat unter Berücksichtigung zweier gegensätzlicher Aspekte zu erfolgen. An sich sind Digitalisglykoside eine Substanzgruppe mit niedrigem therapeutischem Index, d.h. Nebenwirkungen treten mitunter bereits auf, wenn der Vollwirkspiegel noch gar nicht erreicht ist. Zudem sind Faktoren, die die Empfindlichkeit des Herzmuskels gegenüber Digoxin erhöhen, also Hypoxämie und Elektrolytstörungen, gerade in der Intensivmedizin häufig. Dem steht gegenüber, daß selbst unter laufender Katecholamintherapie eine Verbesserung der Kontraktilität möglich ist, da beide Substanzgruppen am Herzmuskel unterschiedliche Angriffspunkte zeigen und zweitens mit der routinemäßigen Digoxinspiegelbestimmung trotz großer Überlappung von therapeutischem und toxischem Bereich eine ungefähre Abschätzung erfolgen kann (Anschütz 1984; Bodem u. Ochs 1983; Kuhlmann 1984; Kochsiek u. Liegau 1983).

Glukagon

Seit Einführung der neueren Katecholamine hat Glukagon stark an Bedeutung verloren. Zwei Indikationen sind unter Umständen:

a) Myokardversagen bei starker β-Blockade, da der Glukagoneffekt im Gegensatz zu den Katecholaminen durch Propranolol nicht antagonisierbar ist.
b) Auftreten von Rhythmusstörungen bei hoher Katecholamindosierung (Chernov 1986).

Kalzium

Mit Einführung der Digoxinspiegelbestimmung und der routinemäßigen Bestimmung des ionisierten Kalziums hat die Empfehlung, Kalzium beim digitalisierten Patienten zu vermeiden, keine Gültigkeit mehr. Zudem gibt es gerade in der operativen Medizin sehr zahlreiche und bindende Indikationen zur Kalziumapplikation:
- Schock,
- Sepsis,
- Pankreatitis,
- Massivtransfusion.

Kalzium wird am besten als Kurzinfusion (immer eigenen venösen Zugang schaffen!) bis zu einer Anhebung des ionisierten Kalziumspiegels auf 1 mmol/l verabreicht (Scheidegger 1986).

Phosphodiesterasehemmer

Phosphodiesterasehemmer verbinden die beiden günstigen hämodynamischen Effekte positiver Inotropie und peripherer Vasodilatation (daher auch der heute immer häufiger verwendete Begriff Inodilatatoren).

Der Prototyp dieser Substanzgruppe, Amrinon, wird derzeit von neuen Substanzen wie Enoximon und Milrinon abgelöst.

Beatmung/O_2-Applikation

Die Indikation zur O_2-Applikation und zur Beatmung wird großzügig gestellt. Keine grenzwertigen pO_2-Werte tolerieren!

Säure-Basen-Haushalt

Eine Korrektur des Säure-Basen- und Elektrolythaushalts ist anzustreben.

Vasodilatatoren

Voraussetzung für den rationalen Einsatz von Vasodilatatoren ist an sich die Überwachung des Herzzeitvolumens und des peripheren Widerstands. Ohne diese hämodynamischen Daten ist die Beurteilung der Effektivität und etwaiger negativer Wirkungen auch für den Erfahrenen schwierig. Besonders unter einem systolischen Systemdruck unter 100 mm Hg [1] ist eine „blinde" präkapilläre Vasodilatatorentherapie gewagt.

---

[1] 1 mm Hg = 133,322 Pa.

Mittel der Wahl mit primär postkapillär dilatierender Wirkung ist Nitroglyzerin. Die Nebenwirkungen müssen als ausgesprochen gering eingestuft werden. Eventuell sollte man bei Patienten mit schweren Leberfunktionsstörungen wegen der ausschließlich hepatalen Metabolisierung bei Langzeitanwendung vorsichtig sein.

Diuretika

Furosemid: in Einzeldosen bzw. über Perfusor bis max. 5 mg/kg KG/Tag. Internistisch vorbehandelte Patienten sind oft auf hohe Furosemiddosen eingestellt! Da unter Furosemid Gewöhnungseffekte bekannt sind, muß eine ausreichende Diurese u. U. mit erhöhten Dosen erzwungen werden.

Aldosteronantagonisten: Großzügiger Einsatz mit einer Dosierung bis 600 mg/Tag, ausgenommen bei Hyperkaliämie und Hyponatriämie.

Substratzufuhr

Auf ausreichende Substratzufuhr, in Verbindung mit Spurenelementen und Vitaminen, ist zu achten.

Normothermie

Es empfiehlt sich, Normothermie anzustreben.

Thromboseprophylaxe

Bei allen Low-output-Zuständen, besonders aber in Kombination mit der Tendenz zur Hyperkoagulabilität, Thromboseprophylaxe betreiben, am besten mit Heparin über Perfusor 15 000–25 000 E/24 h.

Hämofiltration

Für den kardialen Problempatienten in der Intensivstation ist in erster Linie eine diuretikaresistente Überwässerung Indikation zur Hämofiltration. Da ein Myokardversagen aber nur selten beim Intensivpatienten primäres Organversagen ist, sondern zumeist im Rahmen eines Multiorganversagens auftritt, verschmelzen die Einzelindikationen zur Hämofiltration. Die kontinuierliche arteriovenöse Hämofiltration ist beim Patienten mit stark eingeschränkter Myokardfunktion wegen des niedrigen Systemdrucks oft ineffektiv, ein früher Einsatz der maschinellen Hämofiltration vorzuziehen. Unter Hämofiltration ist die veränderte Pharmakokinetik und Clearance herzkreislaufwirksamer Pharmaka zu berücksichtigen. Zahlreiche Faktoren wie Filtrationsleistung, Siebkoeffizient und momentanes Verteilungsvolumen bestimmen den tatsächlichen Pharmakonspiegel, so daß derzeit konkrete Dosierungsrichtlinien nicht leicht zu erstellen sind (Hilt u. Keller 1987). Für eine Therapie mit Herzglykosiden und Antiarrhythmika ist daher ein engmaschiges Drugmonitoring von Vorteil. Das volumenüberlastete Herz reagiert auf längere Sicht auf die Hämofiltration mit einer Verbesserung seiner Leistung. Der Hämofiltrationsbeginn ist aber immer, auch bei kontinuierlicher maschineller Hämofiltration, mit einer Belastung des Herz-Kreislauf-Systems verbunden, weshalb zumindest initial oft ein niedriger extrakorporaler Flow zwischen 150–200 ml/min akzeptiert werden muß.

ACE-Hemmer

Für den intensivmedizinischen Einsatz kommen ACE-Hemmer (Captopril, Enalopril) nicht in Frage, da beide Substanzen nocht nicht intravenös applizierbar sind.

Pflegerische Schwerpunkte

- Lagerung: Oberkörper hoch, Arme auf stützenden Keil,
- Zwerchfellhochstände vermeiden: Lagerung, Magensonde,
- bei kardialer Dekompensation ist die Lunge ein immer gefährdetes Begleitorgan. Intensive Physiotherapie ist wichtigste Pneumonieprophylaxe!
- Wegen der Low-flow-Zustände exakte Dekubitusprophylaxe betreiben!
- Aufgrund der oft vorausgegangenen internistischen Langzeittherapie findet sich häufig ein aufgebrachtes Venensystem. Der Einsatz von zentralvenösen Kathetern (evtl. Mehrlumenkatheter) ist angezeigt.

Myokardischämie und akuter Myokardinfarkt

Symptomatik

Im Gegensatz zum rein internistischen Patienten mit Myokardischämie ist die Symptomatik häufig verwischt, mitunter aufgrund von Sedierung, Analgesie, Beatmung und ausgeschaltetem Bewußtsein gänzlich fehlend. Bei den Reinfarkten verlaufen etwa 20–87% postoperativ symptomlos (Mangano 1987). Da zumeist also eine anamnestische Hilfestellung fehlt, muß die Ischämiediagnostik objektiv engmaschig erfolgen, um nicht erst durch ein auftretendes Pumpversagen überrascht zu werden. In einer jüngsten Untersuchung fanden Becker et al. (1987) als häufigste klinische Manifestation des postoperativen Myokardinfarkts Hypotension (39%) und präkordiale Schmerzen (39%).

Diagnostik

EKG

Die Basisdiagnostik umfaßt das EKG mit den 12 Standardableitungen. Wichtig ist zum Vergleich das Vorliegen vorausgegangener EKG, v. a. zum Ausschluß alter Infarkte bzw. Aneurysmen. In der operativen Medizin ist das Auftreten neuer

Q-Wellen wahrscheinlich häufiger als die ST-Streckenhebung. Differentialdiagnostisch müssen bei schweren ST-Abweichungen immer auch andere beeinflussende Faktoren abgeklärt werden.

Medikamentöse Einflüsse: Digoxin.

Elektrolytstörungen: Hypokaliämie.

Störungen des autonomen Nervensystems: starke sympathische Stimulation und hohe Katecholamindosen.

Herzspezifische Enzyme

Die CK-MB ist das Leitenzym des akuten Myokardinfarkts (AMI). Die Bestimmung ist aber erst dann sinnvoll, wenn die Gesamt-CK höher als 100 U/l ist. Entscheidend für die Annahme eines AMI ist die Zunahme des CK-MB-%-Anteils auf über 6% der Gesamt-CK und nicht der absolute Wert der CK-MB (Neumeier et al. 1981). Auch in der operativen Medizin sind Sensitivität und Spezifität der CK-MB hoch. Intramuskuläre Injektionen und „übliche" operative Eingriffe erhöhen den CK-MB-Anteil normalerweise nicht über 6%. Ursachen für Erhöhungen des CK-MB-Anteils über 6% ohne vorliegenden AMI sind (Thomas 1984):

- destruierende Prozesse im Abdomen wie akute Pankreatitis, Mesenterialarterienembolie, große Darmeingriffe, Lebernekrosen, Ileus. Dies beruht hauptsächlich auf einer Freisetzung des Isoenzyms CK-BB aus dem Darm.
- Bei bestimmten malignen Tumoren kann man Erhöhungen der CK-MB, wieder durch Auftreten der CK-BB, beobachten: Thymus-, Lungen-, Magen-, Prostatakarzinom.
- Bei Thoraxtraumen sind CK-MB-Werte über 6% Hinweise auf Verletzungen des Myokards.
- Chronische Entzündungen der Skelettmuskulatur können ebenfalls Anstiege der CK-MB hervorrufen.
- Hämolysen täuschen durch Freisetzung der Adenylatzyklase Erhöhungen der CK-MB-Aktivität ab 200 mg/dl vor.

Im Rahmen der perioperativen Infarktdiagnostik bringt die Myoglobinbestimmung keinen Fortschritt, da die diagnostische Sensitivität gerade im operativen Bereich gering ist (u. U. <50%).

Hämodynamisches Monitoring

Anstiege des linksventrikulären Füllungsdrucks, also PCWP, diastolischer PAP, ZDV.

Echokardiographie

Sie dient zur Erkennung von Wanddyskinesien und zur Beurteilung der globalen Ventrikelfunktion.

Differentialdiagnose

Während bei vielen Patienten ein AMI gerade perioperativ symptomlos verläuft, laufen umgekehrt andere gravierende Komplikationen zumindest anamnestisch oft unter Zeichen eines akuten AMI:
- Embolie der A. mesenterica superior,
- septische Komplikationen bei Eingriffen in Oberbauch und Thorax,
- Lungeninfarkt,
- perforierendes oder auch penetrierendes Ulcus ventriculi bzw. duodeni.

Auslösende Faktoren

Als wichtigste auslösende Faktoren gelten jede längerbestehende Tachykardie, Hypotension, Hypertension und ein sehr niedriger O_2-Gehalt des Koronarblutes. Besonders gefährdet sind Patienten mit vorausgegangenem Infarkt bzw. bestehender Myokardinsuffizienz. Insgesamt können alle Störungen der Homöostase das Auftreten eines AMI begünstigen. In der operativen Medizin besteht die größte Gefahr vom 1.–6. postoperativen Tag mit einem Häufigkeitsgipfel am 3. Tag. Oberbaucheingriffe und intrathorakale Operationen sind mit dem höchsten Risiko behaftet (Goldman 1983; Wells u. Kaplan 1981; Tarnov 1986).

Therapie

Bei Zeichen von Myokardischämie ohne Infarkt sollen die auslösenden Faktoren ausgeglichen werden. Die spezielle antanginöse Therapie wird beim Intensivpatienten am besten als intravenöse Dauertherapie über Perfusor appliziert. Primär

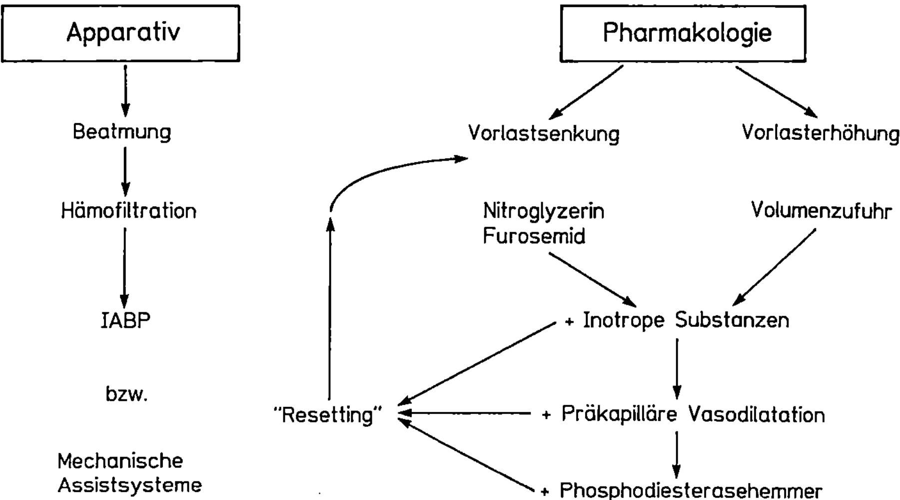

Abb. 2. Therapieschema bei myokardialem Pumpversagen (*IABP* intraaortale Ballongegenpulsation)

sollte dasjenige Pharmakon eingesetzt werden, auf das der Patient zuvor eingestellt war (Nitrate, Kalziumantagonisten, β-Blocker).

Therapie bei eingetretenem Infarkt

1) Antikoagulation, Lyse. Perioperativ kommt eine systemische Fibrinolyse wegen der massiven Blutungsgefahr meist nicht in Frage. Die koronare Lyse setzt
ein gut eingespieltes Team mit koronarangiographischer Untersuchung voraus.
Über den postoperativen Einsatz von rekombiniertem humanem Gewebe – Plasminogen Aktivator (rt-PA) liegen keine großen Erfahrungen vor. Heparin, gut
steuer- und antagonisierbar, kann perioperativ in einer Dosierung bis zu 40000
E/24 h/70 kg KG bzw. bis zur Verdoppelung der PTT und TZ eingesetzt werden.
2) Ausreichende Analgesie und Sedierung gewährleisten!.
3) Die Indikation zur Beatmung im kardiogenen Schock soll großzügig gestellt
werden. Die Möglichkeit einer ausreichenden Sedierung und Analgesie einerseits
und linksventrikulärer Vorlastsenkung andererseits führen oft zu einer schlagartigen Durchbrechung einer bestehenden Zentralisation.
4) Arrhythmieprophylaxe und -therapie.
Bei Vorderwandinfarkten ist mit folgenden Rhythmusstörungen zu rechnen:
a) Extrasystolen
    Therapie:
    – Kalium über 5 mmol/l anheben,
    – Magnesium über 1 mmol/l anheben,
    – Lidocain oder Mexiletindauertherapie über Perfusor.
b) AV-Blockierungen sind eher selten; wenn sie auftreten, sind sie eher kritisch
zu bewerten, da die Neigung zu plötzlichen Asystolien besteht.
Therapie: evtl. transvenöse Schrittmacherimplantation.

Hinterwandinfarkte
Im frühen Stadium kommt es oft zu Sinusbradykardien, die auf Atropin jedoch
gut ansprechen!
Extrasystolen werden mit Kaliummagnesiumaspartat bzw. Mexiletin oder Lidocain behandelt. Überleitungsstörungen sind häufig, meist aber nicht so dramatisch,
da sie sich allmählich einstellen und ausreichende Ersatzrhythmen auftreten.

5) Katecholamine und Vasodilatatoren. Katecholamine müssen über eine eigene
zentralvenöse "catecholaminline" verabreicht werden.

6) Der Stellenwert höherprozentiger Glukoseinfusionen mit Insulin/Kalium ist
noch immer umstritten.

7) Streßulkusprophylaxe

8) Intraaortale Ballongegenpulsation (IABP). Ihr Einsatz ist bei allen Formen
von linksventrikulärem Pumpversagen mit ischämischer Genese indiziert, sofern
keine rasche hämodynamische Stabilisierung erreicht werden kann und hohe
Katecholamindosen erforderlich sind. Die IABP kann unter sterilen Bedingungen

auf der Intensivstation perkutan gelegt werden. Eine Heparinisierung ist nicht zwingend erforderlich, ausgenommen bei Hyperkoagulabilität und marginaler Extremitätendurchblutung. Unter der IABP sollte eine rasche Reduktion exzessiv hoher Katecholamindosen angestrebt werden. Häufigste Komplikationen im eigenen Patientengut waren unterschiedliche Ischämiesyndrome des ipsilateralen Beins. Als Prophylaxe sollte das Bein tiefgelagert und die Rheologie verbessert werden. Wichtigste Kontrollgröße ist die periphere Kapillardurchblutung.

Literatur

Anschütz F (1984) Möglichkeiten und Grenzen der Digitalisspiegelbestimmung. Ärztl Lab 30:377–381

Becker RC, Underwood DA (1987) Myocardial infarction in patients undergoing noncardiac surgery. Cleve Clin J Med 54:25–28

Bodem G, Ochs HR (1983) Aktuelle Fragestellungen zur Digitalistherapie. Internist (Berlin) 24:135–150

Chernow B (1986) Glukagon – an important therapeutic agent. In: Vincent JL (ed) Update in intensive care and emergency medicine. Springer, Berlin Heidelberg New York Tokyo, pp 235–238

Goenen M (1986) New aspects of inotropic drugs. In: Vincent JL (ed) Update in intensive care and emergency medicine. Springer, Berlin Heidelberg New York Tokyo, pp 487–494

Goldman L (1983) Cardiac risks and complications of noncardiac surgery. Ann Intern Med 98:504–513

Goldman L (1987) Multifactorial index of cardiac risk in noncardiac surgery. Ten-year status report. J Cardiothor Anesth 1:237–244

Hilt H, Keller F (1987) Elimination von Pharmaka durch Hämofiltration. Anästh Intensivther Notfallmed 22:278–282

Kochsiek K, Liebau G (1983) Was ist gesichert in der Therapie der Herzinsuffizienz? Internist (Berlin) 24:669–679

Kuhlmann J (1984) Stellenwert von Digoxin und Digitoxin in der Therapie der Herzinsuffizienz. Lab Med 8:88–96

Kulnig P, Hudabiunigg K (1987) Die Thoraxübersichtsaufnahme beim Intensivpatienten. In: Wissenschaftliche Gesellschaft der Ärzte (Hrsg) Kongreßband Ausseer Symposium 1987; Wissenschaftliche Gesellschaft der Ärzte, Graz

Mangano DT (1987) Preoperative assessment. In: Kaplan J (ed) Cardiac anaesthesia 2. Grune Stratton, Orlando New York San Diego London, pp 341–351

Neumeier D, Prellwitz W, Kredel M (1981) Creatine kinase enzymes after myocardial infarction. In: Lang H (ed) Creatine kinase enzyme. Springer, New York, pp 132–142

Pistolesi M, Milne ENG, Miniati M, Giuntini C (1984) The vascular pedicle of the heart and the vena azygos. Radiology 152:9–17

Scheidegger D (1986) Application of calcium in acute care medicine 246–250. In: Vincent JL (ed) Update in intensive care and emergency medicine. Springer, Berlin Heidelberg New York Tokyo, pp 246–250

Schütz J, Dick W (1987) Postoperative Störungen der Herzkreislauf-Funktion. Anästhesist 36:102–110

Tarnow J (1986) Der Herzinfarktpatient in der operativen Medizin. Anästh Intensivmed 27:116–128

Thomas L (1984) Creatin kinase, creatin kinase MB. In: Thomas L (Hrsg) Labor und Diagnose. Medizinische Verlagsgesellschaft, Marburg, S 58–69

Vormittag E (1979) Postoperative kardiale Komplikationen. In: Vormittag E (Hrsg) Kardiale Komplikationen in der Chirurgie. Springer, Wien New York, S 23

Wells PH, Kaplan JA (1981) Optimal management of patients with ischemic heart disease for noncardiac surgery by complementary anesthesiologist and cardiologist interaction. Am Heart J 102:1029–1037

Lungenembolie

A. Lorentz

Eine Thromboembolie in die Lungenarterien kann je nach Größe und Lokalisation des eingeschwemmten Thrombus für den betroffenen Patienten ganz unterschiedliche Folgen haben. Das klinische Bild reicht von einer harmlosen, vom Patienten selbst gar nicht bemerkten kleinen Embolie bis zur fulminanten Lungenembolie, die innerhalb von Sekunden zum Tode führen kann.

Die pathophysiologischen Auswirkungen einer Lungenembolie (Abb. 1) sind in erster Linie durch die mechanische Verlegung der Lungenstrombahn bedingt. Hinzu kommt eine reflektorische und durch Mediatoren ausgelöste Vaso- und Bronchokonstriktion. Die akute Widerstandserhöhung im kleinen Kreislauf führt zu einer akuten Rechtsherzbelastung, der verminderte Rückstrom zum linken Herzen zu einem verringerten Herzzeitvolumen. Die systemische und myokardiale Sauerstoffversorgung wird durch die entstehende arterielle Hypoxämie weiter eingeschränkt.

Der Verlauf hängt im wesentlichen vom Grad der Verlegung der pulmonalen Strombahn und von vorbestehenden kardiopulmonalen Erkrankungen ab. Ohne

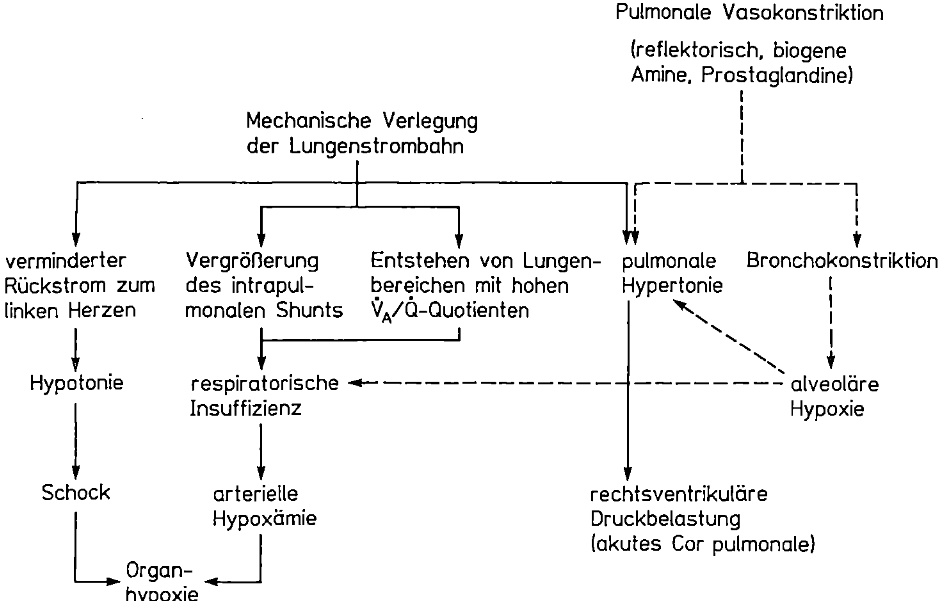

Abb. 1. Pathophysiologie der Lungenembolie; primäre Mechanismen (——), sekundäre Mechanismen (———)

Vorerkrankungen tritt eine Drucksteigerung in der A. pulmonalis bei einer Verlegung von mehr als 25–30% der Strombahn auf, ab 40% wird sie klinisch bedeutsam, eine Schocksituation entsteht in der Regel bei einer Verlegung von 70% (Clark et al. 1970; McDonald et al. 1972; Windebank et al. 1973; Levy u. Simmons 1975; Belenke 1977; Weissen 1977; Alpert et al. 1978; Baitsch u. Grädel 1983; Seeger u. Neuhoff 1984; Heinrich u. Klink 1984).

Diagnose

Die Diagnose einer Lungenembolie ist in erster Linie eine klinische Diagnose. Es gibt aber keinen klinischen Befund, auch keine Befundkonstellation, die beweisend für eine Lungenembolie ist. Der Befund hängt v. a. vom Schweregrad der Embolie ab (Tabelle 1; Belenke 1977; Baitsch u. Grädel 1983; Heinrich u. Klink 1984; Heinrich 1984).

Bei plötzlichem Blutdruckabfall, Zyanose, Tachykardie, Tachypnoe, aber auch bei akut auftretendem Herz- und Atemstillstand, bei Bewußtseinseinschränkung bzw. -verlust besteht der Verdacht auf eine Lungenembolie, insbesondere in der postoperativen Phase oder wenn prädisponierende Erkrankungen vorausgegangen sind. Bei protrahierten Krankheitsverläufen sind Tachypnoe, Tachykardie, Fieber und Zyanose Leitsymptome, v. a. wenn sie zusammen mit Thoraxschmerz, Dyspnoe, Hustenreiz und Hämoptyse vorkommen. Auch bei einer unklaren Hypotonie, einer rezidivierenden Pneumonie oder einer Pleuritis sollte an eine Lungenembolie gedacht werden.

Tabelle 1. Schweregradeinteilung der akuten Lungenembolie. (Mod. nach Heinrich u. Klink 1984)

Einteilung	I Klein	II Submassiv	III Massiv	IV Fulminant
Klinik	Unauffällig	Angst, Tachykardie, Hyperventilation	Dyspnoe, Kollaps	Dyspnoe, Schock
Systemarterieller Druck	Normal	Normal bis leicht erniedrigt	Erniedrigt	Stark erniedrigt
ZVD [mmHg]	<10	10–20	>20	>20
Mittlerer pulmonalarterieller Druck [mmHg]	Normal	Normal bis leicht erhöht	>30	>30
p_aO_2 [mmHg]	Normal	<80	<65	<50
p_aCO_2 [mmHg]	Normal	<35	<30	<30
Prognose und Verlauf	Nicht tödlich	Nicht tödlich ohne Reduktion der kardiopulmonalen Reserven	Tödlich innerhalb Stunden durch Rechtsherzversagen	Tödlich innerhalb 15 min durch Rechtsherzversagen oder zerebrale Anoxie

Auskultationsbefunde über der Lunge und dem Herzen geben im wesentlichen über Begleit- und Folgezustände der Lungenembolie Aufschluß: Bronchialobstruktion, Pleuritis, Linksherzinsuffizienz. Zur Diagnose hilfreich sein kann ein permanent gespaltener zweiter Herzton mit akzentuiertem Pulmonalton. Die häufigsten klinischen Befunde sind in Tabelle 2 zusammengestellt.

Differentialdiagnostisch kommen bei schwerer Verlaufsform insbesondere in Betracht: Myokardinfarkt, schwere Herzrhythmusstörungen unterschiedlicher

Tabelle 2. Klinische Befunde bei nachgewiesener Lungenembolie (Sammelstatistik aus Baitsch u. Grädel 1983)

Klinische Befunde	Häufigkeit [%]
Dyspnoe	80–90
Tachypnoe	84–90
Tachykardie	43–90
Fieber	42–79
Akzentuierter Pulmonalton	54–80
Husten	54–70
Pleurareiben	45–72
Hämoptoe	34–39
Rasselgeräusche	54
3. Herzton	34–40
Tiefe Thrombophlebitis	34
Arrhythmien	15
Synkope	5–13
Angina pectoris	5
Schüttelfrost	3

Tabelle 3. Diagnostische Maßnahmen bei Verdacht auf Lungenembolie in Abhängigkeit vom Zustand des Patienten. (Aus Heinrich u. Klink 1984)

Zustand des Patienten	I Keine oder geringe Beeinträchtigung	II Deutliche	III Schock, schwere	IV Schwerster Schock, Herzstillstand
Klinische Untersuchung	+	+	+	Zunächst Notfalltherapie, danach evtl. Diagnostik der Stufe III
Laborchemische Befunde	+	+	+	
Blutgasanalyse	+	+	+	
Elektrokardiogramm	+	+	+	
Röntgenthoraxaufnahme	+	+	+	
Ultraschallechokardiographie	+	+	+	
Lungenszintigraphie	+	+	−	
Pulmonalarterielle Druckmessung	(+)	+	+ +	
Pulmonalisangiographie	(+)	+	+ +	
Phlebographie der Beine	+	+	−	

+ + Dringend indiziert, + indiziert, (+) i.allg. nicht indiziert, − kontraindiziert

Genese, Myokarditis, Herzbeuteltamponade, Spannungspneumothorax, Aneurysma dissecans der Aorta mit Ruptur, andere Ursachen eines hämorrhagischen, septischen oder anaphylaktischen Schocks; bei weniger akuten Krankheitsverläufen: Perikarditis, Pneumothorax, Pneumonie nichtembolischer Genese, Asthma bronchiale.

Die weiteren diagnostischen Maßnahmen richten sich nach dem Zustand des Patienten (Tabelle 3).

Lungenembolie ist in erster Linie eine klinische Diagnose. Leitsymptome sind Tachykardie, Tachypnoe und Zyanose, v. S. wenn sie zusammen mit Thoraxschmerz, Dyspnoe, Hustenreiz und Hämoptyse vorkommen.

EKG

Die Veränderungen im EKG sind Ausdruck des akuten Cor pulmonale. Sie sind in Abb. 2 zusammengestellt.

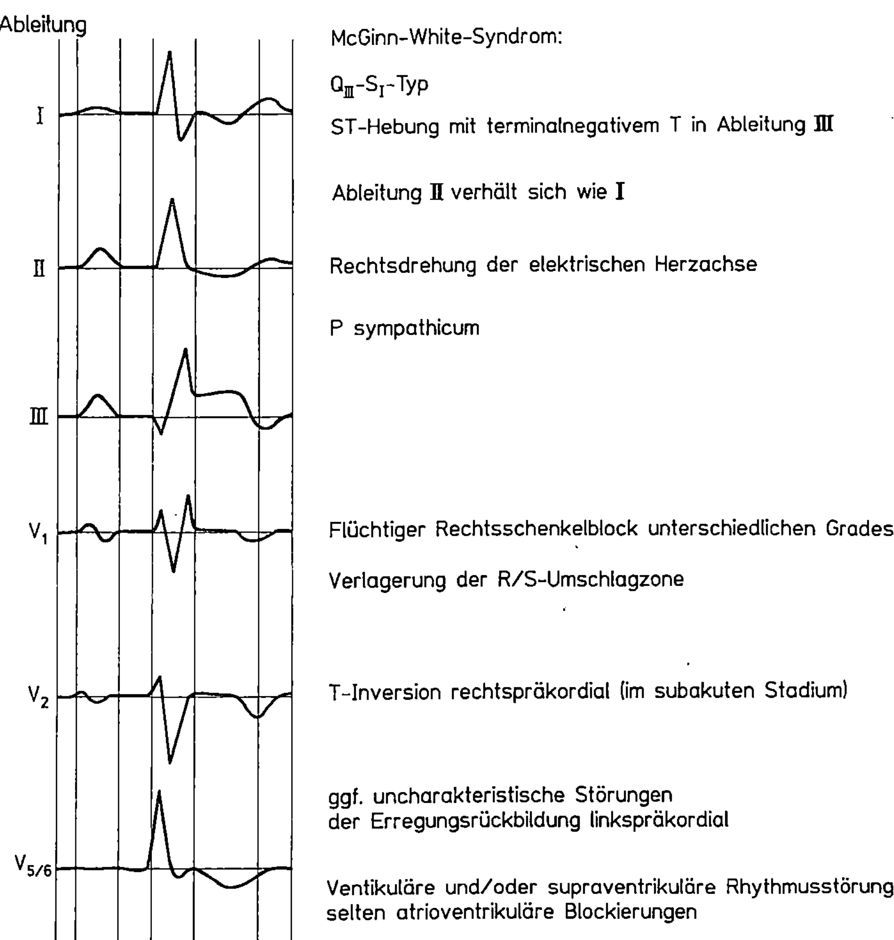

Abb. 2. Synopsis der EKG-Veränderungen beim akuten Cor pulmonale. (Aus Heinrich u. Klink 1984)

Diese Zeichen beweisen allerdings nicht die embolische Genese des akuten Cor pulmonale, ebenso ist bei fehlenden entsprechenden EKG-Zeichen eine Lungenembolie nicht ausgeschlossen. Nur in etwa 25% der Fälle zeigt das EKG beim akuten Cor pulmonale typische Veränderungen (Weber u. Phillip 1966; McDonald et al. 1972; Stein et al. 1977). Unspezifische EKG-Veränderungen wie Sinustachykardie, ventrikuläre Extrasystolen, supraventrikuläre Extrasystolen und atrioventrikuläre Leitungsstörungen sind häufiger. Die EKG-Veränderungen bilden sich entsprechend der Verbesserung der hämodynamischen Situation oft rasch zurück (Sprüth u. Lauer 1964; Oakley 1970).

Bei der Differentialdiagnose zum Hinterwandinfarkt hilft die Tatsache, daß hierbei die EKG-Veränderungen in Ableitung II denen in Ableitung III ähnlich sind, während beim akuten Cor pulmonale die Veränderungen in Ableitung II mehr denjenigen gleichen, die in Ableitung I vorhanden sind. Im Unterschied zum Hinterwandinfarkt ist meist ein tiefes S_1 nachweisbar. Im frischen Stadium des Hinterwandinfarkts sind noch keine terminal negativen T-Wellen in Ableitung III zu erwarten. In den rechtspräkordialen Ableitungen sind beim kleinen Hinterwandinfarkt meist keine Veränderungen zu erwarten; bei größerer Ausdehnung enden die ST-Strecken in einem präterminal negativen T, im Gegensatz zum akuten Cor pulmonale, das ein terminal negatives T aufweist. Im Gegensatz zum Vorderwandinfarkt tritt beim akuten Cor pulmonale kein R-Verlust auf (Strauer 1982; Heinrich u. Klink 1984).

Nur bei einem von vier Patienten lassen sich bei einer Lungenembolie typische Zeichen im EKG nachweisen.

Ein normales EKG schließt eine Lungenembolie nicht aus.

Röntgenaufnahme der Lunge

Thoraxröntgenaufnahmen ergeben in etwa 90% der Fälle pathologische Befunde, aber nur in etwa 40% der Fälle typische Veränderungen (McDonald et al. 1972; Moses et al. 1974; Kelley u. Elliot 1975; Belenke 1977).

Die röntgenologischen Symptome sind in Abb. 3 dargestellt.

Der Nachweis einer Lungenembolie in der Thoraxröntgenaufnahme ist um so sicherer, je größer das verschlossene Gefäß ist, und um so unsicherer, je ausgeprägter bestehende Vorerkrankungen der Lunge sind (Lungenstauung, Pneumonie, Atelektase, Emphysem u. a.).

Eine normale Röntgenaufnahme schließt eine Lungenembolie nicht aus.

Blutgasanalyse

Die Veränderungen des Gasaustausches nach einer Lungenembolie sind unspezifisch und von bestehenden Vorerkrankungen abhängig.

Eine Lungenembolie führt zu einem erhöhten intrapulmonalen Shunt und zu einem erniedrigten Sauerstoffpartialdruck im arteriellen Blut (Sasahara et al. 1967; Sasahara 1973; Eisenmann et al. 1977; Hayes u. Bone 1983; D'Alonzo u. Dantzker 1984). Inwieweit der Abfall des p_aO_2 mit der Größe der Embolie und dem Druckanstieg in der Pulmonalarterie korreliert, ist von vorbestehenden kar-

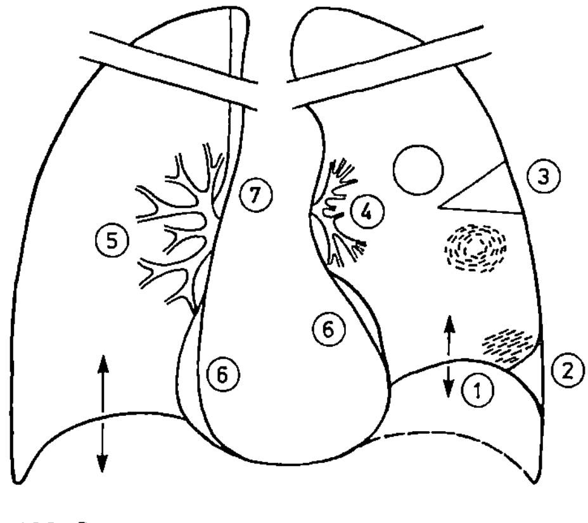
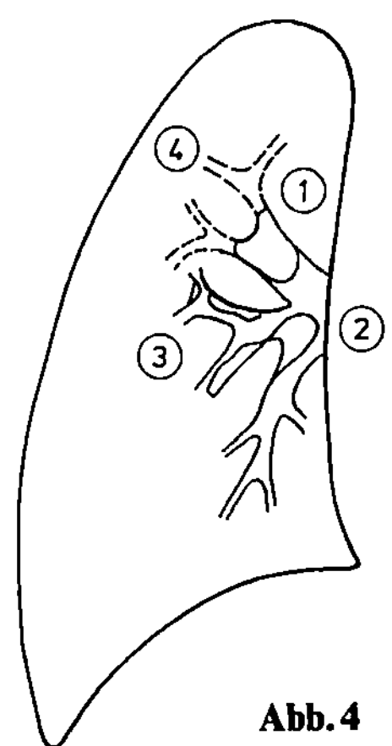

Abb. 3

Abb. 4

Abb. 3. Synopsis der röntgenologischen Symptome bei Lungenembolie. ① Hochstand und verminderte Exkursionen der Zwerchfells; ② basale Verschattungen, kleine Pleuraergüsse; ③ Verdichtungen mit der Basis an der Pleuraoberfläche (rund – halbspindelig – keilförmig – wolkig – streifig); ④ Gefäßabbrüche in Hilusnähe mit hypovaskularisierten Zonen, ggf. Hilusamputationen (Westermark-Zeichen); ⑤ Hyperämie der kontralateralen Lunge; ⑥ Dilatation des rechten Ventrikels; ⑦ Dilatation der V azygos und der V. cava superior. (Aus Heinrich u. Klink 1984)

Abb. 4. Pulmonalangiographische Befunde bei Lungenembolie. *Beweisend:* ① Füllungsabbruch; ② Füllungsdefekt; *vieldeutig:* ③ Kaliberschwankungen; ④ Oligämie; ⑤ asymmetrische Anfärbung und örtliche Blutstromverlangsamung. (Aus Heinrich u. Klink 1984)

diopulmonalen Erkrankungen abhängig (Alpert et al. 1978; Baitsch u. Grädel 1983; D'Alonzo u. Dantzker 1984; Sharma et al. 1984). Bei kleinen Embolien bleibt der p_aO_2 häufig im Bereich der altersentsprechenden Normwerte, bei einer massiven Embolie liegt er meist unter 55 mm Hg.[1]

Trotz physiologischer Totraumerhöhung und erhöhtem arterioalveolärem CO_2-Druckgradienten führt eine Erhöhung des Atemzeitvolumens durch die zentrale Atemregulation häufig – aber nicht regelmäßig – zu einer Hypokapnie (D'Alonzo u. Dantzker 1984). Intraoperativ kann ein plötzlicher Abfall des endexspiratorischen CO_2-Partialdrucks Hinweis auf eine Lungenembolie sein.

Eine Verminderung des Herzzeitvolumens führt zu einer vermehrten Sauerstoffausschöpfung mit erhöhter arteriovenöser Sauerstoffgehaltsdifferenz und bei deutlicher Verminderung des HZV zu einer metabolischen Azidose. Eine ausgeprägte metabolische Azidose ist ein ungünstiges prognostisches Zeichen (Weissen 1977).

Die Veränderungen des Gasaustausches bei einer Lungenembolie sind unspezifisch und von vorbestehenden Erkrankungen abhängig. Häufig ist die Kombination Hypoxie/Hypokapnie, begleitet von einer erhöhten arteriovenösen Sauerstoffgehaltsdifferenz.

Arterielles Blut zur Blutgasanalyse sollte aus einer gut komprimierten Arterie entnommen werden (A. brachialis, A. radialis, A. dorsalis pedis), um eine Fibrinolysetherapie nicht zu erschweren.

---

[1] 1 mm Hg = 133,322 Pa.

Lungenszintigraphie

Bei der Perfusionsszintigraphie werden radioaktiv markierte Humanalbuminpartikel intravenös injiziert. Ihre Strahlung wird über der Lunge mit einer Szintigraphiekamera registriert. Es lassen sich Perfusionsausfälle nachweisen, wenn ihr Durchmesser mehr als 3 cm beträgt. Sekundäre Perfusionsminderungen durch vorbestehende Lungenerkrankungen lassen sich mit der Ventilationsszintigraphie ausschließen, die allerdings einen sehr hohen technischen Aufwand erfordert.

Die Perfusionsszintigraphie hat ihre Grenzen: Auflösungsvermögen, begrenzte Spezifität, keine enge Korrelation zu hämodynamischer Wirkung bei weitgehenden oder vollständigen zentralen Gefäßverlegungen. Ihre Sensitivität wird mit über 90% angegeben, ihre Spezifität mit etwa 40%. Durch Kombination mit Röntgenbild und Ventilationsszintigraphie sowie durch Verlaufskontrollen kann die Spezifität allerdings erheblich gesteigert werden (Linton et al. 1971; Papst u. Buttermann 1980).

Ein Lungenperfusionsszintigramm ohne auffälligen Befund schließt eine Lungenembolie mit hämodynamischen Auswirkungen weitgehend aus. Ein pathologischer Befund im Szintigramm bei normaler Thoraxröntgenaufnahme ist in hohem Maße verdächtig auf eine Lungenembolie.

Pulmonalisangiographie

Zur Darstellung der Lungenarterien wird Kontrastmittel über einen Katheter in den Stamm der Pulmonalarterien oder in den rechten Vorhof, in besonders dringenden Fällen auch beidseits über die Vv. cubitales injiziert. Angiographische Befunde bei Lungenembolie sind in Abb. 4 dargestellt.

Die Konstrastmittelinjektion kann zu einer peripheren Vasodilatation und damit zur Verschlechterung der hämodynamischen Situation des Patienten führen. Sie wird jedoch i. allg. gut toleriert, v. a. wenn die injizierte Kontrastmittelmenge begrenzt wird (Oakley 1970; Miller 1972; Kieny et al. 1978).

Die hohe Treffsicherheit der Pulmonalisangiographie rechtfertigt ihren Einsatz zur Sicherung der Diagnose einer Lungenembolie vor Fibrinolysetherapie und operativer Embolektomie (McDonald et al. 1972; White et al. 1980).

Hämodynamische Untersuchungen

Bei hämodynamischen Untersuchungen geht es darum, den Druckanstieg in der A. pulmonalis und im rechten Herzen sowie die Auswurfleistung des Herzens zu beurteilen.

Gestaute Halsvenen, auch bei 45° Hochlagerung sowie in Inspiration, weisen schon klinisch auf einen erheblich erhöhten Druck im rechten Vorhof hin. Die Messung des zentralvenösen Drucks gehört beim Verdacht auf eine hämodynamisch relevante Lungenembolie zur unmittelbaren Notfalldiagnostik. Der zentralvenöse Druck liegt dabei in der Regel über 10 mm Hg. Bei einem zentralvenösen Druck zwischen 10 und 15 mm Hg wird die Lungenembolie unter konservativer Therapie meist überlebt, liegt er über 20 mm Hg, so führt die Embolie ohne aggressives Vorgehen in der Regel zum Tod. Wichtiger als der aktuell gemessene Wert ist allerdings der Trend (Weissen 1977).

Ein Pulmonalarterienkatheter ermöglicht außer der Pulmonalisangiographie die Messung des Drucks im rechten Ventrikel und in der A. pulmonalis. Mit Thermodilution können Herzzeitvolumen, pulmonaler und systemischer Gefäßwiderstand bestimmt werden. Als massiv wird eine Lungenembolie bezeichnet, wenn der mittlere Pulmonalarteriendruck auf über 30 mm Hg ansteigt. Ein nichtadaptierter rechter Ventrikel kann einen solchen akuten Druckanstieg nicht bewältigen. Extrem erhöhte Druckwerte sprechen für eine chronische pulmonale Hypertonie.

Wie die Veränderungen im Gasaustausch, so sind auch die hämodynamischen Veränderungen ganz wesentlich abhängig von vorbestehenden kardiopulmonalen Erkrankungen (Sharma et al. 1984)

Die Letalität einer Lungenembolie hängt neben dem Ausmaß der Strombahnverlegung auch wesentlich von vorbestehenden kardiopulmonalen Erkrankungen ab.

Therapie

Ziel einer spezifischen Behandlung ist es, den Embolus aus der Pulmonalarterie zu entfernen oder zu verkleinern. Zumindest sollen ein weiteres Thrombuswachstum in der Lungenstrombahn und ein Rezidiv verhindert werden. Eine symptomatische Therapie soll die kardiovaskulären und respiratorischen Störungen verbessern. Die Art der spezifischen und symptomatischen Therapie richtet sich nach dem Schweregrad der Embolie (s. Tabelle 1) und der Verfügbarkeit therapeutischer Maßnahmen.

Pulmonale Embolektomie

Die Embolektomie durch Thorakotomie kann mit normothermer Einflußsperre oder mit teilweisem oder vollständigem extrakorporalem Kreislauf durchgeführt werden. Bei einer Operation mit Herz-Lungen-Maschine ist die Mortalität des Eingriffs erheblich niedriger. Die Notembolektomie unter Reanimationsbedingungen hat eine außerordentlich schlechte Prognose (Miller 1972; Schede et al. 1979; Kieny et al. 1978).

Durch eine Katheterembolektomie können Narkose und Thorakotomie vermieden werden. Hierbei wird ein Saugkatheter über die V. femoralis eingeführt. Im Anschluß an die Embolektomie kann ein Vena-cava-Filter zur Rezidivprophylaxe eingeführt werden (Greenfield et al. 1969; Lazar u. Greenfield 1978; Hietala u. Greenfield 1980).

Alle Verfahren der Embolektomie stellen besondere Anforderungen an Ausstattung und Organisation der chirurgischen Abteilung.

Indikationen zur Notfallembolektomie sind in der Klinik ohne Möglichkeit eines extrakorporalen Kreislaufs ein reanimationsrefraktärer Herzstillstand oder ein therapieresistenter Schock mit unzureichender Minimalperfusion (Heinrich 1984). Besteht ein Minimalkreislauf, sollte die Diagnose soweit als möglich erhärtet werden.

In Kliniken mit Herz-Lungen-Maschine kann die Indikation zur Embolektomie weiter gestellt werden, da das Risiko des Eingriffs hierbei niedriger ist. Bei einer massiven Lungenembolie und bestehendem Schock, der sich nicht innerhalb der Vorbereitungszeit zur Operation beheben läßt, oder wenn eine fibrinolytische Therapie absolut kontraindiziert ist, sollte sofort embolektomiert werden. Allerdings sollte die Diagnose angiographisch gesichert sein.

Fibrinolyse

Hierbei wird versucht, durch fibrinolytisch wirksame Enzyme (Streptokinase bzw. Urokinase) die spontane Fibrinolyse zu steigern und damit den pulmonalen Embolus – und die bestehende Thrombose – zur Auflösung zu bringen (s. hierzu Kap. „Thrombose", S. 372).

Bei der Behandlung, die in der Regel über mehr als 12 h fortgesetzt wird, tritt in einem hohen Prozentsatz der Fälle eine beträchtliche Verbesserung der Lungenperfusion bereits wenige Stunden nach Beginn der Therapie ein. In bezug auf die Überlebensrate ist die Fibrinolysetherapie der Heparintherapie überlegen (Heinrich 1980; Heinrich u. Klink 1984; Hopf et al. 1990; Levine 1991).

Die Fibrinolyse ist indiziert

1) bei fulminanter Lungenembolie und fehlender Möglichkeit zur Embolektomie.

   Hierbei müssen ggf. zusammen mit Maßnahmen der kardiopulmonalen Reanimation hohe Dosierungen (1 Mio I.E. Streptokinase; 100 mg/2 h oder 0,6 mg/kg KG rt-PA als Kurzinfusion) verabreicht werden. Da ohne spezifische Therapie praktisch 100% der Patienten sterben, muß man sich auch über Kontraindikationen gegen eine Fibrinolysetherapie hinwegsetzen. Bestehen die Voraussetzungen zu einer sofortigen Embolektomie, so ist diese vorzuziehen.

2) Auch bei massiver Lungenembolie mit noch bestehendem Minimalkreislauf sollte mit einer fibrinolytischen Therapie unverzüglich begonnen werden, wenn die Verdachtsdiagnose hinreichend untermauert ist.

   Hier besteht ohne Soforttherapie in der Regel nur eine Überlebenszeit von weniger als 1 h, die auch bei weiterer Diagnostik schon für eine wirksame Therapie genutzt werden muß. Zwar ist mit Fehldiagnosen in der Größenordnung von 10% zu rechnen, häufig handelt es sich hierbei aber um Krankheiten, bei denen eine Fibrinolysetherapie nicht kontrainidziert ist (Herzinfarkt). Nach einer gesicherten Diagnose wird eine Embolektomie vom Verlauf abhängig gemacht.

3) Bei einer submassiven Lungenembolie muß vor Fibrinolyse die Diagnose angiographisch gesichert werden.

4) Bei kleinen Lungenembolien sollte eine Heparintherapie eingeleitet werden.

Heparintherapie

Bei submassiver Embolie ist die Heparinbehandlung einer Fibrinolysetherapie vorzuziehen, wenn gegen eine Fibrinolyse Kontraindikationen bestehen und die Situation des Patienten sich nicht verschlechtert. Sie ist eindeutig indiziert bei kleinen Embolien und sollte auch schon beim Verdacht auf eine Lungenembolie in Betracht gezogen werden, sofern keine Kontraindikationen gegen Antikoagulation bestehen (s. hierzu Kap. „Thrombose", S. 380).

Die Antikoagulation sollte über 6–12 Monate, nach der Akutphase mit einem oralen Antikoagulans, fortgeführt werden.

Bei Kontraindikationen gegen eine volle Heparinisierung kommt eine Low-dose-Heparintherapie mit 3mal 5000 I. E. s.c. oder 10 000 I. E. kontinuierlich über 24 h in Frage.

Symptomatische Therapie

Die symptomatische Therapie richtet sich nach den bestehenden kardiorespiratorischen Veränderungen:
- Ruhigstellung,
- bei bestehender Hypoxie: Sauerstoffgabe über Maske mit hohem Flow (10 l/ min), ggf. maschinelle Beatmung,
- bei bestehender Herzinsuffizienz: Digitalisglykoside, vorzugsweise Präparate mit raschem Wirkungseintritt (z. B. Methyldigoxin),
- bei Schock: β-Mimetika (Dobutrex, Dopamin, Isoprenalin),
- Sedativa bzw. Analgetika, z. B. Morphin oder Pethidin,
- bei Lungeninfarkt: Antibiotika.

Literatur

Alpert JS, Godtfredsen J, Ockene JS, Anas J, Dalen JE (1978) Pulmonary hypertension secondary to minor pulmonary embolism. Chest 73:795
Baitsch G, Grädel E (1983) Lungenembolie. In: Koller F, Duckert F (Hrsg) Thrombose und Embolie. Schattauer, Stuttgart, S 545–568
Belenke (1977) Pulmonary vascular disease. In: Guenter LA, Welch MH (eds) Pulmonary medicine, 2nd edn. Lippincott, Philadelphia, pp 475–509
Clark SW, Graf PD, Nadel JA (1970) In vivo visualization of small airway constriction after pulmonary embolism in cats and dogs. J Appl Physiol 29:646
D'Alonzo GE, Dantzker DR (1984) Gas exchange alterations following pulmonary thromboembolism. Clin Chest Med 5/3:411
Del Campo C (1985) Pulmonary embolectomy: a review. Can J Surg 28/2:111
Eisenmann B, Jeanblanc B, Baehrel B, Kurz T, Kieny MT, Kieny R (1977) L'embolie pulmonaire massive. A propos de 26 embolectomies avec survie définitive, dout 10 par opération de Trendelenburg. Arch Mal C ur 70:573
Greenfield LJ, Kimmell GD, McCurdy WC (1969) Transvenous removal of pulmonary embolism by vacuum-cup catheter technique. J Surg Res 9:347
Hayes SP, Bone RC (1983) Pulmonary embolism with respiratory failure. (Symposium on Critical Care Medicine): Med Clin North Am 67/6:1179

Heinrich F (1980) Lungenembolie und Lungeninfarkt. In: Haid-Fischer F, Haid H (Hrsg) Venenerkrankungen. Phlebologie für Klinik und Praxis. Thieme, Stuttgart New York, S 203–
219

Heinrich F (1984) Lungenembolie. Klinik, Diagnose, Differentialdiagnose. Hämostasiologie
3:9

Heinrich F, Klink K (1984) Lungenembolie. Springer, Berlin Heidelberg New York Tokyo,
S 21–31

Hietala SO, Greenfield LJ (1980) Percutaneous pulmonary embolectomy on the transvenous
route. Ann Radiol 23:325

Hopf H, Grote B, Becker H, Breulmann M (1990): Erfolgreiche Lysetherapie einer perioperativ
aufgetretenen, reanimationsbedürftigen Lungenembolie mit rekombinantem Gewebeplasminogenaktivator (rt-PA). Anasthesist 39:50–52

Kelley MJ, Elliott JP (1975) The radiologic evaluation of the patient with suspected pulmonary
thromboembolic disease. Med Clin North Am 59:3

Kieny R, Eisenmann B, Jeanblanc B, Heitz A, Anad M, Kieny MT, Cinqualbre J (1978) Chirurgische Behandlung der massiven Lungenembolie. Bericht über 45 erfoglreiche Operationen, hiervon 10 Eingriffe nach Trendelenburg. Thoraxchirurgie 26:259

Lazar J, Greenfield MD (1978) Intraluminal techniques for vena caval interruption and pulmonary embolectomy. World Surg 2:45

Levine MN (1991) Bolus, front-loaded and accelerated thrombolytic infusions for myocardialin-
farction and pulmonary embolisation. Chest 99:128–134

Levy SE, Simmons DH (1975) Mechanism of arterial hypoxemia following pulmonary thromboembolism in dogs. J Appl Physiol 39:41

Linton DS, Bellon M, Bodie JF, Rejali AM (1971) Comparison of results of pulmonary arteri-
ography and radioisotope lung scanning in the diagnosis of pulmonary emboli. AJR
112:745

McDonald JG, Hirsh J, Hale GS, O'Sullivan EF (1972) Major pulmonary embolism, a correlation of clinical findings, hemodynamics, pulmonary angiography and pathological physiology. Br Heart J 34:356

Miller GAH (1972) The diagnosis and management of massive pulmonary embolism. Br J Surg
59:837

Moses DC, Silver TM, Bookstein JJ (1974) The complementary roles of chest radiography, lung
scanning and selective pulmonary angiography in the diagnosis of pulmonary embolism.
Circulation 49:179

Oakley CM (1970) Diagnosis of pulmonary embolism. Br Med J II:773

Pabst HW, Buttermann G (1980) Nuklearmedizinische Thromboemboliediagnostik. Dtsch Ärztebl 77:591

Sasahara AA (1973) Diagnose und Therapie der Lungenembolie. VASA 2:160

Sasahara AA, Canilla JE, Morse RL, Sidd JJ; Tremblay GM (1967) Clinical and physiological
studies in pulmonary thromboembolism. Am J Cardiol 20:10

Schede J, von der Emde J, Shanahan RJ (1979) Indikationsgrenzen der Pulmonalisembolekto-
mie,. Chirurg 50:151

Seeger W, Neuhof H (1984) Pathophysiologie der Lungenembolie. Hämostasiologie 3:24

Sharma GVRK, McIntyre KM, Sharma S, Sasahara AA (1984) Clinical and hemodynamic cor-
relates in pulmonary embolism. Clin Chest Med 5/3:421

Sprüth G, Lauer A (1964) Elektrokardiographische Frühbeobachtungen bei Lungenembolie. Z
Kreislaufforsch 53:155

Stein PD, Dalen JE, McIntyre KM, Sasahara AA, Wenger NK, Willis PW (1977) The electro-
cardiogram in acute pulmonary embolism. Prog Cardiovasc Dis 17:247

Strauer BE (1982) Cor pulmonale. In: Rieker G (Hrsg) Klinische Kardiologie. Krankheiten des
Herzens, des Kreislaufs und der Gefäße. Springer, Berlin Heidelberg New York

Weber DM, Phillip JH Jr (1966) The prognostic value of supraventricular arrhythmias in acute
pulmonary embolism. Vasc Dis 3:393

Weissen A (1977) Die massive Lungenembolie. Med Dissertation, Universität Basel

White RJ, Kaufmann SL, Donner MW (1980) Angiographic diagnosis of venous thromboembolism revisited. Ann Radiol 23:312

Windebank WJ, Boyd G, Moran F (1973) Pulmonary thromboembolism presenting as asthma.
Br Med J I:90

Thrombose

A. Lorentz

Thrombotische Komplikationen stellen in der operativen Medizin ein erhebliches Problem dar, weil sie häufig auftreten und weil sie eine lebensbedrohliche Lungenembolie verursachen können.

Bei mehr als 30% aller operierten Erwachsenen tritt ohne Thromboembolieprophylaxe eine tiefe Beinvenenthrombose auf, bei etwa 5% der Patienten kommt es zu einer Lungenembolie, und bei 0,1–1% verläuft diese Lungenembolie tödlich. Auch das postthrombotische Syndrom, das in der Regel erst nach einigen Jahren auftritt, hat durch seinen rezidivierenden Verlauf erheblichen Krankheitswert. Thrombosen und Embolien sollte deshalb in der perioperativen Situation und in der Intensivmedizin konsequent vorgebeugt werden; treten sie auf, sollten sie konsequent behandelt werden.

Pathogenese

Die meisten pathogenetischen Faktoren lassen sich nach wie vor in die Virchow-Trias einordnen:
– Stase,
– Wandschädigung,
– Hyperkoagulabilität.

Eine Stase entsteht v. a. durch die Immobilisierung des Patienten, aber auch durch eine zeitweise bestehende Hypovolämie, eine Herzinsuffizienz, ein postthrombotisches Syndrom. Eine Wandschädigung kommt v. a. bei Eingriffen an der unteren Extremität in Betracht. Eine Hyperkoagulabilität ist u. a. bedingt durch eine postoperativ und posttraumatisch erhöhte Adhäsions- und Aggregationsneigung der Thrombozyten und eine Aktivierung der Gerinnungskaskade durch Gewebsthrombokinase und Kontaktaktivierung.

Normalerweise besteht ein Gleichgewicht zwischen Gerinnungsfaktoren und ihren Inhibitoren sowie zwischen Gerinnungsvorgängen und Fibrinolyse (s. Kapitel „Störungen der Blutgerinnung", S. 231). Zu thrombotischen Prozessen kann sowohl eine unkontrollierte Aktivierung des Gerinnungssystems wie ein Defekt im fibrinolytischen System führen. Eine Erhöhung der Konzentration der Gerinnungsfaktoren ohne Aktivierung führt – entgegen früheren Vorstellungen – offenbar nicht zu Thromboembolien (Mammen 1982, 1987).

Prädisponierende Faktoren für venöse Thrombosen

Konstitutionelle Faktoren

Alter

Die Häufigkeit postoperativer Thrombosen und Embolien nimmt mit dem Alter
kontinuierlich zu (Abb. 1; Werthemann u. Rutishauser 1954; Kakkar et al. 1970;
Schaub et al. 1975).

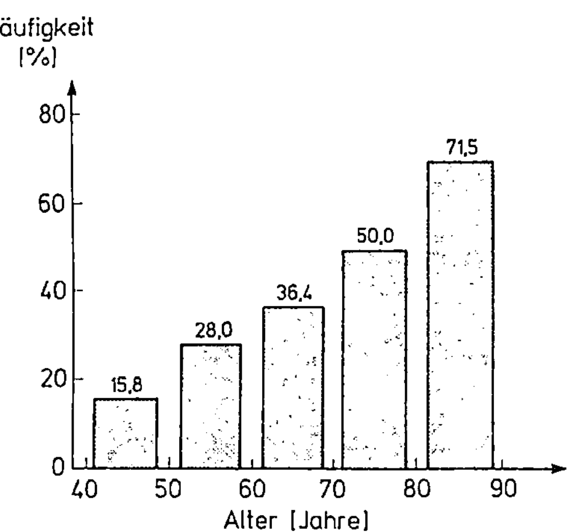

Abb. 1. Postoperative Thrombosehäufig-
keit in Beziehung zum Alter. (Nach
Schaub et al. 1975)

Geschlecht

Im Gegensatz zu früheren (Roessle 1937; Werthemann u. Rutishauser 1954) weisen neuere Untersuchungen einen deutlichen Geschlechtsunterschied nicht aus
(Schaub et al. 1975).

Übergewicht

Das Übergewicht an sich scheint von geringem Einfluß zu sein, es ist jedoch häufig mit anderen thrombosefördernden Faktoren (Varikosis, Mangel an körperlicher Aktivität, Diabetes u.a.) vergesellschaftet (Schaub et al. 1975; Koller
1983).

Immobilisierung

Langdauernde Immobilisierung führt beim größten Teil der Patienten zu Beinvenenthrombosen. Sowohl bei entsprechenden unfallchirurgischen Patienten wie
bei Patienten mit Hemi-, Para- und Tetraplegien lassen sich nach 1–2 Wochen in
50–80% tiefe Beinvenenthrombosen nachweisen (Sevitt 1962, 1969; McCarthy et
al. 1977).

Prädisponierende Krankheiten

Früher durchgemachte Thrombosen und Embolien können ein Hinweis auf vorbestehende anatomische Veränderungen oder Anomalien des Gerinnungssystems sein.

Venenerkrankungen

Bei einer vorbestehenden chronischen venösen Insuffizienz mit oder ohne Varikosis treten Thrombosen etwa doppelt so häufig auf wie bei Patienten ohne solche Erkrankungen (Schaub et al. 1975).

Maligne Tumoren

Maligne Tumoren erhöhen die Thrombosegefährdung beträchtlich, v. a. viszerale Karzinome von Pankreas, Magen, Kolon, Rektum, Lunge und Gallenwegen. Hierfür wird eine Abgabe von Substanzen in das Blut verantwortlich gemacht, die das Gerinnungssystem aktivieren. Auch bei einem Teil der Leukämien scheinen aus den Leukozyten solche Substanzen freigesetzt zu werden (Gralnick u. Abrell 1973; Pineo et al. 1974; Weber u. Nagel 1976; Koller 1983).

Infektionskrankheiten

Thrombosen bei Infektionskrankheiten entstehen v. a. durch
- lokale Entzündung (Gewebsschädigung, Exsudation von Plasma, Zerfall von Bakterien und Leukozyten, Freisetzung von Gewebsthrombokinasen und proteolytischen Enzymen),
- eine systemische Wirkung von aktivierten Gerinnungsfaktoren und Komplexen des Immunsystems,
- eine Bakteriämie mit Absiedlung und der Entstehung septischer Thrombophlebitiden.

Herzkrankheiten

Eine bestehende Herzinsuffizienz führt zu Strömungsverlangsamung und ist ein wichtiger Risikofaktor (Dexter 1969; Dexter u. Dalen 1978).

Hämatologische Krankheiten

1) Polyzythämien und Polyglobulien
   Diese Erkrankungen weisen eine erhöhte Thrombosetendenz infolge der erhöhten Blutviskosität auf. Bei der Polycythaemia vera trägt auch die hohe Thrombozytenzahl dazu bei (Fitts et al. 1960; Pearson u. Wetherly-Mein 1978).
2) Thrombozythämie und Thrombozytose
   Bei Thrombozytenzahlen über 400 000/mm^3 nimmt die Thromboseneigung zu (Pearson u. Wetherly-Mein 1978; Marbert 1983). Dies erklärt eine häufigere

klinische Thromboseinzidenz nach Splenektomie. Bei den myeloproliferativen Syndromen kommt zu der erhöhten Thrombozytenzahl eine stark vermehrte Tendenz zur Spontanaggregation (Koller 1983).

3) Serumhyperviskositätssyndrom (Markoglobulinämie Waldenström, multiples Myelom).
4) Paroxysmale nächtliche Hämoglobinurie (Marchiafava-Syndrom).
5) Kongenitaler Mangel oder Defekt der Inhibitoren der Gerinnungskaskade (AT III, Protein C, Protein S) oder des fibrinolytischen Systems (Plasminogen, Gewebsaktivator, Faktor XII, Kallikrein, Protein C u. a.).

Dehydration und Kreislaufschock

Ursache für die Thromboseentstehung bei Dehydratation sind erhöhte Blutviskosität durch erhöhten Hämatokrit und vermindertes intravasales Volumen mit entsprechender Strömungsverlangsamung.

Die Thromboseneigung in Schocksituationen beruht beim hypovolämischen und kardiogenen Schock im wesentlichen auf der verminderten Strömungsgeschwindigkeit des Blutes, beim septisch-toxischen und beim anaphylaktischen Schock spielen zusätzliche Faktoren eine Rolle (Aktivierung des Gerinnungs- und Komplementsystems, Endotoxine; Koller 1983).

Nephrotisches Syndrom

Ein nephrotisches Syndrom erhöht das Thromboembolierisiko in Abhängigkeit von der Grunderkrankung. Die erhöhte Thromboseneigung resultiert hauptsächlich aus erhöhter Thrombozytenaggregation und dem Verlust von niedermolekularen Inhibitoren des Gerinnungssystems, v. a. AT III. Auch eine verminderte Plasminogenkonzentration kann dazu beitragen. Diuresebehandlung mit einer Erhöhung des Hämatokrits und damit der Viskosität des Blutes kann die Thrombosebereitschaft zusätzlich vergrößern. Besonders gefährdet sind Patienten mit einem Serumalbumingehalt unter 2 g/dl und solche mit einer membranösen Nephropathie (Cameron 1984).

Medikamentös bedingte Thromboseprädisposition

Orale Kontrazeptiva

Die Einnahme oraler Kontrazeptiva erhöht das Thromboserisiko deutlich (Jordan 1961). Dabei scheinen insbesondere ein erniedrigter AT-III-Spiegel, eine Erhöhung der Vitamin-K-abhängigen Faktoren, eine Aktivierung des Gerinnungsvorgangs und eine gesteigerte Thrombozytenaggregation eine Rolle zu spielen. Bei einem Teil der Frauen, die orale Kontrazeptiva einnehmen, ist außerdem die Blutviskosität erhöht (Koller 1983). In einer Studie bei jungen Frauen, die sich notfallmäßig einem chirurgischen Eingriff unterziehen mußten, fanden sich bei 20% der Frauen, die orale Kontrazeptiva einnahmen, Beinvenenthrombosen (Sagar et al. 1976 b).

Antagonisten von Antikoagulanzien

Protamin

Die Gabe von Protamin verursacht in der Regel eine Hyperkoagulabilität und damit eine erhöhte Thromboseneigung. Es sollte deshalb nur bei schweren Blutungen eingesetzt werden, wenn ein Abklingen der Heparinwirkung nicht abgewartet werden kann.

Vitamin K

Auch bei einer hochdosierten Vitamin-K-Gabe bei Patienten, die unter einer Cumarintherapie stehen, treten thromboembolische Komplikationen auf. Es sollte deshalb ebenfalls nur bei bedrohlichen Blutungen und nur in kleinen Dosen verabreicht werden.

Antifibrinolytika

ε-Aminocapronsäure, Tranexamsäure und Aprotinin verstärken die Gefahr thromboembolischer Komplikationen.

Operation, Trauma, Schwangerschaft

Operation

Das Auftreten postoperativer thromboembolischer Komplikationen ist wesentlich von der Dauer und der Art der durchgeführten Operation abhängig. Mit der Dauer der Operation steigt die Zeit der Immobilisierung und des lagerungsbedingten Staseeffekts, aber auch das Ausmaß der Traumatisierung von Gewebe und Gefäßen mit einer entsprechenden Aktivierung des Gerinnungssystems. Am höchsten gefährdet sind Patienten mit hüftgelenknahen Frakturen, die (ohne Prophylaxe) eine Häufigkeit tiefer Beinvenenthrombosen zwischen 60 und 83% aufweisen. Bei Totalendoprothesen des Hüftgelenks, Eingriffen am Kolon und am Magen, bei transversikalen Prostatektomien und bei Thorakotomien lassen sich bei rund der Hälfte der Patienten postoperativ tiefe Beinvenenthrombosen nachweisen. Aber auch in der Neurochirurgie ist das Thromboserisiko hoch. Geringe Thromboseraten finden sich bei kleineren Unterbaucheingriffen, Cholezystektomien und transurethralen Prostataresektionen (Sevitt 1969; Hedlund 1975; Mayo et al. 1971; Nicolaides et al. 1972; Sise et al. 1972; Joffe 1975; Schaub et al. 1975; von Aarburg u. Gruber 1978; Cerrato et al. 1978; Jackman et al. 1978). Bei gynäkologischen Operationen ist die Thromboserate relativ niedrig (Bonnar u. Walsh 1972; McCarthy et al. 1974).

Trauma

Auch die posttraumatische Situation ist in besonderem Maß durch Thromboembolien gefährdet. So weisen insbesondere Patienten mit hüftgelenknahen Frakturen, aber auch Patienten mit Verletzungen an Kopf und Thorax sowie mit Verbrennungen eine hohe Thromboserate auf (Sevitt 1962, 1969; von Aarburg u. Gruber 1978; Koller 1983).

Anästhesie

Der Einfluß der Anästhesie (Allgemeinanästhesie gegenüber Leitungsanästhesie) scheint i. allg. gering zu sein, wenn man die unterschiedliche Hämodilution bzw. Volumensubstitution berücksichtigt (McCarthy et al. 1974). Bei der Implantation von Hüftgelenkendoprothesen und bei der Versorgung von Schenkelfrakturen allerdings treten nach Eingriffen in Spinal- und Periduralanästhesie tiefe Venenthrombosen und szintigrafisch nachweisbare Lungenembolien wesentlich seltener auf als nach Allgemeinanästhesie (Modig et al. 1980; Thoburn et al. 1980; Modig et al. 1983; McKenzie u. Loach 1986).

Schwangerschaft, Wochenbett

Nach der Geburt liegt die Thrombosebereitschaft 3- bis 5mal höher als in der Schwangerschwaft, in der bereits ein erhöhtes Thromboserisiko besteht (Inman u. Vessey 1968). Zur puerperalen Thromboseneigung tragen Gerinnungsprozesse nach Ablösung der Plazenta mit Thrombinbildung und die rasche postpartale Korrektur der physiologischen Hämodilution während der Schwangerschaft bei (Ludwig 1983).

Perioperativ besteht ein besonders hohes Thromboserisiko bei
- Thromboembolien in der Vorgeschichte,
- Varikosis, chronisch-venöser Insuffizienz,
- hohem Lebensalter,
- Herzinsuffizienz,
- bestehenden Infektionen,
- langdauernden Eingriffen,
- langdauernder Immobilisierung,
- malignen Tumoren,
- hüftgelenknahen Frakturen und Hüftgelenkendoprothesen,
- Eingriffen an Kolon und Magen,
- Thorakotomien,
- transvesikalen Prostatektomien.

Prädisposition aufgrund von Laborbefunden

Die Bedeutung von pathologischen Befunden im Gerinnungslabor in bezug auf erhöhte Thrombosebereitschaft ist wenig gesichert. Eine Aussage darüber, wie hoch das Thromboserisiko bei einem oder mehreren Veränderungen im hämostatischen System ist, ist bisher nicht möglich. Von den Befunden des Routinelabors sollten folgende Konstellationen als Hinweis für eine erhöhte Thrombosebereitschaft gewertet werden:
- gesteigerte Gerinnungsbereitschaft: Quick-Wert hoch, Fibrinogen hoch, PTT auffallend kurz (<25 s);
- aktive Gerinnungs- und Fibrinolyseprozesse: Fibrinspaltprodukte hoch oder Fibrinspaltprodukte erhöht und PTT kurz;

- ungenügende Hemmung der Gerinnungskaskade: Antithrombin-III-Aktivität niedrig (< 70%);
- erhöhte Thrombosegefahr durch korpuskuläre Elemente des Blutes: Thrombozytenzahl > 400000 mm³, Hämatokrit > 50 (Marbert 1983).

Diagnose der tiefen Beinvenenthrombose

Bei der *klinischen Diagnose* stehen die lokalen Symptome Zyanose, Schwellung und Schmerz im Vordergrund. Allgemeinsymptome (ansteigende Pulsfrequenz und Temperaturerhöhungen) können hinzukommen. Beschwerden in den Beinen und Schmerzempfindungen im Bereich der klassischen Druckpunkte (Fußsohlenschmerz nach Payr, Wadenschmerz nach Homans) treten aber meist erst dann auf, wenn der Thrombus zum Verschluß eines Gefäßabschnitts oder zu einer aseptischen Entzündung geführt hat.

Einfacher ist die Diagnose bei einem akuten Beginn der tiefen Bein- bzw. Beckenvenenthrombose, wie sie v. a. bei proximaler Lokalisation auftritt. Hierbei entwickeln sich die lokalen Symptome innerhalb von Stunden. Die Phlegmasia coerulea dolens ist eine seltene, hochakute Verlaufsform, bei der es zur vollständigen Thrombosierung der tiefen Venen und – durch das sich ausbildende subfasziale Ödem – zusätzlich zu einer arteriellen Durchblutungsstörung kommt.

Die frühe Diagnose einer tiefen Beinvenenthrombose ist mit klinischen Methoden nicht möglich, auch zu späteren Zeitpunkten ist sie mit einer hohen Fehlerquote belastet (Kappert 1976).

Mit hoher Sensitivität lassen sich tiefe Beinvenenthrombosen mit dem *Radiofibrinogentest* nachweisen (92% bei positivem Phlebographiebefund; Jung et al. 1975; Fridrich u. Müller-Brand 1983). Die Methode ergibt bis zu 40% falsch-positive Resultate durch Einlagerung des Fibrinogens in Wunden und Hämatome und versagt bei Beckenvenenthrombosen (Hirsch u. Hull 1978). Vor der operativen Behandlung einer venösen Thrombose oder vor einer fibrinolytischen Behandlung wird deshalb eine *Phlebographie* gefordert. Sie ermöglicht es auch, den genauen Sitz und die Ausdehnung der Thrombose zu erfassen.

Die *Dopplerultraschalluntersuchung* liegt in ihrer Sensitivität ebenfalls bei 90%, wenn es sich um Thrombosen der Beckenvenen handelt, etwas darunter bei Thrombosen der Oberschenkelvenen, sie ist jedoch unzuverlässig im Bereich der Unterschenkelvenen (Hirsch u. Hull 1978; Partsch 1978; Bollinger 1983).

Die klinische Diagnose einer tiefen Beinvenenthrombose ist zu einem frühen Zeitpunkt nicht möglich, später ist sie mit einer hohen Fehlerquote belastet.

Therapie

Die Therapie der tiefen Beinvenenthrombose hat zwei Behandlungsziele, die Verhinderung einer Lungenembolie und die Verhinderung eines postthrombotischen Syndroms.

Es stehen drei Behandlungsmöglichkeiten zur Verfügung:
- Thrombolyse,
- Antikoagulation,
- Thromboektomie.

Fibrinolyse

Das Ziel der Fibrinolysetherapie ist es, den Thrombus aufzulösen und die Durchgängigkeit des Venensystems wiederherzustellen. Hierzu wird Streptokinase – seltener Urokinase – verwendet. Die Fibrinolyse ist indiziert, wenn die Thrombose nicht länger als 7, maximal 14 Tage besteht und phlebographisch gesichert ist. Nebenwirkungen, insbesondere Blutungen, sind häufiger als bei der Therapie mit Antikoagulanzien.

Angestrebt wird eine individuelle Dosierung, die auf der Streptokinasetoleranz basiert. Ist eine Bestimmung des Antistreptokinasetiters nicht möglich, so wird die Behandlung mit 250 000 I.E. begonnen und mit 100 000 I.E./h weitergeführt. Sie richtet sich im weiteren Verlauf nach der Plasmathrombinzeit, die 2- bis 3fach verlängert sein soll. Die Fibrinogenkonzentration sollte unter 80–100 mg/dl liegen. Sowohl eine Über- wie eine Unterdosierung kann zu Blutungen führen.

Kontraindikationen gegen eine Fibrinolysetherapie
(nach Duckert u. Marbert 1983; Heinrich u. Klink 1984)

Absolute:
- Hypertonie über 200/110 mm Hg; schwere Hpyertonien, auch wenn sie gut eingestellt sind (hypertensive Enzephalopathie),
- zerebrovaskulärer Insult,
- Blutungen an inneren Organen,
- kurz zurückliegende Operationen und Arterienpunktionen (außer A. radialis, A. brachialis) <10–12 Tage,
- Gravidität bis zur 17. Woche,
- kurz zurückliegende Geburt (<6 Tage),
- hämorrhagische Diathesen (mit Ausnahme einer Verbrauchskoagulopathie),
- floride Tuberkulose.

Relative:
- Streptokokkeninfekt bzw. Streptokinasebehandlung in den letzten 6 Monaten (gilt nur für Streptokinase),
- floride Endokarditis,
- Vitien mit Vorhofflimmern bzw. -flattern wegen der Gefahr der Mobilisation von Vorhofthromben,
- schwere vaskulär bedingte Augenhintergrundveränderungen,
- Alter >70 Jahre,
- Hepathopathie,
- Niereninsuffizienz.

Blutungen treten bei 35% der behandelten Patienten auf und sind damit etwa doppelt so häufig wie bei der Heparintherapie. Daraus ergeben sich die meisten Kontraindikationen (s. folgende Übersicht). Bei bedrohlichen Blutungen kommen als Antagonisten ε-Aminocapronsäure oder Tranexamsäure in Frage (Dukkert u. Marbet 1983).

In den letzten Jahren steht ein gentechnologisch hergestellter Gewebeplasminogenaktivator (rt-PA) zur Verfügung. Eine abschließende Bewertung ist noch nicht möglich. Eine Reihe von Untersuchungen zeigt eine vergleichbare Wirksamkeit und Verträglichkeit, andere eine Überlegenheit von rt-PA (Collen et al. 1989; Goldhaber et al. 1988; Goldhaber 1991).

Antikoagulation mit Heparin (s. auch Kap. „Lungenembolie", S. 361 ff.)

Das Ziel der Antikoagulation ist es, ein Wachstum von Thromben zu verhindern und dadurch für die körpereigene Fibrinolyse bessere Voraussetzungen zu schaffen. Heparin wirkt über die Bildung eines Inhibitorkomplexes mit verschiedenen Serumeiweißen, inbesondere dem Antithrombin III. Der AT-III-Heparinkomplex hemmt die aktivierten Faktoren XIIa, XIa, IXa, Xa und Thrombin. Es werden 5 000–10 000 I.E. i. v. und als Erhaltungsdosis 20 000–40 000 I.E. über 24 h gegeben – gelegentlich sind auch höhere Dosen notwendig. Angestrebt wird eine 2- bis 3fache Verlängerung der partiellen Thromboplastinzeit.

Die Heparintherapie wird 7–10 Tage fortgeführt. In dieser Zeit ist der Thrombus in der Regel organisiert und mit der Venenwand verwachsen. Im Anschluß daran wird mit oralen Antikoagulanzien 3–6 Monate antikoaguliert (Biland 1983 a, b; Duckert 1983).

Bei Bestehen von Kontraindikationen gegen eine Heparintherapie (s. folgende Übersicht) kommen auch Antiphlogistika, Acetylsalicylsäure und Dextran in Frage.

Kontraindikationen gegen eine Antikoagulation mit Heparin

Absolute:
- maligne Hypertonie (> 200 mm Hg systolisch, 120 mm Hg diastolisch),
- floride Magen-Darm-Ulzera,
- kurze Zeit zurückliegender chirurgischer Eingriff,
- hämorrhagische Diathesen.

Relative:
- Endocarditis lenta.
- fortgeschrittene Gefäßsklerose,
- Hämaturie,
- Hepatopathie.

Thrombektomie

Die venöse Thrombektomie wird v. a. bei einer Thrombose im Femoralisbereich angewandt. Sie ist aber auch bei anderer Lokalisation die Methode erster Wahl, wenn Kontraindikationen gegen eine Thrombolyse vorliegen. Die Gefahr einer Rethrombosierung ist allerdings hoch.

Die Thrombosen werden mit Ballonkathetern nach Fogarty entfernt. Auch die Thrombektomie hat in den ersten Tagen nach der Bildung des Thrombus die höchste Erfolgsrate.

Zusätzliche Therapie

Bei allen Therapieformen wird versucht, den venösen Rückfluß durch Hochlagern der Beine und einen Kompressionsverband zu verbessern. Der Patient wird i. allg. zwischen 5 und 10 Tagen immobilisiert, aber auch bei frühzeitiger Mobilisation scheinen nicht mehr Lungenembolien aufzutreten.

Prophylaxe der tiefen Venenthrombose

Physikalische Methoden

Bei bettlägerigen Patienten tritt postoperativ eine Strömungsverlangsamung in den Beinvenen auf (Friman-Dahl 1935; Thies u. Oppelt 1961). Mit den physikalischen Methoden der Thromboseprophylaxe wird versucht, diese „Stase" zu beheben.

Eine deutliche Strömungsbeschleunigung ist nachgewiesen für
- das Hochlagern der Beine bzw. Unterschenkel,
- Fußgymnastik mit Aktivierung der Wadenmuskelpumpe,
- sog. Thromboseprophylaxestrümpfe.

An technischen Hilfsmitteln sind Tretfahrräder, elektrische Wadenstimulation und eine intermittierende pneumatische Kompression der Wade durch eine aufblasbare Gummimanschette entwickelt worden. Für die Thromboseprophylaxestrümpfe und die mechanischen bzw. elektrischen Hilfsmittel ist eine thromboseprophylaktische Wirkung belegt, eine Reduzierung tödlich verlaufender Lungenembolien nicht gesichert.

Physikalische Methoden sollten nur in Verbindung mit einer wirksamen medikamentösen Thromboseprophylaxe angewendet werden (May 1981; Gruber 1983 a, b).

Medikamentöse Prophylaxe

Zur medikamentösen Prophylaxe stehen Heparin, Cumarine und Dextran zur Verfügung.

Heparin

Bei einer Low-dose-Heparintherapie werden 5000 I.E. Heparin subkutan in 8- bis 12stündigem Abstand appliziert. Die Prophylaxe wird 2 h präoperativ begonnen.

Für die Mini-Heparinprophylaxe ist eine hohe Wirksamkeit nachgewiesen (Kakkar 1978; Bergquist 1979; Gruber et al. 1980; Gruber 1981). Schwere intra- und postoperative Blutungen kommen gegenüber Kontrollgruppen nicht häufiger vor, mit einer größeren Zahl von Wundhämatomen muß aber gerechnet werden (Hohl et al. 1978; Seglias u. Gruber 1979).

Heparin-Dihydroergotamin

Dihydroergotamin (Dihydergot) soll durch Vasokonstriktion die venöse Stase reduzieren und ihre Heparinwirkung verstärken. Die übliche Dosierung sind 5000 I.E. Heparin mit 0,5 mg Dihydroergotamin in 12stündigem Abstand.

Die Wirksamkeit dieser Kombination in bezug auf die Verhinderung von Thrombosen und tödlich verlaufenden Lungenembolien ist belegt, auch bei der elektiven und notfallmäßigen Hüftchirurgie (Sagar et al. 1976a, b; Buttermann et al. 1977; Gruber 1981). In bezug auf Blutungskomplikationen ist die niedriger dosierte Heparintherapie mit Dihydergot sowohl der höher dosierten Heparintherapie als auch der Thromboseprophylaxe mit Dextran überlegen (Hohl 1983; Schöndorf u. Weber 1980).

Das Kombinationspräparat hat allerdings in einzelnen Fällen zu schweren vasospastischen Komplikationen und sogar zu Tode geführt, so daß inzwischen in einer Nutzen-Risiko-Abwägung in der Regel gegen diese Therapie entschieden wird. In der BRD ist das Präparat zur Thromboembolieprophylaxe nicht mehr zugelassen (Arzneimittelkommission der deutschen Ärzteschaft 1987).

Cumarine

Cumarine hemmen die Synthese der Faktoren VII, IX und X in der Leber. Eine ausreichende Gerinnungshemmung besteht erst nach Tagen; die Cumarine müssen deshalb bereits präoperativ gegeben werden. Sie müssen so hoch dosiert werden, daß eine deutliche Gerinnungsverzögerung besteht. Die Wirkung der Cumarinderivate als Thromboseprophylaxe ist unumstritten. Sie haben sich jedoch wegen der langsam einsetzenden Wirkung, der Notwendigkeit regelmäßiger Laborkontrollen und der verstärkten Blutungsneigung nicht allgemein durchsetzen können (Sevitt u. Gallagher 1959; Harris et al. 1974).

Dextran

Die hypervolämische oder isovolämische Hämodilution durch Dextran führt zu einer Herabsetzung der Blutviskosität durch Verminderung des Hämatokrits. Entsprechend dem zunehmenden Herzzeitvolumen ist auch die venöse Durchblutung gesteigert. Als weitere Faktoren spielen die Verminderung der Thrombozytenaggregation und eine verbesserte Spontanlyse des Thrombus eine Rolle (Gruber 1983a, b; von Aarburg u. Gruber 1978).

Sowohl Dextran 70 wie Dextran 40 verringern die Häufigkeit von Thrombosen und tödlichen Lungenembolien in der Allgemeinchirurgie (Gruber et al. 1977; Gruber 1981), in der Urologie (Becker u. Schampi 1973; Hedlund 1975), in der Gynäkologie (Bonnar u. Walsh 1972; Davidson et al. 1972; McCarthy et al. 1974; Hohl 1983) wie auch in der Orthopädie und der Unfallchirurgie (Gruber et al.

1977, 1980; von Aarburg u. Gruber 1978; Bergquist et al. 1979; Bergquist u. Hall-böök 1980; Gruber 1981; Gruber 1982). In den meisten Bereichen wird der Low-dose-Heparinprophylaxe der Vorzug gegeben. Bei Hüftgelenkendoprothesen und hüftgelenknahen Frakturen sind die Ergebnisse bei Heparingabe nicht einheit-lich, die Wirksamkeit einer Dextranprophylaxe ist jedoch gut dokumentiert. Auch bei transvesikaler bzw. retropubischer Prostatektomie und bei Sectio caesa-rea ist Dextran vorzuziehen.

Therapieschemata für Dextran: Nach Narkoseeinleitung und Haptengabe (20 ml Promit), 500 ml Dextran 70, am Abend des Operationstages weitere 500 ml und am Morgen des ersten postoperativen Tages erneut 500 ml Dextran. Der thromboseprophylaktische Effekt besteht eine Woche. Ein alternatives Sche-ma ist die Gabe von je 500 ml Dextran 40 während der ersten 3 Tage, in der Folge jeden 2. bzw. 3. Tag bis zur vollständigen Mobilisierung (Harris et al. 1972; But-termann et al. 1977).

Niedermolekulares Heparin

Niedermolekulares Heparin weist gegenüber Standardheparin eine höhere Bio-verfügbarkeit und eine verlängerte Halbwertszeit auf, eine Hemmwirkung auf den Faktor Xa ist in vitro deutlich stärker als auf die aktivierte partielle Throm-boplastinzeit. Einzelne Nebenwirkungen fehlen oder sind geringer ausgeprägt (Thrombozytopenie, Lipolyse; Haas et al. 1986). In der perioperativen Phase zei-gen die bisherigen Untersuchungen eine vergleichbare Wirkung in bezug auf tiefe Beinvenenthrombosen in der Allgemeinchirurgie und der Gynäkologie. In der Hüftgelenkchirurgie scheint dies nur für Präparate mit dem Zusatz von Dihydro-ergotamin zu gelten (Sahara et al. 1986; Haas et al. 1987; Heilmann et al. 1989; Koppenhagen 1991). Auch in bezug auf schwere Lungenembolien scheint die Wirksamkeit vergleichbar zu sein (Fareed et al., in Druck). Die Wertung von Blutungskomplikationen ist uneinheitlich (Bergquist 1987; Haas et al. 1987; Voigt et al. 1986). Ein Vergleich zwischen unfraktioniertem und niedermolekula-rem Heparin ist allerdings dadurch erschwert, daß jedes niedermolekulare Hepa-rin einen eigenen Wirkstoff darstellt, dessen Wirksamkeit bzw. Sicherheit ge-trennt zu belegen ist.

Thrombozytenaggregationshemmer

Die Wirkung von Thrombozytenaggregationshemmern ist unzureichend belegt. Acetylsalicylsäure hat in der Vorbeugung von Wadenvenenthrombosen keinen Platz, ist möglicherweise jedoch bei hüftgelenknahen Frakturen oder bei Hüftge-lenk- bzw. Knieendoprothesen in bezug auf Thrombosen am Oberschenkel wirk-sam. Auch hier kann sie jedoch nur als Mittel dritter Wahl betrachtet werden, nach Low-dose-Heparintherapie bzw. Dextrantherapie (Genton 1983).

Als wirksame perioperative Prophylaxe tiefer Beinvenenthrombosen und Lungenembolien kommen in Frage:
– 3mal 5000 I.E. Heparin s.c./24 h,
– einmalige Gabe von niedermolekularem Heparin s.c./24 h,
– intra- und postoperative Gabe von Dextran 70 oder Dextran 40.

Antithrombin III

Der Mangel *eines* Inhibitors der Gerinnungskaskade kann gezielt behandelt werden – der von Antithrombin III.

Ein AT-III-Mangel kann angeboren oder erworben sein. Ein erworbener AT-III-Mangel kann durch Synthesestörung, Verlust oder Verbrauch bedingt sein (s. Kap. „Störungen der Blutgerinnung", S. 231). Eine AT-III-Aktivität unter 70% der Norm ist meist mit einer erhöhten Thromboseneigung verbunden. Für eine niedrige verlustbedingte postoperative AT-III-Aktivität ist dies allerdings nicht belegt.

Ein *angeborener AT-III-Mangel* findet sich bei 0,02–0,05% der Bevölkerung, aber bei 2–3% der Patienten mit Thrombosen. Thromboembolische Ereignisse treten spontan und vermehrt bei Schwangerschaften, nach der Geburt, nach chirurgischen Eingriffen, bei Pneumonien und bei Sepsis auf (Thaler u. Lechner 1981).

AT-III-Konzentrat wird bei Thrombosen gegeben und prophylaktisch bei Operationen und einer Geburt. Der AT-III-Spiegel wird dabei in den Normbereich angehoben. Zusätzlich erfolgt eine Low-dose-Heparingabe. Zur Dauerprophylaxe erhalten die Patienten ein Cumarinderivat, bei Schwangerschaft niedrig dosiert Heparin (Schramm 1984; Tilsner 1985).

Bei schweren Lebererkrankungen kommt es zu *Synthesestörungen* des AT III, aber auch der Gerinnungsfaktoren (s. Kap. „Störungen der Blutgerinnung", S. 231). Bei einem Gleichgewicht auf niedrigem Niveau besteht in der Regel keine Thromboseneigung (Tilsner 1985). Bei Operationen und anderen invasiven Eingriffen sollte bei einem Patienten mit Lebererkrankung und Gerinnungsstörung tiefgefrorenes Frischplasma verabreicht werden, da im Frischplasma AT III in voller Aktivität enthalten ist (s. Kap. „Transfusion", Therapie mit Blutkomponenten, S. 384). Faktorenkonzentrate, die aktivierte Gerinnungsfaktoren enthalten können, sollten nicht eingesetzt werden.

Ein *Verlust* von AT III tritt beim nephrotischen Syndrom auf. Bei Eiweißverlusten unter 5 g/24 h bzw. Serumalbuminwerten >2 g/dl kann dieser Verlust durch eine gesteigerte Synthese ausgeglichen werden (Kirchmaier 1983). Liegt der AT-III-Spiegel unter der Norm, so sollte bei Thrombosen und akut erhöhtem Thromboserisiko (schwere Infektionen, Operationen, Immobilisierung) AT III substituiert werden. Zur Langzeitprophylaxe können Cumarinderivate oder Thrombozytenaggregationshemmer gegeben werden.

Ein großes Gewebstrauma und eine Schocksituation (z. B. beim Polytrauma) gehen häufig mit einem Verbrauch von AT III einher. Bei einer Verbrauchskoagulopathie besteht – unabhängig von der Ätiologie – regelmäßig ein Verbrauch an AT III (Einzelheiten und Therapie s. Kap. „Störungen der Blutgerinnung", S. 231).

Literatur

Aarburg R von, Gruber UF (1978) Prophylaxe postoperativer thromboembolischer Komplikationen bei hüftgelenksnahen Frakturen. Unfallheilkunde 81:475
Arzneimittelkommission der Deutschen Ärzteschaft (1987) Heparin-Dihydergot nicht mehr im Handel. Dtsch Ärztebl 84:1732

Becker J, Schampi B (1973) The incidence of postoperative venous thrombosis of the legs. A comparative study on the prophylactic effect of dextran 70 and electrical calf muscle stimulation. Acta Chir Scand 139:357

Bergquist D (1979) Prophylaxis of postoperative thromboembolic complications with low-dose heparin. Acta Chir Scand 145:7

Bergquist D (1987) Blutungskomplikationen nach niedermolekularem Heparin? Dtsch Med Wochenschr 112:1760

Bergquist D, Hallböök T (1980) Prophylaxis of postoperative venous thrombosis in a controlled trial comparing dextran 70 and low-dose heparin. World J Surg 4:239

Bergquist D, Efsing HO, Hallböök T, Hedlund T (1979) Thromboembolism after elective and posttraumatic hip surgery. A controlled prophylactic trial with dextran 70 and low-dose heparin. Acta Chir Scand 145:213

Biland L (1983a) Die tiefe Venenthrombose. In: Koller F, Duckert F (Hrsg) Thrombose und Embolie. Schattauer, Stuttgart, S 459–467

Biland L (1983b) Venöse Thrombosen. Die oberflächliche Thrombophlebitis. In: Koller F, Duckert F (Hrsg) Thrombose und Embolie. Schattauer, Stuttgart, S 457–459

Bollinger A (1983) Diagnostik: Methoden zum Nachweis von Thrombosen und Embolien. B: Venöse Thrombosen. Ultraschall-Doppler-Methode. In: Koller F, Duckert F (Hrsg) Thrombose und Embolie. Schattauer, Stuttgart, S 143–146

Bonnar J, Walsh J (1972) Prevention of thrombosis after pelvic surgery by British dextran 70. Lancet II:614

Buttermann G, Theisinger W, Weidenbach A, Hartung R, Welzel D, Pabst HW (1977) Quantitative Bewertung der postoperativen Thromboembolieprophylaxe. Med Klin 72:1624

Cameron JS (1984) Coagulation and thromboembolic complications in the nephrotic syndrome. Adv Nephrol 13:75

Cerrato D, Ariano C, Fiacchino F (1978) Deep vein thrombosis and low-dose heparin prophylaxis in neurosurgical patients. J Neurosurg 49:378

Collen D, Lijnen HR, Todd PA, Goa KL (1989) Tissue type plasminogen activator – a review of its pharmacology and therapeutic use as thrombocytic agent. Drugs 38:346

Davidson AI, Bruni MEA, Matheson NA (1972) A further trial comparing dextran 70 with warfarin in the prophylaxis of postoperative venous thrombosis. Br J Surg 59:314

Dexter L (1969) Natural history of pulmonary embolism. In: Sherry S, Brinkhous KM, Genton E, Stengle J (eds) Thrombosis. National Academy of Sciences, Washington, pp 85

Dexter L, Dalen JE (1978) Pulmonary embolism and acute cor pulmonale. In: Hurst JW (ed) The heart, 4th edn. McGraw-Hill, New York, pp 1472

Duckert F (1983) Antikoagulantien: Heparin. In: Koller F, Duckert F (Hrsg) Thrombose und Embolie. Schattauer, Stuttgart, S 290–305

Duckert F, Marbet GA (1983) Therapie: Therapeutische Fibrinolyse. In: Koller F, Duckert F (Hrsg) Thrombose und Embolie. Schattauer, Stuttgart, S 423–449

Fareed J, Haas S, Enche H, Wolf H, Wetzel D (1991) Randomisierter Vergleich zwischen niedermolekularem Heparin-Sandoz und unfraktioniertem Heparin.

Fitts WT Jr, Erde E, Peskin GW, Front JW (1960) Surgical implications of polycythemia vera. Am Surg 152:548

Fridrich R, Müller-Brand J (1983) Diagnostik: Methoden zum Nachweis venöser Thrombosen. Der Radiofibrinogentest. In: Koller F, Duckert F (Hrsg) Thrombose und Embolie. Schattauer, Stuttgart, S 149–153

Frimann-Dahl J (1935) Postoperative Röntgenuntersuchungen. Acta Chir Scand [Suppl] 36:76

Genton E (1983) Medikamentöse Prophylaxe. Plättcheninhibitoren (Plättchenaggregationshemmer). In: Koller F, Duckert F (Hrsg) Thrombose und Embolie, Schattauer, Stuttgart, S 389–390

Goldhaber SZ, Kessler CM, Heit J, Markis J, Sharma GVRK, Dawley D, Nagel JS, Meyerovitz M, Kim D, Vaughan DE, Parker JE, Tumeh SS, Drum D, Loscalz J, Reagan K, Selwyn AP, Anderson J, Braunwald E (1988) A randomized trial of recombinant tissue plasminogen activator versus urokinase in the treatment of acute pulmonary embolism. Lancet II (8606):293

Goldhaber SZ (1991) Recent advances in the diagnosis and lytic therapy of pulmonary embolism. Chest 99:173

Gralnick H, Abrell R (1973) Studies on the procoagulant and fibrinolytic activity of promyelocytes in acute promyelocytic leukemia. Br J Haematol 24:89

Gruber UF (1981) Dextran. Biochemische Wirkung, ärztliche Überwachung und Laboratoriumskontrolle. In: Marx R, Thies HA (Hrsg) Kontrolle von Antithrombotika. XXIII. Hamburger Symposium über Blutgerinnung. Editiones Roche, Basel Grenzach, S 255–259

Gruber UF (1982) Prevention of fatal postoperative pulmonary embolism by heparin-dihydroergotamine or dextran 70. Br J Surg [Suppl 54] 69:54

Gruber UF (1983 a) Prophylaxe. Physikalische Einwirkungen. In: Koller F, Duckert F (Hrsg) Thrombose und Embolie, Schattauer, Stuttgart, S 275–281

Gruber UF (1983 b) Medikamentöse Prophylaxe. Dextran. In: Koller F, Duckert F (Hrsg) Thrombose und Embolie, Schattauer, Stuttgart, S 355–372

Gruber UF, Duckert F, Fridrich R, Torhorst J, Rem J (1977) Prevention of postoperative thromboembolism by dextran 40, low dose of heparin or xantinol-nicotinate. Lancet I:207

Gruber UF, Saldeen T, Brokop T et al. (1980) Incidences of fatal postoperative pulmonary embolism after prophylaxis with dextran 70 and low dose heparin: an international multicentre study. Br Med J 280:69

Haas S, Haas P, Blümel G (1986) Niedermolekulare Heparine. Eine Übersicht über Wirkungsprofil und bisherige klinische Anwendung. Hämostaseologie 6:180

Haas S, Stemberger A, Fritsche H-M, Wezel D, Wolf H, Lechner F, Blümel G (1987) Prophylaxis of deep vein thrombosis in high risk patients undergoing total hip replacement with low molecular weight heparin plus dihydroergotamine. Arneimittelforschung 37:839

Harris WH, Salzman EW, Athanasoulis C, Waltman AC, Baum S, DeSanctis RW (1974) Comparison of warfarin, low-molecular-weight dextran, aspirin and subcutaneous heparin in prevention of venous thromboembolism following total hip replacement. J Bone Joint Surg 56:1552

Hedlund PO (1975) Postoperative venous thrombosis in benign prostatic disease. A study of 316 patients with the 125-fibrinogen test. Scand J Urol Nephrol [Suppl] 27:1

Heilmann L, Kruch M, Schindler HE (1989) Thromboseprophylaxe in der Gynäkologie: Doppelblind-Vergleich zwischen niedermolekularem (LMWH) und unfraktioniertem (UFH) Heparin. Geburtshilfe und Frauenheilkd: 769–842

Heinrich F, Klink K (1984) Lungenembolie. Springer, Berlin Heidelberg New York Tokyo

Hirsh JR, Hull D (1978) Comparative value of tests for the diagnosis of venous thrombosis. In: Bernstein EF (ed) Noninvasive diagnostic techniques in vascular disease. Mosby, St. Louis, pp 382

Hirsh J, Ofosu FA, Levine M (1987) The development of low molecular weight heparins for clinical use. In: Verstraete M (ed) Thrombosis and haemostasis. University Press, Leuven, pp 325

Hohl M, Lüscher KP, Gruber UF (1978) Nebenwirkungen bei perioperativer Thromboembolieprophylaxe. Gynäkologe 11:45

Hohl MK (1983) Prophylaxe der tiefen Beinvenenthrombosen und Lungenembolien in der Gynäkologie. In: Koller F, Duckert F (Hrsg) Thrombose und Embolie, Schattauer, Stuttgart, S 506–509

Inman WHW, Vessey MP (1968) Investigation of deaths from pulmonary, coronary and cerebral thrombosis and embolism in women of childbearing age. Br Med J II:193

Jackman FR, Perry BJ, Siddons H (1978) Deep vein thrombosis after thoracotomy. Thorax 33:61

Joffe SN (1975) Incidence of postoperative deep vein thrombosis in neurosurgical patients. J Neurosurg 42:201

Jordan WM (1961) Pulmonary embolism. Lancet II:1146

Jung W, Fridrich F, Duckert F, Gruber F (1975) Der Radiofibrinogentest zur Diagnose frischer tiefer Venenthrombosen. Schweiz Med Wochenschr 105:391

Kakkar VV (1978) The current status of low dose heparin in the prophylaxis of thrombophlebitis and pulmonary embolism. World J Surg 2:3

Kakkar VV, Howe CT, Nicolaides AN, Remey JTG, Clarke MB (1970) Deep vein thrombosis of the leg: is there a high risk group? Am J Surg 120:527

Kappert A (1976) Lehrbuch und Atlas der Angiologie. Huber, Bern, S 242–245

Kirchmaier CM (1983) Antithrombin III in patients with proteinuria. In: Wenzel E, Nienhaus K, Rosenberg RD (eds) Antithrombin III – Biochemistry, function, assay and clinical significance. Ann Univ Sarav Med [Suppl] 3:151

Koller F (1983) Prädisposition zu venösen Thrombosen und Lungenembolien. In: Koller F, Duckert F (Hrsg) Thrombose und Embolie, Schattauer, Stuttgart, S 51–83

Koppenhagen K (1991) Klinische Studien zur Thromboseprophylaxe. Unfallchirurgie 17, Sonderheft 1:8–11

Ludwig H (1983) Venenthrombosen in der Schwangerschaft und im Wochenbett. In: Koller F, Duckert F (Hrsg) Thrombose und Embolie, Schattauer, Stuttgart, S 482–501

Mammen EF (1982) Oral contraceptives and blood: a critical review. Am J Obstet Gynecol 142:781

Mammen EF (1987) Gerinnungsstörungen: Eine Herausforderung für den Kliniker. In: Mammen EF (Hrsg) Intensivmedizin aktuell. Sicherheit in Diagnose und Therapie von Gerinnungsstörungen. Medizinische Verlagsgesellschaft, Marburg

Marbert GA (1983) Prädisposition zur Thrombose aufgrund von Laboratoriumsbefunden. In: Koller F, Duckert F (Hrsg) Thrombose und Embolie, Schattauer, Stuttgart, S 85–98

May R (1981) Physikalische Methoden der Thromboseprophylaxe. In: Vinazzer H (Hrsg) Thrombose und Embolie. Springer, Berlin Heidelberg New York, S 213–220

Mayo ME, Halil T, Browse NL (1971) The incidence of deep vein thrombosis after prostatectomy. Br J Urol 43:738

McCarthy ST, McQueen J, Johnstone FD et al. (1974) A comparison of low dose subcutaneous heparin and intravenous dextran 70 in the prophylaxis of deep venous thrombosis after gynaecological surgery. J Obstet Gynaecol Br Commonw 81:486

McCarthy ST, Tanner JJ, Robertson D et al. (1977) Low dose heparin as a prophylaxis against deep vein thrombosis after acute stroke. Lancet II:800

McKenzie PJ, Loach AB (1986) Local anaesthesia for orthopaedic surgery. Br J Anaesth 58:779

Modig J, Kalstrom G, Maripun E, Sahlstedt B (1980) Thromboembolism after total hip replacement: role of epidural and general anesthesia. Anesth Analg 62:174

Modig J, Borg T, Bagge L, Saldeen T (1983) Role of extradural and of general anesthesia in fibrinolysis and coagulation after total hip replacement. Br J Anaesth 55:625

Nicolaides AN, Field ES, Kakkar VV, Yates-Bell AJ, Taylor S, Clarke MB (1972) Prostatectomy and deep vein thrombosis. Br J Surg 59:487

Partsch H (1978) Doppler-Ultraschall und Isotopen-Phlebographie zur praktischen Diagnostik von venösen Beckenabflußhindernissen. In: Kriessmann A, Bollinger A (Hrsg) Ultraschall-Doppler-Diagnostik. Thieme, Stuttgart, S 161–166

Pearson TC, Wetherley-Mein G (1978) Vascular occlusive episodes and venous haematocrit in primary proliferative polycythaemia. Lancet II:1219

Pezzuoli G, Neri Seneri GG, Coggi G et al. (1987) Step-multicenter double-blind controlled clinical trial on the prevention of fatal pulmonary embolism with the low molecular weight heparin Cy 216 (Abstr.). In: Breddin K (ed) Fraxiparine. Analytical and structural data, pharmacology, clinical trials. Schattauer, Stuttgart New York, pp 12

Pineo GF, Brian MC, Gallus AS et al. (1974) Tumors, mucus production and hypercoagulability. Ann NY Acad Sci 230:262

Roessle R (1937) Über die Bedeutung und Entstehung der Wadenvenenthrombosen. Virchows Arch 300:180

Sagar S, Stamatakis JD, Higgins AF, Nair D, Maffei FH, Thomas DP, Kakkar VV (1976a) Efficacy of low-dose heparin in prevention of extensive deep-vein thrombosis in patients undergoing total hip replacement. Lancet I:1151

Sagar S, Stamatakis JD, Thomas DP, Kakkar VV (1976b) Oral contraceptives, antithrombin-III-activity and postoperative deep-vein thrombosis. Lancet I:509

Sasahara AA, Koppenhagen K, Häring R, Welzel D, Wolf H (1986) Low molecular weight heparin plus dihydroergotamine for prophylaxis of postoperative deep vein thrombosis. Br J Surg 73:697

Schaub N, Duckert F, Friedrich R, Gruber UF (1975) Häufigkeit postoperativer tiefer Venenthrombosen bei Patienten der Allgemeinen Chirurgie und Urologie. Langenbeck's Arch Chir 340:23

Schöndorf TH, Weber U (1980) Prevention of deep vein thrombosis in orthopedic surgery with the combination of low dose heparin plus either dihydroergotamine or dextran. Scand J Haematol [Suppl 36] 25:126

Schrader J, Köstering H, Kramer P, Scheler F (1982) Antithrombin III – Substitution bei dialysepflichtiger Niereninsuffizienz. Dtsch Med Wochenschr 107:1847

Schramm W (1984) Thromboembolie – Die klinische Bedeutung des Antithrombin III. Internist (Berlin) 28:88

Seglias J, Gruber UF (1979) Dosage in low-dose heparin prophylaxis. Haemostasis 8:361

Sevitt S (1962) Venous thrombosis and pulmonary embolism. Their prevention by oral anticoagulants. Am J Med 33:703

Sevitt S (1969) Venous thrombosis in injured patients. In: Sherry S, Brinkhous KM, Genton E, Stengle JM (eds) Thrombosis. National Academiy of Sciences, Washington

Sevitt S, Gallagher NG (1959) Prevention of venous thrombosis and pulmonary embolism in injured patients. Lancet II:981

Sise HS, Booth J, O'Leary R, O'Riordan C, Banks H (1972) Double blind evaluation of dextran 40 for prevention of venous thrombosis in hip fracture using 125-I-fibrinogen test. Circulation 46:222

Thaler E, Lechner K (1981) Antithrombin III deficiency and thromboembolism. Clin Haematol 10:369

Thies HA, Oppelt W (1961) Zur Strömungsgeschwindigkeit des Blutes vor und nach Operationen. Chirurg 32:135

Thorburn J, Louden JR, Vallance R (1980) Spinal and general anesthesia in total hip replacement: frequency of deep vein thrombosis. Br J Anaesth 52:1117

Tilsner V (1985) Antithrombin III. Bedeutung, Diagnostik und Therapie. Med Welt 36:534

Vinazzer H (1981) Klinische Diagnostik venöser Thrombosen und ihre Wertigkeit. In: Vinazzer H (Hrsg) Thrombose und Embolie. Springer, Berlin Heidelberg New York, S 78–81

Voigt J, Hamelmann H, Hedderich J, Seifert J, Buchhammer T, Köhler A (1986) Wirksamkeit und unerwünschte Wirkungen von niedermolekularem Heparin-Dihydergotamin zur Thromboembolieprophylaxe in der Abdominalchirurgie. Zentralbl Chir 111:1286

Weber W, Nagel G (1976) Blutgerinnungsstörungen als paraneoplastisches Syndrom. In: Neuhaus K, Duckert F (Hrsg) Blutgerinnung und Antikoagulation. Schattauer, Stuttgart, S 41–48

Werthemann A, Rutishauser G (1954) Zur pathologischen Anatomie der Thrombose. In: Koller T, Merz WR (Hrsg) Thrombose und Embolie. Schwabe, Basel, S 527–542

Endokrine Krisen, postoperative endokrine Störungen

A. Lorentz

Komata bei Störungen des Kohlenhydratstoffwechsels

Bei Störungen des Kohlenhydratstoffwechsels können folgende Komaformen
auftreten
- hypoglykämische Krise,
- alkoholische Ketoazidose,
- diabetische Ketoazidose,
- hyperosmolares nichtketoazidotisches Koma,
- biguanidinduzierte Laktatazidose.

Bei jedem komatösen Zustand sollte deshalb eine Blutzuckerbestimmung erfolgen. Aber auch wenn keine Bewußtseinsstörung besteht und die Diagnose offensichtlich erscheint, sollte bei jedem schwer erkrankten Patienten der Blutzucker
bestimmt werden: Ein akutes Abdomen kann durch eine diabetische Ketoazidose
vorgetäuscht werden; ein Schädel-Hirn-Trauma kann Folge eines diabetischen
Komas oder einer hypoglykämischen Krise sein; statt einer einfachen Alkoholintoxikation kann eine alkoholische Ketoazidose vorliegen.

Hypoglykämische Krise

Eine Hypoglykämie ist definiert als ein Plasmaglukosespiegel unter 50 mg/dl. Bei
der hypoglykämischen Krise ist ein solcher Blutzuckerspiegel verbunden mit sympathikoadrenergen Symptomen unterschiedlichen Schweregrades.

Ätiologie und Pathogenese

Die bei weitem häufigste Ursache einer Hypoglykämie ist der relative oder absolute Überschuß an Insulin bei einem Diabetiker. Dies kann bei Diätfehlern, körperlicher Arbeit oder falscher Dosierung von Insulin oder oralen Antidiabetika
auftreten.

Andere Ursachen einer Hypoglykämie (s. folgende Übersicht) sind demgegenüber selten. Sie umfassen neben der alkoholischen Ketoazidose medikamentindu-
zierte Hypoglykämien, aber auch eine Reihe von Krankheiten, die in der Intensivmedizin eine Rolle spielen (hämorrhagischer Schock, Endotoxinschock, Sepsis).

Ursachen einer Hypoglykämie
(nach Berger et al. 1984; Chernow 1984)

Bei Diabetikern:
- Diätfehler (Auslassen einer Mahlzeit)
- erhebliche körperliche Anstrengung
- falsche Dosierung von Insulin oder oralen Antidiabetika

Andere Ursachen:
- reaktive Hypoglykämie (postprandial)
- Alkoholingestion (s. Abschn. „Alkoholische Ketoazidose", S. 391)
- Medikamente (u. a. Haloperidol, Chlorpromazin, Acetylsalicylsäure, β-Blok-
  ker)
- Fruktoseintoleranz
- chronische Pankreatitis
- endokrine Erkrankungen mit erhöhter Insulinempfindlichkeit (M. Addison,
  Panhypopituitarismus)
- insulinproduzierende Tumoren (Inselzelladenome und -karzinome, Karzinome
  des Magen-Darm-Trakts, der Bronchien, der Nebenniere)
- Leberversagen
- Nierenversagen
- hämorrhagischer Schock
- Sepsis, Endotoxinschock
- Hypothermie

Klinische Symptome

Die klinischen Symptome werden bei leichten Verlaufsformen durch die erhöhte
sympthikoadrenerge Aktivität bestimmt. Die Patienten zittern, sind kaltschweißig, tachykard und hyperton. Bei schweren Verlaufsformen und raschem Abfall
des Blutzuckerspiegels kommen neurologische Symptome bis zu Krampfanfällen
und Koma hinzu (s. folgende Übersicht).

Symptome der Hypoglykämie

Sympathikoadrenerge Reaktion:
- Heißhunger
- Kaltschweißigkeit
- blasse Haut
- Zittern
- Tachykardie
- Hypertonie
- Kopfschmerzen

Neuroglukopenie:
- Koordinationsstörungen
- sensible und motorische Ausfälle (u. a. Doppelbilder)
- erhöhter Muskeltonus, Krampfanfälle
- Apathie, Bewußtseinstrübung, Koma.

Diagnose

Die Diagnose wird durch die Blutzuckerbestimmung gestellt.

Therapie

Nach Abnahme von Blut für Laboruntersuchungen und Blutzuckerschnelltest werden sofort mindestens 20–30 g Glukose (etwa 50–75 ml 40%ige Glukose) injiziert. Besteht eine Hypoglykämie, spricht der Patient auf diese Therapie sofort an, es sei denn, es liegt bereits eine schwer reversible zentralnervöse Störung vor. Der Verlauf anderer Bewußtlosigkeitszustände, auch der eines ketoazidotischen oder hyperosmolaren diabetischen Komas, wird nicht negativ beeinflußt. Anschließend sollte durch Glukoseinfusion der Blutzucker auf Werten um 150 mg/dl gehalten werden.

Ist die Hypoglykämie insulininduziert, können die Patienten nach kurzer Behandlung entlassen werden. Sind orale Antidiabetika die Ursache, ist eine stationäre Aufnahme für einige Tage erforderlich, da diese Medikamente z. T. eine lange Halbwertszeit haben und da die Gabe von Glukose eine zusätzliche Insulinausschüttung bewirken kann (Gries et al. 1987).

Bei den meisten übrigen Ursachen einer Hypoglykämie ist eine an der Grundkrankheit orientierte differenzierte Behandlung erforderlich. Bei Hypoglykämien, die durch insulinproduzierende Tumoren bedingt sind, kann der Glukosebedarf bis zu 800 g/Tag betragen. Reicht die Glukoseinfusion allein zur Stabilisierung der Blutzuckerspiegel nicht aus, können Glukagon (1–2 mg/2 h i.m.), Prednisolon (25 mg/6 h i.v.) oder Diazoxid (150–300 mg/24 h i.v.) gegeben werden (Kleinberger 1982).

Prognose

Die Prognose des hypoglykämischen Komas ist bei sofortiger Behandlung gut, verschlechtert sich jedoch, wenn der Zustand für länger als eine halbe Stunde unbehandelt bleibt.

Alkoholische Ketoazidose

Die alkoholische Ketoazidose ist eine Störung des Kohlenhydratstoffwechsels durch Alkoholingestion, die mit einer Hypoglykämie einhergeht.

Ätiologie und Pathogenese

Äthanol wird in der Leber zu Acetaldehyd und dieser zu Acetyl-CoA abgebaut, das im Zitronensäurezyklus verstoffwechselt wird. Die Reaktion bedarf reduzierten Nikotinamid-adenin-dinukleotids (NAD^+) als wasserstoffakzeptierendes Koenzym und steht damit in Konkurrenz zur Glukoneogenese. Sind die Glykogenspeicher entleert, kommt es zur Hypoglykämie. Niedrige Insulinspiegel führen zur Freisetzung von Fettsäuren und deren Abbau zu Ketonkörpern (Arky u. Freinkel 1969).

Anamnese und Klinik

Die alkoholische Ketoazidose kann nach reichlichem Genuß alkoholischer Getränke auftreten. Am häufigsten betroffen sind Alkoholiker, das Krankheitsbild findet sich aber auch bei Nichtalkoholikern und bei Kindern. Körperliche Anstrengung, Diabetes und endokrine Erkrankungen, die mit einem erniedrigten Blutzuckerspiegel einhergehen (M. Addison, Hypophysenvorderlappeninsuffizienz, Schilddrüsenüberfunktion) prädisponieren für dieses Krankheitsbild.

Die Symptome sind die einer Hypoglykämie. Der Rauschzustand eines Alkoholikers kann unmerklich in eine alkoholbedingte Hypoglykämie übergehen. Zur Hypoglykämie kommt in der Regel eine durch Ketonkörper und Laktat bedingte Azidose, die ausgeprägt sein kann (Rossini u. Mordes 1985).

Laboruntersuchungen

Neben einer Hypoglykämie besteht häufig eine ausgeprägte metabolische Azidose (pH < 7,2); die freien Fettsäuren sind erhöht. Alkohol ist im Blut häufig nicht mehr nachzuweisen.

Therapie

Neben der Gabe von Glukose ist die Gabe von Elektrolytlösungen zur Rehydrierung erforderlich. Ein Azidoseausgleich mit Bikarbonat sollte nur dann erfolgen, wenn der pH des Blutes nach Glukosegabe und Volumenersatz unter 7,1 bleibt.

Diabetische Ketoazidose

Eine diabetische Ketoazidose tritt am häufigsten bei einem insulinabhängigen Diabetes (Typ I) auf. Bei einem absoluten Insulinmangel kommt es zur Hyperglykämie und zur Bildung von Ketonkörpern durch eine ungehemmte Lipolyse.

Pathogenese und Ätiologie

Bei Insulinmangel wird die Aufnahme von Glukose in die Zellen, die Verstoffwechselung von Glukose und die Speicherung von Glukose in Form von Glykogen gehemmt. Gleichzeitig ist die Glukoneogenese in der Leber vermehrt. Wird die Nierenschwelle für Glukose (180–200 mg/dl) überschritten, so kommt es zu einer osmotischen Diurese und damit zum Verlust von Wasser und Elektrolyten.

Bei niedrigen Insulinspiegeln kommt es zur Lipolyse. Die freigesetzten Fettsäuren werden in der Leber zu Ketonkörpern umgewandelt. Verstärkt wird dieser Vorgang, wenn die Ketoazidose durch eine Erkrankung ausgelöst wurde, die mit erhöhten antiinsulinären Hormonspiegeln (Katecholamine, Kortisol, Somatotropin, Glukagon) verbunden ist. Auch bei einem Fortschreiten einer lediglich durch Insulinmangel bedingten Ketoazidose kommt es in zunehmendem Umfang zur Ausschüttung von streßreagiblen Hormonen (Miles et al. 1980). Neben dem Verlust an Wasser und Elektrolyten ist es v. a. die zunehmende metabolische Azidose, die den Patienten gefährdet.

Bei bekanntem Diabetes mellitus sind es häufig Insulinpausen, Infektionen oder andere körperliche Streßsituationen, die eine Ketoazidose auslösen. Nicht selten führt jedoch erst das Auftreten einer Ketoazidose zur Diagnose des Diabetes (s. folgende Übersicht).

Auslösende Faktoren für eine diabetische Ketoazidose
(nach Cohen et al. 1960; Forster u. McGarry 1983)

Insulinpause
Infektion
Trauma, Operation, Verbrennung
Myokardinfarkt
emotionaler Streß
Schwangerschaft
endokrine Erkrankungen (z. B. M. Cushing)
maligne Erkrankungen
Medikamente, die die Insulinfreisetzung oder -wirkung hemmen (Kortikosteroide, Diazoxid, Phenothiazine, Phenytoin, Rifampicin, Thiazide u. a)

Klinik

Die wichtigsten Zeichen einer diabetischen Ketoazidose sind: ausgeprägte Lethargie oder Koma, süßlicher acetonartiger Geruch, Exsikkose und Hypotension, tiefe rasche Atmung. Häufig sind auch abdominelle Beschwerden, deren Abgrenzung von einem akuten Abdomen schwierig sein kann (s. folgende Übersicht).

Klinische Symptome bei diabetischer Ketoazidose

Lethargie, Koma
Muskelschwäche, Hypo- bis Areflexie, Pupuillen weit, träge Lichtreaktion
gerötetes Gesicht, süßlicher acetonartiger Geruch
Exsikkose: trockene Zunge und Lippen, faltige Haut, weiche Bulbi, Durstgefühl
Hypotension, selten Schock
tiefe, rasche Atmung (Kußmaul-Atmung)
abdominelle Beschwerden bis zur Pseudoperitonitis diabetica
Übelkeit, Erbrechen
pleuritische Schmerzen
Fieber in der Regel nur bei gleichzeitig bestehenden Infekten

Diagnose

Die Diagnose wird durch den Nachweis einer Hyperglykämie, einer metabolischen Azidose und einer Ketonämie in Zusammenhang mit der Klinik gestellt.

Laboruntersuchungen

Blutzucker

Die Blutzuckerspiegel liegen in der Regel zwischen 400 und 800 mg/dl. Es kommen jedoch auch Werte unter 300 und bis zu 1000 mg/dl vor.

Blutgasanalyse

Es besteht eine metabolische Azidose, die häufig ausgeprägt ist (pH < 7,1, BE < −15). Das Serumbikarbonat ist erniedrigt aufgrund der vorhandenen Ketonkörper, die stärkere Säuren darstellen. Die metabolische Azidose wird durch Hyperventilation teilweise kompensiert.

Plasmaketonkörper

Acetessigsäure und Aceton im Plasma sind erhöht. Die ebenfalls erhöhte β-Hydroxybuttersäure ist zwar ein „Ketonkörper", aber kein Keton und läßt sich mit der Nitroprussidreaktion nicht nachweisen. Normalerweise ist das Verhältnis von β-Hydroxybuttersäure zu Acetacetat 3:1, bei fallendem pH nimmt dieses Verhältnis jedoch zu (bei pH 7,1 etwa 6:1) (Rossini u. Mordes 1985).

Die Plasmaketone können im Schnelltest (Acetest-Tablette) semiquantitativ bestimmt werden.

Wenn die Anionenlücke nicht durch die Ketonkörper im Serum erklärt ist, sollte überlegt werden, ob nicht andere, mit den Routinelaboruntersuchungen nicht erfaßte Anionen beim vorliegenden Krankheitsbild eine Rolle spielen (Laktat, Salizylat, Methanol u. a.).

Elektrolyte

Serumnatrium

Serumnatrium spiegelt die hohen Natriumverluste in der Regel nicht wieder. Ein erhöhter Serumnatriumspiegel gibt einen gewissen Hinweis auf den Grad der Exsikkose. Niedrige Serumnatriumkonzentrationen können durch die osmotische Wirkung der erhöhten Blutglukose auftreten: 100 mg Glukose entsprechen einem Abfall der Serumnatriumkonzentration von 1,6 mmol/l (Katz 1973; s. folgende Übersicht). Das Serumnatrium kann darüber hinaus falsch niedrig bestimmt werden, wenn eine ausgeprägte Triglyzeridämie besteht (Albrink et al. 1955).

Kalium

Die Kaliumspiegel sind anfangs als Folge der Katabolie, der Exsikkose und der Azidose häufig erhöht, obwohl bei einer Ketoazidose erhebliche Kaliumverluste (200–700 mmol) auftreten (Bradley u. Rees 1963). Diese Verluste beruhen auf der osmotischen Diurese, einem durch die Hypovolämie ausgelösten sekundären Hyperaldosteronismus und Erbrechen. Normale oder niedrige Serumkaliumspiegel bei Beginn der Behandlung weisen auf erhebliche Serumkaliumverluste hin.

Triglyzeride

Die Triglyzeride sind z. T. erheblich erhöht. Die Hyperlipidämie kann häufig schon an der milchigen Trübung des Serums erkannt werden.

Anionenlücke, Serumosmolalität, Wasserdefizit

$$\text{Anionenlücke} = (\text{Na}^+ + \text{K}^+) - (\text{Cl}^- + \text{HCO}_3^-)$$
(Norm: 17–19 mmol/l)

$$\text{Serumosmolalität} = 2 \cdot (\text{Na}^+ + \text{K}^+ \; [\text{mmol/l}]) + \frac{\text{Glukose [mg/dl]}}{18}$$
$$+ \frac{\text{Harnstoff [mg/dl]}}{6}$$
(Norm: 285–295 mosmol/kg)

$$\text{Wasserdefizit (l)} = 0{,}6 \cdot \text{KG}_0 \; (\text{kg}) \cdot (1 - 140/\text{Na}_s).$$
($\text{KG}_0 = $ Körpergewicht vor Wasserverlust, $\text{Na}_s = $ Serumnatriumkonzentration)

oder:

$$\text{Wasserdefizit (l)} = 0{,}6 \cdot \text{KG}_a \; (\text{kg}) \cdot \left(\frac{\text{Na}_s}{140} - 1\right).$$
($\text{KG}_a = $ aktuelles Körpergewicht)

Urin

Glukose und Aceton sind regelmäßig im Urin vorhanden.

Harnstoff und Kreatinin

Serumharnstoff und Serumkreatinin sind durch eine prärenal bedingte Niereninsuffizienz erhöht. Zur Erhöhung des Harnstoffs trägt auch eine vermehrte Glukoneogenese aus Aminosäuren bei.

Blutbild

Hämoglobin und Hämatokrit sind durch die bestehende Dehydratation erhöht. Es besteht eine ausgeprägte Leukozytose (15–90000/mm^3) und eine Linksverschiebung, auch wenn keine Infektion vorliegt.

Serumosmolalität

Die Serumosmolalität ist erhöht.

Therapie

Flüssigkeit und Elektrolyte

Das Flüssigkeitsdefizit beträgt zwischen 2 und 10 l. Hiervon sollte in den ersten 24 h die Hälfte bis zwei Drittel ausgeglichen werden. Versucht man, das Wasserdefizit abzuschätzen, so muß dabei berücksichtigt werden, daß die bestehende Hyperglykämie durch die osmotische Wirkung der Glukose zu einer relativen Senkung des Serumnatriums führt (s. Übersicht auf S. 399). In der Regel besteht ein Natriumdefizit von einigen 100 mmol.

Tabelle 1. Kaliumsubstitution. (Aus Berger et al. 1984)

Serum-K	Menge K (mval/h = mmol/h)	
	pH < 7,1	> 7,1
< 3	30	20
3–3,9	20	15
4–4,9	15	10
5–5,9	10	5
> 6	0	0

Das Defizit an Wasser und Natrium wird anfangs am sichersten durch physiologische Kochsalzlösungen ausgeglichen. Nur bei ausgeprägter Hypernatriämie (> 160 mmol/l) wird eine halbisotone Kochsalzlösung verwendet (Gries et al. 1987). In der ersten Stunde werden 1–2 l infundiert, um ein adäquates Blutvolumen und eine ausreichende Urinproduktion zu erreichen. Im weiteren wird dann 1/2 l/h infundiert. Bei instabilen Kreislaufverhältnissen sollte die Infusionstherapie unter Kontrolle des zentralen Venendrucks oder des Pulmonalarteriendrucks bzw. des pulmonalkapillären Wedgedrucks erfolgen. Ist die Kreislaufsituation mit kristallinen Lösungen allein nicht rasch genug zu stabilisieren, sollte zusätzlich ein langwirkender Plasmaexpander infundiert werden.

Die Substitution der ausgeprägten Kaliumverluste erfolgt am besten getrennt über einen Perfusor. Bis der Serumkaliumspiegel bekannt ist, sollten 20 mmol/h als Kaliumchlorid oder Kaliumphosphat gegeben werden. Wenn die Serumkaliumkonzentration bekannt ist, wird die infundierte Menge angepaßt (max. 40 mmol/h). Die Kaliumgabe wird auch dann fortgesetzt, wenn sich der Serumkaliumspiegel im Normbereich befindet (Tabelle 1). Mit der Rehydrierung des Patienten und mit dem Beginn einer Insulintherapie kommt es durch die Beseitigung der Azidose und das Einschleusen von Glukose in die Zelle zu einem deutlichen Abfall des Serumkaliums.

Eine Hypokaliämie äußert sich durch Müdigkeit, Muskelschwäche mit Betonung der unteren Extremität bis zum Bild einer aufsteigenden Lähmung mit respiratorischer Insuffizienz. Die kardiovaskulären Störungen beinhalten Herzrhythmusstörungen – v. a. beim digitalisierten Patienten – und eine Verminderung der Auswurfleistung des Herzens. Die Darmmotilität nimmt ab. Es kann ein paralytischer Ileus auftreten (s. auch Kap. „Wasser- und Elektrolythaushalt", S.109).

Insulintherapie

Es werden heute meist niedrige Insulindosen verwendet. Nach der initialen Gabe von 16–24 (–32) IE Altinsulin i.v. erfolgt eine Infusion von 4–10 IE/h (Clements u. Vourganti 1978; Berger et al. 1984; Gries et al. 1987). Das Insulin kann isotoner Kochsalzlösung zugesetzt werden. Die Lösung sollte durchmischt und die ersten 50 ml verworfen werden, da es zu einer Adsorption von Insulin an das Infusionssystem kommen kann.

Fällt unter dieser Therapie der Blutzucker innerhalb von 1–2 h nicht um 100 mg/dl, wird die Infusionsrate verdoppelt. Fällt er um mehr als 150 mg/dl, so wird die Infusionsrate halbiert. Während der ersten 24 h sollten die Blutzuckerspiegel nicht unter 200–250 mg/dl abfallen. Ist dieser Wert erreicht, wird die Insulingabe niedrig dosiert fortgesetzt (1–4 Einheiten/h). Zusätzlich wird 5%ige Glukoselösung infundiert (Rossini u. Mordes 1985).

Häufig wird die Insulinwirkung am Abfall des Serumkaliums zuerst erkannt. Bei einem sehr niedrigen Serumkalium (<3 mmol/l) oder bei einem raschen Abfall des Serumkaliums sollte die Insulinzufuhr reduziert bzw. unterbrochen werden.

Ein Ansteigen der Ketone (Acetacetat und Aceton) bedeutet nicht notwendigerweise eine unzureichende Insulintherapie. Die Gesamtmenge an Ketonkörpern kann durch einen Abfall der β-Hydroxybuttersäure trotzdem abnehmen. Falls die Azidose und die Hyperglykämie zurückgehen, braucht ein Anstieg der Serumketone kein ungünstiges Zeichen zu sein.

Bikarbonatgabe

Eine bestehende Azidose schränkt die Herzleistung ein und verringert die Insulinwirkung in der Peripherie. Bei einer schweren Azidose (pH $<7,2$) kann der Atemantrieb vermindert sein. Andererseits kann eine rasche Korrektur der Azidose eine Hypokaliämie verursachen. Auch die Gewebsoxygenierung kann sich durch eine Linksverschiebung der Sauerstoffbindungskurve verschlechtern.

Da eine bestehende Azidose allein durch die Gabe von Flüssigkeit und Elektrolyten häufig schon deutlich gebessert werden kann, sollte eine Bikarbonatgabe nur erfolgen, wenn
- der pH unter 7,0 liegt,
- der pH nach 2- bis 3stündiger Infusionstherapie unter 7,1 liegt,
- der Atemantrieb beeinträchtigt ist,
- eine Schocksituation besteht, die auf rasche Volumengabe nicht anspricht (Clements u. Vourganti 1978; Morris et al. 1986).

Die Bikarbonatgabe sollte in kleinen Dosen (ein Drittel der errechneten nötigen Menge), langsam und nur bis zu einem pH von 7,1–7,2 erfolgen, es sei denn, Kreislauf oder Atmung bleiben deprimiert (Rossini u. Mordes 1985; Gries et al. 1987).

Phosphatgabe

In der Regel besteht ein Phosphatdefizit von rund 50 mmol. Die Serumphosphatspiegel fallen jedoch häufig erst unter Insulintherapie ab. Es wird eine Gabe von 4–8 mmol/h isotonische gepufferte Natriumphosphatlösung über 8 h empfohlen (Berger et al. 1984; Gries et al. 1987). Da bei parenteraler Phosphatgabe die Gefahr einer Hypokalzämie und von Kalkablagerungen im Gewebe besteht, sollte Phosphat nur gegeben werden, wenn die Serumphosphatkonzentration $<1,5$ mg/dl beträgt und keine Niereninsuffizienz besteht. Studien, die belegen, daß eine Phosphatgabe den Verlauf einer Ketonazidose günstig beeinflußt, scheint es nicht zu geben (Keller u. Berger 1980; Wilson et al. 1982).

Komplikationen

Hypotension, Schock

Eine Hypotension ist meist durch die Elektrolyt- und Flüssigkeitsverluste bedingt und durch entsprechende Infusionstherapie zu behandeln. Mit der Gabe von Insulin kann es durch den Einstrom von Glukose und Wasser in die Zelle erneut zu einem Defizit im extrazellulären Kompartiment kommen. Eine Hypotension kann jedoch auch durch eine schwere Azidose oder Hypokaliämie verursacht sein. Auch an begleitende Erkrankungen wie gastrointestinale Blutung, hämorrhagische Pankreatitis, Sepsis, Nebennierenrindeninsuffizienz u. a. sollte gedacht werden.

Steigt unter der Infusionstherapie der zentrale Venendruck bei fortbestehender Schocksituation an, muß eine Herzerkrankung ausgeschlossen werden. Die häufigste akut auftretende Herzerkrankung ist der Herzinfarkt, dessen klassische Symptomatik beim Diabetiker oft nicht angetroffen wird. Die Kombination Herzinfarkt und Ketoazidose hat eine schlechte Prognose (Bradley u. Bryfogle 1956).

Hirnödem

In seltenen Fällen tritt wenige Stunden nach Beginn der Therapie ein Hirnödem auf. Am häufigsten sind Kinder betroffen. Für sein Auftreten wird eine rasche Flüssigkeitsverschiebung im Gehirn (Glukoseeinstrom, Abfall des Serumnatriums bei hoher Osmolalität in den Zellen) oder die Thrombose von Hirngefäßen verantwortlich gemacht. Die Behandlung umfaßt die Gabe von Mannit oder Sorbit und von Kortikosteroiden, ggf. kontrollierte Beatmung mit Hyperventilation (s. Kap. „Schädel-Hirn-Trauma", S. 475).

Nierenversagen

Im Rahmen der Dehydrierung kann es zu einem prärenalen Nierenversagen kommen. Besteht eine Oligo- oder Anurie trotz adäquater Infusionstherapie fort, muß auch an ein renales Nierenversagen, etwa durch eine Pyelonephritis, gedacht werden.

Thrombose

Die Patienten sind durch Hämokonzentration und vermindertes Herzzeitvolumen, aber auch durch eine Aktivierung von Gerinnungsfaktoren in erhöhtem Maße thrombosegefährdet (Paton 1981). Eine Thrombose zerebraler Gefäße kann zum Apoplex führen. Zur Thromboseprophylaxe erfolgt eine Low-dose-Heparingabe, vorzugsweise über Perfusor.

Hyperosmolares nichtketoazidotisches Koma

Diese Form des diabetischen Komas geht mit einer schweren Hyperglykämie und Dehydratation einher, nicht jedoch mit einer wesentlichen Ketonämie und Azidose. Das Krankheitsbild findet sich häufig bei älteren Patienten, bei denen eine diabetische Stoffwechselstörung nur geringen oder mäßigen Grades bestand.

Ätiologie und Pathophysiologie

Bei der Entstehung des hyperosmolaren diabetischen Komas (s. Tabelle 2) sind
v. a. 3 Faktoren beteiligt:

1. Relativer Insulinmangel

Im Gegensatz zu Patienten, die eine diabetische Ketoazidose entwickeln, ist genügend Insulin vorhanden, um die Bildung von Ketonkörpern zu verhindern.

2. Niereninsuffizienz

Patienten mit einem hyperosmolaren Koma haben regelmäßig Nierenfunktionsstörungen mit Verminderung der Nierendurchblutung und der glomärulären Filtrationsrate. Die Nierenschwelle für Glukose ist erhöht. Die Patienten können
deshalb einen Blutzuckeranstieg nicht teilweise durch eine erhöhte Ausscheidung
von Glukose über die Niere kompensieren. Die Nierenfunktionsstörung kann
prärenal, renal oder postrenal bedingt sein.

3. Zentralnervöse Funktionsstörungen oder reduzierte Flüssigkeitsaufnahme

Zu einer Niereninsuffizienz muß ein gestörter Durstmechanismus oder eine Einschränkung der Flüssigkeitsaufnahme hinzukommen. Auslösende Faktoren können arteriosklerotische Veränderungen der Hirngefäße, zentralnervös wirksame
Medikamente oder unzureichende Flüssigkeitsaufnahme, etwa bei Trauma- oder
Verbrennungspatienten, sein (Rossini u. Mordes 1985).

Tabelle 2. Überwachung bei diabetischen Komata. (Mod. nach Gries et al. 1987)

Parameter	Hypo-glykämisch	Keto-azidotisch	Hyper-osmolar	Laktat-azidotisch
Blutglukose	Stdl.	Stdl.	Stdl.	4stdl.
Kalium	–	1(–2)stdl.	2(–4)stdl.	Anfangs[a]
Natrium	–	2stdl.	2stdl.	Anfangs[a]
Chlor	–	12stdl.	12stdl.	12stdl.
pH/Blutgasanalyse	–	2–6stdl.	6stdl.	Stdl.
Zentraler Venendruck	–	1–2stdl.	Stdl.	Stdl.
EKG	–	Laufend	Laufend	Laufend
RR	Stdl.	Laufend	Laufend – stdl.	Laufend
Körpertemperatur	–	Anfangs[a]	Anfangs[a]	Stdl.
Einfuhr/Ausfuhr	–	Stdl.	Stdl.	Stdl.
Osmolalität	–	4–6stdl.	2stdl.	Anfangs[a]
Harnstoff/Kreatinin	–	Anfangs[a]	4stdl.	2–4stdl.
Neurostatus	Anfangs	Anfangs[a]	Anfangs[a]	Anfangs[a]
Phosphat	–	4stdl.	Anfangs[a]	Anfangs[a]
Blutbild, Hämatokrit	–	Anfangs[a]	6stdl.	6stdl.
Thrombozyten und Fibrinogen	–	Anfangs[a]	Anfangs[a]	6stdl.
Laktat	–	Anfangs[a]	–	Stdl.
Ketokörper (Urin)[b]	–	2stdl.	Anfangs[a]	Anfangs[a]

[a] Kontrollen verlaufsabhängig.
[b] Bei Anurie Untersuchung im Blut.

Mit zunehmender Dehydrierung und dem Anstieg der Blutglukose treten Bewußtseinsstörungen auf. Eine Osmolarität über 350 mmol/kg KG geht mit dem Verlust des Bewußtseins einher (Arieff u. Carroll 1974).

Klinik

Am häufigsten tritt das hyperosmolare diabetische Koma bei Patienten der mittleren und höheren Altersgruppen auf. War eine diabetische Erkrankung bekannt, so handelte es sich meistens um einen Diabetes Typ II, der mit Diät und oralen Antidiabetika eingestellt war. Oft wird das hyperosmolare Koma von Streßsituationen oder Erkrankungen ausgelöst, die auch bei der diabetischen Ketoazidose eine Rolle spielen (vgl. Übersicht, S. 399). Auch Dialyse, hochkalorische parenterale Ernährung und verschiedene Medikamente kommen als Ursache in Frage.

Die klinischen Symptome entsprechen denen, die bei einer diabetischen Ketoazidose auftreten (vgl. Übersicht, S. 399). Die Dehydration und die neurologischen Symptome sind in der Regel ausgeprägter. Krampfanfälle sind vergleichsweise häufig (Daniels et al. 1969). Eine Hyperventilation kann aufgrund einer Laktatazidose bestehen. Im Gegensatz zur diabetischen Ketoazidose tritt Fieber auch auf, wenn keine Infektion vorhanden ist (Rossini u. Mordes 1985).

Diagnose

Die Diagnose wird gesichert durch den Nachweis einer Hyperglykämie und einer Hyperosmolarität des Serums ohne ausgeprägte Ketoazidose.

Blutzucker

Die Blutzuckerwerte liegen höher als bei der diabetischen Ketoazidose, meist über 600 mg/dl. Sie können bis zu 2000 mg/dl erreichen.

Acetonkörper

Die Acetonkörper im Serum sind nicht oder nur geringfügig erhöht.

Osmolarität

Die Serumosmolarität ist hoch, meist über 350 mosmol/kg. (Rechnerische Bestimmung s. Übersicht, S. 395.)

Säure-Basen-Haushalt

Es besteht meist nur eine geringe metabolische Azidose, die entweder durch Laktat oder durch eine bestehende Niereninsuffizienz bedingt ist.

Harnstoff, Kreatinin

Die Dehydration führt zu einer prärenalen Niereninsuffizienz, die die vorbestehende Nierenfunktionsstörung überlagert.

Elektrolyte

Zu Beginn der Erkrankung kann die Serumnatriumkonzentration durch die osmotische Wirkung des hohen Blutzuckers erniedrigt sein. Mit zunehmender Dehydration steigt sie an und kann Werte bis 180 mmol/l erreichen. Es kann eine ausgeprägte Hypo- oder Hyperkaliämie bestehen.

Therapie

Flüssigkeit, Elektrolyte

Obwohl eine hypertone Dehydration besteht, sollte in den ersten zwei Stunden 1–2 l 0,9%ige Kochsalzlösung infundiert werden, um den Extrazellulärraum rasch aufzufüllen und eine ausreichende Perfusion zu erreichen. Gegebenenfalls sollte zusätzlich ein langwirksamer Plasmaexpander eingesestzt werden. Nach dieser ersten Phase der Infusionstherapie können bei Hypernatriämie auch halbisotone Lösungen eingesetzt werden (s. Abschn. „Diabetische Ketoazidose", S. 392). Innerhalb der ersten 24 h sollte nur die Hälfte bis zwei Drittel des Flüssigkeitsdefizits ausgeglichen werden. Kreislaufparameter und der klinische Zustand des Patienten müssen kontinuierlich überwacht werden (s. Tabelle 2).

Besteht eine Hypokaliämie, sollte unverzüglich mit der Substitution von Serumkalium begonnen werden. Das Serumkalium sollte bei Beginn der Behandlung in kurzen Abständen bestimmt und die Substitutionstherapie entsprechend angepaßt werden. Der Substitutionsbedarf ist nicht so hoch wie in der diabetischen Ketoazidose (Rossini u. Mordes 1985).

Insulin

Der Insulinbedarf beim hyperosmolaren Koma ist geringer als bei der diabetischen Ketoazidose. Der anfängliche i.v.-Bolus sollte 12–24 Einheiten nicht überschreiten, die weitere Insulingabe zwischen 4 und 6 IE/h liegen. Da der Blutzucker häufig nach Beginn der Infusionstherapie deutlich abfällt, empfehlen einzelne Autoren, mit der Insulintherapie erst zu beginnen, wenn der spontane Blutzuckerabfall weniger als 50–100 mg/dl/h beträgt. Auch unter Insulintherapie sollte der Blutzuckerspiegel nur langsam und in den ersten 24 h nicht unter 250 ml/dl abgesenkt werden, um die Ausbildung eines Hirnödems zu vermeiden (Maccario u. Messis 1969; Arieff et al. 1974; Rossini u. Mordes 1985).

Monitoring

Siehe Tabelle 2, S. 399.

Komplikationen

Hypotension, Schock

Nach anfänglicher Kreislaufstabilisierung kann durch den Einstrom von Glukose und Wasser in die Zellen im Verlauf der Therapie erneut eine Hypovolämie entstehen. Die Gabe von isotoner Kochsalzlösung in der ersten Phase der Therapie und das langsame Absenken des Blutzuckers können diesen osmotischen Effekt verringern.

Hirnödem

Eine rasche Senkung des Blutzuckers ist eine wesentliche Ursache für ein Hirnödem und einen tödlichen Verlauf der Erkrankung. Dem Abfall der Serumosmolalität folgt der Abfall der intrazellulären Osmolalität der Gehirnzellen verzögert. Das entstehende Ödem führt zu einer intrakraniellen Druckerhöhung und zu Funktionsstörungen des Hypothalamus (Arieff et al. 1974; Therapie s. Abschn. „Diabetische Ketoazidose", S. 392).

Nierenversagen, Thrombose

Siehe Abschn. „Diabetische Ketoazidose", S. 392.

Prognose

Die Behandlung des hyperosmolaren Komas bedarf eines intensiven Monitorings (Tabelle 2), um eine inadäquate bzw. eine zu aggressive Therapie zu vermeiden, die mit lebensbedrohlichen Komplikationen verbunden sein kann (Schock, Elektrolytstörungen, Hirnödem).

Trotz adäquater Therapie versterben über die Hälfte aller Patienten mit einem hyperosmolaren Koma an den Komplikationen dieser Erkrankung oder an den Begleiterkrankungen.

Laktatazidose bei Biguanidtherapie

Bei der Laktatazidose besteht eine metabolische Azidose mit einem Laktatspiegel von über 7 mmol/l.

Pathogenese

Bei der biguanidbedingten Laktatazidose kommt es zu einer Hemmung der oxidativen Phosphorylierung im Zitronensäurezyklus durch die Biguanide. Da das anfallende Pyruvat aus der anaeroben Glykolyse nur teilweise verstoffwechselt werden kann, wird es vermehrt zu Laktat reduziert. Der auftretende Mangel an energiereichen Phosphaten führt zu einer Verstärkung der anaeroben Glykolyse. Gleichzeitig ist die Laktatutilisation zur Glukoneogenese gehemmt.

Klinische Symptome

Siehe Kap. „Blutgase und Säure-Basen-Haushalt", Abschn. „Azidosen", S. 91.

Die Patienten mit einer biguanidinduzierten Laktatazidose sind in der Regel im Schock.

Laboruntersuchungen

Siehe Kap. „Blutgase und Säure-Basen-Haushalt", Abschn. „Azidosen", S. 91.

Therapie

Vordringlich sind eine Rehydrierung und eine Stabilisierung des Kreislaufs. Gleichzeitig sollte die metabolische Azidose mit Natriumbikarbonat gepuffert werden und der pH auf über 7,1 angehoben werden. Durch die Anhebung des pH wird eine Verbesserung der Laktatverwertung in Leber und Niere erreicht.

Nach Kreislauflstabilisierung und Pufferung kann eine Peritoneal- oder Hämodialyse eingeleitet werden, um die Biguanide zu eliminieren. Die Prognose einer biguanidindudzierten Laktatazidose ist schlecht. Die Mortalität beträgt über 50%.

Trauma und chirurgischer Eingriff bei chronischer Steroidtherapie

Die Wirkungen der Glukokortikoide auf verschiedene Organsysteme sind vielfältig (s. auch Abschn. „Addison-Krise", S. 406, Tabelle 2). Ihre regelmäßige Einnahme ist mit einer Reihe von Nebenwirkungen verbunden. Auch die Reaktion des Körpers auf ein Trauma oder einen chirurgischen Eingriff ist verändert.

Nebenwirkungen der Einnahme von Kortikosteroiden

Die langzeitige Einnahme von Kortikosteroiden (Tabelle 3) führt zu Nebenwirkungen, wie man sie auch beim Cushing-Syndrom findet. Darüber hinaus treten aber auch Symptome auf, die das Cushing-Syndrom nicht aufweist (s. folgende Übersicht).

Das Absetzen einer Steroidtherapie kann mit dem Auftreten von Symptomen einer Addison-Erkrankung verbunden sein (s. Abschn. „Addison-Krise", S. 406;

Tabelle 3. Glukokortikoide: Cushing-Schwellendosen, Äquivalenzdosen und Halbwertszeit. (Nach Kaiser 1977; Kaufmann u. Winkelmann 1980)

Chemischer Kurzname ("generic name")	Handelsname (Auswahl)	Cushing-Schwellen-(Grenz-)dosis [mg]	Therapeutische Äquivalenzdosis [mg]	Glukokortikoide Wirkung (Kortisol = 1)	Mineralokortikoide Wirkung	Halbwertszeit [min]
Kortison	Cortison CIBA	50	50	0,8	0,8	60
Hydrokortison	Hydrocortison Upjohn, Hydrocortison Hoechst	40	40	1	1	90
Prednison	Decortin, Hostacortin, Ultracorten	10	10	4	0,25	60
Prednisolon	Decortin-H, Deltacortril, Hostacortin, Scherisolon, Ultracorten-H	10	10	4	0,25	200
6-Methylprednisolon	Medrate, Urbason	8	8	5	0	200
Dexamethason	Auxiloson, Decadron, Fortecortin, Millicorten	1,5	1,5	30	0	200

Nebenwirkungen einer Steroidtherapie.[a]
(mod. nach Hayduk 1987)

Kreislauf	Blutdruckerhöhung
Bewegungsapparat	Osteoporose, Knochennekrosen, Wachstumsstörungen bei Kindern, Myopathie, Steroidrheumatismus
Gastrointestinaltrakt	Ulkus, Pankreatitis
Elektrolythaushalt	Natriumretention; renale Kalium-, Kalzium-, Phosphatausscheidung erhöht
Stoffwechsel	Diabetes mellitus
Steroidstoffwechsel	Nebenniereninsuffizienz, Steroidentzugssyndrom
Psychiatrie	Depression, Psychose
Ophthalmologie	Glaukom, Katarakt
Dermatologie	Hautatrophie; Purpura nach Mikrotraumen, Hirsutismus, Striae rubrae
Infektionen, Tuberkulose	Exazerbation
Andere Manifestationen	Cushing-Fazies, Stammfettsucht, Gewichtszunahme durch Appetitsteigerung, Exazerbation und Neuauftreten von Infektionen, Thromboembolien, Vaskulitis, fetale Mißbildungen und frühkindliche Nebenniereninsuffizienz, Wundheilungsstörungen

[a] Die Literaturangaben über die Nebenwirkungsfrequenz einer Steroidtherapie schwanken zwischen 2 und 34%.

Tabelle 3). Solche Zeichen einer Nebennierenrindeninsuffizienz können trotz Ausschleichen der Steroidmedikation bei normalen Plasmakortisolspiegeln, selbst bei normalen Funktionstests des Hypothalamus-Hypophysenvorderlappen-Nebennierenrinden-Systems auftreten (Amatruda et al. 1960). Die Veränderungen durch langdauernde Kortikosteroidtherapie betreffen also nicht nur die Nebennierenrinde und die Regulationsmechanismen der Freisetzung von Nebennierenrindenhormonen.

Eine Nebennierenrindeninsuffizienz kann bestehen, ohne daß bei der Steroidtherapie Zeichen eines Cushing-Syndroms oder bei ihrem Entzug eine Addison-Symptomatik auftreten. Der Regelkreis Hypothalamus-Hypophysenvorderlappen-Nebennierenrinde kann schon durch wenige Tage einer Medikation mit 20–30 mg Prednison gehemmt werden (Streck u. Lockwood 1979). Nach Absetzen einer kurzdauernden Steroidtherapie können Funktionsstörungen der Nebennierenrinde bis zu 5 Tage, bei einer langdauernden Therapie bis zu einem Jahr nach Beendigung der Therapie bestehen (Graber et al. 1965). Hierbei besteht die Nebennierenrindeninsuffizienz länger als die Funktionsstörungen des Hypophysenvorderlappens. Bei Patienten mit einem normalen ACTH-Belastungstest kann man davon ausgehen, daß der hormonelle Regelkreis nicht gestört ist (Kehlet u. Binder 1973a; Graber et al. 1965). Solche Patienten reagieren auf Streßsituationen und operative Eingriffe mit einer normalen Kortikosteroidausschüttung.

Nebennierenrindenhormone und Streßsituation

Normalerweise steigt in Streßsituationen die Ausschüttung von Kortikosteroiden aus der Nebennierenrinde auf das 5- bis 10fache an. Neben dem Serumkortisolspiegel sind das Verteilungsvolumen und der Umsatz an Kortikosteroiden erhöht (Kehlet u. Bindet 1973a; 1973b).

Bei Patienten mit einer Nebennierenrindeninsuffizienz durch langdauernde Steroidbehandlung kann es in Streßsituationen zu einer akuten Nebennierenrindeninsuffizienz mit Schocksymptomatik kommen. Solche Komplikationen bei Patienten, die mit Steroiden behandelt werden und die während eines operativen Eingriffs keine zusätzlichen Steroiddosen erhalten, sind jedoch selten – selbst dann, wenn ausgeprägte Störungen der Hormonregulation bestehen (Kehlet u. Binder 1973c).

Prophylaxe

Die geringste Beeinflussung des hormonellen Systems Hypothalamus-Hypophysenvorderlappen-Nebennierenrinde durch eine Steroidtherapie entsteht, wenn die Steroidgabe als einmalige Gabe morgens vor 8 Uhr erfolgt oder alternierend jeden zweiten Tag ebenfalls morgens vor 8 Uhr. Bei einem solchen Therapieschema wird die Regulationsfähigkeit des Hypothalamus-Hypophysenvorderlappen-Nebennierenrinden-Systems weniger beeinträchtigt. Die alternierende Steroidgabe ist jedoch bei Erkrankungen des rheumatischen Formenkreises und bei einzelnen Kollagenosen häufig unbefriedigend. Auch bei Asthma bronchiale kann gegen Ende des Dosierungsintervalls eine deutliche Verschlechterung eintreten (Hayduk 1987).

Eine Langzeittherapie mit ACTH vermeidet eine Suppression der Nebennierenrinde. Der Patient zeigt eine normale Reaktion auf Streßsituationen. Bei Kindern ist das Wachstum nicht vermindert. Neben der Notwendigkeit der regelmäßigen intramuskulären Injektion und der unregelmäßigen Resorption besteht die Gefahr einer Natrium- und Wasserretention, eines Kaliumverlustes und einer Hypertonie (Hayduk 1987).

Steroidsubstitution und Streßsituation

Patienten, die unter Dauertherapie mit Glukokortikoiden stehen (in der Regel >10 mg Prednisolon pro Tag) oder bei denen innerhalb des letzten Jahres eine solche Therapie von mehr als 2 Wochen Dauer beendet wurde, können in Streßsituationen durch eine Nebennierenrindeninsuffizienz gefährdet sein.

Als Vorsichtsmaßnahme sollten diese Patienten bei Trauma oder anderen schwerwiegenden Erkrankungen 100 mg Hydrokortison alle 6–8 h erhalten, bis die kritische Phase der Erkrankung vorüber ist. Anschließend kann die Steroidgabe schrittweise über 10–14 Tage auf die Erhaltungsdosis verringert werden (Aronin 1985). Bei größeren operativen Eingriffen sollten 100 mg Hydrokortison i.m. mit der Prämedikation gegeben werden, dann 100 mg alle 6–8 h i.m. oder per infusionem während der ersten 3 Tage. In der Folge wird schrittweise auf die Erhaltungsdosis reduziert (Plumpton et al. 1969; Oyama 1973). In den meisten Fällen ist eine solche Kortikosteroidgabe wahrscheinlich nicht nötig (Kehlet u. Binder 1973c). Wenn Zweifel darüber bestehen, ob eine perioperative Substitution durchgeführt werden sollte, erscheint es durchaus vertretbar, bei sorgfältiger Überwachung des Patienten auf die prophylaktische Gabe von Hydrokortison zu verzichten (Millar 1985).

Addison-Krise

Die Addison-Krise ist das schwerste klinische Krankheitsbild einer Nebennierenrindeninsuffizienz. Die lebensbedrohliche Erkrankung wird hervorgerufen durch einen weitgehenden Ausfall der Sekretion von Kortisol und Aldosteron aus der Nebennierenrinde.

Ätiologie

Um klinische Symptome zu verursachen, müssen 90% der Nebennierenrinde ausgefallen sein.

Häufigste Ursache ist eine idiopathische Nebennierenrindenatrophie, eine Erkrankung, der wahrscheinlich ein Autoimmunprozeß zugrunde liegt. Häufig finden sich neben Antikörpern gegen die Nebenniere auch solche gegen Schilddrüsenzellen, Inselzellen und andere inkretorische Organe. Entsprechende Organerkrankungen können mit der idiopathischen Nebennierenrindenatrophie vergesellschaftet sein (Blizzard et al. 1967; Nerup 1974; Irvine u. Barnes 1975).

Bei der seltener gewordenen tuberkulös bedingten Nebennierenrindeninsuffizienz ist – im Gegensatz zur idiopathischen Nebennierenrindenatrophie – das Mark in der Regel ebenfalls zerstört (Loncope 1985).

Andere Ursachen einer primären Addison Erkrankung sind sehr selten. Sie sind in der folgenden Übersicht zusammengestellt.

Ursachen der primären Nebennierenrindeninsuffizienz

Idiopathische Nebennierenrindenatrophie
Tuberkulose der Nebenniere
Pilzinfektionen
Amyloidose
Metastasen
Hämorrhagische Nekrose bei Sepsis oder Antikoagulanzientherapie
Beidseitige Adrenalektomie
Bestrahlung

Eine sekundäre Nebennierenrindeninsuffizienz ist meist durch eine langdauernde Glukokortikoidtherapie bedingt (s. Abschn. „Trauma und chirurgischer Eingriff bei chronischer Steroidtherapie", S. 403).

Pathophysiologie und Klinik

Die Nebennierenrinde produziert 3 wichtige Hormongruppen – die Mineralokortikoide mit dem Hauptvertreter Aldosteron, die Glukokortikoide mit dem Hauptvertreter Kortisol und Androgene.

Die Mineralokortikoide beeinflussen im wesentlichen den Natrium-Kalium-Haushalt. Sie führen zu einer Natriumretention und zu einer Sekretion von Kalium- und Wasserstoffionen. Der wichtigste Angriffsort ist die Niere. Gleichsinnige Wirkungen haben diese Hormone jedoch auch im Magen-Darm-Trakt, in den Speichel- und in den Schweißdrüsen (Tabelle 4). Die Ausschüttung von Mineralokortikoiden wird im wesentlichen durch das Renin-Angiotensin-System kontrolliert (s. Kap. „Wasser- und Elektrolythaushalt", S. 109).

Die Glukokortikoide hemmen die Proteinsynthese und erhöhen den Abbau von Proteinen in allen Organen, nur in der Leber wird die Proteinsynthese gesteigert. Sie hemmen die Verstoffwechselung von Glukose und steigern die Glukoneogenese aus Aminosäuren und Fettsäuren. Sie haben eine direkte Wirkung auf das kardiovaskuläre System, die Niere und das Immunsystem (Tabelle 4). Die Ausschüttung der Glukokortikoide wird durch Hypothalamus (Kortikoliberin, CRF) und Hypophyse (ACTH) kontrolliert.

Bei einer *primären Nebennierenrindeninsuffizienz* tritt durch die fehlenden Mineralokortikoide ein Natrium- und Wasserverlust und eine erhöhte Rückresorption von Kalium auf. Es kommt zu einer Verminderung des Plasmavolumens und zu einer allgemeinen Dehydratation.

Tabelle 4. Wirkung der Nebennierenrindenhormone

Hormongruppe	Erfolgsort	Wirkung
Mineralokortikoide	Niere, Magen-Darm-Trakt, Speicheldrüsen, Schweißdrüsen	Natriumretention, Sekretion von Kalium und Wasserstoffionen
Glukokortikoide	Alle Organe (außer Leber)	Hemmung der Proteinsynthese, Hemmung der Glukoseverwertung
	Fettgewebe	Freisetzung von Fettsäuren
	Leber	Steigerung der Proteinsynthese, Steigerung der Glukoneogenese aus Aminosäuren und Fettsäuren, Steigerung der Glykogenproduktion
	Kardiovaskuläres System	Blutdruckerhöhung (direkte Wirkung)
	Kapillaren	Verminderung der Permeabilität für Plasma und weiße Blutzellen
	Entzündungen, Phagozytose, Immunsystem	Stabilisierung der Lysosomenmembran, Hemmung der Phagozytose, der Bildung von T- und B-Lymphozyten und der Antikörperbildung
	Kalziumhaushalt	Hemmung der Kalziumaufnahme im Magen-Darm-Trakt, Steigerung der Exkretion durch die Niere

Der Mangel an Glukokortikoiden führt zu allgemeiner Schwäche, schneller Ermüdbarkeit, Anorexie und Gewichtsabnahme. Die fehlende Hemmung des Hypophysenvorderlappens führt nicht nur zur vermehrten Synthese von ACTH, sondern auch von melanozytenstimulierendem Hormon (MSH) und damit zu einer verstärkten Pigmentierung der Haut, z. T. auch der Wangenschleimhaut. Eine zunehmende Hypotension bis zum Schock entsteht durch die Verringerung des Plasmavolumens, aber auch durch das Fehlen der direkten Wirkungen der Glukokortikoide auf das kardiovaskuläre System. Häufig bestehen kolikartige abdominelle Beschwerden (s. folgende Übersicht).

Symptome der primären Nebennierenrindeninsuffizienz

Allgemeine Symptome:
- allgemeine Schwäche, schnelle Ermüdbarkeit
- Apathie, depressive Verstimmung
- Anorexie, Übelkeit, Erbrechen, Gewichtsabnahme
- schwarzbraune Pigmentierung der Haut (v. a. an lichtexponierten Stellen, Falten und Narben, im Genital- und Perianalbereich, den Areolen der Mamillen)
- Hypotension (< 100/70 mm HG).

Laboruntersuchungen:
- Erhöhter Hämatokrit (bei verminderter Erythrozytenmasse)
- Leukozytose, Eosinophilie, Lymphozytose
- Hypoglykämie, erhöhte Insulinempfindlichkeit
- Hyponatriämie (häufig < 130 mmol/l), Hyperkaliämie (häufig > 6 mmol/l) Natrium-Kalium-Quotient < 30

Zusätzliche Symptome bei einer Addison-Krise:
- Bewußtseinsstörungen bis Koma
- krampfartige abdominelle Beschwerden
- Kreislaufschock (systolischer Blutdruck häufig < 70 mm Hg)
- Fieber

Laboruntersuchungen

Es bestehen eine Hypoglykämie und eine erhöhte Empfindlichkeit für Insulingaben, eine Hyponatriämie, eine Hyperkaliämie und häufig auch eine Hyperkalziämie. Der Hämatokrit ist durch die Dehydration erhöht, die Erythrozytenmasse jedoch vermindert. Die Leukozyten- und die Lymphozytenzahl sind erhöht. Es besteht eine Eosinophilie (vgl. Übersicht).

In der *Addison-Krise* kommen regelmäßig Fieber und Bewußtseinsstörungen bis zu komatösen Zustandsbildern hinzu. Aus der Hypotonie wird ein manifester Kreislaufschock.

Patienten mit einer chronischen Nebennierenrindeninsuffizienz können ein solches akutes Krankheitsbild schon aufgrund von geringgradigen Streßsituationen (banale Infekte, Erbrechen und Diarrhö, kleinere Operationen und Unfälle) entwickeln.

Bei *sekundärer Nebennierenrindeninsuffizienz* bestehen in der Regel nur die Symptome eines Glukokortikoidmangels. Eine gewisse Basalsekretion der Nebenniere bleibt erhalten, die klinischen Symptome sind meist schwächer ausgeprägt. Die Hyperpigmentierung fehlt. Der Ausfall weiterer Hypophysenvorderlappenhormone führt zur Unterfunktion anderer inkretorischer Drüsen (Schilddrüse, Genitalorgane) mit einer entsprechenden Symptomatik (s. a. Abschn. „Hypothyreotes Koma", S. 416). Wenn kein Somatotropin gebildet wird, kann die Hypoglykämie besonders ausgeprägt sein (Longcope 1985).

Diagnose

Die Diagnose der primären Nebennierenrindeninsuffizienz wird mit Hormonbestimmungen und Funktionstests der Nebennierenrinde gesichert.

Bei *primärer Nebennierenrindeninsuffizienz* sind die Serumkortisolspiegel erniedrigt oder liegen im unteren Normbereich. Sie lassen sich durch Gabe von ACTH nicht steigern. Beim ACTH-Belastungstest werden Plasmakortisolspiegel vor sowie 60 und 120 min nach Gabe von 250 µg Synacthen bestimmt. Ist die klinische Diagnose unsicher und befindet sich der Patient in einem kritischen Zustand, so muß vorher eine Therapie mit Dexamethason sowie Kochsalz- und Glukoselösungen eingeleitet werden (s. folgende Übersicht; Sheridan u. Mattingly 1975).

Diagnostische Maßnahmen und Behandlung bei Verdacht auf Nebennierenrindeninsuffizienz
(nach Longcope 1985)

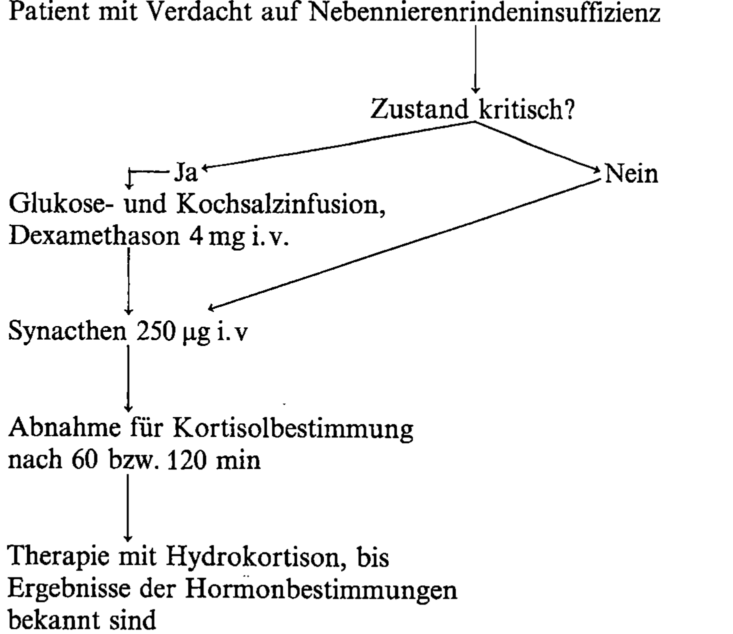

Der Anstieg des Serumkortisols nach ACTH-Gabe ist gegenüber Normalpersonen verzögert und vermindert (Besser et al. 1971; Dluhy et al. 1974). Zur Abgrenzung der *sekundären Nebennierenrindeninsuffizienz* können zusätzlich Aldosteron und ACTH vor Durchführung des Belastungstests bestimmt werden.

Auch die Bestimmung von Kortisol und seinen Metaboliten im Urin kann zur Diagnose bzw. Differentialdiagnose herangezogen werden.

Therapie

Das Grundprinzip der Behandlung ist der Ersatz der fehlenden Nebennierenrindenhormone und der Defizite im Elektrolyt- und Wasserhaushalt.

Der Patient erhält sofort 100 mg Hydrokortison oder – falls kein i.v. applizierbares Hydrokortison verfügbar ist – 25–50 mg Prednisolon und 1 mg Aldosteron i.v. Die Hydrokortisongabe wird in 3- bis 6stündlichen Intervallen wiederholt, alternativ kann dieselbe Menge auch als Dauerinfusion gegeben werden. Nach Stabilisierung der Kreislaufsituation werden 10 mg Hydrokortison/h infundiert. Diese Dosierung kann innerhalb von 3–6 Tagen auf eine Erhaltungsdosis von 25–35 mg Hydrokortison pro Tag abgebaut werden. Zusätzlich erhält der Patient dann 0,1 mg Fludrokortison.

Bestehende Wasser- und Salzdefizite werden mit glukosehaltigen Kochsalzlösungen ausgeglichen (s. a. Kap. „Wasser- und Elektrolythaushalt", S.109). Hierzu sind wenigstens 3–4 l innerhalb der ersten 24 h erforderlich. Meist kann man von einem extrazellulären Volumendefizit von rund 20% ausgehen. Bei ausgeprägtem Volumendefizit sollten zusätzlich Plasmaexpander verwendet werden, in Einzelfällen auch kurzzeitig Sympathikomimetika (Vetter 1984; Stumpe 1987; Loncope 1985).

Hyperthyreote Krise

Die thyreotoxische Krise ist die schwerste, akut lebensbedrohliche Verlaufsform einer Hyperthyreose. Sie ist von dieser nur schlecht abzugrenzen.

Ätiologie und Pathophysiologie

Seit Patienten vor Schilddrüsenoperationen regelmäßig mit Thyreostatika und Jodsalzen behandelt werden, ist die postoperative Thyreotoxikose in diesem Zusammenhang selten geworden (<1%; Bay u. Engel 1980). Die thyreotoxische Krise tritt heute meist bei Patienten auf, bei denen eine –häufig nicht diagnostizierte – schwere Hyperthyreose besteht und zusätzlich andere Erkrankungen auftreten (Infektionen, pulmonale oder kardiovaskuläre Erkrankungen, schwer entgleister Diabetes). Sie kann auch durch chirurgische Eingriffe ausgelöst werden, die nicht die Schilddrüse betreffen. Der primäre Einsatz von radioaktivem Jod zur Behandlung eines Hyperthyreoidismus kann zur hyperthyreoten Krise führen, da hierbei große Mengen T_3 und T_4 aus dem zerstörten Schilddrüsengewebe freigesetzt werden (McDermott et al. 1983). Vor einer solchen Therapie sollte der Patient deshalb mit Thyreostatika und wenn möglich mit β-Blockern behandelt werden. Auch die Jodzufuhr durch Röntgenkontrastmittel oder jodhaltige Desinfektionsmittel und Medikamente kann eine thyreotoxische Krise auslösen, wenn vorher ein latenter Jodmangel bestand (Fradkin u. Wolff 1983; Usadel 1985; Schulz et al. 1987). Schließlich können auch Überdosen von Schilddrüsenhormonen zur thyreotoxischen Krisen führen (Bhasin et al. 1981). Die wichtigsten auslösenden Faktoren für eine hyperthyreote Krise sind in der folgenden Übersicht zusammengefaßt.

Auslösende Faktoren bei einer hyperthyreoten Krise

Manipulation und operative Eingriffe an der Schilddrüse
Streßsituationen (schilddrüsenferne chirurgische Eingriffe, kardiovaskuläre Erkrankungen, Infekte, entgleister Diabetes, Schwangerschaft, psychische Ausnahmesituationen u. a.)
Jodzufuhr, Radiojodtherapie
Unzureichende thyreostatische Behandlung
Intoxikation mit Schilddrüsenhormon

Die Pathogenese ist nicht ausreichend geklärt. Es bestehen erhöhte Serumspiegel der Schilddrüsenhormone. Die Schwere der Erkrankung korreliert jedoch nicht mit der Gesamtkonzentration der Schilddrüsenhormone oder ihrer freien Anteile im Blut (Brooks et al. 1975; Brooks u. Waldstein 1980). Die Sensibilität gegen Katecholamine ist erhöht. Unter anderen wird ihr lipolytischer Effekt durch Thyroxin gesteigert. Dies ist – neben der Stimulierung der Na^+-K^+-abhängigen Adenosintriphosphatase – Ursache für den vermehrten Sauerstoffverbrauch, die exzessive Wärmebildung (Mackin et al. 1974), aber auch für die Entstehung der Myopathie (McCallum 1971). Es besteht eine Hyperplasie der Nebennierenrinde mit einem erhöhten Umsatz der Kortikosteroide, ohne daß der Plasmakortisolspiegel wesentlich erhöht ist (Peterson 1958; Gallagher et al. 1972).

Anamnese

In der Anamnese finden sich häufig Symptome einer Hyperthyreose (s. folgende Übersicht). Die meisten Patienten bemerken auch eine vergrößerte Schilddrüse.

Anamnestische Hinweise auf eine Hyperthyreose

Neigung zum Schwitzen, Wärmeintoleranz
Herzklopfen und Herzstolpern
Gewichtsabnahme trotz gesteigerten Appetits
Durstgefühl
Durchfall, Erbrechen
Dyspnoe
Muskelschwäche
Reizbarkeit, innere Unruhe, Schlaflosigkeit

Klinische Befunde

Es bestehen die Zeichen einer schweren Hyperthyreose (s. folgende Übersicht).

Klinische Zeichen einer Hyperthyreose bzw. einer thyreotoxischen Krise

Hyperthyreose:
- Schwirren über der Struma
- reduzierter Kräftezustand
- Abmagerung
- feinschlägiger Fingertremor
- Übererregbarkeit
- gesteigerte Reflexe
- Tachykardie
- Herzrhythmusstörungen
- endokrine Augensymptome (Protrusio bulbi, Lidödem, Augenmuskelparesen, Dalrymple-Phänomen)

Zusätzlich bei thyreotoxischer Krise:
- Hohes Fieber
- Bewußtseinsstörungen

Daneben treten hohes Fieber und Bewußtseinsstörungen bis zum Koma auf. Die Tachykardie ist in der Regel erheblich höher, als dies den erhöhten Temperaturen entsprechen würde. Häufig besteht eine dekompensierte Herzinsuffizienz. Hepatomegalien mit erhöhten Leberenzymen und Splenomegalie sind nicht selten. Beim Auftreten eines Ikterus oder eines Schocks besteht eine schlechte Prognose (s. folgende Übersicht).

Komplikationen bei einer thyreotoxischen Krise

Herzinsuffizienz
Hepatomegalie, Splenomegalie
Koma
Schock

Bei einer klassischen Ausprägung der Symptome ist die Diagnose nicht schwierig, insbesondere wenn eine vorbestehende Hyperthyreose bekannt ist. Bei älteren Patienten treten jedoch häufig oliogsymptomatische oder maskierte Formen auf. Hier sind Apathie, ausgeprägter Schwächezustand, deutlicher Gewichtsverlust, eine absolute Tachyarrhythmie und eine Herzinsuffizienz häufig die einzigen Symptome.

Laborwerte

Die Diagnose einer thyreotoxischen Krise erfolgt aufgrund des klinischen Bildes. Die Schilddrüsenfunktionstests zeigen keinen diagnostisch verwertbaren Unterschied zwischen schwerer Hyperthyreose und hyperthyreoter Krise. Die Gesamtkonzentrationen an T_4 liegen bei beiden Erkrankungen in ähnlichen Bereichen, wobei das freie T_4 bei Patienten mit einer thyreotoxischen Krise deutlich höher liegen soll (Brooks u. Waldstein 1980). Die T_3-Konzentration ist in der Regel nicht höher als bei einer ausgeprägten Hyperthyreose (Brooks et al. 1975).

Die Leberenzyme sind in der Regel erhöht. Gesamtkalzium und freies Kalzium im Serum sind erhöht. In Einzelfällen können beide Parameter stark erhöht sein (Hedman u. Tisell 1985). Bei einzelnen Patienten besteht trotz schwerer Infekte keine Leukozytose. Häufig zeigt das weiße Blutbild eine relative Lymphozytose.

Verlauf

Die thyreotoxische Krise führt von Benommenheit zu Koma, von einer Hypotension zum Kreislaufschock. Ohne aggressive Behandlung kann der Verlauf innerhalb von 48 h tödlich sein (Mackin et al. 1974; Urbanic u. Mazaferri 1978).

Behandlung

Die Behandlung umfaßt die auslösende Erkrankung und die spezifische Therapie der Thyreotoxikose (s. folgende Übersicht).

Behandlung der hyperthyreoten Krise.
(in Anlehnung an Braverman u. Chiovato 1985)

Unspezifische Therapie:
- aggressive Behandlung der auslösenden bzw. begleitenden Erkrankungen (kardiovaskuläre Erkrankungen, Infekte, entgleiste Diabetes u. a.)
- Korrektur von Volumen-, Elektrolyt- und Wärmedefiziten
- Gabe von Sedativa
- Sauerstoffgabe, ggf. maschinelle Beatmung

Spezifische Therapie:
- physikalische Kühlung und/oder Antipyretika
- β-Blocker oder – in Einzelfällen – katecholaminentspeichernde Medikamente
  - Propranolol (oder Metoprolol oder Atenolol) bzw. Reserpin (oder Guanethidin)
- Hemmung der Hormonsynthese:
  - Propylthiouracil, Methimazol oder Carbimazol
- Hemmung der Hormonfreisetzung aus der Schilddrüse:
  - Jodsalze
  - jodhaltige Röntgenkontrastmittel
  - Lithium

- Hemmung der peripheren Dejodierung:
  - Kortikosteroide, insbesondere Dexamethason
  - Propanolol (oder Metoprolol oder Atenolol)
  - Propylthiouracil
  - jodhaltige Röntgenkontrastmittel
- Entfernen der Hormone aus dem Blut:
  - Plasmapherese
  - Peritonealdialyse
  - Hämoperfusion

Zugrundeliegende Erkrankung

Die auslösende Erkrankung sollte aggressiv behandelt werden, da sie bei spezifischer Therapie der Hyperthyreose inzwischen die häufigste Todesursache darstellt. Dabei ist zu beachten, daß bei Patienten mit Tachyarrhythmien oder Herzinsuffizienz die Digitalisdosis wesentlich höher sein muß als bei euthyreoten Patienten. Eine „therapierefraktäre" absolute Arrhythmie kann gerade bei älteren Patienten auf eine Hyperthyreose hinweisen. Bei einer diabetischen Ketoazidose ist der Insulinbedarf erhöht. Wenn ein notfallmäßiger chirurgischer Eingriff bei einem Patienten mit einer Hyperthyreose notwendig wird, sollten β-Blocker, Thyreostatika, Jod und evtl. Kortikosteroide prä-, intra- und postoperativ verabreicht werden (Braverman u. Chiovato 1985).

Unspezifische Maßnahmen

Neben der Korrektur von Volumen-, Elektrolyt- und Wasserdefiziten wird eine vollständige parenterale Ernährung begonnen. An Sedativa eignen sich besonders solche, die eine zusätzliche antipyretische Wirkung haben: lytischer Cocktail, Barbiturate. Falls erforderlich, erfolgt eine Sauerstoffgabe, ggf. maschinelle Beatmung.

Spezifische Therapie

Hyperpyrexie

Zur Senkung des Fiebers sind physikalische Methoden (Kühlmatte, Eisbeutel) wirksamer als Antipyretika. Werden Antipyretika eingesetzt, sollten Salizylate vermieden werden, da ihre Auswirkung auf die Serumhormonkonzentration ungeklärt ist (Larsen 1972; Chopra et al. 1980).

β-Blockade bzw. Entspeicherung von Katecholaminen

β-Blocker sind die Medikamente der Wahl zur Behandlung der Symptome, die durch Katecholaminwirkung ausgelöst werden. Bevorzugt wird Propranolol (Dociton) verwendet. Je nach Schwere der Symptome wird es i.v. oder oral gegeben: 1–3 (–5) mg i.v. als Einzeldosis, nicht schneller als 1 mg/min injiziert; 3- (bis 4)mal 40 (–80) mg p.o./24 h. Aufgrund eines erhöhten Umsatzes sind teilweise hohe Dosen erforderlich (Bolte 1979; Feely et al. 1980). Bei Patienten mit manifester Herzinsuffizienz sollte Propranolol vorsichtig und *nach* der Gabe von Digoxin eingesetzt werden (Ikram 1977). Es ist über schwere Hypotension und Herzstillstand nach der i.v.-Gabe von β-Blockern in dieser Situation berichtet worden.

Außer der β-blockierenden Wirkung hemmt Propranolol auch die Umwandlung von T_4 in T_3 (Verhoeven et al. 1977). Bei Patienten mit chronisch-obstruktiven Lungenerkrankungen ist es jedoch kontraindiziert. Hier können selektive β_1-Blocker, wie Metoprolol (Beloc) und Atenolol (Tenormin) mit geringerem Risiko verwendet werden. Auch sie scheinen die Umwandlung von T_4 in T_3 in gewissem Umfang zu hemmen (Perrild et al. 1983). Bei Patienten, bei denen β-Blocker kontraindiziert sind, können Reserpin oder Guanethidin eingesetzt werden. Beide führen zur Entleerung der Katecholaminspeicher. Reserpin wird nach einer Testdosis von 0,25 mg i.m. und sorgfältiger Blutdruckkontrolle mit 1–2,5 mg i.m./6 h dosiert. In Einzelfällen ist Reserpin erfolgreich, wenn auf Gabe von β-Blockern keine Besserung eintritt (Anaissie u. Thome 1985). Nebenwirkungen sind schwere Hypotension, Schläfrigkeit, Durchfall, Flush.

Hemmung der Hormonsynthese

Thiamide (Propylthiouracil, Methimazol, Carbimazol) hemmen die T_4- und die T_3-Synthese wirksam. Der Wirkungseintritt ist rasch, es dauert jedoch meist mehrere Wochen, bis die in der Schilddrüse gespeicherten Hormone erschöpft sind. Propylthiouracil blockiert außer der Hormonsynthese auch teilweise die periphere Umwandlung von T_4 in T_3 (Geffner et al. 1975).

Dosierungen: Propylthiouracil (Propycil, Thyreostat): initial 800 mg p.o., dann 200–300 mg/8 h.

Methimazol (Favistan): initial 80 mg, dann 40 mg/12 h p.o. oder 80 mg i.v., dann bis zu 160–240 mg/24 h per infusionem.

Die Thyreostatika sollten 1–2 h vor Jodgabe verabreicht werden, um zumindest einen Teil der vermehrten Thyroxinproduktion zu unterbinden, die bei bestehender Hyperthyreose nach Jodgabe auftritt. Die Thyreostatika werden über die Jodtherapie hinaus verabreicht, bis eine Strumektomie durchgeführt werden kann.

Blockade der Freisetzung von Schilddrüsenhormonen

Die Gabe von Jodsalzen führt zu einer raschen Hemmung der Freisetzung von Schilddrüsenhormonen, sowohl nach oraler wie nach intravenöser Gabe (Wartowsky et al. 1970). Die Jodtherapie sollte fortgesetzt werden, bis die Serum-T_4- und T_3-Konzentrationen im Normbereich leigen.

Dosierung: Proloniumjodid (Endojodin), 2-(bis 3-)mal 400 mg i.v./24 h.

Bei der jodinduzierten hyperthyreoten Krise sollte nicht zusätzlich Jod, sondern Lithium gegeben werden (Emrich et al. 1977; Heberling et al. 1981; Wünsch u. Heberling 1984). Lithium hemmt sowohl die Synthese wie die Freisetzung der Schilddrüsenhormone, allerdings nur schwach. Es kann sich günstig bei manischen Phasen auswirken, die bei der hyperthyreoten Krise auftreten können. Seine therapeutische Breite ist jedoch gering, und der Einsatz sollte nur mit einer klaren Indikation und unter sorgfältiger Überwachung des Serumspiegels erfolgen.

Dosierung: Lithiumchlorid 1 500 mg i.v./24 h.

Hemmung der peripheren Umwandlung von T_4 in T_3

T_3 ist wahrscheinlich die eigentlich aktive Hormonform. Die meisten metabolischen Effekte von T_4 resultieren aus der peripheren Umwandlung von T_4 in T_3. Propylthiouracil, Propranolol und einige selektive β_1-Blocker hemmen die Umwandlung von T_4 in T_3 in unterschiedlichem Ausmaß. Kortikosteroide in hohen Dosen – v. a. Dexamethason – sind wirksame Inhibitoren der Dejodierung. Zudem besteht bei der hyperthyreoten Krise eine relative Nebennierenrindeninsuffizienz. Dexamethason (Fortecortin) wird in einer Dosierung von 2 mg/6 h verwendet, andere Kortikosteroide in Dosen, die 300–400 mg Hydrokortison/24 h entsprechen.

Eine Kombinationstherapie von Propylthiouracil, Jod und Dexamethason kann die T_3-Konzentration innerhalb von 24 h in den euthyreoten Bereich zurückholen (Croxson et al. 1977).

Plasmapherese, Peritonealdialyse, Hämoperfusion

Mit der bisher beschriebenen Therapie konnte die Mortalität in der hyperthyreoten Krise in einzelnen Studien unter 10% gesenkt werden. Tritt unter dieser Therapie innerhalb von 24–48 h keine Besserung ein, sollte eine Plasmapherese, Peritonealdialyse oder Hämoperfusion durchgeführt werden (Althoff et al. 1977; Herrmann et al. 1971; Ogriseg et al. 1981; Tajiri et al. 1984; Derksen et al. 1984; s. Kap. „Akutes Nierenversagen", S. 428).

Chirurgische Therapie

In Einzelfällen – bei schweren therapierefraktären Erkrankungen – kann eine frühe Resektion der Struma indiziiert sein (Hintze et al. 1985).

Hypothyreotes Koma

Das Myxödemkoma ist das schwerste Krankheitsbild einer fortgeschrittenen unbehandelten Hypothyreose. Dem Myxödemkoma gehen i. allg. Symptome einer Schilddrüseninsuffizienz von zunehmendem Schweregrad voraus.

Ätiologie und Pathophysiologie

Ganz überwiegend handelt es sich um eine primäre Störung der Schilddrüsenfunktion. Nur in rund 5% der Fälle handelt es sich um eine sekundäre (TSH-Ausfall) oder eine tertiäre Hypothyreose (TRH-Ausfall; s. folgende Übersicht).

Die meisten Aspekte, die das Myxödemkoma von einem Hypothyreoidismus unterscheiden, sind durch eine Funktionsstörung des Zentralnervensystems bedingt. Die Pathophysiologie dieser Funktionsstörung ist unklar.

Ursachen der Hypothyreose

Primäre Hypothyreose:
- Entwicklungsstörungen der Schilddrüse
- Defekte der Hormonsynthese
- Atropie der Schilddrüse nach Thyreoiditis
- Strumaresektion
- Radiojodbehandlung wegen Hyperthyreose
- Thyreostatika
- Jodmangel
- Schilddrüsenmalignom

Sekundäre Hypothyreose:
- Hypophysentumoren
- Postportale Hypophysennekrose

Tertiäre Hypothyreose:
- Funktionsstörungen des Hypothalamus

Anamnese

Entsprechend der hypothyreoten Stoffwechsellage finden sich in der Vorgeschichte meist uncharakteristische Symptome einer Hypothyreose, die bei älteren Menschen häufig als altersbedingte Beschwerden angesehen werden (s. folgende Übersicht).

Anamnestische Hinweise auf eine Hypothyreose

Allgemeinsymptome:
- allgemeine Schwäche
- leichte Ermüdbarkeit
- langsamer Bewegungsablauf
- Apathie
- Konzentrationsschwäche
- Kälteintoleranz
- Gewichtszunahme
- rauhe, heisere Stimme

Organbezogene Symptome:
- pektanginöse Beschwerden
- Durchblutungsstörungen
- Dypspnoe
- Gelenkschmerzen
- Sensibilitätsstörungen in den Fingern

Das hypothyreote Koma entwickelt sich häufig nach Infektion, Kälteexposition, Streß, Trauma, chirurgischen Eingriffen oder der Gabe von Sedativa oder Narkotika. Es kann aber auch ohne erkennbaren auslösenden Faktor auftreten.

Diagnose

Patienten mit Myxödemkoma weisen alle Symptome des fortgeschrittenen Hypothyreoidismus auf. Darüber hinaus sind die Patienten verwirrt oder bewußtlos, hypotherm und hypotensiv.

Die typischen Symptome sind in der folgenden Übersicht zusammengestellt.

Symptome eines Myxödemkomas

Bewußtseinsveränderung bis zum Koma
wächserne, teigige, trockene, rauhe Haut
Myxödemgesicht (Lidödem, Haarausfall)
Hypothermie
Hypoglykämie
Bradykardie und Hypotension
EKG-Veränderungen (u. a. Niedervoltage)
Magen-Darm-Atonie (u. a. Obstipation, Ileus)
Blasenatonie
Pleuraerguß, Perikarderguß, Aszites

Die Diagnose eines Myxödemkomas wird aufgrund der charakteristischen klinischen Symptome bei einem Patienten mit Hypothyreoidismus gestellt.

Laborchemisch wird ein Hypothyreoidismus durch den Nachweis einer erniedrigten Gesamt-T_4-Konzentration im Blut und die Bestimmung der Thyroxinbindungskapazität von thyroxinbindendem Globulin (TBG) oder die direkte Messung des freien T_4 (FT_4) gesichert. Eine erniedrigte Gesamt-T_4-Konzentration allein kann auch durch TBG-Mangel, ein nephrotisches Syndrom, eine dekompensierte Leberzirrhose bedingt sein. Bei Patienten mit Myxödemkoma liegt der FT_4-Test in der Regel unter der Hälfte der unteren Normgrenze für diese Bestimmung.

Niedrigere FT_4-Werte kommen auch beim sog. „sick euthyroid syndrome" vor. Hier ist die T_4-Konzentration (Gesamt-T_4 und FT_4) erniedrigt. Das Serum-TSH ist nicht erhöht. Für diese Konstellation werden Substanzen verantwortlich gemacht, die die Bindung der Schilddrüsenhormone an das Trägerprotein verringern. Das „sick euthyroid syndrome" kommt bei verschiedenen schweren Erkrankungen vor: diabetische Ketoazidose, Myokardinfarkt, Lebererkrankungen, Karzinome und Nierenversagen (Chopra et al. 1979; Slag et al. 1981; Kaplan et al. 1982).

Bei der primären Hypothyreose besteht gleichzeitig ein erhöhter TSH-Spiegel im Blut. Beim sekundären Hypothyreoidismus besteht ein erniedrigter TSH-Spiegel. Eine Hypophysenvorderlappeninsuffizienz und ein TRH-Ausfall können durch den TRH-Stimulationstest differenziert werden. Für die Therapie des Myxödemkomas ist dies jedoch ohne Bedeutung.

Die Laboruntersuchung sollte neben den Schilddrüsenfunktionstesten eine Serumkortisolbestimmung beinhalten.

Differentialdiagnose

Hypothermie, Hypotension, Hypoglykämie, Hypoventilation bestehen bei vielen
schweren Erkrankungen. In der Regel erlauben jedoch die Vorgeschichte und der
charakteristische Aspekt des Myxödemgesichts die Diagnose.

Therapie

Der Schweregrad der Erkrankung erfordert eine sofortige Therapie, bevor die La-
boranalyse einen Hypothyreoidismus bestätigen kann. Sie besteht in der Therapie
der Ateminsuffizienz, der Hypoglykämie, der Hyponatriämie, der Hypothermie,
der Hypotension und in der Gabe von Schilddrüsenhormon und Hydrokortison
(s. folgende Übersicht).

Behandlung des Myxödemkomas

Beatmung, wenn Hypoventilation besteht
Glukosegabe bei Hypoglykämie
Wasserrestriktion oder Infusion hypertoner Salzlösung bei Hyponatriämie
Erwärmen bei Hypothermie
Gabe von Schilddrüsenhormon
Gabe von Hydrokortison
Behandlung von Infektionen o. a. Begleiterkrankungen

Das Monitoring soll zentralnervösen Druck und kontinuierliche Temperaturmessung mit einer Temperatursonde einschließen.

Hypoventilation

Eine Blutgasbestimmung muß erfolgen, um eine Hypoventilation auszuschließen. Ist eine Hypoventilation klinisch erkennbar, müssen Intubation und
Beatmung sofort erfolgen. Dabei muß die bestehende Hyperkapnie langsam beseitigt werden, um die Hypotension nicht zu verstärken (s. Kap. „Mechanische
Ventilation", S. 132).

Hypoglykämie

Da häufig eine Hypoglykämie besteht, sollten sofort – vor dem Ergebnis einer
Blutzuckerbestimmung – 50 ml 50%ige Glukose i.v. gegeben werden. In der Folge sollten die Blutzuckerspiegel durch Glukoseinfusionen bei etwa 200 mg/l gehalten werden.

Hyponatriämie

Die Behandlung besteht in der Restriktion freien Wassers, bei Serumnatriumkonzentrationen unter 110 mmol/l in der Gabe hypertoner Salzlösungen und eines

Schleifendiuretikums (Ayns et al. 1982; s. Kap. „Wasser- und Elektrolythaushalt", S. 109).

Hypothermie

Die Hyperthermie resultiert aus einem verminderten Grundumsatz, sie ist mit einer Reduktion des Herzzeitvolumens und einer erhöhten Arrhythmiebereitschaft des Herzens verbunden. Der Blutdruck steigt anfangs und fällt dann kontinuierlich ab. Das EKG zeigt zuerst eine Sinusbradykardie, dann eine negative T-Welle, unter 33 °C eine I-Welle am absteigenden Schenkel des QRS-Komplexes. Bei Temperaturen um 28 °C ist die Gefahr des Kammerflimmerns hoch.

Im Gegensatz zur Hypothermie bei Kälteexposition sollten beim Patienten mit Myxödemkoma aktive Maßnahmen zur Anwärmung der Körpertemperatur vermieden werden, da sie den Sauerstoffverbrauch erhöhen und eine periphere Vasodilatation mit Kreislaufversagen auslösen können. Der Patient sollte in einem warmen Raum mit mehreren Decken zugedeckt werden. Aktiv sollte die Körpertemperatur nur dann angehoben werden, wenn bei schwerer Hypothermie die Gefahr eines Kammerflimmerns droht. In diesem Fall sollte die Kerntemperatur um jeweils 1/2 °C/h bis auf 31 °C angehoben werden (Emerson 1985).

Hypotension

Die Hypotension bei Myxödemkoma besteht aufgrund der Hypothermie, möglicherweise trägt eine verminderte Nebennierenfunktion dazu bei. Einem Anstieg der Körpertemperatur folgt in der Regel auch ein Anstieg des Blutdrucks. Bei Ausfall der Hypophyse oder des Hypothalamus ist in jedem Fall eine Kortikosteroidsubstitution erforderlich. Auch beim primären Hypothyreoidismus geht man von einer verminderten Funktion der Nebenniere aus. Deshalb sollten sofort 100 mg Hydrokortison i.v. und weitere 200 mg Hydrokortison über die nächsten 24 h gegeben werden. Diese Dosis kann in den folgenden Tagen reduziert werden. Kortikosteroide sollten auch gegeben werden, wenn eine Hypotension nicht besteht.

Auf Vasokonstriktoren und positiv-inotrope Substanzen (β-Mimetika, Digitalis) sprechen Patienten im Myxödemkoma schlecht an, andererseits sind Nebenwirkungen häufig. Diese Medikamente sollten deshalb bei der Behandlung des Myxödemkomas mit Zurückhaltung eingesetzt werden.

Gabe von Schilddrüsenhormonen

Bei unkompliziertem Hypothyreoidismus wird die Behandlung mit Schilddrüsenhormonen mit kleinen Dosen einschleichend begonnen. Eine rasche Substitution kann eine Angina pectoris oder einen Myokardinfarkt verursachen, wenn gleichzeitig eine koronare Herzkrankheit besteht. Beim Myxödemkoma überwiegen jedoch die Gefahren durch Fortbestehen des Komas, so daß man diese Komplikationsmöglichkeiten in Kauf nehmen muß. Eine Subsitution mit hohen Dosen verbessert die Überlebenschancen (Nickerson et al. 1960; Catz u. Russell 1961; Holvey et al. 1964).

Meist wird T_4 gegeben. Für die Gabe von T_4 sprechen die gleichmäßigeren Serum-T_3-Spiegel und die geringeren kardialen Nebenwirkungen, für T_3 spricht die rasche Bioverfügbarkeit. Eine Überlegenheit eines der Präparate in bezug auf die Mortalität des Myxödemkomas ist nicht belegt.

T_4 sollte in einer Dosis von 200–500 µg i.v. gegeben werden, sobald die Diagnose Myxödemkoma gestellt ist. Die höhere Dosis sollte bei tiefem Koma, schwerer Hypotension oder schwerer Hypothermie verabreicht werden. Ein Beginn mit kleineren Dosen von Schilddrüsenhormonen ist nur dann gerechtfertigt, wenn die Patienten normoton und normotherm sind und eine andere Erklärung für ihren komatösen Zustand besteht, etwa ein Schädel-Hirn-Trauma oder die Einnahme von Sedativa. Diese Patienten sollten beatmet werden und die Hormontherapie mit 50-mg-Dosen T_4 begonnen werden (Emerson 1985).

Bei der Gabe von T_3 werden in schweren Fällen 100 µg per infusionem über 12 h verabreicht.

Ist ein intravenös verabreichtes Präparat nicht vorrätig, so sollte durch seine Beschaffung der Therapiebeginn nicht verzögert werden. In diesem Fall wird das Schilddrüsenhormon über die Magensonde zugeführt. Dabei ist allerdings zu berücksichtigen, daß der Gastrointestinaltrakt in der Regel atonisch ist und daß selbst ohne Magen-Darm-Atonie nur rund 50% des oral zugeführten T_4 resorbiert werden.

Ein Therapieerfolg tritt in der Regel 6–24 h nach der ersten Dosis ein. Bleiben die Bewußtseinslage, der Blutdruck und die Temperatur während der ersten 6–12 h unverändert, so sollte zusätzliches T_4 bis zur Gesamtdosis von 500 µg in 24 h verabreicht werden. Die weiteren täglichen Dosen sollten bei intravenöser Gabe 50–100 µg, bei oraler Gabe 100 µg T_4 nicht überschreiten, es sei denn, die Bewußtseinslage verschlechtert sich wieder. Herz und Kreislauf müssen auch weiterhin sorgfältig überwacht werden. Beim Auftreten von Zeichen einer myokardialen Ischämie muß die T_4-Dosis vorsichtig reduziert werden (Emerson 1985).

Literatur

Komata bei Störungen des Kohlenhydratstoffwechsels

Albrink MJ, Hold PM, Man EB et al. (1955) The displacement of serum water by the lipids and hyperlipemic serum; a new method for the rapid determination of serum water. J Clin Invest 34:1483

Arieff AI, Carroll HJ (1974) Cerebral edema and depression of sensorium in nonketotic hyperosmolar coma. Diabetes 23:525

Arieff AI, Kleeman CR (1974) Cerebral edema in diabetic comas: II. Effects of hyperosmolality, hyperglycemia and insulin in diabetic rabbits. J Clin Endocrinol Metab 38:1057

Arky RA, Freinkel N (1969) Hypoglycemic action of alcohol. In: Sardesai VM (ed) Biochemical and clinical aspects of alcohol metabolism. Thomas, Springfield/Ill

Berger W, Gries FA, Koschinsky TH, Toeller M (1984) Diabetes mellitus. In: Siegenthaler W, Kaufmann W, Hornbostel H, Waller HD (Hrsg) Lehrbuch der inneren Medizin. Thieme, Stuttgart New York

Bradley RF (1965) Treatment of diabetic ketoacidosis and coma. Med Clin North Am 49:961

Bradley RF, Bryfogle JW (1956) Survival of diabetic patients after myocardial infarction. Am J Med 20:207

Bradley RF, Rees SB (1963) Water, electrolytes and hydrogen ion abnormalities in diabetes mellitus. In: Bland JH (ed) Clinical metabolism of body water and electrolytes. Saunders, Philadelphia, pp 431

Chernow B (1984) Hormonal and metabolic considerations in critical care medicine. In: Shoemaker W, Thompson WL, Holbrook PR (eds) Textbook of critical care. Saunders, Philadelphia London Toronto Mexiko City Rio de Janeiro Sydney Tokyo

Clements RS Jr, Vourganti B (1978) Fatal diabetic ketoacidosis: Major causes and approaches to their prevention. Diabetes Care 1:314

Cohen AS, Vance VK, Runyan JW Jr et al. (1960) Diabetic acidosis: an evaluation of the cause, course and therapy of 73 cases. Ann Intern Med 52:55

Daniels JC, Chakroverty S, Barron KD (1969) Anacidotic hyperglycemia and focal seizures. Arch Intern Med 124:701

Foster DW, McGarry JD (1983) The metabolic derangements and treatment of diabetic ketoacidosis. N Engl J Med 309:159

Gries FA, Berchtold P, Puyn U et al. (1987) Diabetes mellitus. In: Krück F, Kaufmann W, Bünte H, Gladtke E, Tölle R (Hrsg) Therapie-Handbuch. Urban & Schwarzenberg, München Wien Baltimore

Katz MA (1973) Hyperglycemia-induced hyponatremia: calculations of expected serum sodium depression. N Engl J Med 289:843

Keller U, Berger W (1980) Prevention of hypophosphatemia by phosphate infusion during treatment of diabetic ketoacidosis and hyperosmolar coma. Diabetes 29:87

Kleinberger G (1982) Intensivtherapie bei schweren endogenen Stoffwechselstörungen. In: Benzer H, Frey R, Hügin W, Mayrhofer O (Hrsg) Anästhesiologie, Intensivmedizin und Reanimation. Springer, Berlin Heidelberg New York

Maccario M, Messis CP (1969) Cerebral edema complicating treated nonketotic hyperglycemia. Lancet II:352

Miles JM, Rizza RA, Haymond MW et al. (1980) Effects of acute insulin deficiency on glucose and ketone body turnover in man: evidence for the primacy of overproduction of glucose and ketone bodies in the genesis of diabetic ketoacidosis. Diabetes 29:926

Morris L, Murphy M, Kitabchi A (1986) Bicarbonate therapy in severe diabetic ketoacidosis. Ann Int Med 105:836

Paton RC (1981) Haemostatic changes in diabetic coma. Diabetologia 21:172

Petrides P, Weiss L, Löffler G, Wieland OH (1985) Diabetis mellitus. Urban & Schwarzenberg, München Wien Baltimore

Rossini AA, Mordes JP (1985) The diabetic comas. In: Rippe JM, Irwin RS, Alpert JS, Dalen JE (eds) Intensive care medicine. Little, Brown, Boston Toronto

Wilson HK, Keuer SP, Lea AS et al. (1982) Phosphate therapy in diabetic ketoacidosis. Arch Intern Med 142:517

Trauma und chirurgischer Eingriff bei chronischer Steroidtherapie

Amatruda TT Jr, Hollingsworth DR, D'Espo ND et al. (1960) A study of the mechanism of the steroid withdrawal syndrome. Evidence for integrity of the hypothalamic-pituitary-adrenalsystem. J Clin Endocrinol Metab 20:339

Aronin N (1985) Approach to the acutely ill patient on chronic steroid therapy. In: Rippe JM, Irwin RS, Alpert JS, Dalen JE (eds) Intensive care medicine. Little, Brown, Boston Toronto

Graber AJ, Ney RJ, Nicholson WE et al. (1965) Natural history of pituitary-adrenal recovery following long-term suppression with corticosteroids. J Clin Endocrinol Metab 25:11

Hayduk K (1987) Steroidtherapie. In: Krück F, Kaufmann W, Bünte H, Gladtke E, Tölle R (Hrsg) Therapiehandbuch. Urban & Schwarzenberg, München Wien Baltimore

Kaiser H (1977) Cortisonderivate in der Klinik und Praxis. Thieme, Stuttgart

Kaufmann W, Winkelmann W (1982) Erkrankungen der Nebennieren und Therapie mit Kortikosteroiden. In: Losse H, Gerlach V, Wetzel E (Hrsg) Rationelle Therapie in der inneren Medizin. Thieme, Stuttgart

Kehlet H, Binder C (1973a) Value of an ACTH test in assessing hypothalamic-pituitary-adrenocortical function in glucocorticoidtreated patients. Br J Med I:147

Kehlet H, Binder C (1973b) Alteration in distribution volume and biological half-life of cortisol during major surgery. J Clin Endocrinol Metab 36:330

Kehlet H, Binder C (1973c) Adrenocortical function and clinical course during and after surgery in unsupplemented glucocorticoid-treated patients. Br J Anaesth 45:1043

Millar RA (1985) Pituitary and adrenal glands in relation to anaesthesia. In: Gray TC, Nunn JF, Utting JE (eds) General anaesthesia. Butterworths, London Boston Singapore Sidney Wollington Duban Toronto

Oyama T (1973) Anesthetic management of endocrine disease. Springer, Berlin Heidelberg New York

Plumpton FS, Besser GM, Cole PV (1969) Corticosteroid treatment and surgery. 2. The management of steroid cover. Anästhesia 24:12

Streck WF, Lockwood DH (1979) Pituitary-adrenal recovery following short term suppression with corticosteroids. Am J Med 66:910

Addison-Krise

Besser GM, Cullen DR, Irvine WJ et al. (1971) Immunoreactive corticotropin levels in adrenocortical insufficiency. Br Med J I:374

Blizzard RM, Chee D, Davis E (1967) The incidence of adrenal and other antibodies in sera of patients with idiopathic adrenal insufficiency (Addison's disease). Clin Exp Immunol 2:19

Dluhy RG, Himathongkam T, Greenfield M (1974) Rapid ACTH-test with plasmaaldosteron levels: improved diagnostic discrimination. Ann Intern Med 80:693

Irvine WJ, Barnes EW (1975) Addison's disease, ovarian failure and hypoparathyroidism. Clin Endocrinol Metab 4:379

Longcope C (1985) Hypoadrenal crisis. In: Rippe JM, Irwin RS, Alpert JS, Dalen JE (eds) Intensive care medicine. Little, Brown, Boston Toronto

Nerup J (1974) Addison's disease – serological studies. Acta Endocrinol 76:142

Sheridan P, Mattingly D (1975) Simultaneous investigations and treatment of suspected adrenal insufficiency. Lancet II:676

Stumpe KO (1987) Nebennierenrindeninsuffizienz. In: Krück F, Kaufmann W, Bünte H, Gladtke E, Tölle R (Hrsg) THerapie-Handbuch. Urban & Schwarzenberg, München Wien Baltimore

Vetter H (1984) Nebennieren. In: Siegenthaler W, Kaufmann W, Hornborstel H, Waller HD (Hrsg) Lehrbuch der inneren Medizin. Thieme, Stuttgart New York

Hyperthyreote Krise

Althoff PH, Neubauer M, Schöffling K (1977) Die hyperthyreoten Krisen – Klinik und Therapie. Notfallmedizin 3:11

Anaissie E, Tohme JF (1985) Reserpine in propranolol-resistant thyroid storm. Arch Intern Med 145:2248

Bay V, Engel U (1980) Komplikationen bei Schilddrüsenoperationen. Chirurg 51:91

Bhasin S, Wallace W, Lawrence JB et al. (1981) Sudden death associated with thyroid hormon abuse. Am J Med 71:887

Bolte HD (1979) Herzrhythmusstörungen. In: Bolte HD (Hrsg) Therapie mit Beta-Rezeptorenblockern. Springer, Berlin Heidelberg New York

Braverman LE, Chiovato L (1985) Thyroid storm. In: Rippe JM, Irwin RS, Alpert JS, Dalen JE (eds) Intensiv care medicine. Little, Brown, Boston Toronto

Brooks MH, Waldstein SS (1980) Free thyroxine concentrations in thyroid storm. Ann Intern Med 93:694

Brooks MH, Waldstein SS, Bronsky D et al. (1975) Serum triiodothyronine concentrations in thyroid storm. J Clin Endocrinol Metab 40:339

Chopra IJ, Solomon DH, Teco GNC et al. (1980) Inhibition of hepatic outer ring monodeiodination of thyroxine and 3,3',5'-triiodothyronine by sodium salicylate. Endocrinology 106:1728

Croxon MS, Hall TD, Nicoloff JT et al. (1977) Combination drug therapy for treatment of hyperthyroid Graves' disease. J Clin Endocrinol Metab 45:623

Derksen RH, van de Wiel A, Poortman J, der Kinderen PJ, Kater L (1984) Plasma-exchange in the treatment of severe thyrotoxicosis in pregnancy. Eur J Obstet Gynecol Reprod Biol 18:139

Emrich D, Freyschmidt P, Bay et al. (1977) Therapie der diffusen Schilddrüsenüberfunktion. Ergebnisse der Arbeitstagung der Sektion Schilddrüse der Deutschen Gesellschaft für Endokrinologie (am 2. u. 3.12.1976, Göttingen). Dtsch Med Wochenschr 102:1261

Feely J, Forrest A, Gunn A et al. (1980) Propranolol dosage in thyrotoxicosis. J Clin Endocrinol Metab 51:658

Fradkin JE, Wolff J (1983) Jodine-induced thyreotoxicosis. Medicine 62:1

Gallagher TF, Hellmann L, Findelstein J, Yoshida K, Waitzmann ED (1972) Hyperthyroidism and cortisol secretion in man. J Clin Endocrinol 34:919

Geffner DL, Azukizawa M, Hershman JM (1975) Propylthiouracil blocks extrathyroidal conversion of thyroxine to triiodothyronine. J Clin Invest 55:224

Heberling HJ, Heilman W, Heintze M, Gauer J, Lohmann D (1981) Erste Erfahrungen mit der Lithiumkurzzeittherapie bei schwerer Thyreotoxikose. Z Gesamte Inn Med 36:704

Hedman I, Tisell LE (1985) Life-threatening hypercalcemia in a case of thyrotoxicosis: clinical features and management. A case report. Acta Chir Scand 151:487

Herrmann J, Kruskemper HL, Grosser KD et al. (1971) Peritonealdialyse in der Behandlung der thyreotoxischen Krise. Dtsch Med Wochenschr 96:742

Hintze G, Lepsien G, Becker HD, Koebberling J (1985) Die subtotale Schilddrüsenresektion bei schwerer, jodinduzierter Hyperthyreose. Chirurg 56:594

Ikram H (1977) Haemodynamic effects of beta-adrenergic blockade in hyperthyroid patients with and without heart failure. Br Med J I:1505

Larsen PR (1972) Salicylate-induced increases in free triiodothyronine in human serum. J Clin Invest 51:1125

McDermott MT, Kidd GS, Dodson LE Jr, Hofeldt FD (1983) Radioiodine-induced thyroid storm. Case report and literature review. Am J Med 75:353

Mackin JF, Canary JJ, Pittman CS (1974) Thyroid storm and its management. N Engl J Med 291:1396

McCallum GT (1971) Thyroid crisis today. Ann Surg 37:521

Ogriseg M, Fill H, Kirchmair W, Stuehlinger W (1981) Plasmafiltrationsbehandlung einer thyreotoxischen Krise. Schweiz Med Wochenschr 111:592

Perrild H, Molholm-Hansen J, Skovsted L et al. (1983) Different effects of propranolol, alprenolol, sotalol, atenolol and metoprolol on serum T_3 and serum rT_3 in hyperthyroidism. Clin Endocrinol 18:139

Peterson RF (1958) The influence of the thyroid on adrenal cortical function. J Clin Invest 37:736

Schulz F, Schifferdecker E, Althoff PH (1987) Jodinduzierte hyperthyreote Krisen. Fortschr Med 105:48

Tajiri J, Katsuya H, Kiyokawa T, Urata K, Okamoto K, Shimada T (1984) Successful treatment of thyrotoxic crisis with plasma exchange. Crit Care Med 12:536

Urbanic RC, Mazzaferri EL (1978) Thyrotoxic crisis and myxedema coma. Heart Lung 7:435

Usadel KH (1985) Zur Problematik jodinduzierter Hyperthyreose. Langenbecks Arch Chir 365:75

Verhoeven RP, Visser TJ, Docter R et al. (1977) Plasma thyroxine and 3,3',5'-triiodothyronine during beta-adrenergic blockade in hyperthyroidism. J Clin Endocrinol Metab 44:1002

Wartowsky L, Ransil BJ, Ingbar SH (1970) Inhibition by iodine of the release of thyroxine from the thyroid glands of patients with thyrotoxicosis. J Clin Invest 49:78

Wünsch C, Heberling HJ (1984) Ergebnisse der Lithiumbehandlung bei schwerer Hyperthyreose. Dtsch Z Verdau Stoffwechselkr 44:26

Hypothyreotes Koma

Ayns JC, Olivero JJ, Fromer JP (1982) Rapid correction of severe hyponatremia with intravenous hypertonic saline solution. Am J Med 72:43

Catz B, Russell S (1961) Myxedema, shock and coma: seven survival cases. Arch Intern Med 108:407

Chopra IJ, Solom DH, Hepner GW et al. (1979) Misleading low free thyroxine index and usefulness of reverse triiodothyronine measurement in nonthyroidal illnesses. Ann Intern Med 90:905

Emerson C (1985) Myxedema coma. In: Rippe JM, Irwin RS, Alpert JS, Dalen JE (eds) Intensive care medicine. Little, Brown, Boston Toronto

Holvey DN, Goodner CJ, Nicoloff JT et al. (1964) Treatment of myxedema coma with intravenous thyroxine. Arch Intern Med 113:89

Kaplan MM, Larsen RP, Crantz FR et al. (1982) Prevalence of abnormal thyroid function test results in patients with acute medical illnesses. Am J Med 72:9

Nickerson JF, Hill SR, McNeil JH et al. (1960) Fatal myxedema, with and without coma. Ann Intern Med 53:475

Renler JB (1978) Hypothermia: pathophysiology, clinical settings and management. Ann Intern Med 89:519

Slag MF, Morley JE, Elson MK et al. (1981) Hypothyroxinemia in critical patients as a predictor of high mortality. JAMA 245:43

Akutes Nierenversagen

W. F. List

Das akute Nierenversagen auf einer operativen Intensivstation ist eine gefürchtete Komplikation, die bisher fast immer tödlich verlief. In einer Übersichtsarbeit fand Cameron (1986) bei Sepsis als auslösende Ursache des Nierenversagens eine 70- bis 100%ige Mortalität der Patienten. Bei beatmeten Patienten mit Nierenversagen wurde eine Mortalität von 70–90% gefunden. Die Kombination von Sepsis, ARDS und akutem Nierenversagen galt bisher als die inkurable Trias mit 100%iger Mortalität. Aber auch das durch Polytrauma und Schock bedingte akute Nierenversagen endete fast immer tödlich, wenn gleichzeitig ein schweres Schädel-Hirn-Trauma mit Hirnödem vorhanden war.

Klinik und Verlauf

Nach einer typischen Intervallphase von wenigen Tagen können z. B. eine schwere Sepsis oder ein Schock eine drastische Verminderung der Harnausscheidung verursachen und zu einem Anstieg der harnpflichtigen Substanzen führen. Von oligurischem Nierenversagen spricht man bei einer Reduktion der täglichen Harnmenge unter 300 ml. Das nonoligurische Nierenversagen (High-output-Nierenversagen) zeigt normale Harnvolumina bei ansteigenden Harnstoff- und Kreatininwerten und eine deutliche Reduktion der Kreatininclearance. Eine Störung der Rückresorption im Tubulusbereich führt zu einer Konzentrationsunfähigkeit der Niere und damit zu hohen Harnvolumina. Als Anurie wird eine Harnmenge von weniger als 100 ml/Tag bezeichnet.

Das akute Nierenversagen ist häufig mit einem Hyperkatabolismus kombiniert und fast immer reversibel, wenn die Ursachen für das Entstehen ausgeschaltet und das Intervall durch ein effektives Clearanceverfahren überbrückt werden kann. Das Wiedereinsetzen der Nierenfunktion innerhalb von wenigen Tagen bis mehreren Wochen geht fast immer mit einer polyurischen Phase einher, in der es trotz hoher Harnmengen (4–6 l/Tag) durch die zu geringe Clearanceleistung der Niere zu einem weiteren Anstieg der Harnstoff- und Kreatininwerte kommen kann. In dieser Phase besteht die Notwendigkeit der Zufuhr großer Flüssigkeitsmengen bei exakter Bilanzierung. Die Anwendung künstlicher Blutreinigungsverfahren kann in Abhängigkeit von Kreatinin- und Harnstoffwerten weiterhin intermittierend notwendig sein. Die Normalisierung der Nierenfunktion erfolgt nach Tagen bis Wochen durch Rückkehr der Konzentrationsfähigkeit der Nieren.

Bei Oligoanurie ist es günstig, den Katheter zu entfernen, täglich einmal zu katheterisieren, die Harnmenge zu registrieren und ein Antibiotikum, z. B. Neomycin 20 ml, zu instillieren. Bei Wiedereinsetzen der Nierenfunktion muß der Dauerkatheter zur exakten Bilanzierung wieder gesetzt werden.

Symptomatik

ZNS

Kopfschmerzen, Krämpfe und Koma durch Hirnödem sowie Übelkeit und Erbrechen.

Herz/Kreislauf

Rhythmusstörungen, Herzinsuffizienz, Perikarditis bis zum Herzstillstand sowie Hypertonus oder aber Zeichen anhaltenden Schocks.

Atmung

„fluid lung", Hyperventilation, Lungenödem.

Magen-Darm-Trakt

Erbrechen, Diarrhö, Blutungen, evtl. Peritonitis und Ileus.

Muskulatur

Muskelkrämpfe und Lähmungen.

Diagnostik und Labor

Sonographie und Computertomographie haben sich zum Ausschluß von Nierenverletzungen u. a. extrarenalen Ursachen bewährt. Beim akuten Nierenversagen wird meist eine Vergrößerung beider Nieren beobachtet. Der zentrale Venendruck, gemessen über den Kavakatheter, und der pulmonalkapilläre Gewebsdruck, gemessen über den Pulmonaliskatheter, haben sich zur Optimierung der Flüssigkeitstherapie bewährt. Der ZVD und der pulmonalkapilläre Gewebsdruck dienen zum Ausschluß eines Rückwärtsversagens des Herzens als Differentialdiagnose zur Flüssigkeitsüberladung beim akuten Nierenversagen. Eine exakte tägliche Flüssigkeitsbilanz mit Stundenharnmengen ist Voraussetzung für die effiziente Therapie. Die Messung der Harnosmolarität sowie der Blutosmolarität läßt bei iso- oder hypoosmolaren Harnwerten, bei Kreatininanstieg über 2 mg/dl und bei Harnstoffanstieg über 50 mg/dl auch bei ausreichenden Harnmengen ein beginnendes akutes Nierenversagen vermuten. Die Messung der Kreatininclearance im Harn sichert bei Werten unter 30 ml/min die Diagnose. Die exakte, mehrmals täglich durchgeführte Elektrolytkontrolle, v. a. von Kalium und Natrium, Kreatinin- und Harnstoffwerten, sowie die Sichtüberwachung des EKG, laufende Blutdruckkontrolle und eine exakte tägliche Gewichtskontrolle sind intensivmedizinische Notwendigkeiten.

Kausale Genese des akuten Nierenversagens

Prärenal durch Verminderung der Perfusion bei Schock verschiedener Genese (z. B. Polytrauma oder schwere Verbrennung), Dehydratation und Thrombosen.
Renal durch direkte Toxizität bei Sepsis, Giften und Antibiotika sowie Hämolyse, z. B. Crushsyndrom, akute Pankreatitis oder Eklampsie.
Postrenal durch Refluxnephritis und Abflußhindernisse.

Das akute Nierenversagen beim Intensivpatienten ist meist prärenal oder renal – oder durch eine Kombination aus beiden – bedingt.

Pathophysiologie
Folgende Erkrankungen können die auslösende Ursache eines akuten Nierenversagens sein: akute Tubulusnekrose (durch Toxine), Papillennekrose (bei Pyelonephritis), Glomerulonephritis, interstitielle Nephritis oder Rindenschwellung bzw. Rindennekrose.

Therapie bei beginnendem und manifestem Nierenversagen

1) Flüssigkeitsoptimierung durch Zufuhr von kreislaufwirksamen Plasmaexpandern sowie freier Flüssigkeit (Ringer-Laktat, 5% Dextrose) entsprechend dem zentralen Venendruck und dem pulmonalkapillären Gewebsdruck.
2) Dopamin 2–4 µg/kg KG zur Verbesserung der Nierendurchblutung.
3) Mannit 20%ig, 2mal 125 ml, wenn keine Überwässerung vorliegt, sonst Furosemid in Einzeldosen von 20 mg bis 250 mg/24 h.
4) Bei weiter ansteigenden Kreatinin- und Harnstoffwerten Reduzierung der medikamentösen Therapie.
5) Clearanceverfahren bei Serumwerten von Kreatinin über 3 mg/dl, Harnstoff über 150 mg/dl und Kreatininclearance im Harn unter 30 mg/l bei vorher nierengesunden Patienten, bzw. eine Verdoppelung der Werte bei schon vorheriger Einschränkung der Nierenfunktion.

Clearanceverfahren

Peritonealdialyse

Die Peritonealdialyse ist das älteste Blutreinigungsverfahren. Durch Einstechen eines großlumigen Katheters in die Peritonealhöhle kann 500–1 000 ml Dialyseflüssigkeit 10- bis 15mal/24 h eingebracht werden und nach einer Äquilibrierphase wieder abgelassen werden. Das Peritoneum fungiert als semipermeable Membran zur Blutreinigung. Größere Flüssigkeitsmengen werden wegen der Atemeinschränkung meist nicht vertragen. Die Peritonealdialyse bedarf keiner Heparinisierung und keines Gefäßzugangs, sie hat aber den Nachteil, daß sie wenig effektiv ist und Kreatinin und Harnstoff zumeist weiter steigen. Eine aseptische Peritonitis und deutliche Proteinverluste sind negative Folgen, die bereits nach wenigen Tagen auftreten.

Hämodialyse

Diese ist v.a. bei chronischem Nierenversagen indiziert und zeichnet sich durch hohe Effektivität aus. Nachteilig ist die durch Heparinisierung bedingte hohe Blutungsgefahr. Durch Diffusion, Osmose und Konvektion werden dem Organismus über eine semipermeable Membran Wasser, Mineralsalze, harnpflichtige Substanzen, Harnsäure, nichtproteingebundene Toxine, evtl. auch freies Myoglobin und Hämoglobin entzogen. Die kardiovaskuläre Instabilität während der Dialyse, die Flüssigkeits- und Medikamentenrestriktion in der Intervallphase sowie die starken Elektrolytschwankungen sind für den Patienten mit akutem Nierenversagen nachteilig.

Bei der Hämodialyse ist der Blutkreislauf vom Dialysatkreislauf durch eine semipermeable Polymermembran getrennt (Abb. 1). Im Gegenstromverfahren werden durch Diffusion und Osmose aufgrund von Konzentrationsunterschieden harnpflichtige Substanzen und Flüssigkeit abfiltriert. Durch den Einsatz verschiedener Filter bzw. verschiedener Dialysierflüssigkeiten können Stoff- und Flüssigkeitsaustausch in großen Bereichen variiert werden.

Hämofiltration

Dieses Blutreinigungsverfahren zeichnet sich durch seine große kardiovaskuläre Stabilität aus, darüber hinaus ermöglicht es innerhalb kurzer Zeit eine drastische Entwässerung bei „fluid lung" oder starker Überwässerung. Wegen der Einfachheit der Anwendung und des geringen apparativen und personellen Aufwands ist die Hämofiltration besonders an operativen Intensivstationen leicht durchzuführen.

Bei der Hämofiltration wird über ein Filter vom Blut ein Ultrafiltrat abgepreßt, das nach Festlegung des täglichen Flüssigkeitsdefizits durch eine Elektrolytlösung exakt ersetzt wird (Abb. 2). Durch eine Mikroprozessorsteuerung kann

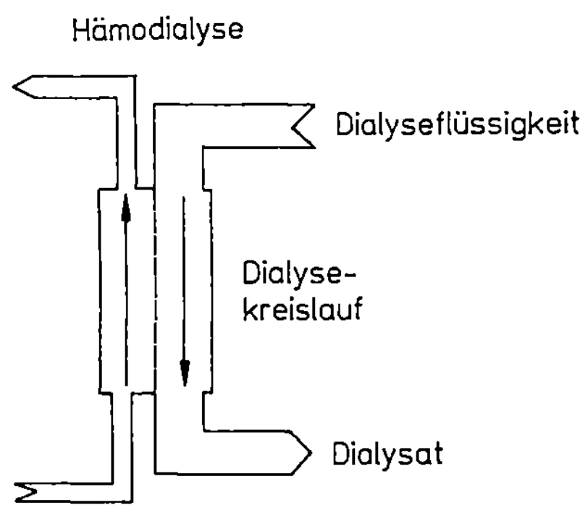

Abb. 1. Schematische Darstellung der Hämodialyse. (Aus Behrendt et al. 1983)

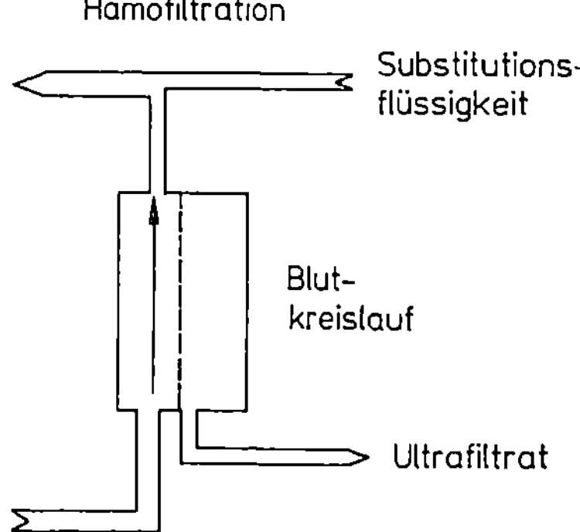

Abb. 2. Schematische Darstellung der Hämofiltration. (Aus Behrendt et al. 1983)

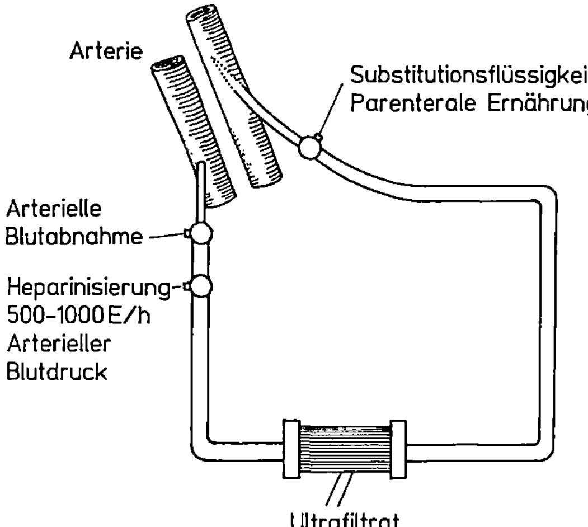

Abb. 3. Schema einer spontanen kontinuierlichen arteriovenösen Hämofiltration. (Aus Kramer et al. 1977)

der Flüssigkeitsersatz im rückgeführten Blut exakt der Ultrafiltratmenge angepaßt werden. Die Membranen, die die Hämofiltration über einen Druckgradienten ermöglichen, können aus Polysulfon, Polyacrylnitril-Na-Methylallylsulfonat (elektrisch geladen) sowie Cuprophane, Zellulosenitraten und Zelluloseacetaten (elektrochemisch inert) bestehen. Die Permeabilität der meisten derzeit benützten Hämofilter ist jener der glomerulären Filtration ähnlich, so daß niedermolekulare Substanzen im Ultrafilter ähnlich wie im glomerulären Filtrat erscheinen. Niedermolekulare Substanzen sind daher ähnlich filtrierbar wie das Kreatinin, die Kreatininclearance ist aus diesem Grunde ein guter Anhaltspunkt für die Clearance der meisten Medikamente.

Man unterscheidet kontinuierliche, über 24 h laufende arteriovenöse oder venovenöse Filtrationsverfahren (mit Pumpe) von einer intermittierenden maschinellen mikroprozessorgesteuerten Hämofiltration über mehrere Stunden (z. B. 6–10 h). Bei den kontinuierlichen Verfahren können arteriovenöse Katheter (A. femoralis, V. femoralis) eingesetzt werden, und die Hämofiltration kann mittels Blutdruckdifferenz selbst bei niederem arteriellem Blutdruck über 24 h Filtratmengen von 15–30 l erreichen (Abb. 3). Bei der venovenösen kontinuierlichen Hämofiltration werden mit 2lumigen Kathetern (seitliche und endständige Öffnungen) in der rechten und linken V. subclavia, der V. jugularis oder der V. femoralis sowie mittels Pumpe Ultrafiltratmengen von 100 ml/kg KG/h und mehr erreicht. Während zu Beginn eines kontinuierlichen, nicht maschinengestützten Hämofiltrationsverfahrens zumeist hohe Filtratmengen erreicht werden, wird mit zunehmender Dauer Fibrin im Filtratbereich abgelagert, was zu einem Abnehmen der Filtratmenge führt, so daß im Mittel weniger als 15 l/Tag resultieren. Bei katabolen Patienten reicht diese Filtratmenge jedoch nicht aus, um eine Senkung der harnpflichtigen Substanzen im Plasma zu erreichen. Bei hohem Flow durch Verwendung von Pumpen und bei entsprechender Heparinisierung können über 24 h jedoch zwischen 25–40 l Filtrat ohne Belastung für den Patienten geschafft werden. Die intermittierende maschinelle Hämofiltration sollte ebenfalls entweder venovenös über Doppellumenkatheter oder arteriovenös über einen Scribner-Shunt mittels mikroprozessorgesteuerter Pumpe über 6–8 h bei einem

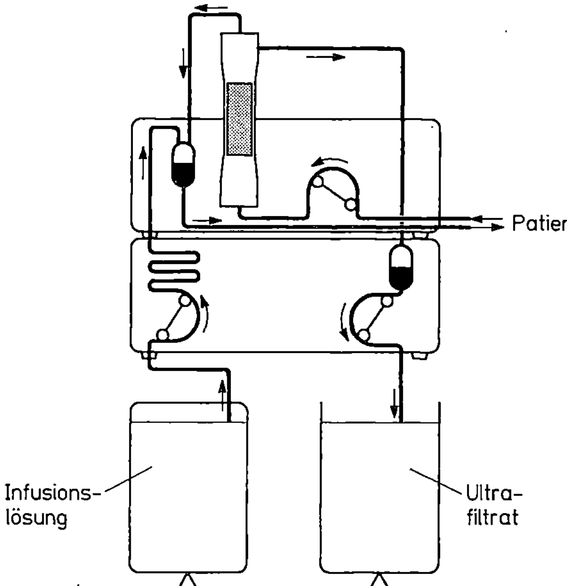

Abb. 4. Diagramm einer pumpenge-
triebenen Hämofiltration (Fa. Gam-
bro)

Blutflow von 100–200 ml/min so gesteuert werden, daß sie zwischen 24–48 l Ultrafiltrat erzielt (Abb. 4). Eine kürzere Zeitdauer der Hämofiltration birgt allerdings auch die Gefahr einer etwas größeren Instabilität des Kreislaufs, da bei
deutlicher Flüssigkeitsentnahme innerhalb kurzer Zeit größere Flüssigkeitsmengen aus dem Extrazellulärraum mobilisiert werden müssen, wobei die Mobilisierung aus den Geweben jedoch wesentlich langsamer vor sich geht.

Medikamentendosierung

Während es ausreichend Literatur hinsichtlich der Dosierung von Medikamenten
bei chronischem Nierenversagen gibt, sind nur wenige Informationen bezüglich
der Pharmakokinetik bei kontinuierlichen Hämofiltrationsverfahren vorhanden.
Bei gut funktionierender kontinuierlicher Hämofiltration sollten daher die Medikamente so angewendet werden, daß eine Mehrfachdosierung wie bei normaler
Nierenfunktion dem Patienten verabreicht wird (Rumpf u. Kramer 1985). Durch
klinische Beobachtung sollten Zeichen der Überdosierung und evtl. mögliche toxische Effekte (z. B. bei Sedativa) ausgeschlossen werden. Falls möglich, sollten
Blutspiegel des Medikaments (z. B. Antibiotika oder Digitalisglykoside) bestimmt werden.

Bei intermittierenden Verfahren sollten die Dosen erst nach Ende der Hämofiltration oder Dialyse verabreicht werden. Faktoren, die für die Medikamenten-
ausscheidung eine Rolle spielen, sind:
a) Molekulargewicht (je kleiner um so besser),
b) Diffusion,
c) mögliche Bindung des Medikaments an die Membran (z. B. bei elektrisch geladenen Teilchen),
d) Grad der Plasmaproteinbindung,

e) Verteilungsvolumen und
f) Filtrationsrate.

Ampicilin, Clofibrat, Doxycyclin und Gentamycin zeigen eine deutliche Membranbindung und sollten daher bei kontinuierlicher Hämofiltration intermittierend mehrmals täglich angewendet werden (Rumpf u. Kramer 1985).

Bei effektiver Hämofiltration kann mit ca. zwei Drittel der normal verabreichten Dosis von Antibiotika, Sedativa u. a. ein effektiver Wirkspiegel gefunden werden (Krok et al. 1989).

Heparinisierung

Das Heparin wird extrakorporal, intermittierend oder kontinuierlich in Dosierungen zwischen 7 und 15000 E direkt vor das Hämofilter eingespritzt, um Fibrinablagerungen im Filter nach Möglichkeit zu vermeiden. Die Heparinisierung kann sich v. a. bei Patienten, die zu Gerinnungsstörungen neigen, und bei größeren offenen Wunden (Polytrauma, Zustand nach Laparotomie) ungünstig auswirken, obwohl die systemische Heparinwirkung relativ gering ist. Anstelle von unfraktioniertem Heparin kann auch niedermolekulares Heparin (LMW-Heparin) verabreicht werden, das die Blutungsneigung auch bei gefährdeten Patienten reduziert. Die Dosis von LMW-Heparin beträgt etwa 50% der bisher verabreichten unfraktionierten Heparinmenge. Die systemische Gerinnungskontrolle erfolgt mit dem Antifaktor-Xa-Test, wobei Werte von 0,2–0,4 E LMW-Heparin/ml als therapeutischer Bereich gelten.

Falls eine Heparinisierung überhaupt nicht möglich ist, kann evtl. Alprostadil (Prostin VR) als pulmonaler Vasodilatator und Thrombozytenaggregationshemmer zur Hämofiltration eingesetzt werden. Dies ist aber nur bei Patienten mit Thrombozytenwerten unter 100000 mm^3 erfolgreich. Die Nebenwirkungen mit gelegentlichem Flush, Hypotension, Bradykardie, Diarrhö und Fieber hängen im wesentlichen mit der pharmakologischen Wirkung der Prostaglandine zusammen.

Zugangswege

Für kurzzeitig notwendige Hämofiltrationen hat sich die Punktion von A. und V. femoralis ausgezeichnet bewährt. Es sollten möglichst großlumige, sog. Sheldon-Katheter angewandt werden, um hohe Blutflowraten (mehr als 150 ml/min) zu erzielen. Bei vermutlich länger notwendiger Hämofiltration ist die Punktion im Femoralisbereich wegen der Pflege des Patienten und der Möglichkeit der Diskonnektion ungünstig. Hier erweist sich die venovenöse Punktion der rechten und linken V. subclavia oder V. jugularis als günstiger. Am besten hat sich für die Hämofiltration ein Scribner-Shunt bewährt, der eine arteriovenöse Hämofiltration durch Zwischenschaltung des Filters mit ausreichenden Flußmengen ermöglicht. Die Gefahr der Diskonnektion ist beim Scribner-Shunt v. a. bei intermittierender Anwendung der Hämofiltration am geringsten.

Überwachung

Ein exaktes kardiovaskuläres Monitoring ist v. a. in der Anfangsphase der Hämofiltration angezeigt. Nur kleine Ungenauigkeiten können zur Hypovolämie mit

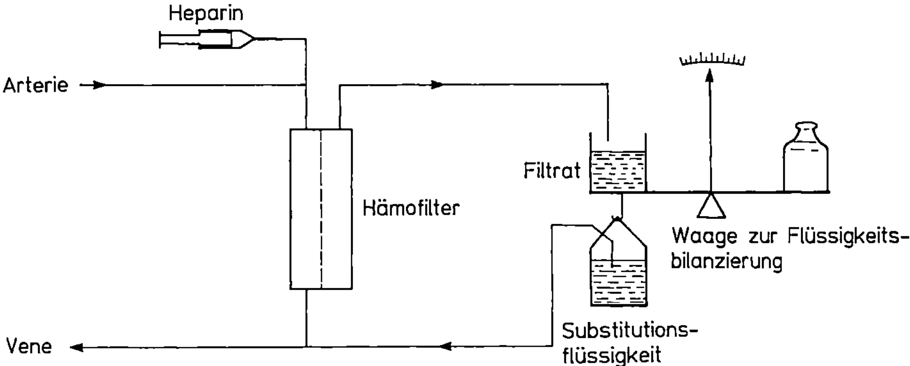

Abb. 5. Überwachung der arteriovenösen Hämofiltration. (Aus Behrendt et al. 1983)

Hypotonie führen, die sofort ausgeglichen werden müssen (Abb. 5). Blutgerin-
nungstests vom Patienten sind intermittierend besonders bei den ersten Hämofiltrationen durchzuführen, um den Grad der systemischen Heparinwirkung ken-
nenzulernen.

Nach beendeter intermittierender Hämofiltration bzw. mindestens 2mal in 12-
h-Abständen bei kontinuierlicher Hämofiltration sollten Elektrolytwerte, Harn-
stoff- und Kreatininwerte im Serum bestimmt werden. Ein Blutzuckertagesprofil
ist bei parenteraler Ernährung und Hämofiltration angezeigt, ebenso wie Trigly-
zerid- und Cholesterinwerte. Bei Wiedereinsetzen der Diurese ist auch die Kreatininclearance im Harn täglich festzustellen.

Parenterale Ernährung

Bei Anwendung von kontinuierlichen oder intermittierenden Hämofiltrationsverfahren ist wegen der ausgeglichenen täglichen Flüssigkeitsbilanz eine ausreichende Ernährung mit 1 500 ml/m^2 Flüssigkeit und eine dem Katabolismus angepaßte
Kalorienmenge möglich. Sie kann in Form von hochprozentiger Dextrose 20–
40%, Aminosäuren 1,5–2 g/kg KG und bei normalen oder gering erhöhten Tri-
glyzerid- und Cholesterinwerten auch von Fettemulsionen 1–2 g/kg KG verabreicht werden. Gerade die Möglichkeit der optimalen parenteralen Ernährung
und Flüssigkeitszufuhr bei hämofiltrierten Patienten sowie die Möglichkeit der
Verabreichung ausreichender Dosen von Antibiotika beim septischen Nierenversagen haben eine Reduktion des Katabolismus und eine erfolgreiche Bekämpfung der Sepsis nach gezielter Ausschaltung der Herde (z. B. Laparotomie) ermöglicht.

Fehler und Gefahren

Die kontinuierliche klinische Überwachung wird dafür zu sorgen haben, daß eine
Diskonnektion und damit Blutungen beim unruhigen Patienten nicht auftreten
können.

Die Heparinisierung erhöht die Gefahr von Blutungen, v. a. bei Gerinnungsstörungen, bei Polytrauma und frisch operierten Patienten. Die Anwendung von

niedermolekularem Heparin (Fragmin) oder Prostaglandin als Thrombozytenaggregationshemmer hat sich bei diesen Patienten bewährt. Durch zu geringe Heparinisierung kann es zur Verstopfung des Filters und zum Ansaugen der Pumpen kommen, was eine Auswechslung der Filterspule notwendig macht.

Bei zu schnellem Anfahren der Hämofiltration, v. a. aber bei einem Entzug von größeren Flüssigkeitsmengen können Hypovolämie, Hypotonie sowie andere Kreislaufstörungen auftreten. Der Wärmeverlust kann bei der einfachen kontinuierlichen, arteriovenösen Hämofiltration die erwünschte Abkühlung bei einem septisch fiebernden Patienten bringen, oder aber einen zu starken Wärmeverlust mit Kältezittern und erhöhtem Katabolismus auslösen. Intermittierend arbeitende maschinelle Verfahren haben zumeist die Möglichkeit der Aufwärmung der zugeführten Hämofiltrationsflüssigkeit.

Blutungskomplikationen können auch beim arteriellen Katheter, v. a. bei längerer Liegezeit auftreten. Auch von Durchblutungsstörungen der A. femoralis wurde berichtet und eine tägliche klinische Kontrolle oder eine Kontrolle mittels Dopplerultraschall empfohlen. Bei langer Liegezeit des arteriellen Katheters können auch arterielle Aneurysmen einen operativen Eingriff notwendig machen.

Der Verlust an Gerinnungssubstanzen muß mit Fresh-frozen-Plasma ausgeglichen werden, wenn eine Blutungstendenz auftritt oder die Gerinnungswerte pathologisch sind.

Das akute Nierenversagen, ausgelöst durch Sepsis, Polytrauma, ARDS, Leberversagen oder durch eine schwer nekrotisierende Pankreatitis, ist ein wesentlicher Faktor für den tödlichen Ausgang des Multiorganversagens. Seit der Einführung der kontinuierlichen bzw. intermittierenden Hämofiltration durch Kramer im Jahre 1977 konnte eine deutliche Verbesserung der Ergebnisse beim akuten Nierenversagen in Kombination mit anderen Organversagen erzielt werden. Die Möglichkeit der ausreichenden parenteralen Nahrungszufuhr und der Flüssigkeits-, Elektrolyt- und Medikamententherapie sowie der gezielten Antibiotikagabe hat die Mortalität beim Multiorganversagen (mehr als 2 Organe) unter 50% herabgesenkt. Beim stark überwässerten Patienten, bzw. beim akuten ARDS oder Lungenödem hat der einmalige Einsatz der Hämofiltration zu deutlich verbesserten Überlebenschancen der Patienten geführt.

Literatur

Behrendt W, Kalff G, Müller FW (Hrsg) (1983) Intensivmedizin und Organversagen. Karger, München (Reihe: Beiträge zur Intensiv- und Notfallmedizin, Bd 3)

Cameron JS (1986) Acute renal failure in the intensive care unit today. Intensive Care Med 12:64–70

Kramer P, Wigger W, Rieger H, Matthaei D, Scheler F (1977) Arteriovenous hemofiltration: A new and simple method for treatment of overhydrated patients, resistant to diuretics. Klin Wochenschr 55:1121

Krok U, Hoffmann W, Dehne H, Ellerbeck K, Lennartz W (1989) Dosisempfehlung von Pharmaka während kontinuierlicher Hämofiltration. Anaesthesist 38:225–232

Rumpf KW, Kramer P (1985) Drug dosage in patients on continuous arteriovenous hemofiltration. In: Kramer P (ed) Arteriovenous hemofiltration. Springer, Berlin Heidelberg New York Tokyo

Schrader J, Valentin R, Tönnis HJ et al. (1985) Low molecular weight heparin in hemodialysis and hemofiltration patients. Kidney Int 28:823–829

Akute Pankreatitis

A. Lorentz

Die entzündlichen Erkrankungen des Pankreas können in akute und chronische
Verlaufsformen eingeteilt werden (s. folgende Übersicht).

***Einteilung der entzündlichen Pankreaserkrankungen
in Anlehnung an die Klassifikation von Marseille 1984***
(Hotz 1987)

1) *Akute Pankreatitis:*
   - akute seröse Pankreatitis
   - akute hämorrhagisch-nekrotisierende Pankreatitis
   - schwere protrahierte akute Pankreatitis
     (mit Ausbildung von Pseudozysten, Pankreasabszeß und Pankreasfisteln)

2) *Chronische Pankreatitis:*
   - ohne Schmerzen mit geringer Insuffizienz („silent pancreatitis")
   - mit schwerer exokriner und endokriner Insuffizienz
   - mit therapiefraktären Schmerzen
   - mit Komplikationen (Pseudozyste, Abszeß, Aszites)

3) *Zustand nach Pankreasoperationen*
   (Pankreatektomie, Drainageoperation)

Die akute Pankreatitis ist eine Entzündung des Pankreas, deren Ursache vielfältig sein kann und deren Pathophysiologie nur teilweise geklärt ist. Die meisten Erkrankungen verlaufen gutartig. Ein Teil jedoch (etwa 20%) verläuft schwer, kann zu einer raschen Zustandsverschlechterung des Patienten führen und bedarf intensivmedizinischer und z. T. chirurgischer Maßnahmen. In den schwersten Fällen kann die Erkrankung innerhalb von 24 h zum Tode führen.
Die akute Pankreatitis heilt nach Beseitigung der Ursache aus.

Ätiologie

Die häufigsten Ursachen einer akuten Pankreatitis sind Gallenwegserkrankungen und chronischer Alkoholismus (mehr als 80% der Fälle; s. folgende Übersicht).

Ursachen der akuten Pankreatitis

Gallenwegserkrankungen

Alkoholismus

Hyperlipidämie

Hyperkalziämie

Trauma:
- stumpfes oder perforierendes Bauchtrauma
- Endoskopie, insbesondere retrograde Pankreatographie

Vaskulär:
- schwere Hypotension
- arterielle Embolie
- Periarteriitis nodosa

Verlegung des Pankreasausführungsgangs:
- Tumor
- Pancreas divisum
- Askarisbefall

Verlegung des Duodenums

Medikamente

Virusinfektionen

Vergiftungen

Familiär

Idiopathisch

Dabei herrschen im europäischen Raum die Gallenwegserkrankungen als Ursache vor, während in den USA der chronische Alkoholismus die häufigste Ursache ist.

Alkoholismus

Der ätiologische Zusammenhang ist gesichert, nicht jedoch der pathogenetische Mechanismus, der zu einer akuten Pankreatitis führt. Verantwortlich gemacht werden u. a. eine vermehrte Sekretion des exokrinen Pankreas durch eine vermehrte Magensaftsekretion, ein erhöhter Tonus des Sphincter Oddi und eine Eindickung des Pankreassekrets (Crist u. Cameron 1987).

Gallenwegserkrankungen

Gallensteine und entzündliche oder tumoröse Veränderungen an der Vater-Papille können zu einer biliären Pankreatitis führen. Bei Patienten, die innerhalb von 48 h nach Beginn der Pankreatitis operiert werden, werden in 75% der Fälle Gallensteine in der Vater-Ampulle gefunden. Noch häufiger werden Gallensteine im Stuhl von Patienten mit einer akuten Pankreatitis gefunden (Acosta et al. 1980).

Der Gallenstein kann den Hauptausführungsgang des Pankreas komprimieren oder – bei Patienten mit einer gemeinsamen Mündung der Gallenwege und des Pankreasgangs – verlegen und zu einem Rückstau bakteriell und chemisch veränderter Galle in das Pankreas mit einer vorzeitigen Aktivierung der Pankreasenzyme führen.

Entsprechend der Verteilung der Gallenwegserkrankungen handelt es sich bei der Mehrzahl der Patienten mit einer akuten biliären Pankreatitis um Frauen (60–70%).

Andere Ursachen

An metabolischen und endokrinen Ursachen kommen in Frage: Hyperlipidämie (v. a. Typ I, IV und V nach Frederickson), Hyperparathyreoidismus und Hyperkalziämie, Schwangerschaft und Wochenbett.

Eine postoperative Pankreatitis tritt am häufigsten nach chirurgischen Eingriffen am Pankreas, an den Gallenwegen, an Magen oder Duodenum auf, gelegentlich aber auch nach nichtabdominellen Operationen. Posttraumatisch kann eine Pankreatitis nach einem perforierenden oder stumpfen abdominellen Trauma auftreten.

Eine ischämische Schädigung des Pankreas – etwa durch schweren hypovolämischen Schock, kardiopulmonalen Bypass oder vaskuläre Erkrankungen – kann zu einer Pankreatitis führen.

Eine ganze Reihe von Medikamenten steht in Verdacht, eine Pankreatitis auslösen zu können (s. folgende Übersicht).

Medikamente, die im Verdacht stehen, eine Pankreatitis auslösen zu können

---

Azathioprin
Thiazide
Furosemid
Etacrynsäure
Sulfonamide
Tetracycline
Rifampicin

Östrogene
Steroide
Phenformin
L-Asparaginase
Natriumvalproinat
Clonidin
Barbiturate
Cimetidin

Gesichert scheint ein kausaler Zusammenhang jedoch nur für Azathioprin und Östrogene zu sein (Mallory u. Kern 1980). Auch Virusinfektionen, insbesondere eine Infektion mit Mumps- oder Coxsackie-Virus, kann eine Pankreatitis auslösen.

Toxische Schädigungen können im Rahmen von Vergiftungen durch Kohlenmonoxid, E 605 oder Methylalkohol auftreten.

Pathophysiologie

Der akuten Pankreatitis liegt nach heutigem Kenntnisstand eine „Selbstverdauung" zugrunde. Diese Theorie geht davon aus, daß Trypsin und andere proteolytische Enzyme des Pankreas durch ein Zusammenspiel von verschiedenen pathogenetischen Faktoren (s. folgende Übersicht) aktiviert werden, wodurch sie

Pathogenetische Faktoren für die Entstehung einer Pankreatitis

Abflußhindernis	(biliäre Erkrankungen)
Erhöhter Sekretionsreiz	(üppige Mahlzeit)
Stoffwechselstörungen mit Zusammenbruch der zellulären Barrierefunktion	(toxische Schädigung, Hypoxie)
Fermentaktivierung am falschen Ort	(u. a. durch Galle)

parenchymale Nekrosen und sowohl lokal wie systemisch die Freisetzung toxischer Substanzen verursachen (Abb. 1; Geokas et al. 1972; Brandborg 1978). Die Akkumulation von freien Sauerstoffradikalen aus der ansteigenden Konzentration freier Fettsäuren wird als weiterer pathogenetischer Mechanismus beschrieben.

Ein tödlicher Verlauf der akuten Pankreatitis wird selten durch den Verlust der Funktionen des Organs verursacht. Durch die Gabe von Insulin und den Ersatz der digestiven exokrinen Enzyme können Patienten auch ohne Bauchspeicheldrüse überleben. Ein tödlicher Verlauf der Erkrankung ist im wesentlichen Folge von toxischen Organschäden, insbesondere der Lunge und der Niere, von Blutungen und von Infektionen (Ranson et al. 1974; Goldstein et al. 1976; Lee u. Howard 1979; Abb. 1).

Anamnese

Akut einsetzende Bauchschmerzen – dumpf und erträglich bis heftig und messerstichartig – sind die häufigsten Beschwerden. Der Schmerz beginnt meist im Epigastrium und strahlt häufig in den Rücken aus und erreicht innerhalb von wenigen Stunden nach Beginn der Erkrankung seine größte Intensität. Später, mit Fortschreiten der Entzündung, kann ein generalisierter oder im Unterbauch lokalisierter abdomineller Schmerz bestehen. In der Regel kommt es mit dem Auftreten von Schmerzen zu Übelkeit und Erbrechen. Weitere Symptome sind in der folgenden Übersicht dargestellt. Bei schweren Verlaufsformen treten schon sehr

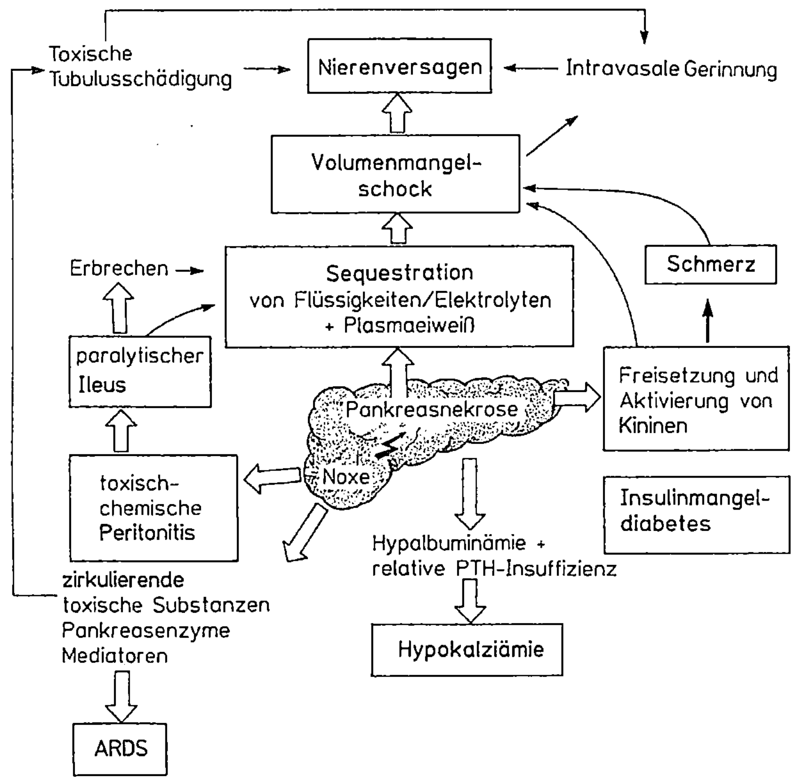

Abb. 1. Pathophysiologie der akuten Pankreatitis als Angriffspunkt für die Therapie. (Mod. nach Hotz 1987)

Klinische Symptome bei akuter Pankreatitis

Schmerzen (Schmerzausstrahlung in den Rücken)
Übelkeit, Erbrechen
Meteorismus
Subileus
Fieber
Bauchdeckenspannung
Passagere Hypertonie
Schock
Palpabler Tumor
Ikterus
Aszites
Hämatemesis
Meläna
Ekchymosen (Flanken, Nabel)

---

frühzeitig Symptome der Toxineinschwemmung auf: Hypotension, Atemnot, Fieber, Oligurie, Agitiertheit oder Verwirrtheitszustände.

Häufig enthält die Vorgeschichte Gallenwegserkrankungen oder einen chronischen Alkoholabusus.

Körperliche Untersuchung

Schon vom Aspekt her erscheint der Patient ernsthaft krank. In der Regel besteht ein Druckgefühl im Oberbauch oder im gesamten Bereich des Abdomens. Bei schweren Verlaufsformen besteht ein peritoneale Abwehrspannung. Es besteht ein Subileus oder Ileus. Bei einem Teil der Patienten lassen sich druckschmerzhafte, schlecht abgrenzbare Tumoren palpieren. Häufig sind Fieber und Tachykardie. Es kann ein – meist linksseitiger – Pleuraerguß, ein Pleurareiben oder ein pulmonales Infiltrat vorhanden sein. Auch bei Pankreatitiden, die nicht durch Gallenwegserkrankungen bedingt sind, kann ein Ikterus auftreten (Kompression des Ductus choledochus). In seltenen Fällen kommt es bei einer hämorrhagischen Pankreatitis zu Ekchymosen im Bereich des Nabels und der Flanken (s. vorstehende Übersicht).

Laboruntersuchungen

Die wichtigsten laborchemischen Untersuchungen zur Sicherung der Diagnose einer akuten Pankreatitis sind in folgender Übersicht dargestellt.

Untersuchungen zur Sicherung der Diagnose

Laboruntersuchungen	Bildgebende Verfahren
Serumamylase	Abdomenübersichtsaufnahme
Isoenzyme der Amylase	Kontrastmitteldarstellung des oberen
Urinamylase	Gastrointestinaltrakts
Amylase-Kreatinin-Verhältnis	Ultraschalluntersuchung
Serumlipase	Computertomographie
Amylase in der Peritonealflüssigkeit	
Serummethämalbumin	

Amylase

Bei 70–90% der Patienten mit einer Pankreatitis ist die Serumamylase erhöht. Die Serumamylase läßt jedoch keinen Rückschluß auf die Schwere des Krankheitsbildes zu. Sie erreicht ihren höchsten Wert in der Regel während der ersten 24 h und fällt innerhalb von mehreren Tagen auf Normwerte ab. Bei schwerer hämorrhagisch nekrotisierender Pankreatitis besteht häufig nur ein kurzzeitiger und wenig ausgeprägter Amylaseanstieg. Lang erhöhte Serumamylasespiegel können auf eine Pseudozyste oder einen Pankreasabszeß hinweisen.

Patienten mit Hyperlipidämie weisen häufig trotz bestehender Pankreatitis normale Serumamylasespiegel auf.

Da sich Amylase außer im Pankreas auch in verschiedenen anderen Organen findet, ist eine Erhöhung der Serumamylase nicht spezifisch für eine Pankreatitis (s. folgende Übersicht).

Erkrankungen mit erhöhten Serumamylasespiegeln

A) Abdominelle Erkrankungen
   1) Pankreas:
      - akute Pankreatitis
      - chronische Pankreatitis
      - Trauma
      - Karzinom
      - Abszeß
      - Pseudozyste

   2) Andere:
      - Gallenwegserkrankungen
      - mechanischer Ileus
      - Mesenterialinfarkt
      - rupturiertes Aortenaneurysma
      - perforiertes Ulkus
      - Peritonitis
      - akute Appendizitis
      - rupturierte Tubargravidität
      - Salpingitis

B) Nichtabdominelle Erkrankungen
   1) Speicheldrüse:
      - Mumps
      - Parotitis
      - Verletzung
   2) Verminderte Amylaseausscheidung:
      - Niereninsuffizienz
      - Makroamylasämie
   3) Verschiedene:
      - Schädel-Hirn-Trauma
      - schwere Verbrennungen
      - diabetische Ketoazidose
      - Schwangerschaft
      - Medikamente (Opiate, Hydroxyäthylstärke, Heparin u. a.)
      - Pneumonie

Nur bei etwa zwei Drittel der Patienten mit erhöhter Serumamylase und abdominellen Beschwerden läßt sich eine Pankreatitis nachweisen (Cameron et al. 1971; Salt u. Schenker 1976; Berk 1978; Weaver et al. 1982).

Die Bestimmung des pankreasspezifischen Isoenzyms verbessert die Spezifität, aber die Serumspiegel des Isoenzyms können auch bei perforiertem Ulkus, mechanischem Ileus und Mesenterialinfarkt erhöht sein (Kolars et al. 1984).

Die Bestimmung der Urinamylase ist möglicherweise ein empfindlicherer Labortest für das Bestehen einer Pankreatitis als die Bestimmung der Serumamylase, da die Pankreasamylase vorwiegend über die Niere ausgeschieden wird, im Gegensatz zu Amylase aus anderen Organen. Die Bestimmung des Amylase-Kreatinin-Clearance-Quotienten soll die Nierenfunktion berücksichtigen. Sie erfolgt aus der gleichzeitigen Bestimmung von Serum- und Urinamylase, und der Quotient wird nach der folgenden Formel berechnet:

$$\frac{Amylase_{Urin}}{Kreatinin_{Urin}} \cdot \frac{Kreatinin_{Serum}}{Amylase_{Serum}} \cdot 100 \;.$$

Werte $> 6\%$ sind meist durch eine Pankreatitis bedingt (Salt u. Schenker 1976; Levitt et al. 1977; Jacobson 1982). Erhöhte Werte werden jedoch auch bei Ketoazidose, Verbrennungen, Niereninsuffizienz, perforiertem Duodenalulkus und nach Herzchirurgie gefunden.

Lipase

Die Serumlipase ist ein spezifischerer Indikator einer akuten Pankreatitis als die Serumamylase. Erhöhungen der Serumlipasespiegel können jedoch auch bei akuter Cholezystitis, Mesenterialinfarkt und perforiertem Ulkus vorkommen (Kolars et al. 1984).

Hypokalzämie

Erniedrigte Serumkalziumspiegel treten regelmäßig bei Pankreatitis auf. Ein Serumkalziumspiegel unter 2 mmol/l bei einer akuten abdominellen Erkrankung beruht meist auf einer Pankreatitis oder einem perforierten Ulkus.

Andere Laboruntersuchungen

Je schwerer die Pankreatitis verläuft, um so ausgeprägter sind organunspezifische Laborbefunde wie Leukozytose, Hyperglykämie, Erhöhung der Leberenzyme, Elektrolytverschiebungen, Anstieg des Kreatinins, Veränderungen im Säure-Basen-Haushalt und den Blutgasen.

Andere diagnostische Maßnahmen

Röntgendiagnostik

Röntgenologische Untersuchungen spielen für die Erkennung einer akuten Pankreatitis keine wesentliche Rolle, da die charakteristischen Röntgenzeichen („sentinel loop", Dilatation des Colon transversum, Colon-cut-off-Zeichen, Kalkeinsprengung im Pankreas) nur selten gefunden werden. Eine Leeraufnahme des Abdomens erlaubt jedoch das Erkennen einer Perforation und eines Ileus. Eine Röntgenaufnahme des Thorax erlaubt die Beurteilung pleurapulmonaler Komplikationen.

Computertomographie und Ultraschalldiagnostik

Beide Verfahren haben ihre Bedeutung bei der Diagnose der akuten Pankreatitis und ihrer Komplikationen. Sie ermöglichen die Beurteilung von Größe, Kontur und Binnenstruktur des Pankreas sowie eine Beurteilung der Gallenwege. Mit beiden Verfahren lassen sich bei bis zu 90% der Patienten mit Pankreatitis eine diffuse Schwellung oder Konturunregelmäßigkeiten nachweisen (Foley et al. 1980; Hill et al. 1982; Silverstein et al. 1981). Sie sind von besonderer Bedeutung bei der Diagnose eines Pankreasabszesses oder von Pankreaspseudozysten.

Peritoneallavage

Mit Hilfe der Peritoneallavage ist eine frühzeitige Erkennung einer akuten Pankreatitis möglich. Hinweise geben v. a. die Konzentrationen vom Amylase, SGOT, Gesamteiweiß und Albumin in der Lavageflüssigkeit.

Differentialdiagnose

Bei der Lokalisation des Pankreas im oberen Retroperitoneum in der unmittelbaren Nachbarschaft von Duodenum, Magen und den Gallenwegen und dem Fehlen spezifischer diagnostischer Hilfsmittel kommt es bei der Pankreatitis häufig zu Fehldiagnosen. Frühere Studien ergaben z. T. über 60% an nicht oder falsch diagnostizierten Pankreatitiden (Sarles u. Camatte 1963; Diaco et al. 1969).

Das klinische Bild der akuten Pankreatitis mit der Erhöhung von Amylase in Serum und Urin kann auch durch andere akute abdominelle Erkrankungen vorgetäuscht werden, so durch ein penetrierendes oder perforiertes Ulkus, eine akute Cholezystitis, einen Mesenterialinfarkt, einen Präileus, einen Milzinfarkt, ein Aneurysma dissecans der Aorta. Nicht pankreatogene Erhöhungen der Serumamylase finden sich auch bei Hepatitis, nach abdominellen Operationen, bei Bauchhöhlenschwangerschaft, bei Niereninsuffizienz und bei Makroamylasämie (s. auch Übersicht, S. 441).

Nach der klinischen Symptomatik müssen auch ein Herzinfarkt und eine Lungenembolie ausgeschlossen werden, die ebenfalls mit Oberbauchbeschwerden einhergehen können.

Auch wenn heute durch verbesserte diagnostische Methoden und eine kontinuierliche Überwachung des Verlaufs eine bessere Abgrenzung des Krankheitsbildes möglich ist, bleibt die Diagnose oft schwierig. In Einzelfällen bleibt die Probelaparotomie der einzige Weg zur Sicherung der Diagnose bzw. zur Versorgung einer chirurgisch behandelbaren abdominellen Erkrankung. Eine Probelaparotomie bei bestehender Pankreatitis – nach Korrektur von Homöostasedefiziten – scheint die Prognose nicht zu verschlechtern (Trapnel u. Anderson 1967; Strebel et al. 1970).

Prognose

Die Schwere des Krankheitsverlaufs und die Mortalität der akuten Pankreatitis lassen sich anhand klinischer Parameter mit einiger Sicherheit vorhersagen (Tabelle 1).

Verlauf und Komplikationen

Die Mehrzahl der Patienten (rund 80%) bedarf nur unterstützender Therapie. Bei den Patienten, die ein hohes Risiko in bezug auf Komplikationen aufweisen oder

Tabelle 1. Klinische Parameter und Verlauf einer akuten Pankreatitis. (Nach Ranson et al. 1976; Ranson u. Spencer 1978)

Klinische Parameter (jeweils 1 Risikopunkt)	Risiko-punkte	Mortalität [%]	Verstorben oder schwer erkrankt, >7 Tage Intensivstation [%]
Alter über 55 Jahre			
Bei der Aufnahmeuntersuchung			
Blutzucker > 200 mg/dl	0–2	0,9	3,7
Leukozyten > 16000/mm^3			
LDH (>700 U/l)	3–4	16	40
GOT (>250 U/l)			
Innerhalb der ersten 48 h			
Hämatokritabfall um mehr als 10%	5–6	40	93
Serumkalzium (<2 mmol/l)			
Basendefizit (>4 mmol/l)			
Anstieg des Harnstoff-N um mehr als 5 mg/dl (1,8 mmol/l)	7–8	100	100
Geschätzte Flüssigkeitsretention > 6 l			
Arterielle O_2-Spannung < 60 mmHg (< 8 kPa)			

bei denen bereits Organkomplikationen eingetreten sind, muß eine intensive Therapie und Überwachung durchgeführt werden (s. folgende Übersicht).

Intensivbehandlungsbedürftige Komplikationen bei schwerer akuter Pankreatitis

Kreislaufschock	Infektion und Sepsis
Akute Niereninsuffizienz	Gerinnungsstörungen
Respiratorische Insuffizienz	Thromboembolien
Enzephalopathie	Ketoazidose
Gastrointestinale Blutung	Herzrhythmusstörungen

Flüssigkeits- und Elektrolytverschiebungen

Eine Verminderung des Blutvolumens ist vor allem bedingt durch Plasmaverluste in Retroperitonealraum und Bauchhöhle, den systemischen Verlust durch Kapillarschäden und durch Sequestrierung von Flüssigkeit im Magen-Darm-Trakt bei bestehendem Ileus (Carey u. Rogers 1966). Erhebliche Flüssigkeitsverluste können außerdem durch Erbrechen oder über die Magensonde auftreten. Niedrige Serumkalzium- und Serummagnesiumspiegel sind häufig. Die Serumkalziumspiegel sind ein Hinweis für die Schwere der Erkrankung. Die Hypokalzämie ist zum einen auf die bestehende Hypalbuminämie zurückzuführen, zum anderen auf eine relative Nebenschilddrüseninsuffizienz und auf Ausfällung von Kalzium in Fettgewebsnekrosen.

Herz-Kreislauf-System

Eine Verminderung des Blutvolumens ist verbunden mit Tachykardie, Hypotension, einer Erhöhung des peripheren Widerstands und einer Verminderung des Herzzeitvolumens. Bei einem Teil der Patienten bestehen Hypotension und Hypoperfusion nach Ausgleich der Flüssigkeitsverluste fort. Bei diesen Patienten bleiben bei einem hohen Herzzeitvolumen zentralvenöser und pulmonalarterieller Druck sowie der periphere Widerstand niedrig („hyperdynamer Schock").

EKG-Veränderungen – im Sinne einer Myokardischämie – können durch Elektrolytstörungen, aber auch durch systemisch wirksame Pankreasenzyme bzw. Mediatoren verursacht sein. Unter anderem wurde ein negativ inotrop wirkendes niedermolekulares Polypeptid („myocardial depressent factor") beschrieben (Fulton u. Mariott 1963; Ito et al. 1981; Lefer et al. 1971; Pollock 1959).

Pulmonale Komplikationen

Häufig bestehen bereits in einer frühen Krankheitsphase Störungen des Gasaustausches. Während der ersten 72 h der Behandlung findet sich bei rund 40% der

Patienten eine arterielle Sauerstoffspannung unter 66 mm Hg [1], in der Regel verbunden mit einer geringgradigen respiratorischen Alkalose. Dabei ist bei den meisten Patienten die klinische Untersuchung unauffällig; nur bei 10% finden sich pathologische Befunde auf der Röntgenaufnahme des Thorax (Ranson 1979). Diese früh auftretende Hypoxämie beruht auf einer Lungenstauung, Mikroatelektasen und kleinen Lungeninfarkten. Ein Zusammenhang mit dem klinischen Schweregrad der Erkrankung, der Ätiologie, dem Alter der Patienten, der Serumamylase, der Hypokalzämie oder der Menge und der Art der intravenös verabreichten Flüssigkeit besteht nicht (DeTroyer et al. 1978).

Im allgemeinen bessert sich der Gasaustausch mit abklingender Pankreatitis. Bei einem Drittel der Patienten entwickelt sich jedoch eine zunehmende pulmonale Insuffizienz mit interstitiellem Ödem, pulmonalen Infiltraten und größeren Atelektasen. Diese Komplikationen sind häufiger bei Patienten höherer Altersgruppen, bei Patienten mit hohen Serumamylasewerten, frühzeitig auftretender Hypokalzämie und frühzeitigen Flüssigkeitsverschiebungen. Pulmonale Komplikationen sind besonders häufig bei Patienten, die in einem frühen Krankheitsstadium laparotomiert werden.

Die Ventilation ist durch Schmerzen im Abdomen, einen erhöhten intraabdominellen Druck und Pleuraergüsse eingeschränkt. Dies führt zur Ausbildung von Atelektasen. Für das Entstehen des interstitiellen Ödems werden Kapillarschäden durch die direkte Wirkung von Pankreasenzymen oder durch Freisetzung von biologisch aktiven Mediatoren verantwortlich gemacht (Abb. 1).

Akute Niereninsuffizienz

Vorübergehende Kreatininerhöhungen werden auch bei leichten Verlaufsformen beobachtet. Ein akutes Nierenversagen tritt in der Regel nur bei schwerer hämorrhagischer Pankreatitis auf und hat eine äußerst ungünstige Prognose. In vielen Fällen ist das Nierenversagen eine Folge schockbedingter Hypoperfusion. Für eine Verschlechterung der Nierenfunktion beim normovolämischen Patienten werden thrombotische Gefäßverschlüsse und Niereninfarkte sowie glomeruläre Fibrinabscheidungen und Tubulusnekrosen verantwortlich gemacht, die durch Pankreasenzyme, freigesetzte toxische Substanzen oder biologische Mediatoren ausgelöst werden sollen (Ranson 1979; Werner et al. 1974).

Störungen der Leberfunktion

Erhöhung des Serumbilirubins, der alkalischen Phosphatase und der Transaminasen beruhen auf einem Verschluß der Gallenwege, parenchymalen Nekrosen und/oder einer Pericholangitis. Bei Patienten mit Cholelithiasis oder chronischem Alkoholabusus liegen häufig schon vor Auftreten der Pankreatitis Leberfunktionsstörungen vor.

---

[1] 1 mm Hg = 133,322 Pa.

Veränderungen des Gerinnungssystems

Häufig besteht bereits zu Beginn der Erkrankung eine subakute Verbrauchsreaktion mit einer Thrombozytopenie, niedrigen Fibrinogenspiegeln und erhöhten Fibrinogenspaltprodukten. Dabei finden sich Thromben innerhalb des Pankreas und anderer Organe. Diese Veränderungen können zu ausgedehnten retroperitonealen Blutungen und zu erhöhten Blutverlusten bei chirurgischen Eingriffen beitragen. Ob in diesem Stadium Antikoagulanzien eingesetzt werden sollen, ist strittig. Bei Abfall des Antithrombin III ist eine Substitution indiziert (s. Kap. „Störungen der Blutgerinnung", S. 231). Im späten Stadium einer schweren Pankreatitis kann eine Sepsis – verursacht durch einen Pankreasabszeß – zum Vollbild einer disseminierten intravasalen Gerinnung führen.

Lungenembolien sind häufig, und i. allg. wird eine prophylaktische Low-dose-Heparingabe nach der zweiten Krankheitswoche empfohlen (Ranson 1984).

Enzephalopathie

Störungen des ZNS treten als akute psychotische Krankheitsbilder, Bewußtseinsstörungen, Tonuserhöhungen der Muskulatur, Rigor, grobschlägiger Tremor und Streckbewegungen der Extremitäten auf. Diesen klinischen Symptomen liegen Hirnödem, fokale kapilläre Blutungen und Hirninfarkte zugrunde. Die Abgrenzung eines Delirium tremens oder eines Alkoholentzugsdelirs, paradoxer Wirkungen von Sedativa, einer diabetischen Ketoazidose oder von Elektrolytstörungen ist schwierig (Colmant u. Noltenius 1977; Kasper u. Sommer 1976).

Abdominelle Komplikationen

Abdominelle Komplikationen schließen den paralytischen Ileus, Verlegung der Gallenwege und des Duodenums ein. In der Regel gehen diese Symptome mit dem Abklingen der Pankreatitis zurück. Durch freigesetzte Enzyme können im Pankreas und im peripankreatischen Gewebe mit steriler Flüssigkeit gefüllte Hohlräume entstehen. Normalerweise bilden sich diese Einschmelzungsbereiche zurück, in Einzelfällen können sie jedoch Pseudozysten bilden.

Pankreatitischer Abszeß

Bei 2–5% der Patienten entwickelt sich aus den Pseudozysten ein pankreatitischer Abszeß (Ranson 1979). Eine Sepsis aufgrund eines peripankreatitischen Abszesses entsteht in der Regel bei Patienten mit schwerer Pankreatitis und großflächiger Gewebszerstörung. Der Abszeß ist in der Regel schlecht abgegrenzt und besteht häufig aus verschiedenen Einschmelzungsherden mit infizierter Flüssigkeit und nekrotischem Gewebe. Sie können große Teile des Retroperitoneums umfassen und dehnen sich besonders hinter dem Colon ascendens und im Mesenterium aus. Die Keimbesiedelung erfolgt vorwiegend aus dem Intestinaltrakt.

Therapie

Es gibt keine kausale Therapie der Pankreatitis, sondern nur eine symptomatische und unterstützende Behandlung. Therapieziele sind Beseitigung bzw. Verhütung des Volumenmangelschocks, die Behandlung der Schmerzen, Sekretionshemmung bzw. Unterbindung der exogenen Stimulation des Pankreas sowie die Behandlung der systemischen Komplikationen (Diabetes mellitus, Ateminsuffizienz, akutes Nierenversagen u. a.).

Basistherapie

Die Basistherapie ergibt sich aus der folgenden Übersicht.

Basistherapie bei akuter Pankreatitis

Klinikeinweisung
Genaue Überwachung des Patienten
Nulldiät
Magenverweilsonde
Parenterale Flüssigkeitszufuhr (Elektrolytlösungen)
Procainhydrochlorid 2 g in 24 h per infusionem
(Synthetisches Lachs-Calcitonin 60 µg ($\hat{=}$ 300 J. E.) in 24 h als Dauerinfusion)
Antibiotika (Ampicillin, Mezlocillin, Cephalosporine) bei biliärer Genese

In jedem Fall sind stationäre Aufnahme und Betreuung während der ersten Woche erforderlich. Falls Komplikationen auftreten (s. Übersicht „Ergänzungsprogramm"), erfolgt die Aufnahme auf eine Intensivstation.

Ergänzungsprogramm zur Basistherapie bei akuter Pankreatitis

Schock	Zusätzliche Zufuhr von kristallinen Lösungen, Dextran oder Albumin, evtl. von Blutkomponenten nach ZVD bzw. PCWP
Septisches Fieber, Pneumonie	Antibiotika (Ampicillin, Mezlocillin bzw. nach Austestung)
Nierenversagen	Hämodialyse, Hämofiltration, Peritonealdialyse
Respiratorische Insuffizienz ($pO_2 < 60\,mmHg$)	O_2-Zufuhr, Intubation, Beatmung
Enzephalopathie	O_2-Zufuhr
Hypokalzämie	Kalziumglukonat
Hypokaliämie	Kaliumersatz
Hyperglykämie	Alt-Insulin
pH im Magensaft unter 4	H_2-Blocker (Cimetidin, Ranitidin)

Flüssigkeits- und Nahrungskarenz, Magensonde

In leichteren Fällen über 4–7 Tage, in schweren Fällen entsprechend dem Krankheitsverlauf. Das Ziel dieser Therapie besteht in der Ruhigstellung des exokrinen Pankreas durch eine Verminderung der Stimulation durch Chymus und Magensaft und in einer Entlastung des paralytischen Ileus. Außerdem kann eine Kontrolle des Magensaft-pH erfolgen und Magenblutungen werden rasch erkannt. Bei pH-Werten unter 4 werden zusätzlich Antazida oder H_2-Blocker (Cimetidin oder Ranitidin) gegeben.

Infusions- und Transfusionstherapie

Das zweite wichtige Behandlungsprinzip ist es, ein adäquates intravasales Volumen aufrecht zu erhalten und Flüssigkeitsverluste auszugleichen. Bei Patienten mit Komplikationen sind zum Monitoring in der Regel ein zentralvenöser Katheter und ein Urinkatheter erforderlich. Bei ausgeprägtem Flüssigkeitsverlust, insbesondere bei vorbestehenden Herzerkrankungen oder beim Auftreten schwerer respiratorischer Komplikationen, ist ein pulmonalarterieller Katheter erforderlich, um zu entscheiden, ob weiterer Volumenersatz oder der Einsatz von positivinotrop wirkenden Substanzen erforderlich ist. Da eine Ischämie des Pankreas zu einem schweren Verlauf der Erkrankung führen kann, müssen schwere Hypotensionen vermieden werden.

Das intravasale Volumen kann in der Regel durch kristalline und synthetische kolloidale Lösungen ersetzt werden. Albumin oder Plasmalösungen können bei ausgeprägter Hypoalbuminämie erforderlich werden. Der Hämatokrit soll nicht unter 30, bei Einschränkung der kardialen Leistungsbreite oder bei schweren Lungenfunktionsstörungen nicht unter 36 abfallen. Die Therapie bestehender Gerinnungsstörungen erfolgt mit Frischplasma. Eine Substitution von AT III auf Werte in den Normbereich ist bei disseminierter intravasaler Gerinnung indiziert, bei einem subakuten Verbrauch wahrscheinlich ebenfalls sinnvoll.

Ersatz von Elektrolyten

Eine Hypokaliämie ist häufig und muß korrigiert werden. Auch der Ersatz von Kalzium und Magnesium ist empfohlen worden. Komplikationen, die auf Hypokalzämie zurückzuführen sind, sind jedoch selten. Da Hyperkalzämie andererseits eine akute Pankreatitis auslösen kann, sollte eine intravenöse Therapie mit Kalzium mit Zurückhaltung erfolgen.

Schmerztherapie

Als Basistherapie wird Procainhydrochlorid als Dauerinfusion (2 g/24 h) gegeben. Zusätzlich können auch synthetische Morphinderivate ohne spastische Wirkung auf den Sphinkter Oddi angewendet werden (Pethidin, Pentazocin, Buprenorphin). Eine wirksame Schmerztherapie stellt auch die Periduralanästhesie dar, die thorakal, aber auch lumbal erfolgen kann. Werden zur Periduralanästhesie Lokalanästhetika verwendet, so muß vorher für eine ausreichende Kreislaufstabilisierung gesorgt werden, um schwere hypotensive Phasen zu vermeiden.

Parenterale Ernährung

Bei leichten Verlaufsformen kann die Zeit bis zur oralen Nahrungsaufnahme mit peripheren Lösungen überbrückt werden. Bei schweren Verlaufsformen sollte frühzeitig mit einer hochkalorischen parenteralen Ernährung mit Kohlenhydrat-, Aminosäuren- und Fettlösungen begonnen werden (s. Abschn. „Parenterale Ernährung", S. 122). Hierbei muß in der Regel Insulin gegeben werden (Kirby u. Craig 1985; Kleinberger 1986).

Kalzitonin

Die Magensäure- und Pankreasenzymsekretion kann zusätzlich durch Kalzitonin gehemmt werden. Es werden 60 µg über 24 h als Dauerinfusion über 5–8 Tage gegeben. Kalzitonin scheint zu einer rascheren Stabilisierung der Erkrankung beizutragen, ohne allerdings die Mortalität zu senken. Kontraindikationen und Nebenwirkungen sind in der angegebenen Dosierung nicht bekannt (Goebell et al. 1979; Paul et al. 1979).

Antibiotika

Bei einer Pankreatitis alkoholischer Genese ist die routinemäßige Verarbeitung ohne nachweisbaren Effekt (Howes et al. 1975). Bei biliär ausgelöster Pankreatitis oder bei dem Verdacht auf einen beginnenden septischen Prozeß sollten Breitbandantibiotika eingesetzt werden, bei biliärer Genese prophylaktisch Ampicillin, Mezlocillin oder Cephalosporine, bei Sepsis zusätzlich Antibiotika der Gentamicingruppe und Metronidazol.

Hämofiltration, Hämodialyse

Hämofiltration oder Hämodialyse ist erforderlich bei Oligurie und Anurie mit Anstieg des Kreatinins über 7–8 mg-%, zunehmender Laktatazidose und zur Flüssigkeitsreduktion bei interstitiellem Lungenödem (s. Kap. „Akutes Nierenversagen", Abschn. „Hämodialyse", „Hämofiltration", S. 429).

Peritonealdialyse

Die Peritonealdialyse wird von einzelnen Arbeitsgruppen bei schweren hämorrhagisch-nekrotisierenden Pankreatiden als kontinuierliche Langzeitdialyse durchgeführt. Damit soll eine Beseitigung toxischer Substanzen und kreislaufaktiver Mediatoren aus dem Abdomen erreicht werden. Die Ergebnisse dieser Therapie sind uneinheitlich. Dem günstigten, z. T. dramatischen Effekt in den ersten Behandlungstagen folgen häufig Spätkomplikationen, die den anfänglichen Erfolg dieser Therapie wieder aufheben. Peritoneallavage sollte in Betracht gezogen werden, wenn sich das Krankheitsbild unter intensivtherapeutischer Behandlung nicht innerhalb von 48 h bessert (Crist u. Cameron 1987; Mayer et al. 1985; Ranson u. Spencer 1978).

Empfohlen wird eine isotone Lösung zur Peritonealdialyse und ein Dialysevolumen von 40–60 1/24 h, vorzugsweise über eine volumengesteuerte Pumpe. Ein Einlegen des Dialysekatheters in Lokalanästhesie über eine Stichinzision und unter Sicht verringert das Risiko, eine überblähte Darmschlinge zu verletzen.

Beatmung

Bei einer ausgeprägten respiratorischen Insuffizienz sollte eine frühzeitige maschinelle Beatmung – in der Regel unter Einsatz von PEEP – erfolgen (s. Kap. „Mechanische Ventilation", S. 132).

Maßnahmen von ungesichertem Wert

Eine positive Beeinflussung einer akuten Pankreatitis durch Atropin, Cimetidin, Carboanhydrasehemmer, Glukagon, Somatostasin, Antifibrinolytika, Elastaseinhibitoren, Aprotinin (Hemmung von Proteasen) ist nicht erwiesen (Crist u. Cameron 1987; Hotz 1987).

Chirurgische Therapie

Zur konservativen Therapie kommt bei einzelnen Verlaufsformen der chirurgische Eingriff hinzu (s. folgende Übersicht).

Indikationen zur chirurgischen Intervention bei akuter Pankreatitis

Unsichere Diagnose
Korrektur einer Erkrankung der Gallenwege
Verschlechterung des Zustands des Patienten trotz optimaler intensivmedizinischer Behandlung
Pankreasabszeß und Sepsis

Durch Entfernung von Nekrosen, Spülung und Drainage soll die Beseitigung toxischer Substanzen erreicht werden. Bei Stenosen im Bereich der Gallengänge hat der chirurgische Eingriff kurativen bzw. prophylaktischen Charakter.

Zwei Phasen des operativen Vorgehens werden unterschieden:
- die Frühoperation (innerhalb der ersten 48 h),
- die Spätoperation (ab dem 7.–10. Tag).

Frühoperation

Sie ist indiziert, wenn die Diagnose unsicher ist und das Befinden des Patienten sich verschlechtert. Besteht eine biliäre Pankreatitis, so sollte eine Sanierung der Gallenwege angestrebt werden. Meist bessert sich der Zustand bei einer biliären Pankreatitis unter konservativer Therapie jedoch rasch. Mit einer Revision der Gallenwege sollte dann bis zum Abklingen der Pankreatitis gewartet werden. Tritt keine Besserung ein, wird durch endoskopische retrograde Cholangiographie abgeklärt, ob die Ampulle durch einen Gallenstein verlegt ist. In diesem Fall wird eine endoskopische Papillotomie oder eine operative Revision durchgeführt.

Ob bei sicherer Diagnose auch dann chirurgisch interveniert werden soll, wenn kein Verschluß der Gallenwege besteht, der Zustand des Patienten sich aber nicht bessert, ist strittig. Als Alternative kommt hier eine Peritoneallavage in Betracht (Crist u. Cameron 1987; Hotz 1987).

Die Art des chirurgischen Vorgehens ist in der folgenden Übersicht dargestellt.

Chirurgische Therapie in der Frühphase der akuten Pankreatitis (nach Horn 1987)

Ausdehnung der Entzündung bzw. der Nekrose	Operatives Vorgehen
Diffuse, hämorrhagische Entzündung	Spülung, ausgiebige Drainage der Bursa omentalis, beidseits subphrenisch, subhepatisch, retroperitoneal und evtl. im Douglas-Raum
Partielle Nekrose	Nekrosenausräumung (Digitoklasie), Spülung, Drainage
Totalnekrose	Weitestgehende Ausräumung von Nekrosen, Spülung, Drainage (keine Duodenopankreatektomie)

Spätoperation

Bei Spätoperationen geht es um eine Behandlung der lokalen Komplikationen (s. folgende Übersicht). Am häufigsten ist das Auftreten eines pankreatischen Abszesses, der klinisch meist in der 3. oder 4. Woche erkennbar wird. Die wichtigsten Symptome sind Fieber, Abwehrspannung, palpabler Tumor und Leukozytose. Bei jeweils rund 50% der Patienten finden sich: positive Blutkulturen, fortbestehende hohe Serumamylasespiegel, erhöhtes Bilirubin und alkalische Phosphatase, Zeichen für eine subakute oder akute Verbrauchsreaktion. Retro-

Komplikationen der akuten Pankreatitis und ihre chirurgische Behandlung (nach Horn 1987)

Art der Komplikation	Chirurgische Therapie
Abszeß, infizierter Bursaerguß, retroperitoneale Phlegmone	Ausgiebige Drainage
Pseudozysten	Bei stabiler Wandung: innere Drainage (nach Roux ausgeschaltete Dünndarmschlinge), bei instabiler Wandung: Drainage nach außen
Blutung (Arrosionsblutung, obere Gastrointestinalblutung)	Blutungsstadium III und IV: sofortige Laparotomie: lokale Blutstillung
Pankreasfisteln	Häufig spontaner Verschluß. Bei Fisteln in den Magen bzw. in das Kolon können Resektionen notwendig werden
Stenosen (Duodenum, Choledochus, Kolon)	Bei funktionell wirksamer Stenose: Umgehungsanastomose (Gastroenterostomie, Hepatikojejunostomie, Anus praeter transversalis)
Milzvenenthrombose	Milzexstirpation

peritoneale Luft auf der Röntgenaufnahme des Abdomens ist beweisend, aber nur bei einem kleinen Teil der Patienten vorhanden. Wichtigstes diagnostisches Hilfsmittel ist das Computertomogramm. Aber weder mit Tomographie noch mit Sonographie kann häufig zwischen sterilen Pseudozysten und einem Abszeß unterschieden werden. Deshalb bleibt die Klinik führendes diagnostisches Kriterium.

Ein Pankreasabszeß sollte bei allen Patienten vermutet werden:
– die unter konservativer Therapie keine Besserung zeigen,
– deren Krankheitsbild sich anfangs bessert, sich dann aber nach einer bis vier Wochen wieder verschlechtert,
– bei denen Zeichen einer Sepsis bestehen oder bei denen eine positive Blutkultur nachgewiesen wurde (Crist u. Cameron 1987).

Ein Pankreasabszeß muß unverzüglich drainiert werden, vorhandene Nekrosen werden ausgeräumt (vgl. Übersichten zur chirurgischen Therapie, S. 451). Bereits präoperativ sollten Antibiotika mit breitem Wirkspektrum gegeben werden (Crist u. Cameron 1987).

Pseudozysten

Wenn keine Komplikationen auftreten (Infektion, Blutung, Einbruch), sollten wenigstens 8 Wochen zwischen Auftreten und chirurgischer Versorgung der Pseudozyste liegen, da sich ein Teil der Pseudozysten spontan zurückbildet und die

Wand frühestens nach 4–6 Wochen ausreichend stabil ist (Bradley et al. 1979; Crist u. Cameron 1987; Pollack et al. 1978).

Literatur

Acosta JM, Pellegrini CA, Skinner DB (1980) Etiology and pathogenesis of acute biliary pancreatitis. Surgery 88:118

Berk JE (1978) Amylase in diagnosis of pancreatic disease. Ann Intern Med 88:838

Bradley EL (1982) Complications of pancreatitis. Saunders, Philadelphia

Bradley EL III, Clements JL Jr, Gonzalez AC (1979) The natural history of pancreatic pseudocysts: A unified concept of management. Am J Surg 137:135

Brandborg LL (1978) Acute pancreatitis. In: Sleisenger MH, Fordtran JS (eds) Gastrointestinal disease, 2nd edn. Saunders, Philadelphia

Cameron JL, Crisler C, Margolis S et al. (1971) Acute pancreatitis with hyperlipemia. Surgery 70:53

Carey LC, Rogers RE (1966) Pathophysiologic alterations in experimental pancreatitis. Surgery 60:171

Colmant HJ, Noltenius H (1977) Pankreatische Enzephalopathie. Med Klin 72:2146

Crist DW, Cameron JL (1987) The current management of acute pancreatitis. Adv Surg 20:69

De Troyer A, Naeije R, Yernault J-C et al. (1978) Impairment of pulmonary function in acute pancreatitis. Chest 73:360

Diaco JF, Miller LD, Copeland EM (1969) The role of early diagnostic laparotomy in acute pancreatitis. Surg Gyneol Obstet 129:263

Erkinnen JF (1985) Acute Pancreatitis. In: Rippe JM, Irwin RS, Alpert JS, Dalen JE (eds) Intensiv care medicine. Little, Brown, Boston Toronto

Foley WD, Stewart ET, Lawson TL et al. (1980) Computerized tomography, ultrasonographic and endoscopic retrograde cholangiopancreatography in the diagnosis of pancreatic disease: A comparative study. Gastrointest Radiol 5:29

Fulton MC, Marriott HJL (1963) Acute pancreatitis simulating myocardial infarction in the electrocardiogramme. Ann Intern Med 59:730

Geokas MC, Lancker JL van, Kadell BM (1972) Acute pancreatitis. UCLA conference. Ann Intern Med 76:105

Goebell H, Ammann R, Herfarth CH et al. (1979) A double-blind trial of synthetic salmon calcitonin in the treatment of acute pancreatitis. Scand J Gastroenterol 14:88

Goldstein DA, Llach F, Massry S (1976) Acute renal failure in patients with acute pancreatitis. Arch Intern Med 136:1363

Hill ML, Barkin J, Isikoff MB et al. (1982) Acute pancreatitis: Clinical vs CT findings. AJR 139:263

Horn J (1987) Entzündliche Pankreaserkrankungen (chirurgisch). In: Krück F, Kaufmann W, Bünte H, Gladtke E, Tölle R (Hrsg) Therapie-Handbuch. Urban & Schwarzenberg, München Wien Baltimore

Hotz J (1987) Entzündliche Pankreaserkrankungen (internistisch). In: Krück F, Kaufmann W, Bünte H, Gladtcke E, Tölle R (Hrsg) Therapie-Handbuch. Urban & Schwarzenberg, München Wien Baltimore

Howes R, Zuidema GD, Cameron JL (1975) Evaluation of prophylactic antibiotics in acute pancreatitis. J Surg Res 18:197

Ito K, Ramirez-Schon G, Shah PM, Agarwal N, Delguercio LR, Reynolds BM (1981) Myocardial function in acute pancreatitis. Am Surg 195:85

Jacobson G (1982) The amylase to creatinine clearance ratio. Is it a suitable test for the diagnosis of acute pancreatitis? Scand J Gastroenterol 17:833

Kasper H, Sommer H (1976) Klinik der akuten Pankreatitis. In: Forell MM (Hrsg) Pankreas. Springer, Berlin Heidelberg New York (Handbuch der inneren Medizin, Bd 3/6)

Kirby DF, Craig RM (1985) The value of intensive nutritional support in pancreatitis. J Parenter Enteral Nutr 9:353

Kleinberger G (1986) New aspects of parenteral nutrition with fat emulsions in injured patients. World J Surg 10:20

Kolars JC, Ellis CJ, Levitt MD (1984) Comparison of serumamylase, pancreatic isoamylase and lipase in patients with hyperamylasemia. Dig Dis Sci 29:289

Lee PC, Howard JM (1979) Fat necrosis. Surg Gynecol Obstet 148:785

Lefer Am, Glenn TM, O'Neill TJ et al. (1971) Inotropic influence of endogenous peptides in experimental hemorrhagic pancreatitis. Surgery 69:220

Levitt MD, Johnson JG, Ellis CJ et al. (1977) Influence of amylase assay technique on renal clearance of amylase-creatinine-ration. Gastroenterology 78:986

Malik AB (1983) Pulmonary edema after pancreatitis: Role of humoral factors. Circ Shock 10:71

Mallory A, Kern F (1980) Drug induced pancreatitis: A critical review. Gastroenterology 78:813

Mayer AD, McMahon MJ, Corfield AP et al. (1985) Controlled clinical trial of peritoneal lavage for treatment of severe acute pancreatitis. N Engl J Med 312:399

Paul F, Ohnhaus EE, Hesch RD et al. (1979) Einfluß von Salm-Calcitonin auf den Verlauf der akuten Pankreatitis. Ergebnisse einer prospektiven Doppelblindstudie. Dtsch Med Wochenschr 104:615

Pollack EW, Michas CA, Wolfmann EE Jr (1978) Pancreatic pseudocyst: Management in 54 patients. Am J Surg 135:199

Pollock AV (1959) Acute pancreatitis: Analysis of 100 patients. Br Med J 1:6

Ranson JHC (1979): Acute pancreatitis. Curr Probl Surg 16:1

Ranson JHC (1984) Pancreatitis. In: Shoemaker WC, Thompson WL, Holbrook PR (eds) Textbook of critical care. Saunders, Philadelphia

Ranson JHC, Spencer FC (1978) The role of peritoneal lavage in severe acute pancreatitis. Ann Surg 187:565

Ranson JHC, Turner JW, Roses DF et al. (1974) Respiratory complications in acute pancreatitis. Ann Surg 179:557

Ranson JHC, Rifkind KM, Turner JW (1976) Prognostic signs and non-operative peritoneal lavage in acute pancreatitis. Surg Gynecol Obstet 143:209

Salt WB, Schenker S (1976) Amylase – its clinical significance: A review of the literature. Medicine 55:269

Sarles H, Camatte R (1963) Pancréatites aigues. Masson, Paris

Silverstein W, Isikoff MD, Hill MC et al. (1981) Diagnostic imaging of acute pancreatitis: Prospective study using CT and sonography. AJR 137:497

Strebel HM, Ehrengruber H, Stirnemann H (1970) Der diagnostische Wert von Amylasebestimmung und Frühlaparotomie bei der akuten Pankreatitis. Schweiz Med Wochenschr 100:1207

Trapnel JE, Anderson MC (1967) Role of early laparotomy in acute pancreatitis. Ann Surg 165:49

Weaver DW, Bonmann DL, Walt AJ et al. (1982) A correlation between clinical pancreatitis and isoenzyme patterns of amylase. Surgery 92:576–580

Werner MH, Hayes DF, Lucas CE, Rosenberg IK (1974) Renal vasoconstriction in association with acute pancreatitis. Am J Surg 127:185

Akutes Abdomen

P. Becker

Das akute Abdomen ist ein Sammelbegriff für eine Vielzahl verschiedener Erkrankungen, denen gemeinsam ist, daß eine sofortige Diagnostik durchgeführt werden muß, um einen Therapieplan erstellen zu können. Dabei sind Patienten mit einem akuten Abdomen (fast) immer in einem schlechten Gesundheitszustand. Die Intensivmedizin hat hier die Aufgabe, durch Stabilisierung des Herz-Kreislauf-Systems, der Lungen- und Nierenfunktion und anderer vitaler Parameter die Patienten in einen Zustand zu bringen, der eine Diagnostik der Grundkrankheit und die daran anschließende Therapie überhaupt ermöglicht. `

Ätiologie

1) *Traumafolge:* Verletzungen aller intra- und retroperitonealen Organe ist möglich. Häufig sind Blutungen aus Milz- und Leberrissen, Mesenterialwurzeleinrisse, Verletzungen des Darms, des Pankreas sowie Nierenquetschungen und Verletzungen der ableitenden Harnorgane.
2) *Störungen mit Beteiligung des Gefäßsystems:* Akute gastrointestinale Blutungen verschiedener Genese, rupturiertes Aortenaneurysma, Embolie und Thrombose der Mesenterialgefäße.
3) *Alle Formen des mechanischen Ileus:* Darmtumoren, Bridenileus, Invaginationen und Strangulationen sowie Gallensteinileus.
4) *Primär septische Prozesse* wie bei Harnleiter- und Gallengangssteinen.
5) *Gynäkologische Notfälle:* Extrauteringravidität.
6) *Entzündliche Erkrankungen* wie Colitis ulcerosa und pseudomembranöse Kolitis.

Die Liste der zum akuten Abdomen führenden Erkrankungen läßt sich noch um viele Krankheiten erweitern. Sie zeigt, wie vielfältig die Ursachen sind, die zu sofortigem Handeln zwingen.

Die Diagnostik des akuten Abdomens ist in der Regel mit einfachen Mitteln durchzuführen: Anamnese, Inspektion, Auskultation und Palpation führen in fast allen Fällen zu einer Verdachtsdiagnose, die durch weitere Untersuchungen (Ultraschall, Röntgen mit oder ohne Kontrastmittel, Peritoneallavage) zu einer Operationsindikation erhärtet werden kann. So zwingen Spiegelbildungen bei der radiologischen Abdomenübersicht zu einer Laparotomie, ohne daß präoperativ größere differentialdiagnostische Maßnahmen durchgeführt werden.

Laboruntersuchungen können bei der Diagnosestellung (z. B. Amylase bei der Pankreatitis) oder bei der Verlaufsbeurteilung (z. B. Hb und Hkt bei Blutungen) helfen.

Beim akuten Abdomen ist die Bestimmung des Serumionogramms, des Säure-Basen-Haushalts, der Retentionswerte, der Gerinnung und des Hämoglobingehalts obligat. Vor einer Operation sollte immer eine entsprechende Anzahl von Erythrozytenkonzentraten gekreuzt werden.

Intensivmedizinische Betreuung

Außer bei lebensbedrohlichen Situationen, bei denen eine sofortige chirurgische Intervention indiziert ist, werden die Patienten mit einem akuten Abdomen zunächst auf einer Intensiv- oder Wachstation versorgt: So ist es häufig erforderlich, Volumenmangelzustände und Elektrolytentgleisungen präoperativ zu diagnostizieren und zu beheben. Diese Störungen entstehen durch Flüssigkeitsverluste nach außen oder innen (z. B. Blutungen) oder in den „Dritten Raum" (vgl. Kap. „Wasser- und Elektrolythaushalt", S. 109). Zur Beurteilung des intravasalen Flüssigkeitsvolumens und zur Korrektur von Elektrolytentgleisungen wird ein zentraler Venenkatheter gelegt. Auch die Messung der stündlichen Urinproduktion mit einem Blasendauerkatheter gibt Hinweise auf den Hydratationszustand des Patienten. Wenn erforderlich, werden eine antibiotische Therapie und fiebersenkende Maßnahmen durchgeführt.

Besonderes Interesse gilt den Begleiterkrankungen des Patienten. Neben der Eigenanamnese ist oft eine Befragung der Angehörigen oder des Hausarztes über Dauermedikationen erforderlich.

Bei jeder Form des akuten Abdomens muß eine *Magensonde* (MS) gelegt werden:
Bei Blutungen aus dem oberen Magen-Darm-Trakt erlaubt die MS eine Beurteilung des Blutverlustes, verhindert die tracheale Aspiration und evtl. das Leberkoma (s. Kap. „Leber- und Stoffwechselversagen", S. 469).

Bei allen anderen Erkrankungen muß mit einem Ileus gerechnet werden. Die MS verringert das Risiko einer Aspiration (insbesondere wenn eine tracheale Intubation durchgeführt werden muß!), außerdem hilft sie bei der Verlaufsbeurteilung des gastrointestinalen Transports.

Häufig ist wegen eines akuten Abdomens eine *Intubation* erforderlich. Außer zur Allgemeinanästhesie muß die Intubation zur Behandlung einer respiratorischen Insuffizienz (ARDS, s. S. 303) durchgeführt werden, an die sich eine maschinelle Beatmung oder eine CPAP-Atmung anschließt (s. Kap. „Mechanische Ventilation", S. 132). Ursachen hierfür können sein:
Aspiration, Zwerchfellhochstand, hämorrhagischer Schock und septisch-toxische Krankheitsbilder.

Zur Langzeitintubation kann ein nasaler Tubus verwendet werden, wenn genügend Zeit zur Vorbereitung (z. B. Nasentropfen zur Abschwellung der Schleimhaut) gegeben ist und wenn der Patient keine Gerinnungsstörungen aufweist. Eine Notfallintubation erfolgt (fast) immer oral.

Vorbereitung zur Intubation: Nach Entleerung des Magens mittels einer dicklumigen MS und ausreichender Oxygenierung mit einer Maske wird die MS entfernt. Ohne Zwischenbeatmung erfolgt dann die Intubation, wobei ein Absauger mit einem großen Lumen vorbereitet sein muß.

Durch ein Zurückdrücken des Ringknorpels gegen den Ösophagus wird ein Aufsteigen von Mageninhalt vermieden (Sellick-Handgriff).

(Die Magensonde wird entfernt, weil sie einen Verschluß des Mageneingangs verhindert und den Druck gegen den Ringknorpel unwirksam macht! Nach der Intubation wird erneut eine MS gelegt.)

Bauchtrauma

Ursache für Verletzungen im Bauchraum können perforierende oder stumpfe Traumen sein. Bei Schuß-, Stich- oder anderen offenen Verletzungen ist außer mit Blutungen mit der Perforation des Darms und mit Peritonitis zu rechnen. Nach solchen Verletzungen sollten die Patienten perioperativ breit antibiotisch abgedeckt werden.

Die Diagnostik des stumpfen Bauchtraumas hat bei einem polytraumatisierten Patienten zusammen mit der Diagnostik des Thorax und des Schädels höchste Priorität, weil sich bei einer starken abdominellen Blutung ein irreversibler hämorrhagischer Schock in Minuten entwickeln kann. Bei einer entsprechenden Anamnese sind nach (oder während) der radiologischen Untersuchung des Thorax, der Wirbelsäule und des Beckens Maßnahmen nötig, um eine Verletzung der intraabdominellen Organe auszuschließen.

Traumatische Aortenruptur

Eine traumatische Ruptur der Aorta verläuft häufig letal: Weniger als 5% der Patienten mit einer Verletzung der aufsteigenden und weniger als 20% der Patienten mit einer Verletzung der absteigenden Aorta erreichen die Klinik. Die Überlebenden haben oft „nur" eine tamponierte Blutung in die Adventitia oder in die umliegenden Gewebe im Sinne eines Pseudoaneurysmas, das manchmal erst nach Jahren diagnostiziert wird. Wenn die verletzten Patienten die Klinik erreichen, ist der Blutverlust aus der Aorta oft eher klein und wird durch Begleitverletzungen maskiert. Die Verdachtsdiagnose wird durch das Röntgenbild des Thorax und/ oder durch den Ultraschall gestellt, durch eine Computertomographie erhärtet und durch eine Angiographie gesichert.

Radiologische Zeichen der thorakalen Aortenruptur sind die Verbreitung des Mediastinums, Unschärfe des Aortenschattens, Verdrängung des Trachea nach rechts oder Einengung des linken Hauptbronchus. Über dem Herzen und der linken Skapula ist oft ein systolisches Geräusch auskultierbar, manchmal ist der Blutdruck an den unteren Extremitäten sehr viel niedriger als an den Armen.
Außer dem entsprechenden Ultraschallbefund läßt sich bei einer Verletzung der Bauchaorta manchmal ein „Surren" auskultieren und palpieren.

Der Verdacht auf ein Aortenaneurysma erfordert eine strenge Organisation der weiteren Diagnostik und Therapie der Verletzungen. Wesentlich ist die Vermeidung von hypertonen Kreislaufreaktionen. Bei der Planung des weiteren Vorgehens sind Begleitverletzungen des Patienten (z. B. Schädel-Hirn-Trauma, instabiler Thorax, Schock) und die Ausrüstung des Krankenhauses (z. B. extrakorporale Zirkulation bei der Operation einer traumatischen Aortenklappendissektion) von Bedeutung. Bei einem gleichzeitig erlittenen Schädel-Hirn-Trauma muß schon frühzeitig eine Sonde zur Messung des intrazerebralen Drucks implantiert werden, um Veränderungen zu bemerken, die durch die Heparinisierung und die Blutdruckschwankungen während der Versorgung der Aortenruptur eintreten können.

Zur Operation einer thorakalen Ruptur sollte doppellumig intubiert werden. Siehe auch Abschn. „Aortenaneurysma", S. 464, weil sich in der Versorgung viele Parallelen ergeben. Hier ist die Einteilung nach der Lokalisation beschrieben.

Intraabdominelle Blutung

Eine einfache, aber nicht komplikationsfreie Diagnostik stellt die Lavage des Abdomens dar. Außer der Gefahr von Verletzungen aller abdominellen Organe können Punktionen von Blutgefäßen zu falsch-positiven Operationsindikationen führen. Wichtig ist daher, 500–1000 ml physiologischer Kochsalzlösung intraperitoneal zu infundieren und anschließend die Farbe der in die tiefgehängte Infusionsflasche zurücklaufenden Spülflüssigkeit zu beurteilen.

Die Ultraschalluntersuchung kann neben der Verletzung von Organen wie Milz, Leber, Pankreas und Nieren freie Flüssigkeiten im Abdomen nachweisen, wenn nicht vorher durch eine Lavage des Abdomens dieses Kriterium ausgeschaltet wurde.

Der Nachweis einer Blutung erfordert die sofortige chirurgische Intervention.

Traumatische Pankreatitis

Eine Verletzung des Pankreas führt zu einem schweren Krankheitsbild, das durch eine generelle Undichtigkeit der Kapillaren hervorgerufen wird. An allen Organen des Körpers kann sich diese toxische Erkrankung manifestieren.

Intensivmedizinische Probleme betreffen v. a. die Lungenfunktion, das kardiozirkulatorische System, die Nierenfunktion und den Elektrolythaushalt.

Die Diagnose der traumatischen Pankreatitis kann mit Ultraschall oder laborchemisch erfolgen. Sie erfordert eine chirurgische Versorgung mit der Einlage von Spüldrainagen, um freigesetzte (toxische) Enzyme und nekrotische Gewebe zu entfernen.

Das kapilläre Leck führt zu einer Zunahme des extravasalen Wassergehalts der Lungen mit einer Abnahme der Compliance und einer Vergrößerung des intrapulmonalen Shuntvolumens. Wegen drohender Hypoxie wird frühzeitig ein CPAP-System, bei Hyperkapnie eine maschinelle Ventilation angewendet.

Wegen der zu erwartenden Herzinsuffizienz werden die Patienten unter besonderer Beachtung des Elektrolythaushalts digitalisiert.

Durch das kapilläre „Leck" verlassen Wasser und kolloidosmotisch wirksame Moleküle den intravasalen Raum. Werden bei dem Krankheitsbild Plasmaexpander verwendet, so ist damit zu rechnen, daß diese ihren onkotischen Druck auch im Extravasalraum entfalten und so die Ödeme unterhalten, auch wenn die Krankheit überwunden ist und die Kapillaren wieder dicht sind. Daher werden zur Aufrechterhaltung des Kreislaufs Vollelektrolytlösungen verwendet.

Zur Leitung der Infusionstherapie ist ein Pulmonalarterienkatheter hilfreich, weil er die Beurteilung des intravasalen Defizits ermöglicht. Zur Elimination der Toxine, die in die Zirkulation gekommen sind, kann eine arteriovenöse Hämofiltration bei gleichzeitiger Infusion großer Flüssigkeitsmengen angewendet werden.

Neben der Elektrolytsubstitution, die der Nierenfunktion angepaßt sein muß, bereitet eine Hypokalzämie Probleme; sie entsteht durch die Bildung von Kalkseifen im peripankreatischen Fettgewebe durch die lokale Wirkung der Pankreaslipasen.

Die neuromuskuläre Erregbarkeit (k) wird durch die „Serumelektrolytformel" von György beschrieben:

$$k = \frac{[K^+] \cdot [HCO_3^-] \cdot [HPO_4^{2-}]}{[Ca^{2+}] \cdot [Mg^{2+}] \cdot [H^+]} \cdot$$

Bei einem Ungleichgewicht zwischen Kalzium und Kalium kommt es zu kardialen und muskulären Problemen, z. B. zu Rhythmusstörungen und zur Tetanie (vgl. Kap. „Akute Pankreatitis", S. 435).

Nieren und ableitende Harnwege

Bei jedem polytraumatisierten Patienten, insbesondere aber bei dem Verdacht auf ein Bauchtrauma, ist die Einführung eines Urindauerkatheters obligat. Einerseits gibt eine Hämaturie Hinweis auf eine Verletzung der Nieren oder der ableitenden Harnwege (wobei ein klarer Urin solche Verletzungen nicht sicher ausschließt!), andererseits gibt die Beobachtung der Urinproduktion wichtige Hinweise auf die Kreislaufverhältnisse. Eine Oligurie zeigt einen beginnenden Schockzustand zuverlässig an.

Eine plötzlich auftretende totale Anurie ist häufig Zeichen eines postrenalen Nierenversagens, also durch einen Stopp der ableitenden Harnwege bedingt.

Der Nachweis, daß weder die Nieren noch die ableitenden Harnwege traumatisiert wurden, erfordert eine radiologische Darstellung der renalen Kontrastmittelausscheidung (i.v.-Pyelogramm).

Beckenfrakturen

Stumpfe Traumen führen oft zu Kombinationen von Verletzungen der intra- und retroperitonealen Organe mit Beckenfrakturen. Typisch für die Versorgung dieser Patienten ist die wesentliche Unterschätzung des protrahierten Blutverlusts in das Retroperitoneum, da häufig nur die Blutmenge Beachtung findet, die sich intraabdominell befindet.

Die großen retroperitonealen Hämatome durch Beckenfrakturen sind nicht nur wegen des drohenden hämorrhagischen Schocks von Bedeutung: Durch den anhaltenden Blutverlust aus den Frakturen ist eine Kreislaufstabilisierung der Patienten nur mit häufigen Transfusionen möglich. Da der Bauchumfang ständig zunimmt, muß immer wieder eine (zweizeitige) intraabdominelle Blutung ausgeschlossen werden. In späteren Stadien ist aber regelmäßig freie Flüssigkeit im Abdomen nachweisbar, die sich aus dem retroperitonealen Hämatom abgepreßt hat. Die Indikation zur Laparotomie kann dadurch erschwert werden.

Nach der Beendigung der Schocktherapie sollten die Patienten mit einer Periduralanästhesie schmerzfrei gehalten werden, sobald die Blutgerinnungsparameter dies zulassen. Damit kann erreicht werden, daß eine Lagerung zur Pneumonie- und Dekubitusprophylaxe möglich ist. Peridural applizierte Lokalanästhetika normalisieren darüber hinaus die Darmtätigkeit durch eine Sympatikusblockade.

Schockprophylaxe und -therapie [1]

Da bei einem Patienten mit Bauchtrauma immer mit großen Blutverlusten gerechnet werden muß, sollten mehrere dicklumige intravenöse Verweilkanülen gelegt werden, so daß ggf. die Infusion großer Flüssigkeitsmengen möglich ist. Wegen der intravasalen Verteilung ist durch kolloidale Volumensubstitution die schnellste Auffüllung des Intravasalraums möglich. Vollelektrolytlösungen verteilen sich im gesamten Extrazellulärraum, bleiben also nur zu 1/3 intravasal. Bei massiven Blutungen ist die Transfusion von ungekreuztem Blut und Frischplasma angezeigt. Bei schlechten Venenverhältnissen sollten die Kubitalvenen nicht für einen ZVK reserviert bleiben, sondern sie werden mit dicklumigen Verweilkanülen zur schnellen Infusion größerer Flüssigkeitsmengen punktiert.

Laboruntersuchungen

Durch den Verlust von Blut werden anfänglich der Hb und der Hkt nur wenig verändert, bis Kompensationsmechanismen und die Infusionstherapie zu einer Verminderung von beiden Laborparametern führen.

Durch die Zentralisation des Kreislaufs ist regelmäßig mit einer metabolischen Azidose zu rechnen, die entsprechend der Blutgasanalyse mit $NaHCO_3$ ausgeglichen werden muß.

Durch die Freisetzung endogener Katecholamine kommt es trotz der Azidose oft zu einer extremen Hypokaliämie, die durch den iatrogenen Ausgleich der Azidose noch verstärkt werden kann.

Regelmäßige Kontrolle der Gerinnungsparameter einschließlich der Thrombozytenzahl sind erforderlich.

---

[1] Vgl. Kap. „Schock", S. 189.

Lipase und Amylase sind im Serum bei Pankreasverletzungen erhöht. Außer der stündlichen Urinproduktion sollten die Kreatininclearance und die Amylase im Urin bestimmt werden.

Störungen mit Beteiligung des Gefäßsystems

Akute gastrointestinale Blutungen (AGIB)

Die gastrointestinalen Blutungen werden nach ihrer Lokalisation eingeteilt: 85% aller AGIB entstammen aus dem oberen Gastrointestinaltrakt (Ösophagus, Magen, Duodenum), während die Blutungen aus dem unteren Intestinaltrakt seltener sind. Hauptursachen sind hier Polypen, Colitis ulcerosa, Divertikel und Karzinome.

Die Blutungsquelle kann fast immer endoskopisch gesichert werden, häufig ist eine endoskopische Blutstillung möglich.

Der Intensivmedizin kommt die Aufgabe zu, den Therapieplan für den blutenden Patienten zu erstellen. Endoskopische Blutstillungen sollten nach Möglichkeit nach Stabilisierung der Kreislauf-, Gerinnungs- und Elektrolytparameter durchgeführt werden. Wenn diese Stabilisierung wegen der Stärke der Blutung nicht möglich ist, müssen Diagnose und Therapie trotz eines großen Anästhesierisikos unverzüglich durchgeführt werden.

Intensivtherapeutische Maßnahmen bei blutenden Ösophagusvarizen

Wenn die Kreislaufverhältnisse es zulassen, sollte der Patient in eine sitzende Position gebracht werden, damit die Varizen sich leichter entleeren können. Endoskopisch wird die Blutungsquelle lokalisiert und ggf. die Blutung gestillt.

Bei Kreislaufinstabilität ist die Schocklage indiziert. Besteht Aspirationsgefahr (z. B. bei bewußtlosen Patienten mit Leberkoma), ist die Intubation indiziert.

Zur Kreislaufstabilisierung werden wenigstens 3 dicklumige periphere Venenzugänge gelegt.

Mit einer Doppelballontamponade (Sengstaken-Blakemore-Sonde; Abb. 1) kann die aktive Blutung zum Stillstand gebracht werden: Nach Oberflächenanästhesie des Nasenraums (oder nach Intubation des Bewußtlosen) wird die Sonde transnasal etwa 50 cm vorgeschoben. Die korrekte Lage wird durch die Auskultation des Magens bei Insufflation kleiner Luftmengen (>20 ml) überprüft. Danach wird der Magenballon mit etwa 30 ml Luft gefüllt, bis ein angeschlossenes Manometer einen Druck von 40–60 mm Hg anzeigt. Nach dem Zurückziehen der Sonde bis zu einem deutlichen Widerstand (der Ballon drückt jetzt gegen die Kardia!) wird der Ösophagusballon mit etwa 30 ml Luft entsprechend einem Druck von 35–45 mm Hg gefüllt. Mit einem Gewicht von 500 g wird wie bei einer Extremitätenextension am oralen Ende der Sonde gezogen, um durch den Druck des Magenballons auf die Kardia den Weg des Blutes durch die Varizen zu verhindern.

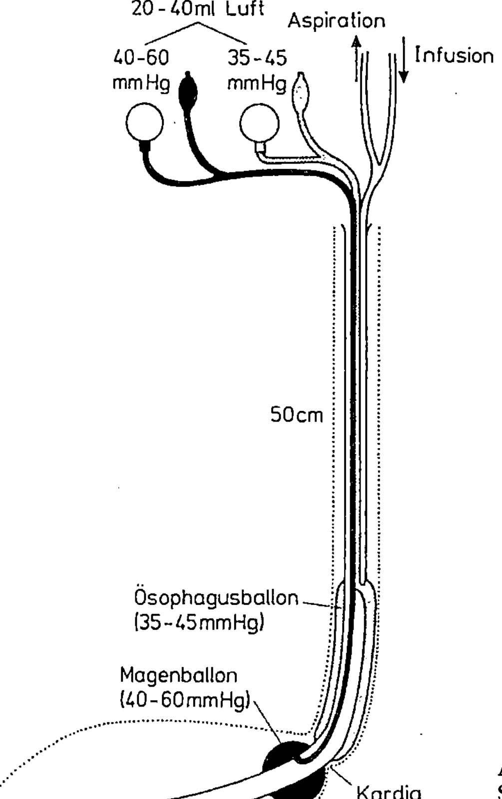

Abb. 1. Doppelballontamponade nach Sengstaken-Blakemore

Anschließend kann das Blut aus dem Magen mit Kochsalzlösung herausgespült werden.

Wichtig ist die 8stündliche Entblockung des Ösophagusballons für 15 min, da sonst Druckulzera entstehen.

Spätestens nach 48–72 h wird die Sonde vollständig entblockt und in diesem Zustand 12 h liegengelassen, damit keine neue Blutung durch die Entfernung auftritt.

Die Doppelballonsonde führt nur bei etwa 20–50% der Patienten zu einer Blutstillung; sie ist aber geeignet, einen blutungsfreien Zeitraum zu schaffen, in dem die vitalen Parameter korrigiert werden können, bevor eine endoskopische Wandsklerosierung der Ösophagusvarizen durchgeführt wird.

Wenn trotz wiederholter endoskopischer Sklerosierungen die Blutung weiter anhält, wird der Patient bei liegender Ballonsonde für eine portokavale Shuntoperation vorbereitet. Ist wegen des Zustands des Patienten eine solche Operation nicht durchführbar, kann eine transhepatische Sklerosierung durch den Radiologen vorgenommen werden.

Als begleitende Therapie wird die Infusion von Vasopressin empfohlen: nach Injektion von 20 I.E. Pitressin 0,2 I.E./min mit einem Perfusor am 1. und 0,1 I.E. am 2. Tag nach der Blutung.

Wegen der Grunderkrankung ist bei Blutungen aus Ösophagusvarizen mit Gerinnungsstörungen zu rechnen, die einer Substitution mit Plasmafaktoren bedürfen (vgl. Kap. „Leber- und Stoffwechselversagen", S. 469).

Blutungen aus dem Magen

Dabei wird durch Eiswasserspülungen bei mehr als der Hälfte der Patienten eine Blutstillung erreicht.

Bei allen Blutungen aus dem oberen Gastrointestinaltrakt muß eine Magensonde gelegt werden um

a) die Stärke der Blutung beurteilen zu können,
b) die Gefahr der Blutaspiration zu minimieren und
c) ein Coma hepaticum zu verhindern.

Außerdem erhalten diese Patienten H_2-Blocker zur Verhinderung der Säuresekretion.

Endoskopisch wird die Blutungsquelle lokalisiert und nach Möglichkeit gestillt. Je nach Alter und Zustand des Patienten wird in Abhängigkeit von der Blutungsursache eine chirurgische Intervention nötig. Vor der Operation sollte eine Stabilisierung der vitalen Parameter versucht werden. Wenn sich der Zustand des Patienten unter der kreislaufstabilisierenden Therapie nicht verbessert, muß unverzüglich operiert werden.

Aortenaneurysma

Aortenaneurysmen sind meist die Folgen von Gefäßkrankheiten in der Folge von Diabetes, Hypertonus oder Fettstoffwechselstörungen (s. folgende Übersicht). Sie können aber auch durch ein Trauma entstehen (vgl. Abschn. „Traumatische Aortenruptur", S. 458). Das akute Abdomen kann in zwei Formen auftreten, nämlich als Perforation oder als Dissektion. Die Dissektion (gedeckte Ruptur) führt

Klassifikation der Aortenaneurysmen

a) Thorakales Aortenaneurysma
    Typ I   Schädigung der Aorta ascendens bis Aortengabel (70%), oft mit Aortenklappendefekt
    Typ II   Schädigung der Aorta ascendens bis proximal der A. subclavia sinistra
    Typ III Schädigung distal der A. subclavia sinistra bis Aortengabel

b) Bauchaortenaneurysma
    Typ I   Suprarenal
    Typ II   Infrarenal

Bei den Typen I und II ist eine Operation mit extrakorporaler Zirkulation (EKZ) mit Sternotomie erforderlich; Typ III wird über linksseitige Thorakotomie meist ohne EKZ versorgt.

zu heftigen abdominellen Schmerzen, häufig findet sich im linken Oberbauch ein pulsierender Tumor. Die freie Perforation ist durch einen schnell zunehmenden Schockzustand gekennzeichnet.

Natürlich ergeben sich viele Gemeinsamkeiten mit der elektiven Versorgung eines zufällig entdeckten asymptomatischen Aneurysmas.

Die Ruptur eines Aneurysmas ist ein dramatisches Geschehen, das zu einer sofortigen Operation zwingt. Bei einer Dissektion kann unter einer scharfen Hypertonuseinstellung eine Risikoabwägung vorgenommen werden, in der das Operationsrisiko ins Verhältnis zur Gefahr einer zweizeitigen Ruptur gesetzt wird.

Bei der Ruptur sind außer der Behandlung des hämorrhagischen Schocks die intraoperative Diagnostik und Therapie der kardialen Situation problematisch, da einerseits durch das intraoperative Abklemmen der Aorta plötzlich der periphere Widerstand (Afterload) steigt, andererseits durch die Freigabe vorher abgeklemmter Gefäße der Widerstand sinkt; dabei werden gleichzeitig saurere Valenzen aus den ischämischen Bezirken eingeschwemmt. Beides kann zu einer plötzlichen kardialen Dekompensation führen.

Weil ein Aortenaneurysma häufig die Manifestation einer generalisierten Gefäßerkrankung ist, muß bei diesen Patienten immer mit einer koronaren Herzkrankheit gerechnet werden, die die kardiale Kompensationsmechanismen erheblich einschränkt. Daher ist bei diesem Krankheitsbild ein invasives Monitoring indiziert, um Veränderungen des Blutdrucks, der Widerstände, der Herzleistung und des Säure-Basen-Haushalts frühzeitig zu bemerken und zu therapieren.

Gerade bei diesen Operationen sollten kardiotrope und vasodilatierende Infusionen (Dobutamin, Dopamin und Glyceroltrinitrat oder Nitroprussid-Natrium), einschließlich der Infusiomaten oder Perfusoren, vorbereitet sein, um bedrohliche Zustände sofort therapieren zu können.

Da die Nierendurchblutung durch das Aneurysma, durch den hämorrhagischen Schock und durch die Operation gefährdet werden kann, sind ein Blasenkatheter und die Beobachtung der viertelstündlichen Urinproduktion obligat.

Verschluß eines Mesenterialgefäßes

Im Rahmen einer arteriellen Verschlußkrankheit oder durch thromboembolische Ereignisse kann es zum Verschluß eines Mesenterialgefäßes kommen. Dieses Ereignis zeigt ein dem Ileus ähnliches Bild. Angiografisch läßt sich die Diagnose lokalisieren. Außer der Wiederherstellung der Durchblutung durch Thrombektomie oder Embolektomie sind oft Resektionen infarzierter Darmbezirke nötig.

Die perioperative Therapie besteht (wie beim Ileus, s. u.) in einer Korrektur des Wasser- und Elektrolythaushalts, v. a. aber in einer die Rheologie verbessernden und einer antithrombotischen Therapie (niedermolekulare Dextrane oder Hydroxyäthylstärke und Heparin).

Arterielle Verschlüsse von Mesenterialgefäßen entstehen oft durch Embolisierung bei Thromben im linken Vorhof, die sich bei absoluten Arrhythmien bilden können.

Außerdem muß auch bei diesem Krankheitsbild immer mit der Manifestation der Gefäßkrankheiten an anderen Organen gerechnet werden. Insbesondere die

koronare Herzkrankheit oder ein Verschluß der Karotiden zwingen zu einem eng-
maschigen Kreislaufmonitoring, eine arterielle Blutdruckmessung ist hier indiziert.

Mechanischer Ileus

Abhängig von Lokalisation und Dauer der Okklusion kommt es zu einer Sequestration von Wasser und Elektrolyten in das Darmlumen (3. Raum, vgl. Kap.
„Wasser- und Elektrolythaushalt", S. 129). Zusammen mit der Gasbildung kommt
es zur Dilatation der Darmwand und somit zu einer Verschlechterung der Durchblutung in dem betroffenen Abschnitt. Außerdem durchwandern Flüssigkeit und
Toxine die Darmwand und führen zur Peritonitis.

Intensivmedizinische Probleme bei der Behandlung des mechanischen Ileus
betreffen daher v. a. den Wasser-, Elektrolyt- und Säure-Basen-Haushalt. Aber
auch die Dilatation des Darms mit Zwerchfellhochstand und septisch-toxische
Krankheitsbilder mit Organmanifestationen an Lunge, Nieren und am Herzen
führen diese Patienten auf die Intensivstation.

Wasserhaushalt

Die Auffüllung des 3. Raums führt zur einer Dehydration des Patienten, die vor
der operativen Intervention korrigiert werden muß. Dabei steht die Normalisierung des Intravasalraums im Vordergrund, um den Kreislauf zu stabilisieren. Neben Voll- und Halbelektrolytlösungen (s. u.) sind „Plasmaexpander" indiziert.

Säure-Basen-Haushalt (SBH)

Durch verschiedene Faktoren kommt es zu Veränderungen des SBH. Durch
Schmerzen wie auch durch die Tachypnoe bei Zwerchfellhochstand kann eine respiratorische Alkalose auftreten. Durch Magensaftverluste bei häufigem Erbrechen oder durch eine Sonde kann eine metabolische Alkalose entstehen, während
der Verlust von alkalischem Duodenalsaft zur Azidose führt. Eine Azidose entsteht auch durch längeres Fasten, insbesondere wenn durch die Dehydratation die
renale H^+-Ausscheidung vermindert ist.

Elektrolyte

Häufig ist bei einem Ileus eine Hypokaliämie zu beobachten, die perioperativ ausgeglichen werden muß.

Die oft zu beobachtende Hypernatriämie entsteht im Rahmen einer hypertonen Dehydratation. Da hier das gesamte Körperwasser vermindert ist, wird perioperativ eine Auffüllung aller Flüssigkeitskompartimente mit Halbelektrolytlösungen angestrebt, die mit K_2HPO_4 angereichert sind (intrazellulärer Verteilungsraum).

Zur Überwachung des Hydratationszustands, zur Elektrolytsubstitution und
ggf. für eine postoperative parenterale Ernährung ist ein zentraler Venenkatheter
indiziert.

Pulmonale Probleme entstehen durch 3 Faktoren:

Die Blähung des Darm bewirkt einen Zwerchfellhochstand, der zu einer Verminderung der Dehnbarkeit der Lunge und zu Dys- bzw. Atelektasen führt. Beatmung mit Lachgas verstärkt die Darmblähung. Aszites und sympathische Pleuraergüsse können die Mechanik der Lunge weiter beeinträchtigen. Die Folge sind eine vermehrte Atemarbeit und eine Zunahme des intrapulmonalen Shunts.

Durch eine starke Verminderung des intravasalen Volumens wird der intrapulmonale Shunt noch verstärkt.

Freigesetzte Toxine führen zu einem akuten Lungenversagen (ARDS, s. Kap. „Respiratorische Insuffizienz", S. 303). Aus diesen Gründen kann eine maschinelle Beatmung mit hohem F_IO_2 und PEEP oder CPAP-Atmung indiziert sein.

Zur Kontrolle der Urinproduktion wird ein Blasendauerkatheter gelegt. Ist zur Behebung des Ileus eine Kontinuitätsunterbrechung des Darms notwendig, sollte postoperativ keine pharmakologische Stimulation der Darmtätigkeit durchgeführt werden. Am 3. postoperativen Tag werden die Patienten mit einem Einlauf abgeführt.

Selbstverständlich ist eine Magen- oder Duodenalsonde. Wenn hieraus kein Reflux mehr zu beobachten ist, kann mit einer enteralen Ernährung begonnen werden (s. Abschn. „Sondenkost", S. 129).

Septische Prozesse
bei Harnleiter- und Gallengangsverschlüssen

Bei septischen Erkrankungen durch den Verschluß von Harn- und Gallenwegen muß sofort kausal (z. B. Steine) oder palliativ (bei neoplastischen Okklusionen) behandelt werden. Eine Antibiotikatherapie kann eine Operation begleiten, aber auf keinen Fall verzögern oder ersetzen.

Häufig zeigen diese Patienten kardiale Dekompensationen und/oder tachykarde Rhythmusstörungen, die nicht nur Folge des Fiebers sind, sondern auch durch eine toxinbedingte Schädigung des Myokards zustande kommen. Außer Temperatursenkung und Rehydratation ist dann eine schnelle Digitalisierung indiziert.

Septisch-toxische Krankheitsbilder können auch zum Lungenversagen (ARDS) führen.

Gynäkologische Notfälle

Blutungen bei Extrauteringravidität beschäftigen die Intensivmediziner wegen der Prophylaxe oder der Manifestation des hämorrhagischen Schocks. Die Beobachtung der Nieren- und Lungenfunktion steht im Vordergrund.

Durch Fruchtwasseraspiration in den mütterlichen Kreislauf kann es während der Geburt zu einer disseminierten intravasalen Koagulopathie (DIC) kommen. Folgen der Verbrauchskoagulopathie sind nicht nur Blutverluste und

Schock, sondern gelegentlich auch intrazerebrale Blutungen. Nach dem Nachweis der DIC sollte eine konsequente Heparinisierung (5000 I.E. initial, 10000 I.E. anschließend über 24 h mit einem Perfusor unter Kontrolle der Thrombinzeit) bei gleichzeitiger Substitution von Gerinnungsfaktoren erfolgen (s. Kap. „Störungen der Blutgerinnung", S. 231).

Entzündliche Erkrankungen

Bei entzündlichen Erkrankungen wie Divertikulitis, Colitis ulcerosa und pseudomembranöse Kolitis erfolgt eine „Ruhigstellung" des Darms. Zu Beginn der Therapie bei akuten Schüben ist eine parenterale Ernährung (s. Kap. „Künstliche Ernährung", S. 122) indiziert, die dann durch eine ballastfreie Diät abgelöst wird.

Die pseudomembranöse Kolitis wird durch eine Infektion der Darmwand mit Clostridium difficile hervorgerufen und führt zu einem hoch fieberhaften Verlauf mit schweren Durchfällen. Sie entsteht im Rahmen von Antibiotikabehandlungen, insbesondere nach der Gabe von Lincomycin und Clindamycin. Auch nach anderen Antibiotika wird die Erkrankung beobachtet.

Therapie: Außer der aggressiven Substitution von Wasser, Elektrolyten und Proteinen orale Zufuhr von Vancomycin.

Weiterführende Literatur

Ahnefeld FW, Dick W, Kilian J, Schuster H-P (1986) Nofallmedizin. Springer, Berlin Heidelberg New York Tokyo (Klinische Anästhesiologie und Intensivtherapie, Bd 30)
Finke U, Zumtobel V (1987) Das akute Abdomen. Notfallmedizin 13:872–881
Katz J, Benumof J, Kadis LB (1981) Anesthesia and uncommon diseases. Saunders, Philadelphia
Lutz H, Rother K (1985) Plasmatherapie. Medizinische Verlagsgesellschaft, Marburg
Manegold BC, Voigt J (1978) Gastrointestinale Blutung. Endoskopie: Diagnose, Therapie, Verhütung. In: Bartelheimer H (Hrsg) Gastrointestinale Blutung, Symposium Kassel. Bibliomed, Kassel
Niemer M, Nemes C (1982) Datenbuch Intensivmedizin. Fischer, Stuttgart New York

Leber- und Stoffwechselversagen

W. F. List

Das Leberversagen kann als Endzustand nach einer *chronischen* Schädigung (Leberzirrhose) auftreten oder *akut* ohne Vorschädigung im Rahmen eines Multiorganversagens bei postoperativen oder posttraumatischen Zuständen auf der Intensivstation. Beim akuten Leberversagen ist die Leber nicht mehr in der Lage, ihren wesentlichen metabolischen Aufgaben, nämlich Neubildung von Aminosäuren und Eiweißsubstanzen (z. B. für die Aufrechterhaltung der normalen Gerinnung, Verstoffwechselungen und Abtransport von Amoniak) neben den anderen Aufgaben im Fett- und Zuckerstoffwechsel nachzukommen. Bei den vielfältigen Ursachen des Leberversagens kommen bei mehr als 50% der Patienten Virusinfektionen (A, B, Non-A-non B u. a.) in Frage. Seltene Ursachen sind Medikamentintoxikationen (Paracetamol, MAO-Hemmer, INH, Dantrolen sowie das Inhalationsanästhetikum Halothan) und Vergiftungen (Alkohol und Knollenblätterpilz). Für den chirurgischen Patienten in der postoperativen und posttraumatischen Phase sind eine kreislaufbedingte Minderdurchblutung und Hypoxie bei Rechts- oder Linksherzversagen, Schock und v. a. die Sepsis von größter Bedeutung. Seltener können traumatisch oder chirurgisch bedingte Verschlüsse der A. hepatica oder der Lebervenen (Budd-Chiari-Syndrom) eine wichtige Rolle spielen.

Symptomatik

Sie umfaßt einen schweren *Ikterus* mit Bilirubinwerten über 20, der durch einen vermehrten Anfall und verminderte Exkretion von Bilirubin bedingt ist.

Neurologie

Neurologisch findet sich eine zunehmende Bewußtlosigkeit (hepatische Enzephalopathie – Coma hepaticum), das sich im EEG duch einen Frequenzabfall, vermehrte Delta- und Thetawellen und durch eine Reduzierung der evozierten Potentiale sowie Nichtansprechbarkeit und fehlende Schmerzreaktion im Endstadium dokumentiert. Kausal spielen im Gehirn neben einem erhöhten Ammoniakspiegel, Transmittermangel (Dopamin, Adrenalin), falsche Transmitter (Octopamin), vermehrte Transmitter wie Serotonin und γ-Aminobuttersäure (GABA) als prinzipieller Inhibitor eine Rolle (Holm et al. 1977).

Blutgerinnung

Sie ist durch Faktorenmangel von Fibrinogen II, VII, IX, X schwer gestört (Prothrombinkomplex), darüber hinaus kann sich auch eine Verbrauchskoagulopathie mit DIC und Fibrinolyse ausbilden, die den Faktorenmangel weiter verstärkt. Es kommt zum Auftreten von Blutungen, v. a. im Bereich des Magens.

Stoffwechsel

Er ist in allen Bereichen der Kohlenhydrataufnahme, der Stickstoffsynthese und des Fettstoffwechsels schwer gestört, was eine Immunschwäche, Verminderung der Gerinnungsfaktoren und nach längerer Dauer auch der Albuminfraktion zur Folge hat. Daneben werden der typische Foetor hepaticus, Fieber und Leukozytose gefunden. Elektrolytstörungen mit Kalium- und Natriumverminderungen und einer schweren Alkalose sind fast regelmäßige Symptome. Niereninsuffizienz, Magenblutung und Lungenversagen werden als Folgeerscheinungen häufig festgestellt.

Laborparameter

Sie sind für die Diagnose von Bedeutung, die *Leberzellintegrität* wird mit den Transaminasen (GOT, GPT) überprüft, die *Ausscheidungsfunktion* der Zelle mit dem Serumbilirubin, γ-GT und alkalischen Phosphatasen, die *Synthesefunktion* mit der Bestimmung von Cholinesterase, Serumalbumin und Gerinnungsfaktoren

Diagnose

Sie ergibt sich aus der Anamnese (z. B. Halothanverabreichung), den klinischen Befunden und den Laborparametern. Der Prothrombintest (Quick), das Albumin und die Cholinesterase sind deutlich vermindert, Ammoniak steigt abhängig von der Dauer an. Je nach den Ursachen des akuten Leberversagens werden SGOT, SGPT erhöht sein, wenn es v. a. ein Leberzellverfall ist. Die alkalischen Phosphatasen können erhöht sein, wenn eine posthepatische Störung (Steine, Pankreatitis) vorliegt. Das Bilirubin ist immer erhöht. Bei prähepatischen Störungen ist das nichtgebundene Bilirubin erhöht, bei intra- und posthepatischen das gebundene Bilirubin. Zusätzlich können für die Diagnose noch serologische Befunde und die Sonographie herangezogen werden.

Als *prognostische Parameter* für den Verlauf des akuten Leberversagens kommen v. a. die Gerinnungstests (Quick), der Serumbilirubinverlauf, die Transaminasen und das EEG mit den evozierten Potentialen in Frage.

Halothanhepatitis

Sie tritt in der postoperativen Phase nach Halothannarkosen auf, gewöhnlich innerhalb von 8–14 Tagen nach einer Halothananästhesie, und beginnt mit Gelenkschmerzen, Exanthem, Gelbsucht, Schüttelfrost, Fieber, Eosinophilie, Leukozytose und einer Transaminasenerhöhung. 50–75% aller an einer Halothanhepatitis erkrankten Patienten hatten mehr als eine Halothannarkose. Ein erhöhtes Risiko zeigten jene Patienten, die diese Mehrfachnarkosen innerhalb von 4 Wochen hatten, die älter als 40 Jahre, weiblich und sehr adipös waren. Als Ausschlußkriterien sind schwere Hypoxie, präoperative Leberschäden, Sepsis, gleichzeitige Virushepatitis, Polytrauma und Mehrfachtransfusionen zu werten, die postoperativ selbst zu schweren Leberzellschäden und akutem Leberversagen Anlaß sein können. Die Frequenz der Halothanhepatitis wird zwischen 1:10000 und 1:36000 bei Halothananästhesien angegeben. Zur Erklärung der Ursachen einer spezifischen halothaninduzierten Hepatitis kommen drei Hypothesen in Frage (Kreienbühl 1981):
1) die Toxizität von Metaboliten, v. a. des Dichlorhexafluorbutens,
2) eine Sensibilisierung durch Metaboliten und
3) eine Koinzidenz vorbestehender Lebererkrankungen (Virus?).

Auch heute noch kann keine der Hypothesen bewiesen werden. Seit dem Erscheinen der nationalen Halothanstudie im Jahre 1966 mit mehr als 800000 retrospektiv untersuchten Anästhesien wird dieses Krankheitsbild auch als eigenständige Erkrankung epidemiologisch erkannt. Die gesicherte Diagnose (Halothanhepatitis) kann jedoch erst nach Ausschluß von Hypoxie, Blutkonservenverabreichung, Schock, Sepsis und präexistenten Lebererkrankungen nur in direktem zeitlichen Zusammenhang mit einer Halothannarkose angenommen werden. Die Frequenz von bislang unbekannten Leberfunktionsstörungen vor Anästhesien kann mit 1:2500 angenommen werden. Die Mortalität der Halothanhepatitis wird mit 25% der mit einer Halothanhepatitis reagierenden Patienten angegeben, sie tritt v. a. nach Mehrfachexposition auf. In diesen Fällen kommt es zu einem akuten Zellzerfall mit allen Symptomen des akuten Leberversagens.

Eine mögliche Kreuzsensibilisierung zwischen den Inhalationsanästhetika Halothan und Methoxyfluran kann nicht als erwiesen angenommen werden. Nachdem Methoxyfluran wegen seiner nierenschädigenden Wirkung praktisch aus der Anästhesie eliminiert wurde, scheint dieser Möglichkeit auch keine Bedeutung mehr zuzukommen. Eine mit Enfluran assoziierte Hepatitis bei einmaliger Exposition oder bei Sensibilisierung durch mehrfache Expositionen wird heute als unwahrscheinlich angesehen (Dykes 1984). Trotzdem sollte als Vorsichtsmaßnahme nach Auftreten von Fieber, Gelenkschmerz und Gelbsucht nach der Anwendung von halogenierten Inhalationsanästhetika (Halothan, Enfluran) bei einer neuerlichen Anästhesie kein Inhalationsanästhetikum mehr angewendet werden.

Therapie des akuten Leberversagens

Aufgrund der multifaktoriellen Genese und der fast immer ungeklärten direkten Zusammenhänge ist außer der Weglassung einer möglichen Noxe eine kausale Therapie nicht möglich. Es kann daher nur eine symptomatische Therapie erfolgen. Wegen der zahlreichen Komplikationen und des großen Einsatzes ist eine Therapie nur auf einer Intensivstation sinnvoll und durchführbar. Die Intensivtherapie kann in für Leberversagen spezifische und allgemeine Maßnahmen unterteilt werden.

Im Rahmen der *allgemeinen Maßnahmen* ist die *Flüssigkeits- und Elektrolytstörung*, v. a. der Kaliumspiegel, als erstes zu beheben. Die gewöhnlich bestehende massive metabolische Alkalose wird mit Argininhydrochlorid korrigiert. Eine mehrfach durchgeführte Plasmapherese (1,5–3 l Plasma) hat sich zur Bilirubinspiegelsenkung bewährt. Das abgezogene Eiweiß muß ersetzt werden.

Ernährung

Sie erfolgt mit hochprozentiger Glukose 200–300 g/Tag, wobei der Blutzuckerspiegel (BZ-Spiegel) exakt in 2- bis 3-h-Intervallen überwacht werden muß. Bei BZ-Anstiegen über 250 mg/dl muß Insulin mittels Perfusor 50–150 I.E./Tag verabreicht werden. Die Aminosäurenverabreichung im Rahmen der parenteralen Ernährung erscheint von besonderer Bedeutung. Die aromatischen Aminosäuren Methionin, Tryptophan, Tyrosin, Phenylalanin u. a. sind erhöht; vermindert sind Valin, Leucin, Isoleucin – also verzweigtkettige Aminosäuren. Der Quotient verzweigtkettige zu aromatischen Aminosäuren, der normalerweise größer als 3 ist, ist in diesen pathologischen Fällen auf Werte um 1 und darunter abgesunken (Leweling et al. 1980). Eine vermehrte Zufuhr von verzweigtkettigen Aminosäuren führt zu einer Reduzierung der Ammoniakspiegel im Serum und zu einer Verbesserung der neuropsychiatrischen Symptome bei der Mehrzahl der Patienten. Ein Eiweißmangel wird mit hochprozentigem Albumin ausgeglichen.

Magen-Darm-Trakt

Magenblutungen werden bei 30–50% der Patienten mit akutem Leberversagen gesehen und müssen durch Ranitidin und Pirenzepin prophylaktisch verhindert werden. Eine Darmsterilisation mit schlecht resorbierbaren Antibiotika (Neomycin, Paromomycin) und Darmentleerung mit Lactulose soll zur Verhinderung der Eiweißresorption (Ammoniakspiegel) jedenfalls durchgeführt werden.

Katecholamine

Das *Katecholamin* Dopamin wird in einer Dosierung von 2–4 µg/kg KG/min zur Verbesserung der Durchblutung im Splanchnikusbereich und der Niere und Dobutamin 3–5 µg/kg KG/min bei der häufig auftretenden Myokarddepression verabreicht.

Niereninsuffizienz

Sie tritt bei 70–80% der Patienten mit akutem Leberversagen auf und zwingt, ein Klärungsverfahren einzusetzen. Die Hämofiltration mit arteriovenösem oder venovenösem Filterfluß ermöglicht einen täglichen Umsatz von 30–40 l und hat sich für die Verminderung von Harnstoff, Kreatinin und der toxischen Substanzen ausgezeichnet bewährt. Eine exakte Bilanzierung sowie tägliche Gewichtskontrolle sind bei diesen Flüssigkeitsmengen jedoch Voraussetzung. Vor der Hämofiltration waren die Hämodialyse bzw. auch die Plasmapherese ein häufig geübtes Verfahren zur Verminderung der Bilirubinspiegel. Die Verwendung von Kohleadsorptionsfiltern hat sich wegen des großen Verlustes an Gerinnungsfaktoren und Thrombozyten nicht sehr bewährt. Ein mehrfacher Blutaustausch mit vorwiegend Frischblut kann einen Bilirubinanstieg verhindern und notwendige Gerinnungsfaktoren zuführen.

Bei den *speziellen Maßnahmen* der Intensivmedizin ist die Therapie der *Enzephalopathie* mit Darmentleerung und -sterilisation sowie parenteraler Ernährung von Bedeutung.

Substitution der Gerinnungsfaktoren

Sie erfolgt am besten mit „fresh frozen plasma" (FFP), mit Prothrombinkomplex und Humanalbumin, um die verminderte Synthese und den vermehrten Verlust in den Aszites auszugleichen. Eine Vitamin-K-Gabe kann bei Therapiebeginn versucht werden, um die Faktorensynthese zu optimieren, bei schweren Leberzellschäden ist sie jedoch wirkungslos.

Leberersatz

Der Leberersatz mit Hilfe eines gekreuzten Kreislaufs über Tier oder Mensch wurde in den letzten Jahren mehrfach propagiert (Reiter 1977; Becker 1980). Abgesehen von den wenigen überzeugenden Ergebnissen sind diese Versuche auch aus ethischer Sicht außerordentlich bedenklich. Eine Lebertransplantation wird in Zukunft vielleicht die wichtigste Therapiemöglichkeit sein.

Spezifische medikamentöse Therapie

Die Therapie mit Kortison, L-Dopa und Anti-B-Hyperimmunserum hat in kontrollierten Studien keine Verbesserung der Resultate gebracht.

Medikamente für die symptomatische Therapie dürfen wegen der verzögerten oder fehlenden Ausscheidung nur gezielt und nach Wirkspiegel (Digitalisglykoside, Antibiotika), nach dem Magen-pH (Ranitidin) oder deutlich reduziert nach Wirkung (Sedativa und Muskelrelaxanzien) verabreicht werden.

Prognose

Die Prognose des akuten Leberversagens ist schlecht, in größeren Statistiken wird eine mindestens 80%ige Mortalität angegeben. Bei Verwendung von Leberersatzverfahren und bei den verschiedenen Blutklärungsverfahren wurde eine Verminderung der Mortalität auf etwa 60% festgestellt. Allerdings scheint es nur in kleinen Statistiken zu diesen Verbesserungen zu kommen, bei größeren Statistiken wird immer wieder eine etwa 80%-Mortalität mit und ohne spezifische Therapie gefunden. Eine wesentliche Voraussetzung für einen Erfolg beim akuten Leberversagen scheint, neben der parenteralen Ernährung mit Glukose und verzweigtkettigen Aminosäuregemischen, die Therapie der Gerinnungsstörungen und die Reduzierung des eröhten Ammoniakspiegels zu sein. Eine spontane Regeneration eines Teils des Lebergewebes zusammen mit der symptomatischen Therapie einzelner Komplikationen bzw. der Verhinderung weiterer Komplikationen scheint für das Überleben bei diesem schweren Krankheitsbild derzeit die besten Aussichten zu bieten

Literatur

Becker K (1980) Diagnostik und Behandlung des Coma hepaticum. Intensivmedizin 17:1–9
Dykes MHM (1984) Is enflurance hepatotoxic? Anesthesiology 61:235–237
Holm E, Striebel JP, Münzenmaler R, Kattermann R (1977) Pathogenese der hepatischen Enzephalopathie. Leber Magen Darm 7/4:241–254
Kreienbühl G (1981) „Hepatitis" nach Halothananästehsie. Anästhesist 30:1–10
Leweling H, Knauff HG, Nitschke J, Paquet KJ (1980) Beeinflussung von zerebralem Funktionszustand und Serumaminogramm von Patienten mit Leberzirrhose durch parenterale Aminosäurenzufuhr. Infustionstherapie 7:88–94
Reiter H-J (1977) Die Therapie des akuten Leberversagens. Internist (Berlin) 18:215–220

Schädel-Hirn-Trauma

W. F. List

Die Einführung der Anschnallpflicht und die Geschwindigkeitsbegrenzung hat zu einer deutlichen Reduzierung der Zahl der schweren Schädel-Hirn-Traumen bei Autofahrern geführt. Nach wie vor davon häufig betroffen sind die Zweiradlenker und die Fußgänger, und so bleibt das schwere Schädel-Hirn-Trauma als medizinisches und soziales Problem bestehen. Die Häufigkeit des Schädel-Hirn-Traumas (SHT) bei Unfällen kann mit etwa 70% angenommen werden. Etwa die Hälfte davon sind reine Schädel-Hirn-Traumen ohne Begleitverletzung, bei Polytraumen muß eine Mitbeteiligung des Schädels bis etwa 70% angenommen werden.

Einteilung der Schädel-Hirn-Traumen

Verletzungen der Kopfschwarte können für sich bestehen oder aber als Begleitung direkter und indirekter Hirnschädigungen auftreten. Offene Schädel-Hirn-Verletzungen schließen eine Duraverletzung ein und zeigen eine offene Verbindung zwischen dem Hirn und der Außenwelt.

Schädelfrakturen

Schädelfrakturen können das Schädeldach umfassen, die Schädelbasis oder die pneumatischen Räume haben dann als Leitsymptom Liquorrhö und Pneumatozele. Bei den gedeckten Hirnschädigungen unterscheidet man Commotio, Contusio und Compressio cerebri.

Commotio cerebri

Sie umfaßt Schädigungen durch stumpfe Gewalteinwirkung, die zu einer Bewußtlosigkeit, retrograder Amnesie, Übelkeit und Erbrechen führen, jedoch meist ohne wesentliche Folgen abklingen. Ein anatomisches Substrat ist meist auch in der Computertomographie nicht erkennbar. Ist der Hirnstamm mitbetroffen, so kann es in seltenen Fällen über eine Hirnstammschwellung auch zu Sekundärschäden und zu einem apallischen Syndrom (vgl. Kap. „Intensivpflege bei protrahiertem, organischem Psychosyndrom und apallischem Syndrom", S.498) kommen.

Üblicherweise ist die Prognose der Commotio jedoch günstig, Nachfolgen sind kaum zu erwarten.

Contusio cerebri

Diese Form des gedeckten SHT kann mit oder ohne Schädelfraktur auftreten, zeigt aber immer eine Schädigung der Hirnsubstanz und ein faßbares neurologisches Substrat in Form von einzelnen herdförmigen Ausfallserscheinungen. Eine besondere Form davon ist die Impressionsfraktur, bei der im Bereich der Impression und der der Stoßrichtung gegenüberligenden Hirnregion ein weiterer Herd (Gegenstoß oder Contrecoup) vorliegt. Bei schweren Impressionen kann es auch zu einer Zerreißung der Dura und zur offenen Hirnverletzung kommen. Je nach betroffener Stelle ist das klinische Bild der Hirnkontusion sehr vielfältig. Allen gemeinsam ist eine initiale Bewußtlosigkeit und ein längerer posttraumatischer Dämmerzustand mit herdförmigen neurologischen Ausfallserscheinungen.

Compressio cerebri

Sie zeigt neben der raumfordernden Kontusion Hämatome und Ödem und führt zu deutlichen intrakraniellen Druckanstiegen. Durch sekundäre Störungen wie Perfusionsverminderung, Hypoxie und direkte Hirnschädigung kann es zu einem Übergang in ein akutes Mittelhirnsyndrom bzw. Stammhirnsyndrom (Bulbärhirnsyndrom) kommen, als weitere Folge kann ein apallisches Syndrom als Durchgangssyndrom oder Endzustand folgen.

Intrakranielle Blutungen

Intrakranielle Blutungen werden in epidurale Hämatome und subdurale Hämatome eingeteilt.

Epidurale Hämatome

Sie sind selten und treten bei etwa 3% aller Schädel-Hirn-Verletzungen auf (Kretschmer 1978). Ihre Lokalisation ist in drei Viertel der Fälle im Temporalbereich, der Rest verteilt sich auf frontale, parietale und okzipitale Region. Die Blutung tritt zumeist aus arteriellen Gefäßen auf, im Falle der temporalen epiduralen Hämatome ist es die A. cerebri media. Aber auch ein großer venöser Sinus kann die Ursache einer Epiduralblutung sein. Der typische 3-Phasen-Verlauf, nämlich Bewußtlosigkeit, freies Intervall, erneute Bewußtseinstrübung und zunehmende Kompressionszeichen, tritt nur bei einem Teil der Patienten auf, die anfängliche Bewußtlosigkeit kann ganz fehlen, die Latenzzeit außerordenlich kurz sein, wodurch die Prognose sich allerdings verschlechtert. Epiduralhämatome treten fast immer innerhalb der ersten 24 h nach Unfällen auf.

Typisch für das Epiduralhämatom sind Seitenzeichen und eine Pupillendifferenz bis zur lichtstarren Pupille auf der Seite des Hämatoms. Auch motorische Symptome wie Hemiparese, erhöhte Reflextätigkeit, zerebrale Anfälle, eine Plegie der Beine sowie Blutdruckerhöhung und Bradykardie können auftreten. Periphere neurologische Symptome werden in der Bewußtlosigkeit häufig nicht erkannt.

Subdurale Hämatome

Sie sind intradural gelegen und kommen häufig bei schweren Schädelkontusionen vor. Als Blutungsquelle können kleine Arterien oder Sinuseinrisse in Frage kommen. Die Hämatome sind gewöhnlich über der Konvexität, an den Übergängen Frontal-, Temporal-, Parietallappen gelegen. Sie können auch beidseits auftreten. Die akuten Subduralhämatome sind meist Folge eines schweren Schädel-Hirn-Traumas, subakute Subduralhämatome treten verspätet, meist nach Schädel-Hirn-Traumen auf und führen zu einer Verschlechterung der Symptomatik. Chronische Subduralhämatome treten v. a. bei Patienten im höheren Lebensalter, evtl. zusammen mit einer Hirnatrophie auf und können auch als Folge von Gefäßerkrankungen und Leberleiden (Leberzirrhose) festgestellt werden. Die Symptomatik des akuten Subduralhämatoms ist eine fortgesetzte Bewußtlosigkeit, meist ohne freies Intervall. Schädelfrakturen können ebenso gefunden werden wie Kontusionsherde. Häufig treten eine Pupillendifferenz, fokale Ausfälle, epileptische Zustände und erhöhter Hirndruck auf. In weiterer Folge zeigen alle schweren Schädel-Hirn-Verletzungen ein zunehmendes lokales und generalisiertes Hirnödem, Zeichen des Hirndruckanstiegs sowie eine zunehmende tiefe Bewußtlosigkeit.

Physiologie der Hirnzirkulation

Der Blutfluß im Gehirn wird in ml/100 g/min gemessen, der durchschnittliche Blutfluß wird mit 50 ml/100 g/min angegeben. Das Gehirn wird daher pro Minute mit etwa 750 ml Blut durchströmt, das sind etwa 20% des ruhenden Herzminutenvolumens. Die Sauerstoffaufnahme im Gehirn beträgt 40–50 ml/min. Das Gefäßsystem des Gehirns enthält zwischen 100–150 ml Blut, das gesamte Hirnvolumen beträgt 1 200–1 500 ml.

Die Messung der Gehirndurchblutung wurde erstmals vor 40 Jahren von Kety und Schmidt entwickelt. Diese Methode verwendete Lachgas in niedrigen Konzentrationen und maß die Unterschiede in der Konzentration im arteriellen und zentralvenösen Blut. Mit Hilfe einer mathematischen Formel konnte die zerebrale Durchblutung des Gesamthirns anhand des verbrauchten Lachgases abgeschätzt werden. Der Nachteil dieser Methode war die lange Equilibrationszeit von 10–15 min, so daß nur globale Veränderungen der Gehirnzirkulation beurteilt werden konnten. Larsen u. Ingwar (1961) haben erstmals radioaktives Krypton 85, in Kochsalz gelöst, in die A. carotis interna eingespritzt und konnten mit Hilfe von kleinen Szintillationszählern in mehreren Arealen einer Hemisphäre regionale Zirkulationsveränderungen feststellen.

Folgende Faktoren haben sich für die Regulation der Perfusion im normalen Gehirn als bedeutend erwiesen: pCO_2, pO_2, Blutdruck und Autoregulation (s. Abb. 1).

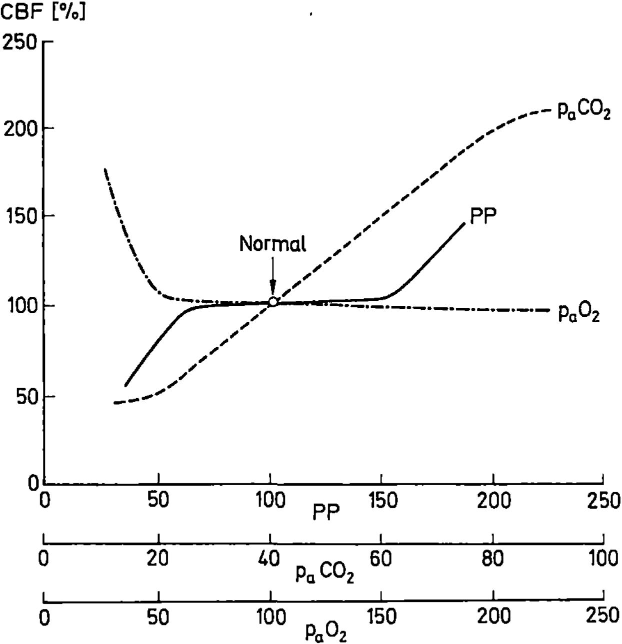

Abb. 1. Veränderung der Hirndurchblutung (*CBF*) in Abhängigkeit von zerebralem Perfusionsdruck (*PP*), p_aCO_2 und p_aO_2

Kohlensäurepartialdruck (p_aCO_2)

Er hat einen wesentlichen Einfluß auf die Hirnzirkulation, wobei CO_2 über Diffusion durch die Blut-Hirn-Schranke direkten Einfluß auf pH-Änderungen im Extrazellulärraum und auf die zerebrale Perfusion nimmt. Ändert sich der pCO_2 von 20 auf 80 mm Hg, kommt es zu einer vierfachen Erhöhung der zerebralen Zirkulation. Der Durchblutungsanstieg zwischen 20 und 80 mm Hg ist linear. Eine Verminderung des pCO_2 auf Werte von 20 mm Hg oder weniger durch Hyperventilation führt zur zerebralen Hypoxie und vermehrten zerebralen Laktatazidose. Neben der massiven Vasokonstriktion bei extremer Hyperventilation spielt auch der Bohr-Effekt (Linksverschiebung der Hb-Dissoziationskurve) mit einer Verminderung der O_2-Abgabe im Gewebe eine Rolle. Chronische Atemveränderungen mit erhöhtem pCO_2, wie man sie bei Emphysem- oder Asthmapatienten sieht, führen zu einer Adaptation der zerebralen Zirkulation und zu einer pH-Kompensation im Extrazellulärraum, so daß die Durchblutung innerhalb physiologischer Grenzen bleibt.

Sauerstoffpartialdruck (p_aO_2)

Nur bei deutlicher Hypoxie (Werte unter 50 mm Hg) wird die zerebrale Durchblutung im Sinne einer Erhöhung beeinflußt. Hyperoxie führt zu einer leichten Vasokonstriktion.

Blutdruck und Autoregulation

Akute Veränderungen des Blutdrucks zwischen 70 und 150 mm Hg bei liegenden Patienten führen zu keiner Veränderung der zerebralen Durchblutung. Innerhalb dieser breiten Grenzen der Druckveränderungen wird im Gehirn durch Autoregulation der Gefäße die Durchblutung und damit die Sauerstoff- und Substratversorgung, der Metabolismus und die CO_2-Elimination aufrechterhalten. Blutdruckveränderungen unter 70 und über 150 mm Hg vermindern oder erhöhen die zerebrale Perfusion. Chronische Blutdruckerhöhungen, wie sie bei Patienten mit Hypertension gesehen werden, führen zu einer Erhöhung der Autoregulationsbereiche. Prozentuelle Erhöhungen und Verminderungen werden wie bei gesunden Personen toleriert.

Metabolismus

Nur Glukose kann im Gehirn metabolisiert werden. Die Glukosereserven im Gehirn können nur 3–4 min einen anaeroben Stoffwechsel tolerieren. Wird nach dieser Zeit kein Sauerstoff nachgeliefert, kommt es zu schweren Gehirnschäden. Hypoxie führt zu vermehrter Laktatazidose. Ein erhöhter Metabolismus im Gehirn führt zu Vasodilatation, eine Verminderung des Stoffwechsels führt zu Vasokonstriktion der zerebralen Gefäße.

Gehirngefäßkontrolle unter pathologischen Bedingungen

Chronische Erkrankungen des Gehirns, wie man sie bei der Hirnatrophie des alten Patienten sieht, führen nicht zu Veränderungen der zerebrovaskulären Kontrolle. Die Perfusion ist reduziert, ebenso wie der Metabolismus, die zerebrale Oxygenierung jedoch normal. Diese Patienten reagieren auf pCO_2- oder pH-Veränderungen im Extrazellulärraum wie Patienten mit normalem Gehirn.

Akute Veränderungen der Gehirngewebe

Das Gehirngewebe ist extrem sensitiv auf Hypoxie, Anoxie oder erhöhten Hirndruck. Seit der Möglichkeit der exakten Messung auch akuter Veränderungen der zerebralen Perfusion weiß man, daß das akute Hirntrauma zu lokalisierten zerebralen Vasoparalysen führt, die aufgrund einer lokalisierten extrazellulären metabolischen Azidose entstehen. Eine Erhöhung der anaeroben Stoffwechselprodukte wie Pyruvat und Laktat wurde im traumatisierten Hirngewebe gefunden. Folge der lokal erhöhten Laktatkonzentrationen und des verminderten pH ist eine Dilatation der Arteriolen in diesem Bereich. Larsen (1966) hat diese lokale Vasodilatation und vermehrte Perfusion im traumatisierten Gehirn als Luxusperfusion bezeichnet. Es gilt dies als eine Art der Reparation und Protektion des Gehirns. In den Bereichen der Vasodilatation, bedingt durch eine extrazelluläre metabolische Azidose mit relativer Hyperämie der geschädigten Areale, ist die normale

Autoregulation nicht mehr wirksam. Das traumatisierte Gehirn ist daher speziell empfindlich gegen arterielle Hypo- und Hypertension. Hypotension führt zu Unterperfusion und Hypoxie in den traumatisierten Gebieten, Hypertension führt zu Hirnödem und Herniation des Gewebes. Die CO_2-Reagibilität ist in den traumatisierten Arealen etwas länger erhalten als die Autoregulation, verschwindet aber ebenso. Eine Erhöhung des pCO_2 führt zu Vasodilatation in den gesunden Arealen des Gehirns und vermehrter Durchblutung, führt aber in den erkrankten traumatisierten Arealen zu einer Reduktion der Durchblutung. Man spricht von einem intrazerebralen Stealsyndrom. Blut von den luxusperfundierten Arealen im Traumabereich wird in die gesunden Bereiche des Gehirns umgeleitet. Die Vasodilatation in den gesunden Bereichen des Gehirns führt aber nicht nur zu einer Ableitung des Bluts aus dem traumatisierten Areal, sondern auch zu einer generellen Blutvolumenerhöhung und zu einem erhöhten Hirndruck im Gesamthirn. Erhöhter Hirndruck wiederum vermindert die Perfusion in allen Bereichen, speziell aber in den traumatisierten Bereichen und führt zu weiterer Hypoxie und Ödem.

Intrakranieller Druck (ICP)

Das Volumen der zerebrospinalen Flüssigkeit (CSF) wird mit 140–200 ml im Kopf- und Rückenmarkbereich angegeben. In den Gehirnventrikeln befinden sich zwischen 25 und 35 ml Zerebrospinalflüssigkeit. CSF wird durch den Plexus choroideus in einer Menge von 0,3 ml/min produziert. Als normaler Hirndruck wird 5–15 cm H_2O (5–11 mm Hg) in liegender Position angenommen. In sitzender Position ist der Liquordruck im Lumbalbereich zwischen 40 und 50 cm H_2O, im Hirn 0. Der Druck in der Knochenhöhle des Schädels ist eine Resultante von Hirnvolumen, Liquorproduktion, Liquorresorption und zerebraler Perfusion.

Physiologische Veränderungen des Hirndrucks entstehen durch Veränderungen des Blutdrucks (Blutvolumen), der Atmung und des Metabolismus. Nur kleine Erhöhungen in einem der drei Kompartimente Hirn, Blut oder Liquor führen zu einer Erhöhung des ICP. Nach Aufbrauchen der Kompensationsräume (5–10 cm³) kommt es zu steilen Druckanstiegen im ICP schon bei kleinen Veränderungen des Blutvolumens oder des Blutdrucks (Abb. 2). Chronische Erhöhungen des Hirndrucks bei Tumorwachstum führen zuerst zu einem Aufbrauchen der Kompensationsmechanismen und dann zu deutlichen Druckanstiegen mit all ihren Folgen. Der zerebrale Perfusionsdruck, für die Durchblutung des Hirns von entscheidender Bedeutung, ist die Resultante aus dem Mitteldruck des arteriellen Blutdrucks minus Hirndruck. Normalwerte liegen um 100 mm Hg, bei einem Abfall unter 40 mm Hg kommt es zu einer Mangeldurchblutung des Gehirns.

Hirnödem

Allen Formen der Schädelverletzungen gemeinsam ist das Auftreten einer Hirnschwellung, die innerhalb von 24–48 h ein Maximum erreicht. Die Symptomatik

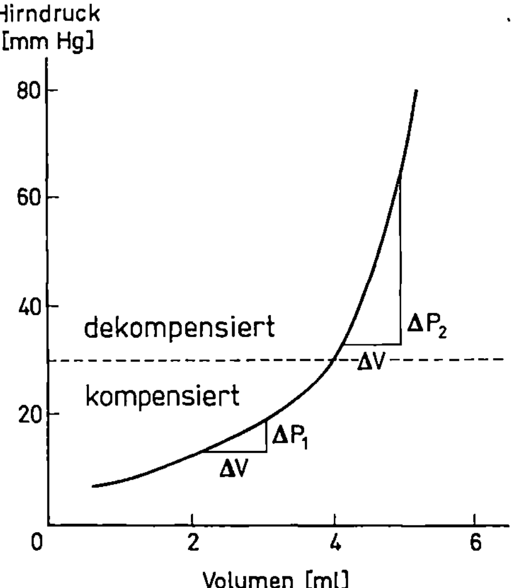

Abb. 2. Die Druck-Volumen-Kurve gibt die Beziehung zwischen intrakraniellen Volumenänderungen und Hirndruck an. Eine definierte Volumenzunahme bewirkt im niederen und im hohen Bereich deutlich verschiedene Veränderungen

beginnt mit Unruhe, Verwirrtheit und Erbrechen sowie Kopfschmerzen und retrograder Amnesie nach kurzen Bewußtlosigkeiten. Tiefe Bewußtlosigkeit, fehlender Lid- und Hustenreflex, weite Pupillen und eine oft stockende Atmung sind die Zeichen eines schweren massiven Hirnödems.

Das Hirnödem entsteht im Falle des Schädel-Hirn-Traumas durch Störung der Gefäßpermeabilität, wobei es zu einer Endothelschädigung mit Serumaustritt in die umgebenden Extrazellulärräume kommt. In der Hauptsache ist die weiße Substanz des Gehirns von der Flüssigkeitszunahme betroffen, wobei der hydrostatische Druck mit zunehmender Entfernung vom Traumaherd abnimmt (Reulen 1976). Das Hirnödem bedingt ein Aufbrauchen der Kompensationsräume und führt in weiterer Folge zur Hirndrucksteigerung. Folge dieser Steigerung ist eine Verminderung des Perfusionsdrucks. Die Perfusionsdruckabnahme bewirkt wiederum eine Durchblutungsverminderung und Hypoxie, v. a. in den traumatisierten und ödematösen Gebieten. In weiterer Folge sind Zellschäden und neurologische Ausfälle zu erwarten. Die Autoregulation der Durchblutung ist im traumatisierten und ödematösen Areal gestört, bei einer Blutdruckveränderung kann es zu einer weiteren Zunahme der Symptomatik und Folgen des Hirnödems kommen.

Die klinische Beurteilung steht v. a. bei Vorortversorgung und Verlaufsdiagnostik im Vordergrund. Die Beobachtung des Kornealreflexes, des Lidreflexes und der Pupillen können wichtige Hinweise auf Komatiefe und Seitenzeichen geben. Die Bewußtlosigkeit und Krampfzeichen sind äußere Zeichen der Schädel-Hirn-Verletzung. Eine exakte Beurteilung der Komatiefe erlauben verschiedene Komascales, wobei im deutschen und englischen Sprachraum das „Glasgow Coma Scale" (s. folgende Übersicht) besonders häufig angewendet wird. Während das „Glasgow Coma Scale" wegen seiner einfachen Anwendung auch vor Ort und mehrfach wiederholt während des Verlaufs eine Beurteilung ermöglicht, hat das „Innsbruck Coma Rating Scale" (s. folgende Übersicht) v. a. bei Patienten mit

„*Glasgow Coma Scale*"
(nach Teasdale u. Jennett 1974)

Leistung	Punkte
1) Augen öffnen	
Spontan	4
Auf Aufforderung	3
Auf Schmerzreize	2
Nicht	1
2) Verbale Reaktion	
Orientiert	5
Verwirrt	4
Inadäquat	3
Unverständlich	2
Nicht	1
2) Motorische Reaktion	
Aufforderung ausgeführt	6
Gezielte Schmerzabwehr	5
Beugung auf Schmerzreize (Fluchtbewegung)	4
Beugung auf Schmerzreize (Dezerebration)	3
Streckung auf Schmerzreize	2
Nicht	1

„*Innsbruck Coma Rating Scale*"

Reaktivität auf akustische Reize	Zuwendung	3
	Massenbewegung	2
	Streckreaktion	1
	Keine Reaktion	0
Reaktivität auf Schmerz	Gerichtete Abwehr	3
	Ungerichtete Abwehr	2
	Streckreaktion	1
	Keine Reaktion	0
Körperhaltung/-bewegung	Normal	3
	Dreh-/Wälzbewegung	2
	Streckstellung	1
	Schlaff	0
Lidposition	Augenöffnen, spontan	3
	Augenöffnen, akustischer Reiz	2
	Augenöffnen, Schmerz	1
	Kein Augenöffnen	0

Pupillenweite	Normal	3
	Verengt	2
	Erweitert	1
	Weit	0
Pupillenreaktion	Ausgiebig	3
	Unausgiebig	2
	Spur	1
	Fehlend	0
Bulbusstellung und -bewegung	Optisches Folgen	3
	Bulbuspendeln	2
	Divergent, wechselnd	1
	Divergent, fixiert	0

schwersten Schädel-Hirn-Traumen Bedeutung, da es bei diesen eine bessere prognostische Aussagekraft hat als das „Glasgow Coma Scale" (Benzer et al. 1983).

Das Schädelröntgen, die a.-p.- und die seitliche Übersichtsaufnahme haben v. a. für knöcherne Verletzungen und Impressionsfrakturen sowie für Frakturen im Bereich des Gesichtsschädels und bei Pneumozephalus Bedeutung. Die Bedeutung der Angiographie hat jedoch mit Einführung der axialen Computertomographie (CT) deutlich abgenommen. Sie wird heute v. a. in jenen Krankenhäusern gemacht, denen keine Möglichkeit der CT-Untersuchung gegeben ist. Die Karotisangiographie ist bei Verdacht auf intrakranielle Blutungen zur Differentialdiagnose zwischen Blutung und Hirnödem angezeigt, ebenso wie bei länger als 24 h anhaltender Bewußtlosigkeit. Eine Pneumoenzephalographie wird seit der Einführung des CT nicht mehr durchgeführt. Die axiale Computertomographie ermöglicht eine exakte Darstellung von Hirnkammern, Knochen, Blutungen und Kontusionsherden sowie eine Beurteilung des zerstörten Gehirngewebes und des Hirndrucks. Auch Seitenverschiebungen sowie Frakturen im Bereich des Gesichtsschädels können mittels CT-Untersuchungen eruiert werden.

EEG und evozierte Potentiale

Bei der Komaüberwachung hat sich die EEG-Beurteilung mittels eines Compressed-spectrum-Verfahrens am besten bewährt. Es ermöglicht die quantitative Beurteilung der verschiedenen Frequenzen, wobei es zu einer Reduktion der β- und α-Aktivität kommt und zur Zunahme der langsamen Frequenzen mit ϑ- und δ-Wellen. Komata mit sog. α-Spinalwellen werden v. a. bei jugendlichen Patienten beobachtet. Bei der Prognose und Beurteilung von SHT hat sich das in Tagen bis wöchentlichen Abständen registrierte EEG zusammen mit evozierten Potentialen und der klinischen Beurteilung und dem „Glasgow Coma Scale" bewährt (Pfurtscheller et al. 1983; Abb. 3).

Bei den evozierten Potentialen unterscheidet man entsprechend den verschiedenen Reizmodalitäten visuell (VEP), auditorisch (AEP) und somatosensorisch

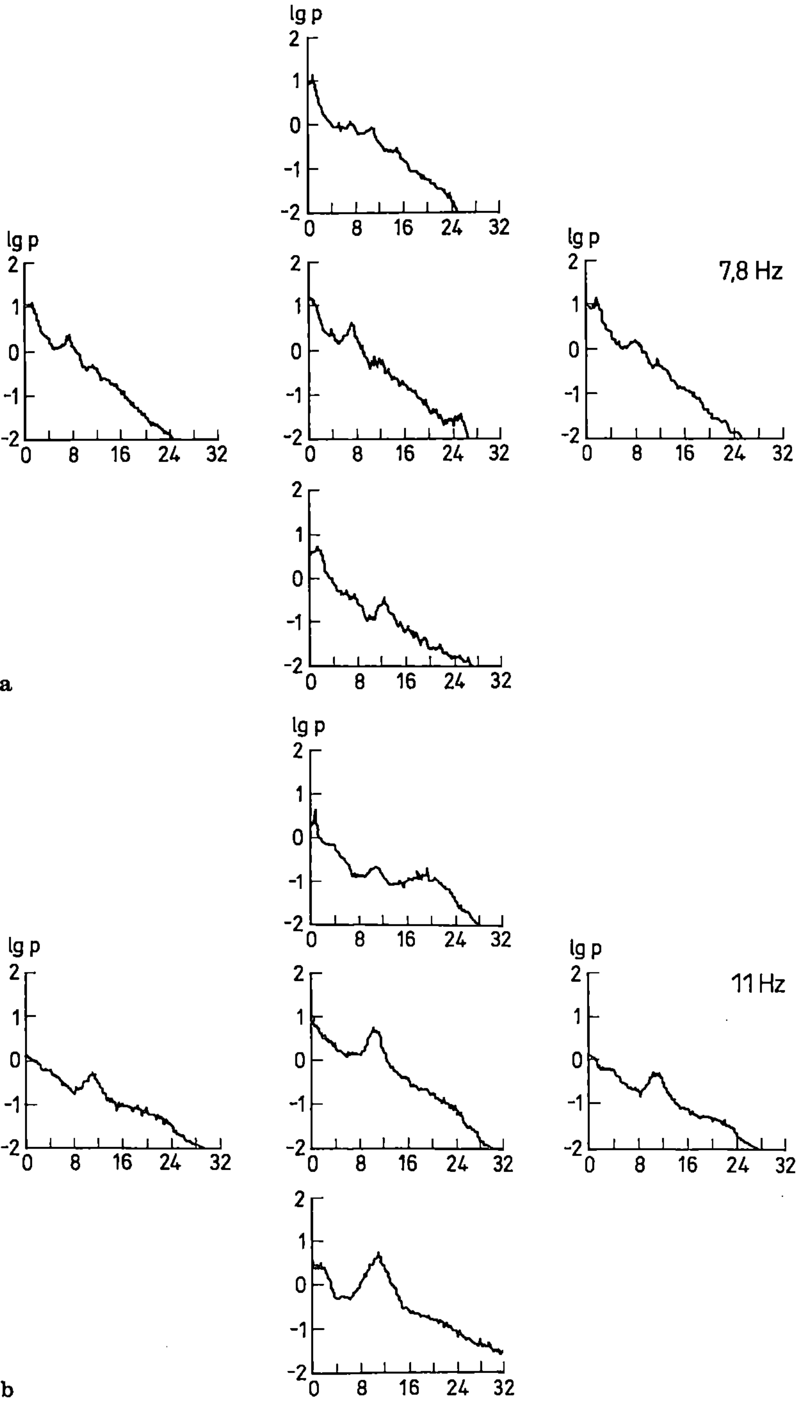

Abb. 3 a, b. Beispiele von logarithmierten Leistungsspektren, berechnet aus 5 Ableitungen und dargestellt in topographisch richtiger Form. Daten von einem Patienten (REI, 21 a) im tiefen Koma (a) und nach Remission (b). Beachte die Zunahme der α-Frequenz

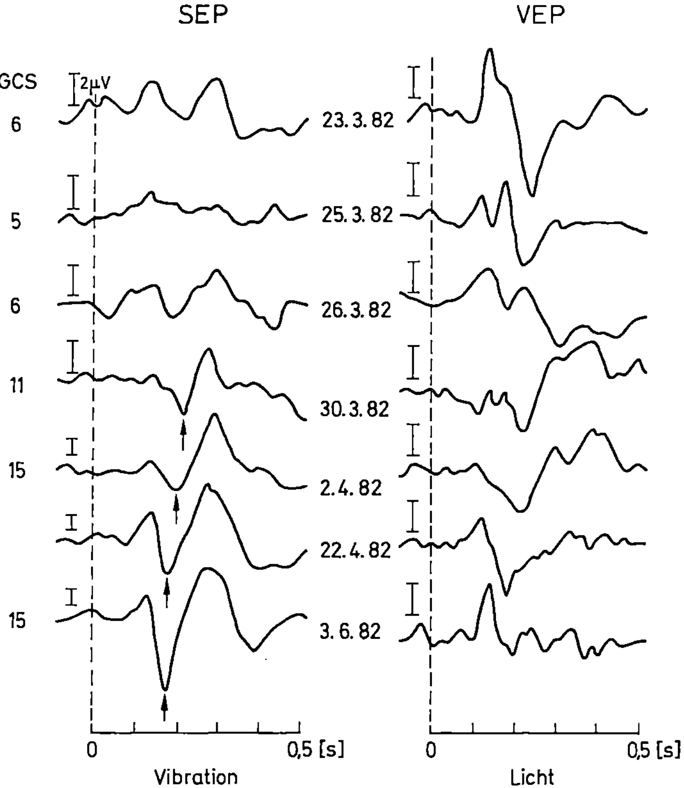

Abb. 4. Normalisierung der durch Fingervibration ausgelösten somatosensorisch (*SEP*) und visuell evozierten Potentiale (*VEP*) bei verschiedenen Coma Scores bei einem 20jährigen Patienten mit SHT (*von oben nach unten*), GCS „Glasgow Coma Score"

evozierte Potentiale (SEP; Abb. 4). Die häufigste Anwendung finden die frühen SEP, z. B. durch Vibration oder elektrische Reizung im Medianusbereich, wobei über die Messung der Latenzdifferenz zwischen zervikalen SEP (N 13) und der ersten negativen kortikalen Komponente, bekannt als N 20, die zentrale Überleitungszeit („central conduction time", CCT) ermittelt wird. Die akustisch evozierten Hirnstammpotentiale (AEP) werden mittels Tonstimulation über Kopfhörer erzeugt. Sie ermöglichen die Messung der Hirnstammüberleitungszeit, die sich als zeitlicher Abstand zwischen Aktivierung des N. acusticus (I, s. Abb. 5) und neuronaler Strukturen im Mesenzephalon (IV, V, s. Abb. 5) in 5–7 Wellen darstellt. Veränderungen durch ein Schädel-Hirn-Trauma können sowohl die Latenz als auch die Amplitude der AEP betreffen, bzw. überhaupt zu einem Verschwinden der Reizantwort Anlaß geben, wodurch sie eine Lokalisation von Hirnläsionen ermöglichen. Die Funktionsüberwachung verschiedener Hirnrindenarealen bei komatösen Patienten hat sich v. a. bei der klinischen Feststellung des Hirntodes bewährt. Es müssen allerdings vorher eine Innenohrschwerhörigkeit bzw. ein Hämatotympanon ausgeschlossen sein. Die AEP sind relativ resistent gegenüber der Einwirkung von Pharmaka.

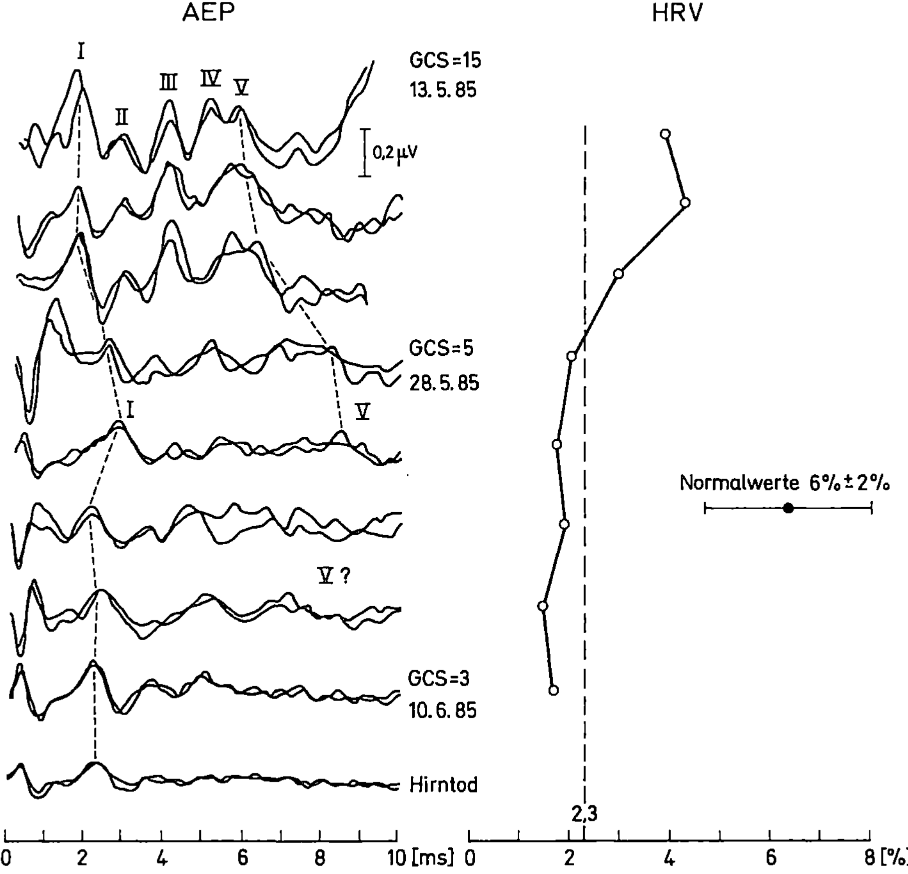

Abb. 5. Auditorisch evozierte Hirnstammpotentiale (*AEP*) und Herzfrequenzvariabilität (*HRV*) bei verschiedenen „Glasgow-Coma-Score"-Werten bis zum Hirntod von oben nach unten bei einem 30jährigen Patienten mit Enzephalitis. Zuordnung der AEP-Wellen I–V: *I* N. acusticus, *II* erste zentrale Welle, Hirnstammeintritt, *III* und *IV* unteres und oberes Brückenareal, *V* Colliculus inferior, *GCS* „Glasgow Coma Score"

Intrakranielle Druckmessung

Eine nichtinvasive Abschätzung des ICP ist heute nur mittels des CT möglich. Über die Vergleichsbeurteilung der Ventrikel ist auch eine Abschätzung der Zu- oder Abnahme des Hirndrucks möglich. Die Methode ist jedoch sehr aufwendig. Da trotzdem höchstens eine 1- bis 2malige tägliche Beurteilung möglich ist, hat sie nur Kontrollfunktion. Eine kontinuierliche Messung ist nur invasiv, d. h. nach Anlegen eines Bohrlochs möglich (Abb. 6).

Folgende Meßmethoden stehen derzeit für die intrakranielle Druckmessung zur Verfügung:

1) Dehnungsmeßstreifen (Gaeltec, Fa. Hellige), Sonden auf Halbleiterbasis (Fa. Philips) oder fiberoptische Sonden werden epidural eingelegt.

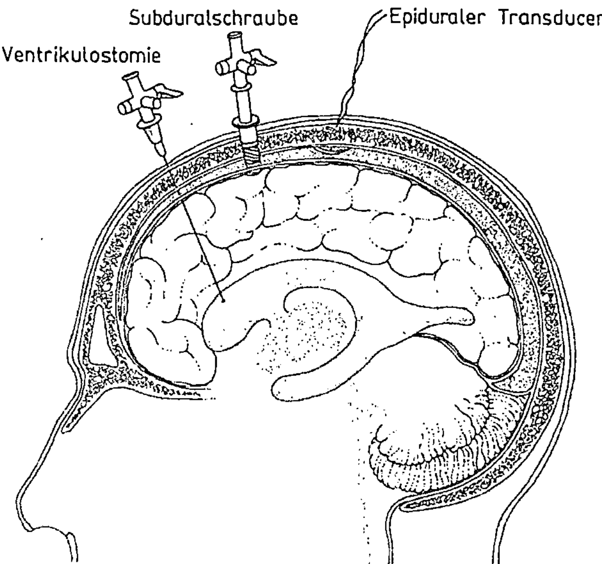

Abb. 6. Verschiedene Methoden der Hirndruckmessung

Vorteil der Methode ist die geringe Infektionsgefahr, ihre leichte Anwendung, sie ist jedoch störanfällig und neigt zum Driften.

2) Subarachnoidale Messung mit Hilfe von Bohrschrauben bzw. Bolzen. Die Messung erfolgt über eine Flüssigkeitsbrücke. Vorteil der Methode ist, daß sie etwas genauer ist als die epidurale, Nachteil allerdings, daß eine Infektion direkt in den Subduralraum möglich ist.

3) Intraventrikuläre Druckmessung. Sie erfolgt meist mittels eines in den Ventrikel eingestochenen Katheters und funktioniert mit einer Flüssigkeitsverbindung nach außen und einem Druckwandler. Der intraventrikuläre Katheter mißt den echten Hirndruck und hat den Vorteil, daß er auch zur Hirndruckentlastung durch Liquorentnahme dienen kann. Nachteil der Methode ist, daß sie eine Infektionsgefahr in sich birgt, v. a. bei Kathetern, die 6 Tage und länger liegen, und daß das Einbringen eines Ventrikelkatheters bei zunehmendem Hirnödem unmöglich wird. Die Infektionsgefahr ist allerdings bei Verwendung eines geschlossenen Systems und eines Bakterienfilters vernachlässigbar. Im eigenen Krankengut wurden keine derartigen Infektionen gesehen.

Grundsätze der Therapie

Die Behandlung des Schädel-Hirn-Traumatikers sollte so früh als möglich erfolgen. Einen wesentlichen Fortschritt hat die Vorortversorgung auch mit einfachen Hilfsmitteln gebracht. Die Lagerung mit 30° Hochlagerung des Oberkörpers, die Sicherung der Atemwege durch Intubation beim Bewußtlosen, Beatmung und Hyperventilation können auch einen längeren Transportweg ermöglichen. Prinzipiell sollte jedoch der kürzeste Transportweg gewählt und das nächste dafür optimal ausgerüstete Krankenhaus angefahren werden. Der Hubschraubertrans-

port ist jedem PKW-Transport vorzuziehen. Ein Pneumatozephalus ist jedenfalls
keine Kontraindikation für den Transport im Hubschrauber. Lange Anfahrten
bei nicht atemwegsgesicherten und nicht hochgelagerten Schädeln sind prinzipiell
abzulehnen.

Die Wiederherstellung zerstörten Hirngewebes ist nicht möglich, das in den
Randzonen von zerstörtem Gewebe befindliche perifokale Ödem kann je nach
Traumaschwere und Vorbehandlung größere oder kleinere Areale betreffen. Diese Bereiche können durch Senkung des intrakraniellen Drucks bzw. Verhinderung eines weiteren Druckanstiegs erhalten, bzw. normalisiert werden. Die chirurgische Therapie zielt auf Ausräumung des Hämatoms, auf Liquordrainage oder
Druckentlastung durch Trepanation hin. Vor allem bei rascher Zunahme einer
Halbseitensymptomatik mit Pupillendifferenz und neurologischen Veränderungen ist die Operation auch ohne Computertomographie sofort indiziert.

Behandlungsprinzipien

Lagerung

Die Lagerung erfolgt mit 30%iger Hochlagerung des Oberkörpers.

Sicherung der Luftwege

Frühzeitige Intubation bei tiefer Bewußtlosigkeit erfolgt mit einem oro- oder nasotrachealen Tubus. Die Tracheotomie wird frühzeitig dann durchgeführt, wenn
sich herausstellt, daß kurzfristig keine deutliche Besserung durch konservative
Therapie oder neurochirurgischen Eingriff zu erreichen ist. Der unmittelbar bei
der Aufnahme erhobene neurochirurgische Status und die Computertomographie dienen als Basis für die weitere Beobachtung und Operationsindikation.

Dehydrierung

Mannit 20%ig (250 ml/70 kg KG) hat sich als Entwässerungstherapie beim Hirnödem außerordentlich bewährt. Es ist jedoch nicht sinnvoll, Mannit als Dauertherapie oder in höheren Dosen zu verwenden, da es bei vermehrter Verabreichung
zum sog. Reboundphänomen kommen kann. Es kommt zur intrazellulären Aufnahme des Osmodiuretikums und zu einem verstärkten zellulären Ödem, zur weiteren Verschlechterung des Hirnödems. Eine gezielte Anwendung von Mannit hat
den zusätzlichen Vorteil, daß es auch zu einer protektiven Wirkung für die Nierentätigkeit kommt. Anstelle von Mannit 20% können auch Glyzerin 20% oder
Sorbit 40% zur Entwässerung angewendet werden. Jede weitere Entwässerung
muß mit Diuretika vom Typ Furosemid fortgeführt werden. Es ist jedoch nicht
sinnvoll, eine negative Flüssigkeitsbilanz über mehrere Tage anzustreben, welche
das Hirnödem kaum beeinflußt, durch die Dehydration aber eine Störung des
Kreislaufs, der Nierenfunktion und des Elektrolytstoffwechsels hervorrufen
kann. Voraussetzung der dehydrierenden Therapie ist ein Blasen- bzw. suprapubi-

scher Katheter, der die stündliche Kontrolle der Harnmenge und eine tägliche, genaueste Bilanzierung erlaubt.

Kontrollierte Hyperventilation

pCO_2-Werte zwischen 25 und 30 mm Hg sollen angestrebt werden, um eine maximale Gefäßverengung in den gesunden Gehirngebieten zu erreichen. Durch die gestörte Autoregulation können kranke Gefäßgebiete (Kontusionsherde, Hirnödemareale) nicht beeinflußt werden. Die Hyperventilation ermöglicht jedoch die Senkung des Hirndrucks durch Vasokonstriktion in den gesunden Teilen des Gehirns und verbessert damit die Perfusion des Gesamtgehirns. Eine starke Hyperventilation mit pCO_2-Werten bis oder unter 20 mm Hg führt zu Hypoxie auch in gesunden Gefäßgebieten (Wollmann et al. 1965). Neben der Vasokonstriktion durch extreme Hyperventilation spielt auch der pH-Wert bei der extremen respiratorischen Alkalose durch die Linksverschiebung der Hämoglobindissoziationskurve (Bohr-Effekt) eine Rolle. Folge ist eine erschwerte Sauerstoffabgabe in das Gewebe (List u. Schalk 1983).

Rheologie

Eine zusätzliche Verbesserung der Durchblutung, v. a. der gefährdeten Randgebiete, kann durch Verbesserung der rheologischen Eigenschaften des Blutes erreicht werden. Dazu eignen sich v. a. das niedermolekulare Dextran (40 000) sowie die Hydroxyäthylstärke. Diese Substanzen führen einerseits durch eine Ummantelung der zellulären Bestandteile des Blutes zur Förderung der Fließeigenschaften, auf der anderen Seite führen sie als hypertone Lösungen durch ihren Verdünnungseffekt ebenfalls zu einer Verbesserung der Fließeigenschaften des Blutes.

Kortikosteroide

Die Wirksamkeit von Kortison beim perifokalen Hirnödem von Hirntumoren ist klar erwiesen. Eine regelmäßige Verabreichung von Kortison führt zu einer Verbesserung von Kopfschmerzen und neurologischen Symptomen. Nach wie vor nicht eindeutig geklärt ist die Kortisonwirkung bei Schädel-Hirn-Trauma und Hirnhypoxie. Gobiet (1977) konnte mit hohen Dexamethasondosen (40–100 mg über 4–6 Tage) zeigen, daß die Mortalität reduziert wurde und auch die Zahl der Defektheilungen anstieg. Faupel et al. (1977) konnten zeigen, daß neben der Verminderung der Mortalität auch eine neurologische Erholung möglicherweise häufiger auftritt als ohne. Als Wirkungsmechanismus stellt man sich einen Eingriff in den Prostaglandinstoffwechsel mit Stabilisierung der Membran und Senkung der Permeabilität sowie einer Beeinflussung des Kalium-Natrium-Transports vor. Es wird auch ein Einfluß auf die gestörte Autoregulation angenommen. Obwohl eine direkte und sofortige Wirkung von Kortison nicht gesehen wird, ist die Verbesserung der Hirncompliance auch experimentell festgestellt worden.
   Die heutige Empfehlung ist der frühzeitige Einsatz mit einer hohen Einzeldosis Dexamethason (100 mg), evtl. schon am Unfallort oder bei der Krankenhaus-

aufnahme. Davor sollte aber nicht versäumt werden, für einen offenen Luftweg bzw. Intubation und entsprechende Kopfhochlagerung zu sorgen.

Thiopentaltherapie

Thiopental führt über eine direkte vasokonstriktive Wirkung zu einer Senkung des Hirndrucks und damit zu einer Verbesserung der Perfusion, v. a. in den Randgebieten von Traumen und Hirntumoren. Dosisabhängig kommt es auch zu einer Senkung des Metabolismus bis auf 50% des Ausgangswerts und somit zu einer Senkung des Sauerstoffbedarfs im Gehirngewebe. Klinische und experimentelle Untersuchungen haben den anfänglichen Enthusiasmus jedoch nicht bestätigen können, da es in den Resultaten zu keiner Verbesserung der Folgeerscheinungen des SHT gekommen ist. Eine Barbiturattherapie ist daher heute nur mehr dann angezeigt, wenn es weder durch Lagerung noch durch Hyperventilation gelingt, einen erhöhten Hirndruck zu senken. Entscheidend für den Patienten ist jedoch, daß der Kreislauf durch die Anwendung von Barbituraten nicht kompromittiert wird und eine arterielle Hypotension ausgeschlossen wird. Die Durchführung der Barbiturattherapie erfolgt so, daß Thiopental, Methohexital, Etomidat oder andere i.v.-Anästhetika, mit Ausnahme des Ketalars, mit einer Einschlafdosis als Bolus (Thiopental 3–5 mg/kg KG, Methohexital 1 mg/kg KG, Etomidat 0,3 mg/kg KG u. a.) verabreicht werden und stündlich dieselbe Menge in Form eines Dauertropfs oder mit Hilfe von Perfusoren verabreicht wird. Eine wesentliche Voraussetzung der Barbiturattherapie für Hirndruckpatienten ist jedoch eine exakte Überwachung mit Messung des Hirndrucks, des arteriellen Blutdrucks und einer entsprechenden Hyperventilationstherapie mit Respirator. Eine intermittierende oder laufende EEG-Kontrolle bis zum angestrebten Nullinien-EEG bzw. entsprechende Bestimmungen von Barbituratspiegeln im Blut können noch begleitend durchgeführt werden. Die Reduzierung des Metabolismus im Gesamtkörper bedingt eine verminderte CO_2-Produktion und macht eine Adaptation der mechanischen Beatmung notwendig.

Allgemein intensivtherapeutische Maßnahmen

Ernährung

In den ersten 2–4 Tagen wird ausschließlich i.v. über einen Kavakatheter ernährt, bis die Darmtätigkeit wieder in Gang kommt. Die Kalorienzahl beim Erwachsenen wird anfangs auf 1 200–1 500 Kalorien/Tag beschränkt, da als Folge von Streß und Trauma ein Postaggressionssyndrom mit Störung der Aufnahme von Kohlenhydraten bei erhöhten Blutzuckerwerten besteht. Ab dem 4. Tag wird die i.v.-Ernährung auf 2 000 Kalorien oder sogar darüber gesteigert, wobei 20- bis 40%ige Dextrose, 10%ige Aminosäuren und 10%ige Fettemulsionen gut vertragen werden. Die tägliche Flüssigkeitsmenge beträgt 1 500 ml/m². Mit dem Einsetzen der Darmtätigkeit nach 3–4 Tagen wird mit der enteralen Ernährung über eine nasogastrale oder eine direkt perkutan gestochene Magensonde mit Tee und Suppe langsam eine Vollkost aufgebaut und die i.v.-Ernährung nach etwa 7 Tagen vollständig ersetzt. Hohe Kalorienmengen sind v.a. bei unruhigen, krampfenden Patienten mit etwa 3000–4000 Kalorien notwendig. Bei ruhigen Patienten werden etwa 2000 Kalorien verabreicht.

Flüssigkeits- und Elektrolythaushalt

Eine ausgeglichene Flüssigkeitsbilanz mit entsprechendem Elektrolytersatz ist anzustreben. Ein wesentlicher Faktor ist auch die Normalisierung des Blut-Eiweiß-Spiegels, der bei Katabolismus deutlich vermindert ist. Es wird auch ein normaler Albumin- und Gesamteiweißspiegel angestrebt, um die onkotischen Kräfte so groß wie möglich zu halten und ein zusätzliches hyponkotisches Hirnödem zu verhindern. Eine negative Flüssigkeitsbilanz über mehrere Tage ist beim Schädel-Hirn-Traumatiker absolut abzulehnen, da zwar keine Besserung des Hirnödems, wohl aber eine Störung der Nierenfunktion bis hin zum Nierenversagen hervorgerufen werden kann. Der starke Katabolismus beim schweren Schädel-Hirn-Trauma, der anfänglich auch mit scheinbar ausreichenden Kalorienmengen nicht verhindert werden kann, ist eine zusätzliche Belastung für die Niere.

Pflege und Physiotherapie [1]

Sie sind eine wesentliche Voraussetzung und Ergänzung der Intensivtherapie, die die Verhinderung von Thromboembolien und Kontrakturen bei Durchbewegung des Patienten und Atelektasen durch Atemgymnastik zum Ziel hat. Die Kopfhochlagerung wird bis zur Normalisierung eines erhöhten Hirndrucks fortgesetzt.

Antibiotikatherapie

Nur bei offenen Gehirnwunden und Liquorfisteln ist eine prophylaktische Gabe von Antibiotika angezeigt. Auch die Einführung eines Ventrikeldrains kann bei größeren Verletzungen der Kopfschwarte eine Anwendung von Antibiotika notwendig machen.

Medikamentöse Therapie

Die Ruhigstellung des krampfenden, unruhigen Patienten ist mit allen Mitteln anzustreben. Dafür ist eine intermittierende Therapie mit Barbituraten oder Benzodiazepinen (Diazepam, Dormicum) und Opiaten zur Schmerzausschaltung bei entsprechender Atmungskontrolle geeignet. Antiepileptika wie Phenytoin (Diphenylhydantoin) haben sich als Basistherapie bei krampfenden Patienten außerordentlich bewährt. Die Gabe von 3mal 250 mg i.m. bei 2- bis 3tägiger Kontrolle des Blutspiegels (therapeutischer Spiegel 10–20 mg/dl) wird empfohlen. Akineton (3mal 5 mg) ist als Anticholinergikum bei den erhöhten Acetylcholinspiegeln im Liquor nach Schädel-Hirn-Trauma ebenfalls indiziert. Darüber hinaus kann es auch bei extrapyramidalen Störungen, Parkinsonismus und Hirnstammsyndro-

---

[1] Vgl. Kap. „Physiotherapie", S. 3.

men eine Verringerung der Dyskinesien bringen. Die Wirkungen des deproteinisierten Hämoderivats Actovegin sowie des Piracetams (Nootropil) beim Schädel-Hirn-Trauma gelten als weniger gesichert.

Überwachungsgrößen beim Schädel-Hirn-Trauma

Neurologischer Status

Der Stupor oder das Koma wird mehrmals täglich mit Hilfe einer klinischen Beurteilung und eines „Coma Scales" geprüft. EEG und evozierte Potentiale sollten 1- bis 2mal wöchentlich zu Vergleichszwecken durchgeführt werden.

Messung des intrakraniellen Drucks

Sie ist v. a. bei Patienten mit erhötem Hirndruck (CT) bei geschlossenen Verletzungen und Krämpfen angezeigt und kann mit epiduralen, subduralen oder ventrikulären Drucksonden untersucht werden (s. Abschn. „Intrakranielle Druckmessung", S. 486).

Computertomographie

Sie sollte entsprechend dem klinischen Verlauf anfangs mehrfach, später zu Kontrollzwecken überprüft werden.

Respiration

Atmung, Blutgaswerte, endexspiratorischer CO_2, Beatmungsdruck und Beatmungsvolumen, Minutenvolumen sollten kontinuierlich geprüft werden, der pCO_2 zwischen 25 und 35 mm Hg gehalten werden.

Kreislauf

Kontinuierliche Kontrolle von Blutdruck, EKG, Herzfrequenz, zentralem Venendruck und evtl. Pulmonalisdruck bei Lungen- oder Nierenkomplikationen.

Laborwerte

Elektrolyte, Zuckerwerte, Osmolarität im Serum und Harn sowie exakte tägliche Flüssigkeitsbilanz, Temperatur, Gerinnung etc.

Komplikationen der Intensivtherapie beim Schädel-Hirn-Trauma

Nierenversagen

Als Folge einer übermäßigen Dehydratation ist das Nierenversagen in Kombination mit einem schweren Schädel-Hirn-Trauma und Hirnödem von außerordentlich ungünstiger Prognose. Die Anwendung von Dopamin 2–4 µg/kg KG/min verbessert die Nierenperfusion und führt zusammen mit Mannitgaben in einer Dosierung von 125–250 ml/Tag zu einer Verbesserung der Harnausscheidung. Zusätzlich kann auch Furosemid verabreicht werden. Bei SHT-Patienten mit Hirnödem und Oligoanurie durch akutes Nierenversagen ist der Einsatz der Hämofiltration mit der Möglichkeit der weiteren ausreichenden parenteralen Ernährung und Antibiotikagabe ein wesentlicher Faktor für das Überleben.

Magenulzera

Streß- und kortisonbedingte Magenulzera werden seit der kontinuierlichen Anwendung von Ranitidin (200 mg/Tag) und/oder Pirenzepin (30–60 mg/Tag) recht wirksam verhindert. Treten sie trotzdem auf, so sind Spülung, Antazidagabe und lokale Verwendung von Hämostyptika angezeigt.

Diabetes insipidus

Er ist eine relativ häufige, meist vorübergehende Komplikation bei Mittelhirnläsionen. Der Flüssigkeitsausgleich muß entsprechend der stündlichen Bilanz mit Elektrolyten und zusätzlich zur Ernährung durchgeführt werden. Hypophysenhinterlappenpräparate werden in wäßriger Form über die Nasenschleimhaut bzw. in kristalloider Depotform i.m. verabreicht (Desmopressin 0,1–0,2 mg i.m. oder Vasopressin-Tannat 5 I.E. i.m.).

Diabetes mellitus

Schwere Schädel-Hirn-Traumen gehen zu Beginn häufig mit einer Störung des Zuckerstoffwechsels einher. Blutzuckerspiegel bis 200 mg werden ohne Insulingabe toleriert, wenn der Patient gleichzeitig mit höherprozentigen Glukoselösungen ernährt wird. Falls aber ein manifester, schon vorher bekannter Diabetes zusammen mit einem Schädel-Hirn-Trauma auftritt, muß Insulin mittels Perfusor 50–100 E/Tag je nach Blutzuckerspiegel verabreicht werden. Sollten mehr als 150 E/ Tag Insulin nötig sein, muß die Zuckermenge reduziert werden. Die Gabe von Glukose ist trotz Blutzuckerproblemen jedoch unbedingt notwendig. Bei hochdosierter Dexamethasontherapie über mehrere Tage sind Hyperglykämien wesentlich häufiger anzutreffen.

Katabolie

Eine i.v.-Ernährung über Kavakatheter wird zwischen dem 2. und 4. Tag mit etwa 1 600 Kalorien/70 kg KG, später ab dem 4. Tag mit 2 000 und bei Krämpfen und

Spasmen darüber hinaus mit bis zu 4000 Kalorien durchgeführt. Der Katabolismus kann verringert, jedoch nicht ganz verhindert werden.

Temperaturanstiege

Sie können sowohl zentral bedingt als auch Folge von Infektionen sein. Zentral bedingte Temperaturanstiege werden v. a. bei Ventrikelblutungen und Einbrüchen von Blut in die Ventrikel gesehen. Darüber hinaus können auch aufsteigende Infektionen über Liquorfisteln zu Temperaturanstiegen und Meningitis Anlaß geben. Bei der hochdosierten Kortisontherapie wurden vermehrt Infektionen, v. a. im Bereich des Harntrakts und der Lunge festgestellt. Das tägliche Lungenröntgen, das wöchentliche Antibiogramm und Harnkultur sowie die gezielte Absaugung sind eine Grundlage der intensiven Therapie beim SHT. Bei Temperatursteigerungen werden neben der gezielten Antibiotikatherapie auch Antipyretika sowie physikalische Maßnahmen wie Wadenwickel und Eisbeutel angewendet.

Hyperventilation und ihre Dauer

Während der Wert einer kontrollierten Hyperventilation als Akutmaßnahme zur Senkung eines erhöhten Hirndrucks weitgehend definiert ist, wird die weitere Anwendung im Krankheitsverlauf unterschiedlich beurteilt. Durch Adaptation des Säure-Basen-Haushalts in Extrazellulärraum und Liquor fällt der hypokapnisch-vasokonstriktorische Effekt zunehmend aus. Eine respiratorische Alkalose als Therapie einer intrazerebralen Azidose kann beim Schädel-Hirn-Trauma angebracht sein, dennoch muß bedacht werden, daß die Hyperventilation selbst auch zu einer Zunahme des Laktats im Liquor cerebrospinalis führen kann. Diese Beobachtung wurde bei Patienten nach einem zerebralen Insult bereits nach 3 Tagen kontrollierter Hypoventilation gemacht (Christensen 1974). Bei Patienten mit SHT war die Reaktivität der Hirngefäße auf Änderungen des p_aCO_2 erst nach etwa 2 Wochen wieder hergestellt (Overgaard u. Tweed 1974). Eine wiederholte Anwendung der Hyperventilation kann für spezifische Situationen im Krankheitsverlauf durchaus notwendig und sinnvoll sein. Wegen der Gefahr eines iatrogenen Hyperventilationssyndroms ist es jedoch notwendig, die Hyperventilation gezielt und zeitlich beschränkt einzusetzen und rechtzeitig in eine adäquate Spontanatmung hinüberzuführen. Die Entwöhnung muß schrittweise und am besten mit Kontrolle des Hirndrucks erfolgen. Die ausreichende Oxygenierung und ein pCO_2 um 40 mm Hg sind eine Selbstverständlichkeit.

Hypothermie

Die Normalisierung einer erhöhten Körpertemperatur auf den Normalbereich mit Hilfe physikalischer Maßnahmen wie kalte Wickel, Alkohol und Eisbeutel im Bereich des Rumpfes und der Extremitäten gehören zu den Selbstverständlichkeiten der Intensivtherapie. Die generelle Senkung der Körpertemperatur unter Normalwerte führt zu einer Reduktion des Hirnstoffwechsels, zu einer Senkung des ICP und damit auch zu einer Reduzierung des Gehirnvolumens. Wegen der Schwierigkeiten der Aufrechterhaltung einer niedrigen Körpertemperatur (32–34 °C) über längere Zeit und den möglichen Komplikationen (Perfusionsstörungen, Drucknekrosen, kardiale Komplikationen beim Abdriften der Temperatur) ist diese Methode nicht weit verbreitet.

Intubation und Tracheotomie

Die heute in Gebrauch stehenden oro- und nasotrachealen Tuben führen trotz guter Materialverträglichkeit bei längerer Liegezeit (mehr als 3 Wochen) zu Drucknekrosen im Bereich des Ringknorpels und der Cartilagines arytaenoideae (Aryknorpel). Als Folge davon können sich im Anschluß an die Intensivtherapie Trachealstenosen ergeben. Bei voraussichtlich längerer Dauer der Bewußtlosigkeit sollte daher frühzeitig auf eine Tracheotomie übergegangen werden. Sie erleichtert Pflege und bronchiale Absaugung beim Patienten.

Prognostik beim schweren Schädel-Hirn-Trauma

Die Art des Traumas, Alter, Größe der Gewebszerstörung und Dauer und Größenordnung der ICP-Erhöhung spielen eine wesentliche Rolle. Epidurale Hämatome haben eine günstigere Prognose als Subduralhämatome. Der Zeitpunkt des operativen Eingriffs spielt bei intrakraniellen Blutungen ebenfalls eine wichtige Rolle. Je länger zugewartet wird, um so größer sind Dauerschäden und Letalität. Starke Mittellinienverschiebungen haben ebenfalls eine ungünstige Prognose. Kinder und Jugendliche haben eine bessere Prognose als Patienten zwischen 20 und 40 Jahren, Alterspatienten von mehr als 60 Jahren haben auch bei leichteren Schädigungen ungünstigere Prognosen. Eine wichtige Rolle bei der Prognostik des Schädel-Hirn-Traumas spielt der intrakranielle Druck (Baethmann u. Maier-Hauff 1982). Patienten mit akuter, traumatisch bedingter Raumforderung und einem intrakraniellen Druck von mehr als 40 mm Hg haben eine ungünstige Prognose, ebenso Patienten mit einer diffusen hypoxischen Hirnschädigung mit einem intrakraniellen Druck von mehr als 10 mm Hg. Bei hypoxischen Hirnschäden mit steigendem Hirndruck über 10 mm Hg nimmt die Mortalität und bei Patienten, die überleben, die Gefahr eines apallischen Syndroms deutlich zu.

Die *klinischen Spätergebnisse* bei Schädel-Hirn-Trauma ergeben eine Mortalität zwischen 25 und 50%. Ein Überleben mit schweren Behinderungen oder einem vegetativen Zustand wird im Durchschnitt bei etwa 10% gefunden. In der eigenen Statistik wurden von 1 091 schweren Unfällen bei 52% schwere isolierte Schädel-Hirn-Traumen registriert. Bei 48% lagen Polytraumen mit oder ohne Schädel-Hirn-Trauma vor, wobei etwa 70% der Polytraumen als zusätzliche Begleitverletzungen ein schweres Schädel-Hirn-Trauma hatte. Die Mortalität des schweren isolierten Schädel-Hirn-Traumas lag bei 25,5%, das Polytrauma mit Schädel-Hirn-Trauma hat eine Mortalität von 23%, das Polytrauma ohne Schädel-Hirn-Trauma eine Mortalität von 13,6%. 60% unserer Polytraumen mit schweren SHT hatten bei ihrer Einlieferung einen „Glasgow Coma Score" (GCS) zwischen 3 und 5 (s. a. Baethmann u. Maier-Hauff 1982).

Pflegerische Maßnahmen beim Schädel-Hirn-Trauma

Die Patienten werden auf einer durchgehenden Schaumgummimatraze flach gelagert, im Schulter- und Kopfbereich sollte eine 30°-Hochlagerung v. a. in der Initialphase durchgeführt werden. Neben der mehrfach täglichen Seitenlagerung, Bronchealtoilette und Lungenblähung, die routinemäßig bei allen Patienten durchgeführt wird, sollte ebenfalls mehrmals täglich eine intensive Krankengymnastik mit Durchbewegung einzelner Gelenke durchgeführt werden. Die Bronchialtoilette muß unter Beobachtung der Hirndruckmessung mit äußerster Vorsicht bei entsprechender Sedierung durchgeführt werden. Die Absaugung jedenfalls soll so kurz wie möglich dauern. Besonderes Augenmerk ist auch auf die Augen zu lenken, die Kornea sollte durch eine neutrale Augensalbe (Vitamin-A-Salbe) geschützt, bei offenstehenden Augen ein Uhrglasverband angebracht werden.

Nach der anfänglichen parenteralen Ernährung sollte beim Schädel-Hirn-Traumatiker möglichst frühzeitig (3.–4. Tag) mit enteraler Sondierung und Nahrungsaufbau begonnen werden. Eine Antibiotikaprophylaxe ist nur beim Patienten mit Schädelbasisfraktur und Liquorfistel indiziert. Diese Patienten sollten auch wegen der Infektionsgefahr weder eine nasotracheale Intubation noch eine nasogastrale Sonde bekommen.

Literatur

Baethmann A, Maier-Hauff K (1982) Überwachungsmethoden und therapeutische Konzepte beim Schädelhirntrauma. Thieme, Stuttgart New York (INA, Bd 32, S 127–147)
Benzer A, Mitterschiffthaler G, Koller J, Prugger M, Rumpl E (1983) Beurteilung und Prognose des Schädel-Hirn-Traumas. Innsbruck-Coma-Rating Scale versus Glasgow-Coma-Score. Anästhesist [Suppl] 32:381–382
Christensen MS (1974) Acid base changes in CSF and blood and blood volume changes following prolonged hyperventilation in man. Br J Anaesth 46:348–357
Faupel G, Reulen HJ, Müller D, Schürman K (1977) Clinical double blind study on the effects of dexamethasone and closed head injuries. Adv Neurosurg 4:200–204
Gobiet W (1977) Ergebnisse intrakranieller Druckmessung im akuten posttraumatischen Stadium. Anästhesist 26:187–195
Kety SS, Schmidt CF (1948) The nitrous oxyde method for the quantitative determination of cerebral blood flow in man. J Chir Invest 27:476
Kretschmer K (1978) Neurotraumatologie. Thieme, Stuttgart New York
Kretschmer H (1983) Prognose schwerer Schädel-Hirn-Verletzungen im Kindes- und Jugendalter. Aktuel Traumatol 13:9–13

Larsen NA (1966) The luxury perfusion syndrome and its possible relation to acute metabolic acidosis localized within the brain. Lancet II:1113–1115

Larsen NA, Ingvar DH (1961) Blood flow of the cerebral cortex determined by radioactive krypton 85. Experientia 17:42

List WF, Schalk HV (1983) Kontrollierte Hyperventilation. In: Ahnefeld WF, Bergmann H, Burriet C (Hrsg) Anästhesie in der Neurochirurgie. Springer, Berlin Heidelberg New York Tokyo, S 169–176

Overgaard J, Tweed WA (1974) Cerebral circulation after head injury. J Neurosurg 41:531

Pfurtscheller G, Schwarz G, Pfurtscheller B, List WF (1983) Computerunterstützte Analyse von EEG, evozierten Potentialen, EEG-Reaktivität und Herzfrequenzvariabilität am komatösen Patienten. Z EEG-EMG 14:66–73

Reulen HJ (1976) Vasogenic brain edema. Br J Anaesth 48:741–752

Teasdale G, Jennet B (1974) Assesment of coma and impaired consciousness – a practical scale. Lancet II:81–83

Wollmann H, Alexander SC, Cohen PJ, Smith TC, Chase PE, Molen RA van der (1965) Cerebral circulation during general anesthesia and hyperventilation in man. Anesthesiology 26:329–334

Intensivpflege bei protrahiertem organischem Psychosyndrom

H. Metzler

Aufgrund bestehender Begleitverletzungen und limitierter Bettenkapazität muß heute sehr oft die Betreuung von Patienten nach schwerem Schädel-Hirn-Trauma bis zur endgültigen Transferierung an ein spezielles Rehabilitationszentrum an einer allgemeinen Intensivstation erfolgen. Das bedeutet, daß sehr oft schon hier der Übergang von allgemein intensivmedizinischen Maßnahmen der Akutphase

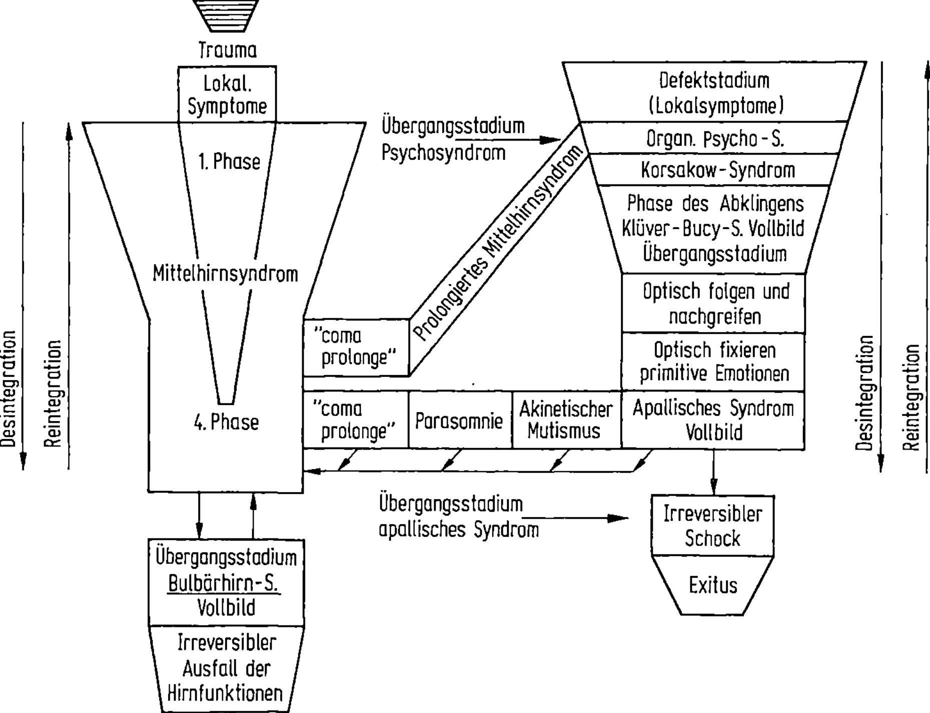

Abb. 1. Schematische Darstellung der Möglichkeiten des Entwicklungsverlaufs eines akuten traumatischen Mittelhirnsyndroms. Rasche Rückbildung über die Stadien der Entwicklung des akuten Mittelhirnsyndroms (*linker Balken*). Entwicklung eines prolongierten Mittelhirnsyndroms mit Übergang in ein psychoorganisches Syndrom (*oberer schräger Querbalken*). Entwicklung über ein Übergangsstadium zum apallischen Syndrom (*unterer horizontaler Querbalken*) zum Vollbild des apallischen Syndroms mit Rückbildungsmöglichkeit über typische Stadien (*rechter Balken*). Der Exitus ist in allen Entwicklungsstufen möglich, aber ab einer Klüver-Bucy-Symptomatik selten. (Aus Gerstenbrand u. Rumpl 1983, mit freundlicher Genehmigung des Hirzel-Verlags, Leipzig)

	Akutes Mittelhirnsyndrom	Übergangsstadium			Vollbild apallisches Syndrom
		"coma prolonge"	Parasomnie	Akinetischer Mutismus	
Vigilität					
Bewußtseinsinhalt					
Muskeltonus					
Körperhaltung					
Haltungs- Stell-Reflexe					
Kauautomatismen					
Taktil ausgelöste motorische Primitivschablonen					
Störung der Pupillomotorik					
Okulozephaler Reflex					
Okulovestibulärer Reflex					
Extrapyramidale Symptome					
Überaktivität des Sympathikus					

Abb. 2. Schematische Darstellung der Symptome des Übergangsstadiums zum apallischen Syndrom und des Vollbilds des apallischen Syndroms. Zunehmende Vigilität bei fehlenden Bewußtseinsinhalten. Abnahme der Spastik und Entwicklung einer Rigidospastizität. Zunehmender Abbau der Haltungs- und Stellreflexe, Zunahme der taktil auslösbaren motorischen Primitivschablonen, Abnahme der Störungen der Optomotorik und der Hirnstammreflexe und, klinisch am leichtesten faßbar, Zunahme der Kauautomatismen und Einsetzen der Überaktivität des Sympathikus, gekennzeichnet durch eine ausgeprägte Tachykardie (Aus Rumpl u. Gerstenbrand 1985)

zur Erhaltung der vitalen Funktionen zu rein rehabilitativen Maßnahmen der verschiedenen Remissionsstadien vollzogen werden muß.

Die einzelnen Verlaufsformen vom akuten Mittelhirnsyndrom über das Coma prolongé, die Parasomnie, den akinetischen Mutismus und das prolongierte Mittelhirnsyndrom bis zum Vollbild des apallischen Syndroms (s. Abb. 1 und 2) erfordern an sich eine differenzierte stadienbezogene Betreuung. Die einzelnen intensivpflegerischen Maßnahmen, v. a. der frühen Phase, sollen hier jedoch der Übersichtlichkeit halber problembezogen dargestellt werden.

Das Rehabilitationsteam, das personell möglichst über Monate unverändert bleiben soll, umfaßt unter Miteinbindung der Familie Intensivarzt, Neurochirurg, Bezugsschwester, Angehörige, Physiotherapeutin, Diätassistentin und Logopädin.

Infektionsprophylaxe

Die Vermeidung von Infektionen der Lunge und harnableitenden Wege ist auch nach der Akutphase bedeutend. Wenn primär ein suprapubischer Dauerkatheter gelegt wurde, können bei optimaler Pflege und Harnfluß bakterielle Infektionen über Wochen vermieden werden. Der Katheter kann somit durchschnittlich bis zu 6 Wochen belassen werden. Danach ist individuell zu entscheiden, ob eine Harnentleerung über Einmalkatheterung oder schon durch Beklopfen erreicht wird. Im Krankheitsverlauf sind nicht selten Blasentenesmen zu beobachten. Die Patienten entleeren dabei trotz liegendem suprapubischem Katheter über die Harnröhre und zeigen eine auffällige (schmerzbedingte) Unruhe (Therapie: Buscopan i.v.).

Lagerung und Dekubitusprophylaxe

Patienten mit apallischem Syndrom sind von Lagerungsschäden außerordentlich bedroht. Es gelten die allgemeinen Pflegegrundsätze. Zu beachten ist, daß trotz ausgefeilter Ernährungskonzepte (parenterale, enterale Ernährung, β-Blocker) durch die oft nicht hintanzuhaltende Kachexie die Gefahr von Druckschäden peripherer Nerven besonders groß ist und in Seitenlagerung die Tendenz zu pathologischer Kauerstellung begünstigt wird. Anders als bei vielen anderen Intensivpatienten sollten sehr früh Vollbäder in der Badewanne erfolgen. Anschließend werden die Patienten auf einem verstellbaren Stuhl bequem gelagert. Kreislauflabilität ist kein Grund, den Übergang zu möglichst häufig sitzender Lagerung zu verzögern. Baclofen kann als unterstützende medikamentöse Therapie bei starker Muskelspastizität eingesetzt werden.

Thromboseprophylaxe

Sie erfolgt durch intensive Physikotherapie, medikamentös anfangs durch kontinuierliche Heparingabe über Perfusor, später mit Depotheparin bis zur endgültigen aktiven oder passiven Mobilisation. Die Thrombosegefahr ist im Vergleich zu anderen intensivmedizinischen Patientenkollektiven nicht so groß, da es sich meist um junge, vorher gesunde Patienten handelt.

Augenschutz

Bei fehlendem Lidschluß ist anfangs mitunter ein beidseitiger Uhrglasverband notwendig, später gefährden oft unkontrollierte Einzel- und Massenbewegungen das Auge. Während eine Sedierung bzw. Fixierung der Arme möglichst vermieden werden sollte, helfen wattierte Fäustlinge und Uhrglasverband über diese Phase hinweg. Allerdings ist in der Akutphase bei Bulbusprotrusion ein Uhrglasverband unbrauchbar.

Manifestation des gestörten autonomen Nervensystems
Ab dem „coma prolongé" ist mit überschießenden sympathischen Reaktionen wie Schweißausbrüchen und Tachykardie zu rechnen. Starkes Schwitzen, spon-

tan, später auch reaktiv, muß in der Flüssigkeitsbilanzierung berücksichtigt werden. Später werden auch parasympathische Reaktionen in den Schlafphasen mit Bradykardie und Bradypnoe – ohne therapeutsiche Konsequenz – dominant.

Ernährung

Nach der parenteralen Ernährung in der Akutphase erfolgt ein schrittweiser Übergang zur enteralen Ernährung über Sonde. Dabei nützt man in den Wachphasen primitive Kau-, Schluck- und Schmatzautomatismen und führt löffelweise breiige Nahrung zu. Im weiteren zeigen die Patienten phasenweise wechselnde Geschmacksempfindungen. Sie verweigern plötzlich vertraute Speisen, beginnen aber bei anderen wieder als Ausdruck der Akzeptanz zu schmatzen. Im protrahierten Durchgangssyndrom sind die Patienten oft durch die Ernährungssonde irritiert und zerren sie häufig heraus. Als Alternative bietet sich die perkutane endoskopische Gastrotomie an.

Physiotherapie

In der Akutphase umfaßt die Physiotherapie Maßnahmen zur Pneumonie-, Dekubitus- und Thromboseprophylaxe. Die allmählich einsetzende Tonussteigerung, Spastizität und Rigidität, die Tendenz zu extremen Kontrakturen und Kauerhaltung muß durch konsequente Therapie vermieden oder zumindest abgeschwächt werden. Im Idealfall arbeiten mindestens zweimal täglich 2 Physiotherapeuten simultan. Bei besonders extremen Fehlstellungen kann auch vorübergehend eine Gipsschienung notwendig werden. Da die „forcierte Entspannung" für den Patienten Schmerzen bedeutet, kann man an der unteren Extremität vorübergehend auch eine kontinuierliche Epiduralblockade unter genauer Kontrolle von Atmung und Kreislauf durchführen.

Integration von Angehörigen

Die Einbeziehung aufgeklärter, verständnisvoller Angehöriger fördert eine rasche Rehabilitation. Erstens lassen sich Angehörige von Patienten durch gezielte Schulung rasch dazu bringen, pflegerische und physikotherapeutische Maßnahmen zu ergänzen und zu ersetzen. Sie wirken bei den ersten Essens- und Kommunikationsversuchen, beim Beobachten der Mimik etc. mit. Zweitens gelingt es ihnen oft leichter, dem Patienten „ihre vertraute Atmosphäre" zu vermitteln.
      Die Vermittlung dieser Atmosphäre erfolgt auf 3 Ebenen: taktil, optisch, akustisch:
taktil: vertraute Gegenstände von zu Hause zum „Begreifen",
optisch: Bilder von Angehörigen und vertrauten Gegenständen,
akustisch: Stimme der Angehörigen, Vorspielen der Lieblingsmusik mittels Tonband und Kopfhörer.

Phasenspezifische Betreuung

Vom akuten Mittelhirnsyndrom bis zum Vollbild des apallischen Syndroms einerseits bzw. zur weitgehenden Restitution andererseits werden zahlreiche Phasen durchlaufen, die sich in unterschiedlichen, vielfältigen Erscheinungsformen manifestieren. Eine detaillierte Beschreibung dieser Phasen ist hier nicht möglich. Die Kenntnis pathophysiologischer Hintergründe und Möglichkeiten zur therapeutischen Einflußnahme ist aber Voraussetzung der effektiven Rehabilitation. Schlagwortartig sollen hier die entscheidenden Punkte aufgelistet werden:

- Erkennen der Anzeichen einer beginnenden Remission: oft unscheinbare Regungen und ungerichtete Bewegungen!
- Die ersten Reaktionen sind oft durch heftige Reize wie Schmerzreize und laute Kommandorufe auszulösen!
- Die ersten Phasen einer Reaktionsbereitschaft sind oft nur kurz. Gleich darauf versinken die Patienten sofort wieder in tiefen Schlaf. In späteren Phasen dominieren oft stundenlange Rastlosigkeit, Unruhe, aggressives Verhalten und gestörter Schlaf-Wach-Rhythmus. Sie verlangen dauernde Anwesenheit beim Patienten, was personell nicht ohne Einbeziehung von Angehörigen realisierbar ist. Sedierung und Fixierung zum Schutz des Patienten (Verletzung, Stoffwechselsteigerung) bleiben trotzdem eher letzter Ausweg!
- Rückfälle bzw. Sistieren auf der momentanen Stufe sind häufig zu beobachten, dürfen aber nicht zur Aufgabe des Rehabilitationskonzepts verleiten! Tritt nach ca. 3–6 Monaten, spätestens aber nach 1 Jahr keine deutliche Besserung ein, muß die Prognose insgesamt als eher schlecht beurteilt werden.
- Der schicksalhafte Stopp im tragischen Vollbild des apallischen Syndroms, bzw. das Sistieren auf Vorstufen kann auch bei idealer Betreuung in vielen Fällen nicht verhindert werden. Die Erfahrung der letzten Jahre hat uns aber gelehrt, daß aufopferungsvolle, engagierte und mit ungebrochenem Optimismus betriebene Rehabilitation sehr wohl eine Restitution auf lebenswertem Niveau fördern kann.

Weiterführende Literatur

Gerstenbrand F, Rumpl E (1983) Das prolongierte Mittelhirnsyndrom traumatischer Genese. In: Neumärker KJ (Hrsg) Hirnstammläsion. Hirzel, Leipzig
Gobiet W, Gobiet R (1980) Rehabilitation. In: Gobiet W (Hrsg) Grundlagen der neurologischen Intensivmedizin. Springer, Berlin Heidelberg New York
Müller E (1982) Das traumatische Mittelhirnsyndrom und die Rehabilitation schwerer Schädelhirntraumen. Springer, Berlin Heidelberg New York
Rumer ML (1985) Pflegerische Maßnahmen bei Schädelhirnverletzten. Intensivbehandlung 10:144–147
Rumpl E, Gerstenbrand F (1985) Verlaufsformen schwerer Schädelhirntraumen. Intensivbehandlung 10:92–99
Saltuari L, Birbamer G (1985) Rehabilitation von Patienten nach schwerem Schädelhirntrauma. Intensivbehandlung 10:108–116
Scherzer E (1987) Rehabilitationsmöglichkeiten und Prognose nach schwerem Schädel-Hirn-Trauma. In: Reissigl H (Hrsg) Intensivmedizinische Aspekte in der Neurologie. Bibliomed, Melsungen

Hirntodfeststellung und intensivmedizinische Betreuung des Organspenders

H. Metzler, W. F. List

Kriterien des Hirntods

Weltweit gilt heute die Auffassung, daß es sich bei der Feststellung des Hirntods immer mehr um Entscheidungshilfen für den verantwortlichen Arzt und nicht um eine gesetzliche Regelung handeln sollte. In der Bundesrepublik Deutschland gelten dabei die Richtlinien des Wissenschaftlichen Beirats der Bundesärztekammer und der Arbeitsgemeinschaft wissenschaftlich medizinischer Fachgesellschaften aus den Jahren 1982 und 1986, in der Schweiz die Richtlinien des Senats der Schweizerischen Akademie der medizinischen Wissenschaften aus den Jahren 1969 und 1982. In Österreich gilt die Empfehlung des obersten Sanitätsrats aus dem Jahre 1982 (Frowein 1986; Frowein et al. 1987; Aigner 1982; „Richtlinien…" 1969, 1983; Pendl 1987).

Voraussetzungen für die Diagnose *Hirntod* sind immer das Wissen um die Genese der Hirnschädigung und der Ausschluß von Zustandsbildern, die die Diagnose *Hirntod* verhindern:
Intoxikationen,
Nachwirkung zentraldämpfender Pharmaka,
endogene Komata,
primäre Hypothermie.

Klinische Diagnose

Für die klinische Diagnose *Hirntod* existieren zahlreiche Parameter:
- tiefe Bewußtlosigkeit [nach dem „Glasgow Coma Score" (GCS): 3 Punkte],
- beidseits mittel- bis maximal weite, evtl. deformierte Pupillen (die Reaktionslosigkeit ist dabei wichtiger als die Weite!),
- fehlender Kornealreflex,
- fehlender okulovestibulärer Reflex (kann auch in tiefen Komaphasen fehlen!),
- fehlender okulozephaler Reflex (Fehlen von Bulbusbewegungen bei rascher passiver Kopfrotation),
- fehlende Schmerzreaktion, besonders auf die normalerweise sehr schmerzhafte Trigeminusreizung (starker Druck auf die Austrittsstelle des II. Trigeminusastes unterhalb der Orbita),
- fehlender Hustenreflex (z. B. beim Absaugen der Bronchien),
- fehlender Pharyngealreflex (bei Berührung der Pharynxhinterwand),

- fehlende Spontanatmung (bei gesichertem Wissen um Sedativa und Relaxanzien); Apnoetest zum Ausschluß einer hyperventilationsbedingten Apnoe: zunächst werden am beatmeten Patienten die Blutgase kontrolliert, dann der Patient vom Respirator genommen und über den Tubus 5–8 l O_2 insuffliert. Tritt nach 8–10 min keine Spontanatmung auf (normalerweise bei einem p_a-CO_2 > 50 mm Hg), ist der Test negativ.
- Negativer Atropintest (nach 1 mg Atropin i.v. kein Herzfrequenzanstieg; **Cave:** Injektion über eine Katecholaminlinie!).

Auch nach eingetretenem Hirntod kann es zu spinal-motorischen Reaktionen kommen, die ohne Kenntnis der pathophysiologischen Mechanismen mitunter für Verwirrung und Ratlosigkeit sorgen.

Reflektorische (auf Schmerz – oder taktilen Reiz) oder spontane spinale Reflexaktivität bzw. Hyperaktivität nach medullozerebraler Trennung:
- Nacken-Abdominal-Reflex,
- Beuge- und Fluchtreaktionen der oberen und unteren Extremität,
- tonische Greifreflexe der Großzehe,
- spontane Beugesynergismen.

Diskonnektionsreaktionen

Oft bis zu 10 min dauernde komplexe Beugebewegungen, manchmal auch Faszikulation und Kloni nach Diskonnektion vom Beatmungsgerät, bedingt durch den hypoxischen Rückenmarkreiz!

Apparative Diagnostik

EEG

Das negative Nullinien-EEG bei höchster Verstärkung und EKG-Mitregistrierung ist die am häufigsten angewandte Methode (Bennett et al. 1976). Das erste EEG soll dann geschrieben werden, wenn klinische Zeichen des Hirntods bestehen. Als Schwebezeit wird in Österreich bei primärer Hirnschädigung von Erwachsenen eine Zeitspanne von 4–6 h empfohlen, nach der eine nochmalige klinische Beurteilung und eine zweite EEG-Kontrolle erfolgen sollen. In der BRD gilt eine Schwebezeit von mindestens 12 h. Bei sekundärer Hirnschädigung und v. a. bei Kindern muß die Schwebezeit u. U. bis auf 3 Tage ausgedehnt werden.

Beachte: Vorübergehend kann bei supratentoriellen Prozessen ein negatives EEG gefunden werden, obwohl noch Spontanatmung besteht, umgekehrt bei infratentoriellen Prozessen evtl. alle klinischen Hirntodzeichen trotz kortikalem EEG! (Frowein et al. 1987).

Zerebrale Angiographie

Die terminale Panangiographie über den Aortenbogen ist ebenfalls eine anerkannte Methode zur Feststellung der sistierenden zerebralen Durchblutung. Voraussetzung ist ein systolischer Mindestdruck von 80 mm Hg!

Auch das Erlöschen evozierter Potentiale kann als alternatives Hirntodkriterium herangezogen werden, besonders zur Differentialdiagnose von Intoxikationen.

Ergänzende Methoden

1) Transkranielle Dopplersonographie. Sie wird derzeit als diagnostisches Ausschlußkriterium noch nicht akzeptiert, gewinnt aber als Orientierungshilfe zunehmende Bedeutung, da bei fehlendem Flow in der A. cerebri media (transtemporal) oder der A. vertebralis (transnuchal) eine fehlende zerebrale Durchblutung angenommen werden kann.
2) Verschwinden der arteriovenösen O_2-Differenz zwischen A. carotis und V. jugularis interna.
3) Verschwinden der Herzfrequenzvariation, charakteristisch für das Erlöschen der Stammhirnfunktion, wurde in jüngster Zeit untersucht (Schwarz et al. 1987).

In *Österreich* darf der eingetretene Tod durch einen zur selbständigen Berufsausübung berechtigten Arzt festgestellt werden, der im Falle einer Organtransplantation weder die Entnahme noch die Transplantation durchführen darf. Obwohl also vom Gesetzesgeber *ein* Arzt zur Feststellung des Hirntodes berechtigt wäre, erscheint es sinnvoll, diese Feststellung durch zwei erfahrene, fachverschiedene Ärzte (Anästhesist, Neurologe, Internist, Gerichtsmediziner, Neurochirurg) zu treffen. In der *Bundesrepublik Deutschland* soll nach den Empfehlungen der Bundesärztekammer die Feststellung des Hirntodes von vornherein von 2 Untersuchern protokolliert werden. Wieder müssen beide Ärzte unabhängig vom Transplantationsteam sein, dasselbe gilt für die *Schweiz*.

Intensivmedizinische Betreuung des Organspenders

Herz/Kreislauf

Die Herz-Kreislauf-Situation wird von 2 Faktoren dominiert:
a) Ausfall des Kreislaufzentrums mit Tendenz zu Hypotension und Bradykardie; in seltenen Fällen kommt es auch über sekundäre Zentren mit sympathischer Einstreuung zu hypertensiven Krisen!
b) Ausfall der Hypophysenhormone mit Auftreten eines Diabetes insipidus. Anzustreben ist ein arterieller Druck von 90–110 mm Hg systolisch und ein ZVD von 8–10 cm H_2O. Die Volumenzufuhr erfolgt großzügig durch kristalloide Lösungen, und zwar gilt grundsätzlich:
Einfuhr/h = Ausfuhr/h nach Defizitausgleich.
– Dextrose 5%ig bei Natrium > 145 mmol/l,
– Ringer-Lösung bei Blutzucker > 250 mg%.
– Bei Diureserückgang < 1 ml/kg KG/h soll zunächst eine aggressivere Volumenzufuhr bis zu einem ZVD von 12–14 cm H_2O versucht werden.

- Bei Diuresesteigerung über 500 ml/kg KG soll Vasopressin (Minirin, Pitressin) intranasal oder auch intramuskulär (1- bis 3mal täglich, 0,1–0,2 ml) appliziert werden.

Adrenerge Substanzen sollten weitgehend vermieden werden, ausgenommen Dopamin in einer Dosierung von 2–4 µg/kg KG/min. Grund für die Vermeidung von Katecholaminen in hoher Dosierung ist die Maskierung einer bestehenden schlechten Myokardfunktion des Spenderherzens bei geplanter Herztransplantation und ein möglicherweise nachteiliger renaler Effekt bei geplanter Nierentransplantation. Zu vermeiden sind außerdem Kortison, β-Blocker, Blut und Blutderivate, Dextran, Hydroxyäthylstärke.

Gegen die Gabe von Blut und Blutderivaten bestehen aber nach erfolgtem „cross-match" und bei entsprechender Indikation – d. h. anämiebedingter Hypotension – keine Einwände; im Gegenteil, die Multiorganentnahme beim Spender muß als großer Mehrhöhleneingriff aufgefaßt werden; er erfordert normale Ausgangswerte und die Bereitstellung einer ausreichenden Zahl von Fremdblutkonserven (getestet auf Hepatitis, HIV, Lues und Zytomegalie!).

Beatmung

Anzustreben ist ein p_aO_2 zwischen 100–150 mm Hg und ein p_aCO_2 von 35–45 mm Hg. Die „Routineeinstellung" des Respirators führt unweigerlich zur Hyperventilation (Abfall des Sauerstoffverbrauchs und der CO_2-Produktion). Die F_IO_2 wird nach Blutgaswerten eingestellt, die Applikation einer F_IO_2 von 1,0 ist unbegründet und erscheint zumindest in Hinblick auf nachteilige Effekte hoher Sauerstoffkonzentrationen nicht gerechtfertigt. Die Bronchialtoilette muß weiterhin hochsteril durchgeführt werden.

Temperatur

Durch Ausfall der Temperaturregulation ist eine Hypothermie unvermeidlich. Sie muß durch Bereitstellung von Wärmematten und Wärmelampen verhindert werden. Bei großem Flüssigkeitsturnover soll die zugeführte Flüssigkeit angewärmt werden. Anzustreben ist eine Rektaltemperatur nicht unter 35 °C.

In ganz seltenen Fällen beobachtet man auch kurzfristige Hyperthermien!

Allgemeine Überwachung

Kontinuierlich Herzfrequenz, arterieller Druck, ZVD, Diurese. Thoraxübersichtsaufnahme initial, dann in 24-h-Intervallen. Biochemisch: Blutgase, Blutzukker, Elektrolyte, 2- bis 3stündlich. Harnstoff, Kreatinin, evtl. Clearance. Im übrigen wird das weitere Vorgehen in Absprache mit dem Transplantationskoordinator auf das Transplantationsmanagement des jeweiligen Zentrums abgestimmt.

Rechtliche Aspekte der Organentnahme und Verhalten gegenüber den Angehörigen [1]

In *Österreich* ist entsprechend dem Gesetzesbeschluß vom Juni 1982 und der Novelle zum Krankenanstaltengesetz eine Organentnahme ohne Einwilligung der Angehörigen möglich, ausgenommen, es liegt von seiten des Verstorbenen eine schriftliche Verbotserklärung vor bzw. ein dezidiertes Verbot des gesetzlichen Vertreters. Bei ablehnendem Verhalten der Angehörigen soll eine Organentnahme nicht erzwungen werden!

Für die *Schweiz* bestehen ähnliche Regelungen.

In der *BRD* erscheint eine Befragung der nächsten Angehörigen, soweit diese erreichbar sind, vor der Organentnahme notwendig. Allerdings kann eine Organentnahme ohne Zustimmung der Angehörigen gerechtfertigt sein, wenn es um die unmittelbare Rettung eines anderen Menschenlebens geht.

Dem verantwortlichen Intensivmediziner fällt bei einem potentiellen Spender zunächst die Aufgabe zu, den Angehörigen die Hoffnungslosigkeit der Situation rechtzeitig darzulegen. Auf Wunsch sollte den engsten Angehörigen gestattet sein, den Sterbenden zu besuchen, solange noch nicht die Diagnose des klinischen Todes ausgesprochen ist. Die Erörterung einer möglichen Organentnahme ist nicht Ziel des ärztlichen Gesprächs mit den Angehörigen, ausgenommen bei konkreter Frage (Barolin 1986). Die Möglichkeit spinaler Reflexe muß immer bedacht werden. Zwischen dem Zeitpunkt des definitiven Hirntods und der Organentnahme sollte ein Besuch von Angehörigen auf der Intensivstation vermieden werden.

Aus Gründen der Pietät sollte für alle Mitarbeiter an der Intensivstation die strikte Anweisung bestehen, keine Informationen über Organspender und Organempfänger weiterzugeben. Die Mißachtung dieser Vorschrift kann das Vertrauensverhältnis zwischen Arzt und Angehörigen zerstören und Zweifel an der ärztlichen Bereitschaft zur Erhaltung des Lebens eines Angehörigen bei gleichzeitiger Bereitschaft zur Organentnahme aufkommen lassen. Diesem Umstand wurde in Österreich durch den Gesetzgeber dadurch Rechnung getragen, daß Angaben über die Person von Spender bzw. Empfänger von dem an sich bestehenden Auskunftsrecht nach dem Datenschutzgesetz ausgenommen sind und sich der Zuwiderhandelnde straffällig macht.

Literatur

Aigner G (1982) Gesetzliche Regelung der Organentnahme von Verstorbenen in Österreich. Mitt Österr Sanitätsverwaltung 85:225–226
Angstwurm H (1983) Zur Lage der Familie beim Gespräch mit dem Arzt über eine Organspende. Anästh Intensivmed 24:244–245
Barolin GS (1986) Ärztliche Verschwiegenheit – Organtransplantation. Österr Ärztez 41:31–32
Bennett DR, Hughes JR, Korein J, Merlis JK, Suter C (1976) Atlas of electroencephalography in coma and cerebral death. Raven New York

---

[1] Angstwurm 1983; Barolin 1986; Opderbecke 1986.

Bundesärztekammer (1986) Kriterien des Hirntodes. Dtsch Ärztebl 83:2940
Frowein RA (1986) Die Feststellung des Hirntodes. Anästh Intensivmed 27:383–388
Frowein RA, Gänshirt H, Richard KE, Hamel E, Haupt WF (1987) Kriterien des Hirntodes. Anästh Intensivther Notfallmed 22:17–20
Opderbecke HW (1986) Medikolegale Voraussetzungen der Organentnahme. Anästh Intensivmed 27:289–291
Pendl G (1987) Der Hirntod. Springer, Wien New York
Richtlinie für die Definition und die Diagnose des Todes (1969, 1983) Schweizer Akademie der Wissenschaften, z. B. Vademecum für den Schweizer Arzt 28.22–28.25. Otto, Thun
Schwarz G, Pfurtscheller G, Litscher G, List WF (1987) Quantification of autonomic activity in the brainstem in normal, comatose and brain dead subjects using heart rate variability. Funct Neurol 2/2:149–154
Wolff HP, Kuhlendahl H (1986) Kriterien des Hirntodes. Dtsch Ärztebl 83:2940

Zentrales anticholinerges Syndrom

W. Kröll

Das zentrale anticholinerge Syndrom (ZAS) beschreibt einen Krankheitszustand, dessen Ursache eine Störung des Acetylcholinmetabolismus im Gehirn ist und das durch eine absolute bzw. relative Überdosierung von Medikamenten mit zentraler anticholinerger Wirkung verursacht wird [7].

Cholinerge Erregungsübertragung im peripheren Nervensystem

Die Erregungsübertragung vom prä- auf das postsynaptische Neuron erfolgt sowohl im parasympathischen als auch im sympathischen System cholinerg. Durch Acetylcholin erfolgt die Übertragung auf das Erfolgsorgan im Parasympathikus, die Vermittlung der Erregung im Sympathikus geschieht durch Noradrenalin, mit Ausnahme der cholinergen Freisetzung von Adrenalin und Noradrenalin aus dem Nebennierenmark.

Cholinerge Rezeptoren werden ferner in Abhängigkeit von der Beeinflußbarkeit der Rezeptoren durch Blockersubstanzen in nikotinartige (n-Cholinorezeptoren) und muskarinartige (m-Cholinorezeptoren) unterteilt. Muskarinartige Rezeptoren werden durch Atropin und Analoga, nikotinartige durch nichtdepolarisierende Muskelrelaxanzien blockiert. Der Mechanismus der cholinergen Erregungsübertragung wird in Abb. 1 schematisch dargestellt [13, 18].

Cholinerge Erregungsübertragung im zentralen Nervensystem

Eine Vielzahl von Neurotransmittern spielt im zentralen Nervensystem für die Erregungsübertragung eine wesentliche Rolle. Neben Dopamin, Noradrenalin und Serotonin sind auch cholinerge Bahnen und Acetylcholin als Transmittersubstanz von Bedeutung.

Acetylcholin wird besonders in der Physiologie des Bewußtseins und des Wachheitszustands eine wichtige Funktion zugesprochen. Bewiesen ist aus der Vielzahl tierexperimenteller Studien, daß sich ein Großteil der zentralen cholinergen Rezeptoren muskarinartig verhält. Daraus muß gefolgert werden, daß Erregungen innerhalb des zentralen Nervensystems durch Atropin und Analoga gehemmt werden können.

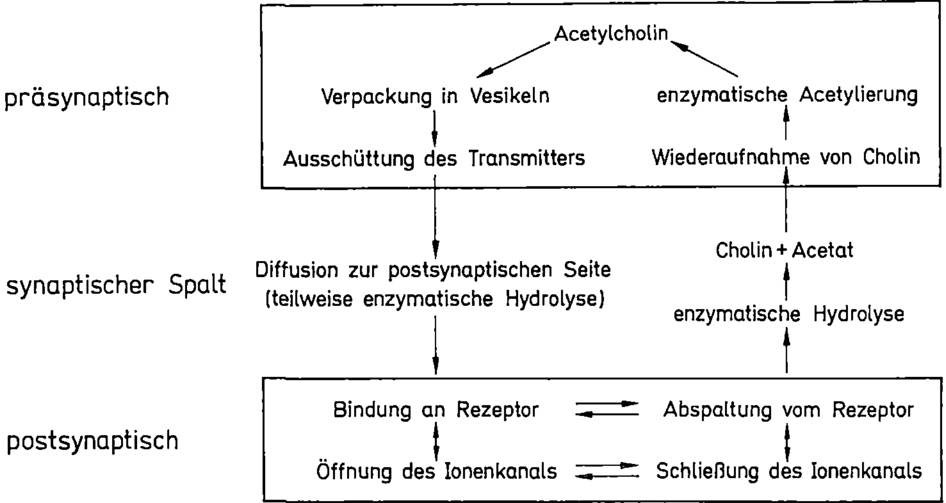

Abb. 1. Mechanismus der cholinergen Erregungsübertragung

Das Auftreten einer zentralcholinergen Symptomatik nach Applikation von Pharmaka, welche auf die m-Cholinorezeptoren blockierend wirken, ist gut erklärbar. Nicht vollkommen geklärt ist jedoch, durch welchen Mechanismus eine ähnliche oder gleiche Symptomatik zustande kommt, die durch Pharmaka, wie sie in Anästhesie und Intensivmedizin verwendet werden, ausgelöst wird: Phenothiazine, Butyrophenone, Benzodiazepine, Opiate. Inwieweit diese Symptomatik durch die vielseitige Verschaltung hemmender und stimulierender Neurone hervorgerufen wird, ist derzeit ebenfalls noch weitgehend ungeklärt.

Symptomatik

Das Symptomenbild des zentralen anticholinergen Syndroms ist eine Kombination, die sich aus den Wirkungen, die durch die Hemmung muskarinartiger Chorlinorezeptoren sowie durch die Blockade cholinerger Bahnen im zentralen Nervensystem hervorgerufen werden, ergibt. Voraussetzung jedoch ist, daß das applizierte Anticholinergikum die Blut-Hirn-Schranke passiert. Dies ist für Substanzen, die sich durch ein tertiäres Stickstoffatom im Molekül auszeichnen (Atropin, Scopolamin) gegeben; quarternäre Stickstoffverbindungen (Glykopyrrolat) dagegen können die Blut-Hirn-Schranke nicht passieren und führen folglich nur zu einer peripheren Symptomatik [15].

Substanzen, wie sie während Anästhesie und Intensivmedizin verwendet werden, sind primär nichtanticholinergisch; aber auch bei ihrer Anwendung kommt es neben einer zentralen Symptomatik zu einem peripheren Symptomenbild.

Periphere Symptomatik

Die klassische periphere Symptomatik des zentralen anticholinergen Syndroms ergibt sich aus der Blockade peripherer m-Cholinorezeptoren. Mydriasis, Störung der Linsenmotilität und der Akkomodation sind Folge der Blockade des N. oculomotorius und des M. sphincter pupillae. Eine Verengung des Kammerwinkels behindert den Abfluß des Kammerwassers und führt zum Anstieg des intraokulären Drucks. Fehlende Speichelsekretion und charakteristische Mundtrockenheit sind Folge der Hemmung der parasympathischen Impulse des N. facialis und des N. glossopharyngeus.

Die Blockade der Schweißsekretion in den Schweißdrüsen erfolgt ebenfalls, obwohl als Efferenzen im Sympathikus geleitet, über cholinerge Mechanismen und resultiert in trockener und geröteter Haut.

Abnahme der erhöhten bronchialen Resistance durch Erschlaffung der glatten Bronchialmuskulatur und Abnahme der Sekretion des Bronchialschleims sind Folge der anticholinergen Wirkung am Bronchialsystem. Sinustachykardie, Arrhythmieneigung, Zunahme der AV-Überleitungsgeschwindigkeit sowie Beeinflussung der Inotropieparameter sind Folge der Blockade der Efferenzen zum Herzen.

Eine Abnahme der Magen-Darm-Motorik, Erhöhung der intestinalen Sphinkter mit der Gefahr der Ausbildung einer Magen-Darm-Atonie bis hin zum Ileus sind Folge der Hemmung cholinerger Erregungsmechanismen am Gastrointestinaltrakt.

Symptome einer Anticholinergikaintoxikation resultieren an der Harnblase in einer Harnretention mit erschwerter Miktion bis hin zur Harnsperre. Ursache ist eine Zunahme des Kontraktionszustandes der Harnblasenmuskulatur.

Zentrale anticholinerge Symptomatik

Die Wirkung von anticholinergen Substanzen im zentralen Nervensystem ist weniger geklärt als die peripheren Wirkungen. Problematisch ist weiterhin auch, daß dosisabhängig sowohl Zeichen einer globalen Exzitation als auch einer globalen Dämpfung auftreten können.

Die folgenden zentralen Symptome sind nach Applikation anticholinerg wirkender Pharmaka beschrieben worden: Somnolenz, Amnesie, Halluzinationen, Wahnvorstellungen, psychomotorische Beeinträchtigung, motorische Inkoordination, Sprachschwierigkeiten, Hyperaktivität, Unruhe, Erregbarkeit und emotionelle Labilität, Delirium und Koma im Extremfall. Eine zentrale Hyperpyrexie kann assoziiert mit der durch periphere Blockade bedingten Schweißreaktion zu einem erheblichen Anstieg der Körpertemperatur führen.

Um die Diagnose eines zentralen anticholinergen Syndroms stellen zu können, gerade in Verbindung mit postnarkotisch verlängerter Aufwachphase oder Agitiertheit, Somnolenz und psychomotorischer Beeinträchtigung beim Intensivpatienten, wird das Vorliegen mindestens eines zentralen Symptoms mit mindestens zwei peripheren Symptomen gefordert (s. folgende Übersicht).

Zentrale und periphere Symptome beim ZAS

Zentral	Peripher
Gedächtnisschwäche	Mydriasis
Halluzinationen	Tachykardie
Desorientiertheit	Arrhythmieneigung
Stupor, Delirium, Koma	Hyperthermie
Pyramidenzeichen, Krämpfe	Trockene Haut und Schleimhaut
Koordinationsstörungen	Hautrötung
Atemdepression	Fehlende Peristaltik
Schock	Harnretention

Ätiologie

An der Spitze jener Pharmaka, die ein zentrales anticholinerges Syndroms auslösen können, stehen die klassischen Substanzen Atropin und Scopolamin. Daneben wurde das Auftreten dieses Krankheitsbildes nach Phenothiazinen und Butyrophenonen beschrieben. Besonders nach Neuroleptika soll die Acetylcholinfreisetzung gehemmt sein. Benzodiazepine führen ebenfalls über eine partielle Hemmung der zentralen cholinergen Erregungsübertragung zur Ausbildung einer solchen Symptomatik. Eine zusätzliche Modifikation erfährt die Symptomatik jedoch auch durch eine indirekte Modifikation des GABA-Systems [1, 3, 17].

Pharmaka mit anticholinerger Wirkung

Belladonnaalkaloide	Ketamin
– Atropin	– Ketamin
– Scopolamin	Opioide
Benzodiazepine	– Buprenorphin
– Diazepam	– Fentanyl
– Flunitrazepam	– Morphin
– Lormetazepam	– Alfentanil
– Midazolam	– Sufentanil
Butyrophenone	Neuroleptika
– Dehydrobenzperidol	– Chlorprothixen
– Haloperidol	– Doxepin
H_2-Rezeptorenblocker	– Amitriptylin
– Cimetidin	– Imipramin
– Ranitidin	Phenothiazine
	– Chlorpromazin
	– Promethazin

Erwähnt werden soll noch, daß auch Inhalationsanästhetika (Halothan, Enfluran, Isofluran und Lachgas) die zentrale Symptomatik eines anticholinergen Syndroms auslösen können. Diskutiert wird die Hemmung der Acetylcholinfreisetzung durch eine Modifizierung des Opiat-Endorphin-Transmittersystems. So soll nach ausführlichen Statistiken in 9,4% aller Allgemeinanästhesien und in 3,3% aller Regionalanästhesien mit zusätzlicher Benzodiazepinsedierung ein zentrales anticholinerges Syndrom auftreten.

Pharmakotherapie

Die Blockade der m-Cholinorezeptoren bzw. die verminderte Ausschüttung von Acetylcholin sind auslösend für ein zentrales anticholinerges Syndrom. Das therapeutische Konzept bei diesem Krankheitszustand setzt einerseits bei einer Erhöhung von Acetylcholin im synaptischen Spalt mit kompetitiver Verdrängung vom Rezeptor an, bzw. wirkt durch Maßnahmen, die die Erhöhung der Acetylcholinkonzentration im synaptischen Spalt bewirken.

Die Hemmung der Cholinesterase wird täglich in der Anästhesie mit den Cholinesterasehemmern Neostigmin oder Pyridostigmin praktiziert. Periphere, jedoch nicht zentrale Symptome können durch diese Substanzen beseitigt werden. Da es sich bei diesen Pharmaka um quarternäre Stickstoffverbindungen handelt, können sie die Blut-Hirn-Schranke nicht passieren. Anders jedoch beim Physostigmin, welches als tertiäre Stickstoffverbindung vorliegt und in nichtionisierter Form die Blut-Hirn-Schranke passieren kann.

Physostigmin (Eserin) ist ein Alkaloid aus dem Samen der Kalabarbohne (Physostigma venenosum; s. folgende Übersicht). Neben der Cholinesterase-blockierenden Wirkung wird auch eine cholinerg stimulierende Eigenwirkung der Substanz diskutiert [2, 2–6, 8–11, 14, 16, 19].

Physostigmin (Eserin)

Ampulle zu 2 ml
Konzentration: 0,4 mg/ml
Dosierung: 0,04 mg/kg KG i.v. oder i.m.
Anschlagzeit: 30 s–20 min
Repetitionsdosen: nach 30–90 min 0,02 mg/kg KG
Injektionsgeschwindigkeit: <1 mg/min

Physostigmin führt in niedriger Dosierung (0,03 mg/kg KG) zu einer Abnahme der Herzfrequenz, des Herzindex und des mittleren arteriellen Blutdrucks. Der totale periphere Widerstand steigt geringfügig an. In hoher Dosierung (0,12 mg/kg KG) dagegen steigen Herzfrequenz, Herzindex, Schlagvolumenindex und mittlerer arterieller Druck an. Der totale periphere Widerstand und der zentrale Venendruck sinken mäßiggradig ab. Das Maximum der Veränderungen tritt 10 min nach intravenöser Applikation auf [12].

In niedriger Dosierung dürfte es nach Physostigminapplikation zu einer Erregung der m-Cholinorezeptoren und damit des parasympathischen Systems kommen; nach hoher Dosierung ist eine Stimulation ganglionärer n-Cholinorezeptoren wahrscheinlich.

Eine Überdosierung von Physostigmin (s. folgende Übersicht) dokumentiert sich in einer Dominanz des Parasympathikus: gesteigerte Schleim- und Schweißproduktion, Bronchosekretion, Bronchokonstriktion sowie Bradykardie. Die tödliche Dosis für Physostigmin liegt beim Menschen etwa bei 10 mg.

Symptome einer Physostigminüberdosierung

Übermäßige Schleim- und Schweißsekretion
Miosis
Bronchosekretion, Bronchokonstriktion
Bradykardie
Zentrale Atemlähmung

Als relative Kontraindikation gelten: Bradykardie, Hypotonie und chronisch-obstruktive Lungenerkrankungen. Bei entsprechendem Monitoring sind diese Erkrankungen jedoch nicht unbedingt als Kontraindikationen zu werten.

Als absolute Kontraindikationen für die Applikation von Physostigmin gelten die Intoxikation mit organischen Cholinesterasehemmern sowie das Glaukom; ebenso gelten myotonisch-dystrophe Muskelerkrankungen sowie das Schädel-Hirn-Trauma als absolute Kontraindikationen.

Indikationen und Durchführung der Therapie mit Physostigmin

Gerade postnarkotisch sowie im Rahmen intensivmedizinischer Tätigkeiten ist die Diagnosestellung außerordentlich schwierig. So können insbesondere unterschiedliche Störungen der Homöostase dem zentralen anticholinergen Syndrom ähnliche Zustandsbilder hervorrufen: Hypoxie, Hyperkapnie, Störungen des Wasser- und Elektrolythaushalts, Relaxanzienüberhang, Opiatüberhang und das Schädel-Hirn-Trauma. Bevor ein zentrales anticholinerges Syndrom in Betracht gezogen wird, müssen diese Zustände abgeklärt und ausgeschlossen werden (vgl. Übersicht).

Differentialdiagnose des ZAS

Hypoxie
Hyperkapnie
Störungen des Wasser- und Elektrolythaushalts
Relaxanzienüberdosierung
Opiatüberhang

Für die Diagnose eines zentralen anticholinergen Syndroms wird das Vorliegen eines zentralen und zweier peripherer Symptome gefordert. Da ein solches Krankheitsbild auch ohne Therapie eine spontane Rückbildungstendenz zeigt, stellt sich die Frage nach der Indikation einer Physostigminapplikation.

Die Abkürzung eines zentralen anticholinergen Syndroms durch medikamentöse Therapieinterventionen erscheint dann gerechtfertigt, wenn der Patient durch dieses Zustandsbild gefährdet wird oder wenn das zentrale anticholinerge Syndrom für den Patienten eine erhebliche Belastung darstellt:
– tiefe Somnolenz bei guter Spontanatmung und stabiler Kreislauflage,
– Angstzustände mit emotioneller Labilität,
– Agitiertheit.

Indikationen zur Physostigmingabe

– Tiefe Somnolenz bei stabilen kardiorespiratorischen Verhältnissen
– Angstzustände und emotionelle Labilität
– Agitiertheit

Besteht die entsprechende Indikation zur Pharmakotherapie mit Physostigmin, beträgt die notwendige Dosis 0,04 mg/kg KG intravenös oder intramuskulär. Die Latenzphase zwischen der Injektion des Pharmakons und dem Eintreten der Wirkung beträgt ca. 30 s bis 20 min. Hat tatsächlich ein zentrales anticholinerges Syndrom vorgelegen, ist der Patient in der Regel wach, orientiert und kooperativ. Da Physostigmin nur eine kurze Wirkdauer hat, muß bei einer langen Wirkhalbwertszeit der auslösenden Substanzen mit dem Wiederauftreten eines zentralen anticholinergen Syndroms gerechnet werden. Zu beachten ist auch, daß Physostigmin nur unter strengem Monitoring (EKG, Blutdruck, Auskulatation bei Verdacht auf Bronchospasmus) verabreicht werden darf.

Literatur

1. Agarwal SK (1978) Cimetidine and visual hallucinations. JAMA 240:214
2. Avant GR, Freenon F, Schenker S, Berman ML (1979) Physostigmin reversal of diazepam-induced hypnosis. Ann Int Med 91:53
3. Bauer-Miettinen U, Horazdorsky-Nabak R (1982) Chlorprothixen-induziertes zentrales anticholinerges Syndrom. Anästhesist 31:98
4. Bernards W (1973) Reversal of phenothiazine-induced coma with physostigmin. Anesth Analg 53:938
5. Bidwai AV, Cornelius LR, Stanley TH (1976) Reversal of innovar-induced postanesthetic somnolence and disorientation with physostigmine. Anesthesiology 44:249
6. Bidwai SA, Stanley TH, Rogers C, Riet EK (1979) Reversal of diazepam-induced postanaesthetic somnolence with physostigmine. Anesthesiology 51:256
7. Boeden G, Schmucker P (1985) Das zentrale anticholinerge Syndrom. Anästh Intensivmed 26:240
8. Bostran R, Holgren E, Lundberg D (1982) Respiratory depression after cimetidine reversal of physostigmine. Intensive Care Med 8:153
9. Caldwell CB, Gross JB (1982) Physostigmine reversal of midazolam-induced sedation. Anesthesiology 57:125

10. Duvoisin RC, Kath R (1968) Reversal of central anticholinergic syndrom in man by physostigmine. JAMA 206:1963
11. Grote B, Doenicke A, Kugler J et al. (1981) Die antagonistische Wirkung von Physostigmin auf die Sedierung von Lormetazepam. Anästhesist 30:627
12. Kiss I, Abel M, George G (1982) Über die Anwendung von Physostigmin in der Anästhesie und Intensivmedizin. Anästh Intensivther Notfallmed 17:155
13. Lammers C, Ratnig W (1982) Ätiologie und Pathogenese des zentral anticholinergen Syndroms. In: Stoeckel H (Hrsg) Das zentrale anticholinerge Syndrom: Physiostigmin in der Anästhesiologie und Intensivmedizin. Thieme, Stuttgart New York
14. Rosenberg H (1974) Physostigmin reversal of sedative drugs. JAMA 229:1168
15. Ruprecht J (1982) Das zentrale anticholinerge Syndrom, das klinische Bild und seine Symptome. In: Das zentrale anticholinerge Syndrom: Physiostigmin in der Anästhesiologie und Intensivmedizin. Thieme, Stuttgart New York
16. Shir-Mor J, Weinstock M, Davidson JT, Bahar M (1983) Physostigmine antagonizes morphine-induced respiratory depression im human subjects. Anesthesiology 59:6
17. Smitz S, Legros JJ, Le Maire M, Rousseau JJ, Wanquez JL (1982) Cimetidine neurotoxicity and anticholinergic activity. Am J Psychiatry 139:7004
18. Taylor P (1980) Anticholinesterase agents. In: Goodman LS, Gilman A (eds) Pharmacological basis of therapeutics. MacMillan, New York
19. Weinstock M, Davidson JT, Rosin AJ, Schwilden H (1982) Effect of physostigmine on morphine-induced postoperative pain and somnolence. Br J Anaesth 54:429

Neuromuskuläre Störungen

H. Metzler

Akuter traumatischer Querschnitt

Für die intensivmedizinische Akutversorgung bestimmen 3 Faktoren die Schwere des Zustandsbildes:
- der hohe Querschnitt mit respiratorischer Insuffizienz,
- der spinale Schock und
- der Querschnitt im Rahmen eines Polytraumas.

Symptomatik

Neurologisch

Kompletter Querschnitt: Er ist gekennzeichnet durch Ausfall aller motorischen, sensiblen und vegetativen Funktionen unterhalb der Läsion.

Inkompletter Querschnitt: In der neurologischen Diagnostik unterscheidet man heute 5 klinische Untergruppen (Luce 1985):
- das hintere Marksyndrom, das wahrscheinlich durch Hyperextension der Halswirbelsäule entsteht und durch spinale Ataxie, Lage- und Berührungsempfindungsstörungen gekennzeichnet ist;
- das vordere Marksyndrom, das durch Hyperflexion der Halswirbelsäule bei Kompressionsfraktur entsteht und durch motorische Lähmungen, Ausfall der Temperatur- und Schmerzempfindung gekennzeichnet ist;
- das zentrale Marksyndrom mit dominierenden Armlähmungen;
- das Brown-Sequard-Syndrom, also die klassische Halbseitenlähmung;
- die „sakrale Aussparung" bei komplettem Querschnitt, aber erhaltener Gefühlsempfindung im sog. Reithosenbereich.

Die Differenzierung kompletter und inkompletter Formen ist zur Verlaufsbeobachtung wichtig, gerade beim Polytraumatiker und in der Phase des spinalen Schocks aber oft sehr erschwert.

Respiratorisch

Bei Läsionen in Höhe C 6 und darunter fallen Interkostal- und Bauchmuskulatur aus, die Zwerchfellmuskulatur ist normalerweise vollständig erhalten. Bei diesem Lähmungsniveau ist mit respiratorischer Insuffizienz nur bei vorbestehenden

Lungenfunktionsstörungen bzw. zusätzlichen Thoraxtraumen zu rechnen. Das Abhusten ist schwer beeinträchtigt.

Bei Läsionen in Höhe C 5 besteht eine partielle Innervation des Diaphragmas. Bei diesem Lähmungsniveau können sich respiratorische Störungen durch paradoxe Zwerchfellbewegungen ergeben. Ohne vorbestehende Lungenfunktionsstörungen bzw. zusätzliche Thoraxtraumen sollte eine suffiziente Spontanatmung erhalten bleiben bzw. relativ rasch restituiert werden.

Bei Läsionen in Höhe C 4 und darüber fällt das Zwerchfell komplett aus. Die Vitalkapazität liegt bei etwa 21%, die Spontanatmung ist insuffizient. Durch komplette Zwerchfellparese werden die Baucheingeweide hochgedrängt.

Die auxiliäre Atemmuskulatur leistet im Akutstadium kaum einen Beitrag zur Besserung der respiratorischen Situation. Mit ihrer Hilfe ist zwar in späteren Phasen eine Spontanatmung möglich, was aber zuvor ausreichende Schulung voraussetzt.

Exakte pathophysiologische Kenntnisse über respiratorische Konsequenzen traumatischer Läsionen im Halsmarkbereich sind zwingend notwendig. Praktisch zeigt sich allerdings, daß sich die aktuelle respiratorische Situation aus einer Vielzahl von Einzelfaktoren ergibt:
- lähmungsbedingte respiratorische Insuffizienz,
- beeinträchtigter Bewußtseinsgrad durch Schädel-Hirn-Trauma und zerebrale Minderperfusion im spinalen Schock,
- begleitendes Thoraxtrauma,
- Zunahme des extravaskulären Lungenwassers bis zum Lungenödem in der Initialphase,
- fehlendes Abhusten,
- fehlender physiologischer Seufzer,
- Verschiebung des Zwerchfells nach kranial,
- Eindickung des Bronchialsekrets.

Kardiovaskulär

Im unmittelbaren Anschluß an das Rückenmarktrauma beobachtet man zumeist eine hypertensive Initialphase von etwa 10–30 min Dauer mit Hypertension und Bradykardie, oft gekoppelt mit Anstiegen des intrakraniellen Drucks und Zunahme des extravaskulären Lungenwassers. In der Phase 2, dem spinalen Schock, kommt es durch kompletten Sympathikusausfall distal der Läsionsstelle zu schwerer Hypotension, bedingt durch periphere Widerstandserniedrigung und zu schwerer Hypotension, bedingt durch periphere Widerstandserniedrigung und venöse Kapazitätszunahme mit Versacken des Blutes. Der Blutdruckabfall kann von Bradykardie und Blockbildern begleitet sein. Spinaler und traumatischer Schock verschmelzen oft miteinander. Im weiteren Verlauf bleiben leicht erniedrigte Blutdruckwerte über Wochen bestehen, ein Teil der Patienten reagiert jedoch bei Dehnung von Hohlorganen (z. B. Blase) mit sog. sympathischen Massenreflexen: Hypertension, Schwitzen, Blässe, verstärkter Muskeltonus.

Ableitende Harnwege

Bei hohem Querschnitt liegt die Läsion weit oberhalb des Miktionszentrums S 2–S 4. Definitionsgemäß liegt eine komplette supranukleäre Lähmung vor. Sie ist gekennzeichnet durch absolute Entleerungsunfähigkeit und Gefahr der Schädigung des Nervenplexus in der Blasenwand durch Überdehnung. Dieser Zustand, entsprechend dem spinalen Schock, besteht für etwa 2–8 Wochen, d. h. normalerweise für die gesamte Phase des allgemeinintensivmedizinischen Aufenthaltes.

Gastrointestinal

In den ersten Tagen nach dem Trauma ist der Magen atonisch, es besteht die Gefahr der Überdehnung und Aspiration. Der paralytische Ileus kann vor allem bei abdominellen Begleitverletzungen, aber auch großen retroperitonealen Hämatomen, bis zu 2 Wochen bestehen bleiben.

Störungen der Thermoregulation

In allen Phasen sind sowohl Hypo- als auch Hyperthermie möglich.

Diagnostik

Neurologischer Befund

Ein engmaschiger neurologischer Status, beginnend am Unfallort, bildet den Hauptpfeiler der Diagnostik. Spinaler Schock und longitudinale Ausbreitungstendenz traumatischer Schäden im Rückenmark erklären die mitunter rasch wechselnde Befundsymptomatik. Eine Indikation zur Liquorpunktion besteht nicht.

Konventionelle Röntgenaufnahme

Die röntgenologische Kontrolle sollte die gesamte Wirbelsäule (Halswirbelsäule: a.-p. und seitlich) umfassen und noch auf der Vakuummatratze in der Notfallaufnahme erfolgen. Beim Polytraumatiker ist ein gesamter Skelettstatus einschließlich Schädel, Thorax, Becken und Extremitäten zum Ausschluß von Frakturen bei fehlender Schmerzempfindung notwendig. Für die Beurteilung des zerviko-thorakalen Überganges (HWK 6/7, HWK 7/BWK 1) müssen sowohl eine Aufnahme mit heruntergezogener Schulter als auch 45°-Schrägaufnahmen angefertigt werden.

Computertomographie (CT)

Das CT gehört heute eigentlich routinemäßig zur kompletten Wirbelsäulendiagnostik, vor allem um Frakturen in den dorsalen Wirbelanteilen zu erkennen, die sich der Darstellung im a.-p.- und seitlichen Bild entziehen. Die Nuklear-Magne-

tik-Resonanz (NMR) könnte in Zukunft einige Routineverfahren ergänzen oder
sogar ersetzen (Olsen 1987). Andererseits stellen lange Untersuchungsdauer, La-
gerungsproblematik und Verfügbarkeit in nur wenigen Zentren auch Nachteile
der NMR für die Diagnostik in der Akutphase dar (Stock 1987).

Myelographie

Eine Indikation zur Myelographie besteht immer dann, wenn eine inkomplette
Läsion vorliegt, wobei Rückenmark- und Wirbelsäulenbefund sich nicht decken,
und wenn bei inkompletter Lähmung die Symptomatik fortschreitet. Außerdem
wird nach jeder Reposition myelographiert, um festzustellen, ob noch eine Stenosierung vorliegt! Vor einer Reposition sind CT oder Myelographie sinnlos.

Somatosensorisch evozierte Potentiale

Sie sind hilfreich bei allen inkompletten Querschnitten und vor allem als Verlaufskontrolle von prognostischem Wert.

Abdomineller Ultraschall

Bei allen Polytraumatikern sollten zum Ausschluß abdomineller Traumen explo-
rative Sonographiekontrollen durchgeführt werden.

Pathophysiologie

Traumatischen Rückenmarkläsionen liegen zumeist typische Unfallmechanis-
men zugrunde: Autounfälle, Sportunfälle, Sturz. Der Zervikalbereich als beweg-
lichster, damit aber auch vulnerabelster Anteil der Wirbelsäule ist kombinierten
Rotations-, Flexions- und Extensionstraumen besonders ausgesetzt. Heute unterscheidet man pathophysiologisch 3 Stadien:
– die Frühphase mit Hämorrhagie und Nekrose und Ödem,
– das intermediäre Stadium mit Resorption und Organisation,
– das End- und Defektstadium.

Klinisch kann man ebenfalls 3 Stadien unterscheiden, die sich mit den vorher zitierten nicht decken:
– hypertensive Initialphase von etwa 10–30 min Dauer,
– Phase des spinalen Schocks durch abrupte komplette Durchtrennung des Rük-
  kenmarks mit motorischen, sensiblen und vor allem vegetativen Funktionsstörungen,
– regenerative Spätphase.

Die traumatischen Veränderungen am Rückenmark umfassen primär mechanische Zerstörung, Blutung, Hyperämie, Minderperfusion und Ödem, wobei sich
die kritischen Veränderungen in der grauen Substanz in den ersten 4 h abspielen!

Die akute Rückenmarkverletzung tritt häufig im Rahmen eines Polytraumas auf, in 25–65% der Fälle bestehen Begleitverletzungen, am häufigsten Schädel-Hirn-Traumen, gefolgt von Thoraxverletzungen (Albin 1984). Von den 3 in den letzten 5 Jahren an unserer Intensivstation verstorbenen Patienten mit hohem Querschnitt waren alle Polytraumatiker, bei 2 Patienten fand sich die besonders kritische Kombination: hoher Querschnitt/Schädel-Hirn-Trauma/Thoraxtrauma.

Therapie

Das intensivmedizinische Management bei akutem traumatischen Querschnitt verfolgt eine Reihe von Zielen:

Sicherung der Vitalfunktionen

Die intensivmedizinischen Maßnahmen schließen sich oft an eine notfallmedizinische Therapie an. Polytraumatiker werden ohne Drehung des Kopfes unter Zug von Erfahrenen intubiert und kontrolliert beatmet. Bei isoliert hohem Querschnitt gelten die üblichen Grenzwerte zur Intubation und Beatmung:

$pO_2 < 60\,mm\,Hg$ bei einer F_IO_2 von 0,21, $pCO_2 > 55\,mm\,Hg$. Traumatisch-hämorrhagischer und spinaler Schock sind oft schwer zu trennen, obwohl sie teilweise unterschiedliche Therapiemaßnahmen erfordern. Durch Volumenzufuhr allein sind die Blutdruckabfälle beim spinalen Schock nicht zu beherrschen, im Gegenteil, durch pulmonale Überwässerung kann die respiratorische Insuffizienz verstärkt werden. Dopamin sollte frühzeitig zum Einsatz kommen. Die Dosierung wird dabei so gewählt, daß merkliche α-adrenerge Effekte zur Wirkung kommen, also eine mittlere Dosierung von 5–8 µg/kg KG/min. Der zentrale Kavakatheter wird vor wirbelsäulenstabilisierenden Maßnahmen wegen der Lagerungsnotwendigkeit eher vermieden, periphere Kavakatheter sind im Akutstadium vorzuziehen. In späteren Stadien sind wegen der Thrombose- und Thrombophlebitisgefahr wiederum periphere Kavakatheter zu meiden. Der zentrale Venendruck ist wegen des erweiterten Kapazitätsystems meist niedrig.

Absolute Ruhigstellung des Rückenmarks

Der Transport des Patienten vom Unfallort zum intensivmedizinischen Zentrum erfolgt im Idealfall auf der Vakuummatratze im Hubschrauber. Die absolute Ruhigstellung von verletztem Rückenmark und verletzter Wirbelsäule ist oberstes Gebot.

Den meisten nachfolgend zitierten Maßnahmen zur Bekämpfung des Ödems und zur Erhaltung traumatisierter Rückenmarkareale liegen tierexperimentelle und wenige klinische Befunde zugrunde:

lokale Rückenmarkkühlung, hyperbare Oxygenation, Kortikosteroide, Mannitol, 20%iges Humanalbumin, α-Blocker, Clonidin, Naloxon, α-Methylthyrosin.

Die jüngst publizierten Ergebnisse der zweiten „National Acute Spinal Cord Injury Study" weisen darauf hin, daß bei früher Gabe von Methylprednisolon mit einem verbesserten neurologischen Outcome gerechnet werden kann (Bracken et al. 1990).

Reposition/operatives Vorgehen

Bei verhakten Verrenkungen muß zur *Reposition* oft ein starker Zug ausgeübt werden, der nur in Allgemeinnarkose erfolgen kann. Eine Indikation zur *Crutch-field-Klammer* besteht bei Verhakung eines oder beider Gelenkfortsätze sowie bei Wirbelberstungsbrüchen, sofern nicht sofort operiert wird. Alle anderen Fehlstellungen lassen sich meist durch Lagerung in Streckstellung beheben.

Bei *operativem Vorgehen* ist zwischen absoluten und relativen Operationsindikationen zu unterscheiden, sowie zwischen Sofort- und Spätoperationen. Wirbelsäulenbegleitverletzungen treten am häufigsten in Form instabiler Frakturen oder Luxationen auf.

Neurologische Indikationen

Absolute Indikation:
- freies Intervall zwischen Unfall und Eintritt der Lähmung,
- eindeutiges Fortschreiten einer primär inkompletten Lähmung,
- darüber hinaus sind bei komplettem Querschnitt Liquorstop, Knochen- und Diskusfragmente oder Fremdkörper im Spinalkanal sowie starke Dorsaldislokationen bzw. das zervikale Vorderseitenstrangsyndrom absolute Indikationen.

Relative Indikation:
- plötzlicher Stillstand bei vorheriger Besserung einer Querschnittsymptomatik,
- konstant inkomplette Lähmung.

Indikation aus Stabilitätsgründen

Die Indikation zur Operation wird heute aufgrund guter Erfahrungen viel großzügiger als noch vor Jahren gestellt (Magerl 1980; Bötel 1987). Beim operativen Vorgehen hat sich als entscheidend erwiesen, keine Dekompression des Rückenmarks ohne gleichzeitige Stabilisierung der Wirbelsäule durchzuführen! Operativen Maßnahmen mit Stabilisierung der Wirbelsäule liegt nicht nur die Absicht zugrunde, eine Rückkehr verlorengegangener neurologischer Funktion bzw. Erhaltung der Funktion des überlebenden Nervengewebes zu erreichen, sondern auch eine frühere Mobilisation, Lagerungsbehandlung und Rehabilitation, sehr oft auch eine Verringerung der Schmerzen.

Begleitverletzungen

Behandlung von Begleitverletzungen im Rahmen eines Polytraumas.

Allgemeine intensivtherapeutische Maßnahmen

Durch optimale Pflege und Physikotherapie müssen zwei an sich gegensätzliche Ziele erreicht werden: einerseits absolute Ruhigstellung des Rückenmarks, andererseits Maßnahmen zur Mobilisation. Die Patienten werden in Spezialbetten flach gelagert, der Kopf wird in neutraler Position fixiert.

Atmung.

Sowohl für den beatmeten als auch für den nichtbeatmeten Patienten ist von der ersten Minute an strenge Asepsis notwendig. Wegen der Gefahr der aufsteigenden Lähmung muß die respiratorische Kontrolle in den ersten Tagen engmaschig erfolgen. Atemtherapie sollte kontinuierlich sowohl vom Intensivpflegepersonal als auch von der Physikotherapie durchgeführt werden. Medikamentös: Aminophyllin, Sekretolytika.

Herz/Kreislauf

Im Stadium des spinalen Schocks kann es durch Umlagerungen zu deutlichen Blutdruckabfällen kommen, beim tracheobronchialen Absaugen zu bradykarden Rhythmusstörungen. Die bei einem Teil der Patienten auftretende autonome Hyperreflexie durch Überdehnung von Hohlorganen soll rechtzeitig erkannt bzw. vermieden werden. Ausgelöst werden sympathische Massenreflexe durch Blasenüberdehnung (*cave*: verstopfter Dauerkatheter!), längerbestehende Obstipation, Reizung der Haut (z. B. Dekubitalulzera).

Wegen der schlechten Zirkulationsverhältnisse soll die Massage der Extremitäten so oft wie möglich, nicht nur von der Physikotherapie durchgeführt werden.

Harnblase

Auch heute noch ist das Nierenversagen als Folge chronischer Infektionen der harnableitenden Wege für 50% aller Spättodesfälle bei Querschnittgelähmten verantwortlich. In der Akutphase, besonders beim Polytraumatiker und schokkierten Patienten, ist die Dauerkatheterisierung absolut indiziert. Bei ausgeschlossenem Becken- und Bauchtrauma ist heute die suprapubische Katheterdrainage Methode der Wahl. Wie bereits erwähnt, liegt bei hohem Querschnitt eine komplette supranukleäre Läsion vor, für die Zeitdauer des spinalen Schocks ist mit völliger Entleerungsunfähigkeit des Detrusors zu rechnen. Eine willkürliche Miktion ist nicht möglich. Erst nach 2–8 Wochen beginnt die vom Sakralmark S 2–S 4 gesteuerte Autonomie, die über Triggermechanismen (z. B. suprapubisches Beklopfen) Detrusorkontraktionen ermöglicht. Trotzdem kann frühzeitig mit dem intermittierenden Abklemmen des suprapubischen Katheters begonnen werden, um Muskeltonus und Blasenkapazität zu erhalten. Das Einzelfüllvolumen soll 500 ml nicht überschreiten, eine tägliche Harnausscheidung von zumindest 1 500 ml ist anzustreben.

Gastrointestinal

Magenatonie und paralytischer Ileus dominieren in den ersten Tagen. Eine doppellumige Magenverweilsonde ist obligat. Medikamentös: Metoclopramid i.v.

Die Darmgeräusche werden regelmäßig geprüft, eventuell der Bauchumfang gemessen. Eine medikamentöse Anregung der Darmtätigkeit muß wegen der starken Bradykardieneigung vorsichtig erfolgen. In mehrstündigen Abständen kann ein Darmrohr für jeweils maximal 20 min gelegt werden; wegen der besonderen Verletzungsgefahr beim Querschnitt ist jedoch äußerste Vorsicht geboten. Im weiteren beginnt der stufenweise Aufbau enteraler Ernährung. Eine regelmäßige Darmentleerung in 2tägigen Abständen sollte, unterstützt durch milde Laxanziengabe, angestrebt werden.

Dekubitusprophylaxe

(Siehe „Physiotherapie", S. 3.)

Thrombose- und Thrombophlebitisprophylaxe

Neben der medikamentösen Thromboseprophylaxe mit Heparin – zu Beginn unter Abschätzung des Blutungsrisikos – zunächst über Perfusor ist Physikotherapie mit regelmäßigem Umlagern und Extremitätenmassage und Durchbewegen wichtig. An der unteren Extremität ist häufig nach Thrombosen und Thrombophlebitiden zu fahnden, da subjektive Hinweise des Patienten nicht zu erwarten sind:
– unsymmetrische Zunahme eines Extremitätenumfangs,
– Wärmeunterschied,
– Hautturgor.

Später kann auf eine orale Antikoagulanzientherapie mit Cumarinen übergegangen werden.

Temperaturregulation

Bei drohender Unterkühlung des Patienten im spinalen Schock soll der Patient mit leichten Decken gewärmt werden, evtl. ist die Raumtemperatur anzuheben. Heizdecken sind wegen der Verbrennungsgefahr obsolet.

Frühzeitig werden Vorbereitungen zur Transferierung an ein spezielles Rehabilitationszentrum getroffen.

Physiotherapie

Die Physiotherapie bei traumatischem Querschnitt verfolgt folgende Ziele:
– Pneumonie- und Atelektaseprophylaxe,
– Dekubitusprophylaxe,
– Thromboseprophylaxe,
– Vermeidung von Fehlstellung und Spastizität,
– Vermeidung von Ödemen der Haut aufgrund des fehlenden Muskeltonus, der Immobilisation und veränderten Kapillarpermeabilität,
– Komfort und Motivation für den Patienten.

Da Patienten mit traumatischem Querschnitt gewöhnlich nur die Akutphase auf der allgemeinen Intensivstation verbringen, liegt der Schwerpunkt der Physiotherapie auf der Atemtherapie, der Lagerung und den passiven Bewegungen, während der 2. und 3. Abschnitt der Physiotherapie, nämlich Aufrichtephase mit

Kreislauftraining sowie Spätphase mit Training der Muskulatur zur körperlichen Selbständigkeit, gewöhnlich schon in einem speziellen Rehabilitationszentrum erfolgen bzw. erfolgen sollten.

Ähnlich der Intensivpflege beim Querschnitt gilt auch für die Physiotherapie, daß alle mobilisierenden Maßnahmen ohne Gefährdung der Wirbelsäulenstabilität und ohne Auswirkung der Labilität im spinalen Schock erfolgen müssen.

Durch die Atemtherapie soll das Aushusten erleichtert werden, das Diaphragma trainiert werden und die Compliance des Thorax erhalten bleiben. Dies geschieht vorwiegend durch atemsynchrone Bewegung, wobei beide Hände auf den unteren seitlichen Thoraxpartien liegen und diese komprimieren.

Grundprinzipien der Lagerung

Untere Extremität

Sprunggelenke: Nullstellung, d.h. sowohl Spitzfuß als auch Hakenfußstellung vermeiden.

Kniegelenke: Überstreckung vermeiden, eher leichte Beugung von etwa 10°.

Hüftgelenke: Nullstellung, betreffend Extension/Flexion, Nullstellung, betreffend Innen-/Außenrotation 10–15°, Abduktion, betreffend Adduktion/Abduktion.

In Seitenlage werden zur Vermeidung von Feuchtigkeitsbildung und Adduktorspastizität beide Beine durch entsprechende Polsterung isoliert voneinander gelagert.

Obere Extremität

Schultergelenk: etwa 30° Abduktion, Innen- und Außenrotation werden im Wechsel durchgeführt, Nullstellung, betreffend Flexion/Extension, d.h. Oberarme in Niveau des Thorax.

Ellbogengelenke: abwechselnd Extension und Supination mit Flexion und Pronation.

Hände: Funktionshandstellung, d.h. Handgelenk 30° Dorsalextension, Fingergrund- und Mittelgelenke 90° Beugung, Fingerendgelenke gestreckt bis leicht gebeugt. Daumen in halber Opposition.

In Seitenlage sollen besonders die Schultern vorsichtig gelagert werden.

Polyneuritis vom Typ Guillain-Barré[1]

Symptomatik

Klassische Form („aufsteigende Lähmung")

Nach anfänglichen Parästhesien in etwa 50% der Fälle kommt es zu schlaffen, meist symmetrischen Lähmungen an Zehen oder Füßen, die nach proximal fortschreiten, auf Rumpf- und Atemmuskulatur übergreifen und schließlich auch die von Hirnnerven versorgten Muskelgruppen erfassen. Die tragischste Form ist die vollständige Lähmung der gesamten Willkürmuskulatur (Panparalyse). Motorische Störungen stehen im Vordergrund, Sensibilitätsstörungen, oft schuh- oder strumpfförmig, finden sich nur in geringem Maße. Hingegen sind nicht selten drastische Entgleisungen des autonomen Nervensystems mit einer jeweiligen Dominanz sympathischer oder parasympathischer Aktivität zu beobachten.

Sympathikusüberfunktion: Hypertension und Rhythmusstörungen.

Parasympathische Überfunktion: Bradykardie, Bradyarrhythmie und starke Bronchosekretion.

Sympathikusunterfunktion: orthostatische Dysregulation, z. B. beim Umlagern.

Parasympathische Unterfunktion: Störung der Blasen- und Mastdarmfunktion.

Obwohl Tachykardien zur häufigsten Manifestation autonomer Entgleisungen zählen (Stefan 1987), müssen die Bradykardien bis zur Asystolie als die kritischeren Rhythmusstörungen angesehen werden.

Die Erkrankung hat einen monophasischen Verlauf, das Vollbild entwickelt sich innerhalb von Tagen bis Wochen. Nach Erreichen des Krankheitshöhepunktes klingt die Symptomatik im Laufe von Wochen, evtl. auch Monaten wieder ab. Sowohl in der Entwicklung des Krankheitsbildes als auch in der Abklingphase ist zu jedem Zeitpunkt ein Sistieren der Symptomatik möglich.

Untypische Verlaufsformen

Neben der klassischen Form gibt es zahlreiche unterschiedliche Verläufe, wie z. B. den eher absteigenden Verlauf, die Beteiligung nur bestimmter Hirnnerven oder auch die Beteiligung des Hirnstammes mit entsprechender Symptomatik.

Diagnostik

Bei der typischen Verlaufsform ist die klinische Diagnose über Reflexbefund und Motorik einfach und dominierend.

Der Liquorbefund zeigt die typische zytoalbuminäre Dissoziation, d. h. die Erhöhung von Gesamteiweiß bei normaler oder nur geringfügig erhöhter Zellzahl ($<150/3$ Zellen).

---

[1] Synonyme: (sub)akute entzündliche Polyradikuloneuropathie oder entzündliche hyperergische Polyneuroradikulitis.

Im Elektromyogramm findet sich eine Verlängerung der Nervenleitgeschwindigkeit, evtl. eine ausgeprägte Spontanaktivität.

Labordiagnostisch erscheint eine Immunelektrophorese am wichtigsten, Anstiege von IgG und IgM, manchmal auch IgA sind typisch (Hacke 1986).

Die BSG ist leicht erhöht, manchmal bestehen Hyponatriämien. Der Computertomographiebefund ist normal.

Differentialdiagnostisch müssen paraneoplastische Syndrome und Meningiosis carcinomatosa abgegrenzt werden (Stefan 1987).

Pathophysiologie

Die Polyneuritis vom Typ Guillain-Barré ist eine entzündliche Erkrankung peripherer Nerven. Die Ursache ist unbekannt; sowohl Autoimmunreaktionen als auch direkte Schädigung durch Viren (z. B. nach viralen Infekten oder Virusimpfungen) kommen in Frage. Dementsprechend unterscheidet man eine idiopathische und eine postinfektiöse Form.

Prognostisch spielt bei den schweren Formen die Dauer des Zustandsbildes eine entscheidende Rolle. Tritt nach spätestens 1 Monat keine deutliche Besserung ein, muß die Prognose als eher ungünstig angesehen werden. Die Schwere zu Erkrankungsbeginn läßt jedenfalls keine Aussage über den Verlauf zu.

Therapie

Kausale Therapiemöglichkeiten existieren nicht, daher sind die Grundsätze der allgemeinen Intensivtherapie mit folgenden Schwerpunkten anzuwenden:

Respiration

Die frühzeitige Intubation und Beatmung ist indiziert, da die Patienten im progredienten Verlauf durch den Ausfall der Atemmuskulatur, der Rachen-, Zungen- und Schlundmuskulatur mit respiratorischer Insuffizienz, Aspiration und Asphyxie bedroht sind. Eine primäre Intubation ist angezeigt, die sekundäre Tracheotomie nach spätestens 8–10 Tagen oft nicht zu umgehen. Eine antibiotische Therapie erfolgt nur nach entsprechendem Antibiogramm. Die prophylaktische endobronchiale Aminoglykosidgabe wird von manchen Zentren befürwortet.

Herz-Kreislauf-System

In der progredienten Phase sind die Patienten von bradykarden und tachykarden Rhythmusstörungen bedroht; bei hartnäckigen Bradykardien mit Synkopen muß die Schrittmacherimplantation erwogen werden.

Thromboseprophylaxe

Ein frühzeitiger Beginn der intravenösen Heparintherapie über Perfusor bis zu einer meßbaren Erhöhung der globalen Gerinnungsparameter ist wegen der hohen

Thrombosegefahr notwendig. Später soll auf eine Cumarintherapie übergegangen werden. Bei insgesamt 4 Patienten, die mit einem Guillain-Barré-Syndrom an unserer Intensivstation verstarben, waren in zumindest 2 Fällen thromboembolische Komplikationen Todesursache.

Ernährung

Die anfängliche parenterale Ernährung wird durch frühzeitige enterale Ernährung ergänzt und ersetzt.

Cave: Besonders in der Entwöhnungsphase ist Hyperalimentation zu vermeiden, da die oft grenzwertige Eigenatmung das vermehrt anfallende CO_2 nicht abzuatmen vermag.

Streßulkusprophylaxe

Plasmapherese

Der Stellenwert einer Plasmapheresetherapie wird heute hoch angesetzt, besonders wenn sie bei schweren Verlaufsformen frühzeitig zum Einsatz kommt (Stefan 1987; Färkkilä et al. 1987; Ostermann et al. 1984). In den meisten Studien konnte durch frühzeitigen Plasmaphereseeinsatz die Symptomatikrückbildung beschleunigt, die Beatmungsdauer und die Zeit bis zur Restitution verkürzt werden.

Eine Therapie mit Kortikoiden, ACTH oder Immunsuppressiva ist bei allen akuten Verlaufsformen unbegründet und gefährlich.

Definitive Empfehlungen zur intravenösen Immunglobulintherapie bestehen derzeit nicht, doch gibt es Hinweise auf eine verbesserte funktionelle Erholung (National Institutes of Health 1990).

Pflege

Konsequente Bronchialtoilette: Die Bradyarrhythmiegefahr beim tracheobronchialen Absaugen ist ausgesprochen groß. Atropin und evtl. Alupent müssen großzügig eingesetzt werden.

Beachte: Atropingesamtdosis pro Tag und Woche kontrollieren!
Alternativ evtl. Itropiumbromid oder Glykopyrrolat.

Zur Vermeidung thromboembolischer Komplikationen, zur Pneumonieprophylaxe und Verhinderung von Fehlstellungen kommt der Physiotherapie große Bedeutung zu.

Auf unvollständigen Lidschluß (Fazialisparese!) muß täglich geachtet werden, evtl. Korneaschutz durch Uhrglasverband garantieren.

Der menschlichen Zuwendung muß im Rahmen der Intensivpflege größtes Augenmerk geschenkt werden. Depressive Stimmungslagen sind bei Patienten mit Guillain-Barré-Syndrom häufig zu beobachten und machen nicht selten eine medikamentöse Therapie erforderlich! Es muß unser besonderes Anliegen sein, aufgrund der i. allg. guten Krankheitsprognose eine optimistische Grundeinstellung zu vermitteln.

Status epilepticus

Symptomatik

Der Status epilepticus ist definiert als prolongierte oder so rasch aufeinanderfolgende Serie von Krampfanfällen, daß ein fixierter und langdauernder epileptischer Zustand resultiert. Die komplexe Symptomatologie der einzelnen Statusvarianten führte zu einer nicht immer einfachen Terminologie. Vom klinischen Standpunkt ist eine Gliederung in 3 Statusformen zweckmäßig:

Konvulsiver Status epilepticus

Er umfaßt gehäuft bzw. hintereinander auftretende tonisch-klonische Anfälle (typischer Grand-mal-Status) mit generalisiertem oder fokalem Beginn und entsprechende klonisch-tonische, myoklonische und tonische Variationen.

Nichtkonvulsiver Status epilepticus

Er umfaßt prolongierte Dämmerzustände von 30 min oder längerer Dauer als Folge kontinuierlicher oder wiederholter Absencen, atypischer Absencen oder komplexer partieller Anfälle.

Partieller Status epilepticus

Er umfaßt kontinuierliche oder repetitive fokale Anfälle mit einfacher Symptomatik, meist ohne Bewußtseinstrübung, die sich entsprechend ihrem anatomischen Ursprung als fokale motorische Aktivität, Aphasie oder Dysphasie und einer Vielzahl sensorischer, psychischer oder affektiver Symptome manifestiert.

Symptomatik des Grand-mal-Status

Zerebral/neurologisch

Der Grand-mal-Status ist normalerweise charakterisiert durch kontinuierliche oder rasch aufeinanderfolgende tonisch-klonische Krämpfe. Im Statusverlauf kann die klonische Phase verkürzt und die tonische verlängert werden. Auch rein generalisiert tonische, rein generalisiert klonische oder tonisch-klonisch wechselnde Krampfmuster sind möglich. Abgesehen vom myoklonischen Status erlangen die Patienten im konvulsiven Status nicht das Bewußtsein.

Kardiovaskulär

Initial begleitet den Status epilepticus meist eine massive sympathische Stimulation mit Hypertension, Tachykardie und tachykarden Rhythmusstörungen, bei prolongierter Dauer meist gefolgt von systemischer Hypotension.

Respiratorisch

Schwere Hypoxie, Zyanose und respiratorische Azidose resultieren meist aus einer Summe von Einzelfaktoren:
- Störungen des Atemmusters bis zur Cheyne-Stokes-Atmung und Apnoe,
- tonische Fixierung der Atem- und Gesichtsmuskulatur,
- exzessive Steigerung des Bronchialtonus, Bronchokonstriktion und Bronchosekretion, Speichelfluß,
- zentral bedingte Steigerung der pulmonalen Kapillarpermeabilität bis zum neurogenen Lungenödem,
- Regurgitation, Erbrechen und Aspiration ergänzen den lebensbedrohlichen respiratorischen Zustand.

Metabolisch

Im Anfall bzw. Anfallsstatus finden sich Laktatazidose, zunächst Hyper-, später Hypoglykämie, die Hyperpyrexie kann zur ZNS-Schädigung führen.

Renal

Eine renale Schädigung im Status epilepticus ist durch Hypoxie, Hypotension und Rhabdomyolyse bei tubulärer Schädigung möglich.

Diagnostik

Klinisches Bild

Für den Grand-mal-Status ist das klinische Bild eindeutig. Bei allen anderen Erscheinungsformen ist die Diagnose für den neurologisch weniger Versierten nicht immer einfach.

EEG

Im Grand-mal-Status ist eine EEG-Diagnostik weder sinnvoll noch hilfreich, bei allen anderen Formen und unmittelbar nach Aufhören aller klinischen Zeichen eines konvulsiven Status ist das EEG unentbehrlich. Auch nach einem klinisch manifesten Grand-mal-Status können trotz fehlender motorischer Zeichen epileptische EEG-Aktivitäten weiter bestehen!

Schädelröntgen

Das Schädelröntgen im Anschluß an den Status epilepticus dient zum Nachweis akuter und chronischer ossärer Veränderungen.

Computertomographie/Angiographie

Beide Verfahren dienen vor allem dem Nachweis von symptomatischen Statusformen ohne Epilepsieanamnese, also Tumor, Blutung, Insult und Trauma im weiteren Sinne.

Liquorbefund

Zum Ausschluß entzündlicher Erkrankungen des Zentralnervensystems, Meningitis und Enzephalitis bzw. zerebraler Blutungen müssen bei entsprechendem Verdacht und nach Ausschluß eines erhöhten intrakraniellen Drucks durch Augenhintergrundspiegelung Lumbalpunktion und Liquoruntersuchung durchgeführt werden.

Biochemische Diagnostik

Sie umfaßt:
- die gängigen intensivmedizinischen Standardparameter Blutgase, Blutzucker, Blutbild, Elektrolyte, Leber-, Nierenparameter und Gerinnungsstatus;
- Blutabnahmen zur Kontrolle der aktuellen Antiepileptikaspiegel;
- Blutabnahme und Aufbewahrung zum späteren Nachweis bei Verdacht auf Intoxikation.

Häufige, krampfauslösende exogene Toxine:

- Äthanol,
- Methanol,
- Glykol,
- Blei,
- organische Phosphate,
- organische Chloride,
- Fluoride,
- Methylbromid,
- MAO-Hemmer,
- Imipramin,
- Amphetamin,
- Lithium,
- Xanthine,
- Atropin,
- Piperazin,
- Isoniacid,
- Wismutsalze,
- Antibiotika,
- Lokalanästhetika.

Thoraxübersichtsaufnahme

Sie erfolgt zum Ausschluß einer Aspiration.

Gewinnung von Mageninhalt

Sie erfolgt zum eventuellen späteren Nachweis einer enteralen Intoxikation.

Pathophysiologie

Grundsätzlich ist in der Genese zwischen 3 Formen zu unterscheiden:

Status epilepticus bei bekannter chronischer Epilepsie

Der Beginn einer Epilepsie als Status epilepticus ist extrem selten. Gewöhnlich löst eine Unzahl von Faktoren bei bekannter, bestehender Epilepsie einen Anfall bzw. Anfallsstatus aus: Streßphase, Schlafentzug, Aufregung, Trauma, Nüchternsein, Alkohol, Infektionen, Fehler bei der Einnahme von Antiepileptika durch den Patienten, gestörte Aufnahme bzw. Ausscheidung von Antiepileptika bei Schwangerschaft, Leber-, Nierenerkrankung, Antibiotikaeinnahme und fieberhafte Infekte.

Status epilepticus ohne Epilepsieanamnese

Dem Auftreten eines Status epilepticus beim Erwachsenen ohne Epilepsieanamnese liegen gewöhnlich schwere Störungen des ZNS zugrunde (Zaret 1985):
- ZNS-Tumoren (10–37% der Fälle),
- Schädel-Hirn-Traumen in (7–35%),
- zerebrovaskuläre Erkrankungen (20–35%),
- Infektionen des ZNS (16%).

Status epilepticus bei bestehenden systemischen Erkrankungen

Zahlreiche Krankheitsbilder, gewöhnlich bei kritisch kranken Patienten, manifestieren sich in Krampfanfällen:
- Leber-, Nierenversagen,
- schwere Infektionskrankheiten,
- Störungen der Homöostase,
- hyperosmolare Zustände,
- Hypoglykämien,
- anoxische Enzephalopathie,
- konvulsive Synkopen,
- Eklampsie.

Trotz moderner intensivmedizinischer Maßnahmen ist der konvulsive Status epilepticus in Abhängigkeit von Ätiologie, Dauer und sekundären Allgemeinfolgen mit einer 5- bis 40%igen Mortalität belastet. Die notwendige Dauer zur Auslösung zerebraler Schäden im Status ist nach wie vor nicht bekannt.

Therapie

1) An erster Stelle steht die Aufrechterhaltung bzw. Wiederherstellung der vitalen *kardiorespiratorischen* Funktionen durch orotracheale Intubation, kontrollierte Beatmung mit leichter Hyperventilation und Schaffung eines gesicherten zentralvenösen und zusätzlich periphervenösen Zuganges.

   Die F_IO_2 richtet sich nach dem aktuellen Blutgaswert, sie sollte erhöht, aber nicht überhöht sein!

2) Simultan erfolgt die Durchbrechung des Anfallstatus mit einem speziellen Antiepileptikum (Hacke 1986; Kugler 1984; Opitz u. Degen 1980; Schmid 1984; Zaret 1985).

Ein Antiepileptikum, das im Status epilepticus zum Einsatz kommt, sollte folgende Bedingungen erfüllen:
- es muß intravenös applizierbar sein,
- es sollte rasch die Blut-Hirn-Schranke passieren,
- es sollte geringe hämodynamische Auswirkungen haben.

Die früher immer wieder zitierte geringe atemdepressive Nebenwirkung wird heute im intensivmedizinischen Bereich nicht mehr gefordert, da die Patienten ohnehin intubiert und beatmet werden müssen. Weitere Forderungen waren früher lange Halbwertszeiten. Da heute alle Substanzen kontinuierlich über Perfusor appliziert werden können, ist eine kurze Halbwertszeit, damit aber gute Steuerbarkeit eher vorzuziehen. Auch die möglichst geringe Beeinflussung des Bewußtseinsgrades kann heute nur als bedingte Indikation aufgefaßt werden, da die Diagnostik durch moderne bildgebende Verfahren und erweitertes Drugmonitoring wesentlich verbessert wurde.

Benzodiazepine

Diazepam

Diazepam durchwandert die Blut-Hirn-Schranke außerordentlich rasch, normalerweise binnen 10 s nach i.v.-Verabreichung, und zeigt einen prompten Wirkungseintritt. Deshalb bietet es sich vor allem zur notfallmedizinischen Versorgung an. In der Literatur findet man immer wieder die Warnung vor Diazepam beim Lennox-Gastaut-Syndrom, da dadurch ein tonischer Status epilepticus getriggert werden kann. Das Lennox-Gastaut-Syndrom tritt bei Kindern zwischen dem 2. und 5. Lebensjahr auf; die Kinder stürzen plötzlich zusammen, stehen aber sofort wieder auf. Das Syndrom ist sehr selten und betrifft praktisch nie die intensivmedizinische Situation.

Dosierung: nach Wirkung in jeweils 10- bis 20-mg-Dosen i.v.

Clonazepam

Benzodiazepin mit dominierend antiepileptischem Wirkprofil, der Wirkungseintritt ist ähnlich rasch wie bei Diazepam. Clonazepam wird von vielen als Mittel erster Wahl eingesetzt (Hacke 1986).

Dosierung: 1,0–2 mg über 5 min i.v., Maximaldosis 6 mg/Tag.

Midazolam

Dieses wird heute gerne als Alternative zu Diazepam gegeben.

Dosierung: 15 mg i.v., evtl. Repetitionsdosis.

Lorazepam

Dieses wird in der Literatur angegeben, liegt aber bei uns nicht in parenteraler Form vor.

Barbiturate

Thiopental

Es besitzt eine kurze Halbwertszeit, so daß nach dem Bolus eine kontinuierliche Applikation über Infusionspumpe angeschlossen werden muß.

Dosierung: 200–400 mg langsam i.v., Gesamtdosis 4–5 g/Tag. Thiopental muß bei schlechter Herz-Kreislauf-Funktion vorsichtig dosiert werden. Eventuell muß zusätzlich Dopamin verabreicht oder die Substanz gewechselt werden. Die Applikation muß wegen der stark alkalischen Lösung immer isoliert über eine eigene Kavakatherline erfolgen. Für alle schweren, nicht sofort unterbrechbaren konvulsiven Statusformen halten wir Thiopental für das Mittel der Wahl.

Phenobarbital
Dosierung: 200 mg langsam i.v., Gesamtdosis maximal 1,5 g.

Diphenylhydantoin (Phenytoin)

Seine Vorteile liegen in der fehlenden Atemdepression und dem nichtbeeinflußten Bewußtseinsgrad. Seine Nachteile sind die kardialen Nebenwirkungen und der langsame Wirkungseintritt aufgrund der notwendigen langsamen Injektion. Besonders bei älteren Patienten ist Vorsicht geboten. Bradykardie, Rhythmusstörungen und Reizleitungsstörungen sind Kontraindikationen.

Dosierung: 250–500 mg i.v., maximal 50 mg/min i.v. Bei dieser Injektionsrate ist der optimale Effekt erst nach 30 min zu erwarten! Eine Gesamtdosis von 10 mg/kg KG/Tag soll nicht überschritten werden. Die Resorption bei i.m.-Applikation ist unzureichend.

Valproinsäure

Sie kommt für den Anfallstatus nicht in Frage, da sie nicht parenteral applizierbar ist.

Paraldehyd

Er wird heute kaum mehr eingesetzt. Der Wirkungseintritt erfolgt erst nach 20–60 min, Zubereitung und Aufbewahrung sind schwierig.

Clomethiazol (Chlormethiazol)

Es wird primär bei Alkoholentzugsdelir eingesetzt, kommt aber auch bei refraktären anderen Statusformen in Frage.

Chloralhydrat

Eventuell als Ergänzung, ist das klassische Antikonvulsivum bei akuter Porphyrie, ansonsten zur Anfallsbehandlung kaum gebräuchlich.

3) In besonders schwierigen Siuationen kann es notwendig werden, den Patienten kurzfristig zu relaxieren, v. a. um eine adäquate kontrollierte Beatmung durchzuführen. Dies sollte aber ausschließlich unter kontinuierlicher EEG-Kontrolle erfolgen!

4) Störungen des Säure-Basen- und Elektrolythaushalts werden ausgeglichen, wobei die Korrektur einer metabolischen Azidose mit Natriumbikarbonat nur vorsichtig erfolgt, da sich in vielen Fällen nach prompter Anfallsdurchbrechung eine mäßiggradige Azidose von selbst korrigiert.

5) Aufbau eines antiepileptischen Therapiespiegels, z. B. mit Phenytoin.

6) Entwässerung mit Mannit 20% oder Furosemid 20–40 mg, um ein evtl. vorhandenes Begleithirnödem zu therapieren.

7) Glukose wird in einer Dosierung von 0,5 g/kg KG/h verabreicht. In den ersten 25 min des Anfallstatus ist wegen der starken sympathischen Stimulation eher eine vorübergehende hyperglykämische Phase zu erwarten, der dann später wegen der stimulierten Insulinsekretion, des erhöhten zerebralen Glukoseverbrauchs und der exzessiven Muskelaktivität eine hypoglykämische Phase folgt. Sehr oft sollte sich wegen der Hyperkatabolie eine parenterale Ernährung anschließen.

8) Magenverweilsonde und Blasenkatheter werden gelegt.

9) Sobald es die Situation erlaubt, sind diagnostische Maßnahmen anzuschließen, um v. a. bei Statusformen ohne Epilepsieanamnese eine kausale operative oder konservative Therapie einzuleiten.

Myasthenia gravis

Symptomatik

Die Myasthenia gravis (MG) ist in ihrer typischen Form gekennzeichnet durch eine belastungsprovozierte Schwäche und Ermüdbarkeit der quergestreiften Muskulatur. Der Generalisierungsgrad reicht von isoliert okulären Formen (Doppelbilder, Ptose) und lokalen, v.a. die Schultermuskulatur betreffenden Formen, bis zu schweren lebensbedrohlichen Zustandsbildern (= myasthenische Krise):
- hochgradige Schwäche der Atem- und Atemhilfsmuskulatur mit extrem flacher Atmung,
- hochgradige Schwäche der Zungen- und Schluckmuskulatur mit Gefahr der Aspiration und Verlegung der Atemwege,
- verwaschene, kraftlose Sprache,
- Zurückfallen des Kopfes,
- typische Facies myopathica mit Ptose der Augenlider,
- selbständige Nahrungsaufnahme, Beißen, Schlucken und Trinken sind nicht mehr möglich,
- obere Extremitätenmuskulatur kann nicht mehr oder nur ineffektiv eingesetzt werden,
- es kommt zu vielfältigen Rhythmusstörungen, vor allem Bradykardien und Bradyarrhythmien, wobei zumeist Grundkrankeit und Therapiemaßnahmen als Auslöser verschmelzen.

Die allgemeine Intensivmedizin wird mit einem Myastheniepatienten üblicherweise unter 3 Bedingungen konfrontiert:
- generalisierende Erstmanifestation;
- krisenhafte Verschlechterung einer bekannten bestehenden MG, wobei man zwischen myasthenischer, cholinerger und Cholinesterasehemmer-insensitiver Krise differenziert, was mitunter erhebliche Schwierigkeiten bereitet;

– postoperative Betreuung eines Patienten mit MG im Rahmen einer therapeutischen Thymektomie oder eines anderen allgemeinchirurgischen Eingriffes.

Die *myasthenische Krise* wird durch Unterdosierung von Cholinesterasehemmern, fieberhafte Infekte oder entsprechende Begleitmedikation ausgelöst,
die *cholinerge Krise* durch Überdosierung; es finden sich die klassischen Zeichen:
– starkes Schwitzen, Bronchospasmus, starke Bronchosekretion, Bradyarrhythmien (= muskarinartige Symptomatik),
– Lähmungserscheinungen (nikotinartige Symptomatik).

Die *Cholinesterasehemmer-insensitive Krise* tritt unter Langzeittherapie mit Cholinesterasehemmern bei hoher oder ständig steigender Dosierung auf und ist in der Symptomatik wechselnd.

Diagnostik

Klinisches Bild

Die typische MG-Symptomatik ist eindeutig und kaum irreführend. Charakteristischerweise kann die Schwäche der betreffenden Muskelgruppen durch wiederholte Provokation verdeutlicht werden: wiederholter Händedruck, Schließen und Öffnen der Augen, Kopfheben. Das Ausmaß der respiratorischen Insuffizienz wird durch wiederholte Bestimmung von Blutgasen und Vitalkapazität quantifiziert.

Differentialdiagnose:
   Myasthenische (A) – cholinerge (B) – Cholinesterasehemmer-insensitive (C) – Krise: Mit dem Tensilontest kann man zwischen A und C einerseits und B andererseits differenzieren. A und C sind nicht immer leicht zu unterscheiden.

Differentialdiagnose: Mysthenieähnliche Krankheitsbilder:
a) Myasthenieartige Symptomatik bei Patienten mit chronischer Polyarthritis nach Langzeittherapie mit D-Penicillamin. Differentialdiagnose: D-Penicillaminanamnese.
b) Paraneoplastische Zustandsbilder, v. a. Bronchialkarzinome (sog. Lambert-Eaton-Syndrom). Differentialdiagnose: typische belastungsabhängige Schwäche der Becken- und Beinmuskulatur.
c) Belastungsabhängige Schwäche der Muskulatur bei akuter Polymyositis und Dermatomyositis. Differentialdiagnose: Schmerzen (die Myasthenie ist nur selten schmerzhaft).
d) Myastheniartige Symptome bei bestehender Polyneuropathie. Differentialdiagnose: Sensibilitätsstörungen und meist nichtbelastungsinduzierte Parese.

Test mit Tensilon (Edrophoniumchlorid)

Edrophonium ist eine kurz wirksame Anticholinesterase, die typischerweise zu einer schlagartigen Verbesserung der Symptomatik führt, jedoch nur ca. 10 min anhält: zunächst 1–2 mg als Testdosis i.v., dann den Rest der Ampulle, so daß insgesamt 10 mg Edrophoniumchlorid i.v. verabreicht werden. Bei muskarinischen Nebenwirkungen: 0,5–1 mg Atropin i.v.

Biochemisch-immunologische Diagnostik

Sie umfaßt folgende Untersuchungen:

Bestimmung von Antikörpern gegen Acetylcholinrezeptoren mit Hilfe von Radioimmunoassay oder Doppelfluoreszenz. Es ist die am häufigsten durchgeführte immundiagnostische Methode, wobei allerdings die Antikörpertiter nicht immer mit der Schwere des klinischen Bildes korrelieren.

Normwert: 0, Werte > 50 ausgeprägt pathologisch.

Die aktuelle Zahl der Acetylcholinrezeptoren und ihre Turn-over-Rate durch Blockade und/oder Abbau ist möglicherweise die aussagekräftigere Größe.

Bestimmung von Antikörpern gegen die quergestreifte Muskulatur. Bei MG kann man auch Antikörper gegen das sarkoplasmatische Retikulum und gegen Myofibrillen nachweisen. Sie tragen zur allgemeinen Muskelschwäche und den häufig begleitenden Myokarderkrankungen bei.

Bestimmung von antinukleären Antikörpern, besonders in Hinblick auf rheumatoide Arthritis, Sklerodermie, Polymyositis und Lupus eryhtematodes (LE) sowie von organspezifischen Autoantikörpern gegen die Schilddrüse, da es gesicherte Zusammenhänge zwischen MG und anderen Autoimmunkrankheiten gibt.

Somit erforderlich: vollständiges immunpathologisches Serumprofil sowie Aktivitätskontrolle im Bereich der lymphozytären Subpopulationen.

Die Serumenzyme liegen im Normalbereich, ebenso Blutbild, BSG und Serumelektrolyte; Schilddrüsenparameter zum Ausschluß einer Hyperthyreose wiederholt bestimmen!

EMG

Im EMG kann die zunehmende Muskelermüdbarkeit durch die abnehmende Amplitude der gereizten Muskulatur dokumentiert werden, im weiteren dann die Folge der Anticholinesterasetherapie. Für die akute intensivmedizinische Situation bringt die EMG-Diagnostik keine wesentliche erweiternde Hilfe.

Radiologische Diagnostik

Zur Erfassung von Thymustumoren und Thymushyperplasie wird nach Beherrschung der Akutphase die radiologische Diagnostik mittels Computertomographie durchgeführt.

Pathophysiologie

Die MG gilt heute als Autoimmunerkrankung mit Antikörpern gegen den Acetylcholinrezeptor an der motorischen Endplatte. Bei etwa 80% der MG-Patienten sind Antikörper gegen Acetylcholinrezeptoren nachweisbar (Drachman et al. 1982). Diese werden zunächst blockiert und später zerstört. Die Angaben über gleichzeitig bestehende Thymusveränderungen (Hyperplasie oder Thymom) schwanken in der Literatur zwischen 25–75% (Oh 1985). Was zur Auslösung dieses Immunprozesses führt, ist nach wie vor unklar. Offenbar hängt die Antikörperbildung von einer komplexen Interaktion des Antigens mit Thymuslymphozyten (T-Zellen), Lymphozyten aus Lymphknoten und anderen Organen (B-Zellen) sowie Makrophagen ab (Drachman 1987).

Bei jungen Frauen mit MG fand man einen unproportional hohen Anteil an HLA-B 8, bei alten Patienten und Patienten mit Thymomen einen hohen Anteil an HLA-A 2 und -A 3. Das normale Verhältnis der Suppressor/Helfer T-Zellen ist gestört. OKT 5- und OKT 8-Suppressorzellen nehmen ab (Weinrich 1984).

Insgesamt ist die MG in ihrer schweren Form ein kritisches Geschehen, wobei durch moderne intensivmedizinische Maßnahmen Akutkomplikationen im Verlauf einer krisenhaften Verschlechterung sicher verhindert werden können und durch gut konzipierte Therapiemaßnahmen in einem hohen Prozentsatz raschere Remissionen erzielt werden. Exazerbationen werden durch verschiedene Faktoren ausgelöst, vor allem fieberhafte, interkurrente Infekte und symptomatikverstärkende Medikamente, z. B. Antibiotika.

Die Liste der krisenauslösenden Medikamente ist so groß (Hacke 1986; Thorau u. Rothe 1986), daß es bei plötzlicher Verschlechterung einer MG-Symptomatik sinnvoll erscheint, alle in Frage kommenden Pharmaka abzusetzen und auf MG-indifferente Medikamente überzuwechseln.

Therapie

Intubation/Beatmung

An erster Stelle steht die Beherrschung der bedrohlichen respiratorischen Situation, die sehr oft eine Intubation und Beatmung notwendig macht. Primär wird immer oro- oder nasotracheal intubiert. Wegen der Schluckstörung muß immer eine Magenverweilsonde gelegt werden. Peinliche Sterilität, konsequente Bronchialtoilette und physikotherapeutische Maßnahmen sollen die drohenden pulmonalen Infektionen verhindern. An eine Tracheotomie sollte nur als Ultima ratio gedacht werden, da myasthenische Krisen ja wiederholt auftreten können.

Cholinesterasehemmer

Bei Verdacht auf cholinerge und Cholinesterasehemmer-insensitive Krise: Die Therapie mit Cholinesterasehemmern wird für mindestens 24–48 h unterbrochen, danach erfolgt eine Neueinstellung in einschleichender Dosierung.

Bei Verdacht auf myasthenische Krise: Wir bevorzugen bei einwandfreier gastrointestinaler Resorption die Mestinongabe über die Magensonde. Die übliche Dosierung beträgt 4- bis 6mal täglich 20–60 mg (Gesamtdosis 250 mg), die Wirkungsdauer 3–6 h. Bei gestörter gastrointestinaler Resorption wird Mestinon über Perfusor 5–10 mg/24 h appliziert. Die Therapie mit Cholinesterasehemmern ist symptomatische Dauertherapie ohne immunsuppressiven Effekt!

Extrem hohe Tagesdosen (> 300 mg) sollen aus folgenden Gründen vermieden werden:

a) Erfahrungsgemäß ist bei unzureichendem Therapieeffekt bis zu einer Dosis von 300 mg bei weiterer Dosissteigerung keine adäquate Besserung zu erwarten.
b) Bei zunehmender Dosierung droht die cholinerge Krise mit schweren Bradykardien und Bradyarrhythmien, starker Bronchosekretion, verstärkt durch die Schwäche zum Abhusten, psychischen Veränderungen und gastrointestinalen Beschwerden (Durchfälle!).
c) Die Schädigung der Rezeptoren durch extrem hohe Dosen an Cholinesterasehemmstoffen wird diskutiert.

Bei hartnäckigen Formen können Therapievarianten mit Cholinesterasehemmern versucht werden:

a) Vorübergehendes vollständiges Absetzen der medikamentösen Therapie, währenddessen der Patient am Respirator unter gesicherten respiratorischen Verhältnissen verbleibt. Wiederaufnahme der medikamentösen Therapie mit geringen Dosen.
b) Zirkadiane Umstellung der Therapie, Dosierung nur tagsüber, während der Nacht Beatmung.
c) Kurzfristige Erhöhung der Dosis bis 300 mg/Tag.
d) Umstellung von Mestinon auf andere Substanzgruppen: Neostigmin (Prostigmin) hat ähnlich dem Tensilon einen rascheren Wirkungseintritt und eine kürzere Wirkungsdauer, mit heftigeren Nebenwirkungen ist aber zu rechnen! Distigmin, Ambenonium und Retardpräparate haben längere Wirkzeiten, sind aber schlechter steuerbar. Ephedrin, oral verabreicht, wird in der englischsprachigen Literatur angegeben.

Operative Intervention

Bei MG-Patienten wird heute die Indikation zur frühzeitigen Thymektomie großzügig gestellt, und zwar bei Hyperplasie oder Thymom absolut, bei fehlendem pathologischem Thymusbefund immer dann, wenn eine generalisierte MG vorliegt, da man davon ausgehen kann, daß der mögliche Entstehungsort des Autoimmunprozesses ausgeschaltet wird. Unmittelbar nach Thymektomie ist sowohl eine dramatische Besserung als auch eine kurzfristige Verschlechterung des klinischen Bildes mit erst nachfolgender Besserung möglich. In 60–80% der Fälle ist jedenfalls eine zumindest vorübergehende Remission zu erzielen. Die Verbesserung der Lebensqualität in einem frühen Stadium der Erkrankung gilt heute jedenfalls als wichtiger Aspekt der Thymektomie.

Postoperativ werden die Patienten ausreichend lange nachbeatmet, die Therapie mit Mestinon wird präoperativ reduziert, aber nicht unterbrochen und postoperativ in stark reduzierten Dosen wiederaufgenommen. Nach Thymektomie ist der Mestinonbedarf oft drastisch reduziert. Der Patient schlittert bei gleichbleibender Dosierung rasch in eine cholinerge Krise. Opiatfreie Analgetika sind vorzuziehen, gegen Opioide besteht aber unter intensivmedizinischen Kautelen keine absolute Kontraindikation.

Immunsuppressive Therapie

Die immunsuppressive Therapie mit Kortikoiden und Azathioprin hat heute bei der Behandlung der MG ihren festen Platz, wobei beide Substanzgruppen gezielt und am besten überlappend eingesetzt werden sollen.

Kortikoide

Diese sind zur Akuttherapie bei myasthenischer Krise indiziert, wobei nach initialer kurzfristiger Verschlechterung eine rasche klinische Besserung erreicht wird. Nach eingetretenem Erfolg soll dann die Kortikoidtherapie wegen der bekannten nachteiligen Nebenwirkungen so rasch wie möglich, in der Regel nach 1–2 Wochen, ausschleichend beendet werden.

Dosierung: Entweder einschleichend beginnen mit 25 mg Prednisolon pro Tag, dann Steigerung bis 125 mg/Tag, Beendigung wieder ausschleichend. Einige Zentren bevorzugen sofortige Initialdosen von 100 mg/Tag.

Azathioprin

Normalerweise als immunsuppressive Dauertherapie, wenn nach Thymektomie keine Besserung erzielt werden kann. Der Wirkungseintritt von Azathioprin ist langsam (er reicht von 6 Wochen bis zu Monaten!!) und sollte mit dem dauertherapierenden Neurologen abgesprochen werden.

Übliche Dosierung: 1–2,5 mg/kg KG/Tag. Als Vorteil von Azathioprin gegenüber anderen immunsuppressiven Substanzen wird heute die geringe Zahl an Nebenwirkungen angesehen. Die Anwendung kann über lange Zeit erfolgen, allerdings besteht die Gefahr der Substanzabhängigkeit.

Plasmapherese

Mit Hilfe der frühzeitigen Plasmapherese können heute myasthenische Krisen erfolgreich durchbrochen werden. Das bedeutet zumeist erhebliche Verkürzung der Beatmungsdauer. In unserem eigenen Bereich führen wir die Plasmapherese als 3maligen Eingriff mit jeweils 2tägigem Abstand durch. Der Therapieerfolg ist zumeist drastisch, er wird von einigen Zentren mit zumindest 80% angegeben. Für die Durchführung der Plasmapherese wird normalerweise Blut aus einem weitlumigen Kavakatheter entnommen und über eine periphere Vene rückgeführt. Während und nach der Plasmapherese ist besondere Infektionsprophylaxe notwendig, da es gewöhnlich unspezifisch zu einem merklichen Abfall der Antikörpertiter kommt.

Ergänzende intensivmedizinische Maßnamen

- Engmaschige Kontrolle von Kalium, Magnesium und Kalzium mit entsprechender Substitution in den optimalen Bereich, da sowohl Mangel als auch Überschuß die Lähmung verstärken.

- Streßulkusprophylaxe mit H_2-Antagonisten oder oralen magnesiumfreien Antazida während der myasthenischen Krise.
- Vermeidung folgender Pharmaka: Aminoglykoside, Chinin, Lidocain, Propranolol.
- Tromboseprophylaxe mit Heparin.
- Kontrolle der Bronchialsekretion. Bei therapiebedingter überschießender Sekretion Atropin oder Itropiumbromid i.v., bei zähem Sekret Mukolytika i.v.

Immunglobuline

Die hochdosierte Anwendung von Immunglobulinen (vor allem IgG) wird von einigen Autoren empfohlen (Gaydos et al. 1984; Drachman 1987).

Patienten mit schwerer und lange bestehender MG werden oft zu intensivmedizinischen Dauerpatienten, da sie ohne respiratorische Unterstützung keine adäquate Ventilation erzielen. Die Tracheotomie ist dann absolut indiziert, eine intensive psychische Therapie unter Einbeziehung der Angehörigen frühzeitig einzuleiten. Im eigenen Bereich betrug der längste Intensivaufenthalt einer MG-Patientin 5 Jahre mit einem nur 6monatigen Intervall zu Beginn und der Notwendigkeit zu kontinuierlicher Beatmung ohne beatmungsfreies Intervall in den letzten 3 Jahren. Kurze Heimbesuche über Stunden wurden mit einem tragbaren Respirator ermöglicht. Die Patientin war thymektomiert und verstarb am Sekundenherztod, wobei sich autoptisch eine schwere Kardiomyopathie ergab, die neben der Hyperthyreose zu den typischen Begleiterkrankungen der MG zählt.

Literatur

Akuter traumatischer Querschnitt

Albin MS (1984) Acute spinal cord trauma. In: Shoemaker WC, Thompson WL, Holbrook PR (eds) Textbook of critical care. Saunders, Philadelphia, pp 928–936
Bötel U (1987) Die Indikation zur primären operativen Behandlung der Wirbelsäulenverletzungen mit frischer Querschnittslähmung. Springer, Berlin Heidelberg New York Toyko (Hefte zur Unfallheilkunde, Bd 189, S 618–626)
Bracken MB (1990) A randomized, controlled trial of methylprednisolone or naloxone in the treatment of acute spinal cord injury. N Engl. J Med 322:1405–1411
Luce JM (1985) Medical management of spinal cord injury. Crit Care Med 13:126–131
Magerl F (1980) Operative Frühbehandlung bei traumatischer Querschnittlähmung. Orthopädie 9:34–44
Olsen WL(1987) Spine Trauma. In: Nenton TH, Norman D (eds) Proc Neurodiagnostik Imaging Univ of California, pp 237–240
Paeslack V (1987) Die umfassende medizinische Rehabilitation des frisch Querschnittgelähmten in der Frühphase. Springer, Berlin Heidelberg New York Tokyo (Hefte zur Unfallheilkunde, Bd 189, S 637–641)
Paeslack V, Schlüter H (1980) Physiotherapie in der Rehabilitation Querschnittgelähmter. Springer, Berlin Heidelberg New York
Schirmer M (1985) Querschnittslähmungen. Springer, Berlin Heidelberg New York Tokyo
Stock D (1987) Diagnostische Aspekte bei frischer Querschnittslähmung. Springer, Berlin Heidelberg New York Tokyo, (Hefte zur Unfallheilkunde, Bd 189, S 608–613)

Polyneuritis vom Guillain-Barré-Typ

Färkkilä M, Kinnunen E, Haapanen E, Livanainen M (1987) Guillain-Barré-syndrome: Quantitative measurement of plasma exchange therapy. Neurology 37:837–840

Hacke W (1986) Neurologische Intensivmedizin. Perimed, Erlangen

National Institutes of Health (1990) Consensus conference on intravenous immunglobulins. Bethesda/MD

Ostermann PO, Ludemo G, Pirkskanen R, Fagius J, Siden A (1984) Beneficial effects of plasma exchange in acute inflammatory polyradiculoneuropathie. Lancet II:1296–1298

Schuchardt V, Marens J, Heilmann R (1983) Intensivtherapie schwerster Polyneuritiden. Intensivmedizin 20:100–103

Stefan H (1987) Diagnose und Therapie Polyradikuloneuritis vom Typ Landry-Guillain-Barré-Syndrom. Anästh Intensivther Notfallmed 22:287–298

Status epilepticus

Delgado-Esqueta AV (1985) In: Johnson RT, Dekker C (eds) Current therapy of neurological disease. Saunders, Philadelphia

Hacke W (1986) Neurologische Intensivmedizin. Perimed, Erlangen

Kugler J, Spatz R (1984) Arzneimitteltherapie heute: Spektrum Antiepileptika. Aesopusverlag, Zug

Nouailhat F, Bourdain JL, Brun-Buisson C (1983) Status epilepticus. In: Tinker J, Rapin M (eds) Care of the critically ill patient. Springer, Berlin Heidelberg New York Toyko

Opitz A, Degen R (1980) Anästhesie bei zerebralen Krampfanfällen und Intensivtherapie des Status epilepticus. Perimed, Erlangen

Schmid D (1984) Behandlung der Epilepsie. Thieme, Stuttgart

Zaret BS (1985) Status epilepticus. Neurologic problems in the intensive care unit. In: Rippe M, Irwin RS, Alpert JS, Dahn JE (eds) Intensive care medicine. Little, Brown, Boston, pp 1069–1078

Myasthenia gravis

Drachman DB, Adams RN, Josifek LF, Self SG (1982) Functional activities of autoantibodies to acetylcholine receptors and the clinical severity of myasthenia gravis. N Engl J Med 307:771–775

Drachman DD (1987) Myasthenia gravis: Biology and Treatment. Ann NY Acad Sci (im Druck)

Gaydos PH, Outin H, Elkharrat D (1984) High-dose intravenous globuline for myasthenia gravis. Lancet I:406–407

Hacke W (1986) Neurologische Intensivmedizin. Perimed, Erlangen

Oh TE (1985) Myasthenia gravis. In: Oh TE (ed) Intensive care manual. Butterworths, Sydney London, pp 198–200

Thorau UM, Rothe KF (1986) Myasthenia gravis als Anästhesierisiko. Anästh Intensivther Notfallmed 21:143–149

Weinrich M, Waxman SG (1984) Autoimmune diseases of the nervous system. In: Triangle, Autoimmunkrankheiten, Bd 23. Sandoz, Basel, S 85–87

Polytrauma

W. F. List, P. M. Osswald

Entwicklung

Durch die Reorganisation der Rettungsdienste und durch eine Verschiebung des Unfallgeschehens gelangen immer mehr polytraumatisierte Patienten zur Behandlung. Ihr Schicksal hängt davon ab, wie gut die verschiedenen Schädigungen erkannt und wie zuverlässig die Schwere des Verletzungsgrades eingeschätzt wird. Die Letalität schwankt je nach Definition zwischen 25 und 70%. Polytraumatisierte sind einerseits durch die erlittenen Verletzungen, andererseits durch den damit verbundenen traumatisch-hämorrhagischen Schock und die daraus resultierenden pathologischen Verläufe vital gefährdet.

Neben den Verkehrsunfällen, die die Höchstzahl der Unfallopfer und Verletzten fordern, gibt es eine Vielzahl von anderen Ursachen, die zu Schwerstverletzungen führen. So steht die Anzahl der Unfalltoten im Haushalt und in der Freizeit an zweiter Stelle hinter den Verkehrstoten. Im Vordergrund der Schädigungsfolgen bei schweren Unfällen steht die Mehrfachverletzung. Abhängig von der Ursache, der Beschaffenheit des einwirkenden Gegenstandes, von der kinetischen Energie und der Lokalisation am Körper und der Widerstandsfähigkeit des betroffenen Gewebes kommt es nicht nur zu einer lokalen Schädigung, sondern zu Auswirkungen auf den Gesamtorganismus. Dabei ist der Anteil der schweren Mehrfachverletzungen am gesamten Krankengut der Unfallverletzungen regional verschieden. In der Statistik der Unfalltodesfälle in der Bundesrepublik Deutschland wird das Hauptkontingent, nämlich 58%, durch Mehrfachverletzungen in Folge von Verkehrsunfällen gestellt.

Definitionen

W. F. List

Ein Polytrauma ist eine gleichzeitige entstandene Verletzung mehrerer Körperregionen, bei denen zumindest eine Verletzung oder Verletzungskombination lebensbedrohlich ist. Die Intensivtherapie des Polytraumas ist Teil eines Gesamtbehandlungsschemas, das von Wolff et al. (1978) folgendermaßen definiert wurde (Abb. 1):

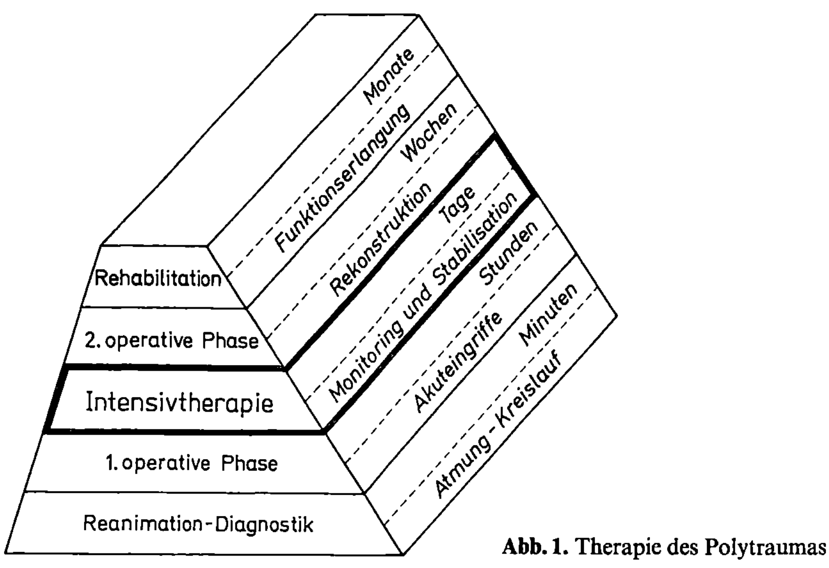

Abb. 1. Therapie des Polytraumas

Präklinische Periode

Sie umfaßt die Bergung, die Wiederbelebung mit Sicherung des Luftweges, Schock- und Schmerztherapie sowie den Transport des Schwerstverletzten in das nächste, dafür optimal ausgestattete Krankenhaus.

Klinische Periode

a) Akuttherapie, Akutdiagnostik und 1. Operationsphase,
b) Intensivtherapie zur Stabilisierung, 2. Operationsphase,
c) Regenerationsphase, evtl. weniger dringliche Eingriffe, 3. Operationsphase,
d) Rehabilitationsphase, Korrektureingriffe, 4. Operationsphase.

Bei der Einlieferung auf die Notfallaufnahmestation bietet der polytraumatisierte Patient trotz verschiedener Verletzungen immer das einheitliche Bild eines hypovolämischen Schockzustandes. In den ersten Minuten nach der Aufnahme (Wiederbelebungsphase) werden v. a. die lebenswichtigen Funktionen Atmung und Kreislauf kontrolliert und therapiert. Unmittelbar daran schließt sich die erste diagnostische Phase, in der mit klinischer Untersuchung Röntgen, Sonographie und evtl. CT die ersten lebensbedrohlichen Verletzungen erkannt bzw. ausgeschlossen werden müssen.

An die Akuttherapie schließt sich die, auch mehrere Stunden dauernde, erste Operationsphase, in der ein Kavakatheter eingeführt werden kann und die akutesten operativen Eingriffe wie Thoraxsaugdrainage, Laparatomie bei Darm-, Milz- oder Leberruptur, Gefäßblutungen oder Kompressionen und eine akut bedrohliche Gehirnsymptomatik versorgt werden müssen.

Die Phase der Intensivtherapie dauert mehrere Tage und dient der Stabilisierung des Patienten. Erst beim stabilisierten Patienten wird die zweite operative Phase eingeleitet, in der die definitive Versorgung von Knochen, Gefäßen und Hautproblemen durchgeführt wird.

Die Erholungs- oder Regenerationsphase, die sich über Wochen hinziehen kann, schließt sich an die 2. Operationsphase und dient der Ausheilung, der Funktionswiedererlangung im Bereich des Knochenapparates, den plastisch-chirurgischen Korrektureingriffen in der 3. und 4. Operationsphase.

Klassifikation

W. F. List

Die Beurteilung der Verletzungsschwere bringt zwar hinsichtlich der Therapie keine Verbesserung oder Vorteile, ermöglicht aber eine Kontrolle der Therapie, des Verlaufes und der Prognose eines Polytraumas ebenso wie therapeutische Studien und einen Erfahrungsaustausch mit anderen Zentren. Als Zeitpunkt der Beurteilung, die immer nachträglich durchgeführt wird, wird gewöhnlich der Moment der Krankenhausaufnahme (Notfallaufnahmestation) angenommen. Wiederholte Klassifizierungen sind nicht sinnvoll, da sie bestenfalls die Behandlungsgüte bzw. Therapiefortschritte dokumentieren. Aus einer großen Zahl von Traumascores, die sich entweder physiologischer oder anatomischer Kriterien bedienen, seien die 3 bekanntesten erwähnt:

1) AIS-Score (Abbreviated Injury Scale; Tabelle 1). Ursprünglich waren 9 Schweregrade vorgesehen, die auf 6 Grade reduziert wurden. Die Beurteilungskriterien sind allerdings unscharf, der Mortalitätsunterschied zwischen 4 und 5 ist zu groß (Abb. 2).
2) ISS-Score (Injury Severity Score). Da jedes Polytrauma aus einer Kombination von mehreren Verletzungen besteht, ist die Klassifizierung der schwersten Verletzungen verschiedener Körpersysteme für eine Prognosebeurteilung von größter Bedeutung. Der ISS-Score wurde als Summe der Quadrate der höchsten AIS-Grade in die 3 am schwersten betroffenen Körperregionen definiert. So kann z. B. die häufige Kombination Schädel, Thorax und Extremitäten

Tabelle 1. Einteilung der Verletzungen nach dem AIS (Abbreviated Injury Scale) in 6 Schweregradformen

Grad	Verletzung
0	Unverletzt
1	Leicht
2	Mittelschwer
3	Schwer, ohne Lebensbedrohung
4	Gefährlich, Überleben wahrscheinlich
5	Kritisch, Überleben unsicher
6	Tödlich, Überleben unmöglich

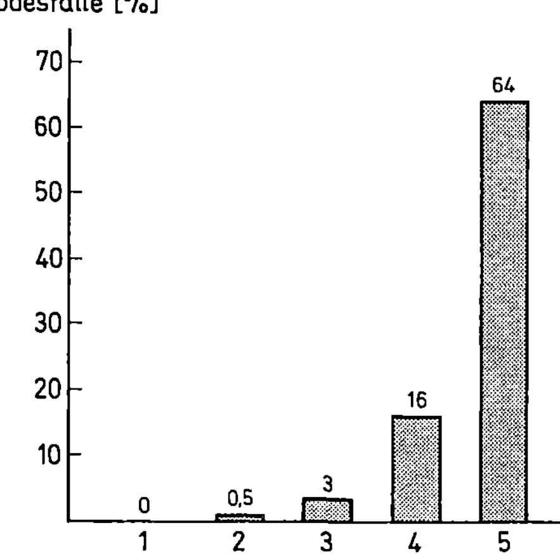

Abb. 2. Mortalität anhand des AIS bei Schwerstverletzten. (Nach Baker et al. 1974)

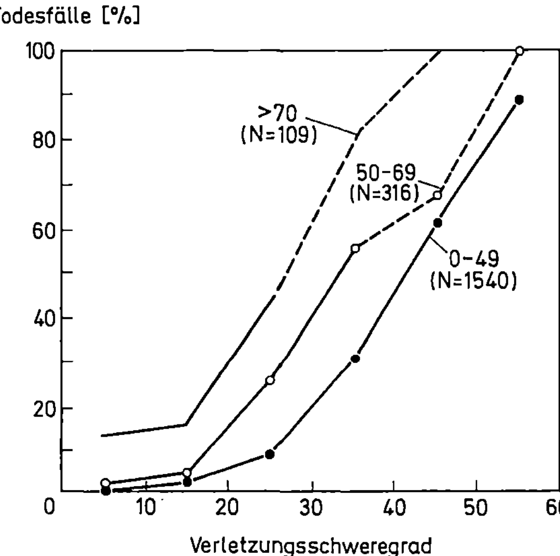

Abb. 3. Mortalität anhand des ISS bei drei Altersklassen. Patienten, die bereits bei Aufnahme tot waren, wurden von den Berechnungen ausgeschlossen. Die gestrichelten Linien verbinden Punkte, die aus weniger als 10 Personen bestehen

Tabelle 2. Exemplarische Darstellung des AIS anhand der Kopf- und Thoraxverletzungen

AIS	Kopfverletzungen	Thoraxverletzungen
1	Benommenheit, keine Bewußtlosigkeit	Einzelne Rippenfraktur
2	Bewußtlosigkeit < 15 min	Rippenserienfraktur (3 R.)
3	Bewußtlosigkeit > 15 min ohne folgende neurologische Symptomatik	Pneumothorax
4	Bewußtlosigkeit > 15 min mit neurologischer Symptomatik	Instabiler Thorax
5	Bewußtlosigkeit > 24 h	Ausgedehnte Lungenkontusion

oder wahlweise das Abdomen betroffen sein und mit den entsprechenden AIS-Graden bewertet werden (Backer et al. 1974). Bei zusätzlicher Einhaltung von Altersgruppen (0–50, 50–70 Jahre) ermöglicht die kombinierte Punktebewertung einen guten Prognoseindex bei etwa 75% der Patienten (Tabelle 2, Abb. 3).

3) PTS-Score (Hannoverscher Polytraumaschlüssel). Aufgrund einer Diskriminanzanalyse von 696 Schwerverletzten wurde eine im deutschen Sprachraum häufig verwendete Klassifizierung erarbeitet, bei der etwa 90% der Unfallpatienten richtig beurteilt werden konnten (Oestern et al. 1985). In den Punktewert des Scores werden alle verletzten Körperregionen (Schädel, Abdomen, Extremitäten, Thorax, Becken) zusammen mit dem Alterseinfluß aufgenommen und eine 10- bis 75%ige Letalität abhängig von den Stadien (I–IV) ermittelt (Tabellen 3 und 4).

Tabelle 3. Hannoverscher Polytraumaschlüssel (PTS)

PTSS (Schädel)	
SHT 1°	4
SHT 2°	8
SHT 3°	12
Mittelgesichtsfraktur	2
Schwere Mittelgesichtsfraktur	4
Errechnete Punktzahl	

PTSA (Abdomen)	
Milzruptur	9
Milz- und Leberruptur	13 (18)
Leberruptur (ausgedehnt)	13 (18)
Darm, Mesenterium, Niere, Pankreas	9
Errechnete Punktzahl	

PTSE (Extremitäten)	
Zentraler Hüftverrenkungsbruch	12
Oberschenkelfraktur, einfach	8
Oberschenkelstück-, Trümmer-fraktur	12
Unterschenkelfraktur	4
Knieband, Patella, Unterarm, Ellbogen, Sprunggelenk	2
Oberarm, Schulter	4
Gefäßverletzung oberhalb Ellbogen bzw. Kniegelenk	8
Gefäßverletzung unterhalb Ellbogen bzw. Kniegelenk	4
Oberschenkel-, Oberarmamputation	12
Unterarm-, Unterschenkel-amputation	8
Offene 2°- und 3°-Fraktur	4
Große Weichteilquetschung	2
Errechnete Punktzahl	

PTST (Thorax)	
Sternum, Rippenfrakturen (1–3)	2
Rippenserienfrakturen	5
Rippenserienfrakturen, beidseitig	10
Hämato-, Pneumothorax	2
Lungenkontusion	7
Lungenkontusion, beidseitig	9
Instabiler Thorax zusätzlich	3
Aortenruptur	7
Errechnete Punktzahl	

PTSB (Becken)	
Einfache Beckenfraktur	3
Kombinierte Beckenfraktur	9
Becken- und Urogenitalverletzung	12
Wirbelbruch	3
Wirbelbruch/Querschnitt	3
Beckenquetschung	15
Errechnete Punktzahl	

Alterseinfluß

Alter [Jahre]	Einfluß
0– 9	0
10–19	0
20–29	0
30–39	0
40–49	1
50–54	2
55–59	3
60–64	5
65–69	8
70–74	13
≥75	21

Tabelle 4. Schweregradklassifizierung mit Hilfe des Polytraumaschlüssels (PTS)

Schweregrad	Punktzahl	Letalität [%]
I	–19	Bis 10
II	20–34	Bis 25
III	35–48	Bis 50
IV	= >49	Bis 75

Alle hier angeführten Scores basieren im wesentlichen auf einer anatomischen Bewertung, beim PTS-Score geht auch das Alter in die Punktewertung ein. Allen 3 Scores ist auch gemeinsam, daß sie die Folgen eines schweren Schädel-Hirn-Traumas unterbewerten. Eine zusätzliche Beurteilung durch die Glasgow Coma Scale hat sich bei uns bewährt.

Primärversorgung

P. M. Osswald

Die initialen Maßnahmen bei der Behandlung des akut verletzten Patienten im Krankenhaus beinhalten Schlüsselfunktionen in einer annähernd absteigenden Reihe der Prioritäten (Abb. 4). Nach einer ersten Information über den allgemei-

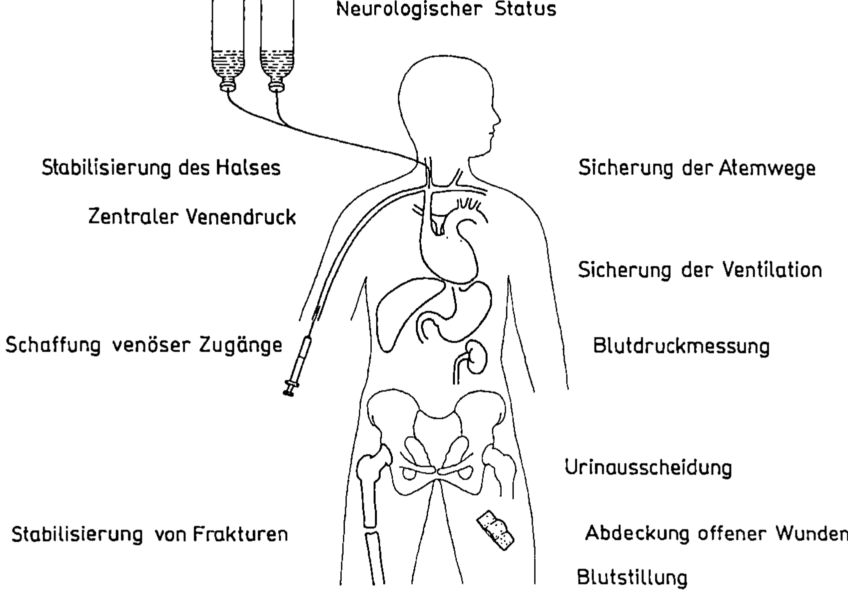

Abb. 4. Initiale Behandlung des akut verletzten Patienten

nen Zustand des Patienten folgen die Bemühungen um eine adäquate Ventilation. Hierzu gehört auch die Miteinbeziehung einer raschen Diagnostik und Therapie eventueller offener Thoraxverletzungen, eines instabilen Thorax, eines Hämato- oder Pneumothorax oder anderer Störungen.

Gleichzeitig mit Beginn der Flüssigkeitssubstitution müssen Blutproben für laborchemische Untersuchungen abgenommen weden. Bei all diesen Maßnahmen darf nicht vergessen werden, möglichst frühzeitig mit der Dokumentation der gewonnenen Untersuchungsergebnisse und der bislang durchgeführten therapeutischen Maßnahmen zu beginnen.

Erscheint der verletzte Patient hypovolämisch oder hypotensiv, müssen zusätzliche Maßnahmen wie z. B. das Anheben der unteren Extremitäten zur Verbesserung des venösen Rückflusses durchgeführt werden. Das Einlegen eines Blasenkatheters und die halbstündliche Bestimmung der Urinproduktion gehören ebenso wie das Plazieren eines zentralvenösen Katheters und die Transfusion von Blut zu den weiteren Behandlungsmaßnahmen. Unter den diagnostischen und therapeutischen Maßnahmen nehmen die Sicherung der Atemwege und die Beatmung des Patienten den größten Stellenwert ein. Ein differenziertes invasives Monitoring ist bei Patienten mit einfachen Verletzungsmustern, die auf die initiale Therapie sofort reagieren, nicht erforderlich. Patienten mit massiven Verletzungsmustern bedürfen sofort eines invasiven Monitorings.

Ein adäquates Herzzeitvolumen kann durch die Infusion jeder synthetischen Salzlösung oder kolloidalen Lösung erzielt werden. Bei der Verwendung kristalliner Lösungen bedarf es wegen eines ziemlich raschen Ausgleichs mit dem extravaskulären Raum einer größeren Flüssigkeitssubstitution, als es der gewünschten intravasalen Auffüllung entspricht. Verschiedene Untersucher konnten zeigen, daß bei der ausschließlichen Verwendung kristalliner Lösungen eine ziemlich gute Wiederauffüllung des Gefäßsystems selbst bei Blutungen von 50–70% des gesamten Blutvolumens möglich ist.

Das dazu notwendige Flüssigkeitsvolumen betrifft oftmals das 5- bis 11fache des gemessenen Blutverlusts. Die hierbei sich im Extrazellulärraum ansammelnde Körperflüssigkeit kann relativ rasch mobilisiert und über die Nieren innerhalb von 48–72 h ausgeschieden werden.

Trotz nachteiliger Auswirkungen auf die Funktion der Lunge besteht kein Zweifel, daß die Gabe kristalliner Lösungen zur Flüssigkeitssubstitution von Vorteil ist. Es hat sich gezeigt, daß die Infusion kristalliner Lösungen für Patienten mit vorbestehender kardiopulmonaler Begleiterkrankung keine zusätzlichen Gefahren bietet. Das durch eine Überinfusion möglicherweise entstandene Ödem tritt in seiner ursächlichen Bedeutung für pulmonale Komplikationen weit hinter das direkte Thoraxtrauma, die Fettembolie oder die Aspiration sauren Magensaftes zurück. Isotone Salzlösungen führen zu einer leichten hyperchlorämischen Azidose, während Ringer-Laktat eher einen geringen Grad einer metabolischen Alkalose hervorruft. Die klinische Bedeutung dieser Veränderung ist nicht ganz klar, doch können größere Mengen jeder Salzlösung ohne schwerwiegende Störungen des Säure-Basen-Haushaltes angewandt werden (Dawidson et al. 1980; Shoemaker 1976; Virgilio et al. 1979; Nees et al. 1978).

Humanalbumin oder Fresh-frozen-Plasma unterscheiden sich in ihrem Gehalt an labilen Gerinnungsfaktoren. Beide können zum Volumenersatz verwendet werden. Humanalbumin ist gebrauchsfertig und bedarf keiner zusätzlichen Aufbereitung. Beide Präparate sind heutzutage weitestgehend frei von einem Aids- und Hepatitisrisiko. Allerdings sollte die Verwendung von Fresh-frozen-Plasma unter strenger Indikation erfolgen, da dieses nur in begrenzter Menge zur Verfügung steht (Alving et al. 1978; Olinger et al. 1979). Künstliche kolloidale Lösungen finden seit einigen Jahren in Europa eine breite Anwendung. Allerdings haben immunhämatologische Wirkungen, so z. B. Koagulopathien oder anaphylaktoide Reaktionen, die weitere Verbreitung dieser Lösungen etwas eingeschränkt. Diese Komplikationen findet man häufig bei Verwendung größerer, rasch infundierter Volumenmengen. Zur Zeit ist wohl die gebräuchlichste dieser Substanzen die Hydroxyäthylstärke (MW um 100 000). Frischblut scheint die ideale Form des Flüssigkeitsersatzes zu sein, doch ist sein Einsatz schon allein dadurch limitiert, daß es oftmals nicht in ausreichender Menge zur Verfügung steht. Erythrozytenkonzentrate können ebenso wertvoll sein, doch bedürfen sie einer zusätzlichen Volumensubstitution (Valeri 1975). Die Komponententherapie erlaubt die Anwendung von Volumen, Erythrozytenkonzentraten und Gerinnungsfaktoren nach individueller Anpassung an die Bedürfnisse des Patienten.

Blutkonserven sind mit einem pH von 6,6 bis 6,9 nach 14 Tagen sauer (Miller 1973). Dennoch ist die gleichzeitig transfundierte Menge von Hydrogenionen gering, so daß eine signifikante Azidose erst nach einer massiven Transfusion von Blutkonserven erwartet werden darf. Bikarbonat darf nur gezielt nach vorheriger Bestimmung des Säure-Basen-Status gegeben werden (Doenicke et al. 1977).

Zitratblut bindet Kalzium und kann so potentiell zu einer signifikanten Hypokalzämie mit kardialer Depression führen. Dieses wird aber offensichtlich erst zu einem Problem bei einer Transfusion von mehr als 150 ml pro Minute. So sollte auch Kalzium nicht routinemäßig appliziert werden, sondern lediglich bei kontinuierlicher Blutinfusion größeren Ausmaßes oder bei offensichtlicher, myokardialer Depression (Miller 1973; Doenicke et al. 1977).

Nach großen Mengen transfundierten kalten Blutes sind hypotherme Herzstillstände beobachtet worden. Unter normalen Bedingungen benötigt der Körper lediglich 20 kcal zur Aufwärmung von 500 ml 4 °C kalten Blutes auf 37 °C (Boyan u. Howland 1961). Dennoch kann es gerade in Schockzuständen zu Komplikationen kommen, da das Blutvolumen verringert und auf die zentrale Zirkulation konzentriert ist, so daß kaltes transfundiertes Blut selektiv das Herz durchströmt, bevor es in die anderen Organe gelangt. Mikrothromben aus Fibrin und anderen zellulären Bestandteilen der Blutkonserven wurden bei der Sektion nach Massivtransfusionen in den Lungen gefunden. Bei Massentransfusionen kann die Filtration des transfundierten Blutes durch einen Mikroporfilter dieses Problem vermindern. Dennoch ist die Bedeutung der Blutmikrofiltration nicht unwidersprochen. Einige Untersuchungen zeigten eine Reduktion respiratorischer Komplikationen bei Verwendung von Blutfiltern, andere wiederum nicht. Es besteht eher eine Korrelation einer respiratorischen Insuffizienz mit dem Schweregrad des initialen Traumas oder mit dem Vorhandensein eines direkten Thoraxtraumas und weniger mit der Zahl unfiltrierter, transfundierter Konserven (Durtschi et al. 1979; Collins et al. 1978).

Die Trendelenburg-Lagerung zur Behandlung hypotensiver Patienten ist weit verbreitet, doch ist ihre Wirksamkeit nur von kurzer Dauer. Sie führt nicht zu einem Anstieg der zerebralen Durchblutung. Einige Untersuchungen zeigten sogar, daß ein Ansteigen des Afterloads und ein Abfall des Herzzeitvolumens durch die Trendelenburg-Lagerung bedingt sind. Wenn ein Anstieg des Preloads und des venösen Rückflusses gewünscht wird, ist es sinnvoller, die Beine anzuheben und die Lage des Rumpfes zu belassen (Sibbald et al. 1979).

Die Kompression des Unterleibes durch Überdruckanzüge kann speziell bei massiven Blutungen im Abdomen, Retroperitoneum oder Becken sinnvoll werden. Diese Behandlung verringert den Blutverlust und führt zu einem Anstieg des venösen Rückflusses. Diese Maßnahme ist sinnvoll während der Diagnostik, während eines Patiententransports oder während einer kardiopulmonalen Reanimation. Selbstverständlich muß ein adäquater Flüssigkeitsersatz stattgefunden haben, bevor die Kompression des Unterleibs aufgehoben wird (Brooks u. Grenvik 1973; Pelligra u. Sandberg 1979).

Unterschiedliche Auffassungen bestehen bei der Anwendung von vasoaktiven Substanzen im hämorrhagischen Schock. Es scheint vernünftig, Katecholamine einzusetzen, wenn der Patient im tiefen Schockzustand eine Depression seines Sympathikotonus zeigt. Auf der anderen Seite kann es durchaus sinnvoll sein, Vasodilatanzien einzusetzen, wenn der Patient ein adäquates, zentrales Blutvolumen besitzt bei gleichzeitig hohem zentralvenösem oder pulmonalkapillärem Druck und einem niedrigen Herzzeitvolumen. Sicherlich kann die routinemäßige Anwendung eines Vasodilatators oder Vasopressors nicht ohne Überlegungen zu Blutvolumen oder Füllungsdruck, Herzzeitvolumen und Gefäßtonus empfohlen werden.

Diuretika wie Furosemid und Etacrynsäure haben sich zur Steigerung des Urinvolumens und der Ausscheidung von Salz als vorteilhaft bei einer vorliegenden Hypovolämie erwiesen. Allerdings kann der Einsatz von Diuretika eine Oligurie, die durch eine inadäquate Volumensubstitution bedingt ist, verschleiern und so zu einer falschen Sicherheit führen (Baxter 1979; Shin et al. 1979).

Furosemid kann ein akutes oligurisches Nierenversagen in die nichtoligurische Form überführen und damit die Prognose verbessern. Dennoch dürfen die Substanzen nicht verwendet werden, wenn nicht eine ausreichende und wirksame Volumensubstitution erfolgt ist. Vor der Therapie mit Diuretika sollte Urin zur Laboruntersuchung abgenommen werden.

Intensivtherapie

W. F. List

Neben der Fortführung und Optimierung der Erstmaßnahmen wie Beatmung, Schocktherapie, Transfusions- und Infusionstherapie werden exakte diagnostische Maßnahmen eingeleitet. Eine naso- oder orotracheale Intubation mit kontrollierter und volumengesteuerter Beatmung mit PEEP ist in jedem Falle am Beginn der Intensivtherapie angezeigt. Die schon am Unfallort begonnene Kreislauftherapie hat die rasche Korrektur des Volumendefizits mit Hilfe von Plasmaexpandern, Erythrozytenkonzentraten, Humanalbumin und des extrazellulär verlorengegangenen Flüssigkeitsvolumens durch Ringer-Laktat, Kochsalz und freies Wasser zur Verbesserung der Perfusion in der Peripherie zum Ziel. Falls kein ausreichender Druck wegen myokardialer Insuffizienz zustande kommt, müssen auch Katecholamine (Dobutamin >4 µg/kg KG/min) verabreicht werden. Die Nierentätigkeit kann bei ausreichender Zirkulation und bei Blutdruckwerten von über 80 mm Hg mit freiem Wasser und Mannit 20%ig sowie Dopamin 2–4 µg/kg KG/min verbessert werden, wobei eine Harnmenge von 1–2 ml/kg KG/h angestrebt werden muß.

Hämodynamisches Monitoring

Die invasive arterielle Blutdruckmessung ist auch wegen der Möglichkeit der exakten Blutgasanalyse in der Schocksituation beim Polytrauma der nichtinvasiven Blutdruckmessung vorzuziehen. Der zentrale Venendruck ermöglicht eine Aussage über die Suffizienz der Flüssigkeitssubstitution. Bei Patienten mit myokardialer Insuffizienz sowie auch bei Niereninsuffizienz wird ein Pulmonaliskatheter benötigt. Die Druckwerte der A. pulmonalis lassen Rückschlüsse auf das rechte Herz und die Lungenperfusion zu, pulmonaler Gewebsdruck und Herzminutenvolumen erlauben die Beurteilung der Leistung des linken Herzens.

Atemtätigkeit

Sie wird durch Kontrolle der arteriellen Blutgase und durch die Überwachung von Druck und Volumina im Ausatemteil kontrolliert. Die Beatmung wird durch PEEP, verlängerte Inspirationszeit und ausreichende inspiratorische Sauerstoffkonzentration optimiert (s. Kap. „Mechanische Ventilation", S.132).

Gerinnung

Mit dem Vorliegen der Gerinnungswerte muß eine gezielte Substitutionstherapie beginnen. DIC und Fibrinolyse werden frühzeitig durch das auch rheologisch wirksame niedermolekulare Dextran und kontinuierlich verabreichtes niederdosiertes Heparin hintangehalten und bei den ersten Anzeichen des Auftretens durch mehrere Einheiten Frischplasma, Fresh-frozen-Plasma oder antihämophiles Plasma behandelt. Vor der Substitution sollte jedoch der AT-III-Spiegel überprüft und bei Werten unter 60% eine AT-III-Substitution begonnen werden. Die ungezielte Gabe von Einzelfaktoren wie Prothrombin, Fibrinogen und andere hat sich nicht bewährt, da das Gerinnungssystem einseitig aktiviert und eine vermehrte disseminierte intravasale Koagulation (DIC) ausgelöst werden kann. Die laufende Kontrolle der Thrombozytenwerte hat sich neben der Kontrolle der Gerinnung als gutes Maß für die Feststellung von DIC und Fibrinolyse erwiesen. Erst Thrombozytenwerte über 100 000/mm^3 deuten eine Normalisierung des körpereigenen Gerinnungssystems an. DIC und Verbrauchskoagulopathie bei Polytrauma müssen als Versuch des Körpers gewertet werden, die multiplen Blutungsherde abzudichten. Verschlechtern sich die Gerinnungsparameter unter der Heparingabe (anfangs 200–300 E/h) trotz Verabreichung von Frischplasma, so muß die Heparingabe bis zur Gerinnungsnormalisierung unterbrochen werden.

Ernährung

Durch das Trauma, Schock und Schmerzen wird ein Postaggressionsstoffwechsel mit massivem Katabolismus eingeleitet. Eine frühzeitige Schmerzausschaltung und Sedierung des Polytraumatisierten bei ausreichender Sauerstoffzufuhr ermöglicht den Streß zu vermindern und damit den Kalorienbedarf zu senken. Die Ernährungstherapie Mehrfachverletzter muß anfangs parenteral und einschleichend erfolgen. Bei genauer Kontrolle der Blut- und Harnzuckerwerte wird mit hypokalorischen Lösungen von Zucker (Dextrose 10% 2–3 g/kg KG und Aminosäuren 10% 1–1,5 g/kg KG) mit insgesamt 1 200–1 500 Kalorien innerhalb von 3–4 Tagen auf 2 000–2 500 Kalorien aufgebaut. Eine indirekte Kalorimetrie mit Messung des Sauerstoffverbrauchs und der CO_2-Abgabe sowie des respiratorischen Quotienten ermöglicht eine exakte Beurteilung der notwendigen Kalorienzufuhr. Die Spülung des Magens, die Streßulzeraprophylaxe mit H_2-Antagonisten und Pirenzepin sowie der langsame enterale Nahrungsaufbau sind für eine adäquate Ernährung wesentlich. Antibiotika werden nur bei lebensbedrohlicher Infektionsgefahr (z. B. Liquorfistel) prophylaktisch verabreicht. Ansonsten erfolgt eine gezielte Therapie der im Antibiogramm und nach Resistenzbestimmung empfindlichen Antibiotika.

Nierenfunktion

Die Kontrolle erfolgt über die Harnausscheidung und wird über einen Harn- bzw. suprapubischen Katheter überwacht. Der suprapubische Katheter hat sich vor allem beim Querschnittgelähmten und bei Urethraverletzungen bewährt. Die Nierenfunktion wird durch Mannit 20%ig, 2 × 125 ml/Tag und Dopamin 2–4 µg/kg KG/min solange gestützt, bis eine Harnmenge von 1–2 ml/kg KG/h erzielt wird. Vor allen zu Beginn der Traumaphase muß dem Patienten auch freies Wasser in Form von kristalloiden Lösungen verabreicht werden.

Schädel-Hirn-Trauma

P. M. Osswald

Beim Schädel-Hirn-Traumatiker gibt die tägliche Bestimmung des Glasgow Coma Score (GCS, s. Kap. „Schädel-Hirn-Trauma", S. 475) und die wöchentliche EEG-Untersuchung und Kontrolle der evozierten Potentiale einen prognostischen Hinweis. Das Schädel-CT wird je nach Notwendigkeit und nach neurolo-

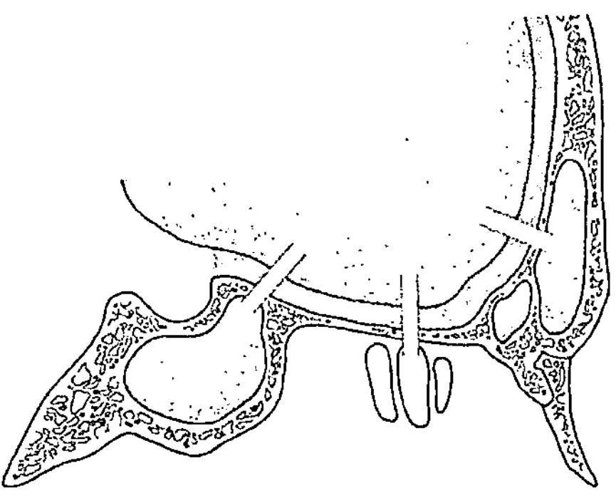

Abb. 5. Sagittalschnitt durch Kiefer- und Stirnhöhle

gisch-klinischen Untersuchungen kontrolliert, bei schweren Schädel-Hirn-Traumen wird frühzeitig eine epidurale oder intraventrikuläre Hirndruckmessung installiert (s. auch Kap. „Schädel-Hirn-Trauma", S. 475). Die Behandlung eines Patienten mit SHT erfordert die Verwendung ganz bestimmter Techniken, die in dem entsprechenden Kapitel erläutert werden (vgl. S. 533). Hierbei stehen Überlegungen zur intrakraniellen Flüssigkeit, Kreislaufreaktion und Pharmakologie der verwendeten Substanzen mit Blick auf den intrakraniellen Druck im Vordergrund. Zu berücksichtigen ist, daß das SHT häufig mit anderen Verletzungen des Körpers und des Thorax verbunden ist. Die unbedingte Vermeidung jedweder Luftwegsobstruktion oder Hyperkapnie ist hier angezeigt. Die sofortige Kontrolle der Atemwege und die alveoläre Hyperventilation stehen hierim Vordergrund. Das Ziel ist, eine sekundäre Hirnschädigung, beispielsweise durch Veränderung der intrakraniellen Flüssigkeitsdynamik, zu vermeiden (Gordon 1975; Shapiro 1975; Bruce 1980).

Frakturen der Schädelbasis werden in der Regel röntgenologisch oder mit dem CT diagnostiziert, bzw. sie werden klinisch bei dem Vorliegen eines Hämatoms oder dem Austritt von Liquor aus Nase und Ohr diagnostiziert. Beim Vorliegen solcher Frakturen gelten für die Behandlung der oberen Luftwege spezielle Überlegungen; sowohl die Magensonde als auch der endotracheale Tubus dürfen nicht nasotracheal, sondern müssen orotracheal appliziert werden.

Eine Verbindung zwischen dem Subarachnoidalraum und der Nasenhöhle könnte Meningitiden Vorschub leisten, insbesondere beim Vorhandensein eines Sinusitis oder einer nasalen Infektion (Abb. 5).

Rückenmarkverletzungen

P. M. Osswald

Nur die Hälfte aller Rückenmarkverletzungen kommen durch Verkehrsunfälle zustande, 20% durch Sportunfälle. Patienten, die die erste Phase überleben und eine signifikante Verletzung des Rückenmarks davontragen, lassen einen Krankenhausaufenthalt von 5–6 Monaten erwarten. Indikation für eine frühe Opera-

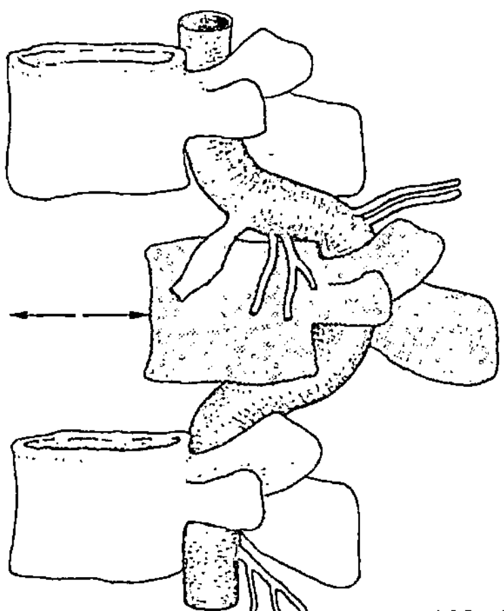

Abb. 6. Typisches Verletzungsmuster bei Wirbelsäulentraumen

tion bei einem Wirbelsäulentrauma sind wenig belegt. Zur Zeit scheint die frühe Dekompression lediglich für inkomplette Läsionen indiziert zu sein, um so eine frühere Mobilisation und Rehabilitation zu erzielen (Young 1978; Abb. 6).

Der rückenmarkverletzte Patient bietet eine Reihe pathologischer Veränderungen, die von der Höhe des Traumas und der seit dem Trauma vergangenen Zeit abhängen. Diese sind in Kap. „Akuter traumatischer Querschnitt" beschrieben (vgl. S. 517).

Üblicherweise werden die Rückenmarkverletzungen eingeteilt in untere Verletzungen, also unterhalb thorakal VI, und in hohe Verletzungen, also oberhalb thorkal V.

Auffälligerweise sind die unteren Rückenmarkverletzungen häufiger mit anderen Verletzungsmustern, wie etwa SHT oder Thoraxtraumen, kombiniert, so daß diese Patienten innerhalb der ersten 24 h häufiger einer Operation bedürfen (Young 1979).

Verletzungen oberhalb T 5 konfrontieren uns mit unterschiedlichen Problemen, wobei gesagt werden kann, daß die Schwierigkeiten um so größer sind, je höher die Verletzung ist. Die dabei anstehenden Probleme können i. allg. in drei Gruppen zusammengefaßt werden, nämlich
- Atmung,
- Volumendysregulation und
- motorische Dysregulation.

Die endotracheale Intubation ist häufig absolut indiziert, wobei die Durchführung der Intubation das Risiko der Patienten für eine permanente neurologische Störung nicht erhöhen darf. So sollten bei Halswirbelsäulenverletzungen ausgedehnte Manipulationen und Manöver von Hals und Kopf nach Möglichkeit vermieden werden. Eine leichte Extension ist erlaubt und kann durch Unterlegen einer kleinen Rolle unter den Hals verbessert werden. Falls notwendig, sollte man den Kopf und die Schultern des Patienten gleichzeitig anheben. Unter den zahlreichen Intubationstechniken ist wohl die nasotracheale Intubation am wachen Patienten unter Verwendung von topischen Lokalanästhetika zur Anästhesie der

Nase und des oberen Larynx die am weitesten verbreitete Form der Intubation. Hier kann auch in Ausnahmefällen die Intubation mittels eines flexiblen Fieberbronchoskops hilfreich sein (Pierce 1977).

Eine akute hohe spinale Verletzung diskonnektiert die zentralen autoregulativen Mechanismen von der Peripherie und führt so zu einer Dysregulation des peripheren Widerstands und des Systemdrucks. Im akuten Stadium des Spinalschocks ist der periphere vaskuläre Widerstand niedrig und das Blutvolumen folgt passiv den Bedingungen der Schwerkraft. Bei der Läsion zwischen T 1 und T 5 kann aufgrund der Beeinträchtigung der sympathischen efferenten Nerven eine Tachykardie auftreten (Vandam u. Rossier 1975; Quimby et al. 1973; Tibbs et al. 1978).

Verletzungen in der Höhe von C 4 können zusätzlich die Funktion des Zwerchfells beeinträchtigen. Verletzungen oberhalb C 4 erfordern absolut die kontrollierte Beatmung. Vor allem bei Verdacht auf ein Rückenmarködem im Bereich instabiler Wirbelsäulenverletzungen sollten zur Pflegeerleichterung und Verbesserung der Rehabilitation chirurgische Eingriffe ins Auge gefaßt werden.

Traumatische Gesichtsverletzungen

P. M. Osswald

Die Mehrzahl traumatischer Gesichtsverletzungen ist eher ein kosmetisches als ein lebensbedrohliches Problem. Die primäre Tracheotomie ohne vorherige endotracheale Intubation ist heute in der Behandlung von Gesichtsverletzungen extrem selten geworden und sollte auch wenn immer möglich vermieden werden. Das Problem der raschen und extensiven Ödem- oder Hämatombildung mit konsekutiven Intubationsschwierigkeiten kann auf verschiedene Weise angegangen werden (vgl. Kap. „Verbrennungen", S. 566). Die blinde nasotracheale Intubation kann in diesen Fällen als besonders wertvoll betrachtet werden, da sie recht schnell und sicher unter den meisten Bedingungen durchgeführt werden kann. Bei einer ausreichenden topischen Lokalanästhesie ist sie für den Patienten tolerabel (Sims u. Giesecke 1976; Hoehn 1973; Clarke 1975).

Ob die orale oder nasale Intubation bevorzugt wird, sollte sorgfältig überlegt werden. Ist der Nasopharynx nicht verletzt, so wird gewöhnlich die nasotracheale Intubation bevorzugt. Allerdings findet man bei 25% der Patienten mit Kieferfrakturen ein spinales Leck, so daß dann die gleichen Überlegungen Gültigkeit haben, die bei der Schädelbasisfraktur erwähnt werden.

Augenverletzungen

Eine Reihe hämodynamischer und biochemischer Faktoren, die den intrakraniellen Druck beeinflussen, beeinflussen genauso den intraokulären Druck, bei dem

i. allg. das Ausmaß der Druckänderung gering ist. Die größte vermeidbare Quelle eines ansteigenden intraokularen Drucks ist der äußere Druck auf die Oberfläche des Augapfels.

Ein Anstieg des intraokularen Drucks kann auch bei einer arteriellen Hypertension ähnliche Auswirkungen wie auf den intrakraniellen Druck erwarten lassen. Husten kann ebenfalls zu unerwünschten intraokularen Druckanstiegen mit eventuellem Glaskörperverlust bei perforierenden Augenverletzungen führen, so daß sehr große Sorgfalt angewendet werden sollte, um ein Husten zu vermeiden (Adams u. Fordham 1973; Elliott u. Morrison 1975).

Thoraxtrauma

W. F. List

Es tritt fast immer im Rahmen von Mehrfachverletzungen auf, isolierte Thoraxtraumen bei Unfällen werden nur in 8–20% der Fälle gesehen (Engelhardt 1985).

Diagnostik am Unfallort

Für die Vorortversorgung des Thoraxtraumatisierten stehen vor allem die Sinnesorgane des Notarztes für Inspektion, Palpation, Auskultation und Perkussion zur Verfügung. Es können offene Verletzungen und Brustwandimpressionen vorliegen, wobei eine abnorme Beweglichkeit oder Sternumfraktur sofort gesehen und getastet werden kann. Typisch für die Rippenserienfraktur ist eine seitendifferente Atmung und die Krepitation, wenn schon ein Hautemphysem vorhanden ist. Die Thoraxpunktion als diagnostische Maßnahme (z. B. Nadel mit Fingerling) im 2. ICR bei Verdacht auf einen Pneumothorax sollte ebenfalls noch am Unfallort durchgeführt werden. Als Akuttherapie bei Patienten mit erhaltenem Bewußtsein ist die Schmerzbekämpfung mit intravenösen Dosen von 2–5 mg Morphium oder Analgetika vordringlich. Die Intubation ist bei allen Patienten mit kombinierten Traumen, Schädel-Hirn-Trauma, Kieferfrakturen sowie Rippenserienfrakturen mit Ateminsuffizienz unbedingt angezeigt. Danach sollte die Lunge über den Tubus abgesaugt werden. Es folgt dann eine Phase der exakten Überwachung, um festzustellen, ob die Spontanatmung ausreichend ist. Offene Thoraxwunden werden steril abgedeckt, jedoch nicht luftdicht verschlossen. Besteht unabhängig von der Anzahl der gebrochenen Rippen eine respiratorische Insuffizienz, so ist vor Beginn einer kontrollierten Beatmung eine Thoraxsaugdrainage oder ein Heimlich-Ventil, das nur den Austritt von Luft oder Blut in Richtung nach außen ermöglicht, einzuführen.

Diagnostik im Krankenhaus

Neben Inspektion, Auskultation und Perkussion ist die Thoraxpunktion mit einer mittellumigen Kanüle als Mittel der schnellen Diagnose und Therapie vorrangig. Andere Hilfsmittel sind vor allem das Thoraxröntgen, die Computertomographie, Angiographie, Herzbeutelpunktion sowie die Echokardiographie, Bronchoskopie und Sonographie. Folgende Diagnosen können bei einem stumpfen Thoraxtrauma gestellt werden: Rippenserienfrakturen, Sternumfraktur, Hämatothorax, Pneumothorax, Lungenkontusion, massive Thoraxkompression mit petechialen Blutungen im Bereich der oberen Körperhälfte, z. B. nach Verschüttung oder Überfahren, Aortenruptur, Herztamponade, Bronchusabriß, Zwerchfellruptur sowie eine direkte Myokardschädigung.

Rippenserienfrakturen und Sternumfrakturen

Diese können durch Palpation und Inspektion wegen der abnormen Beweglichkeit einfach festgestellt werden und durch Röntgen bestätigt werden. Sie sind häufig mit einem Hämato- und Pneumothorax kombiniert, der manchmal auch mit einer Verzögerung von 1–2 Tagen auftreten kann. Das Hautemphysem kann verschieden stark ausgeprägt sein.

Lungenkontusion

Sie tritt meist ein-, selten beidseitig auf, ist durch indirekte Traumatisierung des Lungengewebes bedingt und zeigt im Thoraxröntgen eine wolkige Verschattung des Bereiches. Die Symptomatik beim Patienten ist, vor allem wenn größere Areale betroffen sind, Ateminsuffizienz, Hämoptoe und ein Hämatothorax. Die Thoraxkompression ist meist bei Inspektion durch die massiven petechialen Blutungen im Bereich des Kopfes, der Augen und der Schleimhäute erkennbar. Sie ist häufig kombiniert mit Rippen- und Sternumfrakturen, Lungenkontusion, Hämato- und Pneumothorax. Falls sie isoliert, z. B. durch Überrollen des Patienten durch ein Auto auftritt, müssen auch noch mittels Angiographie oder Echokardiographie eine Aortenruptur und eine Herzbeuteltamponade ausgeschlossen werden.

Herztamponade

Sie kündigt sich v. a. durch die Einflußstauung, abgeschwächte Herzgeräusche und niedrigen Blutdruck an und sollte sofort nach Röntgen, Sonographie und Echokardiographie mit Herzbeutelpunktion, evtl. auch durch Thorakotomie behandelt werden.

Verletzungen der großen Luftwege

Diese relativ seltene Sonderform des Thoraxtraumas zeigt Ateminsuffizienz, paradoxe Atmung, Hautemphysem und eine Hämoptoe mit hellrotem Blut sowie deutliche Schmerzen im Thoraxbereich. Es werden Rippenfrakturen, Hämatothorax, Pneumothorax und evtl. ein Mediastinalemphysem zusätzlich festegestellt. Als entscheidendes diagnostisches Hilfsmittel ist neben dem Röntgen die Bronchoskopie anzusehen, mit der eine genaue Lokalisation der Blutung und des Einrisses festgestellt werden kann. Sie ermöglicht eine entsprechend gezielte Thorakotomie.

Eine Verletzung der größeren intrathorakalen Luftwege, wie Tracheal- oder Bronchusabriß, wird gelegentlich im Zusammenhang mit Thoraxtraumen gesehen. Der Mechanismus einer Verletzung der intrathorakalen Luftwege ist nicht ganz klar. Eine geläufige Theorie beinhaltet den plötzlichen Anstieg des intrathorakalen Drucks, wenn der Patient bei großem Lungenvolumen und geschlossener Glottis ein Thoraxtrauma erleidet. Der häufigste Sitz der Läsion ist 2,5 cm oberhalb der Carina und kann zirkumferent komplett oder inkomplett oder auch longitudinal sein. Klinische Zeichen einer solchen Verletzung sind Husten, blutiger Auswurf und Dyspnoe.

Ein Pneumo- und Hämatothorax muß nicht unbedingt von Anfang an vorliegen, ebenso kann sich ein subkutanes oder mediastinales Emphysem erst später entwickeln. Radiologische Untersuchungen sind zeitraubend und bei der Primärdiagnose wenig hilfreich. Die Diagnose sollte so bald als möglich endoskopisch beim spontan atmenden Patienten gestellt werden.

Bei einer Larynxruptur wird das Anlegen eines Tracheostomas notwendig. Auch eine endotracheale Intubation kann gewöhnlich nützlich sein. Sie sollte aber unter größter Sorgfalt und Vorsicht und unter Bereithaltung alternativer Luftwegskontrollmöglichkeiten durchgeführt werden.

Bei Verletzungen der unteren Luftwege dient die Bronchoskopie sowohl der Diagnosesicherung als auch der Therapie. Ein starres Bronchoskop wird üblicherweise bevorzugt, da es vor allem bei größeren Verletzungen die Ventilation in der ersten Phase ermöglicht. Die Spontanatmung sollte nach Möglichkeit erhalten bleiben.

Bei dem geringsten Verdacht auf eine intrathorakale Verletzung sollte sich ein Thoraxchirurg zur Verfügung halten. Ist die Verletzungsart bekannt, muß die Luftwegskontrolle individuell für jede Situation durchgeführt werden. Wenn die Umstände es erlauben, sollte der Patient mit einem Doppellumenendotrachealtubus intubiert werden. Bei offenem Thorax kann man gegebenenfalls direkt unter Verwendung steriler Tuben und Konnektoren einen Bronchus intubieren.

Traumatische Myokardschädigung

Durch direktes Trauma oder Kompression kann es zu einer myokardialen Schädigung mit Zeichen im EKG ähnlich einem Herzinfarkt kommen. Gehäufte ventrikuläre Arrhythmien werden sichtbar. Verglichen mit dem Myokardinfarkt ist der Verlauf wesentlich kürzer, meist kommt es zu einer vollkommenen Normalisierung der EKG-Zeichen (Gay u. McCabe 1979; Wilson et al. 1977).

Allgemeinsymptomatik

Das Leitsymptom des stumpfen Thoraxtraumas ist die Ateminsuffizienz, die sich durch eine paradoxe Atmung mit seitenverschiedener Beweglichkeit, Dyspnoe, Zyanose und evtl. Hämoptoe bemerkbar macht. Ein Pneumothorax kann sowohl durch seitendifferente Atemexkursion als auch durch Auskultation (fehlendes Atemgeräusch) und Perkussion (hypersonorer Klopfschall) schon am Unfallort festgestellt werden. Ein hämorrhagischer Schock, bedingt durch Extremitätenfrakturen, Gesichtsschädelverletzungen und schwere Schädel-Hirn-Traumen, steht häufig im Vordergrund. Bei erhaltenem Bewußtsein sind deutliche Schmerzen bei der Atmung sowie Ateminsuffizienz das Hauptsymptom. Als absolute Indikation für eine kontrollierte Beatmung können eine paradoxe Atmung und Zyanose gelten, das schwere Thoraxtrauma mit 6 oder mehr Rippenfrakturen, der Patient, der nach Intubation und initialer CPAP-Atmung keine Besserung der Sauerstoffwerte sowie der paradoxen Atemsituation zeigt sowie der Patient mit leichtem Thoraxtrauma mit zusätzlicher obstruktiver Atemwegserkrankung.

Thoraxdrainage

Für die endgültige Versorgung des Pneumo- und Hämatothorax auf der Intensivstation ist eine Thoraxsaugdrainage anzulegen. Beim Pneumothorax ist ein oberes Drain im Bereich der Axillar- oder Mamillarlinie des 2. oder 3. Interkostalraums anzustreben. Für die Hämatothoraxbehandlung ist eine untere Drainage im 4.–6. Interkostalraum in der Axillarlinie erstrebenswert. Ein entsprechend großlumiger Drain mit seitlichen Öffnungen wird mittels Stichinzision nach Lokalanästhesie und Tunnellierung mit einer geschlossenen Pinzette mindestens 10–12 cm tief in den Thorax eingeführt und mit einer Naht fixiert. Bei der Saugdrainage ist ein Sog von 8–12 cm H_2O (0,8–1,2 kPa) notwendig, bei Fisteln auch mehr. Die häufigsten Drainagefehler sind Drainfehllagen, Verstopfung oder Abknickung vor allem im Bereich der seitlichen Öffnung und vor allem zu kurze oder dünne Drains, die im Röntgen schwer oder gar nicht erkannt werden können. Eine Gefahr besteht bei der Verwendung von Troikarts, die zu einer Verletzung der Leber bzw. der Lunge Anlaß geben können. Bei der zu frühen Entfernung des Drains kann es zu einem neuerlichen Pneumothorax kommen. Bei Abfall der Exsudatmenge unter 100 ml/Tag und nach einer entsprechenden Zeit für die Verklebung (ca. 4 Tage) kann das Drain jedoch gefahrlos entfernt werden. Bei Vorhandensein von Lungenfisteln ist eine längere Drainagezeit notwendig.

Schmerzausschaltung

Beim beatmeten Patienten ist eine Schmerzausschaltung mittels i.v.-Gaben von 3–5 mg Morphium sinnvoll. Bei spontanatmenden Thoraxtraumapatienten mit starken Schmerzen ist durch einen Epiduralkatheter, der lumbal eingeführt werden kann (etwa 5 cm nach aufwärts gerichtet), anfangs mit einem Lokalanästhetikum und gleichzeitig mit 2–5 mg epiduralem Morphium eine fast perfekte Schmerzausschaltung möglich.

Häufigkeit und Letalität

Das isolierte Thoraxtrauma führt nur selten zur Aufnahme auf die Intensivstation und hat mit 5% eine sehr niedere Letalität. Das kombinierte Thoraxtrauma ist eine lebensbedrohliche Verletzung und hat eine Letalität von 30–50% (Beyer 1982). In eigenen Untersuchungen an Intensivpatienten wurde bei 52% der Patienten mit Polytrauma ein Thoraxtrauma festgestellt, die Letalität der Polytraumapatienten mit Thoraxtrauma lag bei 23%. Eine wesentlich höhere Letalität wurde bei Patienten mit schweren Schädel-Hirn-Traumen und Thoraxtrauma festgestellt (28–36%).

Komplikationen

Beim schweren Thoraxtrauma mit Lungenkontusionen ist das ARDS eine häufige Komplikation. Lungenblutungen bei Troikartverwendung, Fisteln und Pleuraempyem bei unsteriler Drainage oder Langzeitdrainage sind häufige Komplikationen und können eine Thorakotomie notwendig machen. Das Lungenödem ist eine eher seltene Komplikation, die vor allem bei Patienten mit Thoraxtrauma und myokardialer Insuffizienz auftreten kann. Die Senkung der Vorlast durch Nitroglyzerin (sublingual), Diurese mit Furosemid und Senkung der Nachlast durch α-Blocker sowie eine Verbesserung der Kontraktilität durch Katecholamine und Digitalisglykoside ist angezeigt. Die Sepsis, ausgehend von abdominellen Komplikationen, aber ebenso von einem Pleuraempyem, eitriger Bronchitis oder offenen vereiterten Frakturen ist eine häufige Komplikation bei Polytraumapatienten. Bei etwa 25% unserer Polytraumapatienten trat eine Sepsis, definiert durch tägliche Fieberzacken bis 39 °C (wobei nur etwa 10% mit positiven Blutkulturen belegt werden konnten), auf.

Patienten, die zur Sepsis und ARDS mit Beatmung durch ein akutes Nierenversagen kamen, starben bis zur Einführung der Hämofiltration zu 100%. ARDS, Sepsis und Nierenversagen wurden als inkurable Trias bezeichnet. Seit der Einführung der venovenösen Hämofiltration konnte die Mortalität dieser Komplikation deutlich verringert werden. Der Erfolg der Hämofiltration bei Patienten mit Multiorganversagen (s. S. 630) hängt jedoch sehr wesentlich vom Alter der Patienten ab. Bei jugendlichen Patienten kann mit einer Mortalität von unter 50% gerechnet werden.

Zwerchfellverletzungen

P. M. Osswald

Penetrierende Verletzungen des Zwerchfells sieht man häufiger als einfache Rupturen. Eine sofortige Hernie von abdominalem Inhalt in den Thorax infolge einer penetrierenden Verletzung ist selten. In 90% der Fälle kommt es zu einer Ruptur der linken Zwerchfellhälfte, die meist ohne wesentliche Symptome einhergeht oder aber seltener mit einer massiven Hernie des Magens, Dünn- oder Dickdarms, der Milz und des großen Netzes, die mit einer deutlichen Einschränkung der Atmung einhergehen. Andererseits kann aber auch eine solche Zwerchfellverletzung übersehen werden und erst in der späteren Zeit durch eine Hernie von abdominalem Inhalt diagnostiziert werden. Eine Ruptur der rechten Zwerchfellhälfte wird weitaus seltener gesehen und ist in der Regel mit einer Leberhernie verbunden (Brooks 1978; Quasha u. Pairolero 1980).

Die Symptome und klinischen Zeichen einer Zwerchfellhernie sind unspezifisch und bestehen in einem abdominalen oder thorakalen Schmerz, Dyspnoe und einem Verlust der Atemgeräusche in den basalen Lungenabschnitten. In einigen Fällen können Darmgeräusche im Thorax gehört werden. An die Diagnose muß immer dann gedacht werden, wenn die basalen Lungenabschnitte im Röntgenbild nach einem Thoraxtrauma auffällig sind. Die Diagnose wird durch Identifizierung abdomineller Strukturen im Thorax gestellt. Kontrastdarstellungen oder das Einführen einer Magensonde können dabei hilfreich sein.

Anästhesie

P. M. Osswald

Es ist außerordentlich wünschenswert, daß ein blutender polytraumatisierter Patient vor Einleitung einer Anästhesie in seinem Kreislaufverhalten stabilisiert und ausreichend volumensubstituiert ist. In einigen Fällen wird es nicht möglich sein, diese Voraussetzung zu erfüllen. Es müssen dann Medikamente und Techniken gewählt werden, die dem jeweiligen Zustand des Patienten entsprechen. Hierbei muß das Ziel die Aufrechterhaltung einer ausreichenden Gewebsperfusion sein.

Die Wahl des Anästhetikums darf nach Möglichkeit nicht das Herzzeitvolumen oder den Perfusionsdruck negativ beeinflussen oder den vaskulären Widerstand erhöhen. Allgemeinanästhetika haben deutliche Wirkungen auf die systemische und regionale Hämodynamik. Diese Wirkungen können durch die bestehenden pathophysiologischen Veränderungen, Veränderungen des Sympathikotonus, des Volumenstatus oder auch durch andere Faktoren verändert werden. Außerdem können Allgemeinanästhetika die normalen Kompensationsmechanismen aufheben. Barbiturate können den renalen Blutfluß während einer Blutung, so beispielsweise durch ein selektives Ansteigen des renalvaskulären Widerstandes, herabsetzen. Halothan blockiert die kompensatorische Tachykardie und systemische Vasokonstriktion, die üblicherweise bei einer Blutung gesehen wird. Daraus kann ein deutlicher Abfall des Herzzeitvolumens und des systemischen Perfusionsdrucks resultieren (Counts et al. 1973).

Zur Verbesserung der Organperfusion wären vasodilatierende Anästhetika wünschenswert, allerdings nur wenn Perfusion und Herzzeitvolumen konstant bleiben. Dieses wiederum darf nicht auf Kosten einer Vasokonstriktion anderer Gefäßbereiche gehen. Ein solches Problem kann in der anästhesiologischen Praxis nicht durch die Wahl einer bestimmten Substanz gelöst werden, sondern nur durch eine äußerst vorsichtige und wohlüberlegte Verwendung von Substanzen, die in Kombination die gewünschte Wirkung erzielen. Einige Autoren haben bestimmte Anästhetika für gewisse Situationen empfohlen, doch die aktuelle Bedeutung einer bestimmten Technik im hämorrhagischen Schock ist spärlich. Die Diskussion geht von der Verwendung sog. sympathikolytisch wirkender Medikamente, die zu einer Reduzierung des Sympathikotonus führen und einer Verbesserung der Organdurchblutung erwarten lassen, hin zu der Verwendung sympathikomimetischer Medikamente, die den Perfusionsdruck und das Herzzeitvolumen erhöhen. Ketamin hat hier an Popularität gewonnen. Es zählt zu den sympathikomimetischen Substanzen, ist leicht und kontrolliert anzuwenden, und führt in kleinen Dosen zu einer ausgezeichneten Analgesie und Amnesie. Aber Ketamin erhöht auch den Blutdruck über indirekte Mechanismen und kann sogar gelegentlich zu einer Depression des Herz-Kreislauf-Systems unter maximaler Streßreaktion führen. Die hirndrucksteigernde Wirkung von Ketamin ist v. a. bei Polytrauma mit SHT zu beachten. Bei leichtem SHT ist eine Anwendung bei geringer Dosierung (0,5–2 mg/kg KG) in Kombination mit Hyperventilation (pCO_2 ungefähr 30 mm Hg) jedoch möglich (Schalk u. List 1981).

Valium wurde als relativ sicheres Medikament genannt, doch kann auch diese Substanz in extremen Kreislaufsituationen zu einer Kreislaufdepression führen und sollte mit Zurückhaltung verwendet werden. Halothan wird von vielen abgelehnt, doch ist die Begründung widersprüchlich und andererseits wurde es über viele Jahre in solchen Situationen mit Erfolg angewandt. Thiopental ist bei polytraumatisierten Patienten nicht unproblematisch. Die Verwendung von Methohexital unter der Vorstellung, daß dies weniger Hypotension verursacht als die Thiobarbiturate, konnte sich auch nicht durchsetzen. Die Regionalanästhesie spielt eine untergeordnete Rolle in der routinemäßigen Behandlung von Patienten mit traumatisch-hämorrhagischem Schock. Lediglich bei isolierten Extremitätenverletzungen kann sie wertvoll werden. Eine Lumbalanästhesie ist bei Schock wegen des durch Sympathikolyse bedingten starken Blutdruckabfalls nur mit Zurückhaltung anzuwenden. Hinzu kommen die im Rahmen eines Schockgeschehens auftretenden Gerinnungsveränderungen.

Ein sinnvolles Vorgehen bei der Anästhesie eines polytraumatisierten Patienten mit Volumenmangelschock erscheint wie folgt:

Patienten, die im Rahmen ihres Schockgeschehens bewußtlos sind, bedürfen keiner Narkoseeinleitung. Die endotracheale Intubation kann ohne Relaxanz unter Aufrechterhaltung einer adäquaten alveolären Ventilation durchgeführt werden. Unter neuromuskulärer Blockade ist dann eine Operation möglich. Pancuronium und Vecuronium sind sicherlich von Vorteil wegen ihrer hämodynamischen Stabilität. Sollten sich durch die Manipulationen unerwünschte kardiovaskuläre Reflexaktivitäten zeigen und sollte der Patient wach werden, können Anästhetika oder Opiate langsam und in geringer Dosierung verabreicht werden. Inhalationsanästhetika sind hier wegen ihrer guten Steuerbarkeit sicherlich von Wert, denn sie führen schon bei einer relativ niedrigen Dosierung zur Bewußtlosigkeit. Bei fraglichen oder sicheren SHT müssen sie jedoch unter allen Umständen vermieden werden. Bei ausgedehnten Weichteiltraumen, Querschnittslähmungen und schweren Verbrennungen sollte von der 2. Woche bis mindestens zum 2. Monat die Anwendung von Succinylcholin wegen der Gefahr von Hyperkaliämien vermieden werden.

Die Beatmung muß kontrolliert durchgeführt werden, wobei hier kleinen Zugvolumina mit niedrigeren Beatmungsdrücken der Vorzug zu geben wäre, um zusätzliche kardiovaskuläre Depressionen zu vermeiden.

Literatur

Adams AP, Fordham RMM (1973) General anesthesia in adults. Int Ophthalmol Clin 13:83

Alving BM, Hojima Y, Pisano JJ et al. (1978) Hypotension associated with prekallikrein activator (Hageman-factor fragments) in plasma protein fraction. N Engl J Med 299:60

Backer SP, O'Neill B, Haddon W, Long WB (1974) The injury severity score: A method of describing patients with multiple injuries and evaluating emergency care. J Trauma 14:187–196

Baxter CR (1979) Acute renal insufficiency complicating traumatic surgery. In: Shires GT (ed) Care of the trauma patient, 2nd ed. McGraw-Hill, New York, pp 505–517

Beyer A (1982) Das Thoraxtrauma unter anästhesiologisch-intensivmedizinischer Sicht. In: Peter K, Lawin P, Jesch F (Hrsg) Der polytraumatisierte Patient. Thieme, Stuttgart New York, S 88–93

Boyan CP, Howland WS (1961) Blood temperature: A critical factor in massive transfusion. Anesthesiology 22:559

Brooks JW (1978) Blunt traumatic rupture of the diaphragm. Ann Thorac Surg 26:199

Brooks DH, Grenvik A (1973) G-suit control of massive retroperitoneal hemorrhage due to pelvic fracture. Crit Care Med 1:257

Bruce DA (1980) Management of severe head injury. In: Cottrell JE, Turndorf H (eds) Anesthesia and Neurosurgery. Mosby, St. Louis, pp 183–210

Clarke RSJ (1975) Trauma to face and neck. In: Morrow WFK, Morrison JD (eds) Anesthesia for Eye, Ear, Nose and Throat Surgery. Churchill Livingstone, New York, pp 78–93

Collins JA, James PM, Bredenberg CE, et al. (1978) The relationship between transfusion and hypoxia in combat casualties. Ann Surg 188:513

Counts HK Jr, Carden WD, Petty WC (1973) Use of the Fluotec (R) Mark II for halothane-air anesthesia. Anesth Analg 52:181

Dawidson I, Gelin L-E, Haglind E (1980) Plasma volume, inltravascular protein content, hemodynamic and oxygen transport changes during intestinal shock in dogs: Comparison of relative effectiveness of various plasma expanders. Crit Care Med 8:73

Doenicke A, Grote B, Lorenz W (1977) Blood and blood substitutes. Br J Anaesth 49:681

Durtschi MG, Haisch CE, Reynolds L et al. (1979) Effect of micropore filtration on pulmonary function after massive transfusion. Ann J Surg 138:8

Elliott J, Morrison JD (1975) Anaesthesia for ophthalmic surgery. In: Morrow WFK, Morrison JD (eds) Anaesthesia for eye, ear, nose and throat surgery. Churchill Livingstone, New York, pp 112–127

Engelhardt GH (1985) Thoraxtrauma – Erstmaßnahmen am Unfallort. Notarzt 1:1–16

Gay WA Jr, McCabe JC (1979) Trauma to the chest. In: Shires GT (ed) Care of the Trauma Patient, 2nd edn. McGraw-Hill, New York, pp 259–289

Gordon E (1975) Anesthesia for neurosurgery. In: A basis and practice of neuroanaesthesia. Excerpta Medica, Amsterdam, pp 173–198

Hoehn RJ (1973) Facial injury. Surg Clin North Am 53:1479

List WF, Crumrine RS, Cascorbi HF, Weiss MH (1972) Increased cerebrospinal fluid pressure after Ketamine. Anesthesiology 36:98–99

Macartney HH (1961) Halothane-air anaesthesia using the "Pulmotec" apparatus: Preliminary report. Canad Anaesth Soc J 8:281

Miller RD (1973) Complications of massive blood transfusions. Anesthesiology 39:82

Nees JE, Hauser CJ, Shippy C et al. (1978) Comparison of cardiorespiratory effects of crystalline hemoglobin, whole blood, albumin, and Ringer's lactate in der resuscitation of hemorrhagic shock in dogs. Surgery 83:639

Oestern HJ, Tscherne H, Sturm J, Nerlich M (1985) Klassifizierung der Verletzungsschwere. Unfallchirurg 88:465–472

Olinger GN, Werner PH, Bonchek LI, et al. (1979) Vasodilator effects of the sodium acetate in pooled protein fraction. Ann Surg 190:305

Pelligra R, Sandberg EC (1979) Control of intractable abdominal bleeding by external counter pressure. JAMA 241:708

Pierce DS (1977) Acute treatment of spinal cord injuries. In: Pierce DS, Nickel VH (eds) The total care of spinal cord injuries. Little, Brown, Boston, pp 1–51

Quasha AL, Pairolero PC (1980) Intraoperative diagnosis of a gastrobronchial fistula. Anesthesiology 52:175

Quimby CW Jr, Williams RN, Greifenstein FE (1973) Anesthetic problems of the acute quadriplegic patients. Anesth Analg (Cleve) 52:333

Schalk HV, List WF (1981) Liquordruckentwicklung unter Ketamine. In: Dick W (Hrsg) Ketaminin der Notfall- und Katastrophenmedizin. Perimed, Erlangen, S 71–76

Shapiro HM (1975) Intracranial hypertension: Therapeutic and anesthetic considerations. Anesthesiology 43:445

Shin B, Mackenzie CF, McAslan TC et al. (1979) Postoperative renal failure in trauma patients. Anesthesiology 51:218

Shoemaker WC (1976) Comparison of the relative effectiveness of whole blood transfusions and various types of fluid therapy in resuscitation. Crit Care Med 4:71

Sibbald WJ, Paterson NAM, Holliday RL et al. (1979) The Trendelenburg position: Hemodynamic efffects in hypotensive and normotensive patients. Crit Care Med 7:218

Sims J, Giesecke AH Jr (1976) Airway management. In: Giesecke AH Jr (ed) Anesthesia for the surgery of trauma. Davis, Philadelphia, pp 71–77

Tibbs PA, Young B, McAllister RG et al. (1978) Studies of experimental cervical spinal cord transection. Part I. Hemodynamic changes after acute cervical spinal cord transection. J Neurosurg 48:558

Valeri CR (1975) Blood components in the treatment of acute blood loss: Use of freeze-preserved red cells, platelets, and plasma proteins. Anesth Analg (Cleve) 54:1

Vandam LD, Rossier AB (1975) Circulatory, respiratory, and ancillary problems in acute and chronic spinal cord injury. In: Hershey SG (ed) Refresher courses in anesthesiology, vol 3. Lippincott, Philadelphia, pp 171–182

Virgilio RW, Smith DE, Zarins CK (1979) Balanced electrolyte solutions: Experimental and clinical studies. Crit Care Med 7:98

Wilson RF, Murray C, Antonenko DR (1977) Nonpenetrating thoracic injuries. Surg Clin North Am 57:17

Wolff G, Dittmann M, Frede K (1978) Klinische Versorgung der Polytraumatisierten. Chirurg 49:737–744

Young JS (1978) Initial hospitalization and rehabilitation costs of spinal cord injury. Ortho Clin North Am 9(2):263

Young JS (1979) Spinal cord injury: Associated and general trauma and medical complications. In: Thompson RA, Green JR (eds) Advances in neurology, vol 22. Raven, New York, pp 255–260

Verbrennungen

P. M. Osswald

Die Ursachen des Hitzeschadens beruhen auf direktem Kontakt mit heißen Flüssigkeiten, Metallen oder Dämpfen, Explosionen, Flammeneinwirkungen oder Säuren. Als Sonderform ist die zu trockenen Nekrosen führende und vor allem die Funktion des Herzens gefährdende Stromverbrennung zu nennen. Das Ausmaß der Verbrennung korreliert mit der Temperatur, der die Haut ausgesetzt ist und der Dauer der Einwirkung.

Schwerst verbrannte Patienten bzw. Gewebe bedürfen eines hohen Grades an wirksamer und koordinierter Hilfe durch Spezialisten, inklusive des Anästhesisten. Mit der Verbrennung gehen eine Reihe von abnormen pathophysiologischen Änderungen einher, deren Verständnis für die Behandlung des Schwerstverbrannten wesentlich ist:
- metabolische Veränderungen in Folge des Gewebstraumas,
- neurohumorale Reaktionen,
- hämodynamische Veränderungen, speziell durch massive Fluktuationen des Plasmavolumens,
- septische Zustandsbilder,
- pulmonale Veränderungen.

Pathophysiologie

Die *Verbrennungsfolgen* resultieren aus direkter Hitzeeinwirkung auf die Haut, Gewebe und Blutgefäße sowie aus den Folgen allgemein-metabolischer Störungen. Die biochemischen Veränderungen sind komplex. Histamine, Prostaglandine, Bradykinin und andere vasoaktive Substanzen spielen hierbei eine wesentliche Rolle. Der Verlust der Haut als schützende Barriere schafft die Möglichkeit einer bakteriellen Invasion und führt zu erhöhten Flüssigkeits- und Energieverlusten. Die vaskuläre Integrität wird durch das Verbrennungstrauma beeinträchtigt. Die Zerstörung der Kapillarintegrität führt zu einer erhöhten Permeabilität und in weiterer Folge durch Flüssigkeitsverlust und Verminderung des zirkulierenden Blutvolumens zu charakteristischen hämodynamischen Veränderungen (Schock). Nicht nur der erhebliche Flüssigkeitsverlust, sondern auch die Vasokonstriktion, die durch eine Stimulation des sympathikoadrenergen Systems hervorgerufen wird, führen zu einer Minderperfusion und damit zu einer metabolischen Azidose. Bei Verbrennungen von mehr als 30% besteht eine positive Korrelation zwischen dem Ausmaß der Azidose und der verbrannten Körperoberfläche. Respiratorische Kompensationsmöglichkeiten können wegen des meist gleichzeitig bestehenden Inhalationstraumas fehlen.

Die *Tiefe der Verbrennung* wird übereinkunftsgemäß mit 3 Graden angegeben. Verbrennungen 1. und 2. Grades beschränken sich auf Teile der Haut, während Verbrennungen 3. Grades die gesamte Hautdicke erfassen.

Verbrennungen 1. Grades stellen klinisch reine Erytheme mit ausschließlich mikroskopischer Destruktion oberflächlicher Hautschichten der Epidermis dar und können in der Berechnung des Verbrennungsausmaßes vernachlässigt werden.

Verbrennungen 2. Grades imponieren als Brandblasen mit rotem, feuchtem Grund, sind berührungs- und nadelstichempfindlich und zeigen bei der Glasspatelprobe eine erhaltene Zirkulation. Hierbei sind Epidermis und Dermis betroffen. Die Regeneration erfolgt vom Epithelgewebe aus, das die Haarfolikel und die Schweißdrüsen umgibt.

Die totale Hautzerstörung der *Verbrennung 3. Grades* imponiert klinisch durch trockenes, grau-weißliches bis braun-rotes lederartiges Aussehen oder schwarzen Schorf. Sie ist auf Nadelstich analgetisch und zeigt diaskopisch keine Zirkulation in den Hautgefäßen. Die Verbrennung 3. Grades ist durch eine totale und irreversible Zerstörung des Epithels charakterisiert. Eine spontane Regeneration ist nicht möglich. Sogenannte oberflächliche Verbrennungen 3. Grades lassen sich sehr oft erst im weiteren Verlauf des Verbrennungsschadens als solche erkennen und wandeln sich bei über längere Zeit inadäquater Kapillarperfusion in solche 3. Grades um.

Die über die Wunde hinausreichende sämtliche vitalen Funktionen gefährdende *systemische Wirkung* der schweren Verbrennung führt indirekt zu einer alle Organsysteme betreffende Dysregulation.

Das Herzzeitvolumen ist reduziert. Der Abfall des Herzzeitvolumens kann nicht allein durch einen raschen Abfall des zirkulierenden Blutvolumens erklärt werden. Dieses legt nahe, daß es einen Faktor gibt, der zu einer Depression des Myokards führt (MDF). Dieser Faktor konnte bei Patienten mit Verbrennungen 3. Grades wie auch im Tierversuch nachgewiesen werden. Der gleiche Faktor führt zu einer Herabsetzung des zellulären Sauerstoffangebotes und ist möglicherweise als vasodeprimierender Faktor bei Zustandekommen des hämorrhagischen Schocks mitbeteiligt [10].

Veränderungen der *Gefäßintegrität* im Bereich der verletzten Haut führen zu frühen Manifestationen, wie Ödem und Schwellungen. Im Bereich des pulmonalen Kapillarbetts können diese Veränderungen lebensbedrohlich werden. Ein schweres Lungenödem kann die Folge sein (Abb. 1). Untersuchungen haben ergeben, daß es beim schwerstverbrannten Patienten sehr rasch zu dieser gesteigerten Permeabilität der Strombahn kommt und Substanzen wie Dextran mit einem Molekulargewicht von etwa 25000 oder weniger in das Interstitium austreten. Insbesondere ist dies der Fall, wenn eine direkte pulmonale Schädigung durch ein Inhalationstrauma vorliegt.

Berechnungen haben ergeben, daß in den ersten 4 h nach Verbrennungen größere Mengen von Albumin, etwa das 2fache des totalen Plasmaalbumins, im Wundbett zu finden sind. Die Hälfte dieser Menge bleibt für etwa 3 Wochen ausgelagert, bevor sie wieder in das Gefäßbett aufgenommen wird [4].

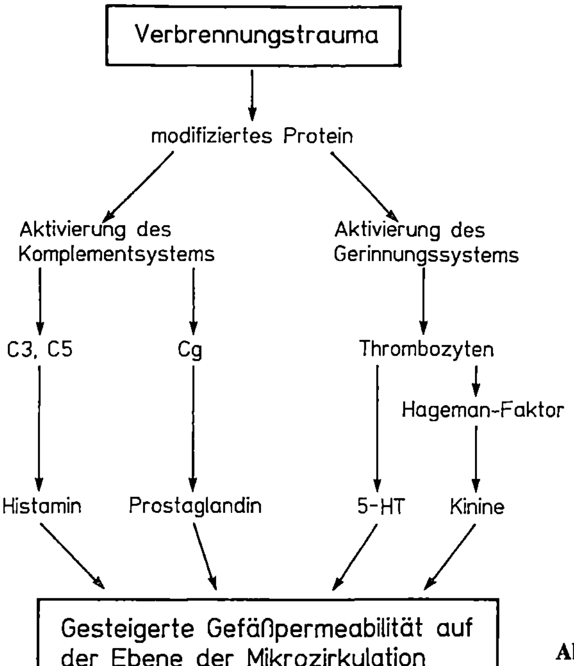

Abb. 1. Gesteigerte Gefäßpermeabilität beim Verbrennungstrauma

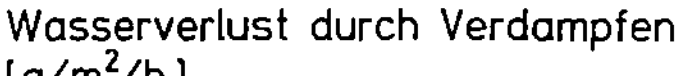

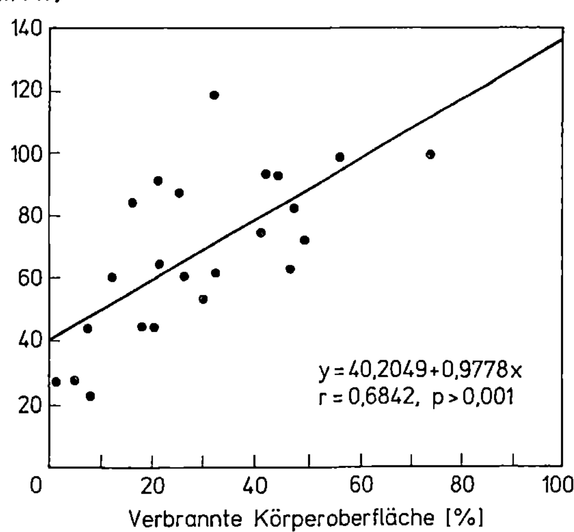

Abb. 2. Abhängigkeit von Körperoberfläche und Wasserverlust

Bei größeren Verbrennungen führt der *Flüssigkeitsverlust* aus dem Gefäßbett in die verbrannte Wunde in den extravaskulären Raum zu einer signifikanten Hämokonzentration (Abb. 2). Neben vermindertem Plasmavolumen beschleunigt der Anstieg des antidiuretischen Hormons (ADH) die Abnahme der Urinausscheidung.

In Abhängigkeit von der Größe des Verbrennungstraumas (Wärmeverlust, Sepsis, Streß) wird die *Metabolisierungsrate* auf das Doppelte bis Dreifache gesteigert. Dieser hypermetabolische Zustand hält für einige Wochen oder Monate bis zur Regeneration der Gewebsverletzungen an [9]. Hinzu kommen hormonelle Veränderungen (Kortison, Katecholamine, STH).

Es kommt zu deutlichen Veränderungen der *Lungenfunktion*, die funktionelle Residualkapazität ist vermindert. Der alveoloarterielle Gradient steigt bei schweren Verbrennungen an. Das Atemminutenvolumen steigt an und kann Werte bis zu 40 l/min erreichen. Lungen- und Thoraxcompliance nehmen deutlich ab. Hierfür sind intra- (Ödem) und extrapulmonale (Thoraxverbrennung) Faktoren verantwortlich zu machen.

Bei *Kindern* mit schweren Verbrennungen sind pathophysiologische Veränderungen und klinische Symptome aufgrund der relativ größeren Körperoberfläche schwerer und noch deutlicher ausgeprägt, so daß hier die Schwere der Verbrennung häufig unterschätzt wird [2].

Häufige Probleme während der Verbrennungskrankheit

Zirkuläre Verbrennungen

Zirkuläre Verbrennungen führen zu ganz bestimmten, sofort auftretenden Reaktionen des kardiovaskulären und respiratorischen Systems. Innerhalb von wenigen Minuten kann das verbrannte Gewebe ganz erhebliche Kräfte durch das entstehende Ödem entwickeln, so daß der Blutfluß in einer verbrannten Extremität gestoppt wird. Daraus entstehen ischämische Nekrosen, die eine partielle oder totale Amputation erforderlich werden lassen. Ein- bzw. zweistündliche Ultraschalluntersuchungen sind hier angezeigt.

Tiefe zirkumferente Verbrennungen des Abdomens könen eine extensive Erhöhung des intraabdominellen Drucks bewirken, der seinerseits wiederum das Herzzeitvolumen in Folge eines ungenügenden venösen Rückflusses absinken läßt. Zirkumferente Verbrennungen im Bereich des Thorax führen zu einer respiratorischen Insuffizienz. Eine Abnahme der Thoraxcompliance, eine Tachypnoe und Veränderungen der Gasströmung führen zusammen sehr häufig zur Ausbildung von Atelektasen. Hinzu kommt die Reduktion der funktionellen Residualkapazität (FRC). Dies alles führt sehr rasch zu einer ausgeprägten Hypoxie. Solche Patienten müssen unbedingt mit einem kontinuierlichen positiven Luftwegsdruck (CPAP) und einer erhöhten inspiratorischen Sauerstoffkonzentration behandelt werden.

Entlastungsschnitte als Behandlung zirkumferenter Verbrennungen des Thorax, des Abomens und der Extremitäten müssen so rasch wie möglich erfolgen, um eben die hämodynamischen und respiratorischen Veränderungen, die irreversible und lebensbedrohliche Schäden innerhalb weniger Stunden hervorrufen können, zu verhindern. Da die Entlastungsschnitte immer im Bereich drittgradig verbrannten Gewebes erfolgen, können sie ohne Anästhesie in der Patientenbox sofort durchgeführt werden.

Verbrennungen infolge elektrischen Stroms

Diese Art der Verletzung ist mit einer hohen Mortalitätsrate verbunden. Das Ausmaß solcher Verletzungen ist nicht genau vorherzusagen, da die Stromverletzung eine Kombination aus elektrischer und thermischer Schädigung darstellt. Der Strom verläuft erfahrungsgemäß entlang der langen Röhrenknochen. Dies bedeutet, daß das Gewebe einer Extremität von innen zerstört wird. Nekrotische Extremitäten werden amputiert. Mit Hilfe der Szintigraphie gelingt es fast immer, das Ausmaß der Muskelschädigung so genau festzustellen, daß schon bei der ersten Exzision alles nekrotische Gewebe entfernt werden kann. Frühexzisionen sollte man nur bei geringer Keimbesiedelung durchführen. Ansonsten wird besser abgewartet, um zunächst mit einem topischen Medikament wie Sulfadiazin zu behandeln.

Sehr oft kommen noch Frakturen hinzu, so z. B. Frakturen der Wirbelkörper oder der langen Knochen, schließlich Organrupturen und Kontusionen. Die Patienten sind, wenn sie in das Krankenhaus eingeliefert werden, oft bewußtlos oder haben epileptische Anfälle. Die tatsächlichen Auswirkungen einer Verletzung durch elektrischen Strom zeigen sich erst im Verlauf der Behandlung. So ist die Länge des Intervalls zwischen Verletzung und Auftreten chronischer Gewebsschädigungen ein Kriterium für das Ausmaß der Schädigung. Als Spätkomplikationen sieht man sehr häufig neurologische Dysfunktionen, Störungen der Sehleistung oder Störungen im Bereich des Gastrointestinaltrakts. Hinzu kommen inkomplette Störungen des Rückenmarks, Impotenz, Blasendysfunktionen und Störungen der Muskelaktivitäten. Weitere Spätfolgen sind Kopfschmerzen, Quadriplegie oder Paraplegie. Daneben werden auch Veränderungen des EKG, Pleuraergüsse, Lappenpneumonien und Blutungen aus großen Gefäßen ins Interstitium gesehen.

Akute Erkrankungen des Magen-Darm-Trakts

Blutung und Perforation akuter ulzerativer Veränderungen im Gastrointestinaltrakt mit z. T. lebensbedrohlichen Komplikationen sind sehr häufig nach Verbrennungen. Prospektive Untersuchungen schwerstverbrannter Patienten mittels fiberoptischer Gastroduodenoskopie zeigen akute Läsionen bei 83,5% der Patienten innerhalb der ersten 5 h nach der Verbrennung. Die Mortalitätsrate in dieser Gruppe ist dabei höher als 80% anzusetzen. Eine Blutung in Folge eines solchen Streßulkus während der Durchführung einer Anästhesie ist dabei nicht selten [3].

Hypertonie

Klinische Untersuchungen haben gezeigt, daß schwerstverbrannte Kinder in ungefähr 30% der Fälle eine Erhöhung des diastolischen Drucks über 90 mm Hg[1]

---

[1] 1 mm Hg ≙ 133,322 Pa.

aufweisen. Diese Komplikation findet man auch in anderen Altersgruppen. 10%
der Patienten zeigen zusätzlich noch Krampfanfälle. Die bezeichnenden Symptome dieser Hypertonie sind recht unterschiedlicher Art, oftmals sind die Patienten
während solcher Blutdruckspitzen somnolent und haben Grand-mal-Anfälle.

Die Hypertonie tritt in der Regel innerhalb der ersten beiden Wochen nach
der Verbrennung auf. Blutdruckwerte von mehr als 230 mm Hg sind dabei nicht
selten. Während solche Blutdruckspitzen in der Regel von kurzer Dauer sind, treten sie aber doch sehr lange, über einige Wochen und Monate auf.

Die Ätiologie dieser Hypertonie ist nicht ganz geklärt, man weiß lediglich, daß
sie mit einem verlängerten Anstieg der Katecholamine im Serum und mit einem
hohen Plasmareninspiegel verbunden ist. Konzentrationen von mehr als 6,7 g/
100 ml wurden gemessen.

Enzephalopathie

Die akute zentralnervöse Dysfunktion ist bei schwerstverbrannten Patienten ein
großes Problem. Bei Kindern sieht man in 11% der Fälle neurologische Veränderungen. Solche Veränderungen können verschiedene Ausprägungen haben, wie
z. B. Halluzinationen, Veränderungen der Persönlichkeit, Delirium oder aber
auch Krampfanfälle mit komatösen Zuständen.

Es kommt zur kompletten Ausheilung der Enzephalopathie bei Patienten, die
die Verbrennung überleben. Nichtsdestoweniger kann eine solche Enzephalopathie sehr lange anhalten.

Die Ätiologie ist nicht bekannt, jedoch besteht ein gewisser Zusammenhang
zwischen dem Auftreten einer frühen Hypoxie und dem Auftreten einer Septikämie, Hyponatriämie, Hypoxämie und Leberdysfunktion.

Hyperosmolares hyperglykämisches Koma

Dieses Krankheitsbild ist durch eine schwere Dehydration gekennzeichnet, eine
deutliche Hyperglykämie, eine hohe Serumosmolarität und durch das Auftreten
eines Komas, ohne daß eine Ketoazidose besteht. Solch ein Krankheitsbild
kommt bei schwerstverbrannten Patienten in mehr als 10% der Fälle vor. Dabei
werden Blutglukosekonzentrationen von mehr als 1,7 mg/ml gefunden und Serumnatriumwerte von mehr als 170 mmol. Die Osmolarität ist mehr als doppelt
so hoch und der Blut-pH-Wert rangiert bei Werten von 7,1–7,2.

Die Diagnose dieses Krankheitsbildes erfolgt primär durch die Labordaten.
Eine sofortige und konsequente Therapie der Veränderungen unter enger Laborwertkontrolle mit hypotonen Flüssigkeiten und einer sehr sorgfältigen Beobachtung des Säure-Basen-Haushalts sind hier notwendig, um die Prognose zu verbessern.

Gerinnungsveränderungen [1]

Klinische Untersuchungen der Gerinnungsfaktoren und der Fließeigenschaften des Blutes in der Zeit nach schweren Verbrennungen zeigen Veränderungen, wie man sie bei anderen schweren Traumen findet.

Die Blutviskosität ist bei Aufnahme der Patienten in der Regel noch nicht verändert. Sie wird allerdings dann durch die Infusionsrate der gesamten Flüssigkeitstherapie beeinflußt. Die Konzentration der Thrombozyten steigt an. Initial findet man eine Reduktion des Fibrinogenspiegels und der akuten Phase-Proteine, die sich dann innerhalb von 36 h wieder normalisieren. Allerdings kann auch über eine längere Periode eine Veränderung des Fibrinogenspiegels gefunden werden (bis zu 3 Monate). Die Faktoren V und VIII sind auf das 4- bis 6fache angestiegen und bleiben etwa bis zum 4. Monat nach Trauma in dieser Höhe. Ein Ansteigen der Fibrinspaltprodukte findet man ebenfalls in den ersten 3–5 Tagen. Alle übrigen Veränderungen des Gerinnungssystems entsprechen den Veränderungen eines polytraumatisierten Patienten.

Carboxyhämoglobinämie

Eine Carboxyhämoglobinämie kommt durch die Kombination von Kohlenmonoxid mit Eisen und Radikalen der Hämgruppe zustande. Die toxischen Wirkungen der Inhalation von Kohlenmonoxid beruhen auf einer Gewebshypoxie durch Abnahme des Sauerstofftransports wegen hoher Affinität des CO zum Hämoglobin. Bei einem Inhalationstrauma muß mit einer solchen Veränderung gerechnet werden. Die Halbwertszeit des Carboxyhämoglobins beträgt ungefähr 4 h bei Raumluftatmung, kann aber auf 30 min absinken, wenn die Patienten 100% Sauerstoff einatmen. Die frühe Verabreichung erhöhter inspiratorischer Sauerstoffkonzentrationen ist hier sehr wesentlich.

Methämoglobinämie

Methämoglobinämie wird durch Oxidaton des Eisenanteils im Häm gebildet. Folge dieser Veränderung ist, daß Eisen nicht mehr in der Lage ist, Sauerstoffmoleküle zu binden.

Das Entstehen von Methämoglobin führt nicht allein zu einer Abnahme der Sauerstofftransportkapazität, sondern auch zu Verschiebungen der Sauerstoffdissoziationskurve und damit zu Veränderungen der Sauerstoffaffinität, so daß die Abgabe von Hämoglobin im Gewebe reduziert ist. An eine Methämoglobinämie sollte bei jedem Auftreten einer Zyanose in diesem Zusammenhang gedacht werden. Blut, das mehr als ca. 10% Methämoglobin enthält, sieht in der Regel dunkelrot oder fast bräunlich aus, und selbst hohe Sauerstoffkonzentrationen können die Farbe des Blutes nicht ändern (Messung des Methämoglobinspiegels).

---

[1] Vgl. Kap. „Gerinnungsstörungen", S. 231.

Die Behandlung besteht in der Gabe von Nitraten (Silbernitrat), um das Methämoglobin in Hämoglobin umzuwandeln. Die akute Behandlung besteht in der Gabe von Methylenblau, der Verabreichung von reinem Sauerstoff in der Inspirationsluft und gegebenenfalls in der Durchführung der Hämodialyse.

Inhalationstrauma [1]

Bei dem schwerstverbrannten Patienten gibt es sog. direkte Wirkungen in Folge der Inhalation von Rauch, Flammen oder schädlichen Gasen oder aber auch von erhitzter Luft. Kriterien für das Vorliegen eines solchen Inhalationstraumas sind in der Frühphase recht schwer zu finden. Da positive physikalische Veränderungen bei der Untersuchung der Lunge und des Thorax meistens erst spät (nach 24 h) auftreten, kann sich eine solche Lungenschädigung schon kurz nach der Aufnahme manifestieren, ohne daß dies von Anfang an gleich zu erkennen wäre. Aus diesem Grunde ist es wichtig, den Unfallhergang der Verbrennung zu kennen, um die Wahrscheinlichkeit eines Inhalationstraumas abschätzen zu können.

Hinweise hierfür sind z. B. Verbrennungen innerhalb geschlossener Räume. Sichtbare Verbrennungen an Mund und Nase machen ebenfalls das Vorhandensein eines Inhalationstraumas sehr wahrscheinlich. Viele Patienten haben bereits große Mengen Rauch inhaliert, bevor sie sich die Gesichtsverbrennungen zugezogen haben.

Die oberen Luftwege reagieren auf ein solches Inhalationstrauma in der Regel durch ein Ödem der Lippen, der Nase, der Zunge oder des Pharynx (Rötung), auch ein Glottisödem ist recht häufig. Röntgenaufnahmen der Lunge sind in aller Regel wertlos. Die Luftwege müssen sofort gesichert werden. In diesem Fall muß unbedingt prophylaktisch eine Atemwegssicherung, z. B. durch eine Frühintubation in topischer Lokalanästhesie [6] erfolgen. Häufig kommt es in den ersten Stunden nach dem Inhalationstrauma zu einer Zunahme des Ödems, wodurch eine Spätintubation risikoreich, wenn nicht sogar unmöglich gemacht wird.

Die Intubation sollte in der Regel mit der Aufnahme des Patienten in der Klinik erfolgen. Untersuchungen haben ergeben, daß eine endotracheale Intubation („low pressure cuff") bei diesen Patienten, auch wenn sie über Tage oder Wochen erforderlich ist, vergleichsweise nur geringe Komplikationen hervorruft. Hingegen muß bei einer Tracheotomie bei schwerstverbrannten Patienten mit einer hohen Komplikations- und auch Mortalitätsrate gerechnet werden [5]. Die Tracheotomie sollte aus diesen Gründen extremen Situationen vorbehalten bleiben, z. B. dann, wenn eine Intubation aus anatomischen Gründen nicht möglich wäre.

Aufgrund des kleinen Durchmessers der kindlichen Atemwege ist hier die frühe Luftwegssicherung unerläßlich. Die prophylaktische Intubation sollte auch dann erfolgen, wenn die Diagnose eines Inhalationstraumas nicht sicher ist.

Die Behandlung der respiratorischen Insuffizienz bei Schwerstverbrannten erfolgt nach den gleichen Prinzipien, wie die Behandlung der respiratorischen Insuffizienz anderer Ursachen. Die wirksamste Therapie ist die Respiratortherapie un-

---

[1] Vgl. Kap. „Respiratorische Insuffizienz", S. 303.

ter Zuhilfenahme von positivem endexspiratorischem Druck (PEEP) oder kombinierter Verfahren mit CPAP.

Verbrennungen bei Kindern

Ein großer Teil aller Verbrennungen betrifft das Kindesalter. Zahlenmäßig stehen hierbei die Verbrühungen im Vordergrund. Hauptursache für Verbrühungen sind das Herunterreißen von Gefäßen mit heißen Getränken oder Wasser vom Tisch oder Herd. Das rückwärts Hineinfallen in ein am Boden stehendes größeres Gefäß mit heißen Flüssigkeiten ist ebenfalls häufig.

Der Häufigkeitsgipfel von Verbrühungen liegt im 2. Lebensjahr, so daß es sich bei den Patienten mit Verbrennungen im Kindesalter vorwiegend um Kleinkinder handelt [2].

Je jünger das Kind und je ausgedehnter die Verbrennung ist, um so ernster ist die Prognose. Aber auch schon wesentlich weniger ausgedehnte Verbrennungen können für das Kind lebensbedrohlich sein. Deshalb sollte im Säuglingsalter jede Verbrennung bei einer Ausdehnung von über 5% der Körperoberfläche und im Kindesalter von über 10% Grund zur stationären Behandlung sein.

Unterschiede in der Behandlung von Verbrennungen bei Kindern im Vergleich zum Erwachsenen ergeben sich vor allem aus den Besonderheiten des kindlichen Wasserhaushaltes und seines Stoffwechsels. Sie sind im Kapitel „Das traumatisierte Kind" (Abschnitt C) dargestellt, so daß sie an dieser Stelle nicht weiter erörtert werden.

Therapie

Notfallaufnahme

Um bei der Ankunft eines Patienten mit schweren Verbrennungen in der Aufnahmeabteilung eine effektive Therapie möglich zu machen, ist es von Nutzen, einen *Behandlungsplan* zur Hand zu haben, aus dem die wichtigsten Punkte der Behandlung zu ersehen sind.

Der zuerst hinzugerufene Arzt muß den *Allgemeinzustand* des Patienten beurteilen. Die Behandlung von Atem- und Zirkulationsstörungen hat absolute Priorität. Wenn der Allgemeinzustand es zuläßt, werden die Schwere und das Ausmaß der Verbrennung geschätzt. Dabei macht es die Neunerregel (Abb. 3) jedem möglich, die Größe der Verbrennung prozentual auszurechnen (bei allen Altersgruppen entspricht die Handfläche etwa 1% der Körperoberfläche).

Zu den *Sofortmaßnahmen*, insbesondere dann, wenn die Patienten komatös sind und mit der Möglichkeit einer Kohlenmonoxidintoxikation zu rechnen ist, zählen die Gabe von reinem Sauerstoff und evtl. die *endotracheale Intubation*. Bei insuffizienter Atmung muß der Patient beatmet werden. Bei beginnendem Stridor darf die Intubation auf keinen Fall hinausgezögert werden, weil eine Stenose der Atemwege sehr schnell fortschreitet und zunimmt.

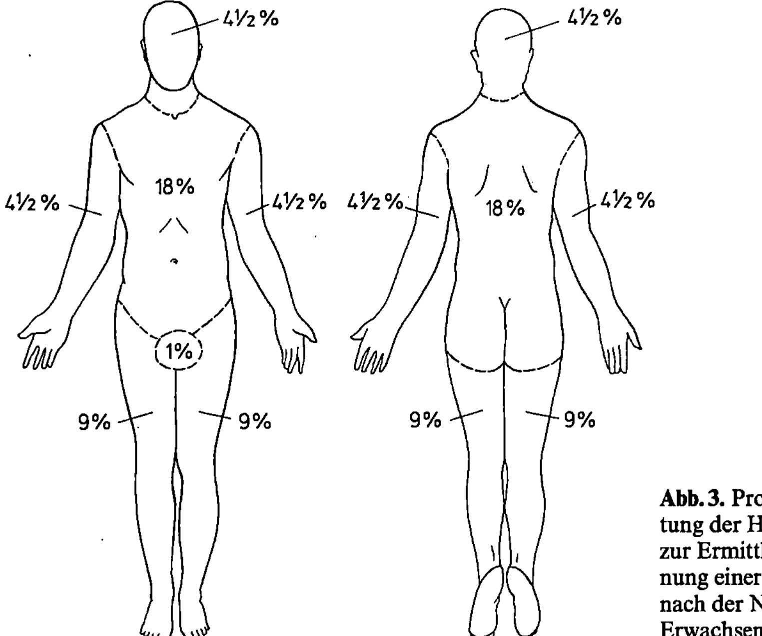

Abb. 3. Prozentuale Bewertung der Hautoberfläche zur Ermittlung der Ausdehnung einer Verbrennung nach der Neunerregel bei Erwachsenen

Sind mehr als 15% der Körperoberfläche verbrannt, wird eine *Infusion* angelegt werden. Zu diesem Zweck wird eine Kunststoffkanüle durch die gesunde Haut in eine große Vene am Arm oder Bein eingebracht.

Ein sicherer und großlumiger intravenöser Zugang ist wichtig, da Infusionsraten von 1–2 l/h im Rahmen der ersten Flüssigkeitstherapie notwendig sind. Der Venenweg sollte nach Möglichkeit an Stellen unverbrannter Haut gelegt werden.

Das Legen eines *zentralvenösen Katheters* (ZVK) soll nicht routinemäßig erfolgen. Das Risiko eines ZVK ist groß, da ein solcher Katheter immer potentiell mit der verbrannten Haut kontaminiert ist und prinzipiell eine Ursache septischer Komplikationen darstellt. Es wurde eine Zunahme der bakteriellen Endokarditishäufigkeit im Zusammenhang mit zentralvenösen Kathetern bei schwerstverbrannten Patienten gefunden. Dem gegenüber steht die Phlebitis bei peripherer Kanülierung, die mit etwa 5% angegeben wird. Die Entzündung einer peripheren Vene kann im schlimmsten Fall durch Exzision derselben korrigiert werden. Dagegen erlaubt eine Entzündung einer zentralen Vene diese Möglichkeit nicht.

Der zentrale Venendruck ist charakteristischerweise während der ersten Zeit und während der ersten Flüssigkeitssubstitution niedrig. Nur in 10% der Fälle kann es erforderlich sein, einen Venenkatheter oder einen Pulmonaliskatheter zu plazieren.

Schmerzstillende Mittel werden intravenös verabreicht. Sie werden so schneller und sicherer wirksam als bei intramuskulärer Gabe.

Einen *Blasenkatheter* legt man bei Patienten mit mehr als 30%iger Verbrennung, ebenfalls bei Patienten mit präexistenten kardiopulmonalen Problemen.

Bei Verbrennungen über 60% verbrannter Körperoberfläche muß unverzüglich mit der *Flüssigkeitssubstitution* begonnen werden, um einer Hypovolämie in Folge der Extravasation zu begegnen. Ziel ist, eine adäquate Gewebsperfusion und Urinausscheidung zu gewährleisten. In den letzten 20 Jahren wurden zahlreiche Formeln zur Berechnung des Flüssigkeitsverlustes entwickelt. Es ist hierbei unwesentlich, ob kolloidale, kristalline oder Kombinationen dieser beiden Substanzen wie es meistens erfolgt, zur Grundlage dieser Berechnungen herangezogen werden, solange die Flüssigkeitsmenge dem jeweiligen Bedarf angepaßt wird.

Das allgemeine Erscheinungsbild des Patienten und seine Bewußtseinslage sind die verläßlichsten Richtlinien zur Beurteilung der Wirksamkeit der Soforttherapie.

Die Urinausscheidung, die von der veränderten ADH-Sekretion beeinflußt wird, ist ein sehr hilfreicher Indikator für eine adäquate Flüssigkeitssubstitution. Es muß jede Anstrengung unternommen werden, die Nieren durch eine ausreichende *Flüssigkeitssubstitution* zu schützen. Das Nierenversagen im Rahmen einer schweren Verbrennungskrankheit führt zu einer deutlichen Verschlechterung der Prognose. Es werden ca. 4 ml einer Ringer-Lösung pro Prozent verbrannter Körperoberfläche pro kg Körpergewicht und Stunde verabreicht. Andere Berechnungen legen 0,5 ml kolloidaler und 1,5 ml kristalliner Lösung pro Prozent verbrannter Körperoberfläche und kg Körpergewicht und Stunde zugrunde. Die Hälfte des berechneten Volumens soll innerhalb der ersten 8 h, jeweils ein Viertel in den nächsten 8 h und ein Viertel in den letzten 8 h gegeben werden. Die Urinausscheidung sollte 30–70 ml/h betragen (Parkland-Formel, s. folgende Übersicht [7]).

Formeln zur Berechnung der Infusionsmenge

Schema I (USA)

In den ersten 24 h:
3–4 ml Ringer-Laktat/kg KG · % VKO, davon 50% in den ersten 8 h, die zweite Hälfte in den restlichen 16 h
In den zweiten 24 h:
0,4–0,5 ml/kg KG · % VKO Plasma oder Humanalbumin 5% + die Hälfte der Flüssigkeitsmenge der ersten 24 h als Glukose 5%.

Schema II (überwiegend in Europa)

In den ersten 24 h:
3 ml/kg KG/% VKO – 2/3 als Elektrolytlösung und 1/3 als Kolloid; auch hier 50% in den ersten 8 h, die anderen 50% mit 12% Kohlenhydraten in den restlichen 16 h
In den zweiten 24 h:
1,5 ml/kg KG/% VKO – d. h. nur noch die Hälfte der Flüssigkeitsmenge des 1. Tages. Dieses Volumen besteht zu 2/3 aus Elektrolytlösung + einer 3-Zucker-Lösung und 1/3 als Kolloide in Form von 5% Serumeiweiß.

Da man davon ausgehen kann, daß alle verbrannten Patienten, speziell natürlich Patienten mit einem *Inhalationstrauma*, hypoxisch sind, ist die Verabreichung einer erhöhten Sauerstoffkonzentration der Inspirationsluft zwingend notwendig. Gleichermaßen sollte man recht früh mit einer Substitution von Kalorien beginnen. Die verletzte Haut bzw. das Fehlen der protektiven Wirkung der Haut führt zu einem hohen Verlust an Wärme in Form von Wasserverdunstung und Strahlung. Berechnungen haben ergeben, daß beim Kind bei einem Flüssigkeitsverlust von 4 ml/m² verbrannter Hautoberfläche – beim Erwachsenen entspricht dies etwa 2,5 ml pro m² verbrannter Hautoberfläche – 3,5 kcal/Tag durch Wärmeverlust verbraucht werden. Die Bemühungen zur Aufrechterhaltung einer normalen Körpertemperatur beinhalten das aktive Anwärmen z. B. des Raumes („Infrarotstrahler"), in dem die Patienten liegen und ein Anwärmen verabreichter Infusionen. Jeder zusätzliche Wärmeverlust muß vermieden werden. Eine zusätzliche Abnahme der Körpertemperatur im Rahmen einer in dieser Situation durchzuführenden Anästhesie wird durch Anheizen der Operationssaaltemperatur auf 32 °C und Verwendung von Rückatmungssystemen oder aber durch die Anwärmung der Inspirationsluft verhindert. Die Körpertemperatur wird kontinuierlich gemessen.

Intensivtherapie

Eine *stationäre Behandlung* ist grundsätzlich dann durchzuführen, wenn die geschädigte Hautfläche bei Säuglingen, Kindern und alten Patienten mehr als 5%, beim Erwachsenen mehr als 10% 2. oder 3. Grades beträgt. Bei Verbrennungen 2.–3. Grades an Gesicht, Händen und Genitale ist auch bei noch geringerer Ausdehnung die Aufnahme zu empfehlen. Der Transport eines schwerstverbrannten Patienten soll innerhalb der ersten 5 h mit begonnener Infusionstherapie in ein Verbrennungszentrum durchgeführt werden. Ist dieses Zeitlimit nicht einzuhalten, sollte der Patient erst nach Stabilisierung und überstandener sog. Schockphase transportiert werden.

Das *Ausmaß der Verbrennung* wird in Prozent verbrannter Körperoberfläche angegeben. Bei Anwendung der Neunerregel (Abb. 3) werden die einzelnen Körperpartien in Abschnitten mit ca. 9% aufgeteilt. Es wird dabei die Proportion zur gesamten Körperoberfläche errechnet:
– Hals und Kopf 9%,
– rechte obere Extremität 9%,
– linke obere Extremität 9%,
– rechte untere Extremität 18%,
– linke untere Extremität 18%,
– Vorderseite 18%,
– Rückseite 18%,
– Perineum 1%.

Bei Kindern bedarf diese Regel einer Modifizierung, da die Oberfläche von Kopf und Hals deutlich mehr als 9% beträgt (Abb. 4, Tabelle 1) [8].

Unbehandelt gleitet der *hypovolämische Schockzustand* beim Schwerstverbrannten in den durch keine Maßnahme zu beherrschende irreversiblen Schock [1]. Kolloidale Lösungen bringen eine Normalisierung von Plasma und Herzmi-

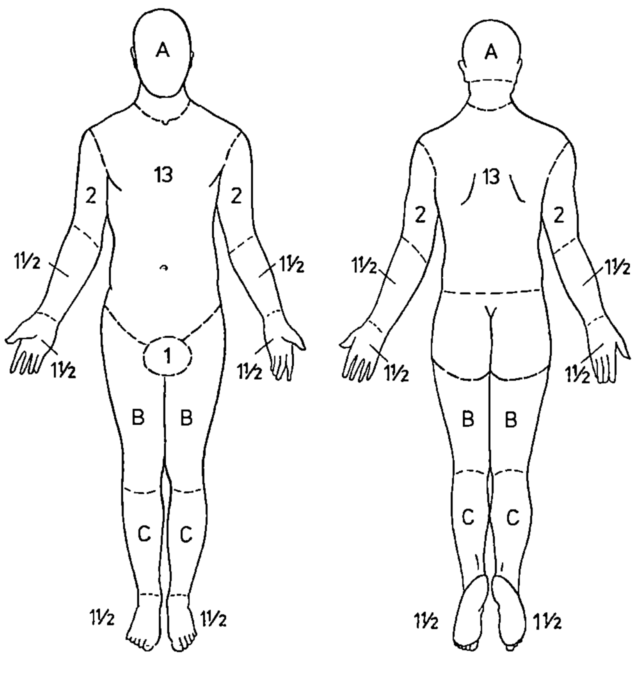

| Bereich | Alter [Jahre] | | | | | Erwach- |
	0	1	5	10	15	sener
A Hälfte des Kopfes	9½	8½	6½	5½	4½	3½
B Hälfte eines Oberschenkels	2¾	3¼	4	4¼	4½	4¾
C Hälfte eines Unterschenkels	2½	2½	2¾	3	3¼	3½
Verbrennungen [%] _______ 2° + _______ 3° = _______						

Abb. 4. Relativer Prozentsatz der betroffenen Körperareale im Verluf des Wachstums

nutenvolumen. Praktisch heißt dies, daß ein Kompromiß gefunden werden muß
zwischen der Gabe von kristallinen und kolloidalen Lösungen. Darüber hinaus
muß man wissen, daß in dem dem Verbrennungstrauma unmittelbar folgenden
Zeitabschnitt das Plasmavolumen unabhängig von der Art der Infusion allein
von der Infusionsgeschwindigkeit, also dem zugeführten Volumen, abhängig ist.
Nachdem die Rolle des Natriums in dieser Phase als wesentlich erkannt wurde,
empfahlen einige Autoren die Verwendung von hypertonen Salzlösungen in der
Therapie des Verbrennungsschocks. Im klinischen Gebrauch darf aber nicht vergessen werden, daß durch gleichzeitige orale Flüssigkeitszufuhr annähernd dasselbe Aufkommen an freiem Wasser erreicht wird, wie beim üblichen Vorgehen.
Ist eine gleichzeitige orale Flüssigkeitsaufnahme nicht möglich, z. B. bei einer gestörten Resorption, darf auf keinen Fall die Serumosmolarität ansteigen, dies um
so weniger, wenn mit einer Herzinsuffizienz gerechnet werden muß. Vorausset-

Tabelle 1. Nomogramm zur Bestimmung der verbrannten Oberfläche

Area	Jahre					Er-wach-sener
	0–1	1–4	5–9	10–14	15	
A. Kopf	19	17	13	11	9	7
Nacken-Hals	2	2	2	2	2	2
Stamm vorn	13	13	13	13	13	13
Stamm hinten	13	13	13	13	13	13
Rechte Gesäßhälfte	2,5	2,5	2,5	2,5	2,5	2,5
Linke Gesäßhälfte	2,5	2,5	2,5	2,5	2,5	2,5
Genitale	1	1	1	1	1	1
Linker Oberarm	4	4	4	4	4	4
Rechter Oberarm	4	4	4	4	4	4
Linker Unterarm	3	3	3	3	3	3
Rechter Unterarm	3	3	3	3	3	3
Linke Hand	2,5	2,5	2,5	2,5	2,5	2,5
Rechte Hand	2,5	2,5	2,5	2,5	2,5	2,5
B. Linker Oberschenkel	5,5	6,5	8	8,5	9	9,5
Rechter Oberschenkel	5,5	6,5	8	8,5	9	9,5
C. Linker Unterschenkel	5	5	5,5	6	6,5	7
Rechter Unterschenkel	5	5	5,6	6	6,5	7
Linker Fuß	3,5	3,5	3,5	3,5	3,5	3,5
Rechter Fuß	3,5	3,5	3,5	3,5	3,5	3,5

zung zu einer *solchen* Therapie ist die Möglichkeit der regelmäßigen Bestimmung der Serumosmolarität. Das Abweichen vom Normalwert (290 mosmol/l) um 50 mosmol/l kann deletäre Folgen haben. Die Zufuhr an freiem Wasser zur Deckung des Basisbedarfs erfolgt bei schwersten Verbrennungen wegen der Gefahr einer verminderten Resorption infolge eines paralytischen Ileus ebenfalls parenteral. Als Richtwert können 2 l bzw. 1,5 ml/m² Körperoberfläche pro Tag bei Erwachsenen gelten, die bei gesteigerten Verlusten, wie z. B. Fieber, entsprechend höher veranschlagt werden müssen. Die kombinierte Gabe von Kalorien und eventuell eine Substitution von *Insulin* können hier ratsam sein.

Die routinemäße Gabe von Puffern bereits vor Erhaltung gasanalytischer Befunde ist bei jeder schweren Verbrennung zu verantworten, bei länger zurückliegendem Unfall zu empfehlen. Zum Ausgleich der *metabolischen Azidose* gibt man entweder 0,3 mol Trispuffer (THAM). 2,5 mg/kg Körpergewicht und Tag werden i. allg. reaktionslos vertragen. Vorsicht ist geboten bei zu rascher Infusion. hier drohen Hypoglykämie, Hypotonie, Erbrechen oder Atemdepressionen. Günstig erscheint bei größeren Puffermengen die Kombination von Trispuffern mit Natriumbikarbonat im Verhältnis 1:1. Die Pufferung mit Natriumbikarbonat ist kürzer andauernd, aber rascher wirksam und v. a. bei Kleinkindern und Säuglingen als schonender zu empfehlen. Bei milden Azidosen, ebenso zur Azidoseprophylaxe, hat sich, wenn bereits eine perorale Aufnahme möglich ist, die Gabe von Acetolytgranulat 10–15 g/Tag bewährt.

Bis zum Erlangen entsprechender bakteriologischer Kulturbefunde ist beim Erwachsenen bei großflächigen Verbrennungen aller 3 Grade eine Antibiotikaprophylaxe anzuraten.

Die Verhütung schwerer *Allgemeininfektionen* durch ein geeignetes nach regelmäßiger Bestimmung der Erreger und Resistenz ausgewähltes breit wirksames Antibiotikum ist unerläßlich, da durch die großen Wundflächen und die darniederliegende Resistenz eine besondere Gefährdung besteht. Allerdings läßt sich mit einer antibiotischen Therapie nur eine Bakteriämie prophylaktisch oder therapeutisch beeinflussen.

Die Verhütung schwerer gefährlicher Wundinfektionen erfolgt durch lokaltherapeutische Maßnahmen. Hinzu kommen weitere intensivtherapeutische Maßnahmen, wie z. B. die physikalisch-therapeutischen Maßnahmen zur Prophylaxe von Thrombosen, Embolien, Pneumonien, Kontrakturen usw.

Die *Tetanusschutzimpfung* ist obligat und kann beim Gefährdeten in Form der aktiven Schnellimmunisierung erfolgen. Simultan empfiehlt sich die Applikation von humanem Tetanusimmunglobulin. Die Verabreichung von positiv-inotropen Substanzen erfolgt streng nach der kardialen Leistungsfähigkeit.

Die noch vor einigen Jahren empfohlene Therapie mit hohen Dosen von Antihistaminika oder Kallikreininhibitoren zur Hemmung der proteolytischen Enzyme hat nicht überzeugt.

Die Gabe von *Analgetika* soll bereits im Rahmen der Ersten Hilfe intravenös erfolgen. Hierzu eignen sich im Grunde die Opiate oder lytische Mischungen. Die Applikation von Kortikoiden sollte nur in Sonderfällen eingesetzt werden. Die routinemäßige Gabe von Immunglobulinen ist ebenso wie die Applikation von Aldosteronantagonisten wenig sinnvoll.

Besondere Aufmerksamkeit ist den *Atemwegen* zuzuwenden. Die Behandlung erfolgt nach gasanalytischen Gesichtspunkten. Die Respiratortherapie erfordert große Erfahrung in der kontrollierten Beatmung und entspricht der Respiratortherapie einer respiratorischen Insuffizienz anderer Ursache (vgl. Kap. „Respiratorische Insuffizienz", S. 303).

Ein Charakteristikum der Verbrennungskrankheit ist der extrem gesteigerte Proteinstoffwechsel und *Energieumsatz*, d. h. also ein enorm gesteigerter kalorischer Bedarf mit resultierender negativer Stickstoffbilanz und kaum überwindbaren Katabolieursachen. Die Bedarfsdeckung erfolgt durch Mobilisierung von Körperbausteinen. Sie bedingt nach einiger Zeit einen raschen Gewichtsverlust mit allen Folgen, speziell einer Resistenzminderung. Ursachen der Katabolie sind vor allem die hohen Energieverluste über Verdunstung und Wärmeabgabe (Abb. 2) der großen Wundflächen, die bis zu 7000 kcal/Tag betragen können. Hinzu kommt die adrenerge streßbedingte Stimulation des Patienten.

Eine entscheidende Besserung der Prognose schwerstverbrannter Patienten gelingt durch Anwendung der parenteralen Ernährung, durch geschlossene oder offene Wundbehandlung sowie frühe Deckung der Verbrennungsfläche mit homo- und heterologem Transplantat. Hierdurch und durch Erhöhung der Raumtemperatur und relativen Luftfeuchtigkeit lassen sich die extremen Energieverluste reduzieren.

Angesichts der enormen Eiweiß- und Energieverluste kommt der *Ernährung* besondere Bedeutung zu. Diese kann wegen Anorexie, Erbrechen, Resorptionsstörungen oder anderer Komplikationen, z. B. bei der Sondenernährung, sehr oft nicht in adäquater Form oral durchgeführt werden. Hier ist die Möglichkeit der parenteralen Ernährung von größter Bedeutung. Man richtet sich auch in der parenteralen Ernährung nach der für die orale Nahrungszufuhr als optimal angesehenen Kalorienrelation. Eine tägliche Aufnahme von 2–4 g/kg KG Proteinen, 50–70 kcal/kg KG und Tag, wäre bei vollständiger parenteraler Ernährung aufgrund klinischer und experimenteller Untersuchungen zu fordern. Wegen der hohen Energieverluste des schwerstverbrannten Patienten ist die Obergrenze anzustreben. Allerdings wirken hier oft große zuzuführende Volumina limitierend. Die großen Substratmengen zur Deckung des Bedarfs nach der oben angegebenen Relation müßten in Form von hochprozentigen Kohlenhydratgemischen, Aminosäurenlösungen und Fettemulsionen zugeführt werden:

Erforderlicher Bedarf an Kalorien, Proteinen und Wasser pro Tag

Kalorien:	60 kcal/kg KG
	+ 30 kcal/% VKO (verbrannte Körperoberfläche)
Proteine:	3 g/kg KG
	+ 1 g/% VKO
Wasser:	10% des Körpergewichts
	während der ersten 2–3 Tage

Hierbei können zusätzlich Probleme durch die im Postaggressionsstoffwechsel häufig gestörte Glukosetoleranz auftreten.

Bei einer solchen längerdauernden Therapie mit hochprozentigen Lösungen muß wegen der Gefahr von Venenwandreizungen die Indikation zum Anlegen eines zentralen Venenkatheters gestellt werden.

Die geschilderten Dosierungen sind bei teilweiser oraler Zufuhr den zu erstellenden Bilanzen anzupassen.

Wegen Neubildung einerseits und wegen der verkürzten Überlebenszeit der Erythrozyten andererseits wird wiederholt die Gabe von Zitrat erfolgen müssen.

Besonders der Schwerstverbrannte ist durch psychische Veränderungen schwer belastet. Die häufig notwendigen Operationen, der anhaltende Schmerz, verbunden mit für den Patienten belastenden (sich wiederholenden) diagnostischen Maßnahmen, erfordern u. U. eine regelmäßige Betreuung durch einen in dieser Problematik geschulten Psychiater oder auch Psychologen.

Anästhesieverfahren bei Schwerstverbrannten

Anästhesieverfahren bei Patienten mit massiven Verbrennungen gehören als integraler Bestandteil zu den immer wieder notwendig werdenden aggressiven operativchirurgischen Eingriffen bei der Verbrennungskrankheit.

Die Prämedikation erfolgt zurückhaltend. Zur Analgesie (Umlagerung) verwendet man Opiate oder Opiatderivate. Die konventionelle Verabreichung von Atropin sollte hier nicht routinemäßig durchgeführt werden, da häufig Tachykardien und hypertherme Zustände angetroffen werden. Der hämodynamische Zustand ist häufig instabil, so daß alle Sedativa, Hypnotika oder Narkotika zu erheblichen RR-Schwankungen führen können.

Besonderheiten in der Lokalisation der Verbrennung (Verbrennungen der Extremitäten, Gesichtsverbrennungen) bestimmen das Einleitungsverfahren. Die Einleitung der Narkose kann sowohl intravenös als auch rektal oder aber per inhalationem über eine Maske erfolgen. Zur endotrachealen Intubation sollten nichtdepolarisierende Muskelrelaxanzien (*cave:* Hyperkaliämie) zur Anwendung kommen. Grundsätzlich muß mit einer erschwerten Intubation gerechnet werden (Ödem). Die Anästhesie selbst kann dann mit einem Inhalationsanästhetikum, am besten in Kombination mit Analgetika (Fentanyl), aufrechterhalten werden. Die weitere Relaxierung erfolgt ebenfalls mit nichtdepolarisierenden Muskelrelaxanzien.

Bei der Wahl der Anästhetika sollte berücksichtigt werden, daß es nach der Verwendung von Ketamin zu unvorhergesehenen Aktivitäten des Patienten in der postoperativen Phase kommen kann (Verschieben von Transplantaten).

Die Nekrektomien und die Exzisionen führen in der Regel zu großem Blutverlust. Dabei ist die Aufrechterhaltung des zirkulierenden Blutvolumens von besonderer Bedeutung und nicht immer ohne Komplikation durchzuführen. Die Anwendung einer kontrollierten Hypotension während der Anästhesie Schwerstverbrannter kann den Blutverlust etwas reduzieren.

Die Überwachung der Patienten stellt den Anästhesisten mitunter vor größere Probleme. Wünschenswert sind bei Eingriffen mit großen Volumenverlusten und Patienten in schlechtem Zustand intravasale arterielle Katheter zur direkten Blutdruckmessung und der Möglichkeit häufiger arterieller Blutentnahmen zur Bestimmung von Blutgasanalysen. Einen weiteren großen Stellenwert hat die Messung des zentralen Venendrucks und die Messung des Stundenurins. Manchmal sind aber diese Überwachungsmaßnahmen – je nach dem Ausmaß und der Art der Verbrennung – nicht immer in der gewünschten Form durchzuführen.

Dabei sollte darauf geachtet werden, daß die Atemluft nicht nur angefeuchtet, sondern auch angewärmt wird. Ebenfalls sollten Infusionen angewärmt sein.

Bei Patienten, bei denen nicht nur die Flüssigkeitstherapie bilanziert, sondern bei denen auch die kardiopulmonale Seite genauer beurteilt werden muß, ist es angezeigt, einen Pulmonaliskatheter zu plazieren.

Pflege des schwerstverbrannten Patienten und Lokalbehandlung

Die *Körperpflege* in der Intensivmedizin dient dazu, die Haut zu reinigen, ihre Schutzfunktion zu erhalten, und das Infektionsrisiko zu vermindern. Alle mit der Körperpflege zusammenhängenden Maßnahmen gehören in den Bereich der Grundpflege. Die Körperpflege teilt sich in die Körperwäsche und die Hautpflege, in die Kopf- und Haarpflege, Augenpflege, Mundpflege, Ohrenpflege und in die Handhabung des Intensivpflegebettes. Hinzu kommen der Wäschewechsel, die Lagerung des Intensivpatienten, evtl. mit speziellen Lagerungsmitteln zur Ruhigstellung. Weiter zählen zur Pflege und Lagerung die Dekubitusprophylaxe, die Versorgung mit Blasenkathetern, die Verbände und die Infektionskontrolle.

Die Pflege des schwerstverbrannten Patienten orientiert sich an den pflegerischen Maßnahmen der allgemeinen Intensivtherapie. In diesem Zusammenhang werden hier nur die für die Pflege des schwerstverbrannten Patienten besonderen Maßnahmen aufgeführt. Hierzu zählt die Behandlung mit Silbernitrat und die Behandlung mit Betaisodona.

Bezüglich der *Lokalbehandlung* besteht heute kein einheitliches Konzept. Ein gewisser Konsens zeichnet sich insofern ab, daß Verbrennungen 3. Grades nur durch eine möglichst frühe plastisch-chirurgische Versorgung behandelt werden können. Das heißt Exzision der Nekrosen zum frühestmöglichen Zeitpunkt mit möglichst sofortiger Deckung durch autogenes Transplantat.

Jedoch ist eine konsequente und alleinige Behandlung dieser Art häufig nicht durchführbar. Zum Beispiel steht einer primären Exzision der immense Blutverlust des ohnehin stark reduzierten und durch Folgeerkrankung gefährdeten Patienten entgegen. Bei einer Sofortversorgung wird das Angehen von Transplantaten weniger durch die Infektion, sondern mehr durch das entstehende Ödem und die Blutungsneigung gefährdet. Hinzu kommt, daß nicht bei allen Patienten immer die ganze Verbrennungsfläche sofort operativ versorgt werden kann.

Es gibt deshalb eine Reihe von Argumenten gegen die radikale primäre Exzision und Deckung, so daß man im Einzelfall immer zu Kompromissen gezwungen ist. Hierbei ist das operative Vorgehen auf der Basis einer wirksamen Lokaltherapie der Belastbarkeit und dem Zustand des Patienten anzupassen.

Sicherlich wird es nicht möglich sein, allgemeingültige Richtlinien für die Lokalbehandlung und Pflege zu erarbeiten. Dies gilt um so mehr, als die technischen Voraussetzungen für eine solche Behandlung in verschiedenen Krankenhäusern sehr unterschiedlich sind. Zum Beispiel setzt eine offene Wundbehandlung einen größeren räumlichen und organisatorischen Aufwand voraus. Es lassen sich zwei Grenzwerte nennen:

Man sollte ohne den technischen Hintergrund einer Spezialabteilung und ohne eine sehr große persönliche Erfahrung niemals Patienten mit mehr als 20% verbrannter Körperoberfläche primär exzidieren. Eine konservative Behandlung sollte nicht länger als 3 Wochen fortgesetzt werden, da mit einer Restitutio ad integrum nach dieser Zeit nicht mehr zu rechnen und eine operative Versorgung solcher Defekte immer notwendig ist.

Die beste Lokalbehandlung ist die, bei der möglichst schmerzfrei manipuliert, nicht resorbiert und nichts über die Oberfläche verloren wird.

Es ist zu verhindern, daß die durch Verbrennungen an der Hautoberfläche entstandenen toxischen Zerfallsprodukte in den Kreislauf gelangen, und es ist zu gewährleisten, daß über einen möglichst langen Zeitraum sterile Verhältnisse aufrechterhalten werden. Diese letzte Forderung ist gleichzeitig die vordergründigste, da die Verbrennungsnekrose einen hervorragenden Nährboden für praktisch alle Mikroorganismen darstellt und da in der bakteriellen Kontaminierung der Verbrennungsoberfläche eine entscheidende zusätzliche Noxe auf die überlebenden Gewebsverbände gesehen werden muß, die eine spontane Heilung in vielen Fällen verhindert.

Schichtbehandlung von Silbernitrat auf Verbrennung wird als sterile bakteriostatische Barriere zwischen dem Patienten und seiner Umgebung verstanden. Das Auftragen erfolgt einige Male pro Tag und bedarf einiger wichtiger Vorbereitungen. Benötigt werden die Lösung selbst, sterile Tücher, sterile Handschuhe, Gesichtsmasken und Hüte für das Pflegepersonal, soweit diese nicht ohnehin auf der Intensivstation routinemäßig getragen werden.

Das Silbernitrat ist eine bakteriostatische Substanz, die in der Regel in einer Konzentration von 0,5% vorliegt. Es ist normalerweise eine klare Lösung, die nicht verwendet werden sollte, wenn sie ihre Farbe verändert hat oder wenn sie Kristalle enthält. Wenn diese Lösung Licht ausgesetzt wird, wird sie dunkel und inaktiv. Die Silbernitratlösung wird auf die Haut aufgetragen, wobei die Silberionen mit der Hautoberfläche der verletzten Teile in Kontakt treten.

Der Patient wird vor der Behandlung mit Opiaten oder Opiatderivaten prämediziert, da diese Behandlung auch sehr schmerzvoll sein kann. Nach Waschung der Hände und Richten des Materials auf einem Beistelltisch am Bett des Patienten erfolgt die eigentliche Behandlung unter aseptischen Bedingungen, wozu auch zählt, daß am Schluß die verwendeten Materialien gesondert entsorgt werden. Eine angewärmte Silbernitratlösung ist in der Regel für den Patienten angenehmer.

Die Behandlung der Verbrennungen erfolgt so, daß diese Silbernitratlösung gleichmäßig und vorsichtig aufgetragen wird. Hierzu werden sterile Tücher auf die verbrannten Stellen gelegt, die dann wiederum mit dieser Lösung getränkt werden. Die Silbernitratlösung muß alle 2 h erneuert werden.

Bei der Behandlung mit Betaisodona wird diese Substanz mit Spateln auf die verbrannten Hautflächen aufgetragen. Dieses Medikament wirkt lokal, führt zu einer Bakteriostase an der verbrannten Oberfläche der Haut und wirkt somit auch als Barriere gegenüber der Umgebung. Die Häufigkeit der Applikation ist unterschiedlich, in etwa sollte das Auftragen von Betaisodona-Salbe 2- bis 3mal pro Tag erfolgen.

Solange der Schorf reizlos und ohne Infektion die Verbrennungsfläche deckt, muß nicht mit einer narbigen Schrumpfung bzw. der Ausbildung von narbigem Ersatzbindegewebe gerechnet werden. Diese Prozesse beginnen erst nach der Exzision oder im Falle einer Frühinfektion unter dem Schorf, die sich im nekrotischen Gewebe durch Unachtsamkeit in der Pflege ausbreiten kann. Man wird deshalb versuchen, insbesondere über den Gelenken und im Anal- und Genitalbereich sowie im Bereich der Axillarlinie, den Schorf niemals länger als 3 Wochen zu belassen.

Bei Betrachtung der für den Behandlungsplan und die Pflege zur Verfügung stehenden Möglichkeiten in bezug auf Isolierung, intensive Überwachung und Führung des schwerstverbrannten Patienten kann zum heutigen Zeitpunkt die aktive chirurgische Therapie in Kombination mit einer bakteriologisch überwachten Lokaltherapie mit Silbernitrat oder Betaisodona als Methode der Wahl bezeichnet werden. Lokaltherapie und Pflege sind somit wesentliche Bestandteile im Gesamtkonzept der Behandlung schwerer Verbrennungen. Sie muß unter dem Gesichtspunkt der Behandlung der Schäden, des Schocks und einer eventuellen auftretenden Sepsis betrachtet werden. Somit ist am wichtigsten, daß schwere Allgemeininfektionen durch eine peinlich genaue allgemeine und lokale Behandlung der Verbrennungspatienten beherrscht werden konnten. Eine sorgfältige Wundpflege ist neben der großen Erfahrung des diensthabenden Krankenhauspflegepersonals wesentliche Voraussetzung für die erfolgreiche Therapie von Patienten mit schweren Verbrennungen.

Die Bestimmung des Körpergewichts ist im Rahmen einer exakten Bilanzierung auch dann wesentlich, wenn der schwerstverbrannte Patient durch zusätzliche Verletzungen immobilisiert ist. Zusammen mit einer Berechnung des intensiven Flüssigkeitsverlustes und der Urinmenge ist es möglich, den täglichen Flüssigkeitsbedarf zu bestimmen. Er kann bei ausgedehnten Verbrennungen bis zu 7 l pro Tag betragen.

In der Behandlung von Kindern spielt ein Faktor eine besonders wichtige Rolle: die Angst. Nicht nur Angst vor Schmerzen und vor dem Unbekannten, sondern zusätzlich die Trennung von den Eltern nach dem akuten Unfallereignis sind Faktoren, die für die Lokaltherapie und für die Pflege von Bedeutung sind. Das Pflegepersonal muß im Umgang mit kindlichen Patienten diesem Umstand Rechnung tragen. Die fehlende Kooperation macht es häufig unmöglich, vernünftig mit dem Kind zu sprechen und die erforderlichen Manipulationen vorzunehmen. Die Lagerung von verbrannten Kindern ist schwierig. Extremitäten müssen fixiert werden, sollen sie wirklich für die gewünschte Zeit richtig gelagert werden.

Zu erwähnen bleibt, daß es bei großflächiger Lokalbehandlung mit quecksilberhaltigen Lösungen gerade bei Kindern zu Intoxikationen kommen kann. Insbesondere muß hier an eine Nephrotoxizität gedacht werden.

Mortalität

Die für die Prognose neben der Tiefe wesentliche Ausdehnung der Verbrennung wird allgemein in Prozent der Gesamtkörperoberfläche angegeben. Eine bewährte rasche Methode zur Abschätzung der Extension ist die sog. Neunerregel nach Wallace mit Modifikation für Kinder (Abb. 3). Etwas genauere Prozentzahlen liefert das Schema von Lundt u. Browder (Abb. 4, Tabelle 1). Die exakte Festsetzung des Verbrennungsausmaßes aus resultierender Tiefe und Aussehen ist sehr oft erst nach Tagen möglich. Dabei wird zunächst die Tiefe der Verbrennung unterschätzt, die Ausdehnung überschätzt. Im Hinblick auf die Prognose ist aber neben Alter und eventuellen Begleiterkrankungen die Differenzierung zwischen Teil- und völliger Zerstörung der Haut wesentlich, da auch heute noch bei über 50% der Verbrennungen 3. Grades eine hohe Mortalität gegeben ist.

In der Beurteilung des Verbrennungsschadens, bei dem es sich ja nicht nur um ein lokal-, sondern um ein allgemeintherapeutisches Problem komplexer Natur handelt, ist neben der Erfahrung des Arztes auch die Anamnese von großem Wert. So zeigt es sich etwa, daß Flammen- oder Stromkontakt meist zu Hautschädigungen 3. Grades führen. Eine weitere Abhängigkeit ist neben der Temperatur in der Zeitdauer der Einwirkung gegeben und kann prognostisch und diagnostisch verwertet werden.

Verbrennungen über 33% der Körperoberfläche haben eine 95%ige Mortalität in den letzten 30 Jahren gezeigt. Heute hingegen beträgt die Mortalität in den speziellen Behandlungseinheiten 10%. Die schlechtesten Ergebnisse findet man bei älteren Patienten jenseits des 65. Lebensjahres. Hier beträgt die Mortalitätsrate bei 25%iger Verbrennung 50%. Diese hohe Mortalitätsrate hat ihre Ursache in den vielen präexistenten Begleiterkrankungen.

Literatur

1. Ahnefeld FW, Haug HU (1974) Verbrennungsschock. Chirurg 45:106
2. Butenaudt I, Corelt I (1979) Verbrennungen im Kindesalter. Enke, Stuttgart (Bücherei des Pädiaters, Heft 81)
3. Czaja AJ, McAlkany IC, Audes WA (1975) Acute gastric disease after cutaneous thermal injury. Arch Surg 110:600–605
4. Diem E, Wittels W (1975) Zum gegenwärtigen Stand der Verbrennungsbehandlung. Allgemeintherapeutische Gesichtspunkte. Wien Klin Wochenschr 87, 5:146–153
5. Eckhauser FE, Binote I, Burke JF (1974) Tracheostomie complicating massive burn injury – A plea for conservation. Am J Surg 127:418–422
6. Hartung HJ, Osswald PM, Vossmann H (1980) Erfahrungen mit der nasotrachealen Intubation bei der Erstversorgung Gesichts- und Halsverbrannter. Anästh Intensivther Notfallmed 15:7–11
7. Schwartz IE (1979) Principles of surgery, 3rd edn. McGraw-Hill, New York, p 288
8. Stein ED, Stein JH (1977) Anesthesia for the burn patient. Weekly Anesthesiology Update 1:2
9. Szyfelbein SK (1980) Anesthetic considerations for major burn surgery. In: Herzhey SG (ed) Refresher courses in anesthesiology, vol 8. The American Society of Anesthesiology, New York
10. Tjeuw M (1983) Burn. In: Fun-Sun FY, Joseph FA Jr (eds) Anesthesiology problem oriented patient management. Lippincott, Philadelphia, pp 343–391

Beinaheertrinken

H. Metzler

Symptomatik

Als Ausdruck zerebraler Hypoxie und später als Folge reaktiver Hirndrucksteigerung findet man alle Grade eingeschränkter Bewußtseinslage bis zu tiefer Bewußtlosigkeit, evtl. auch Krampfneigung.

Entsprechend dem Ausmaß der Hypoxämie bestehen Zyanose und metabolische Azidose, bei Hypoventilation auch respiratorische Azidose.

Entweder bereits bei Aufnahme oder auch noch Stunden danach kann es zum Auftreten eines massiven nichtkardiogenen Lungenödems kommen. Zum ARDS bestehen dann fließende Übergänge.

Blutdruck, Herzfrequenz und EKG können im Gefolge der Hypoxie verändert sein.

Die Störungen der Nierenfunktion sind i. allg. gering, bei schwerer Hypoxie kann es auch zu Oligoanurie kommen. Initial beobachtet man oft eine passagere Hämoglobinurie. Die Erhöhung von freiem Hämoglobin ist allerdings nicht für renale Funktionsstörungen verantwortlich zu machen.

Die Verunglückten sind gewöhnlich hypotherm.

Diagnose

Arterielle Blutgase – wenn möglich schon in der Notfallaufnahme – bestimmen das Ausmaß von Hypoxämie, metabolischer und respiratorischer Azidose.

In der Thoraxübersichtsaufnahme werden Lungenödem und Aspiration festgestellt. In kritischen Situationen ist zur Verlaufskontrolle eine Thoraxübersichtsaufnahme im 6-h-Abstand angezeigt.

Mit Hilfe von Coma Scales und EEG soll das Ausmaß der zerebralen Schädigung quantifiziert werden. Manche Zentren monitieren in schweren Fällen den intrakraniellen Druck kontinuierlich, um eine Information über Ausmaß und Tendenz von ICP und zerebralem Perfusionsdruck zu bekommen. Allerdings darf man dabei nicht vergessen, daß eine kritische Erhöhung des ICP letzthin nur Ausdruck der schweren intrakraniellen Schädigung und nicht Ursache ist [8]. Neben pH-Wert, p_aCO_2 und p_aO_2 sollten folgende biochemische Parameter bestimmt werden:

– Serumelektrolyte, Osmolarität:

Bei Süßwasserertrinken kommt es durch die starke Verdünnung zur Abnahme von Natrium, Chlor und manchmal auch Kalium. Erstaunlicherweise sind die Verschiebungen oft gar nicht so erheblich, wie rein theoretisch anzunehmen wäre.

– Blutbild, Hämatokrit, freies Hämoglobin:
  Es bestehen Zeichen der Hämodilution. Bei Süßwasserertrinken kann als Ausdruck der Hämolyse das freie Hämoglobin erhöht sein.
– Leukozyten:
  Bei schweren Fällen von Beinaheertrinken wurden Leukopenien beobachtet, die durch Hypothermie aggraviert werden und prognostisch i. allg. als schlechtes Omen zu werten sind [1]. Normalerweise beobachtet man sowohl initiale Leukozytosen (als Ausdruck der Hypoxie) als auch im späteren Verlauf auftretende Leukozytosen, die auf eine pulmonale Superinfektion hinwesen.
– Gerinnung:
  In schweren Fällen können Zeichen einer disseminierten intravasalen Gerinnung (DIC) beobachtet werden. Die DIC ist nur bei Süßwasserertrinken und nicht bei Meereswasserertrinken zu beobachten!
– Kolloidosmotischer Druck:
  Er ist sowohl zur Feststellung des Schweregrades als auch zur Steuerung der Volumentherapie nützlich [4].

Infektionskontrolle/Mikrobiologie

Abhängig vom Aspirationsausmaß und dem Verschmutzungsgrad des Gewässers muß mit pulmonalen Infektionen gerechnet werden. Engmaschige bakterielle Kontrollen auf aerobe, anaerobe Keime, Pilze (Aspergillus!) und Viren sollten aus dem Trachealsekret erfolgen [10].

Da bei Ertrinken zusätzliche Verletzungen nicht ausgeschlossen werden können, ist neben der Thoraxübersichtsaufnahme zumindest ein Schädel- und Wirbelsäulenröntgen bei komatösen Patienten angezeigt. Differentialdiagnostisch müssen abgeklärt werden:
– suizidale Absicht,
– bestehende Epilepsie,
– Gewalteinwirkung.

Pathophysiologie [3, 9]

Geläufigste Klassifizierungen pathophysiologischer Phänomene beim Ertrinken und Beinaheertrinken trennen Süßwasser- und Meereswasserertrinken, obwohl das praktisch-klinische Korrelat bei weitem keine so starre Trennung gestattet, wie es Theorie und experimentelle Befunde erwarten ließen. Bei Süßwasserertrinken treten unterschiedliche Mengen aspirierten Wassers in den Kreislauf über und verursachen eine initiale Hypervolämie. Bei Meereswasserertrinken führt die

Aspiration zum Austritt von hypertoner Flüssigkeit aus dem Kreislauf in die Alveolen. Während es bei Meereswasserertrinken nur zu einer quantitativen Verminderung an Surfactant kommt, ist bei Süßwasserertrinken mit einer echten qualitativen Änderung des Surfactants zu rechnen. In beiden Situationen muß mit einem initialen Lungenödem gerechnet werden.

Eine klinisch relevantere Gliederung als die theoretische Unterscheidung in Meeres- und Süßwasserertrinken ist die Trennung in Beinaheertrinken mit und ohne Aspiration. Modell et al. konnten in einer Studie zeigen, daß etwa 10% der Beinaheertrunkenen gar nicht aspirierten [6]. Verunglückte, die aufgrund eines Laryngospasmus oder unterbrochener Spontanventilation nicht aspirieren, haben i. allg. eine bessere Überlebenschance als solche, bei denen es zu echter Aspiration mit Entwicklung eines ARDS kommt. Insgesamt können sich 3 Phänomene, in entsprechender zeitlicher Reihenfolge, sowohl isoliert, als auch in fließendem Übergang, an der Lunge manifestieren [2]:
- Lungenödem,
- akutes Lungenversagen,
- Pneumonie.

Therapie

In vielen Fällen schließt sich die intensivmedizinische Therapie an die notfallmedizinische Erstversorgung und evtl. Reanimation an.

Hypoxie/Lungenödem/ARDS

Alle Patienten mit eingeschränkter Bewußtseinslage, Zeichen von Aspiration und schwerer Hypoxämie (pO_2 unter 50 mm Hg[1] bei F_IO_2 0,21) werden intubiert und kontrolliert beatmet und die F_IO_2 großzügig bis auf 1,0 ohne Bedenken erhöht, sofern dadurch eine akzeptable Oxygenierung erreicht werden kann. Der PEEP wird bis zum Sistieren des Lungenödems titriert, ein begleitender Abfall des HZV muß mit Dopamin und oft großzügiger Volumenzufuhr kompensiert werden.

Kooperative Patienten mit mäßiger Hypoxämie ohne Aspiration (p_aO_2 über 50 mm Hg bei F_IO_2 0,21) können mit einer CPAP-Maske behandelt werden.

Kooperative Patienten mit milder Hypoxämie (p_aO_2 über 60 mm Hg bei F_IO_2 0,21) ohne Aspiration erhalten Sauerstoff über eine Maske verabreicht. Sie sollten idealerweise 48 h auf der Intensivstation überwacht werden und können dann bei normalen Blutgaswerten und ohne Zeichen einer pulmonalen Infektion auf die freie Station transferiert werden.

Zur Bekämpfung des Lungenödems und als Prophylaxe gegen ein ARDS können hohe PEEP-Werte notwendig werden. Im Gegensatz zur strikten Regel, am Unfallort keine Zeit mit ineffektiven Versuchen (Kopftieflage etc.) zu verlieren, Wasser aus den Lungen zu entfernen, kann es auf der Intensivstation sehr wohl

---

[1] 1 mm Hg $\hat{=}$ 133,322 Pa.

notwendig sein, wiederholt eine exakte Bronchialtoilette zur Bekämpfung von Lungenödem und/oder Aspiration durchzuführen. Wegen der oft kritischen p_aO_2-Werte darf aber immer nur kurzfristig, am besten unter Pulsoxymeterkontrolle, abgesaugt werden. Bei Beinaheertrinken kann das Lungenödem sehr hartnäckige Tendenzen zum Wiederauftreten zeigen, wenn man nach scheinbarer Stabilisierung PEEP- oder CPAP-Werte zu reduzieren beginnt.

Zerebrale Hypoxie

Spezifische Maßnahmen zur Verminderung des hypoxischen Hirnschadens gibt es nicht. Hohes p_aO_2, kontrollierte Beatmung mit Hyperventilation und guter Perfusionsdruck zählen zu den wichtigsten Maßnahmen. Für den Einsatz von Kortikoiden und Barbituraten gelten die allgemein bei diffuser zerebraler Hypoxie geltenden Einwände [5].

Pneumonieprophylaxe

Eine ungezielte Pneumonieprophylaxe wird heute abgelehnt. Eine notwendige antibiotische Therapie richtet sich am besten nach Kultur und Antibiogramm; nur bei Ertrinken in Gewässern mit hohem Verschmutzungsgrad würden wir eine antibiotische Kurzzeittherapie befürworten.

Hyperbare Oxygenierung

Bei Beinaheertrinken im Rahmen von Tauchunfällen ist eine rasche hyperbare Oxygenierung wichtig, die Patienten sollten an ein Zentrum mit Überdruckkammer transferiert werden!

Magenverweilsonde

Sie ist sowohl zur Verringerung der Aspirationsgefahr als auch zur Entfernung größerer Mengen Wasser wichtig!

Induzierte Hypothermie

Die Meinungen über eine induzierte Hypothermie sind kontrovers [5, 7]. Da keine Studie einen echten Vorteil belegen konnte, führen wir sie nicht durch. Andererseits sollte aber eine bestehende Hypothermie als zerebraler Schutzmechanismus nicht durch forcierte Erwärmung durchbrochen werden. Vorsicht geboten ist nur während verzögerter Erwärmungsphasen, da diese eine schlechte Herz-Kreislauf-Situation maskieren!

An unserer eigenen Intensivstation wurden in den letzten 5 Jahren 6 Patienten nach Beinaheertrinken aufgenommen. 3 Patienten verstarben unter den Zeichen schwerer Zyanose bzw. eines anoxischen Hirnschadens, 3 Patienten konnten geheilt ohne neurologischen Schaden entlassen werden, wobei 1 Patient die typischen Phasen pulmonaler Schädigung mit Lungenödem – ARDS – Pneumonie durchlief.

Literatur

1. Bohn DJ, Biggar WD, Smith CS, Conn AW, Barker GA (1986) Influence of hypothermia, barbiturate therapy and intracranial pressure monitoring on morbidity and mortality after near-drowning. Crit Care Med 14:529–534
2. Levin DL (1980) Near drowning. Crit Care Med 8:590
3. Lheureux P, Vincent JL, Brimioulle S (1984) Fulminant pulmonary edema after near-drowning: Remarkably high colloid osmotic pressure in tracheal fluid. Intensive Care Med 10:205–207
4. Modell JH (1986) Treatment of near-drowning. Is there a role for H.Y.P.E.R. therapy? Crit Care Med 14:593–594
5. Modell JH, Graves SA, Ketover A (1976) Clinical course of 91 consecutive near-drowning victims. Chest 70:231–238
6. Pearn J (1987) The management of near-drowning. Intensive Crit Care Dig 6:14–20
7. Sarnaik AP, Preston G, Lieh-Lai M, Eisenbray AB (1985) Intracranial pressure and cerebral perfusion pressure in near-drowning. Crit Care Med 13:224–227
8. Tabeling BB, Modell JH (1983) Drowning and near-drowning. In: Tinker J, Rapin M (Eds) Care of the critically ill patient. Springer, Berlin Heidelberg New York Tokyo, pp 697–706
9. Vieira DF, Saene HKF van, Miranda DR (1984) Invasive pulmonary aspergillosis after near-drowning. Intensiv Care Med 10:203–204

Eklampsie

W. F. List

Die verbesserte Schwangerenvorsorge hat zu einer deutlichen Verminderung der Zahl der Patientinnen mit EPH-Gestose (Symptomtrias mit Ödem, Proteinurie und Hypertonie) geführt. Die Gründe für die Entwicklung einer EPH-Gestose sind nicht hinreichend geklärt. Man konnte beobachten, daß Patientinnen aus unterprivilegierten Gebieten oder aber daß Patientinnen aus persönlicher Nachlässigkeit eher eine schwere EPH-Gestose während der Schwangerschaft entwikkeln. Die Eklampsie ist manchmal die Folge einer sich über längere Zeit entwikkelnden EPH-Gestose während der Schwangerschaft; manchmal werden Symptome einer schweren Eklampsie erst beim Auftreten der ersten Krämpfe vor, während oder unmittelbar nach der Geburt sichtbar. Es gibt keinen einheitlichen Ablauf oder gemeinsame Gründe des Auftretens einer EPH-Gestose oder Eklampsie, zu verschieden entwickeln sich die Symptome bei den verschiedenen Patientinnen. Das Krankheitsbild der Eklampsie hat wegen seiner lebensbedrohlichen Komplikationen zu einer engen Zusammenarbeit zwischen dem Geburtshelfer und dem Intensivmediziner geführt. Die Eklampsie tritt mit einer Frequenz von 0,36% bezogen auf die Gesamtzahl der Geburten auf (WHO-Bericht 1976). An der Grazer Gebärklinik fanden wir bei einer Frequenz von 4000–5000 Geburten pro Jahr eine Eklampsie pro 1000 Geburten.

Beim Auftreten von eklamptischen Krämpfen bei der Schwangeren vor der Geburt, die sich auch mit Sedierung, z. B. mit Pethidin (100 mg) und Phenothiazin (Phenergan 50 mg) nicht beherrschen lassen, muß die geburtshilfliche Situation zuerst gelöst werden. Die einzige kausale Behandlung der Eklampsie ist die Entbindung. Sie muß daher mit allen Mitteln beschleunigt werden. Die typische Symptomatik der schweren Eklampsie zeigt Ateminsuffizienz, bedingt durch die tonisch-klonischen Krämpfe, Hypovolämie bei gleichzeitigem schwerem Hypertonus, ein über längere Zeit bestehender Verlust von Eiweiß im Harn, der zu einem extrem niederen Eiweißspiegel im Blut führt, und generalisierte Ödeme. Ein generalisierter Arteriolenspasmus wird als gemeinsame Ursache für die Eklampsie angenommen, es können alle Organe betroffen sein. Die Ätiologie dieses Arteriolenspasmus ist unbekannt, die Behandlung der Eklampsie rein symptomatisch.

Symptomatik

Gehirn

Ein gestörtes Bewußtsein, möglicherweise bedingt durch Hirnödem und Hypoxie, wird zuerst bemerkt. Dann treten Hyperreflexie und tonisch-klonische Krämpfe auf. Das erste Auftreten von Krämpfen kann vor, während oder nach der Entbindung sein, jedoch immer innerhalb von 24 h nach Entbindung. Das Auftreten der ersten Krämpfe vor oder nach der Entbindung ist ungefähr gleich verteilt. Bei Krämpfen vor der Entbindung ist die Gefahr der Hypoxie für Mutter und Kind sehr groß, darüber hinaus kommt es in der Bewußtlosigkeit sehr häufig zu Erbrechen und Aspiration von saurem Mageninhalt, was zur Letalität der Eklampsie deutlich beiträgt.

Im EEG werden diffuse kortikale und subkortikale Veränderungen gefunden, nur extrem selten findet man eine fokale Spikeaktivität, aus der sich später eine Grand-mal-Epilepsie entwickeln kann.

Zirkulation

Der pathophysiologische Mechanismus, der der Eklampsie zugrunde liegt, ist der generalisierte Arteriolenspasmus, der zu einer Verminderung der Perfusion und zu einer Störung der Funktion der verschiedenen parenchymatösen Organe wie Niere, Leber, Lunge oder Herz führen kann. Ein Leitsymptom der Patientinnen mit schwerer Eklampsie ist die Hypovolämie und der Schock, der meist bei ihrer Aufnahme auf der Intensivstation gesehen wird. Die Patientinnen sind zentralisiert, zeigen eine Hämokonzentration, das zirkulierende Blutvolumen ist reduziert und die Mikrozirkulation verschlechtert. Es wird ein arterieller Hypertonus mit systolischen Blutdruckwerten über 160 mmHG und diastolischen Werten über 100 mmHG gefunden, der auch als Leitsymptom der schweren EPH-Gestose und Eklampsie gelten kann.

Folgen des schweren Hypertonus können manchmal eine Insuffizienz des Herzens mit Tachykardie und eine Herzvergrößerung sein. Der schwere Hypertonus kann auch zur Ruptur eines basalen Aneurysmas im Gehirn und zu schweren intrazerebralen Blutungen Anlaß geben. Ödeme und Hypoxie können zusätzlich zu einer Herzinsuffizienz beitragen. Die Patientinnen zeigen im Zustand der Hypovolämie und des Schocks extrem niedere zentrale Venendruckwerte.

Lunge

Die Ateminsuffizienz kann zentral bedingt sein (Hirnödem und Konvulsion) oder periphere Ursachen (interstitielles Ödem, Aspiration oder Mikroshunts) haben. Die Patientinnen müssen unmittelbar nach dem ersten Krampfanfall intubiert werden. Bei Konvulsionen vor der Geburt werden die Patientinnen gewöhnlich einer Sectio caesarea unterzogen; wenn eine normale Geburt schon unterwegs ist, wird sie mit allen Mitteln beschleunigt (z. B. Prostaglandine). Zyanose und verminderte pO_2-Werte sind durch Hypoventilation und interstitielles Lungenödem bedingt. Die Aspiration ist sicherlich die größte Komplikation einer Eklampsie, die zum Tod durch ARDS führen kann. Eine Beatmung und massive Sedierung der Patientinnen wird über 1–2 Tage nach Auftreten der Konvulsionen durchgeführt. Nur bei Patientinnen mit Aspiration muß eine Langzeitbeatmung mit PEEP vorgesehen werden. Die Intubation ist für fast alle Patientinnen ausreichend, nur bei erfolgter schwerer Aspiration ist eine Tracheotomie indiziert.

Niere

Ein Leitsymptom der EPH-Gestose ist die Proteinurie, die zu massiven Verlusten von Protein bei den meisten Patientinnen führt. Bei einigen von ihnen wird zum Zeitpunkt ihrer Aufnahme auf die Intensivstation ein schweres Schocksyndrom und Oligo- oder Anurie gefunden. Es werden Ödeme in allen möglichen Geweben gefunden, die zu einer signifikanten Gewichtszunahme der Schwangeren führen. Die Nierenfunktion ist reduziert (Oligurie, Hyposthenurie), die Harnsäurewerte sind meist erhöht. Zelluläre Fragmente (Zylinder) im Harn werden häufig bei eklamptischen Patientinnen gefunden.

Eine exakte nephrologische Diagnose kann erst nach Abschluß der Intensivtherapie durchgeführt werden. Die Kreatininclearance, Szintigraphie, i.v.-Pyelogramm und Nierenbiopsien können eine Funktionseinschränkung, glomeruläre Endothelschwellung, ein verkleinertes kapilläres Lumen, Nierentubulusnekrosen und Fibrinablagerungen in der Basalmembran zeigen. War keine präexistente Nierenerkrankung vorhanden, wird das nephrotische Syndrom innerhalb von 3–6 Monaten vollkommen ausheilen. Nur in extrem seltenen Fällen kann eine Glomerulonephritis die Ursache für eine Eklampsie sein, die danach eine Duerdialyse erforderlich macht.

Augenfundus

Sehstörungen werden gelegentlich bei eklamptischen Patientinnen gefunden. Bei einem größeren Teil der Patientinnen werden spastische Arterien der Retina beobachtet, gelegentlich auch nur ein Ödem im Retinabereich. In seltenen Fällen kommt es zu Blutungen im Retinabereich, die möglicherweise mit Koagulationsstörungen zusammenhängen. Die Preßwehen können auch eine Netzhautablösung zur Folge haben, die dann einen operativen Eingriff notwendig macht.

Labortests

Rote Blutkörperchen sind gewöhnlich reduziert, trotz einer relativen Hämokonzentration; die niedersten Werte werden bei den Patientinnen meist nach Rehydratation am 3.–8. Tag gefunden. Bedingt durch den intravaskulären Flüssigkeitsverlust sind die Hämatokritwerte anfangs erhöht, ebenso das Natrium, das Kalium ist meist niedrig. Der onkotische Druck, angedeutet durch den Gesamteiweißwert, ist signifikant vermindert (meist weniger als 5 g-%) als klassischer Befund. Die Gerinnungstests zeigen erhöhte fibrinolytische Aktivität, kombiniert mit DIC. Bei der überwiegenden Mehrheit der eklamptischen Patientinnen ist auch eine schwere Thrombozytopenie feststellbar. Die Flüssigkeitsverluste, Hämokonzentration und Störungen der Mikrozirkulation führen zu massiver metabolischer Azidose und Hypoxie.

Fetoplazentare Situation

Eine Plazentainsuffizienz und intrauterine Ernährungsstörungen werden durch den Arteriolenspasmus ausgelöst und führen zu einer Störung des Fetus, in schweren Fällen zu dessen Tod. Die Plazentainsuffizienz ist ein Indikator der Schwere der Eklampsie. Das Geburtsgewicht der Neugeborenen ist deutlich reduziert und eine Folge der pränatalen Dystrophie. Bei etwa 10% der eklamptischen Mütter kommt es zu einem intrauterinen Fruchttod. Beim Auftreten einer Eklampsie bis zur 30. Woche ist die fetale Prognose schlecht. Von der 32.–34. Woche verbessert sie sich und nach der 34. Woche bestehen gute Chancen für ein lebendes Neugeborenes (Zuspan 1966).

Therapie

Intensivtherapie der schweren Eklampsie

Eine frühzeitige nasotracheale Intubation der eklamptischen Patientin nach Auftreten der ersten Konvulsion ist entscheidend. Die einzige kausale Behandlung der Eklampsie ist die Beschleunigung der Geburt, die, falls die natürliche Geburt nicht schon abläuft, durch eine Sectio caesarea beendet werden sollte. Bei einer fortgeschrittenen natürlichen Geburt kann auch die Zange zur Beschleunigung eingesetzt werden oder Prostaglandine bzw. Mutterkornalkaloide zur pharmakologischen Geburtsbeschleunigung eingesetzt werden.

Epiduralblockade und Allgemeinanästhesie

Die Mütter, deren Entbindung wenige Stunden bevorsteht und die dem Risiko einer schweren EPH-Gestose ausgesetzt sind, sind für einen epiduralen Katheter indiziert, der zur Schmerzausschaltung bei Anwendung der Zange oder für eine später eventuell notwendige Sectio caesarea dient. Gerinnungsstörungen sind gewöhnlich kein Hinderungsgrund für die Anwendung regionaler Formen der Schmerzausschaltung bei schwerer EPH-Gestose (Conklin 1986). Bei plötzlich notwendig werdender Schmerzausschaltung zur Sectio muß auf die Allgemeinanästhesie zurückgegriffen werden. Zu beachten ist, daß ein ödembedingter erhöhter Hirndruck vorliegen kann und daher weder vor noch nach Entwicklung des Kindes hirndrucksteigernde Anästhetika angewendet werden sollten. So sollte das i.v.-Anästhetikum Ketamin und das Inhalationsanästhetikum Halothan nicht, Isofluran nur in einer Dosierung von 0,5–0,6% (1/2 MAC) zusammen mit Hyperventilation (pCO_2 30–35 mm Hg) angewendet werden. Zur Muskelrelaxation sollte bei deutlicher Einschränkung der Nierenfunktion auf die neueren Mittel vom Curaretyp wie Vecuronium und Atracurium übergegangen werden, da sie nicht über die Niere ausgeschieden werden. Nach der Anwendung von Magnesiumsulfat sind trotzdem verlängerte Wirkungszeiten der curareartigen Mittel zu erwarten.

Magnesiumsulfat ($MgSO_4$)

Dieses Mittel steht schon seit mehr als 60 Jahren in Gebrauch und hat sich an vielen Stellen außerordentlich bewährt. Indikationen sind v. a. die Präeklampsie, darüber hinaus wird es auch noch in der Eklampsie (Flowers et al. 1962) und beim Tetanus (James u. Manson 1985) verwendet. Der Wirkungsmechanismus wird mit einem hemmenden Einfluß auf die neuromuskuläre Übertragung, einer Verminderung der Acetylcholinfreisetzung sowie einer Verminderung der Katecholaminfreisetzung erklärt. Magnesiumsulfat bewirkt eine kardiovaskuläre Depression und führt auch zu einer Reduzierung des Blutdruckes. Es kommt zu einer Potenzierung aller Muskelrelaxanzien (Giesecke et al. 1968) und zu einem schlafähnlichen EEG, v. a. bei höherem Blutspiegel (12 mg-%). Die Verabreichung erfolgt i.v., und zwar werden 20 g Magnesiumsulfat in 1000 ml Dextrose 5% gelöst. Als erster Bolus wird eine Dosis von 4–10 g i.v. nach Wirkung verabreicht, als Erhaltungsdosis wird 1 g/h gegeben, so daß ein effektiver Blutspiegel von 3–6 mg-% resultiert. Bei oraler Verabreichung kommt es nur zu einer 1- bis 5%igen Resorption, Magnesiumsulfat wirkt v. a. als Antazidum und Abführmittel. Die Ausscheidung erfolgt zu 99% über die Nieren. Es ist daher bei renaler Insuffizienz und schwerer Eklampsie kontraindiziert. Bei Magnesiumsulfatverabreichung müssen die Serummagnesiumspiegel und die Harnausscheidung exakt kontrolliert werden. Als Antagonist hat sich das Kalzium in Form von Kalziumchlorid bewährt.

Das Magnesium ist vor allem bei Patienten mit Präeklampsie, die noch nicht entbunden haben, ein Mittel, das sowohl den Blutdruck kontrollieren hilft, als auch eine zentrale Sedierung ermöglicht. Unter Umständen kann mit einer Sedierung mit Magnesiumsulfat bei einer Anwendung in der 30.–32. Woche eine Eklampsie verhindert und der Geburtstermin hinausgezögert werden (Zuspan 1966). Wegen seiner unspezifischen Wirkung und seiner renalen Ausscheidung wird es auf der Intensivstation nur selten oder überhaupt nicht verwendet. Gerade die Nierenfunktion ist bei den zur Aufnahme gelangenden eklamptischen Patientinnen meist schwer gestört.

Sedierung

Während vor der Geburt meist Pethidin und Phenothiazine verabreicht werden, können nach der Geburt Diazepam, Barbiturate und Narkotika bei einer entsprechenden Beatmung ohne wesentliche Dosisbeschränkung gegeben werden. DHB mit seiner milden α-blockierenden Wirkung wurde zusätzlich verabreicht, reichte aber zu einer Blutdrucksenkung nicht aus. Hydantoine (Epanutin) werden routinemäßig vom ersten Tag an als Sedativum und Antiepileptikum verabreicht und nach 3–4 Tagen, wenn keine weiteren Anfälle auftreten, wieder abgesetzt.

Behandlung des Hypertonus

Das Mittel der Wahl ist Hydralazine (Nepresol), das häufig mittels Motorpumpe kontinuierlich verabreicht wird (50–200 mg/Tag). Auch Clonidin (Catapresan) hat sich bewährt und wird i.m. oder i.v. in einer Dosis von 150 mg alle 6 h gegeben. Labetalol (Trandate), ein potenter α- und β-Blocker, wurde ebenfalls mit gutem Erfolg eingesetzt, um Blutdruck und Herzfrequenz zu reduzieren. Bei schweren Eklampsien mit hohen systolischen und diastolischen Druckwerten kann, durch die möglicherweise notwendigen hohen Dosierungen über den hohen β-Blockeranteil ein Herzversagen ausgelöst werden. Diaxozid (Hypertonalum) ist ebenfalls zur Drucksenkung eingesetzt worden. Als Langzeittherapie bei der eklamptischen Patientin hat sich der Angiotensinantagonist Captopril in einer Dosierung von 75–300 mg/Tag außerordentlich bewährt.

Flüssigkeitstherapie

Die initiale Oligoanurie ist eine Folge der Hypovolämie und der renalen Hypoperfusion. Die Dehydration muß daher durch Flüssigkeitsgabe verbessert werden, und zwar mit Albuminlösungen und freiem Wasser, gewöhnlich in Form von Dextrose 5% (Natrium meist über 150 mmol/l). Um den Katabolismus zu verbessern, wird eine parenterale Ernährung mit 1 200–1 500 Kalorien begonnen, die 20%ige Glukose und Aminosäuren einschließt. Die Kalorienzahl wird langsam, entsprechend den Blutzuckerwerten, gesteigert. Bikarbonat und Kalium werden nach Bedarf zugegeben. Zur Verbesserung der Mikrozirkulation werden niedermolekulare Dextrane nach Haptenvorbehandlung verabreicht.

Nierenperfusion und Diurese

Zur Verbesserung der Nierenperfusion erhalten die Patientinnen routinemäßig Dopamin zwischen 2–4 µg/kg KG/min, ohne daß der Hypertonus dadurch verschlechtert wird. Ist der Harnflow ungenügend, wird Mannit 20%ig, 125–250 ml, und/oder Furosemid sowie bei hohen Serumnatriumwerten ein Aldosteronantagonist (Spironolacton) gegeben. Kommt es zu keiner Verbesserung der Nierentätigkeit, so muß die Hämofiltration eingesetzt werden, bis die spontane Diurese wieder zurückkehrt. Eine negative Flüssigkeitsbilanz wird bei allen Patientinnen

angestrebt und führt zu Wasserverlusten von insgesamt bis zu 10–12 l innerhalb
weniger Tage.

Blut

Die Verabreichung von Blutkonserven wird nach der ersten Flüssigkeitssubstitution sehr oft notwendig. Darüber hinaus müssen auch noch hypertone Albuminlösungen (400–500 ml 20%ig/24 h) gegeben werden. Die Normalisierung des Ge-
samteiweißspiegels im Blut erfolgt nach 3–5 Tagen. Alle Patientinnen werden he-
parinisiert (100–700 I.E./h), um die DIC zu kontrollieren. Wiederholte Gerinnungstests und die Faktorensubstitution mit Fresh-frozen-Plasma, Fibrinogen
und Vitamin K führte zur Normalisierung. Die schwere Anämie macht meist die
Gabe von 2–3 E Blut notwendig.

Gynäkologische Maßnahmen

Unmittelbar nach der Entbindung erhalten die meisten Frauen mit Eklampsie eine Injektion, um die Milchsekretion zu verhindern. Die lokale Behandlung der
Brüste mit Salben ist ebenfalls indiziert. Bei gut lebensfähigen Kindern ist jedoch
Bedacht darauf zu nehmen, daß die Milchsekretion erhalten wird, vor allem dann,
wenn eine unkomplizierte Eklampsie vorgelegen hat.

Mutterkornalkaloide zur Verbesserung der Uteruskontraktion werden meist
erst nach 2–3 Tagen verabreicht, um nicht bei eklamptischen Patientinnen eine
verstärkte Vasokonstriktion und neuerliche Blutdruckerhöhung auszulösen. Sie
werden dann zumeist über 1 Woche verabreicht.

Überwachung

Jede Eklampsiepatientin sollte einen EKG-Monitor und eine blutige arterielle
Blutdruckmessung neben dem zentralvenösen Katheter bekommen. Ein Pulmonalarterienkatheter wird nur ganz selten notwendig werden, vor allem bei Patientinnen mit drohendem Herzversagen oder schwerer Überwässerung. Eine EEG-
Registrierung ist nach Abklingen der Sedierung zur Feststellung von fokalen Epi-
lepsieherden und des Ausmaßes der gesamten zentralen Beeinträchtigung angezeigt. Bei der Laborüberwachung sind vor allem Gesamteiweißspiegel, Albumin-
spiegel, Gerinnung, Kalium- und Natriumwerte von Bedeutung.

Morbidität und Mortalität

Die mütterliche Mortalität wird mit 7–15 pro 100 000 Lebendgeburten nach
WHO-Bericht 1976 angegeben. Im eigenen Krankengut betrug die Mortalität der
Eklampsien bei 60 intensivtherapierten Frauen 12%. Die Ursachen der Mortalität waren vorwiegend ARDS aufgrund einer massiven Aspiration sauren Magensaftes während der Krampfanfälle.

Als Dauerschäden nach schwerer Eklampsie haben sich ein chronisches Nierenversagen, chronische Proteinurie, eine wiederholte Pyelonephritis, Grandmal-Epilepsie und spastische Hemiparese nach einer zerebralen Blutung aus einem Aneurysma ergeben. Die Morbidität betrug 13%.

Die mittlere Dauer der Intensivtherapie bei Eklampsie kann mit 3–4 Tagen angenommen werden.

Literatur

Conklin KA (1986) Anästhesie bei Präeklampsie. In: List WF (Hrsg) Klinische Anästhesie (Current Reviews), Bd 4, Kap 20. Akademische Druck- und Verlagsanstalt, Graz

Flowers CE, Easterling WE, White FD, Jung JM, Fox JT (1962) Magnesium sulfate in toxemia of pregnancy. Clin Obstet Gynecol 19/3:315–327

Giesecke AH, Morris RE, Dalton MD, Stephen CR (1968) Of magnesium, muscle relaxants, toxemic parturient, and cats. Anesth Analg 47/6:689–695

James MFM, Manson EDM (1985) The use of magnesium sulphate infusions in the management of very severe tetanus. Intensive Care Med 11:5–12

Zuspan FP (1966) Treatment of severe preeclampsie and eclampsia. Clin Obstet Gynecol 19:954–972

HELLP-Syndrom

A. Hettenbach

Den bekannten klinischen Zeichen der Präeklampsie und Eklampsie, wie Erhöhung des Blutdrucks, Proteinurie und Oligurie, zerebralen Störungen und Lungenödem, wurde in den letzten Jahren mit dem HELLP-Syndrom ein 6. Symptomenkomplex zugeordnet, der unabhängig oder zusammen mit den anderen genannten Symptomen im Rahmen der Entwicklung des Krankheitsbildes auftreten kann. Die ausgeprägten pathophysiologischen Veränderungen der Präeklampsie werden dabei von abnormen Funktionen der hämatologischen, hepatischen und renalen Systeme begleitet. Nach Weinstein (1982) wird der Symptomenkomplex HELLP-Syndrom genannt, wobei

H   für die Hämolyse,
EL   für die erhöhten Leberenzyme,
LP   für die niedrigen Thrombozytenzahlen

stehen.

Pathologie und Diagnostik

Das HELLP-Syndrom stellt eine insgesamt seltene, allerdings im Verlauf atypische und meist sehr bedrohliche Variante der EPH-Gestose dar, da die initialen Symptome der Erkrankung häufig zu Fehldeutungen der Situation führen. Idiopathische Thrombozytenstörungen, Erkrankungen von Leber und Niere sowie gastrointestinale Erkrankungen werden aufgrund der erhöhten Laborwerte oder wegen der subjektiven Beschwerden der Patientinnen als ursächlich für die Symptomatik angenommen (Goodlin 1976; Weinstein 1985; Dadak et al. 1986; Rath et al. 1988; Sibai 1990).

Im Zusammenhang mit dem HELLP-Syndrom werden vermehrt vorzeitige Plazentalösungen, Störungen der intravasalen Gerinnung, Leberrupturen und akutes Nierenversagen beobachtet (Sibai 1990). Die Patientinnen haben meist die 36. SSW noch nicht erreicht und klagen in 90% der Fälle über Beschwerden im Epigastrium oder im rechten Oberbauch. In 50% der Fälle wird von Übelkeit oder Erbrechen berichtet. Oft bieten die Patientinnen eine unspezifische Symptomatik, die an eine Viruserkrankung denken läßt. Die subjektiven Symptome der Erkrankung bestehen bei der Mehrzahl der Patientinnen schon mehrere Tage vor der „Krankmeldung".

Die Leber ist meist sehr druckempfindlich und vergrößert. Die Leberenzyme, v.a. GOT und GPT, steigen innerhalb kurzer Zeit erheblich an. In Leberbiopsien finden sich oft Zellnekrosen, die mit dem Ausmaß der enzymatischen Veränderungen korrelieren. Wahrscheinlich sind die im rechten Oberbauch betonten Schmerzen Korrelat einer Leberschwellung, welche durch Obstruktion des Blutflusses durch Fibrinablagerungen in den Sinusoiden entsteht und die mit subkapsulären Blutungen einhergeht (Weinstein 1985).

Die Hämolyse führt zur mikroangiopathischen hämolytischen Anämie, wobei die Erythrozyten in Fibrinniederschlägen fragmentiert werden. Im peripheren Blutausstrich sind daher mitunter Fragmentozyten nachzuweisen. Ein Haptoglobulinabfall und ein Bilirubinanstieg, v.a. des indirekten Bilirubins, sind weitere Zeichen der Hämolyse. Erhöhte LDH-Spiegel sind häufig. Sie werden allerdings nur zum Teil durch die Leberfunktionsstörung hervorgerufen, da in der Schwangerschaft LDH-Werte bis zu 350 E/l normal sind.

Im peripheren Blutausstrich sind oft Megakaryozyten zu finden. Die Thrombopenie ist daher wahrscheinlich auf einen erhöhten Plättchenumsatz zurückzuführen (Gibson et al. 1982; Weinstein 1985). Die ätiologisch unklare Plättchenaktivierung soll über die Freisetzung von Thromboxan A_2 und Serotonin einen Vasospasmus auslösen, der von einer Plättchenagglutination und -aggregation und einem Endothelschaden gefolgt ist (Remuzzi et al. 1980; Friedman 1988). Durch den Endothelschaden wird die Prostacyclinproduktion reduziert und wiederum eine oberflächenvermittelte Plättchenaktivierung induziert. Dadurch entsteht ein Circulus vitiosus, der nur durch die Entbindung durchbrochen werden kann (Sibai 1990). In eigenen Untersuchungen konnten wir bei HELLP-Patientinnen kapillarmikroskopisch eine erhöhte Reagibilität der peripheren Gefäße und im Grotemeyer-Test 30% der Thrombozyten in Aggregatform nachweisen.

Im Gegensatz zur thrombozytären Gerinnung zeigt die plasmatische Gerinnung beim HELLP-Syndrom initial keine wesentlichen Auffälligkeiten. PTT, PTZ und Fibrinogenkonzentration liegen i.a. innerhalb der Normgrenzen. Die Fibrinogenspaltprodukte im Plasma sind z.T. leicht erhöht (Killiam et al. 1975; Goodlin 1989; Thiagarajah et al. 1984). Insgesamt sind die Veränderungen der plasmatischen Gerinnung zumindest in der Initialphase eher diskret (Gilabert et al. 1990).

Ein HELLP-Syndrom geht zwar häufig, jedoch nicht immer mit einer Hypertonie einher (80%). Eine pathologische Gewichtszunahme mit Ödembildung während der Schwangerschaft ist ebenfalls oft festzustellen (60%). Manche Patientinnen bieten initial das Bild zentraler Krampfanfälle, einer Gelbsucht, von gastrointestinalen Blutungen, einer Hämaturie oder von Flanken- und Schulterschmerzen (Sibai 1990).

Bei Patientinnen mit Kopfschmerzen, Bewußtseinsstörungen oder zerebralen Krampfanfällen ist besondere Aufmerksamkeit geboten. In unserem Patientinnengut sahen wir mehrere Frauen, die unter dem HELLP-Syndrom eintrübten. Bei normalen Magnesiumkonzentrationen im Plasma waren in der weiteren Diagnostik mehrere Fälle von Sinusthrombosen des Gehirns, die z.T. mit Infarzierungen einhergingen, zu finden. Von ähnlichen Beobachtungen berichten auch andere Autoren (Levavi et al. 1987; Casper et al. 1990).

Wichtig ist, daß sich ein HELLP-Syndrom, ebenso wie die EPH-Gestosen, nicht nur prä- oder intrapartal manifestieren kann, sondern auch noch nach der Entbindung des Kindes möglich ist. Rund 70% der Patientinnen entwickeln das Syndrom antepartal oder unter der Geburt. Bei 30% der Frauen stellt sich die Erkrankung jedoch erst postpartal ein (Miles et al. 1990; Sibai 1990).

Eine kausale Therapie des HELLP-Syndroms ist nicht möglich, da die Ätiologie der Erkrankung noch nicht sicher geklärt ist. Die Therapie sollte jedoch auf einer Erweiterung des Plasmavolumens, einer antithrombotischen Therapie und einer immunsuppressiven Therapie aufbauen.

Therapie

Ebenso wie bei der Präeklampsie oder Eklampsie besteht die kurative Therapie in der Entbindung der Patientin. In keinem Fall darf die Prolongation der Schwangerschaft Priorität gegenüber der Prävention bedrohlicher maternaler Komplikationen besitzen, da die Erkrankung fast immer mit einer schnellen Progression des Schweregrades der Symptomatik einhergeht. Generell sollte die Entbindung dann unverzüglich erfolgen, wenn

- sich der mütterliche Zustand rasch verschlechtert,
- die Erkrankung vor der 30. SSW eintritt (schlechte kindliche Prognose),
- bei bedrohlichem kindlichen Zustand in utero nach der 30. SSW,
- bei nachgewiesener kindlicher Reife (> 2550 g, > 36. SSW).

Die Entscheidung, ob eine vaginale Geburt oder eine abdominale Schnittentbindung durchgeführt werden soll, hängt vom maternalen und fetalen Zustand und von der kindliche Reife ab. Eine Korrelation zwischen mütterlichen und fetalen Thrombozytenwerten ist nicht nachzuweisen (Weinstein 1982). Es werden jedoch bei bis zu 20% der Kinder neonatale Thrombozytopenien, Leukopenien und Anämien beschrieben (Thiagarajah et al. 1984; Ramanathan et al. 1988; Nikischin et al. 1991). Die geringe Konzentration der korpuskulären Blutbestandteile beim Fetus kann jedoch auch Folge einer chronisch intrauterinen Mangelentwicklung sein, die bei HELLP-Syndrom-Kindern gehäuft gefunden wird oder auf die sehr oft nachzuweisende vorzeitige Plazentalösung zurückgeführt wird. Insgesamt ist beim HELLP-Syndrom mit einer Kaiserschnittfrequenz von über 70% zu rechnen (Weinstein 1985; Sibai 1990; Ilzhöfer u. Humke 1991).

Im Falle eines unreifen, aber lebensfähigen Kindes wird zur Stimulation der fetalen Lungenreifung, falls dies der maternale Zustand erlaubt, die Gabe von Steroiden wie Betamethason 2mal 4 mg über 48 h, empfohlen, wobei ein deutlicher Anstieg der Thrombozytenzahl mit gleichzeitiger Verbesserung der Leberwerte möglich sein kann (Goodlin 1989; von Dam et al. 1990).

Ebenso wie bei der EPH-Gestose muß beim HELLP-Syndrom eine intensive Überwachung erfolgen, welche vor allen Dingen wegen der sich z.T. drastisch entwickelnden Störungen der Blutgerinnung angezeigt ist. Hier sollten deshalb engmaschige Kontrollen von PTT und PTZ, Quick-Wert, Fibrinogen, FDP (Fibrinogenspaltprodukte), Thrombozyten, Leukozyten, Hb, Hkt, Haptoglobulin und Gesamtbilirubin durchgeführt werden.

Das weitere Vorgehen gleicht dem bei der EPH-Gestose. Ein zentraler Zugang mit regelmäßigen Messungen des ZVD, ein kontinuierliches Monitoring der Herz-Kreislauf-Funktionen und eine transurethrale Harnableitung zur Kontrolle der Nierenfunktion sollten in jedem Fall erfolgen.

Hypertone Blutdruckwerte werden mit Dihydralazin i.v. im Dauertropf gesenkt. Die Prophylaxe eines eklamptischen Anfalls soll wie bei der EPH-Gestose mit Magnesium i.v. (1 g MgSO$_4$/h erfolgen, wobei Magnesium in hohen Dosen, ähnlich wie Prostazyklin, die Thrombozytenaggregation hemmt.

Eine Heparinisierung mit 5000 E pro 24 h ist auch bei niedrigen Thrombozytenwerten empfehlenswert, um eine mögliche plasmatische Gerinnungsteigerung zu kupieren.

Infusionen von Thrombozytenkonzentrationen sind bei Plättchenwerten unter 50000/ml sinnvoll. Die Gabe von Plasma sollte ebenso wie die Transfusion von Erythrozytenkonzentraten vom klinischen Bild abhängig gemacht werden. Bei einem kontinuierlichen Abfall des Hämoglobins ist an die Möglichkeit einer intraabdominalen Hämorrhagie zu denken. Vor allem beim Zustand nach Sectio wurden erhebliche unstillbare uterine Blutungen beschrieben, die zu einer Hysterektomie zwangen (Dadak et al. 1986).

Da die Patientinnen oft eine Proteinurie bieten, ist eine Albuminsubstitution sinnvoll. Die Expansion des Plasmavolumens zur Verbesserung der peripheren Mikrozirkulation ist unter Beachtung des ZVD möglich.

Ausgehend von der Überlegung, daß zirkulierende Immunkomplexe für die Entstehung des HELLP-Syndroms verantwortlich sein können (Goodlin 1976; Goodlin 1989), haben wir die Patientinnen, ähnlich wie dies bei den idiopathischen Thrombozytopenien üblich ist, in den letzten Jahren mit Immunglobulinen (0,4 g/kg KG/Tag und mit Kortikosteroiden (Urbason, 100 mg/Tag) behandelt.

Bei postpartalen HELLP-Syndromen haben wir zusätzlich niedrige Dosen von Acetylsalicylsäure (100 mg/Tag) oder Indomethacin (100 mg/Tag) zur Cyclooxygenasehemmung eingesetzt, um die Steigerung der Thrombozytenaggregation zu unterdrücken (Heyborne et al. 1990). Obwohl das Kollektiv der Patientinnen mit HELLP-Syndromen sehr inhomogen ist, hat sich unser Eindruck verstärkt, daß sich unter dieser Therapie der klinische Verlauf der von uns behandelten HELLP-Syndrome (n = 42) deutlich verbesserte.

Steht die Möglichkeit einer Plasmapherese zur Verfügung, so läßt sich das Syndrom durch den Plasmaaustausch günstig beeinflussen (Weinstein 1985; Martin et al. 1990). Persistiert die Symptomatik nach der Entbindung trotz intensiver Therapie über Tage, wobei die Patientinnen auffällig oft neben den typischen Krankheitszeichen eine ausgeprägte Hyperreflexie bieten, so ist an eine unvollständige Entleerung der Schwangerschaftsprodukte aus dem Uterus zu denken. Wir hatten mehrere Patientinnen, die bei persistierendem Krankheitsbild sonographisch den Hinweis für Deziduareste im Uterus boten. Nach der Kürettage des Uteruskavums stabilisierte sich der Zustand der Patientinnen stets auffällig rasch.

Literatur

Casper F, Zepp F, Seufert R (1990) Das Hellp-Syndrom. Gynäkologe 23:29

Dadak C, Feiks A, Lasnik E (1986) Das HELLP-Syndrom: Eine seltsame, bedrohliche Komplikation bei Präeklampsie. Geburtsh Frauenheilkd 46:637

Dam PA von, Renier M, Baekelandt M, Buytaert P, Uyttenbroek F (1990) Disseminated intravascular coagulation and the syndrome of hemolysis, elevated liver enzymes and low platelets in severe eclampsia. Obstet Gynecol 73:97

Friedman SA (1988) Preeclampsia: A review of the role of prostaglandins. Obstet Gynecol 71:122

Gibson B, Hunder D, Neame PB (1982) Thrombocytopenia in preeclampsia and eclampsia. Semin Thromb Hemost 8:234

Gilabert J, Estelles A, Ridocci A, Espana F, Aznar J, Galbis M (1990) Clinical and haemostatic parameters in the HELLP-Syndrome: Relevance of plasminogen activator inhibitors. Gynecol Obstet Invest 30:81

Goodlin RC (1976) Severe eclampsia: another great imitator. Am J Obstet Gynecol 48:117

Goodlin RC (1989) Expanded toxemia syndrome or gestosis. Am J Obstet Gynecol 154:1227

Heyborne KD, Shannon Burke M, Porreco RP (1990) Prolongation of premature gestation in women with hemolysis, elevated liver enzymes and low platelets. J Reprod Med 35:53

Ilzhöfer M, Humke W (1991) Frühzeitige Intervention bei HELLP-Syndrom. Perinatal Med 3:33

Killiam AP, Dillard SH, Patton RD, Pederson PR (1975) Pregnancy induced hypertension by acute liver disease and disseminated intravascular coagulation. Am J Obstet Gynecol 123:823

Levavi H, Neri A, Zoldon J, Segal J, Ovadia J (1987): Pre-eclampsia Hellp-Syndrome and postical cortical blindness. Acta Obstet Gynecol Scand 66:91

Martin NM, Files JC, Blake PG, Norman PH, Martin RW, Hess LW, Morrison JC, Wiser WL (1990): Plasma exchange for preeclampsia. Am J Obstet Gynecol 162:126

Miles JF, Martin JN, Blake PG, Perry KG, Martin RW, Meeks GR (1990) Postpartum eclampsia: A recurring perinatal dilemma. Obstet Gynecol 76:328

Nikischin W, Conradt A, Schröder H (1991) Klinische Verläufe bei Früh- und Neugeborenen von Müttern mit HELLP-Syndrom. Z Geburtsh Perinatol 195:16

Ramanathan J, Khalil M, Sibai BM, Chauhan D (1988) Anesthetic management of the syndrome of hemolysis, elevated liver enzymes and low platelet count (HELLP) in severe eclampsia. Reg Anesth 13:20

Rath W, Loos W, Kuhn W, Graeff H (1988) Die Bedeutung der frühen Labordiagnostik für das geburtshilfliche Vorgehen bei schweren Gestosen und beim HELLP-Syndrom. Geburtsh Frauenheilkd 48:127

Remuzzi G, Marchesi D, Zoja C (1980) Reduced umbilical and vascular prostacyclin in severe preeclampsia. Prostaglandins 20:105

Sibai BM (1990) The HELLP-Syndrome (hemolysis, elevated liver enzymes and low platelets): Much ado about nothing? Am J Obstet Gynecol 162:311

Thiagarajah S, Bourgois FJ, Harbert JM, Claudle MR (1984) Thrombocytopenia in preeclampsia: Associated abnormalities and management principles. Am J Obstet Gynecol 142:159

Weinstein L (1982) Syndrome of hemolysis, elevated liver enzymes and low platelet count: A severe consequence of hypertension in pregnancy. Am J Obstet Gynecol 142:159

Weinstein L (1985) Preeclampsia/eclampsia with hemolysis, elevated liver enzymes and thrombocytopienia. Obstet Gynecol 66:657

Sepsis

W. Kröll

Einleitung

Vitalbedrohliche Situationen wie Sepsis und septischer Schock stellen den Intensivmediziner noch immer vor große Probleme. Die Letalität dieser Krankheitsbilder ist auch heute, im Zeitalter sehr wirksamer antimikrobieller Chemotherapeutika, in der Ära hochspezialisierter labortechnischer Methoden, trotz entsprechender intensivmedizinischer Möglichkeiten, noch immer erschreckend hoch [10].

Nicht nur die auslösenden Grundkrankheiten bedrohen die Vitalfunktionen des kritisch Kranken; septische Zustandsbilder enden sehr häufig in einem Multiorganversagen. All dies sind Probleme, die die Mortalität dieses Patientenkollektivs zwangsläufig signifikant erhöhen [21].

Antisepsis, Antibiotika und Immunglobuline sind zusammen mit einer Herdsanierung die Grundpfeiler der Therapie einer generalisierten bakteriellen Infektion. Doch darin erschöpft sich derzeit bereits das Potential kausaler Maßnahmen bei Sepsis und septischem Schock [7, 18, 25]. Daneben stehen lediglich konservative Maßnahmen zur symptomatischen Therapie zur Verfügung (Kompensation des Organismus).

Definition

Bereits 1914 wurde von Schottenmüller eine Definition für Sepsis (Septikämie) vorgelegt, die in grundsätzlichen Beschreibungen auch heute noch Gültigkeit besitzt.

„Sepsis ist eine bakterielle Allgemeininfektion. Eine Sepsis liegt dann vor, wenn sich innerhalb des Körpers ein Herd gebildet hat, von dem aus dauernd oder intermittierend Bakterien in die Blutbahn gelangen, und zwar derart, daß durch die Invasion subjektive und objektive Krankheitserscheinungen ausgelöst werden".

Sepsis stellt in den seltensten Fällen eine Primärerkrankung dar, sondern manifestiert sich als Komplikation nach verschiedenen Grunderkrankungen. Die vielfältigen kardiozirkulatorischen, metabolischen und hormonellen Funktionsstörungen lassen eine einheitliche Definition heute sehr schwierig erscheinen. Eine für heutige Belange gültige Definition der Sepsis muß daher klinische, hämodynamische, bakteriologische und metabolische Befunde mit einbeziehen.

Sepsis stellt somit ein klinisches Syndrom dar, das direkt oder indirekt durch ein übermäßiges Wachstum von in den Körper eingedrungenen Mikroorganismen verursacht und welches durch eine charakteristische – klinische, hämodynamische und hormonell-metabolische – Befundkonstellation gekennzeichnet ist. Die Art der eingedrungenen Mikroorganismen ist dabei von untergeordneter Bedeutung, obwohl in Einzelaspekten das klinische Bild dadurch modifiziert werden kann [10, 15].

Vom klinischen Begriff *Sepsis* zu unterscheiden sind folgende bakteriologische Definitionen:

Septikämie oder Sepsis: Krankheitsbild, welches durch das Eindringen von Erregern aus einem Herd in den Blutkreislauf entsteht, wobei die besondere Reaktionslage des Körpers eine normale allgemeine Reaktion nicht zuläßt. Miteinbezogen in den Begriff sind entsprechende klinische Symptome.

Bakteriämie bezeichnet die Anwesenheit von fakultativ pathogenen Bakterien im Blut ohne Zeichen einer Intoxikation.

Endotoxämie bedeutet das Auftreten von Endotoxinen im Blut $\leq 0,005$ µg/ml.

Septikopyämie: Sepsis mit Absiedlung von Erregern in Organen mit der Bildung von Abszessen.

Eine weitere Problematik auf der Suche nach einer einheitlichen Definition der Sepsis resultiert aus dem phasenhaften klinischen Verlauf, wobei ein Frühstadium mit hyperdynamer Kreislaufsituation von einem Spätstadium mit hypodynamen Kreislaufverhältnissen zu unterscheiden ist.

Wie aus zahlreichen Untersuchungen hervorgeht, nimmt die Zahl der septischen Krankheitsbilder ständig zu [10, 15, 22, 23].

Ursachen dafür sind:
– die große Zahl alter, geschwächter oder immundefizienter Patienten,
– die höhere Rate ausgedehnter operativer Eingriffe,
– die steigende Anzahl invasiver diagnostischer und therapeutischer Verfahren,
– der Selektionsdruck auf Erreger durch Antibiotikaprophylaxe und -therapie,
– konsumierende Erkrankungen mit erhöhtem Infektionsrisiko.

Die häufigsten Ausgangspunkte für eine Bakteriämie und Sepsis sind
– das Urogenitalsystem (Infektionen, Zystoskopie, Katheterisierung, urologische Operationen, septischer Abort),
– der Respirationstrakt (Intubation, Beatmung, Tracheotomie),
– der Gastrointestinaltrakt (entzündliche Darmerkrankungen, Perforation, chirurgische Eingriffe) und
– die Haut.

Bemerkenswert ist außerdem die Tatsache, daß iatrogene Ursachen für die Infektionen an Häufigkeit zunehmen. So werden 75% aller Infektionen im Krankenhaus erworben [10, 14, 15, 22].

Die folgende Übersicht schlüsselt die häufigsten Erreger von septischen Zustandsbildern auf:

Häufigstes Erregerspektrum eines septischen Geschehens

Gramnegative Erreger	Grampositive Erreger
Escherichia coli	Staphylococcus aureus
Klebsiellen	Staphylococcus epidermidis
Proteus	Pneumococcus
Pseudomonas aeruginosa	Streptococcus haemolyticus
Aerobacter aerogenes	Meningokokken

Klinisch werden septische Ursachen noch weiter unterteilt in primär und sekundär septische Prozesse.

Folgende Ursachen werden diesbezüglich unterschieden:
- primär septische Prozesse:
  Knochen-, Weichteilabszesse, Organabszesse, Harnwegsinfektionen, Peritonitis, septischer Abort, Meningitis, Endomyoperikarditis;
- sekundär septische Prozesse:
  Wundinfektionen nach Verbrennungen, posttraumatisch, postoperativ, Harnwegsinfektionen nach Katheterisierung, Peritonitis.

Pathophysiologie septischer Krankheitsbilder

Treten im Rahmen einer Sepsis klinische Symptome auf, dann befindet sich der Patient bereits im Frühstadium eines septischen Geschehens. Zu dieser Zeit ist die Intoxikation mit Endotoxinen seit Stunden oder auch Tagen im Gange. Zahlreiche pathophysiologische Vorgänge spielen sich bereits ab, ehe Symptome klinisch manifest werden [22].

Durch den Zerfall von Mikroorganismen werden Endotoxine freigesetzt, die ihre toxische Wirkung direkt und indirekt auf die verschiedenen Organsysteme ausüben. Das dabei freigesetzte Lipid A, der Lipidanteil der Lipopolysaccharide, kann als toxisches Prinzip der Endotoxine angesehen werden [22, 40].

Beim gesunden Menschen werden täglich im Darm große Mengen an Zerfallsprodukten von Bakterien freigesetzt; eine gesunde Leberfunktion (normale Clearancekapazität der Leber) sowie die intakte Darmmukosa verhindern jedoch das Auftreten klinisch relevanter Symptome.

Zahlreiche tierexperimentelle Untersuchungen über Endotoxämie und den septischen Schock beruhen auf einer Versuchsanordnung mit intravenöser Bolusinjektion eines Endotoxins und geben dabei einen Krankheitsverlauf wider, der durch einen drastischen Abfall von Blutdruck, Herzminutenvolumen und Organdurchblutung bei erhöhtem peripherem Widerstand gekennzeichnet ist [22].

Völlig andersartig dagegen ist das klinische Erscheinungsbild des hyperdynamen septischen Geschehens. Hyperventilation, Tachykardie, hoher zentralvenöser Druck, hohes Herzminutenvolumen, Hypotonie, niedriger peripherer Widerstand, Laktazidämie und warme, rosige Extremitäten sind pathognomonisch für dieses erste Sepsisstadium. Ein weiteres Charakteristikum des hyperdynamen

Verlaufs ist ein trotz Steigerung des Sauerstofftransports (resultiert aus der Erhöhung des Herzminutenvolumens) sich entwickelndes Sauerstoffdefizit mit Einschränkung der Sauerstoffgewebsversorgung und der Energiegewinnung
[10, 22].

Ursächlich kommen dafür der durch Hyperventilation, Fieber, Tachykardie
bedingte extrem erhöhte Sauerstoffbedarf bzw. die für eine Sepsis charakteristische Sauerstoffverwertungsstörung in Frage.

Welche Ursachen die Sauerstoffverwertungsstörung hat, ist derzeit noch Ziel
vieler Studien. Diskutiert werden eine Verminderung der nutritiven Kapillardurchblutung, eine Abnahme der Sauerstoffaffinität des Hämoglobins durch den
Verlust von 2,3-DPG sowie eine zelluläre Sauerstoffverwertungsstörung, in deren
Folge (Umstellung des aeroben auf den anaeroben Stoffwechsel) eine ausgeprägte
Laktazidämie auftritt. Welche Rolle dabei der erhöhten Gesamtperfusion und
der Diffusion zukommt (hämodynamische Reaktion auf die Sauerstoffverwertungsstörung oder direkte Korrelation mit der Hyperkatabolie) ist derzeit noch
unzureichend geklärt [4, 10, 29].

Ein weiterer wesentlicher Gesichtspunkt in der Pathophysiologie septischer
Krankheitsbilder ist die β-adrenerge Stimulation. Bekannt ist, daß sowohl Adrenalin als auch Glukagon bei der Septikämie exzessiv erhöht sind. Ihre wesentliche
Funktion ist eine metabolische Stimulation der Gluconeogenese aus körpereige-
nem Protein. Diese Hormone werden als entscheidende Mediatoren für die Hyperzirkulation und den Hypermetabolismus bei septischen Patienten angesehen.
Die bisher dargelegten intrazellulären Veränderungen erfahren zusätzlich eine
Potenzierung durch eine Vielzahl in der Septikämie freigesetzter Mediatoren. So
sind eine Aktivierung der Gerinnung, eine Stimulation des Arachidonsäuremeta-
bolismus sowie eine Aktivierung des Komplementsystems bekannt, die ihre Wirkung auf die diversen zellulären Funktionen nicht nur direkt, sondern v. a. indirekt über eine Beeinträchtigung der Mikrozirkulation entfalten. Die laborchemische Bestimmung dieser Parameter sowie der Nachweis von Endotoxinen haben
bei entsprechender Genauigkeit sicherlich diagnostischen, aber auch prognostischen Wert [22].

Einteilung der Krankheitsstadien von Sepsis und septischem Schock

Einem Konzept von Siegel et al. [34] folgend, wird der septische Krankheitsverlauf in 4 Stadien unterteilt, deren Grundlage die Korrelation physiologisch meß-
barer Variablen (Kreislaufparameter etc.) sowie metabolischer Störungen darstellt (s. folgende Übersicht). Gelingt eine Sanierung des Sepsisherdes nicht,
durchläuft der Patient sämtliche Stadien, bis er schließlich im Multiorganversagen verstirbt. Bei entsprechender Therapie jedoch ist jedes Stadium, auch das Stadium IV, reversibel.

Stadieneinteilung eines septischen Geschehens

Nach Siegel	Klinischer Sprachgebrauch
A kompensierte Sepsis	*I* kompensierte Sepsis
B metabolische Insuffizienz	*II* hyperdynames Stadium
C respiratorische Insuffizienz	*III* Stadium der Organinsuffizienz
D kardiale Insuffizienz	*IV* septischer Schock (hypodynames Stadium)

Stadium I: Kompensierte Sepsis

Hohes Fieber, gerötete Haut, Tachykardie und erhöhtes Herzzeitvolumen sind charakteristische Symptome dieses Frühstadiums eines septischen Prozesses. Eine Bakteriämie kann, muß aber nicht nachweisbar sein. Grundsätzliche metabolische Veränderungen finden sich meist keine, die Sauerstoffaufnahme ist erhöht, wie dies gewöhnlich auch nach Traumen oder Operationen der Fall ist; der Blut-pH liegt im Bereich der Norm, gelegentlich ist eine mäßige Hyperglykämie zu beobachten.

Im Prinzip kann diese Krankheitsphase als physiologische Adaptation an eine Streßsituation verstanden werden. Die Fokussanierung sowie eine adäquate, gezielte antibiotische Therapie führen sehr rasch zu einer Heilung.

Stadium II: Metabolische Insuffizienz – hyperdynames Stadium

Diese Sepsisphase ist bereits ein klinisch schweres Krankheitsbild mit Tachykardie, Tachypnoe, geröteter Haut und stark erhöhter Körpertemperatur ($\geq 38{,}5\,^{\circ}$C). Ein hochgradig gesteigertes Herzminutenvolumen mit einem Cardiac Index ≥ 5 l/min und einem überproportional erniedrigten Gefäßwiderstand (≤ 500 dyn/s/cm^5) kennzeichnen den hyperzirkulatorischen Kreislaufzustand. Die Sauerstoffaufnahme ist erhöht, die arteriovenöse Sauerstoffdifferenz vermindert. Eine metabolische Azidose kann durch eine Hyperventilation überkompensiert sein. Charakteristisch ist ferner eine hochgradige Glukoseverwertungsstörung, der Laktatspiegel steigt mäßig an. Eine Fettverwertungsstörung besteht meist noch nicht, die Triglyzeride sind im Normbereich; Proteinkatabolismus, aber auch Proteinsynthese und Glukoneogenese sind gesteigert.

Stadium III: Respiratorische Insuffizienz – Stadium der Organinsuffizienz

Der fahl-blasse Patient mit hechelnder Atmung ist charakteristisch für dieses Sepsisstadium. Die Sauerstoffaufnahme ist vermindert; es findet sich eine respiratorische und metabolische Azidose. Trotz hohem Herzminutenvolumen sinkt der Blutdruck unter den Normbereich ab; Ursache dafür ist eine extreme periphere Vasodilatation. Der erhöhte intrapulmonale Shunt führt in Kombination mit einer Störung des Ventilations-Perfusions-Gleichgewichts zu einer respiratorischen Insuffizienz, die eine möglichst frühzeitige Respiratortherapie erforderlich macht.

Stadium IV: Septischer Schock – hypodynames Schockstadium

Ein anderer synonym verwendeter Terminus für dieses Stadium ist das „kardiogene Stadium", da eine sich rasch entwickelnde kardiale Insuffizienz ein Charakteristikum für diesen Krankheitsabschnitt ist. Die Haut des Patienten ist livide, marmoriert und kalt. Die Abnahme der myokardialen Kontraktilität führt zu einer drastischen Senkung von Blutdruck und Herzzeitvolumen; der linksventrikuläre Füllungsdruck und der Pulmonalarteriendruck steigen konsekutiv an. Einen Anstieg zeigt auch der periphere Gefäßwiderstand. Ein weiteres Kennzeichen dieser Sepsisphase ist das Multiorganversagen, in dem der Patient verstirbt, wenn eine Stabilisierung der Kreislaufverhältnisse nicht gelingt.

Die Zuordnung des Organversagens zum Sepsistadium IV ist jedoch nicht immer derart möglich, wie aufgezeigt. Es kann auch bereits, ausgelöst durch verschiedene Faktoren wie Hypovolämie, Verbrauchskoagulopathie oder Hämolyse, im Stadium I eine Organinsuffizienz auftreten.

Diagnostische Kriterien

Die vielerorts verwendete Methode, Sepsis aus einer Konstellation von Einzelbefunden wie Körpertemperatur, Leukozytenzahl, arteriellem Blutdruck und Blutkultur zu diagnostizieren, wird dem Krankheitsbild und -verlauf Sepsis nur in unzulänglicher Weise gerecht (s. Übersicht).

Sepsiskriterien

Temperatur $\geq$ 38,5 °C (Kontinua oder Schübe)
Leukozytose 12 000–15 000 Zellen/µl oder
Leukopenie 5 000–2 000 Zellen/µl
Thrombopenie $\leq$ 100 000/µl oder Thrombozytenabfall 30% innerhalb von 24 h
arterieller Mitteldruck $\leq$ 80 mm Hg
Herzfrequenz $\geq$ 120/min
positiver Keimnachweis im Blut
Endotoxinnachweis

Die Diagnose Sepsis jedoch muß vielmehr aus einer Synopsis klinischer Symptome und charakteristischer Befundkonstellationen gestellt werden. Dazu sind aufwendige Untersuchungsverfahren nicht unbedingt erforderlich.

Klinische Symptome

Hierfür sind die Charakterisierung der Hautfarbe, der Körpertemperatur, der Atemtiefe und der Atemformen sowie die Beurteilung von Bewußtseinsänderungen notwendig (Tabelle 1).

Tabelle 1. Stadieneinteilung der Sepsis: Klinik

Symptome	I	II	III	IV
Hautfarbe	Gerötet	Gerötet/blaß	Fahl blaß	Marmoriert
Hauttemperatur	↑	↑↑	⊥↓	↓
Atmung	Tachypnoe	Tachypnoe	Hechelnd	↓
Bewußtsein	∅	I	III	Koma

Bakteriologie

Im Prinzip ist ein Keimnachweis für die Diagnose einer Sepsis notwendig. Eine positive Blutkultur jedoch ist kein Beweis für das Vorliegen einer Sepsis, eine negative Blutkultur andererseits schließt eine Sepsis nicht aus. Wünschenswert ist eine Keimidentifikation, da die häufigsten Sepsiserreger polyresistente Enterobakterien und Staphylokokken sind, die durch eine Standardantibiotikatherapie nicht erfaßt werden. Befindet sich der Patient jedoch im Stadium II, muß mit einer antimikrobiellen Chemotherapie – auch ohne Keimnachweis – begonnen werden, da in diesem Stadium die Sepsis bereits eine vitale Gefährdung für den Patienten darstellt.

Hämodynamik

Während im Stadium I die hämodynamischen Veränderungen noch nicht gravierend ausgeprägt sind, ist das Stadium II durch eine hyperdyname Kreislaufregulation gekennzeichnet. Trotz niedrigem Gesamtwiderstand hat das Herz eine enorme Schlagarbeit zu leisten, die einer extremen Belastung gleichkommt. Dies ist mit ein Grund, warum sich aus dieser hyperdynamen Situation sehr rasch und fließend eine myokardiale Insuffizienz mit allen konsekutiven Veränderungen, wie sie für den hypodynamischen Zustand pathognonomisch sind, entwickeln kann (Tabelle 2).

Diagnostik, Therapie und Therapiekontrolle machen in den Stadien III und IV eines septischen Geschehens den Einsatz von Einschwemmkathetern wünschenswert. Insbesondere ist die Beurteilung der Wirkung positiv-inotroper Medikamente bzw. einer Volumentherapie ohne invasive Technik nur unzureichend möglich.

Tabelle 2. Stadieneinteilung der Sepsis: Hämodynamik

Parameter	I	II	III	IV
Herzfrequenz	↑	↑↑	↑⊥	↑⊥↓
Mitteldruck	⊥↑	⊥↓	↓	↓↓
Cardiac Index	↑	↑↑↑	↑⊥	↓↓
TPR	⊥↓	↓↓↓	↓↓	⊥↑
PCWP	⊥↓	↓⊥	⊥↑	↑↑

Tabelle 3. Stadieneinteilung der Sepsis: Laborparameter

Parameter	I	II	III	IV
Glukosestoffwechsel				
Blutzucker	$\perp\uparrow$	$\uparrow\uparrow$	$\uparrow$	$\uparrow\downarrow$
Laktat	$\perp$	$\perp\uparrow$	$\uparrow$	$\uparrow\uparrow$
Fettstoffwechsel				
Triglyzeride	$\perp$	$\perp\uparrow$	$\uparrow\uparrow$	$\uparrow\downarrow$
Cholesterin	$\perp$	$\perp\downarrow$	$\downarrow$	$\downarrow\downarrow$
Respiratorische Parameter				
$D_{av}O_2$	$\perp\uparrow$	$\downarrow$	$\downarrow\downarrow$	$\perp\downarrow$
Sauerstoffverbrauch	$\uparrow$	$\downarrow$	$\downarrow\downarrow$	$\downarrow\downarrow\downarrow$
pH	$\perp$	$\uparrow$	$\downarrow$	$\downarrow\downarrow$
V_a/Q_t	$\downarrow$	$\downarrow\downarrow$	$\perp\uparrow$	$\uparrow\uparrow$
$\dot{Q}_s/\dot{Q}_t$	$\perp$	$\perp\uparrow$	$\uparrow$	$\uparrow\uparrow$

Laborchemische Diagnostik

Als Ursache für die metabolische Entgleisung bei Sepsis werden mehrere Ursachen diskutiert:
a) hormonelle Dysregulation,
b) Energiedefizit durch Hemmung des oxidativen Stoffwechsels,
c) Freisetzung von Proteasen,
d) direkte Kapillarschädigung.

Sepsis wird sicherlich nicht durch einen einzelnen der beschriebenen Faktoren ausgelöst; vielmehr wird ein Zusammenspiel mehrerer Einzelfaktoren für die Entwicklung eines septischen Zustandsbildes verantwortlich gemacht werden müssen. Welchem dieser Faktoren dabei eine Schlüsselrolle zukommt, ist derzeit noch nicht gelöst. Für die Stadieneinteilung der Sepsis relevante Laborparameter zeigt Tabelle 3.

Endokrinologie

Hormonellen Dysregulationen werden von vielen Autoren eine zentrale Rolle in der Pathophysiologie septischer Prozesse zugeschrieben. Dabei können in den einzelnen Stadien ganz charakteristische Befundkonstellationen beobachtet werden.

Bereits im Frühstadium kommt es zur Ausbildung einer Insulinresistenz mit Insulinspiegeln, die um das 2- bis 4fache über dem Normwert liegen (Stadium II und III). Eine Abnahme bzw. Hemmung der Insulinsekretion dagegen läßt sich im Stadium IV beobachten. Ursache dafür dürften erhöhte Katecholaminspiegel sein.

Auch Glukagon scheint im Rahmen septischer Prozesse eine besondere Rolle zu spielen. Glukagon ist im II. und III. Stadium bis um das 100fache erhöht; der hohe Glukagonspiegel wird in Kombination mit erhöhten Insulin-, Kortisol- und

Tabelle 4. Stadieneinteilung der Spesis: Endokrinologie

Parameter	I	II	III	IV
Insulin	⊥↑	↑↑	⊥↑	⊥↓
Glukagon	↑↑	↑↑↑	↑↑↑↑	↑↑↑↑
Kortisol	↑	↑↑	↑↑	↑↑
Katecholamine	⊥↑	↑	↑↑	↑↑↑
Wachstumshormon	⊥↑	↓↓	↓↓	↓↓↓
T_3 (gesamt)	⊥	↓	↓↓	↓↓↓
T_4 (gesamt)	⊥	⊥↓	↓	↓↓

Katecholaminspiegeln für die massiv gesteigerte Proteolyse und die exzessiv stimulierte Glukoneogenese verantwortlich gemacht. Verlaufsbeobachtungen des Glukagonspiegels kommt dabei eine prognostische Bedeutung zu. Ein kontinuierlicher Anstieg kann als Zeichen einer prognostisch infausten Erkrankung angesehen werden. Ein extremer Abfall des Wachstumhormons und des Thyroxins muß als Ausdruck einer pluriglandulären Insuffizienz gedeutet werden.

Energiestoffwechsel

Veränderungen im Energiestoffwechsel kommt ebenfalls eine Schlüsselstellung im pathophysiologischen Geschehen septischer Krankheitsbilder zu. Der Energieumsatz des Gesamtorganismus ist bei der Sepsis bis zu 50% erhöht. Ursache dafür ist einerseits der hochgradig gesteigerte Metabolismus sowie die stark energieverbrauchende Hyperzirkulation.

Hauptkennzeichen des Glukosestoffwechsels bei der Sepsis ist die periphere Insulinresistenz. Gleichzeitig besteht auch ein erhöhter Glukoseumsatz. Ein weiteres Charakteristikum ist die aktivierte Glukoneogenese. Mögliche Ursachen dafür sind in den bereits bekannten Veränderungen der Hormonkonstellation zu suchen; möglicherweise spielt auch ein glukoneogenetischer Stimulus der Leberzelle bzw. eine behinderte Einschleusung von Pyruvat in den Zitronensäurezyklus eine Rolle; dadurch wird der Stoffwechsel in Richtung Glukoneogenese gelenkt. Glukose wird dabei überwiegend aus Laktat bzw. Alanin gebildet.

Erst in den späteren Schockstadien nimmt bei zunehmender Organinsuffizienz der Leber die Glukoneogenese ab. Erhöhter Laktatspiegel und Hypoglykämie kennzeichnen den metabolischen Zustand in dieser Situation (Stadium IV).

Fettstoffwechsel

Eine deutliche Abhängigkeit von den einzelnen Sepsisstadien tritt besonders beim Fettstoffwechsel auf.

Im Stadium I findet man die Lipolyse aktiviert, die freien Fettsäuren werden verstärkt freigesetzt und oxidiert. Freie Fettsäuren werden als Energieträger verwendet. Im Stadium II ist die Fettutilisation zwar noch erhalten, die Lipolyse jedoch durch die erhöhten Insulinspiegel beeinträchtigt. Im Stadium des septischen Schocks (Stadium IV) findet sich eine erneute Steigerung der Fettmobilisation. Die Konzentration der freien Fettsäuren steigt exzessiv an.

Aminosäurenstoffwechsel

Das hervorstechendste Merkmal der Sepsis ist eine exzessiv gesteigerte Proteolyse. Die täglichen Stickstoffverluste sowie der Proteinkatabolismus sind durch eine exogene Substratzufuhr kaum beeinflußbar und können für den Organismus vitalbedrohend sein. Der Terminus „Autokannibalismus" wurde für diesen Zustand geprägt.

Zweck der verstärkten Mobilisierung von Aminosäuren kann
– die Bereitstellung von Aminosäuren als Energieträger und
– die Bereitstellung des Substrats für die Glukoneogenese
sein.

Mit zunehmender Progredienz der Sepsis kommt es, durch die gesteigerte Proteolyse, zu einem Anstieg der Aminosäurenkonzentration, besonders die aromatischen Aminosäuren und die schwefelhaftigen Aminosäuren sind stark erhöht.

Erst im Spätstadium des spetischen Schocks kommt es zur Ausbildung eines Aminosäurenmusters, wie es einem akuten bzw. chronischen Leberversagen entspricht.

Elektrolytstoffwechsel

Störungen des Energiestoffwechsels führen bei der Sepsis zu einer Beeinträchtigung der Na^+-K^+-Pumpe mit einer ausgeprägten Hyponatriämie und einer Hyperkaliämie in den Spätstadien der Sepsis. Beeinträchtigung der Nierenfunktion und der gesteigerte Proteinkatabolismus mit erhöhten Harnstoffwerten erhöhen noch zusätzlich den Kaliumspiegel. Charakteristisch für die progrediente Sepsis ist auch noch eine Hypokalziämie; eine Ursache dafür ist derzeit noch nicht bekannt, da die Parathormonspiegel im Bereich der Norm zu finden sind. Als diagnostische Variable kann bei der Sepsis eine Hypophosphatämie gesehen werden. Gehäuft wird sie bei Infektionen beobachtet. Besonders häufig werden bei diesen Patienten Nierenfunktionsstörungen und Übergänge in die hypodyname Form beobachtet. Die Bedeutung einer Phosphatsubstitution kann dabei nicht genug betont werden.

Gerinnung

Septische Prozesse führen regelmäßig auch zu einer kontinuierlichen Aktivierung des Gerinnungssystems (s. nachstehende Übersicht). Diese Veränderungen lassen sich sowohl bei gramnegativen als auch bei grampositiven Infektionen nachweisen. In den Frühstadien der Sepsis überwiegt dabei die Produktion der Gerin-

Gerinnungsstörungen bei Sepsis

Hyperdyname Phase	Hypodyname Phase

Verkürzung von
  partieller Thromboplastinzeit,
  Thrombinzeit
	Verlängerung von
	  partieller Thromboplastinzeit,
	  Thrombinzeit

Fibrinogen normal	Fibrinogen vermindert

nungsfaktoren deren Verbrauch. Ein Abfall der Konzentration der Gerinnungsfaktoren und ein Anstieg der Fibrinogenspaltprodukte tritt ein, wenn sich das Vollbild einer Verbrauchskoagulopathie entwickelt. Hepatisch gebildete Gerinnungsfaktoren fallen, verursacht durch eine Abnahme der Syntheseleistung der Leber, im Spätstadium der Sepsis ab. Ein wichtiges Frühsymptom der Sepsis ist die Thrombozytopenie. Ursache dafür sind einerseits eine verstärkte Adhäsion der Thrombozyten an das geschädigte Gefäßendothel, andererseits aber auch eine toxische Hemmung der Thrombopoese [1, 13, 38] (s. auch Kap. „Störungen der Blutgerinnung", S. 231, und Kap. „Therapie mit Blutkomponenten", S. 257).

Differentialdiagnostisch müssen folgende Krankheitsbilder in Erwägung gezogen werden:

- Herzinfarkt,
- Lungenembolie,
- Addison-Krise,
- Waterhouse-Friderichsen-Syndrom,
- Magen-Darm-Blutung,
- Pankreatitis.

Organveränderungen bei septischen Krankheitsbildern

Die frühzeitige Erkennung und Erfassung von Organkomplikationen (Tabelle 5) sowie deren Prophylaxe und Therapie sind wesentliche Aufgaben intensivmedizinischer Pflege und Überwachung septischer Patienten.

Tabelle 5. Störungen der Organfunktion bei Sepsis

Organ	Störung	Auswirkung
Gehirn	Beeinträchtigung des Stoffwechsels	Bewußtseinstrübung
Herz	Kontraktilitätsabnahme	Herzinsuffizienz
Lunge	Pulmonale Vasokonstriktion	Hypoxämie
	Alveolarschaden	Alveoläre Diffusionsstörung
		Hypoventilation
	Mikrothromben	
Niere	Tubulusnekrose	Oligurie
	Nierenrindennekrose	Anurie
Leber	Zentrolobuläre Nekrose	Ikterus, Bilirubin↑
Retikulohistiozytä- res System (RHS)	Vasokonstriktion „Blockade"	Abnahme von Phagozytose und Clearance

Die Bedeutung der Früherkennung kann nicht genug betont werden, da die Letalität der Sepsis mit der Zahl der versagenden Organsysteme eng korreliert ist. Gramnegative Sepsis und Lungenversagen sind mit einer Letalität über 60% assoziiert; das zusätzliche Auftreten eines akuten Nierenversagens führt zu einem Anstieg der Letalität bis zu 95% [3, 8, 20, 24, 35].

Therapeutische Prinzipien

In der folgenden Übersicht sind die therapeutischen Prinzipien in der Behandlung septischer Zustände zusammengefaßt [10, 9, 14]:

Therapie bei Sepsis

1) Chirurgisch:
   aggressive Sanierung der Sepsisquellen, auch bei schlechtem Allgemeinzustand.
2) Ätiologisch angreifende Therapieschritte, Antibiotika gezielt, Anaerobier einschließen, Immunglobuline.
3) Überbrückende Therapie an Kreislauf und Vitalorganen, Optimierung von Pre- und Afterload durch Katecholamine, Optimierung des Perfusionsdrucks, Flüssigkeitsbilanz, Nierenfunktion, Lungenfunktion
4) Adjuvante Therapie:
   AT-III-Substitution, Heparin niedrig dosiert, FFP bei Verbrauch von Gerinnungsfaktoren, Thrombozytenkonzentrate oder Warmblut

Chirurgische Therapie

An erster Stelle und damit als Voraussetzung für eine erfolgreiche Therapie der Sepsis steht die Identifizierung und Sanierung des septischen Herdes. Eine dramatische Befundverschlechterung pulmonaler, kardialer, renaler und metabolischer Parameter gibt Anlaß, einen begrenzten oder auch ausgedehnten Sepsisherd zu diagnostizieren, und zwingt damit unumgänglich zu einer chirurgischen Intervention. In dieser Phase des Verlaufs eines septischen Prozesses führt jede weitere Unentschlossenheit zur operativen Intervention zu einer Verschlechterung des Zustandsbildes und programmiert damit den späteren Verlauf in Richtung Multiorganversagen voraus. Gerade die Peritonitis zählt auf einer operativen Intensivstation zu den häufigsten Ursachen einer Sepsis und stellt damit auch die häufigste Ursache für chirurgische Eingriffe gerade beim kritisch kranken Patienten dar. Grad, Ursache und Sanierbarkeit einer Peritonitis haben in die Überlegungen für die chirurgisch-technischen Interventionen mit einzufließen.

Im allgemeinen stehen drei Möglichkeiten der operativen Drainage eines Sepsisherdes zur Verfügung: die Quadrantendrainage, die offene Spülbehandlung und die Etappenlavage. All diese Verfahren bieten bei gezielter Indikationsstellung Vor- und Nachteile. An unserer Intensivstation praktizieren wir bei entspre-

chender Indikation seit 1986 die Etappenlavage beim septischen Patienten. Dieses
operative Vorgehen erlaubt in individuell festzulegenden Zeitabschnitten die Inspektion und Spülung des Abdominalkavums und die Sanierung neuer Sepsisher-
de bei gleichzeitig nur geringer Belastung für den Patienten, da sie bei Bedarf unter sterilen Kautelen auch direkt an der Intensivstation durchgeführt werden
kann [5, 18, 19, 37].

Therapie des Kreislaufs und vitaler Funktionen

Die Aufrechterhaltung einer ausreichenden Funktion von Kreislauf, Herz, Lunge
und Niere steht an nächster Stelle als Therapieschritt in der Behandlung septischer Prozesse. Ziel einer adäquaten Kreislauftherapie ist es, einen hyperdynamen
Zustand über möglichst lange Zeit aufrechtzuerhalten. Kreislaufwerte im Normbereich sind bereits zu niedrig, anzustreben sind ein erhöhter Cardiac Index von
$\geq 4{,}5$ l/m^2, um eine optimale Sauerstoffversorgung zu gewährleisten. Als Basis-
maßnahme kann bei jedem septischen Geschehen eine Dopaminapplikation von
2–3 µg/kg KG/min (Nierenschwellendosis) gelten. Nicht nur im septischen
Schock, sondern bereits auch bei einem unkomplizierten Sepsisverlauf muß aufgrund der erhöhten Permeabilität und Weitstellung der kapillären Strombahn ein
deutlicher Volumenmangel unterstellt werden. Diese Flüssigkeitsverluste werden
fast immer unterschätzt. Zusätzlich zur bereits erwähnten Permeabilitätsstörung
sind eine Sequestration in den dritten Raum sowie starker transdermaler Flüssigkeitsverlust Ursachen für eine signifikante Hypovolämie. Eine Volumengabe ist
dann indiziert, wenn der zentrale Venendruck niedrig und der Blutdruck signifikant abgesunken ist. Droht eine Kreislaufüberlastung, ist ein Pulmonaliskatheter
zur Kontrolle von HZV und PCWP angezeigt. Bei zu hohen Füllungsdrücken ist
Dobutamin bis zu einer Dosis von 20 µg/kg KG/min das Mittel der Wahl. Führt
dies zu keiner deutlichen Besserung der Kreislaufsituation, so kann die kombinierte Applikation von Dopamin (im Bereich der α-Wirkung) und Dobutamin in
Erwägung gezogen werden. Schließlich steht auch noch die Möglichkeit der Verabreichung von Noradrenalin zur Verfügung.

An erster Stelle einer adäquaten renalen Therapie steht neben einer adäquaten
Volumenzufuhr die Gabe von Dopamin. Wird während der Therapie der Sepsis
eine Verschlechterung der Nierenfunktion beobachtet und sind andere Ursachen
wie nephrotoxische Medikamente, Volumenmangel oder zirkulatorische Ursachen auszuschließen, so muß an eine Exazerbation des septischen Geschehens gedacht werden. Ein entsprechendes Monitoring von Kreatinin, Harnstoffwerten
und Kreatininclearance hat dabei zu erfolgen.

Aus der bereits erwähnten Permeabilitätsstörung in der Mikrozirkulation ist
praktisch immer auch eine Beeinträchtigung der Lungenfunktion zu erwarten. Es
sollte immer der Versuch unternommen werden, einen p_aO_2 von 80 mm Hg nicht
zu unterschreiten. Anstelle einer Erhöhung des F_IO_2 muß vorher entsprechend
dem Stufenkonzept von Benzer u. Koller [3] eine Optimierung der Oxygenierung
über eine Erhöhung des positiv-endexspiratorischen Drucks (PEEP) oder über eine Änderung des I:E-Verhältnisses versucht werden.

Eine Belastung erfährt während des septischen Geschehens auch die Leber; Da therapeutische Möglichkeiten hinsichtlich der Leber eher beschränkt sind, bleibt eigentlich nur ein engmaschiges Monitoring [3, 10, 20, 24].

Neben der Therapie mit vasoaktiven Substanzen stellt die Verabreichung von Volumen einen weiteren Grundpfeiler im Therapiekonzept septischer Krankheitsprozesse dar. Zwei Ziele werden mit der Applikation von Flüssigkeit angestrebt: 1) eine bedarfsdeckende Zunahme des Herzminutenvolumens und damit eine Verbesserung des Sauerstofftransports in der Mikrostrombahn und 2) eine Verbesserung der Blutfluidität im Bereich der Mikrozirkulation mit der Vermeidung von kapillärer Stase und Gewebsischämie bzw. die Wiederherstellung einer regulären Perfusion in den Kapillaren durch die Beseitigung der schockspezifischen Vasomotion. Die prinzipielle Frage konzentriert sich auch bei der Therapie der Sepsis mit Volumenersatzstoffen auf die Wahl eines allen Ansprüchen gerecht werdenden Mittels. Als wichtigstes Argument in dieser Diskussion steht noch immer die Entwicklung eines Lungenödems. Es konnte jedoch in verschiedenen Untersuchungen gezeigt werden, daß weder ein erniedrigter onkotischer Druck (Kristalloide) noch ein erhöhter hydrostatischer Druck (Kolloide) einen wesentlichen Einfluß auf die Entwicklung eines Lungenödems hat. Vielmehr ist der Schweregrad des Kreislaufversagens und der Sepsis eher mit der Entwicklung einer respiratorischen Insuffizienz korreliert als der gewählte Volumenersatzstoff. Wesentlich jedoch für die Wahl eines Volumenersatzmittels ist die periphere Mikrozirkulation. Der Zeitfaktor bei der Wiederherstellung eines ausreichenden Blutvolumens hat sicherlich für die Entwicklung eines Multiorganversagens eine eminente Bedeutung. Die rasche Zunahme des Plasmavolumens, die Abnahme der Viskosität, die verbesserte Blutfluidität und damit die Durchbrechung der schockspezifischen Vasomotion lassen körperfremde, kolloidale Substanzen als das Therapiemittel der Wahl in der Behebung eines septischen Kreislaufverlsagens erscheinen. Die relativ geringe Nebenwirkungsrate (0,0085%) sowie der effektive Volumenfülleffekt machen die Hydroxyäthylstärke zum Mittel der ersten Wahl im septischen Schock. Die durch Kolloide ausgelösten transvaskulären Flüssigkeitsverschiebungen tragen ferner auch zu einer verminderten Ausbildung peripherer Ödeme bei. Ein Zukunftsaspekt bei der adäquaten Wiederherstellung des zirkulierenden Blutvolumens ist die Kombination hypertoner-hyperonkotischer Lösungen. Ihr Wirkprinzip, die rasche Mobilisation interstitieller Flüssigkeit durch NaCl 7,2% sowie ihre intravasale Persistenz durch Dextran 70 bzw. HES 200/0,5 10% lassen gerade für den Zweck einer optimalen Perfusion in der Mikrozirkulation interessante Ergebnisse erwarten. Es muß jedoch abschließend noch darauf hingewiesen werden, daß in der Sekundärphase jedes Schockgeschehens die Verabreichung von Kristalloiden unumgänglich ist. Das angestrebte Therapieziel ist dabei, das interstitielle Flüssigkeitskompartiment wiederaufzufüllen [12, 22, 27, 33, 36].

Ernährung

Der Energieumsatz septischer Patienten liegt um 50–100% über dem Normwert. Verantwortlich dafür sind die Veränderungen, wie sie für den Postaggressionsstoffwechsel charakteristisch sind. Gleichzeitig scheinen Organkomplikationen

Tabelle 6. Dosierungsempfehlung für eine TPE bei septischen Patienten

	AS	Glukose	Fett
Dosierung [g/kg KG/Tag]	1–2,5	5–10	1–1,5

den Energiebedarf zu modifizieren. Septische Patienten mit einem ARDS weisen einen um 60% über dem Grundumsatz liegenden Energieverbrauch auf, wohingegen nichtbeatmete septische Patienten ohne respiratorische Komplikationen nur eine Steigerung des Energiegrundumsatzes um 38% aufweisen.

Die Energiezufuhr sollte bei septischen Patienten 35–45 kg/Tag betragen. Weitere Steigerungen scheinen wegen der Nichtverwertung der zugeführten Nährstoffe nicht sinnvoll. In Tabelle 6 sollen entsprechende Dosierungsrichtlinien vorgestellt werden. Standardernährungsschemata können jedoch, basierend auf der hohen Variabilität des septischen Zustandsbildes, nicht angeboten werden. Eine Ernährungstherapie muß individuell gestaltet werden.

Auch die Zufuhr des aktuellen Glukosebedarfs kann zu einer Belastung des respiratorischen Systems führen, da die Glukose nicht oxidativ verwendet wird, sondern zum Großteil als Fett gespeichert wird. Kontinuierliche Fettinfusionen dagegen führen zu keiner Behinderung des pulmonalen Gasaustausches, vorausgesetzt, die entsprechenden Dosierungsrichtlinien werden eingehalten. Die Gabe erfolgt kontinuierlich über 24 h und es wird die Verwertung des Substrats durch regelmäßige Triglyzeridkontrollen sichergestellt. Die Stimulation des Atemzentrums kann durch Plasmaaminosäurenmuster und durch Aminosäurenzufuhr modifiziert werden. Besonders der hohe Spiegel an Tryptophan kann das Auftreten einer Ateminsuffizienz begünstigen. Führt man eine sog. Leberlösung mit einem hohen Gehalt an verzweigtkettigen Aminosäuren zu, kann eine Verbesserung der Bewußtlosigkeit (Koma) und Stimulation des Atemzentrums erreicht werden.

Das akute Nierenversagen hat mit der Sepsis die periphere Insulinresistenz und eine verminderte Aktivität des Lipoprotein-Lipasen-Systems gemeinsam. Der Insulinbedarf kann also während der parenteralen Ernährung bei gleichzeitigem Auftreten und Ausbildung einer akuten Niereninsuffizienz ansteigen. Fettemulsionen können auch beim akuten Nierenversagen appliziert werden, vorausgesetzt, die regelmäßigen Kontrollen sind sichergestellt. Die Verwendung eines Gemisches essentieller Aminosäuren bei hyperkatabolen Formen des akuten Nierenversagens ist nicht zu empfehlen. Hier sollten Nierenlösungen bzw. Normallösungen verwendet werden, insbesondere wenn regelmäßige Hämofiltrationen durchgeführt werden.

Leberfunktionsstörungen werden besonders in den Stadien III und IV der Sepsis häufig beobachtet. In der Aminosäurentherapie werden Leberlösungen mit verzweigtkettigen Aminosäuren bevorzugt.

Die Bedeutung der Ernährung beim septischen Patienten soll noch damit unterstrichen werden, daß jede Malnutrition die Fähigkeit des Organismus beeinträchtigt, das Auftreten und die Folgeerscheinungen einer Infektion zu verhindern. Da sehr viele Funktionen des Immunsystems an eine intakte Proteinsynthese gebunden sind, kann eine Beeinträchtigung der Infektionsabwehr sowohl durch einen reinen Eiweißmangel als auch durch einen Energiesubstratmangel verursacht werden. Entscheidend ist dabei die inadäquate Versorgung mit Aminosäuren. Auch Vitaminmangel, Mangel an Spurenelementen sowie an essentiellen Fettsäuren können zu einer Unfähigkeit des Organismus führen, auf Infektionserreger zu reagieren. Andererseits besteht auch eine Interaktion zwischen Infektion und Ernährungszustand. Jede Infektion kann selbst zur Ausbildung von Nährstoffmangelzuständen und Malnutrition führen. Besonders bei der Sepsis, die infolge der hochgradig aktivierten Proteolyse und dem daraus resultierenden Verlust an funktioneller Körpermasse zur Mangelernährung führt, wird ein Circulus vitiosus unterhalten, der die Infektionsabwehr beeinträchtigt. Auch reparative Vorgänge wie die Wundheilung sind dadurch behindert. Eine Verbesserung der Prognose des Patienten wird durch eine ausreichende Ernährungstherapie sowie durch eine Verbesserung des Ernährungszustands und damit durch eine Steigerung der Infektionsabwehr erzielt [8, 16, 23, 26].

Weitere therapeutische Maßnahmen im Rahmen der Behandlung septischer Krankheitsbilder sind die Therapie mit Glukose-Insulin-Kaliumphosphat und Infusionen. Diese Glukose-Insulin-Kalium-Infusionen werden auch als metabolische Reanimation bezeichnet und haben den Grund, die Ventrikelfunktion zu verbessern, das Auftreten von Rhythmusstörungen zu vermindern und damit die kardiale Auswurfleistung und die myokardiale Kontraktilität anzuheben. Dieses Ziel konnte auch im hypodynamen Schockzustand bei Sepsis erreicht werden. Als Ursache werden folgende Faktoren diskutiert [10]:

a) die Erhöhung der Serumosmolarität durch Zufuhr einer hypertonen Glukoseinfusion und damit die Erhöhung des zirkulierenden Blutvolumens;
b) die Steigerung der Serumosmolarität bewirkt eine Verminderung des hypoxiebedingten Zellödems;
c) die Zufuhr von Glukose kann die energetische Situation der Myokardzelle verbessern und
d) die Myokardfunktion wird durch die Gabe von hochprozentiger Glukose und Insulin ebenfalls optimiert.

Durchbrechen der kontinuierlichen Gerinnungsaktivierung

Folgende Komponenten sind dabei in das Therapieschema einzubeziehen [1, 13]:
- AT III,
- Heparin (500–700 IE/h),
- tiefgefrorenes Frischplasma,
- Thrombozytenkonzentrate oder Warmblut.

(Siehe auch Kap. „Störungen der Blutgerinnung", S. 231.)

Antimikrobielle Chemotherapeutika

Die Indikation zur Verwendung antimikrobieller Chemotherapeutika besteht in
a) Therapie und
b) Prophylaxe von Infektionen.

Nach einer chirurgischen Sanierung des Sepsisherdes (chirurgische Fokussanierung, Drainage eines Empyems, Eröffnung eines Abszesses) steht die sinnvolle
Verwendung von antimikrobiellen Chemotherapeutika zur Therapie bzw. Prophylaxe von Infektionen an nächster Stelle der therapeutischen Maßnahmen. Die
antimikrobielle Prophylaxe eines septischen Prozesses ist unmöglich, denn sobald
der Patient septisch ist, handelt es sich bei einer Antibiotikaverabreichung nicht
mehr um eine Prophylaxe, sondern bereits um eine Therapie. Eine Prophylaxe mit
Antibiotika, d. h. die Verhinderung einer bakteriellen Infektion, bleibt allein auf
eine perioperative Kurzzeitapplikation beschränkt. Eine Indikation zur therapeutischen Anwendung eines Chemotherapeutikums ist jede gesicherte oder wahrscheinlich behandlungsbedürftige Infektion.

Eine prophylaktische Verabreichung von antimikrobiellen Chemotherapeutika sollte nur durchgeführt werden, wenn ihre Wirksamkeit belegt ist. Hier werden
sehr häufig Fehler gemacht, die schließlich mit der Resistenz der Erreger enden
können.

Antibakteriell wirksame Chemotherapeutika (Antibiotika, Antimykotika)
werden nach bestimmten Kriterien: Wirkspektrum, Wirkweise, Pharmakokinetik, Art, Lokalisation, Schweregrad der Infektion, Nebenwirkungen und einem
nicht unwesentlichen Punkt, die Kostenfrage, ausgewählt (s. folgende Übersicht).

Prinzipiell sollte sich der Einsatz der geeigneten Antibiotika bzw. einer Anti-
biotikakombination nach der Sensibilitätsprüfung der isolierten und nachgewie-

Antibakteriell wirksame Chemotherapeutika (nach [11, 30])

Antibiotika	Wirkspektrum	Lücken
Penicillin G	Streptokokken, nicht penicillinasefeste Staphylokokken, Pneumokokken	Penicillinasebildende Staphylokokken, Pseudomonas aeruginosa
Ampicillin	Penicillinasefeste Staphylokokken, Enterokokken, Listerien, Haemophilus influenzae	Penicillinasebildende Staphylokokken
Acylureidopenicilline (Azlocillin, Mezlocillin, Piperacillin)	Enterobacteriaceae, Bacteroidaceae, Streptokokken, nicht penicillinasefeste Staphylokokken, Pseudomonas aeruginosa	Penicillinasebildende Staphylokokken
Ältere Cephalosporine (Cefalothin, Cefazolin, Cefazedon)	Staphylokokken	Enterokokken Pseudomonas
Neuere Cephalosporine (Cefuroxin, Cefotaxim, Cefoxitim, Cefoperazon, Lamoxactam)	Klebsiellen, Enterobacteriaceae, Bacteroides	Enterokokken

Antibiotika	Wirkspektrum	Lücken
Aminoglykoside (Gentamycin, Tobramycin, Amikacin, Sisomicin)	Enterobacteriaceae, Pseudomonas aeruginosa, Staphylokokken	Anaerobier
Nitroimidazole	Anaerobier	Alle Aerobier

senen Erreger richten. Sehr oft muß jedoch „blind", d. h. ohne Nachweis des infektionsverursachenden Keimes, bei klinisch manifester bzw. vermuteter Sepsis eine entsprechende Therapie begonnen werden. Die Auswahl der Initialtherapie wird dabei nach dem vermuteten Keim in Abhängigkeit von der Grunderkrankung bzw. nach dem mit bestimmten Erkrankungen am häufigsten assoziierten Keimspektrum durchgeführt.

Bei einer „blinden" Initialtherapie kommen insbesondere wegen zu erwartender synergistischer Effekte nur die kombinierte Verabreichung zweier Antibiotika in Betracht: 1) die Kombination eines Breitspektrumpenicillins mit Aminoglykosiden, 2) die Kombination von Cephalosporinen mit Aminoglykosiden und 3) eine Kombination von β-Laktamantibiotika untereinander (s. folgende Übersicht).

Sepsistherapie (nach [11, 30])

Grundleiden	Therapievorschlag	Erregerspektrum
Abdominalinfektion	Acylureidopenicilline + Metronidazol	E. coli · Bacteroides fragilis Enterokokken
Pneumonie	Penicillin G Ampicillin Cephalosporin + Aminoglykosid + Acylureidopenicillin	Pneumokokken Enterobacteriaceae Pseudomonas
Harntrakt	Acylureidopenicillin + Aminoglykosid	Enterobacteriaceae Pseudomonas
Cholangitis	Mezlocillin + Metronidazol	E. coli Bacteroides fragilis
Pelvine Infektionen	Acylureidopenicillin + Metronidazol (Cephalosporin + Aminoglykosid)	E. coli Bacteroides (Staphylokokken)
Wundinfektionen Katheterinfektionen	Penicillin G	Staphylokokken Streptokokken

Steroide

Neue Untersuchungen darüber belegen, daß die Gabe von Kortikosteroiden auf den Verlauf der Erkrankung keinen positiven Einfluß ausübt [6].

Prophylaxe

Eine wirksame prophylaktische Maßnahme gegen Sepsis ist die Verringerung des Infektionsrisikos durch Vermeiden der Keiminokkulation. Besonders traumatisierende Maßnahmen wie das Einlegen von Kathetern und die Verletzung keimbesiedelter Schleimhäute sind zu vermeiden. Ein großer Fortschritt wurde besonders bei der Prophylaxe der gramnegativen Sepsis mit der Entwicklung eines Antiserums gegen das Hüllenantigen („core antigen") negativer Bakterien gestartet. Die prophylaktische Wirkung dieses Antiserums hält 30 Tage an. Zahlreiche Untersuchungen belegen auch die Wirksamkeit einer Prophylaxe und Therapie einer Sepsis mit Immunglobulinen [10, 2, 17, 25, 33].

Pflege

Die Pflege des septischen Patienten hat auf einige prinzipielle Faktoren Rücksicht zu nehmen:
1) Der septische Patient ist aufgrund einer verminderten Resistenz, verursacht durch seine Grundkrankheit, gegenüber zusätzlichen Krankheitserregern sehr anfällig.
2) Die Streuung von Erregern gefährdet die nächste Umgebung und die Patienten.
3) Eine Verbreitung von Krankheitserregern auf der Intensivstation und im Krankenhaus ist sowohl durch das Personal als auch durch Gegenstände möglich. Den Patienten vor weiteren Infektionen zu schützen bzw. andere Patienten vor einer Kreuzinfektion zu bewahren, muß Ziel der pflegerischen Maßnahmen beim septischen Patienten sein. Entsprechende personelle, organisatorische, aber auch bauliche Maßnahmen sind somit notwendig, um dieses Ziel zu erreichen. Es erscheint zwingend notwendig, daß sich während einer Arbeitsschicht ausschließlich eine Schwester/ein Pfleger einem septischen Patienten widmet. Da jedoch auch täglich Handlungen am septischen Patienten verrichtet werden, die die Mithilfe weiterer Pflegepersonen notwendig machen, darf durch entsprechendes hygienisch einwandfreies Arbeiten für die übrigen Patienten einer Intensivstation keine Gefährdung resultieren.

Als prophylaktisch-hygienische Maßnahmen können die Erstellung von Richtlinien zur Personalhygiene, Pflegeschemata für jeden Patienten, die Durchführung pflegerischer Tätigkeiten mit Einmalgeräten sowie entsprechende Desinfektionspläne gelten.

Neben diesen allgemeinen Maßnahmen zur Vermeidung einer Infektionsausbreitung sind Patienten auf Intensivstationen durch verschiedene Faktoren einem zusätzlichen Infektionsrisiko ausgesetzt. Dazu zählen: intravasale Katheter, Blasenkatheter sowie endotracheale Tuben. Sie bedürfen als permanente Eintrittspforte für Keime einer besonderen Pflege [39].

Prognose

Die Prognose einer Sepsis ist ernst. Sie ist ungünstig, besonders dann sehr schlecht, wenn die Infektionsquelle nicht behoben werden kann, wenn ein Malignom als Grundkrankheit zugrunde liegt, wenn eine persistierende oder progrediente Hyperlaktatämie auftritt und wenn multiple Organkomplikationen (akutes Nierenversagen, akute respiratorische Insuffizienz, Leberinsuffizienz und gastrointestinale Blutung) den Krankheitslverlauf komplizieren (s. folgende Übersicht) [10, 22, 33].

Prognostische Aspekte der Sepsis

Die Prognose der Sepsis ist ungünstig, wenn:
- die Infektionsquelle nicht behoben ist,
- ein Malignom als Krankheit zugrunde liegt,
- eine persistierende Hyperlaktatämie vorliegt,
- multiple Organkomplikationen auftreten.

Literatur

1. Asbeck F (1982) Störungen der Hämostase und Hämotherapie bei Sepsis. In: Lawin, P, Peter K, Hartenauer U (Hrsg) Infektion – Sepsis – Peritonitis. Thieme, Stuttgart New York, S 192–201
2. Barandun S, Skarvil F, Morell A (1976) Prophylaxe und Therapie mit y-Globulin. Schweiz Med Wochenschr 106:533–542, 580–586
3. Benzer H, Koller W (1987) Die Strategie der Beatmung. Intensivmedizin 24:214–219
4. Beyer A, Jensen U (1982) Sepsis und ARDS. In: Lawin P, Peter K, Hartenauer U (Hrsg) Infektion – Sepsis – Peritonitis. Thieme, Stuttgart New York, S 66–80
5. Bleichrodt RP, Stoutenbeek CP (1987) Relaparotomies in diffuse peritonitis: The surgeons point of view. In: Lawin P (Hrsg) Intensivmedizin 1987. Thieme, Stuttgart New York, S 117–123
6. Bonc RC, Fisher CJ, Clemmer TP et al. (1987) A controlled clinical trial of high dose methylprednisolone in the treatment of severe sepsis and septic shock. N Engl J Med 317:653–658
7. Carlet J, Blerioz JP, Bahloul F (1985) Antibiotic management of severe peritonitis. In: Vincent L (ed) Update in intensive care. Springer, Berlin Heidelberg New York Tokyo, pp 107–110
8. Cerra FB, Siegel JH, Coleman B, Border JR, McMenammy RR (1980) Septic autocannibalism – A failure of exogenous nutritional support. Ann Surg 192:570–597

9. Chmelizek F, Waclawiczek HW (1985) Perioperatives interdisziplinäres Management bei der akuten nekrotisierenden Pankreatitis. Anästhesist 34:607–611
10. Druml W (1980) Sepsis – Pathophysiologie, Stoffwechsel, Therapie. In: Schuster HP, Kleinberger G (Hrsg) Infusionstherapie und klinische Ernährung in der inneren Medizin, Neurologie und Psychiatrie. Karger, Basel, S 182–213
11. Geddes AM (1986) Antibiotic management of serious infections. In: Vincent L (ed) Update in intensive care 1. Springer, Berlin Heidelberg New York Tokyo, S 265–274
12. Gruber UF (1982) Volumentherapie bei Sepsis – Kolloide. In: Lawin P, Peter K, Hartenauer U (Hrsg) Infektion – Spesis – Peritonitis. Thieme, Stuttgart, New York, S 405–414
13. Haas S, Vinazzer H, Blumel G (1987) Spezielle Gesichtspunkte von Gerinnungsveränderungen im septischen und traumatischen Schock. In: Hohlbach G, Schildberg FW, Scriba PC (Hrsg) Schock in der Notfallmedizin. Zuckschwerdt, München, S 163–168
14. Henneberg U (1983) Klinik und Therapie des septischen Schocks. Beitr Intensiv Notfallmed 1:116–126
15. Jahrmärker H, Haider M (1987) Septischer Schock. In: Hohlbach G, Schildberg FW, Scriba PC (Hrsg) Schock in der Notfallmedizin. Zuckschwerdt, München, S 148–162
16. Jeejeebhoy KN (1985) Nutritional support of the critically ill patient. In: Vincent L (ed) Update in intensive care. Springer, Berlin Heidelberg New York Tokyo, pp 152–159
17. Kalden JR (1982) Immunglobulin – ein therapeutisches Konzept? In: Lawin P, Peter K, Hartenauer U (Hrsg) Infektion – Sepsis – Peritonitis. Thieme, Stuttgart New York, S 238–252
18. Kremer B, Schreiber HW (1987) Chirurgische Interventionen beim septischen Patienten. In: Schulte am Esch J (Hrsg) Sepsis. Zuckschwerdt, München, S 93–99
19. Lauwers PL, Ferdinale P, Kerremans R, Peunickx F (1987) Planned relaparotomies in severe generalized peritonitis: the intensivists point of view. In: Lawin P (Hrsg) Intensivmedizin 1987. Thieme, Stuttgart New York, S 120–124
20. Lison AE (1982) Niereninsuffizienz beim septischen Patienten und Therapie. In: Lawin P, Peter K, Hartenauer U (Hrsg) Infektion – Sepsis – Peritonitis. Thieme, Stuttgart New York, S 202–209
21. Mayrhofer O, Mauritz W, Sporn P (1984) Intensivtherapeutische Erfahrungen beim akut septischen Abdomen. Anaesthesiol Reanim 3:154–161
22. Meßmer K (1982) Pathophysiologie des septischen Schocks. In: Lawin P, Peter K, Hartenauer U (Hrsg) Infektion – Sepsis – Peritonitis. Thieme, Stuttgart New York, S 12–26
23. Mühlbacher F (1983) Stoffwechselveränderungen bei septischen Zustandsbildern – neue Aspekte für die Ernährung. Ernähr Nutr 7:233–235
24. Parillo JE (1986) Cardiovascular dysfunction in humans with septic shock. In: Vincent L (ed) Update in intensive care 1. Springer, Berlin Heidelberg New York Tokyo, pp 265–274
25. Probst M, Fabian W (1980) Die Frühtherapie mit Immunglobulin nach großen abdominalchirurgischen Eingriffen. Langenbecks Arch Chir 351:85–89
26. Puchstein C, Zander J, Sicking K (1987) Ernährung des septischen Patienten. In: Schulte am Esch J (Hrsg) Sepsis. Zuckschwerdt, München, S 85–92
27. Rackow EC, Falk JL, Fein IA et al. (1983) Fluid resuscitation in circulatory shock: A comparison of the cardiorespiratory effects of albumin, hetastarch and saline solutions in patients with hypovolemic and septic shock. Crit Care Med 11:839–850
28. Raguse T, Brenner P (1983) Septische Komplikationen nach abdominalchirurgischen Eingriffen. Beitr Intensiv Notfallmed 1:127–142
29. Röhrer HD (1986) Zu aktuellen Problemen des septischen Schocks in Klinik und Forschung. Anästhesist 35:433–434
30. Rotter M (1987) Kriterien der rationalen Anwendung von antimikrobiellen Chemotherapeutika. In: Just OH, Krier C (Hrsg) Aktuelle Anästhesie und Intensivmedizin. Thieme, Stuttgart New York, S 273–279
31. Saene HKF van, Stoutenbeek CP, Zandstra DF (1987) A new way for prophylaxis and therapy of infections in ICU patients. In: Lawin P (Hrsg) Intensivmedizin 1987. Thieme, Stuttgart New York, pp 92–100
32. Schumacher K (1979) Immunologische Aspekte bei der Behandlung von septischen Krankheitsbildern. Intensivmedizin 16:135–140
33. Shoemaker WC (1985) Therapy of critically ill postoperative patients based on the outcome prediction and prospective clinical trials. In: Vincent L (ed) Update in intensive care. Springer, Berlin Heidelberg New York Tokyo, pp 119–126

34. Siegel HH, Cerra FB, Coleman B, Giovannini I, Skeyle M, Border JR, McMenamy RH (1979) Physiological and metabolic correlation in human sepsis. Surgery 86:163–192
35. Sporn P, Mauritz W, Redl G, Schindler I, Zadrobilek E (1985) Überwachung der Nierenfunktion bei abdomineller Sepsis. Anästh Intensivther Notfallmed 20:282–286
36. Sturm JA, Oestern HJ, Kant CJ (1982) Volumentherapie bei der Sepsis. Der Einsatz von kristalloiden Lösungen. In: Lawin P, Peter K, Hartenauer U (Hrsg) Infektion – Sepsis – Peritonitis. Thieme, Stuttgart New York, S 373–404
37. Teichmann W, Eggert A, Krischner H, Herden HN (1982) Drainagelose Etappenlavagetherapie bei diffuser Peritonitis. In: Lawin P, Peter K, Hartenauer U (Hrsg) Infektion – Sepsis – Peritonitis. Thieme, Stuttgart New York, S 160–168
38. Thaler E, Kleinberger G (1979) Sepsis und Blutgerinnung. Intensivmedizin 16:54–60
39. Ulrich L, Kestermann R, Hartenauer U (1982) Pflegerische Aspekte bei septischen Patienten. In: Lawin P, Peter K, Hartenauer U (Hrsg) Infektion – Sepsis – Peritonitis. Thieme, Stuttgart New York, S 320–327
40. Vassor MJ, Holcroft JW (1985) Arachidonic acid metaboilties and lung injury in sepsis. In: Vincent L (ed) Update in intensive care. Springer, Berlin Heidelberg New York Tokyo, S 259–663

Septische Krankheitsbilder in der Geburtshilfe

A. Hettenbach

Einleitung

Krankheitsbilder in der Schwangerschaft, die einen septischen Verlauf nehmen können, sind vor allem

- der komplizierte fieberhafte Abort,
- die Amnioninfektion (viel seltener als fieberhafter Abort) bei noch bestehender intakter Schwangerschaft mit und ohne Blasensprung,
- die akute Pyelitis gravidarum mit Übergang in die Urosepsis.

Unmittelbar nach der Geburt sind hochfieberhafte Zustände uteriner Genese, v. a. nach vorzeitigem Blasensprung oder nach Sectio caesarea, zu finden.

Im Wochenbettverlauf sind wichtige Krankheitsbilder mit hochfieberhaftem Verlauf (vgl. Gaudenz u. Käser 1981):

- akute Endometritis,
- septische Thrombophlebitis des kleinen Beckens,
- Sepsis – v. a. im Zusammenhang mit einem Kaiserschnitt.

Spezielle Hinweise zur Therapie bei septischem Abort

Die endgültige Überwindung des septischen Zustandes bei Patientinnen mit hochfieberhaftem Abort ist oft erst dann zu erreichen, wenn die Gebärmutter durch eine vorsichtige Ausräumung von den infizierten Schwangerschaftsprodukten befreit werden konnte. Nach Beherrschen des akuten Schockgeschehens und einer breiten antibiotischen Abdeckung ist daher eine stumpfe Abrasio oder Absaugung des Uterusinhalts sinnvoll. In manchen Fällen kann aufgrund der weichen Konsistenz der Gebärmutter und der daraus resultierenden Perforationsgefahr der Uteruswand ein zweizeitiges Vorgehen notwendig werden. Wird die Kürettage unter sonographischer Sicht durchgeführt, so lassen sich jedoch in den meisten Fällen sämtliche Reste des Schwangerschaftsproduktes in der ersten Sitzung kontrolliert entfernen. Im Anschluß an die Ausräumung soll der Uterus dann durch Kontraktionsmittel, wie Oxytocin, 30 IE/24 h, oder Methergin, 3mal 2 Tabletten, tonisiert werden. Ist der Uteruskontraktionszustand trotz dieser Therapie unzureichend, so kann durch intravenöse Applikation des Prostaglandinanalogons Sulproston, die Uteruskontraktion erreicht werden.

Gelingt trotz des Entfernens des Uterusinhaltes unter antibiotischer Therapie keine Verbesserung des Zustandes der Patientin innerhalb von 12 h, so ist auch bei jungen Frauen aus vitaler Indikation eine Hysterektomie notwendig.

Spezielle Hinweise zur Therapie bei Amnioninfekt

Der Amnioninfekt bei geschlossener oder offener Fruchtblase und nicht lebensfähigem Kind soll breit antibiotisch mit Penicillinen oder Cephalosporinen behandelt werden. Bei Unverträglichkeit besteht auch die Möglichkeit des Einsatzes von Erythromycin. Bei längerfristiger Gabe von Cephalosporinen muß bei manchen Präparaten eine Vitamin-K-Verarmung, die mit einem erhöhten Risiko fetaler intrazerebraler Blutungen einhergeht, durch die Substitution von Konakion peripartal ausgeglichen werden. Zur Überwachung des Infektionsstatus sind engmaschige Kontrollen der Temperatur sowie der Leukozyten- und Thrombozytenzahlen angezeigt.

Sofern der AT-III-Spiegel im Normbereich liegt, kann mit einer Heparinisierung der Patientin in einer Dosierung von 400 Einheiten pro Stunde zur Verhinderung einer toxisch bedingten Gerinnungsstörung begonnen werden. Andernfalls erfolgt zuerst eine Normalisierung des AT-III-Spiegels (s. auch „Hämostasetherapie im septischen Schock" im Kap. „Störungen der Blutgerinnung"). Läßt sich unter der Therapie der Zustand der Patientin nicht verbessern, wobei sich eine drohende Verschlechterung neben dem Anstieg der Temperatur in einem Leukozytenanstieg und in einem Thrombozytenabfall dokumentiert, so ist aus mütterlicher Indikation, auch unter dem Preis, das Kind aufgeben zu müssen, eine Induktion der Geburt sinnvoll.

Hierzu bietet sich die lokale Applikation von Prostaglandinen an. Im 1. Trimenon ist die lokale Einlage von Prostaglandin-E_1-Tabletten in die Scheide (Cergem) alle 4 h zur Erweichung der Zervix am erfolgversprechendsten. Durch 1–2 Einlagen von Prostaglandin-E_1-Tabletten ist die Zervix i. allg. so zu erweichen, daß die Spontanausstoßung der Frucht erfolgt bzw. die Ausräumung derselben ohne Schwierigkeiten möglich ist.

Im 2. Trimenon muß bei einem Amnioninfektionssyndrom die Induktion einer Geburt durch die lokale Applikation von Prostaglandin E_1 oder E_2 begonnen werden. Bei ausreichender Zervixreife kann dann das Abortgeschehen durch die intravenöse Gabe von Sulproston (Nalador) induziert werden. Die initiale Infusionsgeschwindigkeit sollte 100 µg Sulproston/h, entsprechend 1,7 µg/min, betragen. Eine Steigerung ist bis auf die 5fache Dosis möglich. Die tägliche Maximaldosis darf jedoch 1 500 mg nicht überschreiten.

Nach Ausstoßung des Kindes muß die Gebärmutter in jedem Fall operativ ausgetastet werden, auch dann, wenn die Plazenta makroskopisch komplett ausgestoßen scheint. Anschließend sollen Kontraktionsmittel gegeben werden, wobei sich ebenfalls die Dauerinfusion von Nalador anbietet. Läßt sich, was nur in sehr seltenen Fällen zu erwarten ist, die Geburt nicht in Gang bringen, oder verschlechtert sich der Zustand der Patientin drastisch, so muß aus maternaler Indikation eine Sectio parva zur Entleerung der Gebärmutter erfolgen. Entfiebert die

Patientin auch nach Ausstoßung und Nachtastung bzw. nach Entfernung des Kindes trotz antibiotischer Therapie nicht, so ist in solchen Fällen eine Hysterektomie anzuschließen.

Bei lebensfähigen Kindern und Amnioninfektion besteht meist ein Blasensprung. Ist die Spontanentwicklung des Kindes in absehbarer Zeit möglich und der Zustand der Patientin noch nicht zu kritisch, so kann unter antibiotischem Schutz die Geburt versucht werden, wenn die engmaschige kardiotokographische Kontrolle des Kindes und der Infektionsstatus der Mutter keine Auffälligkeiten ergibt. Bei der kardiotokographischen Überwachung muß v. a. auf eine kindliche Herzfrequenzsteigerung bei gleichzeitiger Einengung der Herzfrequenzoszillationen geachtet werden. Verschlechtert sich der Zustand der Patientin bzw. des Kindes oder läßt der Geburtsfortschritt zu wünschen übrig, so ist eine operative Schnittentbindung unter Heparin- und Antibiotikaschutz durchzuführen. Trotz breiter antibiotischer und intensivmedizinischer Therapie persistiert bisweilen der septische Zustand; in solchen Fällen muß ebenfalls eine Hysterektomie als Ultima ratio durchgeführt werden, wobei wir die Patienten perioperativ mit Immunglobulinen, 0,4 g/kg KG/Tag, therapieren.

Das Neugeborene sollte stets zur Beobachtung in eine neonatologische Abteilung verlegt werden. Unmittelbar nach der Entbindung wird die Plazenta auf Verfärbungen, die auf einen Infekt hinweisen, inspiziert. Die Entnahme von Abstrichen von Plazenta und Fruchtwasser sowie die Übersendung von Magenaspirat, Nasen-, Rachen- und Ohrenabstrichen beschleunigen die bakteriologische Diagnostik und ermöglichen eine frühere antibiogrammgerechte Therapie der gefährdeten Kinder.

Spezielle Hinweise zur Therapie der Pyelitis gravidarum

Harnwegsinfekte sind in der Schwangerschaft häufig. Ergibt die klinische Untersuchung als Ursache für einen septischen Verlauf der Schwangerschaft sonographisch und im Urintest Hinweise für eine ausgeprägte Pyelitis gravidarum mit drohender Urosepsis, so sind umgehend nierengängige Antibiotika zu applizieren. Eine tonogene Stauung der Harnwege sollte durch die Einlage von Ureterenkathetern entlastet werden. Eine Antibiose ohne Entlastung der Harnwege ist sinnlos, da die Antibiotika aufgrund des hohen intrarenalen Drucks nicht ausreichend ausgeschieden werden. Zusätzlich ist die Harnansäuerung des meist alkalischen schwangeren Harns durch die Applikation von L-Methionin, 3mal 1 Tabl. pro Tag, sinnvoll. Meist läßt sich durch diese Maßnahmen eine Verbesserung des Zustandes der Patientin erreichen. Entfiebert die Patientin nicht, so sollte die Entbindung in Angriff genommen werden, da sich nach der Geburt die Kontraktilität und somit die Transportkapazität der ableitenden Harnwege deutlich verbessert. Außerdem besteht die Möglichkeit einer breiteren antibiotischen Abdeckung.

Spezielle Hinweise für septische Verläufe
bei Zustand nach Sectio caesarea

Treten nach einer operativen Schnittentbindung hochfieberhafte Temperaturen auf, die auch durch hochdosierte breite antibiotische Therapie nicht zu beherrschen sind, so muß mit einer eitrigen Infektion des Uterus gerechnet werden. Die Patientinnen haben einen hochstehenden, sehr druckdolenten und weichen Uterus bei geblähtem, gespanntem Abdomen. Die sonographische Kontrolle zeigt meist eine intrauterine Flüssigkeitsansammlung und Gewebereste. Vordringlich ist für einen Abfluß des Uterussekrets zu sorgen. Die Darmgeräusche sind meist spärlich oder fehlen oft ganz, da bei der Entwicklung eines septischen Krankheitsbildes eine ödematöse Aufblähung der Darmwand mit Transsudation von Flüssigkeit entsteht. Dementsprechend zeigen sich immer wieder die Zeichen eines Ileus mit dünnflüssigem Stuhl, Aufstoßen und Erbrechen.

Läßt sich durch konservative Maßnahmen das Krankheitsbild nicht beherrschen, so muß in jedem Fall eine Laparotomie durchgeführt werden. Meist zeigt sich dann ein großer, weicher, hämorrhagisch infarzierter Uterus. Nach der Exstirpation fällt auf der Schnittfläche einer derartigen Gebärmutter auf, daß fast alle großen Gefäße thrombotisch verschlossen sind. Dies erklärt die Unwirksamkeit der antibiotischen Therapie und die häufige Notwendigkeit der operativen Intervention. Intraoperativ sollte das Abdomen der Patientin ausgiebig gespült werden. Außerdem sind ausgiebige Drainagen der Wundflächen notwendig. Werden bei der operativen Entfernung der Gebärmutter die Adnexe mitentfernt, so muß an eine postoperative Substitution von Östrogenen gedacht werden.

Literatur

Gaudenz R, Käser O (1981) Peripartuale Notfallsituationen von seiten der Mutter. In: Käser O, Friedberg V, Ober KG, Thomsen K, Zander J (Hrsg) Gynäkologie und Geburtshilfe, 2. Aufl. Thieme, Stuttgart (Bd. 2/2, S. 15)

Multiorganversagen

W. F. List

Häufigkeit/Definitionen

Unter Multiorganversagen (MOV) wird ein sequentiell auftretendes Funktionsversagen verschiedener lebenswichtiger Organsysteme innerhalb einer kurzen Zeitspanne verstanden. Aus einer umfangreichen Literatur über multiples Organversagen geht hervor, daß praktisch jedes Einzelorgan bei Funktionsversagen und bei gleichzeitiger schwerer Krankheit oder nach chirurgischen Großeingriffen Beginn für ein MOV sein kann. Die Frequenz des Multiorganversagens liegt nach Frey (1980) bei chirurgischen Risikopatienten bei 5–10%, bei Knaus (1985) in einer prospektiven Sammelstudie von Intensivpatienten aus 13 US-Spitälern bei 24%, wobei sowohl medizinische als auch chirurgische Krankheitsbilder bei Erwachsenen erhoben wurden. Bei 831 Patienten einer Sammelstudie aus pädiatrischen Intensivstationen lag die Inzidenz des Multiorganversagens bei 27% (Wilkinson 1986).

Nach einer Definition von Frey et al. (1980) und Pine et al. (1983) liegt bei Erwachsenen unter folgenden Bedingungen ein Organversagen der verschiedenen Körpersysteme vor:

Lunge: Hypoxie, die eine Beatmung über 2–5 Tage erforderlich macht.

Niere: Serumkreatininwerte größer als 2 mg/dl, Harnstoff > 50 mg/dl oder eine Kreatininclearance von 30 ml/min. Bei Patienten mit präexistenter Nierenerkrankung wird das Nierenversagen mit einer Verdoppelung der Kreatininwerte, die vor der Aufnahme bestanden, definiert.

Herz: Herzdekompensation über 24 h, die Katecholamine, Diuretika und Digitalisglykoside notwendig macht, oder Lungenödem mit pulmonalem Gewebsdruck PCWP von > 19 mm Hg[1] oder frischer Myokardinfarkt mit kardiogenem Schock.

Leber: Serumbilirubinwerte von 2–6 mg/dl oder Verdoppelung der normalen Ausgangswerte von SGOT und LDH über mehr als 2 Tage ohne Hämolyse oder Gallengangsobstruktion

Streßblutungen des Magens: Notwendigkeit der Gabe von mindestens 2 Blutkonserven innerhalb von 24 h.

Bewußtsein: Koma, das nicht Folge eines Traumas ist.

Gerinnung: Thrombozyten unter 100000/mm^3, Quick-Wert unter 60%, Zeichen von DIC und Fibrinolyse.

---

[1] 1 mm Hg $\triangleq$ 133,322 Pa.

Für *Kinder* über 12 Monate und *Säuglinge* unter 12 Monaten werden die Kriterien für ein Organversagen nach Wilkinson et al. (1986) folgendermaßen festgelegt:

Kardiovaskuläres System:
- Systolischer Druck unter 40 mm Hg (Säuglinge) oder unter 50 mm Hg (Kinder),
- Herzfrequenz unter 50 oder über 220/min (Säuglinge) oder weniger als 40 und über 200/min (Kinder),
- Zustand nach Herzstillstand,
- pH unter 7,20 bei normalem pCO_2,
- kontinuierliche i.v.-Infusion inotroper Mittel, um Blutdruck oder „cardiac output" aufrechtzuerhalten.

Atmung:
- Atemfrequenz über 90/min (Säuglinge) oder 70/min (Kinder),
- pCO_2 über 65 mm Hg,
- pCO_2 unter 40 mm Hg (ohne zyanotische Herzerkrankung),
- mechanische Beatmung über 24 h,
- p_aO_2/F_IO_2 weniger als 200 (in Abwesenheit zyanotischer Herzerkrankung).

Neurologisches System:
- Glasgow Coma Score weniger als 5,
- fixierte dilatierte Pupillen.

Hämatologisches System:
- Hämoglobin weniger als 5 g/dl,
- weiße Blutkörperchen unter 3 000/mm³,
- Thrombozyten unter 20 000/mm³.

Niere:
- Serumharnstoff über 100 mg/dl,
- Serumkreatinin über 2 mg/dl (in Abwesenheit einer präexistenten Nierenerkrankung),
- Dialyse.

Hayashi (1983) hat die Werte für Organversagen deutlich höher angesetzt. Bei ihm gilt ein Organversagen der Niere bei Serumharnstoffwerten über 75 mg/dl, Kreatininwerten über 5 mg/dl, das Leberversagen erst, wenn Serumbilirubinwerte über 10 mg/dl, SGOT über 200 liegen und bei deutlichen Zeichen einer vorliegenden disseminierten intravaskulären Koagulation (DIC).

Auslöser

Bei schwerer Erkrankung oder nach einem operativen Großeingriff kann prinzipiell jedes versagende Einzelorgan Ausgangspunkt für ein Multiorganversagen sein. Der Häufigkeit nach ist die Sepsis und schwere Entzündungen bei diffuser Peritonitis vor allem bei gramnegativen, aber auch bei grampositiven Keimen am häufigsten Anlaß für ein Multiorganversagen. An zweiter Stelle der Ausgangserkrankungen ist der Anlaß das Polytrauma mit einhergehendem Schock, DIC, Mangelperfusion und Hypoxie. Ein Low-cardiac-output-Syndrom im Zusammenhang mit Herzoperationen kann ebenfalls ein MOV auslösen. Das akute Nierenversagen kann allein, aber vor allem auch in Kombination mit einer abdominellen Sepsis, Trigger für ein Multiorganversagen sein. Ebenso kann auch das ARDS, das Leberversagen bzw. eine Leberzirrhose sowie ein kombiniertes Leber-Nieren-Versagen, das heptorenale Syndrom, Auslöser eines Multiorganversagens sein. Die schwere akute hämorrhagische Pankreatitis, schwere Verbrennungen > 40% sowie ein terminales Karzinom können ebenfalls ein Multiorganversagen auslösen. Seltenere Ursachen für MOV sind Hitzschlag, EPH-Gestose bzw. Eklampsie oder ein schwerer Myokardinfarkt mit Herzversagen. Nach diesen Erkrankungen ist das Auftreten eines MOV beschrieben worden. Voraussetzungen sind jedoch das gleichzeitige Vorhandensein von Risikofaktoren und schwerer medizinischer Erkrankungen oder chirurgischer Großeingriffe.

Risikofaktoren

Alkoholabusus, Leberzirrhose oder Hepatitis, chronische Atemwegserkrankungen, Nierenerkrankung, Herzerkrankung (NYHA II–IV), Alter > 65 Jahre, Fettsucht, Diabetes mellitus, Immunsuppression, z. B. mit Kortison, Schock, Mangelernährung, Hypoxie und Zustand nach Splenektomie sind Risikofaktoren (Pine et al. 1983; s. auch Tabelle 1).

Tabelle 1. Risikofaktoren bei 106 Patienten mit intraabdomineller Sepsis. (Nach Pine et al. 1983)

Risikofaktoren	Patienten n [%]	Todesfälle n	Mortalität [%]
Alter > 65 Jahre	33 (31)	14	42
Malnutition			
Präoperativ	32 (30)	11	34
Postoperativ	32 (42)	15	33
Alkoholismus	22 (21)	10	45
Immunsuppression oder Malignom	18 (17)	4	22
Herzkrankheit	17 (16)	7	41
Erkrankung der Atmungsorgane	17 (16)	8	47
Infarzierung des Darms	14 (13)	7	50
Adipositas	8 (8)	1	13
Diabetes mellitus	5 (5)	0	0
Gastointestinale Blutungen	5 (5)	4	80
Präoperativ	2 (2)	2	100
Postoperativ	4 (4)	3	75
Nierenerkrankungen	1 (1)	1	100

Diagnostik

Das Überschreiten der angegebenen Laborparameter ist für die MOV-Diagnose von überragender Bedeutung. Daneben sind auch die weißen Blutkörperchen (Lymphozyten, Monozyten, T-Zellen), sowie Zeichen der Immunkompetenz von Bedeutung.

Das respiratorische Monitoring umfaßt Shuntbestimmungen bei ARDS; der Swan-Ganz-Katheter dient der Messung des A.-pulmonalis-Drucks und des pulmonalen Gewebsdrucks sowie auch zur Messung der Herzminutenvolumina bei hyper- oder hypodynamen Zuständen. Blutkulturen von aeroben und anaeroben Keimen bei septischen Zuständen sollten mehrfach wiederholt werden.

Die abdominelle Computertomographie/Sonographie sollte bei Patienten mit abdomineller Sepsis bzw. bei schwerer Pankreatitis durchgeführt werden, bei Unklarheit evtl. sogar eine diagnostische Laparatomie.

Das Monitoring des Komas wird sich des EEG, der evozierten Potentiale und der klinischen Beurteilung mit Hilfe eines Coma-Scales (Glasgow Coma Scale, s. S. 482/483) bedienen.

Für die parenterale Nahrungszufuhr hat sich neben dem Blutzuckertagesprofil die Messung des Sauerstoffverbrauchs, der CO_2-Produktion sowie des respiratorischen Quotienten bewährt.

Reihenfolge des Organversagens

In fast allen klinischen Untersuchungen steht das Lungenversagen an vorderster Stelle (Wilkinson 1986; Schuster 1980). Nur bei Kumon (1986), der die Inzidenz des Multiorganversagens bei herzoperierten Patienten untersucht hat, war ein „low cardiac output" die auslösende Ursache und das ARDS erst an zweiter Stelle. Auf das Lungenversagen folgt bei fast allen Untersuchern das Nierenversagen und das Leberversagen. Blutgerinnungsstörungen mit DIC, gastrointestinale Streßulzerà, trotz H_2-Antagonisten, und Bewußtlosigkeit werden gleichzeitig oder unmittelbar darauf registriert (s. Abb. 1).

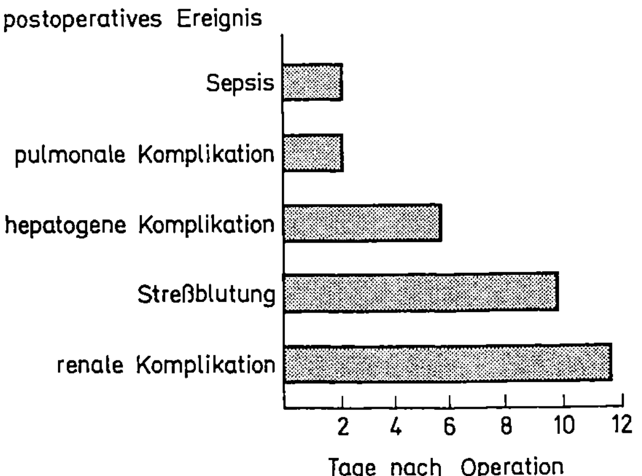

Abb. 1. Zeitlicher Zusammenhang zwischen Sepsis und dem Auftreten eines MOV. (Nach Frey et al. 1980)

Die beim Multiorganversagen am häufigsten betroffenen Organe sind nach der Lunge die Niere, die Leber und der Gastrointestinaltrakt (Wilkinson 1986).

Gemeinsame Pathomechanismen

Folgende Faktoren werden diskutiert:
1) Komplementaktivierung und Freisetzung lysosomaler Enzyme führen zu mikrovaskulären Schädigungen, weiter zu erhöhter Permeabilität und schließlich zur Organschädigung. Die Auslösung der Komplementaktivierung soll durch Schock, Massivtransfusionen oder Sauerstofftoxizität und Sauerstoffradikale oder durch Sepsis erfolgen (Keller 1985).
2) Eine massive Beeinträchtigung des retikuloendothelialen Systems (RES) als Folge von Sepsis und schwerem Trauma führt zu einer Immunabwehrschwäche mit deutlicher Verminderung der zirkulierenden Immunglobuline. Dies hat eine sehr schnelle Ausbreitung der Sepsis und sepsisbedingter Organschädigungen zur Folge (Nishijana 1986).
3) Verbrauchskoagulopathie (DIC) und Fibrinolyse werden wegen des häufigen Vorkommens nach Traumen, schwerem Schock und offener Herzchirurgie in Verbindung mit dem Multiorganversagen als gemeinsamer Pathomechanismus angenommen (Hayashi 1983).

Als Faktoren, die das Entstehen eines MOV begünstigen, stehen auch noch die Dauer eines Einzelversagens von mehr als 3 Tagen, Massivtransfusionen (Maetani et al. 1986), schwere Vorerkrankungen, Splenektomie und eine längerdauernde inadäquate parenterale Ernährung zur Diskussion.

Therapie

Es gibt keine spezifische, sondern nur eine symptomatische Therapie. Die Prävention von weiteren Einzelorganversagen beim Intensivpatienten steht an vorderster Stelle. Die Sauerstoffversorgung muß durch kontrollierte Beatmung bei ARDS, durch PEEP, „inversed ratio" und erhöhtem F_IO_2 einen ausreichenden pO_2 im arteriellen Blut gewährleisten.

Laparatomie

Die Laparatomie oder Relaparatomie bei Verdacht oder erwiesener abdomineller Sepsis ist unter folgenden Bedingungen angezeigt (Schuster 1980):
1) Sichere Diagnose eine lokalen abdominellen Komplikation:
   - postoperative Peritonitis, lokale Abszeßbildung,
   - Ileus,
   - schwere akute Pankreatitis,
   - massive Magenblutung

2) Suspektes Abdomen plus Nachweis von mindestens 2 weiteren Kriterien:
   - anhaltendes, nicht beeinflußbares Fieber von mehr als 39 °C,
   - positive Blutkultur,
   - Thrombozytenabfall,
   - Dyspnoe ohne kardiale Ursache,
   - pO_2 unter 60–70 mm Hg bei F_1O_2 0,4,
   - Serumkreatinin über 2,5 mg%,
   - steigender Katecholaminbedarf trotz Volumengabe,
   - Blutlaktat über 2,8 mmol/l ansteigend.

Die gezielte Laparatomie bei exakter Diagnose durch Klinik, Röntgen, Computertomographie oder Ultraschall hat gegenüber einer unklaren Diagnose allerdings deutlich bessere Überlebensaussichten (Bunt 1986). Die offene Laparatomiebehandlung, z. B. mittels Reißverschluß, oder die ausreichende Drainagierung des Abdomens hat sich dabei ausgezeichnet bewährt.

Nierenversagen [1]

Dabei hat die kontinuierliche arteriovenöse oder die pumpengetriebene venovenöse Hämofiltration die besten Ergebnisse gebracht, da sie bei stabilen Kreislaufverhältnissen eine ausreichende Blutreinigung und eine adäquate Ernährung mit entsprechend großen parenteralen Flüssigkeitsmengen sowie eine gezielte Antibiotikatherapie beim Sepsispatienten ermöglicht (Bartlett 1986; Mauritz 1986). Die Hämodialysebehandlung des akuten Nierenversagens hat sich durch die Notwendigkeit der Flüssigkeits- und Ernährungsrestriktion sowie der deutlich größeren Belastung des kardiovaskulären Systems durch die täglichen Volumenschwankungen wenig bewährt. Die Antibiotikatherapie bei Sepsis und Anurie sollte sich an der Messung der Antibiotikaspiegel im Blut orientieren.

Gastrointestinaltrakt

Der Gastrointestinaltrakt muß durch Verabreichung von H_2-Antagonisten, z. B. Ranitidin oder Pirenzepin, vor dem Auftreten von Streßulzera und Blutungen geschützt werden. Die mehrfach täglich durchgeführte Kontrolle des Magensaft-pH aus der nasogastrischen Sonde ermöglicht eine exakte Dosierung der Antazida. Sind Blutungen aufgetreten, müssen diese durch Gastroskopie diagnostiziert und durch Laserkoagulation zum Stillstand gebracht werden. Bei größeren Blutmengen im Darm empfiehlt es sich, die Darmentleerung durch Laktulose zu beschleunigen und eine Sterilisation mit nichtresorbierbaren Antibiotika (z. B. Neomycin) durchzuführen. Die lokale Instillation von Hämostyptika und Antazida über die Magensonde kann in therapieresistenten Fällen ebenfalls notwendig werden.

---

[1] Vgl. Kap. „Akutes Nierenversagen", S. 426.

Parenterale Ernährung

Sehr häufig ist das MOV von schwerst katabolen Zuständen, z. B. bei Sepsis, Verbrennungen, großchirurgischen Eingriffen oder Polytrauma, begleitet. Die Reduktion oder Unterbrechung des schweren Katabolismus mit Hilfe einer ausreichenden parenteralen Verabreichung von Nahrungsstoffen ist zwingend. Zucker in Form von Glukose muß langsam, mit 100 g/24 h beginnend am Tag der Aufnahme, bis auf 400 g/70 kg KG und mehr gesteigert werden. Bei Diabetikern und bei Blutzuckerwerten über 200 mg/dl muß an eine kontinuierliche Verabreichung von Insulin 50–100 IE/24 h gedacht werden. Die Gabe von Aminosäuren 1–1,5 g/kg KG/24 h zusammen mit verzweigtkettigen Aminosäuren (Valin, Leucin und Isoleucin) bei Leberversagen und Fett (1 g/kg KG) bei täglicher Kontrolle des Cholesterins und der Triglyzeride zusammen mit Vitaminen und Spurenelementen ergänzt die parenterale Ernährung (s. dort). Eine Herz-Kreislauf-Stützung erfolgt durch Digitalisierung und bei Zeichen einer Dekompensation durch Verabreichung von Katecholaminen wie Dobutamin 3:5 µg/kg KG/min sowie auch Dopamin 2–4 µg/kg KG/min zur Prophylaxe eines Nierenversagens.

Gerinnungsstörungen

Sie werden prophylaktisch durch Low-dose-Heparin 5000–10000 IE/24 h und durch niedermolekulares Dextran hintangehalten und bei Auftreten durch Fresh-frozen-Plasma, AT III, Vitamin-K-Präparate und evtl. auch gezielt durch Fibrinogen und Faktor VIII substituiert. Die Gabe der Gesamtfraktion mittels Fresh-frozen-Plasma hat sich beim Auftreten von Gerinnungsstörungen als günstiger erwiesen als die Gabe von Einzelfaktoren, da diese aktivierte Gerinnungsfaktoren enthalten können und zur Gerinnungsstörungen führen können.

Leberversagen[1]

Hierbei ist an einen Frischblut- oder Plasmaaustausch zu denken, ebenso aber auch an Elektrolytsubstitution und parenterale Ernährung mit verzweigtkettigen Aminosäuren sowie an eine Darmreinigung mit Neomycin als symptomatische Therapie. Eine spezifische Therapie bei Leberversagen hat keine Verbesserungen gebracht.

Laborkontrolle und Monitoring

Die biochemischen Parameter, die Elektrolyte, Osmolarität, Werte der Nieren- und Leberfunktion, sowie rote und weiße Blutkörperchen und Thrombozyten müssen täglich 3- bis mehrfach bei Patienten mit MOV kontrolliert werden. Als

---

[1] Vgl. Kap. „Leber- und Stoffwechselversagen", S. 469.

Zeichen einer geschädigten Immunabwehr kommt es zu einem Lymphozytenabfall unter $700/mm^3$, zu einer T-Zellsupression, zu einer Verminderung der Immunglobulinspiegel IgG, IgA, IgM und auch zu einer deutlichen Verminderung der Proteinsynthese und den Zeichen von DIC, wie erhöhte PTZ, Auftreten von Fibrinogenspaltprodukten und Thrombozytenabfall unter $100\,000/mm^3$. Erhöhte Anaphylotoxinspiegel C4a wurden ebenfalls festgestellt (Heideman 1984). Die sauerstoffsensitive Serumlaktatdehydrogenase LDK wurde erhöht gefunden (Quorato 1984). Die arteriellen Blutketonkörper, der Quotient Azetessigsäure/β-Hydroxybuttersäure wurde unter 0,4 angetroffen (Ozawa 1983), das Fibronektin deutlich reduziert (Richards 1983).

Die hämodynamischen Werte des Pulmonaliskatheters zeigen beim MOV einen verminderten „cardiac index", einen deutlich reduzierten linksventrikulären Schlagarbeitsindex, einen erhöhten pulmonalen Gefäßwiderstand als Zeichen des Lungenversagens und einen erhöhten pulmonalen Gewebsdruck bei beginnendem Linksherzversagen (Van-Way 1985).

Mortalität und Prävention

Mortalität

In den zahlreichen Erfahrungsberichten über Patienten mit MOV liegt der Anteil der durch Sepsis ausgelösten MOV zwischen 40 und 100%. Die Mortalität von MOV in der Pädiatrie wird bei 2 Organen mit 11%, 3 Organen mit 50%, 4 Organen mit 75% angegeben (Wilkinson 1986), bei medizinischen und chirurgischen Intensivpatienten bei 2 Organen mit 50–68%, bei 3 und mehr mit 80–100% (Knaus 1985; s. auch Tabelle 2), bei abdomineller Sepsis bei 2 Organversagen mit 50%, 3 und mehr mit 100% (Pine 1983), bei mehr als 40%iger Verbrennung bei 1 Organversagen mit 40%, 2 Organe mit 93%, 3 und mehr Organe mit 100%. Aus den gesamten Statistiken geht hervor, daß bei Auftreten von mehr als 2 Organversagen in der Literatur mit einem Überleben nicht mehr gerechnet werden kann.

Tabelle 2. Beziehung zwischen Mortalität und Krankheitsdauer. (Nach Kraus et al. 1985)

MOV-Zahl		Krankheitstag						
		1.	2.	3.	4.	5.	6.	7.
1	Mortalität [%]	22	31	34	35	40	42	41
	Todesfälle n	450	261	204	159	142	118	80
	Patienten n	2070	847	607	455	356	279	195
2	Mortalität [%]	52	67	66	62	56	64	68
	Todesfälle n	239	147	103	118	96	78	56
	Patienten n	458	219	156	191	171	122	82
≥ 3	Mortalität [%]	80	95	93	96	100	100	100
	Todesfälle n	152	70	50	50	38	33	32
	Patienten n	191	74	54	52	38	33	32

Prävention

Sie wird durch die Unterstützung noch nicht versagender Organe, durch ausreichende Sauerstoffversorgung und gezielte Antibiotikatherapie bei Sepsis durchgeführt. Als spezifische Therapie hat sich neben der Beatmung (PEEP, „inversed ratio" und evtl. erhöhte F_1O_2-Werte) die kontinuierliche Hämofiltration beim akuten Nierenversagen, die bei stabilen Kreislaufverhältnissen die Möglichkeit der ausreichenden parenteralen Ernährung und Antibiotikatherapie ergibt, als besonders wirkungsvoll erwiesen. Die gezielte Laparatomie und die offene Laparatomiebehandlung, z. B. mittels Reißverschluß bzw. ausreichender Drainagierung, hat sich als wirkungsvoll und vielversprechend bei diffuser Periotonitis und vorhandenen Eiter- und Nekroseherden erwiesen. Der prophylaktischen Behandlung der disseminierten intravaskulären Koagulation durch Low-dose-Heparin, niedermolekulare Dextrane, die Behandlung von Gerinnungsstörungen mit Fresh-frozen-Plasma und der Schutz des Gastrointestinaltrakts vor Blutungen durch H_2-Antagonisten und Pirzenzepin sind ebenso entscheidend für den Erfolg bei diesem schwersten Krankheitsbild, das es in der Intensivmedizin zu behandeln gilt. Erfahrungen mit diesen Behandlungsmethoden über die letzten 2 Jahre haben gezeigt, daß die Mortalität dadurch auf unter 50% absinken kann.

Literatur

Bartlett RH, Mault JR, Dechert RE, Palmer J, Swartz RD, Port FK (1986) Continuous arteriovenous hemofiltration: improved survival in surgical acute renal failure? Surgery 100:400–408

Bunt TJ (1986) Non-directed relaparatomy for intra-abdominal sepsis. A futile procedure. Am Surg 52:294–298

Frey DE, Pearlstein L, Fulton RL, Polk HC (1980) Multiple system organ failure. Arch Surg 115:136–140

Hayashi S (1983) Reappraisal of clinical pictures of multiple organ failure. Nippon Geka Gekkai Zasshi 84:895–898

Heideman M, Hugli TE (1984) Anaphylatoxin generation in multisystem organ failure. J Trauma 24:1038–1043

Keller GA, West MA, Cerra FB, Simmons RL (1985) Multiple systems organ failure. Modulation of hepatocyte protein synthesis by endoxotin activated Kupffer cells. Ann Surg 201:87–95

Knaus WA, Draper EA, Wagner DP, Zimmerman JE (1985) Prognosis in acute organ-system failure. Ann Surg 202:685–693

Kumon K, Tanaka K, Hirata T, Naito Y, Fujita T (1986) Organ failures due to low cardiac output syndrome following open heart surgery. Jpn Circ J 50:329–335

Maetani S, Nishikawa T, Tobe T, Hirakawa A (1986) Role of blood transfusion in organ system failure following major abdominal surgery. Ann Surg 203:275–281

Mauritz W, Sporn P, Schindler I, Zadrobilek E, Roth E, Appel W (1986) Akutes Nierenversagen bei abdomineller Sepsis. Anästh Intensivther Notfallmed 21:212–217

Nishijima MK, Takezawa J, Hosotsubo KK, Takahashi H, Shimada Y, Yoshiya I (1986) Serial changes in cellular immunity of septic patients with multiple organ system failure. Crit Care Med 14:87–91

Ozawa K, Aoyama H, Yasuda K et al. (1983) Metabolic abnormalities associated with postoperative organ failure. A redox theory. Arch Surg 118:1245–1251

Pine RW, Wertz MJ, Lennard ES, Dellinger EP, Carrico CJ, Minshew BH (1983) Determinants of organ malfunction or death in patients with intraabdominal sepsis. A discriminant analysis. Arch Surg 118:242–249

Quorato VA, Manly KF, Vladutiu AO (1984) Association of an oxygen-sensitive lactate dehydrogenase isoenzyme, LDK, with LD-6 in serum of critically ill patients. Clin Chem 30:1603–1606

Richards WO, Scocill WA, Shin B (1983) Opsonic fibronectin deficiency in patients with intraabdominal infection. Surgery 94:210–217

Schuster HP (1985) Multiorgan failure. Langenbecks Arch Chir 366:397–401

Van-Way CW, Monaghan T, Jones TN (1985) Elevated pulmonary vascular resistance in patients dying from multiple organ failure. Am Surg 51:477–479

Wilkinson JD, Pollak MM, Ruttimann UE, Glass NL, Yeh TS (1986) Outcome of pediatric patients with multiple organ system failure. Crit Care Med 14:271–274

Tetanus

W. F. List

In den Entwicklungsländern von Asien und Afrika, in Haiti, Malaysia, Philippinen, Mexiko und Thailand ist Tetanus immer noch eine der wichtigsten Infektionskrankheiten. Ein wesentlicher Anteil davon entfällt auf Infektionen während der Geburt, dem neonatalen Tetanus. In den Kulturländern von Europa und Nordamerika ist der manifeste Tetanus durch die fast vollständige Durchimpfung der Bevölkerung weitgehend verschwunden.

Der *Erreger* ist das Clostridium tetani, ein grampositiver 2–4 µm großer sporenbildender Keim. Die Sporen sind hitzebeständig und können in Wunden über Jahre überleben. Der Keim ist im Darm zahlreicher Tiere und fast überall in der Erde vorhanden. Eine Kultur des Clostridium tetani ist auch in aerober Umgebung möglich, es werden jedoch keine Toxine gebildet. Ein optimales Wachstum des Clostridium tetani gibt es bei pO_2-Werten zwischen 10–30 mm Hg (Gewebssauerstoff). Tetanustoxine können aus dem lebenden Keim durch Ausscheidung entstehen, wie z. B. das Tetanuslysin mit einem Molekulargewicht von etwa 70 000. Es wird als Ursache einer toxischen Myokarditis diskutiert. Das Tetanusspasmin, das für die Erkrankung wesentlich ist, ist ein Polypeptid mit einem Molekulargewicht von ca. 140 000. Es entsteht unter vollkommenem Luftabschluß oder bei gleichzeitig vorhandenen sauerstoffverbrauchenden Organismen. Das Tetanusspasmin wandert über das Muskelgewebe auf neuronalem Wege in das zentrale Nervensystem. Sein Weg konnte eindeutig über die peripheren Nerven bis in die Vorderhornzelle des Rückenmarks verfolgt werden.

Eintrittspforten für den Keim sind am häufigsten Bagatellinfektionen im Bereich der Beine und der Hände, aber auch des Stammes, seltener des Kopfbereiches (Kopftetanus), der Schleimhaut des Mundes oder bei Geburten des Uterus (puerperaler Tetanus), beim Neugeborenen der Nabelschnur (neonataler Tetanus). Bei etwa einem Drittel der Patienten wird keine Eintrittspforte gefunden.

Inkubationszeit ist die Zeit, die von der Infektion bis zum Auftreten des ersten Symptoms vergeht. Sie liegt beim Tetanus bei 14 Tagen ($\pm$ 7 Tage). *Anlaufzeit* („onset time") ist die Zeit vom ersten Symptom bis zum Auftreten von Krämpfen. Sie kann zwischen wenigen Stunden und 6 Tagen liegen. Eine kurze Inkubationszeit ist ebenso wie eine kurze Anlaufzeit Zeichen eines höheren Schweregrades und eines schwereren Verlaufes der Tetanusinfektion.

Symptomatik

Die Erkrankung beginnt uncharakteristisch oft mit ziehenden rheumatischen Schmerzen im Bereich der Primärverletzung (Lokaltetanus), dann mit Kopfschmerzen, Dysphagie, Schwierigkeiten beim Essen und Trinken, Schluckstörungen und Kiefersperre (Trismus). Der Risus sardonicus, eine generelle Rigidität im Bereich des Nackens, der Opisthotonus, die bretthart gespannten Bauchmuskeln werden schließlich von generalisierten Krämpfen, die immer häufiger auftreten und immer länger andauern, verstärkt. Folge davon ist eine Ateminsuffizienz, die bei vollem Bewußtsein zu starker Ängstlichkeit und Unruhe führt.

Eine *Einteilung* in 3 Schweregrade hat sich deshalb bewährt, weil nicht nur die Einteilung einfacher und übersichtlicher wird, sondern weil auch die symptomatische Behandlung im Rahmen der Intensivtherapie, wie auch die statistische Auswertung der Morbidität und Letalität, besser vergleichbar wird.

Schweregrad I (leichter Tetanus)

Inkubationszeit 14 Tage oder länger, Anlaufzeit 6 Tage, wenn überhaupt Krämpfe auftreten. Es bestehen Schluckstörungen mit Trismus, eine generalisierte Muskelspannung mit leichtem Opisthotonus und Eßschwierigkeiten. Ein lokaler Tetanus mit Steifigkeit im Bereich der Eintrittspforte wird gelegentlich beobachtet.

Therapie: Sedierung mit Diazepam, minimale sensorische Stimulation, der Patient wird anfangs i.v. ernährt, später mittels Sonde, Antibiotika (anfangs Penicillin).

Schweregrad II (mittelschwerer Tetanus)

Inkubationszeit 10–14 Tage, Anlaufzeit über 3 Tage, schwerer Trismus, starke Muskelrigidität, Opisthotonus, Spannung der Bauchmuskulatur und beginnende respiratorische Insuffizienz. Starke Neigung zu Krampfanfällen bei schwerer Dysphagie mit Unfähigkeit, den Mund zu öffnen oder zu schlucken.

Therapie: Sedierung mit Diazepam, Tracheotomie mit Cuff, intravenöse Ernährung, später zusätzliche Ernährung mit der Magensonde, Antibiotika, evtl. kurzzeitige Beatmung, vor allem bei Alterspatienten.

Schweregrad III (schwerer Tetanus)

Inkubationszeit weniger als 10 Tage, Anlaufzeit zwischen wenigen Stunden bis 48 h, starke Muskelrigidität, Opisthotonus, respiratorische Insuffizienz durch wiederholt anlaufende Krämpfe, die in immer kürzeren Abständen auftreten, Labilität des Herz-Kreislauf-Systems.

Therapie: Sedierung, Tracheotomie, Relaxation, künstliche Beatmung und Ernährung, Antibiotika.

Aktive Immunisierung

Das Tetanustoxin wird frei von Bakterien durch Formaldehyd entgiftet und entweder als Nativtoxoid oder an Aluminiumhydroxid gebunden als Adsorbatvakzin verwendet. Durch die Adsorption wird im Vergleich zum Nativimpfstoff eine Potenzierung der Antigenwirkung bewirkt, weshalb vor allem dieser Adsorbatimpfstoff für die Impfung verwendet wird. Es müssen 3 Impfungen im Abstand von mindestens 14 Tagen durchgeführt werden (Ullberg-Olsson 1976; Brandis et al. 1979). Unsere Erfahrungen haben gezeigt, daß 3 Impfungen in Abständen von jeweils einem Monat deshalb günstiger sind, weil ein Jahresabstand vor der dritten Impfung zwar höhere Titer bringt, aber auch dazu führt, daß die dritte Impfung häufig vergessen wird. Die 3fache Tetanusimpfung führt jedenfalls zu einer kompletten Immunität. Nach 10 Jahren sollte eine Boosterinjektion verabreicht werden (Empfehlung der Deutschen Gesellschaft für Chirurgie und des Österreichischen Sanitätsrates). Bei einer möglichen Infektion mit Tetanuskeimen ist eine Boosterung dann angezeigt, wenn eine vollständige Impfung mehr als 1 Jahr zurückliegt, bzw. wenn seit der letzten Boosterung zwischen 1 und 5 Jahre vergangen sind. Eine zu häufige Boosterung ist keineswegs sinnvoll und kann zu schweren allergischen Reaktionen mit Enzephalitis führen (Schwarz et al. 1987). Als minimal wirksamer Antitoxintiter im Serum zur Protektion gegen eine Tetanusinfektion wird ein Spiegel von 0,01 IE/ml angesehen (Wolters u. Dehml 1942). Die ersten nennenswerten Antikörperspiegel nach aktiver Impfung sind frühestens nach dem 18. Tag feststellbar (Haas et al. 1961).

Passive Immunisierung

Durch wiederholte Impfung mit Tetanustoxid wird ein speziell gegen Tetanustoxine gerichtetes Immunglobulin, das Tetanusantitoxin gewonnen. Tierische Antitoxinseren vom Schaf, Pferd, Schwein oder Rind werden heute wegen ihrem billigen Preis und der leichten Herstellung vor allem in den Entwicklungsländern verwendet, während bei uns menschliches Immunglobulin mit sehr hohen Antikörpertitern gegen Tetanustoxin verwendet wird. Heterologes und homologes Tetanustoxin sind grundsätzlich ebenbürtig, das menschliche Antitoxin ist jedoch besser verträglich (Eyrich 1973). Die Verabreichung von Tetanusantitoxinen ist dann angezeigt, wenn einerseits nicht ausreichende oder überhaupt keine Impfungen erfolgt sind oder bei frischen Verletzungen, wenn ein manifester Tetanus vorliegt. Bei nicht ausreichender oder überhaupt nicht vorliegender Impfung soll bei frischen Verletzungen zwischen 500 und 1 000 IE humanes Antitoxin zusätzlich zur ersten aktiven Impfung verabreicht werden (Deutsche Gesellschaft für Chirurgie 1979). Die gleichzeitige aktive und passive Immunisierung bei Tetanusverdacht führt zu keiner Verhinderung oder Verminderung der Antitoxintiter (Ullberg-Olsson et al. 1975, 1976). Die alleinige aktive Impfung bei nichtgeimpften Personen unmittelbar nach der Infektion reicht nicht zu einer ausreichenden Antikörperproduktion aus, da die Inkubationszeit wesentlich kürzer ist als die für die Antikörperproduktion notwendige Zeit.

Nach eigenen Erfahrungen (List 1981) hat sich die Verabreichung von 40 000–
60 000 Einheiten Tetanusantitoxinkonzentrat, aufgeteilt auf 4–6 Tage, i.v. bewährt. Darüber hinaus sollte auch unmittelbar nach Aufnahme des Patienten in-
trathekal phenolfreies Tetanusantitoxinkonzentrat verabreicht werden (500–
2 000 IE). Unserer Erfahrungen haben gezeigt, daß es zu keiner Verhinderung
oder Milderung der Tetanussymptomatik kommt, daß es aber zu einer deutlichen
Verkürzung des Krankheitsverlaufes, vor allem beim schweren Tetanus, gekommen ist. Eine deutliche Verminderung der Letalität wurde auch von anderen Autoren beobachtet (Sanders et al. 1977; Gupta et al. 1980).

Intensivtherapie des manifesten Tetanus

Die Wundexzision hat nicht mehr jene Bedeutung, die ihr vor der Erfindung des
Penicillins zugemessen wurde. Die Intensivtherapie beim Tetanus ist rein symptomatisch, einige Charakteristika sollen jedoch speziell hervorgehoben werden.

Sedierung

Alle in der Intensivtherapie üblichen Sedativa wurden beim Tetanus angewendet.
Die Schwierigkeiten der Sedierung liegen in der langen Dauer der Wundstarrer-
krankung und den notwendigen hohen Dosen, sowie in der sich entwickelnden
Tachyphylaxie der Medikamente. Paraldehyd via Sonde und Chloraldehyd rektal
wurden vor allem bei Kindern verabreicht, Neuroleptika, Morphinderivate, Phenothiazine und Barbiturate vor allem beim Erwachsenen.

Diazepam ist nicht nur bei uns, sondern weltweit in erster Linie zur Sedierung
bei manifestem Tetanus verwendet worden. Vor allem in den Entwicklungsländern, wo wegen der hohen Kosten keine Intensivtherapie betrieben werden kann,
ist Diazepam das Mittel der Wahl. Es werden bis zu 700 mg/Tag i.v. und/oder i.m.
verabreicht. Wir verwenden Diazepam vor allem beim leichten und mittelschwe-
ren Tetanus, wobei 4stündlich je 10 mg i.m. und/oder i.v. verabreicht werden (bis
120 mg/Tag). Auch ist eine Verabreichung von Diazepam in Form eines Dauer-
tropfes oder mittels Perfusor möglich. Beim Schweregrad III muß auf andere Sedativa übergegangen werden. Eine Basissedierung mit Barbituraten oder Diazepam sowie eine kontinuierliche Verabreichung von Fentanyl oder Sufentanyl mittels Perfusor hat sich am besten bewährt. Voraussetzung für die Verabreichung
hochdosierter Opiate ist jedenfalls die Beatmung, die vor allem beim schweren Tetanus mit Hilfe von zusätzlichen Muskelrelaxanzien durchgeführt wird.

Muskelrelaxanzien

Die intermittierende Anwendung langwirkender Relaxanzien vom Curaretyp
(z. B. Pancuronium) hat sich beim Schweregrad III bewährt. Nachteile können
durch die Einschränkung der Darmmotilität durch nichtdepolarisierende Mus-

kelrelaxanzien entstehen. Die intermittierende Anwendung von Succinylcholin zur passiven Bewegungstherapie bei Tetanuspatienten ist nicht indiziert, da es zu hyperkaliämisch bedingten Herzstillständen kommen kann (Roth u. Wüthrich 1969).

Antibiotika

Das Penicillin hat einen protektiven Effekt gegen eine Tetanusinfektion bei Mensch und Tier und sollte daher frühzeitig und in hohen Dosen gegeben werden, um noch vorhandene Keime und Sporen in geschlossenen Wunden abzutöten. Im Verlaufe der Erkrankung werden die Antibiotika entsprechend ihrer Empfindlichkeit und Resistenz verabreicht.

Thromboembolieprophylaxe

Die Dauerverabreichung von 15000–20000 E Heparin über 24 h hat sich bewährt. Ein Teil der Tetanustodesfälle geht auf thromboembolische Komplikationen zurück, weshalb auf die Thromboembolieprophylaxe nicht verzichtet werden kann. Eine regelmäßige Physikotherapie mit Durchbewegungen der Extremitäten und Umlagerung ebenso wie die Verhinderung einer Dehydratation als Folge der insensiblen Flüssigkeitsverluste sollte beachtet werden.

Komplikationen

Die Sympathikusirritation, die sich vor allem am Herz-Kreislauf-System auswirkt, zeigt beim schweren Tetanus eine hohe Komplikationsanfälligkeit (Kerr 1979). Es werden Blutdruckveränderungen, Frequenzerhöhungen und kardiale Arrhythmien als Folge der Sympathikusübererregbarkeit mit erhöhten Katecholaminspiegeln im Plasma gesehen. Eine entsprechend tiefe und kontinuierliche Sedierung kann diese Komplikationen jedoch weitgehend hintanhalten.

Die übrige Therapie des schweren Tetanus ist rein symptomatisch orientiert: die parenterale Ernährung mit baldigem Übergang zur Sondenkost, die Beatmung, die Elektrolyt- und Flüssigkeitssubstitution und eine ausreichende antibiotische Therapie, die in jedem Falle notwendig ist. Wegen der starken Herabsetzung der immunologischen Reaktionslage, die um so stärker ist, je höher der Schweregrad der Tetanuserkrankung ist, ist eine ausreichende antibiotische Abschirmung angezeigt.

Todesursachen

Bei Patienten über 70 Jahren sind es vor allem kardiale Komplikationen und Herzversagen, bei jüngeren Patienten Infekte wie Lungenentzündungen und Diabetes mellitus sowie Thromboembolien, die zum Tode führen können.

Letalität

Die Gesamtletalität aller Tetanusschweregrade liegt heute unter 20%. Rechnet man den schweren Tetanus allein, so muß eine Letalität von etwa einem Drittel angenommen werden (List 1981). Erschwerend kommt hinzu, daß heute vor allem ältere Patienten erkranken, die keine oder keine vollständige Impfung durchgemacht haben. Bei Patienten über 70 Jahren ist eine erhöhte Komplikationsfrequenz und Letalität zu erwarten.

In den Entwicklungsländern von Asien, Afrika und Südamerika ist Tetanus noch immer eine sehr wesentliche Infektionserkrankung mit sehr hoher Letalität. Da in diesen Ländern wegen der hohen Behandlungskosten der Intensivtherapie nur eine Minimaltherapie mit Sedierung und Intubation möglich ist, ist mit einer wesentlich höheren Komplikations- und Todesrate zu rechnen. Die Letalität des Tetanus ohne Intensivtherapie liegt bei wesentlich geringerem Durchschnittsalter bei etwa 40% (5. Internationale Konferenz zum Tetanus 1978).

Mit den Kosten eines intensivbehandelten Patienten könnten jeweils mehr als 5000 Mütter und Kinder geimpft werden. Damit könnte diese gefährliche Infektionskrankheit mit ihrer hohen Letalität in den Entwicklungsländern in kürzester Zeit gänzlich eliminiert werden.

Literatur

Brandis HJ, Eckmann L, Haas R, Haarfeld HP (1979) Empfehlungen zur Tetanusprophylaxe. Mitt Dtsch Ges Chir 4

Eyrich K (1973, ²1977) Tetanus. In: Hornbostel H, Kaufmann W, Siegenthaler W (Hrsg) Innere Medizin in Praxis und Klinik, Bd III. Thieme, Stuttgart

Gupta PS, Kapoor R, Goyal S, Batra VK, Jain BK (1980) Intrathecal human tetanus immunglobulin in early tetanus. Lancet II:439–440

Haas R, Thomssen R, Roth H (1961) Aktive Schnellimmunisierung gegen Tetanus. Dtsch Med Wochenschr 86:2141

Kerr J (1979) Current topics in tetanus. Intensive Care Med 5:105–110

Kryzkanovsky GN (1973) The mechanism of action of tetanus toxin: Effect on synaptic processes and some particular features of toxin binding by the nervous tissue. Naunyn Schmiedbergs Arch Pharmacol 276:247–270

List WF (1978) Tetanustreatment with high doses of human tetanusantitoxin. (5th Int. Conf. on Tetanus, Ronneby/Sweden)

List WF (1981) Sofortbehandlung des Tetanus mit hohen Dosen von humanem Tetanusantitoxin. Notfallmedizin 6:731–733

List WF (1984) Tetanus. In: Steinbereithner K, Bergmann H (Hrsg) Intensivstation, -pflege, -therapie. Thieme, Stuttgart, S 649–657

Möse JR (1965) Tetanusprophylaxe. Österr Ärztez 20:1656–1661

Roth F, Wüthrich H (1969) The clinical importance of hyperkalemia following suxamethonium administration. Br J Anaesth 41:311–316

Sanders RKM, Joseph R, Martin B, Peacock ML (1977) Intrathecal antitetanusserum (horse) in the treatment of tetanus. Lancet I:974–977

Schwarz G, Lanzer G, Hudabiunigg K, Kopp W, List WF (im Druck) Cerebrales Coma nach Tetanusschutzimpfung. MMW

Ullberg-Olsson K (1975) Active immunisation against tetanus in man. Eur Surg Res 7:305–314

Ullberg-Olsson K (1976) Active immunisation against tetanus in Guinea-pigs. An attempt to evaluate rapid immunisation with tetanus vaccine. Z Immun Forsch 151:166–172

Ullberg-Olsson K, Erikson E (1975) Active immunisation against tetanus in man. Eur Surg Res 7:249–258

Ullberg-Olsson K, Erikson E, Lundström R, Wiholm S (1976) Active immunisation with human tetanus immune globulin. Z Immun Forsch 151:191–201

Wolters KL, Dehml H (1942) Abschließende Untersuchungen über Tetanusprophylaxe durch aktive Immunisierung. Z Hyg Infektionskr 124:326–332

Tollwut

W. F. List

Die Tollwut (Lyssa, Rabies) ist eine Virusinfektion des zentralen Nervensystems und wird meist durch Bisse von Tieren auf den Menschen übertragen.

Erreger und Inkubationszeit

Das Rabiesvirus gehört in die Klasse der Rhabdoviren, seine Inkubationszeit liegt zwischen 10 Tagen und 12 Monaten. Für die Zeitdauer der Inkubation spielen v. a. die Lokalisation des Bisses, aber auch das Alter des Patienten und die Vorbehandlung eine Rolle. Je jünger die Patienten, desto kürzer die Inkubationszeit, je näher zum zentralen Nervensystem der Biß, desto kürzere Zeit vergeht bis zum Auftreten der ersten Symptome. Die häufigsten Inkubationszeiten liegen zwischen 1–3 Monaten, bei jedem 8. Patienten dauert sie über 3 Monate. Das Rabiesvirus wandert entlang der Nervenbahnen in das zentrale Nervensystem und bildet dort die pathognomonischen Negri-Körperchen. Die häufigste Lokalisationen im ZNS sind Mittelhirn, Zwischenhirn, Medulla, Kortex und Pons. Als Überträger auf den Menschen kommen am häufigsten der Fuchs, der Hund und die Katze in Frage. Die Tiere verändern ihr Verhalten gegenüber dem Menschen, werden scheinbar zutraulicher und beißen dann bei Annäherung. Als Überträgersubstanz kommen am häufigsten Speichel, Urin und Milch der Tiere in Frage, die sowohl durch einen Biß als auch über die Schleimhäute ohne Verletzung in den Körper eindringen können.

Stadieneinteilung und klinischer Verlauf

Prodromalstadium

Wenige Tage vor den ersten Symptomen treten Viren im Speichel, in Tränen und Urin auf. Die Infizierten sind dann hochinfektiös. Uncharakteristische Symptome wie Jucken, Brennen, lokale Schmerzen und Sensationen entlang der regionalen Nervenbahnen treten auf. Ängstlichkeit und Fieber kommen hinzu.

Sensorisches Stadium

Auftreten von Kopfschmerzen, Nervosität, zunehmende Ängstlichkeit und verstärkte Fieberschübe.

Exzitationsstadium

Schluckbeschwerden, anfallsweises Auftreten von Schlundkrämpfen, Hydro-, Aero- und Photophobie, es bestehen ein starker Speichelfluß und Krämpfe, Temperaturanstiege, Blutdruckanstiege, Blutdruckabfälle, Elektrolytstörungen, Diabetes insipidus und paralytischer Ileus.

Paralytisches Stadium

Es entwickelt sich langsam nach einer vorübergehenden Besserung und führt zu einer zunehmenden Atemlähmung. Der Verdacht auf Tollwut kann vor Ausbruch der Erkrankung nicht erhärtet werden. Erst am Beginn der manifesten Erkrankung kommt es zur Ausscheidung von Viren über Speichel, Tränen und Milch. In dieser Phase kommt es auch zur Antikörperbildung.

Therapie bei Tollwutverdacht

Die Erkrankung ist anzeigepflichtig. Bei einer möglichen Infizierung kann der Verdacht nur durch die Untersuchung des Tieres, das als Infektionsquelle in Frage kommt, erhärtet werden. Tollwutverdächtige Tiere dürfen daher nicht getötet werden, tote Tiere dürfen nicht beseitigt werden. Ihre Kadaver müssen evtl. sogar exhumiert werden, um erkrankungsverdächtigen Patienten eine genaue Diagnose zu ermöglichen. 97% der Tiere sterben zwischen dem 4. und 7. Tag nach Auftreten der ersten Symptome. Zur histologischen Sicherung der Diagnose auf Negri-Körperchen muß das Gehirn eingesandt werden.

Maßnahmen, um den Ausbruch zu verhindern, sind eine sachgerechte Wundbehandlung (Ausschneidung, Reinigung und Desinfektion) und die Schutzimpfung.

Postexpositonelle Tollwutschutzimpfung

Patienten ohne Grundimmunisierung müssen eine vollständige postexpositionelle Impfbehandlung durchmachen, d. h. sie müssen unmittelbar nach der Exposition mit 2 Impfdosen, am Tag 7 und 21 mit je 1 Dosis (Zagreber Impfschema) mit inaktiviertem Impfstoff (je 1 ml intragluteal) aktiv geimpft werden. Bei schon vorhandener Grundimmunisierung genügen zwei Auffrischungsimpfungen, und zwar unmittelbar nach dem Biß und am 10. Tag.

Bleibt das tollwutverdächtige Tier mehr als 10 Tage nach dem Biß am Leben, hat sich der Verdacht auf eine Tollwutinfektion entkräftet, und die Impfung kann unterbrochen werden. Kontraindikationen gibt es für die aktive Tollwutschutzimpfung mit dem modernen Impfstoff nicht (Deutsche Gesellschaft für Chirurgie 1979).

Die aktive Schutzimpfung ist auch bei eingetretener Infektion bei der Tollwut wegen der langen Inkubationszeit möglich. Als Nebenwirkung dieser Impfung können leichte Schwellungen der Lymphknoten, Fieber und eine lokale Rötung auftreten.

Präexpositionelle Impfung gegen Tollwut (Impfprophylaxe)

Eine aktive Schutzimpfung gegen Tollwut ist vor allem bei Berufsjägern und Tierhaltern in Tollwutsperrgebieten angezeigt. Darüber hinaus sollten auch Ärzte, Schwestern und Pfleger, die Patienten mit manifester Tollwut intensivtherapeutisch betreuen, eine wirksame aktive Schutzimpfung erhalten. Je nach Dringlichkeit sind 2 Impfschemen möglich (Deutsche Gesellschaft für Chirurgie 1979): Tag 0 (Erstimpfung) 3, 7 und 21 oder 0, 28 und 56.

Nach WHO-Empfehlungen führen bei vorhandener Grundimmunisierung 2 Auffrischungsimpfungen (Tag 0 und 10) innerhalb von 3–5 Jahren zu einem vollen Impfschutz.

Passive Immunisierung durch humanes Rabies-Ig

Humanes Immunglobulin sollte bei Verdacht auf Tollwut nach Bissen (Tollwutschutzgebiet, Wildtierbiß) angewendet werden. Die Dosierung beträgt 20 IE/kg KG, sie sollte zur Hälfte lokal im Bereich des Bisses, zur anderen Hälfte intragluteal verabreicht werden. Durch die Anwendung der passiven Impfung braucht keine Hemmung der aktiven Schutzimpfung befürchtet werden.

Therapie der Tollwut

Die Bißwunde sollte ausgeschnitten werden, mit Seife oder 1%iger Zephirollösung oder 70%igem Alkohol gereinigt und versorgt, nicht jedoch genäht werden. Durch eine sorgfältige Wundbehandlung kann das Infektionsrisiko reduziert werden. Beim Auftreten von Symptomen einer manifesten Tollwut ist eine Quarantäne angezeigt. Ärzte und Pflegepersonal müssen aktiv geimpft sein, da Speichel, Tränen und Urin Viren enthalten. Es sollen Handschuhe, Schutzbrillen und Gesichtsmasken getragen werden. Die Mensch-zu-Mensch-Übertragung der Tollwut ist potentiell möglich. Nach indischen Erfahrungen (Gode et al. 1976) ist eine symptomatische Therapie der manifesten Tollwut möglich, Patienten ohne Impfschutz haben 1–17 Tage überlebt. Krämpfe werden durch Sedativa, Muskelrelaxanzien und künstliche Beatmung behandelt. Neben künstlicher Ernährung

werden antivirale Mittel und immunologische Stimulanzien verabreicht, Blutdruckanstiege werden mit Antihypertensiva behandelt, Blutdruckabfall und Diabetes insipidus durch Flüssigkeitsersatz sowie Elektrolytsubstitution.

Eine Letalitätsrate kann wegen der geringen Erfahrungen mit der Intensivtherapie bei Tollwutpatienten nicht angegeben werden. Nach allgemeinen Erfahrungen überleben jedoch nur wenige Patienten.

Literatur

Gode GR, Raju AV, Jayalakshimi TS, Kaul HL, Bide NK (1967) Intensive care in rabies therapy. Lancet II:6–8
Koslowski L, Klietmann W (1979) Empfehlungen zur präexpositionellen Tollwut-Prophylaxe
und postexpositionellen Tollwutschutzbehandlung. (Mitteilungen der Deutschen Gesellschaft für Chirurgie, Mai 1979)
List WF (1984) Tollwut. In: Steinbereithner K, Bergmann H (Hrsg) Intensivstation, -pflege, -the-
rapie. Thieme, Stuttgart

Die medizinisch-psychologische Versorgung auf der Intensivstation*

B. F. Klapp, B. Leyendecker

Psychosyndrome bei Intensivpatienten

Mit Beginn der Intensivmedizin wurden psychische Auffälligkeiten wie z. B. delirante Syndrome während der Intensivbehandlung beobachtet (Egerton u. Kay 1964). Wegen der Häufigkeit derartiger psychischer Störungen bei Patienten auch in anderen intensivmedizinischen Bereichen sprach man in der Folge vom „ICU-Syndrom" (McKegney 1966), womit man die Intensivbehandlung als eine entscheidende Noxe nicht nur für die psychischen Auffälligkeiten bei den Postkardiotomiepatienten, sondern bei allen Intensivpatienten ansah. Allerdings weicht das, was als „delirantes Syndrom" angesehen wird, in den verschiedenen Arbeiten erheblich voneinander ab, darüber hinaus zeigte sich in anderen intensivmedizinischen Bereichen, daß die „Durchgangssyndrome" wesentlich seltener sind, während hier andersartige psychische Beeinträchtigungen auftreten. Erweist sich also das „Intensivbehandlungssyndrom" zwar als eine unzulässige Verallgemeinerung, die vor allem im Zusammenhang mit einer kritischen Haltung gegenüber Medizintechnik und Intensivmedizin verständlich wird, so kommt dem Begriff insofern Bedeutung zu, als er anzeigt, daß intensivmedizinische Patienten in besonderem Maße psychologischer Beachtung und Unterstützung bedürfen.

Will man den Patienten in ihren z. T. recht unterschiedlichen Bedürftigkeiten gerecht werden und sie neben der standardmäßigen medizinisch-pflegerisch-technischen Versorgung auch adäquat psychologisch führen und betreuen, so ist eine differenzierte Betrachtungsweise angezeigt.

Schwere psychische Auffälligkeiten, delirante Syndrome oder psychotische Zustandsbilder wurden zuerst auf chirurgischen Intensivstationen nach Herzoperationen beobachtet und dies in sehr unterschiedlichen Häufigkeiten (zwischen 20 und 70%, vgl. Klapp 1985). Dabei berichtet eine Autorengruppe eine Senkung der Häufigkeit von 22 auf 10% bei einer präoperativ psychiatrisch versorgten Patientengruppe (Layne u. Yudowsky 1971).

Wurde anfänglich die Bedeutung des Intensivmilieus für diese charakteristischerweise zwischen dem 2.–4. postoperativen Tag auftretenden „Postkardiotomiepsychosen" relativ hoch eingeschätzt, so sieht man derzeit eine Vielzahl somatischer wie psychosozialer Faktoren als ursächlich an (vgl. Kornfeld 1980; Mench u. Woidera 1986). Dabei wird im Intensivmilieu noch insofern ein Faktor in der Genese des Postkardiotomiesyndroms gesehen, als der durch prä-, intra- und postoperative Faktoren in seinen Ich-Funktionen beeinträchtigte Patient in der

---

* Herrn Prof. Dr. H.-J. Hannich, Institut für Medizinische Psychologie der Universität Münster, danken wir für zahlreiche Hinweise und Anregungen

Konfrontation mit dem fremdartigen Milieu, ohne seine üblichen Bezüge zur Realität, nicht mehr zwischen äußeren Fakten (Realität) und Phantasien (innere Welt/Realität) zu unterscheiden vermag und psychotisch reagiert.

Es ist naheliegend, auch für andere schwerkranke Patienten mit deliranten Syndromen, wie Einschränkung der zeitlichen wie örtlichen Orientierung, Agitation sowie vornehmlich optischen und akustischen Halluzinationen, ähnliche Zusammenhänge anzunehmen. Dies gilt auch für jene psychologischen Faktoren, von denen sich hat zeigen lassen, daß sie das Auftreten der Postkardiotomiepsychose begünstigen und deren Kenntnis die frühzeitige Identifikation besonders gefährdeter Patienten erleichtern und zur intensivierten Zuwendung und psychologischen Betreuung führen sollte. nach Davis-Osterkamp et al. (1978) sind besonders diejenigen Patienten gefährdet, die bereits präoperativ Angstbewältigungsstile bevorzugen, mit denen die Auseinandersetzung mit dem bedrohlichen Charakter der bevorstehenden Maßnahmen vermieden werden kann, also Bagatellisierung, Vermeidung u. ä.; nach Huse-Kleinstoll (1980) hängen länger hingezogene präoperative Wartezeiten, psychosoziale und wirtschaftliche Vorteile infolge der Erkrankung sowie berufsbedingte Defizite wie Arbeitsverlust, berufliche Unzulänglichkeit und Überforderung mit einer besonderen Gefährdung für die „Funktionspsychosen" genannten Durchgangssyndrome nach Herzoperationen zusammen.

Eine Besonderheit stellen die Psychosyndrome nach **Organtransplantationen** dar, weil sie zusätzlich stark von der immunsuppressiven Medikation beeinflußt sind (s. unten).

Der bewußtseinseingetrübte Patient

Auf operativen Intensivstationen mit allgemeinchirurgischen Patienten zeigt sich, daß trotz Verbesserung auch heute noch die meisten Patienten während ihres Intensivaufenthaltes Bewußtseinsveränderungen erfahren, seien diese bedingt durch den Erkrankungsprozeß oder durch die Medikation (z. B. abklingende Narkose). Untersuchungen konnten nachweisen, daß 65% der allgemeinchirurgischen Intensivpatienten unter einer Beeinträchtigung der Bewußtseinslage, 92% unter präpsychotischen und psychotischen Episoden litten (Hannich 1987). Insbesondere am 2.–4. Tag der Intensivbehandlung treten solche Störungen gehäuft auf. Dabei ist hervorzuheben, daß diese Störungen von den Behandelnden vielfach nicht bemerkt, sondern erst später vom Patienten berichtet werden.

In der rückschauenden Befragung zeigt sich zudem, daß die Bewußtseinsstörungen häufig mit Verstimmungen und paranoiden Fehlinterpretationen einhergehen. Wenn diese Störungen auch wenig auffällig sind, so verdienen sie doch gesteigerte Aufmerksamkeit: Sie sind nicht nur quälend für den Patienten und beeinträchtigen stark dessen Allgemeinbefinden, sondern stören vor allem auch die Kooperation, was zusammen den Krankheitsprozeß in eine ungünstige Richtung lenken kann.

In der ätiologisch wie verlaufsmäßig multifaktoriellen Konstellation o. g. Psychosyndrome nehmen Störungen der Bewußtseinsfunktionen einen zentralen Platz ein. An Faktoren, die die Bewußtseinlage beeinträchtigen, sind hervorzuheben:

– die ständigen Aktivitäten der Pflegekräfte führen zu weitgehendem Schlafentzug bzw. zur häufigen Unterbrechung des Schlafes mit Aufhebung des Tag-Nacht-Rhythmus;
– die sedierende Medikation wirkt der Aufhellung des Bewußtseins entgegen;
– gleiches gilt für den Mangel an bzw. die Monotonie von Reizen;
– zusammengenommen führt dies zu einem Dahindämmern mit Verwischung der Grenzen von Schlaf und Wachen, womit hypnagoge Erlebnisse und Trauminhalte ins Wacherleben hinübergehen.

Fallbeispiel:
Bei einer 26jährigen Patientin trat in der Folge auf eine Fettembolie ein psychoorganisches Syndrom auf mit unsicherer Orientierung und anhaltender Schlafstörung, der mit hohen Schlafmitteldosierungen entgegenzuwirken versucht wurde. Im Verlauf ihrer Behandlung nahm sie eines Tages über Stunden hinweg auf dem Fensterbrett ein Kind wahr, das sie in Gefahr sah, hinunterzustürzen, weshalb sie immer wieder die Schwester zu Hilfe rief (inhaltlich läßt sich dies als eine Projektion der eigenen Gefährdung interpretieren).

Starke Minderung oder gar Ausfall von Sinnesreizen infolge von Lähmung (u. a. Relaxation), Fixierung der Gließmaßen, künstlicher Ernährung und Beatmung beeinträchtigen das Vermögen, die Situation als Ganzes zu überblicken, zu strukturieren und zu interpretieren. So kommt es zu einem pathischen Verfallensein des Kranken an isolierte Eindrücke aus der Realität, die häufig wahnhafte Deutung erfahren.

Fallbeispiele:
1) Eine 41jährige Patientin mußte über 16 Tage beatmet werden, nachdem es nach einer Exstirpation eines Rektumkarzinoms zu Abszedierungen mit septischen Erscheinungen und Niereninsuffizienz gekommen war. Sie glaubte, sich auf einer Tierversuchsstation zu befinden, mißdeutete Personal und Infusionsständer als Gorillas, den Röntgenapparat als Dinosaurier, der sich über sie legte.
2) Ein 52jähriger Patient mit Thoraxempyem nach Operation eines Ösophaguskarzinoms, der ebenfalls längere Zeit beatmungsbedürftig war, hatte die Vorstellung, er sei bereits tot und werde nur noch in Funktion gehalten, um als Organspender zu dienen.

Beide Beispiele zeigen, wie unscharf wahrgenommene Realitätsfragmente vom Patienten interpretiert werden: das eine Mal vor dem Hintergrund des Sich-Bedrohtfühlens, das andere Mal aus einer Stimmungslage des Sich-Aufgebens. Nicht nur daß es sich in beiden Fällen um qualvolle Erlebnisweisen handelt, speziell die zweite deutet eine gefährliche Entwicklung in die Selbstaufgabe an.

Merke: Trotz aller Bemühungen bleiben die Möglichkeiten, Bewußtseinsstörungen zu beeinflussen, begrenzt. Daher wird der „protopathische Gestaltwandel des Erlebnisfeldes" (Conrad 1972) mit charakteristischen Veränderungen von Orientierung, Wahrnehmung und Gedankenablauf bei vielen Patienten über mehr oder minder längere Zeit anhalten.

Es zeigt sich allerdings, daß Bewußtseinsstörungen nicht unbedingt mit emotionalen und paranoiden Entgleisungen verbunden sein müssen. Dabei vermag offensichtlich eine Atmosphäre, die dem Patienten das Gefühl von Zuversicht und Geborgenheit vermittelt, auch bei fortdauernder Bewußtseinsstörung solchen Verstimmungen und paranoiden Reaktionen entgegenzuwirken. Gezielte psychologisch-medizinische primär und sekundär präventive Maßnahmen beim bewußtseinsgetrübten Patienten werden im Zusammenhang mit psychotherapeutischen Interventionen dargestellt.

Einteilung psychischer Störungen bei Intensivpatienten

Kornfeld (1980) beschreibt aufgrund der unterschiedlichen Beobachtungen in verschiedenen Intensivbehandlungseinheiten drei Kategorien psychologischer Störungen bei Intensivpatienten:
- jene psychiatrischen Reaktionen, die durch die ernste körperliche Erkrankung selbst hervorgerufen werden;
- psychische Probleme, die in Beziehung zur einzigartigen Umgebung der Intensivstation selbst stehen und entsprechend der Vielfalt solcher Stationen nach Ausprägung variieren können;
- die psychologische Problematik, die als Reaktion auf die Intensivbehandlungserfahrung im Zusammenhang mit der Verlegung auftritt.

Freyberger (1975) nimmt eine weitergehende Differenzierung vor, die insbesondere auch die Erfahrungen bei internistischen Intensivpatienten berücksichtigt. So beschreibt er drei Psychosyndrome mit festem zeitlichem Bezug zur körperlichen Erkrankung, die zudem meist miteinander kombiniert sind:
- akute exogene Reaktionstypen, auch als Durchgangssyndrome bezeichnet, die nach derzeitigem Verständnis nicht als psychoreaktiv anzusehen sind, bei denen Bewußtseinsstörungen als Leitsymptom imponieren;
- depressive Verstimmungen, die psychodynamisch als sekundäres Verlusterleben – eines Organs oder eines Teils eines Organs bzw. dessen Funktion – zu verstehen sind;
- reaktives Krankheitserleben, womit Ängste, traurige oder gar depressive Stimmungslagen und Erwartungsspannungen infolge des plötzlichen Krankheitseintrittes wie auch die Erfahrungen mit den intensivmedizinischen Behandlungspartnern und -modalitäten umschrieben werden.

Merke:
1) Es gibt kein einheitliches Psychosyndrom bei Intensivpatienten. Es gibt ein weites Spektrum von Störungen auf der Basis beeinträchtigter mentaler Funktionen infolge der Grunderkrankung oder Medikationen, wie u. a.:
   - Narkotika, Sedativa,
   - prä-, intra- und postoperative zerebrale Versorgungsmängel,
   - Herz-Kreislauf-Insuffizienz mit oder ohne generalisierte Arteriosklerose,
   - Herzrhythmusstörungen,
   - Ateminsuffizienz,
   - Stoffwechselentgleisungen (z. B. Wasser- und Elektrolythaushalt, Säure-Basen-Haushalt, Urämie, Diabetes, hyperthyreote Krise), reichend von Unruhe und leichter Desorientierung bis hin zu schwerer Agitation, massiven Fehlwahrnehmungen, Delirien oder vollen psychotischen Krankheitsbildern.
2) Ein ebenfalls weites Spektrum zeigen die psychoreaktiven Störungen, bei denen es infolge der körperlichen Erkrankung nicht unbedingt zu mentaler Funktionsbeeinträchtigung gekommen sein muß. So finden sich ängstliche Züge und Beklommenheit bis hin zu ausgeprägten Angstzuständen, die z. T. offen geäußert werden, z. T. sich in einer Ablehnung der Krankenrolle oder/ und der Behandlung ausdrücken können.

Traurige bzw. depressive Verstimmungen sind ebenso wie einige ängstliche Stimmungen durchaus situationsangemessen, nicht selten münden sie jedoch in pathologische, die Behandlung evtl. erschwerende Entwicklungen ein, sei es im Sinne eines ängstlich-depressiven Anklammerns (anaklitische Depression), sei es im Sinne des sich Zurückziehens, Abkapselns (mutistische Reaktion).

3) Eine scharfe Abgrenzung dieser Störungen voneinander ist jedoch kaum möglich. Allerdings läßt sich feststellen: je ausgeprägter die Auswirkungen der körperlichen Erkrankung auf die mentalen Funktionen sind, um so gefährdeter sind die Patienten für delirante oder psychotische Episoden, die übrigens insbesondere bei älteren Patienten nachts häufig sind und vielfach nicht registriert werden.

4) Generell läßt sich feststellen: Je schwerer der Patient erkrankt ist und je ausgeprägter die Einschränkungen seiner Ich-Funktionen sind, um so geringer sind seine Möglichkeiten der aktiven Anpassung an die akute Erkrankung und deren Behandlung wie auch seine psychischen Bewältigungsmöglichkeiten, d. h. um so gefährdeter ist er hinsichtlich psychischer Störungen, sei es im Sinne des exogenen Reaktionstyps, sei es im Sinne affektiver Störungen wie Angst- und Depressionszuständen.

Will man der Entwicklung psychischer Störungen vorbeugen bzw. sie bei ihrem Auftreten günstig beeinflussen, so gilt es, sich die Bewältigungsanforderungen bzw. Belastungen zu vergegenwärtigen, die auf Intensivpatienten zukommen. Ob diese Anforderungen zu Stressoren werden und gar in Distreß (also länger anhaltenden unkontrollierbaren Streß) einmünden, hängt ebenso wie die Bewältigungsmöglichkeiten der Patienten u. a. stark von den Behandelnden ab.

Belastungsfaktoren infolge von Krankheit und Behandlung

Die Situation eines Patienten, der wegen eines Krankheitseinbruches auf die Intensivstation kommt, läßt sich wie folgt charakterisieren: Der bislang Gesunde oder aber an eine chronische Krankheit Adaptierte muß sich in die neue Rolle des Patienten einfinden bei gleichzeitiger Unterbrechung seiner bisherigen Lebensbezüge (wie Beruf, Hobby, Familie, soziales und politisches Leben). Er erfährt eine Vielzahl mehr oder minder ausgeprägter Trennungstraumata und tritt in eine fremde Umgebung mit fremden Menschen und unvertrauten Maßnahmen ein. Die Vielzahl an Adaptationsanforderungen und potentiellem Streß, die hieraus resultieren, sind hinsichtlich ihrer Gewichtung bzw. Bedeutung für die einzelnen Patienten recht unterschiedlich und deshalb *individuell* zu ermitteln, will man dem einzelnen Patienten angemessen begegnen. Solche Adaptations- bzw. Bewältigungsanforderungen rühren her von

1) der *Erkrankung* und deren *Symptomatik*: z. B. Art der Beschwerden, Verlustgefühlen hinsichtlich der Organfunktion, Ich-Einschränkungen wie schmerzbedingter Bewegungseinschränkung oder dyspnoebedingter Leistungsunfähigkeit u. a. „Beschädigung des Selbstwertgefühls, Unsicherheit bezüglich der Zukunft, teils sehr „realitätsfernen" Phantasien über das Körpergeschehen und durch die Erkrankung auferlegter bzw. erzwungener Regression (s. unten);

2) der Unterbrechung der bisherigen Lebensbezüge mit den *Trennungstraumata*, dem Gefühl „des Abgeschnittenseins" bzw. der Angst davor und vor dem Verlust sozialer Wertschätzung;

3) der fremden *Umgebung* mit ihrer häufig sterilen, unpersönlichen Atmosphäre, dem Mangel an Farbgebung, Orientierungshilfen, die in Verbindung mit den unter 2) genannten Momenten leicht zu Isolierung und sensorischer Verarmung führen können, und andererseits über langanhaltende, auch nächtliche Licht-Lärm-Geruchs-Einwirkungen sowie Eintblößung und „Entgrenzung", die Patienten einer monotonen sensorischen Reizüberflutung aussetzen, dies insbesondere im Zusammenhang mit den

4) Eingriffen in den *biologischen Rhythmus:* Bei Patienten der operativen Intensivmedizin fanden sich z. B. Kortisolspiegel auf drastisch erhöhtem Niveau, weitgehend unabhängig von tageszeitlich bedingten Schwankungen. Erst mit der Verlegung auf die Allgemeinstation reduzierten sich Kortisolausschüttung sowie Herzfrequenz und Blutdruck auf normale Maße.
Als verantwortlich hierfür kann die Aufhebung des Schlaf-Wach-Rhythmus infolge ständiger (schematisch durchgeführter) Aktivitäten am Krankenbett angesehen werden. Verlaufsanalysen auf der gleichen Intensivstation zeigten, daß Ruhe- und Schlafphasen des Intensivpatienten in kurze Intervalle von 1–3 min zersplittert werden. Längere Zeitabschnitte, in denen der Patient erholsame Schlaftiefe hätte erreichen können, waren nicht beobachtbar (Hannich 1987). Die durch den Schlafentzug mitbedingte Verringerung der Traumtätigkeit kann als ein psychopathogenetisch wichtiger Faktor für die Entstehung deliranter Symptome angesehen werden;

5) *fremden Maßnahmen* – diagnostisch oder therapeutisch –, die primär immer ängstigend sind, auch wenn sie keine unangenehmen oder schmerzhaften Empfindungen hervorrufen, und erst über menschliche Vermittlung und konkrete Erfahrung beruhigenden Charakter annehmen;

6) der Notwendigkeit des *Aufbaues spezifischer Beziehungen* zu den zunächst fremden Mitgliedern des Behandlungsteams. Auch hier ist primär mit Ängstlichkeit und Mißtrauen zu rechnen, erst mit fortschreitender Behandlungsdauer ist der Aufbau von Vertrauen zu erwarten.

7) Eine Belastung besonderer Art tritt mit der *Verlegung* von der Intensivstation auf; jetzt gehen nämlich die Patienten der engen Betreuung wie auch des Monitorings verlustig und müssen sich auf neue Betreuer und Mitpatienten einstellen. Dies scheint allerdings im Rahmen der operativen Intensivmedizin eine geringere Bedeutung zu haben als im Bereich der konservativen Intensivmedizin.

An dieser keineswegs vollständigen Übersicht der Bewältigungsanforderungen für die Intensivpatienten gilt es zu beachten:

1) Für die individuellen Patienten sind Belastungen sehr unterschiedlich wirksam, je nach Art der Erkrankung bzw. spezieller Behandlungsbedürftigkeiten.

2) Sie treten je nach baulichen und organisatorischen Gegebenheiten einer Intensivstation – wie offene oder geschlossene Bauweise bzw. zusammengefaßte oder getrennte Versorgung verschiedener Patientengruppen – unterschiedlich in Erscheinung.

3) Sie hängen in Häufigkeit und Intensität sehr stark ab von den Einstellungen und Verhaltensweisen der Behandelnden. Am augenfälligsten ist dies im Hinblick auf Isolation, Reizüberflutung, Ängstigung durch die verschiedenen Maßnahmen oder auch die Verlegung. Es gilt dies auch für die Belastungen, die von der Erkrankung selbst herrühren, dies nicht nur im Hinblick auf das richtige Erkennen der Beschwerden und deren angemessene Behandlung – wie Schmerzen, Dyspnoe u.a. –, sondern es bedeutet auch einen großen Unterschied in der Belastung, ob die Patienten sich bezüglich ängstigender Vorstellungen, Phantasien u.a. äußern können bzw. das Gefühl haben, diese allein mit sich ausmachen zu müssen.

Damit sind die Bewältigungsmöglichkeiten der Patienten ausgesprochen, die ihrerseits Belastungen recht unterschiedlich anwachsen lassen wie umgekehrt mindern können und die ebenfalls im Rahmen der Behandlungsbeziehung in erheblichem Maße vom Behandlungsteam mitbestimmt werden.

Anpassungs- und Abwehrprozesse bei Patienten, die vital bedroht sind

Unter Bewältigungsansätzen werden hier die kognitiven, emotionalen und motorischen Mechanismen, Techniken und Strategien zusammengefaßt, die eine Person angesichts einer Bedrohung – sei es innerer oder äußerer Natur – und damit bei Streß und Angst einsetzt. In der jüngeren psychologischen Literatur wird vielfach folgende Unterscheidung der Bewältigungsansätze vorgenommen:
1) Als *Copingstrategien* werden die Aktivitäten einer Person zusammengefaßt, die realitätsangemessen, geschmeidig und zukunftsorientiert sind, also im wesentlichen relativ reife, „erwachsene" Bewältigungsansätze. Hierher gehören angemessene Informationssuche, Klärung der Bedeutung des gegenwärtigen Geschehens für jetzt und die Zukunft, angemessene Affekt- bzw. Gefühlsäußerungen wie Angst, Trauer u.a.
2) Von *Abwehr* wird demgegenüber gesprochen bei mehr oder minder die derzeitige Realität zurückweisenden, verzerrenden und starren Bewältigungsansätzen, die mehr auf Ereignisse und zwischenmenschliche Beziehungen der Vergangenheit bezogen sind. Hierher gehört die große Gruppe psychoanalytischerseits beschriebener Abwehrmechanismen.

Verschiedene Dimensionen des Bewältigungsprozesses

Die Versuche der Patienten, die Erschütterung ihrer körperlich-seelischen Integrität zu verarbeiten, werden am *Bewältigungsverhalten* erkennbar, das sich anhand folgender Dimensionen beschreiben läßt:
– Verantwortungsdelegation vs. Autonomiebedürfnisse:
Diese Dimension umfaßt ein Verhaltensspektrum mit vertrauensvollem sich Anlehnen und Übergabe von Verantwortung und Entscheidungen an das Be-

handlungsteam am einen Pol und der Betonung von Selbstbestimmung mit kritisch-distanziertem Verhalten am entgegengesetzten Pol.
- Kontaktsuche vs. Kontaktvermeidung:
  Hiermit sind Verhaltensweisen umschrieben wie Rückzugstendenzen, Abwehr körperlicher Berührungen einerseits und Suchen von Blick- und Körperkontakten andererseits.
- Bagatellisierung vs. hypochondrische Selbstbeobachtung:
  Hierher gehören Tendenzen von Schwerkranken, ihre Situation zu verharmlosen (verleugnen), wie andererseits, sich selbst bzw. körperliche Veränderungen gespannt-ängstlich zu beobachten.
- Verschiebung der kognitiven Aktivität in Zukunft oder Vergangenheit vs. Gegenwart:
  Eine Vermeidung der Auseinandersetzung mit der aktuellen Belastungssituation kann vorherrschen, wenn der Patient Zukunftspläne für die Zeit nach der Behandlung entwickelt bzw. sich mit seinen Erfahrungen in ähnlich bedrohlichen Situationen beschäftigt, wie z. B. mit Kriegserlebnissen.
- Fusion vs. Abgrenzung:
  Hiermit sind Tendenzen der Patienten gemeint, am Befinden von Mitpatienten mehr oder minder interessiert zu sein oder gar diese zu bemitleiden bzw. entsprechende Wahrnehmungen mehr oder minder vollständig auszublenden.
- Meidung vs. Zulassen von Emotionen:
  Das Meiden von Emotionen spiegelt sich in einer Haltung wider, in der der Patient seinen Zustand von der Warte des interessierten Beobachters zu betrachten scheint, während am Gegenpol Patienten mit stark emotionaler Beteiligung angesiedelt sind.
- Informationssuche vs. -vermeidung:
  Diese Dimension bezieht sich auf die individuellen Einstellungen bzw. Verhaltensweisen der Patienten im Hinblick auf den Wert von Informationen für die Bewältigung der Situation, also ob er solche sucht – weil er sich Beruhigung erwartet – oder solche vermeidet – weil er Verunsicherung erwartet.
- Außen- vs. innengerichtete Aggressivität:
  Bedeutsam für die Bewältigung der Krankheits- und Behandlungssituation ist insbesondere auch das Auftreten von, sowie der Umgang mit aggressiven Erregungen. Hierbei ist zu unterscheiden zwischen nach innen gerichteten (intrapunitiven) und nach außen gerichteten (extrapunitiven) Aggressionen. Gerade bei Beatmungspatienten herrschen nach innen gerichtete Formen der Aggression vor, wie Schuldgefühle/Selbstvorwürfe. Dabei spielt sicherlich die Befürchtung, durch offene Äußerung von Wut die Zuwendung der Umgebung zu verlieren, eine entscheidende Rolle.

Hervorzuheben ist, daß diese Bewältigungsdimensionen nicht voneinander unabhängig, sondern vielmehr miteinander verwoben auftreten. Auch stellen sie keine konstanten Persönlichkeitsmerkmale dar, sondern verändern sich in Abhängigkeit von der jeweiligen „Phase" der Auseinandersetzung mit Krankheit und der aktuellen Behandlungssituation, in der der Patient sich gerade befindet.

Im intensivmedizinischen Geschehen, wie überhaupt bei Schwerkranken, ist die Unterscheidung von Coping und Abwehr nur bedingt hilfreich, insofern nämlich, als sie uns die Spannbreite von Bewältigungsmöglichkeiten anzeigt bzw.

eventuell eine diagnostische Hilfestellung zur Einschätzung der Verfassung eines Patienten leistet. Allgemein ist festzustellen, daß die jeweils beobachtete Bewältigungsform das Optimum dessen darstellt, was der Patient unter den gegebenen Umständen – also auch unter den von uns vorgegebenen Möglichkeiten – zu leisten vermag, und Techniken, die im Alltagsleben sehr wohl Abwehrcharakter haben, können in einer Extremsituation, wie sie für viele Patienten im Rahmen einer Intensivbehandlung vorliegt, der günstigste und durchaus der Siatuation angemessene Ansatz sein. Dies hängt u. a. mit jenen Phänomenen zusammen, die unter dem Begriff der Regression zusammengefaßt werden (s. unten).

Allerdings gibt es Möglichkeiten der Effektivitätsbeurteilung von Bewältigungsansätzen: So scheint ein eher problemorientierter Umgang mit der Situation auf der Intensivstation die Anpassung der Patienten zu fördern, während eine emotionsgeleitete Orientierung eine günstige Bewältigung der Situation zu beeinträchtigen scheint. So konnte anhand von Parametern wie Blutdruck und Herzfrequenz gezeigt werden, daß operative Intensivpatienten mit informationssuchendem Verhalten (problemorientiertem Coping) körperliche Streßreaktionen in geringerem Ausmaß aufwiesen als solche, die emotional bzw. grüblerisch mit der Situation umgingen.

Auch scheint die Rigidität, mit der ein Patient an seinen herkömmlichen Bewältigungsmustern festhält, den Verlauf von Anpassung bzw. Bewältigung zu beeinflussen. Wenn es auch sein mag, daß anläßlich des Beginns der Intensivbehandlung die Verleugnung der lebensbedrohlichen Gefährdung durchaus sinnvoll sein kann, so führt das Festhalten an dieser Bewältigungsstrategie in der Folge dazu, daß Möglichkeiten der Realitätsprüfung verloren gehen und daß der Patient für äußere, stützende Einflüsse kaum mehr zugänglich ist. Eigene Verlaufsuntersuchungen zeigen, daß der Wechsel des Bewältigungsverhaltens im Verlauf der Intensivbehandlung wie z. B. von der Informationsvermeidung hin zur Informationssuche mit geringeren Ausmaßen psychischer Störungen, also einer günstigeren Verarbeitung der Situation, einhergeht (Hannich 1987).

Einflußfaktoren für die Bewältigungsprozesse

Die zum Tragen kommenden Bewältigungsansätze werden für die Patienten je unterschiedlich von folgenden Faktoren her bestimmt:
1) Faktoren unmittelbar aus der aktuellen Krankheitssituation wie:
   - Art und Schwere der Erkrankung,
   - betroffenes Organsystem und dessen psychologische Bedeutung, begleitende Allgemeinsymptomatik,
   - diagnostische und therapeutische Maßnahmen, wie z. B. Beatmung, Dialyse u. a., mit ihren unterschiedlichen Beschränkungen der Ich-Funktionen des Patienten und der Notwendigkeit der (vorübergehenden) Integration oder „Assimilation" von Maschinen in das Körperschema und der von daher sehr unterschiedlich ausgeprägten realen Abhängigkeit und Hilflosigkeit,
   - der Erkrankung als Erlebnis plötzlicher, erstmaliger Betroffenheit oder wiederkehrender Krisen im Rahmen einer chronischen Erkrankung,

- Aspekte des Verlaufs, wie Tendenzen zu: Besserung, Verschlechterung, Unverändertheit,
- Vorliegen und Ausmaß zerebraler Funktionsstörungen auf der Basis der Erkrankung selbst (metabolisch, zerebrovaskulär) oder infolge von Medikationen speziell von Narkotika, Psychopharmaka.

2) Faktoren, die herrühren aus der Persönlichkeitsentwicklung, den Lebensbedingungen und Lebenserfahrungen der einzelnen Patienten, wie:
- Charakterzügen als zu psychischen Strukturmerkmalen geronnenen Bevorzugungen spezieller Bewältigungstechniken, von denen zu erwarten ist, daß sie unter Streß akzentuiert hervortreten. Allerdings scheinen solche habituellen Bewältigungsstrategien in Extremsituationen geringere Bedeutung zu haben als situative Einflüsse;
- der Bedeutung des betroffenen Organsystems, sowohl individuell wie soziokulturell – man denke hier an die Bedeutung des Herzens, die sich vielfältig in volksmundlichen Redensarten darstellt;
- der psychischen Bewertung und Verarbeitung des Krankheitsgeschehens, z. B. als Versagen, Strafe u. ä.

3) Faktoren, die aus der psychosozialen und organisatorischen Struktur des Behandlungsteams resultieren: So hängen die für den Patienten möglichen, ihm gestatteten Bewältigungsansätze, insbesondere im affektiven Bereich, davon ab, wie die Behandelnden selbst mit ihren Belastungen, Streß und Ängsten umgehen können, also von den
- Bewältigungskapazitäten angesichts hochgespannter Erwartungen einerseits, wie häufigem Scheitern andererseits,
- Möglichkeiten zur emotionalen Präsenz für den Patienten.

4) Faktoren aus der räumlichen und organisatorischen Gestaltung der Station, wie:
- Einbett- oder Mehrbettzimmer,
- Trennung oder Zusammenfassung verschiedener intensivmedizinischer Krankengruppen, wie kardiochirurgischen, polytraumatisierten, transplantationschirurgischen oder allgemein-chirurgischen Patienten.

So haben Patienten auf Intensivstationen mit Ein- und Zweibettzimmern den Vorteil größerer Ruhe, allerdings treten hier vermehrt Trennungsängste und Gefühle der Isolierung auf. Ärger und Wut im Sinne von Feindseligkeit werden eher nach innen gerichtet mit dem erhöhten Risiko ventrikulärer Arrhythmien, während Patienten in offenen Stationen vermehrt unter Schamängsten leiden, aber Ärger und Wut leichter nach außen richten können (Leigh et al. 1972) und vielfältig mit anderen Patienten interagieren (Klein u. Kellner 1979).

Strukturmerkmale der Beziehung zwischen Patienten und Behandelnden

Bei den Bewältigungsanforderungen wie Bewältigungsansätzen der Patienten wurde auf die Bedeutung der Interaktionspartner hingewiesen und damit allgemein die Behandlungsbeziehung angesprochen. Diese ist vor allem gekennzeichnet durch die Ungleichheit der Beziehungspartner und ein durch Aktivität-Passivität gekennzeichnetes Spannungsverhältnis. So begegnen sich Patient und Behandelnde teils äußerlich erkennbar, teils in ihren Phantasien bzw. subjektiven Erleben von sich selbst wie voneinander:

Patient:

krank, schwach, hingestreckt, immobilisiert, ängstlich, deprimiert/traurig, hilfs- und versorgungsbedürftig, inkompetent, abhängig/fremdbestimmt, gefügig und passiv; demgegenüber:

Schwestern/Pfleger/Ärzte:

gesund, stark, aufrecht, beweglich, ruhig/sicher, optimistisch/zuversichtlich, helfend/versorgend, kompetent, unabhängig/bestimmend, dominant und aktiv.

An dieser Skizzierung ist zu beachten:

1) der Patient ist passiv, das Team aktiv charakterisiert,
2) die Darstellung ist zunächst statisch und berücksichtigt nicht die Entwicklungen in Krankheitsverlauf und Behandlung.

Gestaltet sich die Spanne zwischen Patienten und Behandelnden erträglich, so resultiert aus ihr für den Patienten Stützung und Halt sowie günstigenfalls Kompetenzvermittlung (im Hinblick auf Verständnis des Krankheitsgeschehens und der weiteren Entwicklung). Die Behandelnden fungieren gewissermaßen als *„Hilfs-Ich"*, das im Idealfall stabil und verläßlich, zugleich flexibel, der wechselnden Befindlichkeit und Bedürftigkeit des Patienten angepaßt ist und sich entsprechend der Fortschritte zurücknimmt.

Wird allerdings die Beziehung in den skizzierten Dimensionen tatsächlich polar und statisch phantasiert, befürchtet, erlebt oder gestaltet, so drohen Deformationen der Beziehung. Die beiden Pole solcher Deformationen sind:

1) maligne Regression, von Freyberger (1975) auch infantile Regression genannt, bei der die Patienten sich ängstlich anklammern oder abkapselnd zurückziehen und keinerlei Fortschritte mehr realisieren;
2) Behauptung einer Pseudoautonomie mit weitestgehender Ablehnung der Krankenrolle oder Elementen des Versorgungskonzeptes, die sich aus der großen Angst vor Regression und dem Versuch ihrer Vermeidung herleitet.

Zur Regression

Die dargestellte Asymmetrie der Behandlungsbeziehung ist zu einem guten Teil Ergebnis der Regression der Patienten, und Komplikationen erweisen sich oft als Störungen im Umgang mit der Regression. Die Regression ist gewissermaßen „doppelgesichtig": zum einen ist sie erzwungen und gehört zu den Bewältigungsanforderungen, zum anderen ist sie als Aktivum unabdingbare Voraussetzung für die Annahme von Hilfe und damit der Bewältigung der kritischen Situation.

Die aus der Erkrankung und den Behandlungsnotwendigkeiten folgenden Beeinträchtigungen, Beschränkungen oder gar Verluste an Ich-Funktionen führen zur Regression des „Ich" als psychischer Struktur der Vermittlung der Ansprüche von innen und außen. So gehen über die *Immobilisierung* die für die Realitätswahrnehmung und -prüfung wichtigen motorischen Funktionen weitgehend verloren, am ausgeprägtesten ist dies bei beatmeten Patienten. Folgen sind Störungen der örtlichen, aber auch zeitlichen Orientierung, wobei letztere insbesondere über *sedierende Medikation* weitere Beeinträchtigung erfährt.

Ausgeprägtere Ich-Beeinträchtigungen liegen bei *Bewußtseinseinschränkungen* vor. Allerdings sind die Patienten in solchen Phasen besonders empfänglich für äußere Stimuli, die sie jedoch nicht in ihren Sinnzusammenhängen wahrnehmen können. Auch die Differenzierung, ob diese Stimuli von innen oder von außen kommen, ist gestört, ihre spätere Erinnerung bleibt fragmentiert, in der Regel ängstigend und fällt vielfach der „Amnesie" anheim, d. h. sie wird später vom Bewußtsein ausgeklammert.

Probleme des Auseinanderhaltens von Innen (= selbst) und Außen (= fremd) treten auch in wachen Zuständen auf, wenn Körperfunktionen apparativ ersetzt werden müssen, wie bei Dialyse, Beatmung, Schrittmacher, wobei die Integration der Apparate in das „Körperschema" Probleme bereitet und das Ideal einer Erweiterung des Selbst häufig nicht erreicht wird. Weitere Ich-Beschränkungen bzw. Ich-Regression resultieren aus der von außen kontrollierten Regulation der Körperfunktionen wie Ernährung, insbesondere bei parenteraler Ernährung, Blasenkatheter, Defäkation u. a.

Begleitet wird die Ich-Regression von einer *Regression der Bedürfnisse*, die insgesamt einfacher oder „primitiver" werden.

Wie gut oder schlecht erträglich diese erzwungene Regression, reale Abhängigkeit und Hilflosigkeit sind, hängt stark ab von den Möglichkeiten des Patienten zur aktiven Regression. Diese sind bestimmt von seinen Erfahrungen zwischenmenschlicher Art, insbesondere den Prägungen in der Mutter/(Eltern)-Kind/(Säugling)-Beziehung.

Es geht darum, inwieweit der Patient sich selbst anheimgeben, fallenlassen und regressive Züge zulassen kann, um dann wieder mit zunehmender klinischer Besserung zu progredieren, also die Abhängigkeit schrittweise durchlaufend rehabilitieren zu können. Dabei werden früheste wie jüngere Erfahrungen, Emotionen und Haltungen auf die Beziehungen zum Behandlungsteam übertragen, und die zentralen Dimensionen im Wechselspiel von Übertragung und Gegenübertragung sind: Vertrauen versus Mißtrauen, Halt versus Fallen, Sicherheit versus Unsicherheit, Omnipotenz versus Ohnmacht.

Somit wird deutlich, daß es für die Patienten ohne Regression kaum Progression geben kann, wie andererseits, daß die Patienten in der Regression ganz besonders vulnerabel und empfänglich für die Einwirkungen von außen sind, d. h. im Hinblick auf Vorbeugung und Beeinflussung psychischer oder psychosomatischer Komplikationen sollten die Behandlungsbeziehungen im Zentrum des Interesses stehen. Zur Illustration der Einwirkungsmöglichkeiten seitens der Behandelnden seien einige „Typen" von Behandlungsbeziehungen skizziert.

Besondere Ausformungen der Behandlungsbeziehung

Regressionsangst und Kontrollbedürfnis

Die *Patienten* erleben die Asymmetrie der Beziehung in scharfer Polarisierung. Sie fühlen sich bedroht, Regression macht ihnen aufgrund ihrer Prägungen große

Angst, oder sie sind mißtrauisch-ängstlich, müssen ihr bedrohtes Selbstwertgefühl verteidigen und eine scheinbare Autonomie aufrecht erhalten. Sie bereiten den Behandelnden oft große Schwierigkeiten mit Ärger einerseits sowie Sorgen andererseits, sie verhalten sich nämlich oft uneinsichtig, stark kontrollierend, besserwissend und die Behandlungskonzeption durchkreuzend.

Bei aller vom Patienten hierzu mitgebrachten Bereitschaft kann das *Behandlungsteam* zu dieser Beziehungsgestaltung beitragen: tendiert es nämlich zur Betonung von Dominanz, Bestimmung, Kompetenz, Stärke u. ä., so engt es den Spielraum des Patienten immer mehr ein und verstärkt so dessen Ängste und Mißtrauen. Diese relativ kleine Patientengruppe zeigt in besonderem Maße die bei allen vital bedrohten Patienten mehr oder minder anzutreffende Einschränkung ihres Introspektionsvermögens. Die Konfrontation mit der „inneren Bedrohung", also der eigenen Erkrankung und ihrer möglichen Folgen, wird „vermieden", statt dessen wird projektiv die Umgebung als Bedrohung erlebt.

Besondere soziale Anpassung und verdeckte Ablehnung

Eine weitere *Patienten*gruppe hat ähnliche Schwierigkeiten in der Annahme von Krankheit, der spezifischen Rolle und Beziehung. Allerdings stellen sich diese Patienten anders ein: sie isolieren bzw. verleugnen verbal Ängstlichkeit, traurige Affekte oder Depression und geben sich schicksalergeben oder äußerlich zuversichtlich/ruhig. Gleichzeitig geben sie sich in einem gewissen Sinne besonders gefügig: sie passen sich besonders gut an die Situation oder das an, was sie in der Beziehung zum Behandlungsteam als sozial erwünscht vermuten oder empfinden.

Bei den meisten Patienten im operativ-intensivmedizinischen Bereich läßt sich dies verstehen als Delegation der Verantwortlichkeit für das eigene Überleben an das Behandlungsteam und die Apparate.

Nicht selten schützen diese Patienten neben sich selbst auch das Team vor der Wahrnehmung ihrer chaotischen inneren Welt, z. B. erschreckenden Phantasien über das Körpergeschehen und die mit ihnen verknüpften Ängste.

Unsicherheiten und Ängste auf seiten des *Teams* sowie dessen Abhängigkeit von Anerkennung durch die Patienten begünstigen die Entwicklung dieses Beziehungsmusters. Ängste werden so nicht mitgeteilt, womit sie relativierbar, leichter annehmbar und erträglicher würden, sondern jeder bekämpft sie für sich: a) der Patient über Verleugnung, Isolierung und andere Abwehrstrategien „in sich selber" bzw. über die Errichtung einer Fassade, die ihm besondere Zuwendung zu verschaffen scheint, b) das Team gewissermaßen aktiv instrumentell auf der Ebene der ihm erkennbaren Realgefährdung „am Patienten".

Fixierung in der Regression

Diese *Patienten* wurden bereits unter dem Stichwort „maligne Regression" oder „infantile Regression" erwähnt. Sie werden von Angst geradezu überschwemmt, zeigen sich völlig abhängig vom Behandlungsteam und sind auf ständige Beruhigung angewiesen, die sich jeweils sofort wieder verflüchtigt. Sie sind oft hoffnungslos und klammern sich an eine symbiotische Beziehung mit dem als omnipotent phantasierten Behandlungsteam(-mitglied). Dieses belasten sie mit ihren massiven hypochondrischen Ängsten, ihrer mangelnden Realisation bzw. Annahme von Fortschritten, dem Nichtloskommen von der Intensivbehandlung, worauf sich auf seiten des Teams Insuffizienzgefühle und Ärger entwickeln können.

Bei Unkenntnis oder Nichtbeachtung der grundlegenden Unsicherheit der Patienten und der daraus rührenden Dynamik können die *Teammitglieder* die Entwicklung dieses Beziehungsmuster begünstigen: einmal über gesteigerte Besorgnis, hektische Umtriebigkeit, also angstverstärkende Zeichen, zum anderen, indem sie, die Ich-Schwäche dieser Patienten zunächst nicht erfassend, das verführerische Übertragungsangebot, Substitut einer allmächtig schützenden Mutter zu sein, aufgrund eigener Bedürftigkeit unreflektiert annehmen.

Idealfall

Hier erweist sich die Regression als geschmeidig und letztlich doch nur teilweise: das Ich des *Patienten* ist in der Lage, die Wahrnehmung jener Funktionen der Realitätsmeisterung, deren es selbst nicht mächtig ist, „arbeitsteilig" von Schwestern, Ärzten, und anderen anzunehmen, sie gewissermaßen als „Hilfs-Ich" zu „benutzen". Ähnlich gestaltet sich die Haltung gegenüber den diagnostischen und therapeutischen, speziell apparativen Vorkehrungen. Die zunächst äußeren Sicherungen werden vom Patienten zu psychischen Repräsentanzen verarbeitet und begründen so im weiteren Krankheitsverlauf seine zunehmend fortschreitende autonome Reorganisation. Allerdings können hier seitens des *Behandlungsteams* an Störmomenten wirken: Forcierung der Abhängigkeit, Nichtanerkennung der graduellen Änderungen in Abhängigkeit und Hilflosigkeit, Steigerung der psychischen Vulnerabilität der Patienten gegenüber den Apparaten, indem diese unbelebten Objekte nicht über den Umgang und das Sprechen „belebt" werden.

Zum Erlebnis der Intensivbehandlung

Die bisherige Darstellung erlaubt zum einen die Herleitung einer Reihe konkreter Handlungsanweisungen für die psychologische Betreuung der Patienten. Zum anderen hilft sie beim Verständnis der z. T. von Intensivbehandlungsteams nicht erwarteten Ergebnisse und einer Vielzahl von Untersuchungen, die inzwischen zum Erleben der Intensivbehandlung vorliegen, von denen hier einige für die psychische Betreuung der Patienten wichtige Befunde wiedergegeben werden sollen.

Durchgängig in allen Untersuchungen wird von den Patienten die Intensivbehandlungsphase als eine *positive Erfahrung* dargestellt. Dies betrifft insbesondere solche Untersuchungen, die in einem mehr oder minder langen zeitlichen Abstand von der Intensivbehandlungsphase durchgeführt wurden. Besonders hervorzuheben ist, daß in allen Untersuchungen die aus dem Intensivmilieu resultierenden Belastungen als gering eingeschätzt wurden, dies in deutlichem Widerspruch zu den Erwartungen und Einschätzungen seitens der Behandlungsteams. Im Gegenteil, Monitoring u. a. werden von einem großen Teil der Patienten als beruhigend, emotional sichernd wahrgenommen. Allerdings haben die apparativen Vorrichtungen diese Funktion nicht von vornherein, vielmehr erlangen sie diese im Verlauf der Intensivbehandlung über die Aktivitäten des Teams (Klapp 1985).

In den vereinzelten *Verlaufsuntersuchungen* zeigt sich zudem, daß die Belastungen der Patienten durch die Unsicherheiten bezüglich ihres Körpergeschehens, familiäre Unsicherheit, Beschädigung ihres Selbstwertgefühls und Unsicherheit bezüglich der Zukunft im Vordergrund stehen. Werden dem Patienten zusätzlich kommunikative Angebote unterbreitet (Klapp 1985) mit dem Ziel, sie über ihre Belastungen, Kümmernisse und Unterstützungsbedürfnisse sprechen zu lassen, so rangieren die Intensivstationen und ihre Gegebenheiten ganz hinten, z. T. reagieren die Patienten verständnislos auf entsprechende fragende Anstöße.

Dabei bereitet es z. T. große Schwierigkeiten, die Patienten einzugrenzen in ihrem Drang, sich über ihre bisherigen Lebensbedingungen, ihre Tüchtigkeit, Zweifel bezüglich der Zukunft u. a. mitzuteilen. Die positive Beurteilung der Intensivbehandlung gilt insbesondere den Pflegekräften: dies einmal bezüglich deren Effizienz, Tüchtigkeit, Schnelligkeit und ständigen Verfügbarkeit, zum anderen auch bezüglich der Bereitschaft, sich auf ihre Sorgen, Ängste und Probleme einzustellen. Dabei ist allerdings aus einer unserer Verlaufsuntersuchungen hervorzuheben, daß diese Möglichkeiten von Patienten offensichtlich nur unzureichend genutzt werden, offenbar, weil die Pflegekräfte als zu belastet wahrgenommen werden (Klapp 1985).

Zur Verlegung

So nimmt es nicht wunder, daß Patienten – wenn auch im chirurgischen weniger als im internistisch-intensivmedizinischen Bereich – Schwierigkeiten mit der Verlegung haben, über die sie sich andererseits freuen, zeigt sie doch äußerlich erkennbar ihre Besserung an. Viele Patienten haben nach der Verlegung das Gefühl, in ein „Vakuum" an Betreuung zu fallen. Bei diesen Patienten ist offenbar die Verinnerlichung der zunächst äußeren Sicherung über Pflegekräfte und Monitoring nicht geglückt. Folgen sind: Wiederauftreten oder Intensivierung von Beschwerden, Wiederholungsdiagnostik – zum großen Teil ohne neue Gesichtspunkte – und Ärger der auf Allgemeinstation Behandelnden auf das von den Patienten idealisierte Intensivbehandlungsteam.

Es ist allerdings zu beachten, daß jeweils kleinere Gruppen von Patienten, insbesondere Ärzte, die persönliche Erfahrungsberichte über eine Intensivbehandlung gegeben haben, sehr wohl auch Kritik äußern. Diese betrifft insbesondere:
- häufige Unterbrechungen von Ruhezeiten,
- übermäßigen Lärm auf der Station,
- Mangel an Information,
- Reden über die Patienten (hinweg) statt mit ihnen (insbesondere im Rahmen der Visite),
- schematische bzw. routinemäßige Versorgung und Außerachtlassung individueller Gegebenheiten und Bedürfnisse,
- Beeinträchtigung durch Spannungen zwischen Ärzten, Pflegern und Schwestern.

Diese Befunde bzw. Äußerungen von Minoritäten sind genauso ernstzunehmen wie die Majoritätsäußerungen. Einmal finden sie Bestätigung in mehreren empirischen Untersuchungen zu Lärmbelästigung, Lichteinwirkungen, Organisation der Patientenversorgung und Gesprächsverhalten mit den Patienten bzw. der Teammitglieder untereinander, die u. U. weder hinreichende Ruhezeiten noch die Möglichkeit zu sinnvollen Gesprächen eröffnen (Hannich 1987).

Steht man der Intensivbehandlung kritisch negativ gegenüber, wie dies im übrigen eine Reihe von Intensivbehandlungskräften tun, so könnte man diese Minoritätenäußerungen als Beleg für die Negativbeurteilung nehmen und die Mehrheitsäußerungen als abhängigkeitsbedingte Schönfärberei zur Seite schieben.

Dies würde indes u. E. der Problematik nicht gerecht, sich auf den individuellen Patienten einzustellen. Offenbar ist die individuelle Wirklichkeit (von Uexküll 1986) angesichts einer vitalen Bedrohung für das Gros der Patienten so, daß die einzelnen Versorgungsaspekte auf der Intensivstation unter ihren Bewältigungsanforderungen und Belastungen (s. oben) eine nachrangige Rolle spielen, während sie bei anderen Patienten im Vordergrund stehen. Vom Blickwinkel der individuellen Wirklichkeit der Patienten her betrachtet, ließen sich diese Befunde auf den Nenner bringen: Einerseits wird die Intensivmedizin zu wichtig genommen und eigene Probleme der Teammitglieder im Umgang mit Schwerkranken und bei der Durchführung der Intensivmedizin behindern die Wahrnehmung der gegenüber dem Gesunden veränderten Bedürftigkeit der Patienten. Andererseits scheinen sich die Behandelnden als die Patienten begleitende Mitmenschen nicht wichtig genug zu nehmen.

Die Angehörigen

Wie wichtig der Beistand von Angehörigen für Patienten sein kann, insbesondere angesichts empfundener Mängel an Empathie und Phantasie beim Team, zeigen Selbsterfahrungsberichte von Intensivbehandlungen (z. B. Heinecker 1980). Hierfür spricht auch, daß auf einer operativen Intensivstation über 80% der Patienten den Besuch von Angehörigen als Unterstützung wahrgenommen haben (Hannich et al. 1983). Andererseits liegen Untersuchungsbefunde vor, daß anläßlich von Angehörigenbesuchen bei den Patienten markante Blutdruck- wie Pulsveränderungen sowohl im Sinne von Anstiegen wie Abfällen auftraten und dies um so ausgeprägter, je intensiver die Gefühlsreaktionen anläßlich des Besuches waren (Brown 1976). Auch fühlten sich auf einer allgemeininternistischen Intensivstation zu Zeiten einer relativ restriktiven Besuchsregelung 40% der Patienten durch das Fehlen von Besuch entlastet (Klapp 1985). Also auch hier erweist es sich als erforderlich, die individuelle Bedürftigkeit des Patienten in Betracht zu ziehen, darüber hinaus die Bewältigungsmöglichkeiten der Angehörigen, die leicht ihrerseits psychosoziale Vesorgungsprobleme auf der Intensivstation aufwerfen können (s. unten). Generell „großzügige" oder restriktive Besuchsregelungen erweisen sich weder für die Patienten noch für die Angehörigen als angemessen bzw. hilfreich, im übrigen resultieren aus solch generellen Regelungen relativ rasch zusätzliche Probleme und Spannungen für das Team (s. S. 681).

Spezielle Aspekte

Verweildauer

Bei länger andauernder Intensivbehandlung scheint deren beruhigende Wirkung nachzulassen. So fanden Dominian u. Dobson (1969), daß keiner ihrer Koronarpatienten, der länger als 6 Tage auf der Intensivstation lag, diese noch beruhigend fand. In eigenen Untersuchungen ließ sich feststellen, daß vom 4. Tag an kritischere Einschätzungen der Intensivbehandlung häufiger wurden (Klapp 1985). Dies ist so zu verstehen, daß einerseits eine gewisse Stabilisierung des somatischen Befundes eingetreten ist, andererseits noch kein hinreichender Fortschritt erreicht wurde, der eine Verlegung erlaubt, wie sie bei anderen Patienten beobachtet wird. Hieraus resultieren neuerliche Unsicherheit und Beunruhigung sowie auch Hader und Ärger, die sich auch auf das Intensivteam und Behandlungsarrangement erstrecken. Dabei werden die Patienten jetzt offensichtlich empfänglicher für die Prozesse im Behandlungsteam wie Spannungen, Stimmungen sowie Meinungsdifferenzen über Krankheitsgeschehen und Therapiekonzepte. In der operativen Intensivmedizin häufen sich ab dem 3. Tag psychopathologische Störungen, was u. a. mit der Schwere der Erkrankung, den krankheits- und behandlungsspezifischen Belastungen sowie der fortschreitenden Erschöpfung der Adaptationskapazitäten und Verschiebungen in der Wahrnehmung zusammenhängt.

Beatmung

Unter der Beatmung treten für die Patienten wie die Behandelnden spezielle Schwierigkeiten auf wie:
- Verlust der verbalen Kommunikationsmöglichkeit auf seiten der Patienten.
- Probleme in der Anpassung an die Beatmung, wobei Sedierung und Relaxation den Patienten in seinen Kommunikationsmöglichkeiten zusätzlich beeinträchtigen, während sie umgekehrt für die Behandelnden Schwierigkeiten in der Ermittlung der Bewußtseinslage bedingen, also nicht erkennbar ist, „was die Patienten mitbekommen".
- Die Probleme in der Entwöhnungsphase, die sich um so geringer gestalten, je aktiver der Patient von Beginn der Beatmung an mitmachen konnte, d. h. auch, je sparsamer er sediert wurde.

Beatmungspatienten bedürfen deshalb besonders sensibler und belastbarer Betreuer. Es ist also gerade das Gegenteil dessen erforderlich, was manche Pflegekräfte glauben, wenn sie sich bevorzugt bei solchen Patienten einteilen lassen, „weil sie von diesen psychisch am wenigsten gefordert werden".

Die von uns untersuchten beatmeten Patienten gaben bei gleich positivem Grundtenor in der Beurteilung der Intensivstation deutlich mehr Beunruhigungs- und Belastungsmomente an, wie Visite, Ereignisse bei anderen Patienten, Überwachungsgeräte, Bloßliegen, sie nehmen häufiger Spannungen im Team wahr und fühlen sich häufiger unglücklich auf der Intensivstation.

Das zeigt: je ausgeprägter die Einschränkung der Ich-Funktionen (Sprache, Motorik, Orientierungsmöglichkeiten u. a.), desto psychosozial beeinträchtigter und empfänglicher für Stimmungen und Haltungen in der Umgebung sind die Patienten. Für die Beatmung spezifischer Reaktionsmuster lassen sich jedoch nicht auffinden, wie auch Hannich (1987) bei beatmeten chirurgischen Patienten fand, vielmehr ist die Anpassung patientenspezifisch, also jeder Patient muß sich individuell mit der Situation auseinandersetzen. Was dabei u. U. die Unterstützung von außen her vermag, verdeutlichen die Befunde von Lynch et al. (1977): bereits minimale soziale Kontakte und vor allem Hautkontakte wie Pulszählen können die Herzfrequenz signifikant senken, was man als Indikator für Beruhigung und Dämpfung der sympathischen Aktivität ansehen kann.

Reanimation

Hinsichtlich des Erlebens von Reanimationen ist zu unterscheiden: a) die Beobachtung bei anderen Patienten, b) die Erfahrung einer eigenen Reanimation.

a) Beobachtung von Reanimationsmaßnahmen und Sterbefällen: In der Regel berichten Patienten, von Reanimationen und Sterbefällen nichts wahrgenommen zu haben, zumindest aber durch solche Beobachtungen nicht beeinträchtigt worden zu sein. Andererseits lassen sich kardiovaskuläre Reaktionen wie Blutdruckanstieg, Frequenzanstieg sowie ventrikuläre Extrasystolien anläßlich einer Reanimation bei anderen Patienten der Station nachweisen (Bruhn et al. 1970). Dabei geht es offenbar weniger um die direkte Beobachtung eines solchen Ereignisses als um Atmosphärisches bzw. Verfügbarkeit der Pflegekräfte. So wies Sczekalla (1973) nach, daß sich Patienten in Einzelzimmern von solchen auf einer offenen Station hinsichtlich dieser Kreislaufparameter nicht unterschieden, wobei sich keine positiven Effekte einer Sedierung mit Diazepam auffinden ließen.

Merke: Anläßlich von Reanimationen muß eine intensivierte Zuwendung zu den anderen Patienten sichergestellt sein.

b) Eigene Erfahrung einer Reanimation: Hinsichtlich der positiven Einschätzungen der Intensivmedizin unterscheiden sich reanimierte Patienten nicht von den Übrigen, allerdings imponieren sie vielfach während der Intensivbehandlungsphase als besonders unauffällig. In den vereinzelten Untersuchungen wurde bei der Mehrzahl der Patienten eine Amnesie bezüglich des Reanimationsereignisses gefunden (Hackett et al. 1968; Druss u. Kornfeld 1967; Dobson et al. 1971). Allerdings zeigten die Patienten alarmierende und bedrückende Symptome (6 Wochen bis 24 Monate nach Reanimation): mehrheitlich leiden sie unter Alpträumen bzw. Träumen von Gewalt bzw. gewaltsamem Tod, sind ängstlich-depressiv, die Ehefrauen sind ebenfalls stark verunsichert und leiden häufig an Angstzuständen. Roewer et al. (1985) fanden ein etwas günstigeres Bild: 20% der von ihnen untersuchten Patienten klagten über weniger Selbstvertrauen, Gefühle geringerer Nützlichkeit, innerer Unruhe, vermehrter Reizbarkeit und Deprimiertheit. 25% hingegen äußerten sich ausgesprochen positiv und nahmen sich als ruhiger, selbstzufriedener und optimistischer wahr, während die Mehrheit der eine Reanimation Überlebenden keine Änderung ihrer psychischen Verfassung angab.

Dlin (1980) waren im Rahmen regulärer psychiatrischer Versorgung einer Intensivstation bei reanimierten Patienten deren erstaunliche äußere Ruhe aufgefallen sowie in den Gesprächen Reaktionen, die von Verwirrung und emotionalem Schock bis zu völliger Klarheit und Ruhe reichten. Viele Patienten wiesen aufgrund von „Wahrnehmungsblitzen" während der Reanimation Erinnerungen auf, die sie in eine Art „Pseudokontinuum" brachten. Diese Erinnerungen, bei denen Fakten, Phantasien und Befürchtungen völlig durcheinander gingen, und die z. T. noch bestimmt waren von dem Gefühl „tot zu sein", ließen die Patienten befürchten, verrückt zu sein oder für verrückt gehalten zu werden, weswegen sie vermieden, darüber zu sprechen. Es erwies sich als ausgesprochen entlastend für die Patienten, wenn ihnen pflegerischer- bzw. ärztlicherseits beim Ordnen der Erinnerungsstücke, Phantasien sowie Befürchtungen und durch Ergänzungen ärztlicher- und pflegerischerseits verfügbarer Informationen über den Ablauf des Geschehens geholfen wurde. Mit Geduld und Beharrlichkeit sei es so möglich gewesen, die Patienten wieder zu rationalem Denken und Handeln zu führen.

Zur Illustration der Problematik mag das Beispiel eines der relativ wenigen „auffälligen" reanimierten Patienten dienen:

Ein 40jähriger Polizist, der unter Reanimationsbedingungen wegen Kammerflimmerns bei einem Vorderwandinfarkt zur Aufnahme kam, wird anläßlich der Übernahme auf die Allgemeinstation als völlig uneinsichtig, unruhig, zappelig und ständig senkrecht im Bett sitzend geschildert. Dies habe sich auch mit häufigen hohen Gaben verschiedener Beruhigungsmittel nicht bessern lassen (äquivalent zu 100 mg Diazepam pro Tag).

Der Patient selbst berichtet, sich „fit zu fühlen", außer einem gewissen Druck und muskelkaterähnlichen Schmerzen im Brustkorb habe er keine Beschwerden und wolle aufstehen. Dieser Patient, mit dem bis zu diesem Zeitpunkt nicht über seine Reanimation gesprochen wurde (das Intensivteam hatte mit der Ehefrau gesprochen und ging davon aus, daß diese mit dem Patienten darüber reden werde), ist in der Folgezeit auf der Allgemeinstation ausgesprochen schwierig und anstrengend in der Betreuung.

Immer wieder kommt er auf die Einlieferungssituation zurück, er verstehe nicht, was geschehen sei und wie gerade ihm dies habe passieren können. Er erweist sich als ein Mann, dem es immer wichtig war, alles unter Kontrolle zu halten, der alles perfekt machen will, um sich ja keine Blöße zu geben. Ausgesprochen wütend wird er, als er anläßlich des Absetzens davon erfährt, daß er bisher sediert wurde. Wiederholt übermittelt der Patient Fragen der Ehefrau an den Stationsarzt, ein gemeinsames Informationsgespräch kommt jedoch während des gesamten 6wöchigen Aufenthaltes auf der Allgemeinstation nicht zustande. Offenbar meidet die in der Frühphase überforderte Ehefrau jetzt den Kontakt; gemeinsame Auseinandersetzungen mit den aufgetretenen Ängsten, Verunsicherungen u. a. sind jetzt nicht mehr möglich.

Merke: Den Patienten ist durch das Team möglichst frühzeitig die Gelegenheit zu eröffnen, über die Reanimation und damit verbundene Erinnerungen und Phantasien zu sprechen, wobei oftmals das Thema seitens des Teams angesprochen werden müßte. Die Angehörigen sollten in aufklärend beruhigende, kurze Gespräche möglichst frühzeitig einbezogen werden.

Organtransplantation

In den letzten Jahren gewinnt die Organtransplantation als definitiver Ersatz eines (prä-)terminal insuffizienten vitalbedeutsamen Organes zunehmende Bedeutung. Dies betrifft v. a. die Nieren-, Herz-, Knochenmark- und Lebertransplantation, die inzwischen eine gewisse klinische Routine erlangt haben und vielerorts durchgeführt werden. Die Versorgung dieser Patienten unmittelbar nach der Transplantation erfolgt, oft deutlich über die Zeiten der Notwendigkeiten der Intensivbehandlung im engeren Sinne hinaus, auf Intensivstationen. Die bisherigen

Darstellungen zu Bewältigungsanforderungen und -kapazitäten erfahren bei den transplantierten Patienten infolge der zeitweilig stärkeren Isolationsnotwendigkeiten, der Sorgen bezüglich der Organabstoßung bzw. infektiöser Komplikationen, der psychotropen Nebenwirkungen der immunsuppressiven Medikation und Schuldgefühlen gegenüber den Spendern eine zusätzliche Gewichtung. Systematische perioperative Evaluationen der psychischen und psychosozialen Probleme werden derzeit an mehreren Orten durchgeführt; wir möchten hier einige Aspekte aus dem Berliner Lebertransplantationsprogramm, in das die Psychosomatik integriert ist, darstellen. Eine eingehendere Darstellung unseres Ansatzes und Ergebnisse findet sich bei Leyendecker et al. (1992).

In der *unmittelbar postoperativen Phase* fallen bei transplantierten Patienten vielfach *Psychosyndrome* auf, von denen anzunehmen ist, daß sie zu einem guten Teil mit der immunsuppressiven Therapie, insbesondere dem Cliclosporin und FK 506, zusammenhängen:

Es handelt sich v. a. um optische und akustische Halluzinationen, Tagträume, heftige Schlafträume und wahnhafte Zustände. Die Inhalte der Halluzinationen sind sehr verschieden. Es kann z. B. wohltuende, immerfort klingende Musik wahrgenommen und tagelang gehört werden. Es kann sich um exotische Gestalten handeln, die sich durch den Raum bewegen oder vor dem Fenster in den Bäumen sitzen und die Patienten in Erstaunen versetzen, oder auch um bedrohliche Apparate und unheimliche Geräusche, die in der Intensiveinheit wahrgenommen werden.

Oft treten intensive Alpträume auf, in denen sich die frisch Transplantierten verzweifelt und lebensbedroht fühlen. Andere empfinden tagelang schwere Ängste, von den Mitgliedern des Teams umgebracht zu werden. Sie vermuten hinter jeder Handreichung, jedem Schritt eine heimlich gegen sie gerichtete Aktion. Manche schlagen vor Verzweiflung um sich, andere kaschieren aber auch ihre Zweifel und Ängste, wirken im Umgang mit dem Pflegepersonal „ganz normal", grollen aber hintergründig. Sie erinnern so an die Problematik der reanimierten Patienten (s. oben).

Wir konnten beobachten, daß vertraute Personen, wie der Ehepartner oder nahe Verwandte, bei Anwesenheit nicht in das Wahnsystem eingebaut wurden und den Patienten während der psychotischen Episode einen Halt in einer sonst völlig feindlich erlebten Umwelt boten. Bei einigen Patienten aber richten sich Angst und Mißtrauen auch gegen Mitglieder der Familie. Dies kann für die Angehörigen erschütternd sein. Sie erleben bei ihrem kranken Familienmitglied eine Gedanken- und Phantasiewelt, die sie nie für möglich gehalten hätten, und sie entwickeln häufig Scham, Schuldgefühle und manchmal Verzweiflung.

Die meisten Patienten erinnern sich nach Abklingen dieser Symptomatik sehr genau an die Halluzinationen und Wahnvorstellungen sowie die damit verbundenen Gefühle und Wünsche und können darüber berichten. Sie stehen später oft beschämt vor den Erinnerungen an ihre Gefühle und Gedanken, können nicht glauben, „so schlecht gedacht zu haben". Die von Ärzten oder Pflegekräften angebotene Erklärung, daß ihre Vorstellungen auf eine Medikamentenwirkung zurückzuführen sind, wirkt in der Regel entlastend, da diese Geschehnisse dann als etwas von außen Bewirktes interpretiert werden können und damit eine Distanzierung erleichtert wird.

Ängste, Depressionen, Complianceprobleme

Bei einem kleinen Teil der Patienten treten unmittelbar postoperativ Ängste, Depressionen oder Complianceprobleme auf, die eine psychotherapeutische oder Psychopharmakonbehandlung erfordern. Dabei erweist es sich als sehr erleichternd, wenn die Patienten vor der Transplantation psychodiagnostisch untersucht wurden und Kenntnisse über ihre Bewältigungsstrategien, Gedankenwelt die postoperative Kontaktaufnahme und Betreuung erleichtern.

Besondere Beachtung verdienen die Patienten mit akutem oder fulminantem Verlauf des Organversagens, die meist präoperativ keine Möglichkeit der Auseinandersetzung mit der Transplantation haben konnten. Ihnen dringt erst nach der Transplantation mit einem Schlag die ganze Problematik ins Bewußtsein. Sie vergegenwärtigen, daß sie totkrank waren und hätten sterben können; es befindet sich jetzt ein fremdes Organ in ihrem Körper und sie stehen vor der Tatsache, daß sie als akut Kranke kamen und als chronisch Kranke wieder gehen. Sie verlassen die Klinik mit Aussicht auf eine jetzt ungewisse Zukunft mit verminderter Lebenserwartung. Dies alles labilisiert diese Menschen und erfordert besondere Zuwendung.

Fallbeispiel:
Eine 53jährige Hausfrau aus wohlhabenden Verhältnissen, die präoperativ psychosomatisch nicht evaluiert werden konnte, hatte nach der Transplantation bei einwandfreier Transplantatfunktion und dem Fehlen jeglicher Komplikationen schwere Ängste, auch Todesangst und das Gefühl, völlig ausgeliefert und überwältigt zu sein. Sie hatte wenige Tage zuvor auf dem Boden einer bis dahin inapparenten Hepatitis C ein akutes Leberversagen; die Transplantation erfolgte sofort mit höchster Dringlichkeitsstufe, ohne daß sie vorher einen Gedanken dazu hätte fassen können. Die wenigen Eindrücke, die sie vor der Operation auf der chirurgischen Station hatte sammeln können, charakterisiert sie 3 Wochen später: „Es war wie ein Alptraum." Sie überlegte angesichts ihrer völlig veränderten Lebensperspektive als „chronisch kranke Frau", ob es nicht vielleicht richtiger gewesen wäre, sie sterben zu lassen. Sie wurde mit großen Zukunftsängsten und Unsicherheiten entlassen und haderte mit ihrem Schicksal. In diesem Falle sind weitergehende Hilfestellungen bei der Adaptation an die stark medizinisch mitbestimmten neuen Lebensumstände angezeigt.

Merke: Da sehr häufig elektiv nach multidisziplinärer Evaluation transplantiert wird, kann und sollte in diese Evaluation eine Psychodiagnostik bezüglich psychischer Befindlichkeit, Angstbewältigungstrategien, sozialer Unterstützung u.a. im Hinblick auf postoperative psychische Komplikationen und deren Begegnung angestrebt werden. Besondere Beachtung auf der Intensivstation verdienen dann notfallmäßig transplantierte Patienten sowie diejenigen, die präoperativ entweder als besonders ängstlich und unsicher oder aber als angstverleugnend indifferent und unberührt imponieren.

Visite

Für Patienten wie Behandelnde nimmt die Visite eine zentrale Stellung in der stationären Betreuung ein. So bestimmen die während der Visite getroffenen diagnostischen und therapeutischen Entscheidungen das weitere Handeln der Betreuer sowie das, was der Patient für die nächste Zeit zu erwarten hat; für den Patienten liegt in ihr die hauptsächliche Gelegenheit, sich mitzuteilen, Fragen zu stellen und

Informationen zu erhalten. Die Informationsbedürfnisse der Patienten beziehen sich vornehmlich auf die
- diagnostischen Maßnahmen,
- Behandlungsmodalitäten,
- Pathogenese und Schweregrad,
- Prognose der Erkrankung und
- Behandlungsdauer.

Die Wünsche nach Information und Aufklärung haben Bedeutung in 3facher Hinsicht:
- kognitiv-orientierende Bedeutung,
- praktisch-leitende Bedeutung zur Antizipation und Planung möglicher krankheitsbedingter Umstellungen und
- emotional-sichernde Abwehr von ängstigenden Vorstellungen, Spekulationen und von Grübeln.

Neben diesen medizinisch-diagnostischen sowie informationsvermittelnden Aufgaben kommt der Visite auch eine unspezifische psychotherapeutische Funktion zu. So kann sie, wie Westphale u. Köhle (1982) hervorheben, den Prozeß der Krankheitsverarbeitung beim Patienten fördern: Fühlt sich nämlich der Kranke in seiner Angst, Deprimiertheit und Zurückgezogenheit vom Arzt beachtet, wertgeschätzt und angenommen, so kann sich hieraus ein Prozeß entwickeln, der ihm die Aufarbeitung seiner Situation ermöglicht, indem die Zuwendung zum Arzt sowie dann zur übrigen Welt dem Patienten erleichtert wird, was sein Selbstwertgefühl stärkt und schließlich die Befähigung, die Erkrankung in zeitweiliger reflexiver Distanz zu betrachten, unterstützt.

Die Bedeutung der Visite für die Patienten zeigt sich bei empirischer Untersuchung darin, daß sie von ehemaligen Intensivpatienten als das zentrale Ereignis auf der Intensivstation (neben der Verlegung) erinnert wird (Hannich et al. 1983). Angesichts der Wichtigkeit der Visite für den Patienten gilt es, bestimmte strukturelle Widrigkeiten im Hinblick auf die optimale Entfaltung der Visitenfunktion zu beachten: Die sprachliche Gestaltung des Visitengespräches bewirkt zumindest tendenziell, den medizinischen Laien von der Beteiligung auszuschließen. Dialoganalytische Untersuchungen wiesen für die Visiten kommunikative Merkmale wie „Undurchlässigkeit" und „Unbeobachtbarkeit" auf, so:
- seltene Ansprache des Kranken: das Gespräch wird vorwiegend über statt mit ihm geführt;
- geringe Verständlichkeit des Arzt-Arzt-Gespräches, aber auch Arzt-Patienten-Gespräches infolge von Fachtermini, unvollständigen Sätzen, die nur mit Hintergrundwissen verständlich sind;
- leise, unartikulierte und monoton gehaltene Stimmlage im Arzt-Arzt- sowie Arzt-Pflegekraft-Gespräch.

Als weiteres Belastungsmoment für den Patienten während der Visite stellen Glück et al. (1983) fest, daß – analog zur unumgänglichen körperlichen Verfügbarkeit des Patienten – auch seine permanente Verfügbarkeit als Person vorausgesetzt wird. So scheint das Behandlungsteam in der Diskussion untereinander zu glauben, der Patient folge den für ihn größtenteils unverständlichen Gesprächen mit ständiger Aufmerksamkeit und sei somit stets bereit, Informationen zu seinem Befinden zu geben, ohne eigene Kommunikations- bzw. Informationinteressen einbringen zu können.

Die mangelnde Einbeziehung in das Visitengeschehen kann den wachen Patienten hochgradig verunsichern. Nicht selten fängt er Bruchstücke des Gespräches auf, die dann zu unrealistischen Befürchtungen führen können. Häufig wenden sich deshalb Patienten nach der Visite hilfesuchend an Pflegekräfte und bedürfen Informationen, Trost und emotionaler Stützung.

Merke: Die Visitengestaltung am Bett von Intensivpatienten wird in ihrer derzeit vorherrschenden Form nahezu ausschließlich den medizinisch-diagnostischen bzw. -therapeutischen Anforderungen gerecht, nicht aber den unspezifisch psychotherapeutischen Funktionen in der Förderung von Krankheitsbewältigung und Kooperationsbereitschaft der Patienten. Eine leicht zu realisierende Umstrukturierung des Visitengeschehen bestünde in der Aufgliederung der Visite in eine „patientenferne" Kurvenvisite und eine Visite, bei der die Begegnung Patient – Behandelnde auf Untersuchungs- wie Gesprächsebene ganz im Vordergrund steht.

Psychologisch bedeutsame Interventionsmöglichkeiten des Intensivbehandlungsteams

Die bisherige Darstellung erlaubt an *Folgerungen:*
1) In der Betreuung von Intensivpatienten kommt einer Psychotherapie im engeren Sinne eine eher nachgeordnete, relativ geringe Bedeutung zu.
2) Will man Intensivpatienten auch psychotherapeutisch adäquat versorgen, so kommt es auf die gleichzeitige Beachtung und Beeinflussung somatischer und psychosozialer Prozesse durch das Intensivbehandlungsteam an. So wirkt die somatische Versorgung vielfach selbst psychotherapeutisch bzw. kann dies zumindest tun.
3) Gelingt dem Intensivbehandlungsteam die Identifizierung der Bewältigungsanforderungen und die Berücksichtigung der Bedürfnisse des individuellen Patienten, dann ist der Anteil jener Patienten, die fachpsychotherapeutischer Hilfe bedürfen, sehr gering.
4) Für die weitere Entfaltung dieser „unspezifischen" psychotherapeutischen Wirksamkeit des Behandlungsteams lassen sich schlagwortartig einige Ansätze formulieren, die jedoch nur als Idealkonzeption zur Orientierungshilfe zu verstehen sind, keinesfalls als zusätzlicher Forderungskatalog, vor dem „ohnmächtig" kapituliert werden müßte.

Dabei sind anzustreben:
Minderung der Bewältigungsanforderungen und Unterstützung der Bewältigungsansätze.

Aus der gegebenen Übersicht lassen sich folgende Orientierungshilfen oder Leitlinien für die an der Intensivbehandlung Beteiligten herleiten:
1) *Vertrauen* aufbauen statt es vorauszusetzen. Beginnend mit der Aufnahme auf der Intensivstation ist der Patient hinsichtlich dessen, was dem Team bei ihm unklar ist, zu fragen. Andererseits muß ihm alles, was mit ihm geschieht, in einfachen Worten erklärt werden. Dabei darf auch in der Folge nichts als be-

kannt und selbstverständlich vorausgesetzt werden, die Teammitglieder müssen akzeptieren, sich immer wieder zu wiederholen.

2) Die (vorübergehende) *Hilfsbedürftigkeit* des Patienten akzeptieren und entsprechend mit ihm interagieren, nicht an und über ihn agieren.

3) Die *Apparate „beleben"*, also ihre den Patienten wie Behandelnde entlastende Funktion ebenso erläutern wie ihre negativen Aspekte und gegebenenfalls Störanfälligkeiten, um ihre stützende, emotional sichernde Funktion für die Patienten optimal zu entfalten.

4) Mit Stabilisierung der somatischen Verhältnisse *schrittweise* die apparative wie pflegerisch-ärztliche *Versorgung zurücknehmen* und mit den Patienten im Sinne des Zugewinns relativer Autonomie besprechen. Hierzu gehört die frühe Thematisierung des vorübergehenden Charakters der Intensivbehandlungs- und Überwachungsphase ebenso wie die frühzeitige Aussetzung (also gerade nicht die routinemäßige Beibehaltung) der kontinuierlichen apparativen Überwachungsmaßnahmen zur Entwicklung von Sicherheitsgefühlen beim Patienten auch ohne diese Maßnahmen.

5) Besonderer Beobachtung, Einfühlung und Kommunikationsangebote bedürfen Patienten mit *Bewußtseinseinschränkungen*. Diese Patienten sind gegenüber Reizen und Einflüssen besonders empfänglich, können diese jedoch kaum oder gar nicht in sinnvollen Zusammenhängen interpretiern, woraus zusätzliche starke Ängstigung resultiert.

Soweit irgend möglich sind die Patienten in präoperativen Gesprächen eingehend drauf vorzubereiten, was sie nach der Operation erwartet: z. B. Verlegung auf die Intensivstation, Intubation, Sprachbehinderung, vorübergehende Verwirrungszustände usw.

Neben den Erklärungen dessen, was gerade an oder mit ihnen durchgeführt wird, sollten hier auch mögliche Empfindungen der Patienten wie Angst oder Schmerzen, aber auch Haltungen bzw. Verhaltensweisen wie Sichwehren, Sichaufgeben u. a. m., je nach Situation angesprochen, der vorübergehende Charakter der negativen Empfindungen versichert, wie auch die Notwendigkeit ihrer Mitarbeit herausgestellt werden.

Eine möglichst einfach und kurz zu haltende Ansprache sowie basale Formen der Kommunikation, wie Handhalten oder leichtes Streicheln, über die z. T. ja aufwendigen pflegerischen Maßnahmen hinaus, sind in ihrem kommunikativen, emotional sichernden Wert gar nicht hoch genug einzuschätzen. Allerdings erweisen sich diese Kommunikationsmodi, die sich auch in dem Sinne verstehen lassen, daß „Berührung nährt", auf seiten der Behandelnden als ausgesprochen störanfällig.

Vielfach wird erst durch die Anwesenheit von Angehörigen eine effektive psychologische Unterstützung des bewußtseinsgetrübten Patienten möglich. So wurden bei Patienten mit psychotischen Reaktionen in größerem Umfang Ehepartner in die Betreuung einbezogen, was nahezu alle Patienten so erlebten, daß es gerade der Kontakt zu den vertrauten Menschen war, der ihnen half, die Stimmung des Bedrohtseins bzw. des Aufgebens zu überwinden und erneut die Beziehung zur Realität zu finden.

6) Den Vorstellungen und Phantasien der Patienten hinsichtlich des Krankheits- und Behandlungsgeschehens, also ihren *subjektiven Krankheits- und Behand-*

lungskonzepten, kommt im Hinblick auf die Bewältigungsanforderungen und -möglichkeiten der Patienten große Bedeutung zu. Infolge von Einschränkungen mentaler Funktionen und Kommunikationsbehinderungen aufgrund der Schwere der Erkrankung bzw. therapeutischer Maßnahmen (z. B. Intubation) lassen sich häufig derartige Krankheits- und Behandlungskonzepte zunächst nicht eruieren, zudem scheinen sie oft erst nach Überwindung der aktuellen Bedrohung, d. h. mit Fortschreiten der Intensivbehandlung an Bedeutung zu gewinnen.

Deshalb sind vornehmlich stützende, ermutigende Gesprächsangebote zuerst angezeigt, die der Bewältigung der aktuellen Krise dienen. In der Folge gilt es, in einer sinnvollen, jedoch vorsichtigen Annäherung, nicht „bedeutungsschwer" bzw. „tiefschürfend", die psychosozialen Dimensionen des Krankseins mit den Patienten anzusprechen und sie nicht angesichts der biomedizinisch-technischen Erfordernisse und Maßnahmen auszugrenzen. So können u. a. die Bewältigungsprozesse, die Akzeptanz bzw. Nicht- oder Teilakzeptanz oder auch Fehlkonzeptionen von Krankheit und Behandlung erkannt, vorsichtig beeinflußt und Besserungen im Befinden der Patienten herbeigeführt werden. Nicht selten ist hierzu die Hilfe der Angehörigen erforderlich.

Fallbeispiel: Eine 58jährige Patientin fällt nach einer Teilresektion des Magens wegen eines Ulkus mit erheblicher Klagsamkeit, depressiver Verstimmung und Hoffnungslosigkeit auf. Der Ehemann berichtet, daß sich die Patientin zunächst geweigert hatte, wegen ihrer Ulkusbeschwerden ins Krankenhaus zu gehen, weil sie befürchtete, an Magenkrebs zu leiden und das Krankenhaus nicht mehr lebend verlassen zu können. Diese Befürchtungen hielten angesichts mangelnder Aufklärung seitens der Ärzte über das Operationsgeschehen und -ergebnis an. Mit einem ausführlichen Gespräch über das Operationsergebnis und die relative Harmlosigkeit des Magengeschwürs traten rasche Besserung im Befinden sowie entsprechende Verhaltensänderungen der Patientin ein.

7) *Vermeidung* des abrupten Aussetzens der Intensivbehandlung und *plötzlicher Verlegung* auf Allgemeinstationen. Hierzu wäre, soweit irgend möglich, anzustreben, daß die in der Folgezeit den Patienten Behandelnden mit diesem bereits auf der Intensivstation Kontakt aufnehmen.

8) All diese Funktionen des Behandlungsteams im Sinne einer supportiven Psychotherapie entfalten sich in der Behandlungsbeziehung, deren Gestaltung stark geprägt ist vom Umgang mit der Regression. Insbesondere Fragen von Pflegekräften und Ärzten, die neu auf Intensivstationen zu arbeiten beginnen, zeigen, daß sich die den o. g. Empfehlungen zugrundeliegenden Überlegungen weiter ausdehnen lassen. Allerdings bedürfen die Teammitglieder hierzu der *Förderung der Phantasietätigkeit* einerseits und des *Abbaues überflüssiger Routine* andererseits.

Aufgaben von Psychotherapeuten im Behandlungsteam

In der Regel ist die Zahl von Patienten der Intensivmedizin, die fachpsychotherapeutischer Hilfe bedürfen, gering, bei voller Nutzung der oben skizzierten Möglichkeiten des Behandlungsteams ist sie noch weiter zu senken. Intensivere psychotherapeutische Bemühungen mit Sitzungszeiten über 10–15 min hinaus sind bei Schwerkranken meist kontraindiziert. Wie die Untersuchung von Gruen

(1975) zeigte, kann eine Psychotherapie in diesem Rahmen die Häufigkeit kardialer Rhythmusstörungen bei Koronarpatienten senken und auch die mittelfristige Adaptation der Patienten deutlich verbessern.

Erscheinen allerdings einem Behandlungsteam bei vielen Patienten psychiatrische Konsultationen angezeigt, z. B. wegen Verhaltensauffälligkeiten, Angstzuständen oder Depression der Patienten, so könnte dies in erster Linie auf Störungen der Behandlungsbeziehungen zurückgehen: Cassem u. Hackett (1971) fanden, daß die psychischen Störungen der Patienten hauptsächlich auf mangelnde Aufklärung, Fehlkonzeptionen hinsichtlich des Krankheitsgeschehens und (bei 10–15%) Ablehnung der Tranquilizermedikation zurückzuführen waren.

Erkennung und Beeinflussung solcher Störungen gehören primär sicher zu den allgemeinen ärztlichen und pflegerischen Aufgaben. Deren Erfüllung kann sich allerdings u. U. im intensivmedizinischen Rahmen zeitweilig schwierig gestalten, wie auch das Zutrauen in die eigenen Möglichkeiten bzw. Fähigkeiten verlustig gehen kann. Der psychotherapeutische Spezialist kann hier neben der Mitbetreuung bzw. Versorgung psychisch stark gestörter Patienten dem Team in der Sicherung und Weiterentwicklung seiner psychotherapeutischen Möglichkeiten und Kompetenzen eine Hilfe sein.

Auf der Basis eines günstigen Verhältnisses von Nähe und Distanz zum Patienten wie zum Team könnte er Hilfestellungen in der Betreuung von Problempatienten geben. Dabei wäre es vor allem seine Aufgabe, schematisierte und kaum noch reflektierte Handlungsmuster den Behandelnden zu verdeutlichen, beispielsweise einen übertriebenen Aktivismus des Teams und dessen psychologische Hintergründe.

Fallbeispiel: Eine 45jährige Österreicherin liegt seit 4 Wochen wegen einer unklaren Pneumonie mit respiratorischer Insuffizienz auf der Intensivstation. Die ständige Suche nach den Ursachen der Erkrankung, die Belastungen durch die aufwendige Therapie und die Situation auf der Intensivstation u. a. beeinträchtigen die Patientin stark. Fern der Heimat fühlt sie sich fremd, anonymisiert und hat starkes Heimweh. Als Reaktion entwickelt sie Rückzugstendenzen, verweigert jegliche Mitarbeit, wendet bei Annäherung den Kopf ab und schließt die Augen. Als Folge wird im Team diskutiert, welche Ursachen das Verhalten haben könne und wie die Abwehr zu durchbrechen sei. Zusätzliche diagnostische und therapeutische Maßnahmen wie EEG und Audiogramm werden in einer gewissen Hilflosigkeit durchgeführt. – Dem Psychotherapeuten stellt sich hier die Aufgabe, den Teammitgliedern die eigenen Gefühle der Patientin gegenüber besser zugänglich zu machen sowie die Reflektion über die Abwicklung gewohnter Handlungsmuster anzuregen. Auch gilt es, ein Verständnis dafür zu wecken, daß es u. U. die einzige Möglichkeit für die Patientin sein kann, durch Rückzug auf die gegebene Situation zu reagieren. Solche Verständnisansätze ermöglichen es, alte, weitgehend verselbständigte Handlungsmuster zu verlassen und andere Möglichkeiten zu suchen. – Das Verständnis der Gesamtsituation dieser Patientin führte zu weniger Aktivismus, stattdessen wurde versucht, auf ihre Bedürfnislage mehr einzugehen: so wurde z. B. der Ehemann zu häufigeren Besuchen gebeten; mit Musik aus ihrer Heimat, Familienfotos u. a. wurde vermehrt an ihren lebensgeschichtlichen Hintergrund angeknüpft. Bei der Patientin war von einem Tag auf den anderen eine Aufhellung ihrer Stimmungslage beobachtbar, so daß auf der Station von einer „dramatischen Wende zum Positiven" gesprochen wurde.

Um seine Aufgaben, wie hier die Erweiterung des Wahrnehmungs- und Handlungsfeldes des Behandlungsteams, erfüllen zu können, bedarf der Psychotherapeut einerseits eine hinreichende Identifizierung mit den intensivmedizinischen Zielen, andererseits eine hinreichende Distanz zu Team wie Patienten, um nicht mit den Konsequenzen der Behinderung oder gar des Verlustes seiner spezifischen Funktionen in die stationsinterne Dynamik verwickelt zu werden.

Die Situation von Patientenangehörigen

Die wenigen hierzu vorliegenden Arbeiten verdeutlichen, daß die Angehörigen eines Intensivpatienten selbst Betroffene der Intensivbehandlung sind. Die lebensbedrohliche Erkrankung des ihnen nahestehenden Menschen stürzt auch sie in eine psychische Krise, in der sie Unterstützung benötigen. So bangen sie um das Leben des Kranken, während gleichzeitig Ängste und Sorgen über die weitere persönliche und familiäre Zukunft auftreten. Die mit der Einlieferung verbundene Trennung löst Schmerz und Trauer aus, oft begleitet von Schuld- bzw. Insuffizienzgefühlen, bislang nicht genug für den Erkrankten getan zu haben.

Vor diesem Hintergrund wird der Angehörige mit den spezifischen Bedingungen der Intensivstation konfrontiert. Die nicht selten lange Wartezeit vor der Station in einem meist ungemütlichen, unruhigen Warteraum trägt zu seiner weiteren Angst bei. Gerade in dieser Zeit könnte ein vorausgehendes Gespräch mit Informationen zur Intensivstation und zur Lage des Kranken hilfreich und stützend sein, jedoch erhält die Mehrzahl der Wartenden eigenen Untersuchungsergebnissen zufolge keine entsprechende Aufklärung.

Der erste Kontakt mit dem Patienten stellt für den Angehörigen oft eine große Belastung dar: so kann der Anblick des Schwerkranken einen emotionalen Schock mit Gefühlen der Unruhe, des Mitleids, der Verzweiflung und Hilflosigkeit auslösen. Zur Auslösung solcher Reaktionen trägt insbesondere bei: das vielfach stark veränderte Aussehen des Kranken infolge der Verletzungen bzw. Operationen, des Anschlusses an Infusionen, Monitore, Katheter und Sonden, darüber hinaus die häufig vorhandene Bewußtseinstrübung und Kommunikationsbehinderung, z. B. infolge einer Intubation.

Sofern Gespräche zwischen Angehörigen und Kranken möglich sind, beziehen sich diese vor allem auf das aktuelle körperliche Befinden. Wenn auch Patienten und Angehörigen Wünsche nach tiefergehenden Gesprächen haben, so scheint die Intensivstation hierfür einen besonders ungünstigen Rahmen darzustellen.

Sorge und Angst schränken die Wahrnehmungsfähigkeiten der Angehörigen ein und führen zu einem „Mikroskopeffekt", als dessen Folge alles, was die Krankheit betrifft, stark vergrößert wird und alles, was außerhalb der Optik dieses „Mikroskopes" liegt, klein und unbedeutend wird (Lau 1980).

Nervöse Zusammenbrüche, reaktive Depression sowie Erschöpfungs- und Verwirrtheitszustände wurden als schwere reaktive psychische Störungen bei Angehörigen beobachtet.

Eine große *Herausforderung an Ärzte und Pflegekräfte* stellt das *Informationsbedürfnis* der Angehörigen dar. Dabei stehen Fragen nach den Überlebenschancen sowie Informationen über durchgeführte sowie geplante diagnostische und therapeutische Maßnahmen ganz im Vordergrund. Nicht selten können gerade hierdurch Schwierigkeiten mit dem Behandlungsteam auftreten, da sich dessen Mitglieder durch wiederholte Nachfragen von Angehörigen nicht nur in ihren Arbeitsabläufen behindert sehen, sondern auch bei Fragen wie nach Sterben und Tod rasch überfordert werden können.

Die Intensivbehandlung wird durch die Angehörigen der Patienten recht unterschiedlich bewertet, je nachdem, ob ein Patient die kritische Krankheitsphase überlebt oder nicht. So zeigt eine Angehörigenbefragung (Hannich 1987), daß die Angehörigen üerlebender Patienten die Technik auf der Intensivstation als weitgehend beruhigend ansehen, während Hinterbliebene von verstorbenen Intensivpatienten eine gegenteilige Meinung vertreten. Vorsichtig interpretierend könnte man sagen, daß der Erfolg die Abtretung von Verantwortung für den Patienten an die intensivmedizinischen Experten rechtfertige, während im Falle des Todes Schuldgefühle und Zweifel vorherrschen, den Kranken zum Objekt der „Medizintechnik" gemacht zu haben. Eine ähnliche Tendenz findet sich auch in den Einschätzungen des Kontaktes zu den Mitgliedern des Behandlungsteams. Von Angehörigen überlebender Patienten werden die Schwestern, Pfleger und Ärzte als wichtigste Stütze und Hilfe bei der Bewältigung der Krisensituation genannt. Demgegenüber messen Angehörige verstorbener Intensivpatienten Ärzten und Pflegekräften kaum Bedeutung zu, Trost und Beistand werden vielmehr in der Familie erwartet und gesucht.

Stationsinterne Bezugspersonen: Zur Situation des Behandlungsteams

Bewältigungsanforderungen und Belastungen

Für das Team ist die Situation auf der Intensivstation gekennzeichnet durch folgende Herausforderungen: Schwestern, Pfleger und Ärzte arbeiten in einem Klima hochgespannter Erwartungen, maximaler pflegerischer und ärztlicher Leistungsansprüche, besonderer Kompetenz, ständig hoher Einsatzbereitschaft und häufiger Hektik. Cassem u. Hackett (1975) nennen dies „ständige Anforderungen von Unmöglichem" und beantworten die Frage, warum Behandlungsteams sich dem aussetzen, damit, daß gerade diese Anforderungen gesucht würden. Diese Annahme wird gestützt durch die angegebenen *Motivationen* zur Arbeit auf der Intensivstation (Klapp et al. 1980): für jeweils mehr als zwei Drittel der Schwestern und Pfleger waren Wünsche nach Arbeit und Dienst am Patienten, nach intensiver Patientenpflege, Sammlung von Erfahrungen in Notfallmedizin und nach selbständiger Arbeit ausschlaggebend, noch für die Hälfte der Umgang mit Schwerstkranken; für die Ärzte stand der Weiterbildungsaspekt im Vordergrund.

Eine größere Anzahl besonderer Anforderungen an die Mitglieder des Behandlungsteams wurde bereits im Zusammenhang der Patientenbetreuung angesprochen, insbesondere in bezug auf deren Einbettung in die ärztlich-pflegerischen Maßnahmen (s. S. 661 ff. und 671 ff.).

Schlüsselbegriffe im Rahmen dieser vom Patienten herrührenden Ansprüche sind:
– Wahrnehmung der individuellen Wirklichkeit des Patienten,
– emotionale Präsenz,
– Übernahme von „Hilfs-Ich"-Funktionen und
– Entwicklung tragender Behandlungsbeziehungen.

Hierfür ist es wichtig, daß in den Behandlungsbeziehungen einerseits hinreichende Identifizierung mit dem Patienten wie andererseits genügende Distanzierung von ihm möglich sind.

Diese zwischenmenschlichen Herausforderungen, die allen Situationen von Krankheit und Hilfsbedürftigkeit innewohnen, erfahren im intensivmedizinischen Rahmen wesentliche Zuspitzungen, gründen nämlich im intensivmedizinischen Klima eine Vielzahl von Spannungen und münden nicht selten ein in Belastungen bzw. Distreß für das Team, die unterschiedliche Wurzeln haben. Diese liegen:

1) in den relativ spezifischen Bedingungen der Intensivmedizin wie:
   - dem ständigen Kontakt mit einer großen Zahl Schwerkranker und Moribunder; dem Umgang mit deren Schmerzen, Unruhe, den vom Alltag erheblich abweichenden Bedürftigkeiten, Ängsten und Abhängigkeiten;
   - der trotz maximalen Einsatzes häufigen Erfolglosigkeit aller Bemühungen mit einer hohen Sterberate, die einhergeht mit Gefühlen des Versagens, der Trauer und Enttäuschung, mit Schuldgefühlen, aber auch mit Ärgerreaktionen gegenüber Ärzten, Angehörigen, Pflegekräften und Patienten je nach Position des einzelnen; Campbell (1980) weist auf den durchdringenden Charakter der Todesangst für nahezu alle im Rahmen der Intensivbehandlung beschriebenen Probleme hin;
   - dem häufigen Wechsel der Patienten als Folge der Einschränkung auf die Akutversorgung;
   - Problemen im Umgang mit speziellen Patientengruppen, wie Patienten mit Suizidversuchen, Beatmungsbedürftigkeit, schlechter Prognose u. a.;
2) in den Außenbeziehungen:
   - Ansprüche der Klinik an die Intensivstation, die oft als Überforderung oder gar Mißbrauch empfunden werden können;
   - Schwierigkeiten mit der Verwaltung, die die Belange der Intensivstation aus der Sicht der Beteiligten oft nicht erfaßt und unzureichend berücksichtigt;
   - Erwartungen seitens der Angehörigen, die das mit dem Patienten zu teilende Leid für das Team noch vermehren, was insbesondere für die häufigen Todesfälle gilt; dies hängt zu einem großen Teil mit Schwierigkeiten einer angemessenen Einbeziehung der Angehörigen in die Betreuung der Kranken zusammen;
   - die öffentliche Diskussion über die Intensivmedizin mit ihren hochgespannten Erwartungen einerseits und schwerer Kritik andererseits;
3) in der Organisation und Struktur des Teams:
   So stellen Elemente der Arbeitsorganisation und Kommunikation im Team nicht selten in chronische Konflikte und Belastungen einmündende Herausforderungen dar, wie:
   - die große Zahl von Pflegekräften, Ärzten und anderen Medizinalpersonen auf engem Raum mit Hierarchiebildungen, Konkurrenz, Aggressionen und Neid;
   - die Zuständigkeit einer relativ großen Zahl von Ärzten mit entsprechenden Kommunikations- und Kompetenzproblemen sowie Differenzen hinsichtlich ihrer Diagnostik- und Therapievorstellungen;

- eine in anderen medizinischen Bereichen bislang nicht vorkommende Aufgabenverteilung zwischen Ärzten und Pflegeteam mit der Übernahme ärztlicher Funktionen durch Pflegekräfte, die angesichts der unterschiedlichen Perspektiven von Ärzten (biomedizinische/krankheitszentrierte Orientierung) und Pflegekräften (ganzheitlich-pflegerische Orientierung) und den aus ihnen folgenden Handlungszwängen bzw. Bedürfnissen professioneller Abgrenzung zu Konflikten führen (vgl. Sprenger 1984);
- die Orientierung auf Geräte, deren z. T. hochkomplizierte Betätigung a) anfangs verunsichernd wirkt, b) Sicherheit verschafft, c) später durch Routinierung Monotonie und Rückzugstendenzen fördern bzw. d) von den pflegerischen Aufgaben im engeren Sinne fernhalten kann;
- die Hilfeleistungen für den Patienten sind auf der Intensivstation in einem sonst ungewöhnlichen Maße nur gemeinschaftlich zu leisten von Schwestern, Pflegern, Ärzten, Krankgengymnastinnen, Laborkräften u. a. Die Bemühungen des einzelnen können dabei nur so weit reichen, als sie lohnend empfunden und damit motivationserhaltend bzw. -steigernd wirken, d. h. also, wenn sie gut eingepaßt sind in den Gesamthandlungszusammenhang, kann nämlich der einzelne seinen Teil nur in einem Gesamtergebnis wiederfinden.

Angesichts der Vielfalt an Aufgaben und Herausforderungen verwundert es nicht, daß ihre Bewältigung nicht selten den Beteiligten unbefriedigend imponiert oder gar mißlingt. Die Herausforderungen können sich so zu einer Vielzahl von Belastungen entwickeln und in Distreß einmünden.

Merke: Je geringer gegenseitiges Verständnis und wechselseitige Unterstützung unter den Teammitgliedern einerseits ausgebildet sind, und je größer das Mißverhältnis von Anforderungen an die Intensivstation und Bereitstellung notwendiger Unterstützungen von außen andererseits ist, um so gravierender werden diese Belastungen sein, d. h. der Streß (gemeinschaftlich) zu bewältigender Herausforderungen wird zu Distreß im Sinne von chronifizierten, unkontrollierten Belastungen oder gar Überforderungen.

In der Literatur werden die Herausforderungen recht unterschiedlich gewichtet: In den Erfahrungsberichten einzelner Pflegekräfte und Ärzte sowie in den Beobachtungsberichten psychiatrischer Konsilarien werden Herausforderungen weitgehend mit Belastungen gleichgesetzt. In verschiedenen empirischen Untersuchungen hingegen werden die Anforderungen in Herausforderungen einerseits und Bedrohungen im Sinne der Belastung, des überwältigenden Streß/Distreß unterschieden.

Diese Differenzierung hat den Vorteil, das Geschehen auf Intensivstationen nicht primär zu pathologisieren, und erlaubt die Untersuchung, welche Anforderungen besonders leicht bedrohlichen oder belastenden Charakter annehmen können und welche Bedingungen dies begünstigen bzw. verhindern können. So sind die Anforderungsmuster in den verschiedensten intensivmedizinischen Einheiten recht unterschiedlich.

Merke: Es gibt hinsichtlich der Verhältnisse auf einer Station und Überlegungen zu deren Verbesserung wenig Sinn, von *den* Anforderungen oder von *den* Belastungen *des* Intensivpersonals zu sprechen, vielmehr ist es erforderlich, dies auf jeweils individuellen Stationen zu analysieren.

Überlastung der Bewältigungskapazitäten

Als Zeichen der Überforderung findet sich eine lange Reihe von Auffälligkeiten
oder Störungen bei Mitgliedern von Intensivbehandlungsteams oder dem ganzen
Team:
- erhöhte Fluktuation,
- erhöhter Krankenstand,
- erhöhte Suizidalität,
- gehäufte depressive Entwicklungen,
- „Psychosyndrom der Abstumpfung", gelegentlich kombiniert mit paranoiden
  Erscheinungen, Lautheit, Albernheit u. ä.,
- Konflikte zwischen den Schichten des Pflegeteams wie auch zwischen diesem
  und den Ärzten mit Behinderungen geregelter Arbeitsabläufe,
- gesteigerter sozialer Aktivismus auf der Station, z. B. Kochen, lange Kaffee-
  pausen, nicht selten in Verbindung mit Gruppenzwängen und Tendenzen, einzelne als Sündenböcke auszugrenzen,
- für die Ärzte wurde zudem ein „Syndrom der Wirkungslosigkeit" herausgestellt.

Diese Auffälligkeiten, die z. T. bei Außenstehenden und Angehörigen von Patienten Anstoß erregen und unter denen die Mitglieder des Intensivbehandlungsteams selbst mehr oder minder stark leiden, sind z. T. als Erscheinungen bzw.
Symptome dessen zu verstehen, was als „Burn-out"- oder „Burned-out-
Syndrom" (Gentry 1980) bezeichnet wurde. Dieses Syndrom von „Ausbrennen"
oder „Ausgebrannt-sein" ist charakterisiert durch physische und emotionale Erschöpfung sowie Zynismus mit Verlust von Mitgefühl und Respekt für die Patienten und damit deren Entpersönlichung.

Ist es aufgrund umfangreicher Untersuchungen von Intensiv- und Allgemeinstationen sehr fraglich, ob die genannten Probleme und Störungen auf Intensivstationen tatsächlich häufiger anzutreffen sind, so ist es sicher, daß sie keineswegs
spezifisch für Intensivstationen sind. Dies zeigt zum einen die aus den verschiedensten medizinischen Bereichen stammende umfangreiche Literatur zum Burned-out-Syndrom, von dem insbesondere die Pflegekräfte (weniger die Ärzte) bedroht sein sollen.

Vergleichende Studien haben keine signifikanten Unterschiede zwischen Pflegekräften in verschiedenen Aufgabenbereichen – darunter verschiedenste Intensivstationen – nachweisen können. Cronin-Stubbs u. Rooks (1985) zeigten, daß
die Arbeit auf Intensivstationen statistisch keinen Einfluß auf die Entwicklung eines Burned-out-Syndroms hatte, obwohl die Intensivpflegekräfte beruflichen
Stressoren (gemessen mit einem speziellen Fragebogen) häufiger und intensiver
ausgesetzt waren als beispielsweise Schwestern psychiatrischer Stationen oder im
Operationssaal. Allerdings besteht kein Zweifel, daß sämtliche obengenannten
Störungen auf Intensivstationen auftreten, Leid auf der Teamseite mit sich bringen und die effiziente Patientenbetreuung gefährden.

Merke:
a) Streß ist nicht identisch mit Belastung oder gar Überforderung;
b) dort, wo die genannten Störungen auftreten, zeigen sie unzureichende Möglichkeiten der Streßbewältigung an – individuell oder kollektiv-institutionell

eingeschränkt – also Maladaptation im Hinblick auf die Herausforderungen, die so erst zu Belastungen werden und in Überforderung und Burned-out-Syndrom einmünden;

c) die unterschiedliche Betroffenheit von Intensivstationen eröffnet über die dadurch mögliche Identifizierung von Unterschieden bezüglich der Streß- bzw. Belastungsfaktoren und Bewältigungsstrategien Chancen der Prävention.

Die gewichtigsten Streßfaktoren und ihre Ursachen

Bislang liegen hierzu nur wenige systematische, empirische Untersuchungen vor. Diese Untersuchungen sind sehr unterschiedlich angelegt: a) mit vorgefertigten Streßskalen (Cronin-Stubbs u. Rooks 1985), b) mit psychologischen Testinstrumenten (z. B. Gentry et al. 1972), c) mit von den Untersuchern entwickelten Fragebögen (z. B. Oskins 1979), d) unter Einbeziehung der Intensivbehandlungsteams entwickelten Fragebögen (z. B. Cassem u. Hackett 1972), e) wir haben in unseren Untersuchungen in unterschiedlichen Kombinationen die verschiedenen genannten Verfahren eingesetzt (vgl. Klapp 1985; Laubach 1986). Dementsprechend unterschiedlich sind die untersuchten Kataloge möglicher Streßmomente und die Ansätze zu deren Gewichtung, weshalb die folgende Reihung keine klare Ranglistung anzeigt:

- *Arbeitsüberlastung* zumeist in Verbindung mit quantitativ/qualitativ *unzureichendem Personal* sowie *Konflikte innerhalb des Behandlungsteams* tauchen am häufigsten auf den ersten drei Plätzen auf, also als qualitativ wie quantitativ gravierendste Streßmomente.
- Bezüglich der *Arbeitsüberlastung* geht es zunächst um die Quantität zu erbringender Leistungen.
- Hinsichtlich der *Konflikte im Behandlungsteam* werden vor allem solche zwischen Ärzten und Pflegekräften auf den ersten drei Plätzen bezüglich der Intensität angesiedelt, während solche zwischen den Pflegekräften zwar häufiger benannt, aber auf nachrangigen Plätzen angesiedelt werden. Der Befund von Jacobson (1983), daß Schwestern zwar allgemein weniger Konflikte untereinander als mit den Ärzten berichten, im Falle von Kündigungen als Grund jedoch häufig Konflikte zwischen den Schwestern angegeben wurden, könnte einmal darauf hinweisen, daß solchen Konflikten doch größere Bedeutung zukommt. Gut vorstellbar erscheint auch, daß angesichts bestehender Konflikte mit den Ärzten die intensivmedizinischen Anforderungen nur in pflegerischer Solidarität bewältigbar imponieren und größere Konflikte hier nicht mehr ertragen werden.
- Belastungen aus den *Interaktionen zwischen Ärzten und Pflegekräften* resultieren vor allem aus folgenden Momenten:
  1) Entscheidungszwänge in Notfallsituationen, ob gehandelt oder auf den Arzt gewartet werden muß,
  2) Abwälzung ärztlicher Aufgaben,
  3) mangelnde Verfügbarkeit der Ärzte,
  4) Nichtbeachtung bzw. -berücksichtigung schwesterlicher/pflegerischer Beobachtungen,

5) Unfähigkeit ärztlicherseits, sich bei Unsicherheit an die Schwestern/Pfleger um Hilfe zu wenden,

6) Schwierigkeiten der Pflegekräfte, zusätzliche Arbeiten zu akzeptieren, die in erster Linie der Kompensation ärztlicher Unsicherheit und damit der Beruhigung der Ärzte zu dienen scheinen,

7) Reizbarkeit der Ärzte aufgrund von Erschöpfung und Angst und der Unmöglichkeit, dann konstruktiv mit ihnen umzugehen.

Die Konflikte liegen also vielfach in der Dimension Dominanz – Unterwerfung und werden als hierarchiebedingt empfunden, wobei unterschiedliche Handlungsorientierung von Ärzten und Pflegekräften zugrunde liegen, im Sinne von biomedizinischem Handlungsmodell ärztlicherseits und ganzheitlich – pflegerischem Anspruch andererseits. Die Auseinandersetzungen kreisen nicht selten um Fragen der Abgrenzung bzw. um das Beharren auf Rechtsstandpunkten: z. B. ärztliche Anordnung (fraglich) delegationsfähiger Maßnahmen, wie Injektionen oder Blutanhängen, und deren Zurückweisung als ärztlich-medizinische Aufgabe seitens der Schwestern/Pfleger.

– *Schwierigkeiten im Pflegeteam* ergeben sich vor allem dann, wenn den Erfordernissen wechselseitiger Abhängigkeit und Kooperativiät nicht genügend Rechnung getragen wird. Besonders belastend wirken sich hier aus: Rivalitäten, Konkurrenzdenken, Herausbildung von Hierarchien, unterschiedliche Bewertung verschiedener Tätigkeiten und deren Verteilung auf die Teammitglieder mit damit verbundener unterschiedlicher Distanzierung von den Patienten und Gefühlen des Mangels an wechselseitigem Verständnis und gegenseitiger Anerkennung.

– *Stationsschwestern oder -pfleger* sind besonders vulnerabel, da sie ein Bindeglied zwischen Klinik- bzw. Pflegedienstleitung bzw. Verwaltung und dem Stationsteam darstellen und so nicht selten Entscheidungen zu vermitteln haben, die zu übermäßiger Arbeitsbelastung beitragen können. So rücken Stationsschwester/-pfleger nicht selten in die Position des Sündenbockes.

– *Probleme mit Angehörigen* werden fast genauso häufig wie die zuvor genannten Komplexe als Streßmomente angeführt, allerdings auf nachgeordneten Rangplätzen. Schwierigkeiten bereitet vor allem der Umgang mit den Angehörigen von Patienten mit schlechter Prognose und bei Sterbefällen. Fragen der Angehörigen und deren Affekte wie Angst, Trauer oder auch Wut sind oft schwer erträglich, insbesondere dann, wenn sie real oder phantasiert mit herabsetzender Kritik am Personal verbunden sind. So erweist sich der Umgang mit den Angehörigen vielfach als Quelle, zumindest als Verstärker von Insuffizienzgefühlen, dies um so mehr, wenn keine klaren Zuständigkeiten in der Betreuung der Angehörigen geregelt sind, also Rollenkonfusion vorliegt und so notwendige Unterstützung oder Tröstung von Angehörigen unterbleibt.

– Versorgung von Patienten mit *schlechter Prognose*, Tod eines Patienten, die *physische Umgebung* der Intensivstation (große Zahl von Personen, Lärm, Hitze, Anblicke und Gerüche u. a.), Wahrnehmung von *Erschöpfung* sowie die Einführung neuer *Forschungs*methoden werden jeweils in einzelnen Studien auf einem der vorderen Rangplätze von Streßmomenten für die Pflegekräfte angegeben. In einigen Studien spiegelt der Streß aus der (Mit-)Verantwortlichkeit bei Entscheidungen über Leben und Tod sich in Unsicherheiten und Ängsten bezüglich eigener Kenntnisse und Kompetenz wider. Als Kehrseite der Chancen, Herausforderungen in der Patientenversorgung zu meistern, zeigen sich hier Risiken des Versagens mit hinzugehörigen Schuldgefühlen. Wurde allerdings direkt nach der Verantwortlichkeit für Patienten gefragt, so wurde diese lediglich als milder Streß wahrgenommen.

Aus dem Umgang mit den Patienten herrührender Streß spielte in keiner der vorliegenden Studien eine vorrangige Rolle. Lediglich die Schwere der Erkrankung eines Patienten und die Reaktion der Behandelnden hierauf ist von größerer Bedeutung, dies insbesondere dann, wenn es bei etwa gleichaltrigen Patienten zur Überidentifikation mit diesen kommt. Vreeland u. Ellis (1969) wiesen allerdings nach, daß sich die Aufgabe, mit dem Patienten über Befürchtungen, Verlustgefühl u. a. zu sprechen, als schwierig erweise und nicht selten vermieden werde, was wiederum in der Folge zu Insuffizienz- und Schuldgefühlen führt. Gerade mit diesem Streßmoment und dessen zu weiterer Belastung führender, suboptimaler Bewältigung im Sinne eines „verkürzten Dialoges" dürfte eine weitere Belastung zusammenhängen: nicht selten glauben Pflegekräfte und Ärzte, daß die Patienten unter den intensivmedizinischen Behandlungsbedingungen litten und phantasieren sich selbst als Teile einer monströsen Maschinerie.

So konnten wir erhebliche Diskrepanzen nachweisen hinsichtlich dessen, was die Patienten einerseits und insbesondere die Pflegekräfte andererseits als belastende Momente für die Patienten angaben: Auf Patientenseite fanden sich vornehmlich Angaben persönlicher, familiärer und beruflicher Aspekte; diese wurden pflegerischerseits überhaupt nicht angegeben, vielmehr wurden nahezu sämtliche intensivmedizinischen Behandlungsaspekte als Belastung für die Patienten angesehen sowie vermutet, daß die Patienten das pflegerische emotionale Engagement nicht wahrnehmen und „nichts wie weg von der Intensivstation wollten". Gerade letzteres ist für viele Patienten nachweislich unzutreffend und mündet nicht selten in eine inadäquate Praxis der Verlegung von Patienten ein.

Ähnlich wie bei den Herausforderungen erweist sich auch die Liste häufigster und schwerstwiegendster Belastungen keineswegs als spezifisch für Intensivstationen, das zeigen schon die unterschiedlichen Nennungen und Gewichtungen der aufgeführten Belastungsmomente auf den verschiedenen Stationen. Stehle (1980) kommt zu dem Ergebnis, daß der Streß auf Intensivstationen nicht größer sei als auf Allgemeinstationen; Genry et al. (1972) führen jedoch an, daß sich bei Intensivpflegekräften mehr objektive Zeichen von Angst, Depressionen und Feindseligkeit fanden als bei anderen Pflegekräften. Hier wird ein Problem deutlich: ist es einerseits keine Frage, daß die Arbeit auf einer Intensivstation hohe Anforderungen und Herausforderungen darstellt, so gestalten sich diese auf einzelne Intensivstationen unterschiedlich und wirken nicht zuletzt in Abhängigkeit von der Struktur des Teams mehr oder minder als Streß oder Belastungen. Solche konkreten Belastungen zu identifizieren und hinsichtlich ihrer Auswirkungen auf das Behandlungsteam und darüber hinaus auf die Patientenversorgung zu untersuchen, erweist sich als recht schwierig.

Anhand eines aufwendig erstellten *Belastungsindex* einer konservativen Intensivstation konnten wir nachweisen (vgl. Laubach 1986), daß die Station im Durchschnitt hoch belastet ist, allerdings sehr rasche Oszillationen zwischen maximaler und relativ niedriger Belastung auftraten, wobei aber keine eindeutigen

Zusammenhänge mit den subjektiv empfundenen Belastungen des Pflegeteams nachweisbar waren. So fanden sich sowohl zu Zeiten indexmäßig maximaler wie relativ niedriger Belastung niedrige Werte auf der subjektiven Belastungsskala und umgekehrt. Die weitere Analyse zeigte, daß es Tage mit jeweils ganz unterschiedlichen Strukturen an Anforderungen gibt, wobei wir auf unserer Station sechs solcher Tagestypen nachweisen konnten. Dabei fand sich lediglich einer als „ruhiger, wenig belastender Intensivtag", der 10mal verstreut über die gesamte Untersuchungsperiode von über 100 Tagen auftrat.

Eine weitere bedeutsame Schwierigkeit, Streß oder Belastungen zu ermitteln, liegt in den *Haltungen von Behandlungsteams* begründet: So machten wir selbst ähnlich wie Gentry u. Parkes (1982) die Beobachtung, daß viele der Intensivpflegekräfte, die an den Studien beteiligt waren, in einer defensiven, beinahe feindlichen Weise auf die Darstellung der Ergebnisse reagierten, weil sie das Gefühl hatten, die Studien unterstellten eine „Schwäche" auf ihrer Seite. Die Identifizierung von Belastungen in der beruflichen Situation wurde offensichtlich mit Pathologisierung von Individuen oder der ganzen Teamgruppe gleichgesetzt. Der Anspruch an sich selbst, sich den Herausforderungen „heroisch" zu stellen, führte zumindest vorübergehend zur Zurückweisung der durch die Studien identifizierten Belastungen.

Diese *Nichtanerkennung professioneller Realität* birgt natürlich erst recht die Gefahr der Entwicklung von chronischer Belastung und Distreß. Hiermit sind, wie schon bei den zuletzt aufgeführten Belastungsmomenten, die nicht zuletzt aus Maladaptation und suboptimaler Bewältigung der intensivmedizinischen Herausforderungen resultierenden Bewältigungsansätze (s. unten) angesprochen.

Weitere Probleme der Einschätzung von Belastungen und Überforderung, die z. T. die Widersprüchlichkeiten in der Literatur erklären, sind:

a) die *Doppelgesichtigkeit* von Anforderungen bzw. Streß als Herausforderung einerseits und Bedrohung andererseits: so kann nämlich das, was als gemeisterte Herausforderung eine Quelle höchster beruflicher Befriedigung darstellt, im Falle des Zweifels oder Scheiterns zur schweren Belastung werden;

b) individuelle Unterschiede zwischen einzelnen Teammitgliedern;

c) individuelle Unterschiede zwischen Patienten, die besondere Anforderungen bewirken: so gibt es nicht „den kritisch Kranken" oder „prognostisch ungünstigen Fall" und Beatmung oder Lebensgefährdung werden von den einzelnen Patienten unterschiedlich erlebt bzw. verarbeitet;

d) Unterschiede zwischen verschiedenen Intensivstationen und deren jeweils unterschiedlichen Belegungen.

Belastungen aus der *persönlichen Sphäre* der Teammitglieder sind gerade für die Wahrnehmung von Anforderungen als Herausforderung oder Bedrohung und für die individuellen Unterschiede zwischen den Teammitgliedern u. U. von entscheidender Bedeutung. Aber auch hier ist die Literatur widersprüchlich: bei Jacobson (1983) nehmen persönliche Probleme den niedrigsten Rang unter den Streßmomenten ein, während ihnen bei Oskins (1979) hohe Bedeutung zugeschrieben wird und 76% der Pflegekräfte es als sehr belastend wahrnehmen, wenn eine in einer persönlichen Krise befindliche Schwester auf der Intensivstation arbeitet.

Persönliche Lebensbelastungen individueller Schwestern können von Bedeutung für das Funktionieren einer ganzen Station sein, weil die Schwester andere durch den Verlust effizienter Ausführung ihrer Aufgaben und durch ihre Emotionalität das übrige Team in Mitleidenschaft ziehen kann. Dabei geht es nicht um die Identifizierung oder gar Pathologisierung von Schwäche einzelner und deren „Ausgliederung", sondern um die Anerkennung, daß die Teammitglieder zu verschiedenen Zeiten unterschiedlich empfindlich, empfänglich, verarbeitungsfähig und belastbar sind, und gerade nicht wie hinreichend gewartete „Maschinen" gleichbleibend funktionieren. Vielmehr sind die Bewältigungskapazitäten der einzelnen wie auch des ganzen Teams Schwankungen unterworfen, die es im Interesse optimaler Bewältigung der Herausforderungen zu berücksichtigen gilt.

Bewältigungsansätze

Um die vielfältigen Herausforderungen und nicht seltenen Belastungen zu bewältigen und um in der häufig spannungs- und konfliktgeladenen Situation einigermaßen „unbeschadet" arbeiten und das „autonome Handlungsvermögen" (Freyberger et al. 1972) aufrechterhalten zu können, bedienen sich die Betroffenen unterschiedlicher Techniken. Diese können zumindest für einzelne als adäquate Bewältigungsmöglichkeiten im Sinne der Adaptation betrachtet werden. Hay u. Oken (1972) machten jedoch bereits frühzeitig darauf aufmerksam, daß vieles dafür spreche, daß die Intensität der Belastungen solche adaptativen Bewältigungsmöglichkeiten übersteige.

Zwar liegen eine große Zahl an Empfehlungen vor, wie den Intensivteams geholfen werden könne, den Streß besser zu bewältigen (s. unten), bislang liegen jedoch nur einzelne Studien vor (Oskins 1979; Stehle 1980; Klapp et al. 1980; Hannich 1987), die untersuchten, was die Schwestern tatsächlich als hilfreich in ihrem Umgang mit Streß wahrnehmen. Die häufigsten direkt genannten Versuche waren:
— *Aussprache mit anderen,*
— *aktives Angehen der Wurzeln von Problemen,*
— *Versuche der Verbesserung von Aus- und Weiterbildung* in Geräte- und Medikamentenkunde wie auch Psychologie, letztere sowohl was Patientenbetreuung wie Teamkooperation betrifft.

Im Zusammenhang mit den Aussprachebedürfnissen kommt der Zusammenarbeit in der Gruppe mit ihren unter günstigen Bedingungen emotional stabilisierenden Auswirkungen große Bedeutung zu. So fand sich in der operativen wie internistischen Intensivmedizin, daß der kollegialen Zusammenarbeit und Kommunikation im Hinblick auf die Arbeitszufriedenheit ungleich höhere Bedeutung beigemessen wird als den allgemeinen Arbeitsbedingungen oder der Bezahlung.

Die obengenannten entwickelteren, „reifen" emotionalen, kognitiven und motorischen Bewältigungsansätze imponieren jedoch als erstrebte Strategien, deren Verwirklichung im intensivmedizinischen Alltag nur bedingt zu erreichen ist. Dies zeigen die anderen von den Schwestern benannten Techniken und Handlungen: Weinen, Auflachen, wütendes Schreien, sich „Verdrücken" oder sich mit anderen Aktivitäten das Problem aus dem Sinn schaffen u. a. m.

Diesen Bewältigungstechniken kommt eher der Charakter von *Abwehrmecha-nismen* bzw. -strategien zu, im Sinne von:

1) *Vermeidung,* wozu u. a. die vermehrte Zuwendung zu Maschinen, die sich fixierende Verteilung von Funktionen (Spezialisierung auf technisch-organisatorische Aufgaben) gehören, und auch – soweit sie nicht schon als Zeichen der Dekompensation anzusehen sind – die relativ hohe Zahl meist nur kurzer Krankheitsfälle sowie das frühe Abwandern.

2) *Verleugnung* auf der affektiven Ebene: hierher gehören die Burschikosität, ein besonders rauher Ton, grobe Scherze, fröhliches Herumalbern etc.; diese „humoristische Wendung" wurde schon von Freud (1928) als Bewältigungsstrategie in emotional überwältigenden Situationen beschrieben.

3) *Aktivismus*: Hierher gehört nicht nur der Versuch einzelner, sich über andere Aktivitäten von einem Problem abzulenken, sondern eine gemeinschaftliche Strategie: In Zeiten von Unterbelegung der Station oder ausgesprochen ruhigem Stationsbetrieb wird das Team rasch unruhig, unzufrieden und gereizt – offensichtlich muß ständig die Atmosphäre von Notfällen sowie der akuten Eingriffsnotwendigkeiten herrschen, Ruhe und Beschaulichkeit scheinen in dieser „institutionalisierten Krisensituation" (Sprenger 1984) schwer erträglich. So gaben die von Michaels (1971) untersuchten, auf drei Intensivstationen zirkulierenden Schwestern an, am wenigsten den Einsatz auf der koronaren Intensivstation zu schätzen, die als besonders ruhig galt. Michaels stellt fest, daß – obwohl hier am ehesten die von den Pflegekräften gewünschten engen zwischenmenschlichen Beziehungen zum Patienten möglich wären – die Arbeitssituation für die Pflegekräfte jedoch langweilig werde, wenn kein kardiovaskulär instabiler Patient von ihnen behandelt werden müsse, der den Arbeitsaufwand rechtfertigte. Ganz ähnliche Einstellungen ließen sich bei Pflegekräften der operativen Intensivmedizin auffinden. So verbirgt sich in dem Aktivismus nicht selten ein mehr oder minder weitreichender emotionaler Rückzug von den Patienten.

4) *Verschiebung*: Als solche sind sicher ein Teil der Konflikte im Team anzusehen oder auch der von Cassem u. Hackett (1972) berichtete Befund aufzufassen, daß Schwestern einer koronaren Intensivstation „schweres Heben von Patienten" als größten Streßfaktor angaben. Darüber hinaus imponieren die Sorgen um fachliche und technische Kompetenz – so berechtigt die Bemühungen um sie auch sind – wie auch die Konkurrenz- und Kompetenzstreitigkeiten oftmals im Sinne der Verschiebung: Angst läßt sich über technische Kompetenz reduzieren, desgleichen wenn man im Vergleich zu anderen als kompetent gilt.

Noch problematischer als diese schon unzulänglichen, defensiven Strategien sind *Isolierung* und *Projektion,* die sich z. B. in der Suche nach Sündenböcken zeigen können, und so ihrerseits direkt zur Steigerung der emotionalen Belastung beitragen.

Darüber hinaus wird nicht selten versucht, die aus dem Intensivbehandlungsalltag herrührende Labilisierung über intensive *Gruppenbildungen* und -aktivitäten mit den dazu gehörigen -zwängen einzudämmen. Solche symbioseähnlichen, sozialen Bewältigungsstrategien, die ein starkes Bedürfnis nach Zuwendung und

Geborgenheit anzeigen, vermitteln zwar einerseits viel Sicherheit, andererseits berühren sie jedoch relativ stark die persönlich-private Sphäre der einzelnen, sind starr und brüchig und gefährden den funktionalen Zusammenhang des Teams durch ihre Tendenzen, widerstrebende und auf relative Distanz achtende Mitglieder auszustoßen.

Merke: Es zeigt sich, daß mit abnehmendem Differenzierungsgrad der Bewältigungstechniken bzw. -strategien jene Phänomene um so mehr auftauchen, die als Auffälligkeiten von Intensivteams bzw. Zeichen der Überforderung beschrieben werden. – Vergegenwärtigt man sich, daß dabei das, was das Individuum oder das Team an Bewältigungsversuchen zeigt, jeweils das Optimum dessen darstellt, was ihm unter den gegebenen Umständen zu leisten möglich ist, so stellt sich die Frage nach Belastungsminderung und Unterstützung.

Hilfestellungen für das Behandlungsteam

Sämtliche Überlegungen zu Entlastungen haben auszugehen von einer Analyse der Anforderungs- bzw. Belastungsstruktur der jeweiligen Station, unter Anknüpfung an die Motivationen der Teammitglieder. So wird rasch deutlich, inwiefern Entlastung primär auf administrativer Ebene oder primär auf struktureller Ebene oder auf beiden Ebenen erforderlich ist. .

Minderung von Anforderungen

Diese ist mehr oder minder nur möglich über administrative Hilfestellungen:
1) Sorge für ein ausreichend großes und gut geschultes Team.
2) Sorge für eine adäquate Belegung, also angemessene Patientenauswahl; Freihaltung von Betten; Regelung der Abnahme von Patienten, die eine den Bedürfnissen von Patienten wie Intensivbehandlungsteam gerecht werdende Verlegung sicherstellt.
3) Bereitstellung eines ansprechenden Personalaufenthaltsraumes u. a.
4) Je nach Station kann über die Hinzunahme eines psychologisch-medizinischen Experten in die Patientenbetreuung das Team direkt entlastet werden in seinem zunächst nicht einzulösenden Anspruch einer umfassenden Patientenversorgung. Hierfür können verschiedene Modelle hilfreich sein, wie: regelmäßige Teilnahme an Visiten, das Angebot häufiger, relativ kurzfristiger Kontakte zum Patienten, um diesem vermehrte affektive Äußerungen zu ermöglichen. Am wirkungsvollsten ist diese Form von Entlastung, wenn sie einmündet in die Entwicklung gemeinsamer Arbeit in den psychosozialen Dimensionen der Patientenversorgung. So zeigt sich häufig, daß die Ansprüche der Patienten keineswegs so groß sind, wie sie seitens des Teams phantasiert werden: oft behandeln die psychosomatischerseits angebotenen Gespräche primär Fragen der Aufklärung hinsichtlich des Krankheitsgeschehens, der Behandlungsaspekte und der zukünftigen Entwicklung. Günstigenfalls geht also dieser Ansatz der Entlastung über die direkte hinaus und mündet in strukturelle Änderungen des Arbeitsgeschehens ein mit befriedigenderen Beziehungen zu den Patienten und innerhalb des Teams.

Erhöhung der Streßtoleranz

Eine Reihe von Empfehlungen sind pragmatisch-administrativer Art, wie Streß-, Konflikt- und Krisenmanagementtraining, Streßertüchtigung und Depressionsprophylaxe, z.B. über Laufaktivitätsprogramme, Bereitstellung von Hilfen für die Gesprächsführung sowie technische Hilfen im Umgang mit Beatmungspatienten u.a. Vorteile dieser Ansätze sind, daß sie relativ leicht verfügbar sind, „verordnet" werden können, kaum oder gar nicht die Struktur der Arbeitsorganisation oder des Teams berühren und so kaum zu (vorübergehender) Labilisierung und eventueller Verunsicherung führen.

Von diesen Ansätzen zur Entlastung wurden positive Effekte wie Minderung der Fluktuation, Verbesserung der Arbeitsmoral und der Kooperation berichtet.

Ansätze zu Gruppenarbeit

Hierzu wurden bislang verschiedene Versuche mit recht unterschiedlichem Erfolg unternommen, so mit:
- sog. Balint-Gruppen mit Angehörigen eines Teams oder
- sog. Balint-Gruppen mit einzelnen Mitgliedern aus verschiedenen Teams,
- themenfokussierten Selbsterfahrungsgruppen oder reinen Selbsterfahrungsgruppen,
- patientenzentrierten Beratungsgruppen,
- teamzentrierten Beratungsgruppen.

Die bisherigen Erfahrungen lassen die *Balint-Gruppen*-ähnlichen Ansätze und mehr noch die Selbsterfahrungsgruppen als problematisch erscheinen: So sind die Balint-Gruppen zwar primär patientenzentriert, arbeiten aber über das persönliche Sich-Einbringen der Mitglieder und führen über Labilisierung, Sensibilisierung zur Erkennung von Streß und Maladaptation sowie mittel- bis langfristig u.a. zu Kompetenzvermehrung in Streßminderung wie auch definitiver Streßbewältigung. Noch weitergehend ist dieser Anspruch bei den *Selbsterfahrungsgruppen*, in denen sich Mitglieder zumindest partiell selbst als Patienten definieren sollten, um zu den gewünschten Ergebnissen zu gelangen.

Es ist naheliegend, daß die wechselseitigen Abhängigkeiten auf einer Station und das tägliche Miteinanderarbeiten sich mit solchen Prozessen nicht vertragen: Entweder werden sie völlig verhindert, z.B. aufgrund von (keineswegs unbegründeten) Ängsten vor Auslieferung oder der Destruktivität von Aggressionen u.a.m., oder aber sie gestalten sich unkontrolliert, die tägliche Arbeit massiv gefährdend.

Versuche, dies zu vermeiden, indem man die einzelnen Teammitglieder auf verschiedene solche Gruppen verteilt, bergen eine andere Gefahr: Da es kaum möglich sein wird, eine entsprechend große Zahl von Gruppen einzurichten, wird es solche Möglichkeiten nur für einzelne Teammitglieder geben, die dann wie Fremdkörper, in der sich im übrigen nicht verändernden Teamgruppe, größte Schwierigkeiten haben können.

Unter besonders günstigen Umständen, wie einem stark integrierten und veränderungswilligen Team, dessen Ärzte und Leitung hierin stark engagiert sind, sowie einem besonders kompetenten Gruppenleiter, liegen zwar Chancen in diesen Gruppenansätzen, ohne diese Voraussetzungen ist von ihnen eher abzuraten.

Den Umgang mit den Patienten betreffende *themenzentrierte Beratungsgruppen* zeigen ausgesprochen ermutigende, positive Effekte: So hat sich mit ihnen nicht nur die Fluktuation senken und Moral auf der Station, Kooperation, Gefühle von Kompetenz und Zutrauen in die Beziehungen zueinander wie zum Patienten steigern, sondern auch eine Verbesserung der Patientenbetreuung und Pflege bis hin zur Senkung der Mortalität (Dubovsky et al. 1977) erzielen lassen.

Diese Gruppen werden z. T. recht unterschiedlich durchgeführt: Mit und ohne vorher festgelegte zeitliche Begrenzung, in wöchentlichen oder 14täglichen Sitzungen, mit oder ohne parallele Patientenbetreuung durch den Gruppenleiter.

Der Erfolg solcher Gruppen ist um so eher gewährleistet, wenn sie auf der Basis eines vom Team wahrgenommenen Bedürfnisses eingerichtet werden, von der Leitung der Station unterstützt werden, der Gruppenleiter schon in der Vergangenheit als hilfreich erlebt wurde, die Gruppe hochstrukturiert ist und nicht frühzeitige Entladung intensiver Gefühle gestattet, und wenn die Probleme primär interpersonell und nicht primär umgebungsmäßig oder administrativ sind.

Unter diesen Bedingungen kann sich eine intensive, zunächst auf die Problematik im Umgang mit den Patienten konzentrierte Arbeit entwickeln, die wechselseitiges Vertrauen und damit mehr Sicherheit schafft, so daß sich u. U. Fragen bezüglich der strukturellen Bedingungen des Teams wie Motivationslage, Erwartungshaltungen, fixierte Aufgabenverteilungen, Beziehungen zur übrigen Klinik (z. B. Elitebewußtsein) zunehmend aufdrängen und gegebenenfalls in einer zusätzlichen, von der patientenzentrierten Arbeit abgegrenzten *teamzentrierten Beratungsgruppe* angegangen werden können.

Im Schutz des durch den psychologisch geschulten Berater strukturierten Raumes werden das Erkennen von und der Umgang mit „fehlanpassenden" Bewältigungsstilen bei Patienten und Personal erleichtert und können günstigere Anpassungsstrategien erprobt werden. Dabei zeigt sich, daß Zuwendung, Mögen und Bewunderung dem *Burn-out-Syndrom* vorbeugen können, nicht hingegen Anerkennung (Cronin-Stubbs u. Rooks 1985), die offensichtlich auf einer anderen psychosozialen Ebene anzusiedeln ist.

Der Erfolg einer solchen Gruppenarbeit ist jedoch gefährdet bzw. ein frühzeitiger Abbruch sehr wahrscheinlich, wenn folgende Aspekte nicht genügend berücksichtigt werden.

- Anfänglich kann es zu einem vorübergehenden Umschwung in eine negative Haltung kommen mit größerer Unzufriedenheit und Feindseligkeit, dies speziell dann, wenn die Gruppenthematik mit häufigen Abwehrstrategien wie Verleugnung, u. a. in Widerstreit tritt.
- Wenn die Ärzte und die Stationsleitung der Gruppenarbeit indifferent oder ablehnend gegenüberstehen statt sie zu unterstützen oder aktiv teilzunehmen, ist eine positive Entwicklung entscheidend behindert.
- Es ist erforderlich, eine akzeptable Anbindung an den Arbeitsrhythmus zu sichern und außerhalb der Schichtarbeitszeiten liegende Gruppensitzungen als Arbeitszeit anzuerkennen.

– Da ein großer Teil der Belastungen der Teammitglieder aus der Spannung und den Konflikten zwischen krankheitszentrierten Orientierungen und Handlungsvollzügen einerseits und personen-/(patienten)zentrierten Orientierungen und Handlungsansätzen bzw. -wünschen andererseits herrühren, muß frühzeitig geklärt werden, wie mit diesen Konflikten umgegangen werden soll, speziell wie die ärztliche Beteiligung an den Bemühungen sein soll. Vor dem definitiven Beginn einer jeden solchen Arbeit sollte das Team also vom Arbeitskonzept des Beraters, das nach einer Abklärungsphase entwickelt und diskutiert wurde, soweit überzeugt sein, daß es realisierbare Chancen der Entlastung sieht.

Welche Ansätze zu Entlastung und Unterstützung erforderlich, möglich und empfehlenswert sind, ist auf den einzelnen Stationen recht unterschiedlich und jeweils gezielt zu ermitteln. Sind die Erwartungen in sie jedoch zu hochgespannt, so führen sie unweigerlich zu Enttäuschung und wirken eher kontraproduktiv.

Wenn ein Intensivbehandlungsteam sich überlegt, psychologische (fremde!) Hilfe zu suchen, so gilt es im Hinblick auf den psychologischen Experten darauf zu achten, daß dieser hinreichend mit den Zielsetzungen der Intensivmedizin identifiziert ist. Andererseits muß sich das Team seine eigenen, mehr oder minder starken Tendenzen zu Isolierung und Abschottung von der „Außenwelt" vergegenwärtigen, die zur (unbewußten) Ablehnung des Beraters und Scheitern des Ansatzes führen können.

Literatur

Brown A (1976) Effects of family visits on blood pressure and heart rate of patients in a CCU. Heart Lung 5:291–296

Bruhn JG, Thurman E, Chandler BC, Bruce TA (1970) Patients reactions to death in a coronary care unit. J Psychosom Res 14:65–70

Campbell TW (1980) Death anxiety on a coronary care unit. Psychosomatics 21:127–136

Cassem NH, Hackett TP (1971) Psychiatric consultation in a coronary care unit. Ann Int Med 75:9–14

Cassem NH, Hackett TP (1972) Sources of tension for the CCU nurse. Am J Nurs 72:1426–1430

Cassem NH, Hackett TP (1975) Stress on the nurse and therapist in the intensive care unit and the coronary care unit. Heart Lung 4:252–259

Conrad K (1972) Die symptomatischen Psychosen. In: Kisker K-P, Meyer JE; Müller RM, Strömgen I (Hrsg) Psychiatrie der Gegenwart, Bd II/2. Springer, Berlin Heidelberg New York, S 1–70

Cronin-Stubbs D, Rooks CA (1985) The stress, social support, and burnout of critical care nurses: the results of research. Heart Lung 14:31–39

Davies-Osterkamp S, Möhlen K (1978) Postoperative Genesungsverläufe bei Patienten der Herzchirurgie in Abhängigkeit von präoperativer Angst und Angstbewältigung. Med Psychol 4:247–260

Dlin BM (1980) The experience of surviving almost certain death. Adv Psychosom Med 10:111–118

Dobson M, Tatterfield AE, Adler MW, McNicol MW (1971) Attitudes and long-term adjustment of patients surviving cardiac arrest. Br Med J 3:207–212

Dominian J, Dobson M (1969) Study of patient's psychological attitudes to a coronary care unit. Br Med J 4:795–798

Druss RG, Kornfeld DS (1967) The survivors of cardiac arrest. JAMA 201:291–296

Dubovsky SL, Getto CJ, Gross SA, Paley JA (1977) Impact on nursing care and mortality: Psychiatrists on the coronary care unit. Psychosomatics 18:18–27

Egerton N, Kay JH (1964) Psychological disturbances associated with open heart surgery. Br J Psychiatry 111:433–439

Freud S (1928) Der Humor. (Gesammelte Werke Bd 14; Fischer, Frankfurt am Main)

Freyberger H (1975) Psychosomatik, In: Lawin P (Hrsg) Praxis der Intensivbehandlung, 3. Aufl. Thieme, Stuttgart, S 3-1/3-15

Freyberger H, Proschek B, Haan D, Kowitz H (1972) Eigenständige Aufgabenbereiche der Schwestern-Pfleger-Gruppen in der modernen Medizin. In: Pinding M (Hrsg) Krankenpflege in unserer Gesellschaft. Enke, Stuttgart

Gentry WD (1980) Burnout. Proceedings of the Seventh Annual 1980 NTI of the American Association of Critical-Care Nurses, Irvine, Calif, 1980. Am Assoc Crit Care Nurs, p 167 (zit. nach Gentry u. Parkes 1982)

Gentry WD, Parkes KR (1982) Psychological stress in intensive care unit and non-intensive care unit nursing: a review of the past decade. Heart Lung 11:43–47

Gentry WD, Foster SB, Froehlich S (1972) Psychological response to situational stress in intensive and nonintensive nursing. Heart Lung 1:793–796

Gruen W (1975) Effects of brief psychotherapy during the hospitalization on the recovery process in heart attacks. J Consult Clin Psychol 43:223–232

Gück J, Matt E, Weingarten E (1983) Sprachliche Realisation von hierarchischen Kontexten – Eine konversationsanalytische Untersuchung intensivmedizinischer Visitenkommunikation. In: Soeffner HG (Hrsg) Ansätze und Materialien zu einer Soziologie der Interaktion. Campus, Frankfurt am Main

Hackett TP, Cassem NH, Wishnie HA (1968) The coronary – care unit. An appraisal of its psychologic hazards. N Engl J Med 279:1365–1370

Hannich HJ (1987) Medizinische Psychologie in der Intensivbehandlung. Springer, Berlin Heidelberg New York Tokyo (Anaesthesiologie und Intensivmedizin, Bd 175)

Hannich HJ, Wendt M, Hartenauer U, Lawin P, Kolck C (1983) Die intensivmedizinische Behandlung in der Erinnerung von traumatologischen und postoperativen Intensivpatienten. Anästh Intensivther Notfallmed 18:135–143

Hay D, Oken D (1972) The psychological stresses of intensive care unit nursing. Psychosom Med 34:109–118

Heinecker R (1980) Erfahrungen als Patient einer Intensivstation und Vorschläge zur Humanisierung einer solchen Station. Dtsch Med Wochenschr 12:417

Huse-Kleinstoll G (1980) Preoperative somatic factors predisposing to psychic dysfunction after open-heart surgery. In: Speidel H et al. (eds) Psychic and neurological dysfunctions after open-heart-surgery. Thieme, Stuttgart (INA, Bd 19, S 117–129)

Jacobson SF (1983) Stresses and coping strategies of neonatal intensive care unit nurses. Res Nurs Health 6:33–40

Klapp BF (1985) Psychosoziale Intensivmedizin – Untersuchungen zum Spannungsfeld von medizinischer Technologie und Heilkunde. Springer, Berlin Heidelberg New York Tokyo

Klapp BF, Laubach W, Scheer JW (1980) Die Intensivbehandlung als psychosomatisches Aufgabengebiet – Probleme und Konfliktmomente im Behandlungsteam. Verh Dtsch Ges Inn Med 86:1499–1503

Klein M, Kellner K (1979) Interaktionen zwischen Intensivpatienten. Prakt Anästh 14:406–411

Kornfeld DS (1980) The intensive care unit in adults: coronary care und general medical/surgical. Adv Psychosom Med 10:1–29

Lau E (1980) Der Intensivpatient aus der Sicht der Angehörigen. Schwester Pfleger 19:583–585

Laubach W (1986) Subjektive und objektive Belastung der Pflegekräfte in der Intensivmedizin. Dissertation Universität Gießen. Ferber, Gießen

Layne OL, Yudowsky SC (1971) Postoperative psychosis in cardiotomy patients – The role of organic and psychiatric factors. N Engl J Med 284:518–520

Leigh H, Hofer MA, Cooper J (1972) A psychological comparison of patients in open and closed coronary care unit. J Psychosom Med 39:449–457

Leyendecker B, Bartholomew U, Neuhaus P, Klapp BF (1992) Psychosomatische Aspekte bei der Lebertransplantation. Med Welt (im Druck)

Lynch JJ, Thomas SA, Paskewitz DA, Katcher AH, Weir LO (1977) Human contact and cardiac arrhythmia in a coronary care unit. Psychosom Med 39:188–192

McKegney FP (1966) The intensive care syndrome. The definition, treatment and prevention of a new "Disease of medical progress". Conn Med 30:633–636

Mench C, Woidera R (1986) Bedingungen psychischer und körperlicher Befindlichkeit bei Patienten vor und nach Operationen am offenen Herzen. Ferber, Gießen

Michaels DR (1971) Too much in need of support to give any? Am J Nurs 71:1932–1935

Oskins SL (1979) Identification of situational stressors and coping methods by intensive care nurse. Heart Lung 8:953–960

Roewer N, Klöss TH, Püschel K (1985) Langzeiterfolg und Lebensqualität nach präklinischer kardiopulmonaler Reanimation. Anästh Intensivther Notfallmed 20:244–250

Sczekalla RM (1973) Stress reactions of CCU patients to resuscitation procedures on patients. Nurs Res 22:65–69

Sprenger A (1984) Zur Strukturierung des therapeutischen Geschehens auf Intensivstationen – Auswirkungen der unterschiedlichen Perspektiven von Ärzten und Pflegepersonen. In: Tewes U (Hrsg) Angewandte Medizin-Psychologie. Klotz, Frankfurt am Main, S 228–234

Stehle JL (1980) Critical care nursing stress: the findings revisited. Nurs Res 30:182–186

Uexküll T von, Wesiak W (1986) Wissenschaftstheorie und psychosomatische Medizin, ein bio-psycho-soziales Modell. In: Uexküll T von (Hrsg) Psychosomatische Medizin. Urban & Schwarzenberg, München, S 1–30

Vreeland R, Ellis GL (1969) Stresses on the nurse in an intensive care unit. JAMA 208:332–334

Westphale C, Köhle K (1982) Gesprächssituationen und Informationsaustausch während der Visite auf einer internistisch-psychosomatischen Krankenstation. In: Köhle K, Raspe H-H (Hrsg) Das Gespräch während der ärztlichen Visite. Urban & Schwarzenberg, München Wien Baltimore, S 102–139

C. Akute lebensbedrohliche Störungen der Vitalfunktionen im Säuglings- und Kindesalter

Problemstellung und Zielsetzung

G. Trittenwein

Das zugrundeliegende Problem liegt in der Tatsache, daß allen Kompetenzdifferenzen der befaßten Fachrichtungen zum Trotz das Kind sich in der Regel den Ort seines Notfalls und oft auch seiner Intensivbehandlung nicht aussuchen kann. Da eine umfassende Kinderintensivmedizin in Mitteleuropa derzeit flächendeckend nicht besteht, werden zwangsweise Kinder auch im Rahmen der Erwachsenenintensivmedizin mitbetreut. Der vorliegende Abschnitt soll mithelfen, dem Kind die Möglichkeit zu geben, dort, wo es in seinem Notfall behandelt wird, auch adäquat behandelt zu werden. Vorweg soll jedoch betont werden, daß es einen wichtigen Faktor gibt, der in diesem Zusammenhang für die Kindermedizin spricht (Pädiatrie und Kinderchirurgie): das Pflegepersonal.

Die Zielsetzung dieses Abschnitts ist es daher, die Grenzfläche zwischen Kinder- und Erwachsenenintensivmedizin aufzureißen und das gegenseitige Verständnis für die pädiatrischen und intensivmedizinischen Belange zu verbessern und damit die Intensivversorgung von Kindern zu ermöglichen. Als pädiatrisch-anästhesiologischer Zwitter möchte ich diesem Ziel nahekommen, wenn auch nicht verhehlt werden soll, daß dies mitunter schwierig ist. Wegen der praktischen Zielsetzung dieses Buchteils wurde besonders bei den quantitativen Angaben die Vielfalt mit Vorbedacht zugunsten der Übersicht reduziert. Das Rückgrat dieses Abschnitts liegt in den Übersichten und Tabellen. Wegen der beabsichtigten und erzwungenen Unvollständigkeit wird besonders auf die weiterführende Literatur hingewiesen. Bei der Gestaltung wurde davon ausgegangen, daß nicht ausschließlich mit der pädiatrischen Intensivmedizin befaßte Personen Kinder mit neonatologischer und konservativ pädiatrischer Problematik ausschließlich im Rahmen des Notfalldienstes, der perioperativen Medizin oder beim Transport zu behandeln haben. Es ist jedoch auch für diese Tätigkeit notwendig, ein basales Verständnis für die spezielle Problematik auch über die unmittelbare Tätigkeit hinaus zu besitzen. Es ist das besondere Anliegen dieses Buchteils, die Unterschiede zur Erwachsenenintensivmedizin aufzuzeigen und Übereinstimmung möglichst nicht zu wiederholen.

Monitoring und Akutdiagnostik

G. Trittenwein

Die Akutdiagnostik bei Not- oder Intensivfällen im Kindesalter bietet dem vorwiegend in der Erwachsenenmedizin Tätigen naturgemäß erhebliche Schwierigkeiten. Dazu kommt, daß in der Intensivmedizin die Tendenz besteht, die Beurteilung von akuten Zuständen gegenüber der Diagnostik der Gesamtkrankheit in den Vordergrund zu stellen. Dadurch wird zwar der Ablauf von einzelnen, akut kurativen Maßnahmen beschleunigt, das Gesamtverständnis für Krankheit und Situation des Patienten jedoch häufig eher verschleiert. Beim Kind trifft dies in noch weit höherem Maße zu, da das Spektrum der Kindernotfälle ätiologisch sehr groß ist.

Um eine adäquate Beurteilung der Situation trotzdem zu ermöglichen, ist es gerade beim Kind notwendig, eine kleine, aber aussagekräftige Gruppe von Befunden zu erheben und diese richtig und konsequent zu beurteilen. Dies ist bei entsprechendem Bemühen jedem in der Notfallmedizin tätigen Arzt möglich.

Die vorliegende Darstellung des Monitorings erzwingt eine minimale Befassung mit dem Problem „klinische Untersuchung", und weist mit besonderem Nachdruck darauf hin, daß bei der Beurteilung des Zustands von Kindern die geänderten Normalwerte zu beachten sind. Diese sind durchaus altersgemäß unterschiedlich. Dies gelingt bei nicht dauernd mit der Behandlung von Kindern betreuenden Personen in der Regel nur an Hand von schriftlichen Aufzeichnungen.

Wie in der Diagnostik, so auch in der Therapie ist beim Kind die Anwendung exakter quantitativer Angaben von großer Bedeutung. Wenn nun im weiteren zuerst die quantitativen Daten des Monitorings und dann die klinische Akutdiagnostik besprochen werden, so hat das lediglich den Sinn, dem in der Erwachsenenintensivmedizin Tätigen zunächst Vertrautes und dann weniger Vertrautes zu bieten.

Sauerstoffverbrauch als grundlegender Parameter der pädiatrischen Notfallmedizin

Die pädiatrische Notfall- und Intensivmedizin hat ein zentrales Problem, welches nicht überbewertet werden kann, und das ist der Sauerstoffverbrauch. Der zentrale Unterschied zwischen dem Erwachsenen und dem Kind als Notfallpatient liegt darin, daß der Sauerstoffverbrauch beim Kind mehr als doppelt so hoch wie beim Erwachsenen ist. Das bedeutet, daß alle Defizite in der Oxygenierung, sei

Tabelle 1. Sauerstoffverbrauch, Atmung und Kreislauf

	Neugeborenes	Erwachsener
Atemzugsvolumen [ml/kg KG]	7	7
Schlagvolumen [ml/kg KG]	2	1,5
Aber:		
Sauerstoffverbrauch [ml/kg KG/min]	7	3
Daher:		
Atemfrequenz [AZ/min]	30	13
Herzfrequenz [HS/min]	130	72

es durch Sistieren oder durch Verminderung der Atmung oder des Kreislaufs, sehr viel schneller eintreten. Aus diesem Grund kommt es früher und in größerem Ausmaß zu hypoxischen Zerebralfolgen als beim Erwachsenen. Diese Situation wird noch verschärft, wenn die Ursache der Hypoxie in einer entzündlichen Atemwegserkrankung liegt, da hier erhöhter Sauerstoffverbrauch durch Entzündung und erhöhte Atemarbeit mit minimaler respiratorischer Leistung gepaart sind. Es ist daher verständlich, daß in diesen Fällen die Dekompensation sehr rasch zu einer irreversiblen Zerebralschädigung führen kann.

Bedeutsam ist der Sauerstoffverbrauch zur Erklärung der Tatsache, warum im Kindesalter Herzfrequenz und Atemfrequenz andere Werte aufweisen müssen als beim Erwachsenen (Tabelle 1). Dies ist bei der Beurteilung vitaler Parameter im Kindesalter von entscheidender Bedeutung.

Bei der später zu besprechenden Reanimation muß dieser Tatsache Rechnung getragen werden, einerseits, indem Herzaktion und Atemaktionen in physiologischem Umfang ersetzt werden, andererseits muß die Reanimation im Kindesalter, soll sie erfolgreich sein, nicht erst einsetzen, wenn ein forensisch gesicherter Tod eingetreten ist (durch Sistieren jeglicher Atemtätigkeit oder des EKG), sondern bereits dann, wenn ein funktioneller Kreislauf- oder Atemstillstand vorliegt, und durchaus noch bei frustraner Atemaktionen und noch ableitbarem EKG. Nur wenn das Problem des hohen Sauerstoffverbrauchs in den Mittelpunkt gestellt wird, ist es möglich, Notfall- und Intensivmedizin im Kindesalter so zu betreiben, daß die Patienten nicht nur überleben, sondern ein Leben vor sich haben.

Atmung

Das Monitoring der Atmung erfolgt am besten durch direkte Beobachtung der Atemexkursionen des Zwerchfells im Bereich des epigastrischen Winkels. Technisch ist die Impedanzrespirographie als eine im Kindesalter brauchbare Methode eingeführt. Allerdings besteht in dieser Methode ein erhebliches Fehlerpotential. Nur wenn die Elektroden an der Basis des lufthaltigen Thorax angelegt werden und eine entsprechende Aussteuerungskontrolle vorgenommen wird, kann ein brauchbares Ergebnis erwartet werden. Bei Neugeborenen und Säuglingen besteht die zusätzliche Möglichkeit einer pneumatisch betriebenen Atemüberwa-

Tabelle 2. (Arterielle) Blutgasnormalwerte im Kindesalter.
(Nach Bryan-Brown 1984)

	Neugeborenes	Später
pH	7,35–7,45	
BE	− 5 bis +3	− 3 bis +3
pCO$_2$ [mm Hg]	35–45	
pO$_2$ [mm Hg]	60–80	75–95
O$_2$-Sättigung [%]	93–98	
Gemischtvenöser pO$_2$ [mm Hg]		>30

chung zur Erkennung von Apnoen, wie sie insbesondere im ersten Lebenshalbjahr bei SIDS-gefährdeten Kindern vorgenommen wird (SIDS: „sudden infant death syndrome").

Für die Intensivmedizin von Bedeutung ist die Tatsache, daß bei vielen stenosierenden Luftwegsprozessen im Kindesalter, sei es entzündlicher Art, sei es durch Tubusokklusion, durchaus noch Atembewegungen vorliegen können, wenn die funktionelle Atmung bereits sistiert. Aus diesem Grund ist die Überwachung von Oxygenierung und CO$_2$-Eliminierung durch transkutane pO$_2$- und pCO$_2$-Messung bzw. Pulsoxymetrie dem direkten Monitoring der Atmung vorzuziehen. An volumengesteuerten Respiratoren wird die endexspiratorische CO$_2$-Überwachung (Kapnographie) als weiteres Monitoring eingesetzt. Ihre Verwendung im Kindesalter ist jedoch, besonders beim Säugling, durch überwiegende Applikation von flowkonstanten Respiratoren mit exspiratorischem Overflow limitiert, da ein brauchbarer endexspiratorischer CO$_2$-Wert nicht abgeleitet werden kann (Blutgasnormalwerte s. Tabelle 2).

In diesem Zusammenhang ist zu erwähnen, daß die p$_a$O$_2$-Werte des Neugeborenen aufgrund der vorliegenden extra- und intrapulmonalen Rechts-links-Shunts niedriger als beim Erwachsenen sind, was jedoch keineswegs auf eine größere Hypoxietoleranz hinweist. Es ist lediglich der Spielraum, in dem das Neugeborene adäquat oxygeniert ist, ein geringerer als beim Erwachsenen. Prinzipiell muß für die Notfall- und Intensivmedizin gelten, daß die Hypoxie das entscheidende Risiko ist.

Die Hyperoxie als Ursache der retrolentalen Fibroplasie betrifft vorwiegend Frühgeborene mit einem Gestationsalter von weniger als 35 Wochen und muß für die Notfallmedizin gegenüber der Hypoxie als das geringere Risiko betrachtet werden. Zudem ist die Hyperoxie weiter nicht der einzige Risikofaktor der retrolentalen Fibroplasie.

Von besonderer Bedeutung für die Beurteilung der adäquaten Oxygenierung des kindlichen Organismus ist wie beim Erwachsenen die Beurteilung des gemischtvenösen pO$_2$. Unter Low-output-Situation kann durchaus ein normaler arterieller pO$_2$ eine nicht mehr ausreichende Oxygenierung der Körperperipherie bedeuten.

Von zunehmender Bedeutung ist das Monitoring der Respiratoren im Falle der künstlichen Beatmung, wobei bei den flowkonstanten Kinderrespiratoren mechanische Beatmungsparameter wie Spitzendruck, endexspiratorischer Druck,

Tabelle 3. Atemfrequenz, Herzfrequenz und Blutdruck in Abhängigkeit vom Alter

	Atemfrequenz [AZ/min]	Herzfrequenz [HS/min]	Blutdruck [mm Hg$_{syst.}$]
Neugeborenes	30	125	50–70
Säugling (1 Jahr)	25	110	80
Kleinkind (3 Jahre)	25	100	90
Schulkind (8 Jahre)	22	85	95
(12 Jahre)	20	80	100

Normale Harnausscheidung im Kindesalter: 1–2 ml/kg KG/h.

Inspirationszeit, Exspirationszeit und Beatmungsflow von größerer Bedeutung als Atemminutenvolumen und Zugvolumen sind. Trotzdem muß als einziges adäquates Monitoring der Beatmungssituation des Patienten die Beobachtung und Beurteilung des Behandlungserfolgs am Patienten sein. Das heißt, durch klinischen Befund und Blutgasbefund muß sichergestellt sein, daß die Atmungsfunktion, sei es durch Spontanatmung, sei es durch maschinelle Beatmung ausreichend sichergestellt ist. Der Pulsoxymetrie kommt in diesem Zusammenhang zunehmende Bedeutung zu (Tabelle 3).

Kreislauf

Bei gleichem Schlagvolumen (bezogen auf das Körpergewicht) wie beim Erwachsenen ist beim erhöhten Sauerstoffverbrauch eine höhere Herzfrequenz die notwendige Voraussetzung für die adäquate Perfusion beim Kind. Aus diesem Grunde gelten für das Monitoring der Herzfrequenz höhere Normalwerte im Kindesalter (Tabellen 1 und 2).

Demgegenüber bestehen geringere Blutdrucknormalwerte im Bereich des großen Kreislaufs beim Kind gegenüber dem Erwachsenen. Dieser Tatsache kommt besonders dann Bedeutung zu, wenn der Blutdruck als Gradmesser der adäquaten Füllung bei der Reperfusion nach Hypovolämie betrachtet wird. Allerdings kann in der Situation des Schocks der größere periphere Widerstand nach adäquater Auffüllung einen Blutdruckwert etwa 20% über der Norm zur Folge haben. Bei der Beurteilung der invasiven Kreislaufparameter wie zentraler Venendruck, pulmonalarterieller und pulmonalkapillärer Druck sowie „cardiac output" sind die entsprechenden Daten in der folgenden Übersicht zusammengefaßt. Augrund der technischen Problematik und der Komplikationsrate ist die großzügige Verwendung invasiver Parameter beim Kind zugunsten der nichtinvasiven Parameter (klinische Beurteilung, Sphygmomanometrie zur Blutdruckmessung, Pulsoxymetrie, Echokardiographie) zurückgedrängt.

Von besonderer Bedeutung für die Beurteilung der adäquaten Perfusion ist die klinische Beurteilung des Kindes, hier v. a. der peripheren Zirkulation (warme, rosige Extremitäten), der Pulsqualität (gut gefüllt und deutlich tastbar), der Herztöne (werden bei Low output leiser), der Harnausscheidung (mindestens 1–2 ml/

Invasive Kreislaufparameter

CVP	normal	1–4 mm Hg	(bei Reperfusion im Schock bis 10)[a]
PCWP	normal	6–7 mm Hg	(bei Reperfusion im Schock bis 12, unter (Beatmung im septischen Schock bis 20)[a]
CO	normal	4,4 ($\pm$0,95) l/min/m² („low output" unter 2,5)	
PAP	normal	ab 2 Monate: 22/8 (mittel 15) mm Hg	
Swan-Ganz-Katheter	1–5 Jahre: 5F, danach 7F		

[a] Nach Kaplan u. Vargo 1985.

kg KG/h) sowie der Blutgasnormalwerte (bei Minderperfusion rasch ansteigendes Basendefizit).

Eine gute Beurteilung der venösen Füllungssituation bietet die Palpation der Leber. Bei Anstieg des Zentralvenendrucks kommt es sehr rasch zu einer Größenzunahme und Konsistenzzunahme der kindlichen Leber, welche bei einigem Bemühen auch ohne große Übung sehr gut beurteilbar ist.

Das Neugeborene weist in der Regel einen erhöhten pulmonalarteriellen Druck auf, wodurch es bei weiterer Steigerung dieses Drucks (Azidose, Hypoxie, Hyperkapnie), bei offenen Shuntverbindungen (D. arteriosus, Foramen ovale) sehr rasch zu einem ausgeprägten Rechts-links-Shunt und somit zur therapierefraktären Hypoxie kommt. Des weiteren erleidet das Neugeborene durch die Geburt einen raschen Anstieg des peripheren Kreislaufwiderstands, wodurch weitere Widerstanderhöhungen im Großkreislauf (Katecholamine mit alphamimetischer Wirkung wie Dopamin) sehr rasch zur Dekompensation führen (Rudolph 1987).

Bezüglich arterieller Druckmessung, Kava- und Pulmonaliskatheter s. S.728.

Temperatur und Luftfeuchtigkeit

Die thermoneutrale Temperatur des Neugeborenen liegt etwa bei 30 °C. Jedes Absinken der Umgebungstemperatur bedeutet einen erheblichen Verlust an Energie für die Aufrechterhaltung der körpereigenen Funktionen. Dieses kalorische Defizit schlägt sich sehr rasch in einer metabolischen Azidose nieder, und es kommt bei Absinken der Körpertemperatur zur Verminderung der Kreislauffunktion und zu Störungen der Atemfunktion und der Infektabwehr. Aus diesem Grund kommt der Konstanterhaltung der thermoneutralen Temperatur, besonders beim Neugeborenen und beim jungen Säugling, eine erhebliche Bedeutung zu.

Dies gilt sinngemäß auch für die Luftfeuchtigkeit, da das Neugeborene besonders in der ersten Lebenswoche bis zu 4 ml/kg KG/h an Perspiration verliert (Hammarlund et al. 1983) und durch die dadurch auftretende Verdunstungskälte ein erheblicher Temperaturentzug stattfindet (übrigens auch bei Beatmung mit trockenem kaltem Atemgas). Von besonderer Bedeutung ist diese Tatsache für den Operationssaal, wo durch die Hypothermie Relaxanzienwirkung und Hypovolämie verstärkt werden.

Auch bei älteren Säuglingen und Kleinkindern führen die kalte Operationssaalumgebung und die Infusion von kalten Lösungen wie auch das trockene Beatmungsgas sehr rasch zum Temperaturabfall des Kindes, wodurch das postnarkotische Erwachen verzögert wird. Des weiteren führt dies zur metabolischen Azidose, Kreislauf- und Atemdepression und andererseits im Rahmen der Wiedererwärmung zum erheblichen Anstieg des Sauerstoffverbrauchs. Dadurch wird bei marginaler Oxygenierungssituation das Risiko des hypoxischen Defizits akut vergrößert.

Leber- und Nierenfunktion

Die Beurteilung der Bluthomöostase, der Leber- und Nierenfunktion sowie des Metabolismus des Kindes erfordert ein unverzichtbares minimales labortechnisches Untersuchungsprogramm, welches naturgemäß um so größer wird, je geringer die Reserven des Kindes sind.

Aus diesem Grund muß für jeden Ort, an welchem Kinder, insbesondere Säuglinge und Neugeborene, auch nur kurz betreut werden, die Möglichkeit eines minimalen Laborscreenings gefordert werden. Die folgende Übersicht sowie die Tabellen 4 und 5 zeigen die geltenden Normalwerte. Besonders häufige Kontrollen von Blutgasen und Blutzucker, Elektrolyten einschließlich Kalzium und Hämatokrit müssen an jedem Ort, also auch im Operationssaal, jederzeit möglich sein.

Laborparameter im Kindesalter (Serum). (Nach Hathaway et al. 1991)

	Neugeborene	Säuglinge	Ältere Kinder
Na^+ [mmol/l]		135–148	
K^+ [mmol/l]	3,7–7,2		3,5–5,8
Ca^{2+} [mmol/l]	2–2,5		2,2–2,7
Mg^{2+} [mmol/l]	0,75–1,15		0,7–1,0
Cl^- [mmol/l]	96–116		98–105
PO_4^{3-} [mmol/l]	1,58–2,87	1,23–2	1,16–1,81
Osmolalität [mosmol/l]	270–290		
Glukose [mg/dl]	30–100		60–105
Triglyzeride [mg/dl]		33–125	
Laktat [mmol/l]		0,5–2 (venös)	
Protein [g/dl]	4,6–7	5,4–7,5	5,9–8,0
Albumin [g/dl]	3,2–4,8	3,7–5,7	3,8–5,4
BUN [mg/dl]		5–15	10–20
Harnsäure [mg/dl]		2–7	
Kreatinin [mg/dl]		0,2–0,8	
Bilirubin [mg/dl]	13		0,1–1,0
GOT [U/dl]	6–38	4–23	4–23

GPT [U/l]	5–32		4–21
LDH [U/l]	40–348	150–360	130–300
GGTP [U/l]	12–271	9–159	
Amylase [U/l]	–	0–28	28–108
Cholinesterase [U/l]	1 580–2 720	2 000–3 100	2 170–3 150
Ammoniakal [µg/ml]	90–150	0–60	
Kreatininclearance [ml/min/1,73 m²]	5–90	75–125	

Tabelle 4. Laborparameter im Kindesalter (Hämatologie). (Nach Zuppinger 1984)

	1. Lebenswoche	Später
Hämatokrit [%]	45– 65	30– 45
Hämoglobin [g/dl]	15– 25	10– 15
Leukozyten [G/l]	3– 20	3– 12,5
Thrombozyten [G/l]	100–400	100–500

10 ml/kg Erythrozytenkonzentrat hebt den Hämatokrit um etwa 10%.

1 E (50 ml) Thrombozytenkonzentrat/6 kg KG hebt die Thrombozytenzahl um etwa 50000.

Tabelle 5. Laborparameter im Kindesalter (Gerinnung)

	Normal	Erfaßt
Thrombozyten [G/l]	100–500	Thrombopenie, Vermehrung bei Sepsis
Blutungszeit [min]	<5	von-Willebrand-Jürgens-Syndrom, Thrombopathie, Gefäßerkrankung
Quick [%]	70–100	Extrinsic System (I, II, V, VII, X), Dicumarol, K-Mangel, Heparin (höhere Dosierung)
PTT [s]	40–60	Intrinsic System (I, II, V, VIII, IX, X, XI, XII), Heparin
TT [s]	12–15	Antithrombine, Fibrinogenspaltprodukte, Fibrinolyse
Fibrinogen [mg/dl]	150–300	Verminderung durch Verbrauch, Dilution oder Synthesedefizit, Vermehrung bei Sepsis (Beginn)

Ein oft zu gering beachtetes Problem bei der labortechnischen Beurteilung von Kindern ist das Problem der Blutentnahmen. Die Entblutung duch Blutentnahmen, speziell aus zentralvenösen Kathetern, kann beim Kind in kurzer Zeit bedrohliche Ausmaße erreichen. Besondere labortechnische Adaptationen zur Verwendung von kleinsten Volumina (z. B. Bestimmung des gesamten Laborprogramms aus Kapillarblutproben) ermöglichen ein ausreichendes Laborscreening ohne progressive Entblutung des Kindes. Andrerseits ermöglichen eine liegende arterielle Leitung und ein zentraler Venenkatheter die schmerzfreie serielle Blutprobenentnahme. Auf die rechtzeitige Substitution dieser entnommenen Volumina ist jedoch zu achten. Kapillarblutentnahmen weisen häufig falsch-hohe Werte im Bereich des Kaliums, falsch-niedrige Werte im Bereich der Thrombozyten auf.

Auch unterscheidet sich der kapillar abgenommene Hämatokritwert in der Regel auch vom venösen Hämatokrit durch höhere Normalwerte.

Die Beurteilung der Nierenfunktion erfolgt auch bei Kindern durch Messung des Harnflows (mindestens 1–2 ml/kg KG/h), der Harnkonzentration bzw. Natriumexkretion sowie der Kreatininclearance. Bei der Beurteilung der Kreatininclearance ist es von Bedeutung, daß diese zur Beurteilung auf die Erwachsenenoberfläche umgerechnet werden muß. Mit Ausnahme des Neugeborenen in den ersten Lebenswochen, bei welchen die tubulären Funktionen (Konzentrationsfähigkeit, Natriumexkretion) vermindert sind, weist die Kreatininclearance (rückgerechnet) ähnliche Werte wie beim Erwachsenen auf.

Neurologische Beurteilung

In Anbetracht der Tatsache, daß die häufigste Todesursache im Kindesalter das Schädel-Hirn-Trauma ist und diese in nicht seltenen Fällen nicht im Bereich der Pädiatrie zur Versorgung kommt, kommt der neurologischen Beurteilung auch des Kindes durch den Notfall- und Intensivmediziner große Bedeutung zu.

Um jedoch nicht diagnostisch überfordert zu sein, ist es wesentlich, gerade in der Akutmedizin klare, einfache Standardbefunde vorzulegen, welche durch jeden bemühten Behandler eingehalten werden können. Die Beurteilung der neurologischen Funktion beim Kind in der Notfallsituation richtet sich daher nach 3 grundlegenden Kriterien:
1) Beurteilung des Bewußtseins durch die Glasgow Coma Scale (s. folgende Übersicht),
2) der Hirnnervenfunktion und
3) der Halbseitenzeichen.

Die Beurteilung des Bewußtseins erfordert in der Regel bei nichtwachen Kindern das Setzen eines Schmerzreizes durch Kneifen im Bereich des Daumens oder einer Extremität.

Glasgow Coma Scale (modifiziert für das Kindesalter)
(nach Yaster u. Haller 1987)

Punkte-
anzahl
für

1) *Augenöffnen (visuelle Reaktion)*

	Über 1 Jahr	Unter 1 Jahr
4	spontan	spontan (entsprechend dem Schlaf-Wach-Rhythmus)
3	nach Aufforderung	nach akustischem Reiz
2	auf Schmerzreiz	auf Schmerzreiz
1	keine Reaktion	keine Reaktion

Punkte-
anzahl
für

2) *Motorische Reaktion*

	Über 1 Jahr	Unter 1 Jahr
6	auf Kommando	–
5	lokalisiert Schmerzreiz (wehrt gezielt ab)	
4	Beugung der betroffenen Extremität	
3	Beugesynergismen	
2	Strecksynergismen	
1	keine Reaktion	

3) *Verbale Reaktion*

	Über 5 Jahre	2–5 Jahre	Unter 1 Jahr
5	orientiert	altersgemäße Wortwahl	situationsentsprechende Mimik
4	unorientiertes Sprechen	unzusammenhängende Worte	Schreien
3	Wortsalat	Jammern	Jammern
2	irgendwelche Lautäußerung		
1	keine Reaktion		

maximale Punkteanzahl: 15 (normal)
minimale Punkteanzahl: 3 (Koma)
üblicherweise 12stündige oder 24stündige Kontrolle zur Verlaufsbeurteilung

Die Beurteilung der Hirnnervenfunktionen ergibt sich bei versuchtem Absaugen aus der Mundhöhle (Husten) oder, beim Liegen eines solchen, aus dem Tubus oder auch durch Spülung des Gehörgangs mit kaltem Wasser (okulovestibulärer Reflex) oder durch Bewegung des Kopfes (okulozephaler Reflex). Die Beurteilung der Pupillen sowie von Atem- und Kreislaufrhythmus wie auch die Beurteilung des Gesamttonus der Skelettmuskulatur geben ein umfassendes Bild.

Halbseitenzeichen lassen sich im wesentlichen als Paresen oder lokalisierte Klonismen oder Konvulsionen erkennen. Die Anisokorie der Pupillen, sowohl in bezug auf die Weite als auch auf die Reaktionsfähigkeit, stellt ebenfalls ein Halbseitenzeichen dar.

Die rasche und orientierende Beurteilung dieser Kriterien, die bei einigem Bemühen problemlos erlernbar sind, stellt zweifellos auch heute noch das wichtigste diagnostische Moment in der Beurteilung von komatösen Kindern dar. Entscheidend ist in diesem Zusammenhang, daß die erhobenen Befunde auch sofort dokumentiert werden und so schließlich im Krankheitsverlauf die Grundlage für die Beurteilung einer neurologischen Entwicklung geben.

EEG (besonders computerisiertes EEG), evozierte Potentiale als Funktionsdiagnostik sowie Computertomogramm und NMR als morphologische Diagnostik sind weitere Hilfen, die jedoch die klinische Beurteilung keineswegs ersetzen können.

Da die Hirntodfeststellung in diesem Zusammenhang leider zunehmend an Bedeutung gewinnt (v. a. für die Transplantationschirurgie), zeigt die folgende Übersicht eine brauchbare Leitlinie.

Hirntodfeststellung im Kindesalter
(nach The John Hopkins Hospital 1984)

1) Nichtvorliegen von Hypothermie oder kardiovaskulärer Schocksymptomatik.
2) Beobachtung über 6 h durch einen beigezogenen Neurologen oder Neurochirurgen mit dem primär behandelnden Arzt.
3) Klinische Kriterien:
   - weite fixierte Pupillen,
   - fehlender okulovestibulärer Reflex nach Instillation von 100 ml Eiswasser,
   - fehlender Kornealreflex,
   - Apnoe bei p_aCO_2 über 60 mm Hg,
   - keine Schmerzreaktion mit Niveau über Foramen magnum,
   - isoelektrisches EEG.
4) Besondere notwendige Maßnahmen:
   Bei therapeutischer pharmakologischer, die Neurologie beeinflussender Medikation ist der Nachweis der fehlenden zerebralen Zirkulation durch beidseitige Karotis- und Aortenbogenangiographie erforderlich.

Notwendige akutdiagnostische Möglichkeiten

Wie eingangs erwähnt wurde, ist die diagnostische Beurteilung des Kindes gerade für den Erwachsenenintensivmediziner ein Problem, andererseits die notwendige Voraussetzung zur adäquaten Behandlung auch im Notfall und im Intensivfall.

Aus diesem Grunde muß eine minimale orientierende klinische Untersuchung jedem mit diesem Problem Befaßten möglich sein. Die Bedeutung dieser klinischen Untersuchung kann auch angesichts multipler technischer Überwachungsmöglichkeiten nicht überbewertet werden. Die Übersichten auf S. 707 zeigen Ablauf und Bestandteile dieser wesentlichen initialen Maßnahmen der Kindernotfall- und Kinderintensivbehandlung.

Auf die Erstellung und Durchführung eines festgelegten orientierenden klinischen Untersuchungsgangs soll hingewiesen werden. Wenn auch gerade beim Intensivmediziner die Scheu besteht, in Anbetracht der technischen Überwachung noch orientierende klinische Untersuchungen durchzuführen, so muß gerade beim Kind mit seinen erhöhten Risiken invasiver Untersuchungsparameter die Kenntnis und Durchführung der klinischen Untersuchung als Basis der Intensivmedizin unbedingt gefordert werden. Die Unfähigkeit oder die Ablehnung der Durchführung einer klinischen Untersuchung kann nie die Indikation zur invasiven Diagnostik sein. Eine wesentliche Vereinfachung des administrativen Aufwandes ist die Erstellung von systematischen Untersuchungsbögen, welche in kurzer Zeit durch Ankreuzen und durch farbiges Herausheben pathologischer Befunde diese festlegt, ohne daß umständlich Schriftstücke angelegt werden müssen. Wie bei der Beurteilung der Neurologie, so ist auch in der Gesamtbeurteilung des Kindes die Entwicklung des klinischen Befundes das Hauptstück der Beurteilung im Verlauf der kritischen Erkrankung. Über die weiteren notwendigerweise zur Verfügung stehenden diagnostischen Möglichkeiten geben die nachstehenden Übersichten Auskunft.

Akutdiagnostik: notwendige diagnostische Voraussetzungen und Ablauf

1) Notfallanamnese: Notfallhergang, bestehende chronische Probleme (Diabetes, Allergie, Medikation).
2) Klinische Untersuchung (s. Übersicht S. 705 unten).
3) Weiterführende Diagnostik:
   Labor (s. Übersicht S. 702 sowie Tabellen 4 und 5) als Screening sowie
       nach spezieller Indikation,
   Sonographie (Abdomen, evtl. Herz und Schädel),
   Röntgen (Thoraxorgane, evtl. Schädel und Bewegungsapparat),
   Computertomographie (Schädel, evtl. Abdomen und Thorax, evtl. auch
       NMR).

Jedes diagnostische Ergebnis verliert jegliche Bedeutung, wenn es nicht dokumentiert und bei Übergabe des Patienten nicht mitgegeben wird.

Akutdiagnostik: klinische Untersuchung

1) *Vitale Parameter*
   Bewußtsein: Schmerzreaktion: ja/nein – weitere Differenzierung später,
   Atmung: Ohr über Mund und Nase, Exkursionen im epigastrischen
                     Winkel sowie des Thorax,
   Kreislauf: Puls: femoral oder radial, brachial oder axillär, Rekapillari-
                     sierung der Nagelbetten, Herzauskultation,
   wenn nötig: Reanimation, sonst 2).

2) Orientierende klinische Beurteilung
   Schädel: Fontanelle (eingesunken/gespannt),
                 Schädelknochen (Hämatome, Frakturen),
                 Augen (Pupillarreaktion, Augenbewegung, evtl. okulozephaler/
                     okulovestibulärer Reflex),
                 Mundhöhle (Erbrochenes, Blutung, evtl. Entzündungszeichen),

Hals: Stridor, Einziehungen, Hämatome,

Thorax: Thoraxexkursionen (Einziehungen, Atemfrequenz),
Auskultation: Herz (Frequenz, Rhythmus, Lautstärke),
Lunge (Atemgeräusch ja/nein, Rasseln?, Giemen?),
Schmerz bei Kompression,

Abdomen: Volumen (eingesunken, aufgetrieben),
Druckschmerz,
Lebergröße und -konsistenz,
Harnausscheidung (Beutel kleben),

Extremitäten: Spontanbewegung, Reflexe,
Frakturen, Hämatome, Bewegungsschmerz,
periphere Zirkulation, Pulse, Blutdruck.

Die beste Untersuchung ist wertlos, wenn sie nicht (am besten anhand eines Vordrucks schnell) dokumentiert ist.

Therapeutische Techniken

G. Trittenwein

Vorbemerkung

Das vorliegende allgemeine Kapitel soll nicht eine Beschreibung der Technik der pädiatrischen Intensivmedizin sein, sondern vornehmlich auf die Unterschiede zwischen pädiatrischer und Erwachsenenintensivmedizin eingehen.

Wachstumswerte

Ein wesentlicher Unterschied bei der Behandlung von Erwachsenen und Kindern besteht in der Tatsache, daß in der Erwachsenenmedizin in der Regel der *Normpatient* behandelt wird, und alle quantitativen Aspekte der Intensivmedizin aus diesem Aspekt her gehandhabt werden; im Kindesalter stehen uns jedoch eine Reihe von Patienten gegenüber, die sich in Größe, Gewicht, vor allem aber in ihren physiologischen Bedürfnissen z. T. erheblich unterscheiden. Von der Nomenklatur her wird unterschieden:
- das Neugeborene bis zum vollendeten 28. Tag,
- der Säugling bis zum Ende des 1. Lebensjahres,
- das Kleinkind bis zum Ende des 5. Lebensjahres,
- das Schulkind bis zum Ende des Kindesalters.

Eine Sonderstellung bietet das *Frühgeborene,* welches in die vorgegebenen Gruppen je nach postnatalem Alter einzuordnen ist. Auf Grund seiner geringeren pränatalen Lebenszeit wird es jedoch mit einer Reihe von Problemen geboren. Dies sind im wesentlichen *Unreife* der Organsysteme und *mangelnde Reservoirfunktion,* z. B. energiereicher Verbindungen, Glykogen oder Fett. Dieses Defizit bleibt in der Regel im Säuglingsalter bezogen auf die normalen Neugeborenen im variablen Ausmaß bestehen. Das größere Problem besteht jedoch darin, daß Frühgeborene mit *peripartalen Problemen,* wie Atemnotsyndrom, notwendiger maschineller Beatmung, offenem Ductus arteriosus und Gehirnblutung Probleme bieten, die auch für ihr weiteres Leben die Grundlage weiterer pathologischer Organfunktionen sein können: wie z. B. pulmonale Hyperreaktivität nach Beatmung wegen IRDS, neurologisches Defizit nach zerebraler Blutung, Neigung zu Apnoen während des gesamten ersten Lebensjahres etc.

Für die Differenzierung dieser Altersklassen sind einerseits die *quantitativen* Aspekte entscheidend, wie Größe, Gewicht und Körperoberfläche, sowie auf der anderen Seite *qualitative,* wie z. B. spezielle physiologische oder pathophysiologische Probleme einer Altersklasse (Unreife bei Frühgeborenen, höhere metabolische Aktivität bei Säuglingen, psychische Sensibilität bei Kleinkindern).

An quantitativen Aspekten zur Differenzierung für die Fragen der Notfall- und Intensivmedizin kommen im wesentlichen zwei Maße zur Anwendung:

erstens das *Gewicht* und zweitens die *Körperoberfläche*.

Vor allem aus Gründen unterschiedlicher Pharmakodynamik in den verschiedenen Altersklassen erfahren die auf das Körpergewicht bezogenen Pharmakadosen während der Kindheit erhebliche Größenänderungen. Ein wesentlicher Faktor dieser Größenänderung ist das unterschiedliche Extrazellulärvolumen. Da dieses jedoch auch unter pathologischen Umständen stark schwanken kann (Dehydration etc.), welches wiederum eine Änderung des Gewichtes nach sich zieht, scheint die *Körperoberfläche* (eine mathematische Fiktion, welche Gewicht und Länge berücksichtigt) eine stabilere Grundlage für viele quantitative Berechnungen im Kindesalter (quasi unabhängig vom Alter des Kindes) zu sein als das Gewicht.

Aus diesem Grunde hat sich bei der *Infusionstherapie* die Körperoberfläche als Grundlage der Berechnung gegenüber dem Körpergewicht durchgesetzt.

Auf Grund der einfacheren Berechnung wird jedoch nach wie vor bei den meisten *Medikamentendosen* ein körpergewichtsbezogener Wert angegeben, der dann allerdings in der Regel zwischen Neugeborenen, Säuglingen und Kleinkindern etwas variiert.

Die Voraussetzung für die Anwendung dieser Dosen ist in jedem Fall die Kenntnis des Gewichtes und der Körperoberfläche des Kindes. Da gerade in der Notfallmedizin sehr häufig Zustände eintreten, bei welchen diese Maße aktuell nicht zu erfassen sind, hat sich uns die Vorlage von Normgewichten und Normkörperoberflächen bewährt, welche nach dem Alter des Kindes als gegeben betrachtet werden können. Das Alter des Kindes ist in den meisten Fällen zu erfragen und in den wenigen Fällen, wo dies nicht möglich ist, z. B. bei Verkehrsunfällen, mit einiger Erfahrung zu schätzen.

Daher gilt vor allem für die *Notfallmedizin* die Forderung, daß diese Normalgewichte und Körperoberflächen, wie sie in Tabelle 1 aufgelistet sind, gewußt werden sollen oder in *Tabellenform* vorliegen müssen.

Tabelle 1. Richtwerte von Gewicht und Körperoberfläche (*KOF*), bezogen auf das Alter des Kindes (approximativ)

Alter [Jahre]	Gewicht [kg]	KOF [m²]
Neugeborenes	3	0,25
1	10	0,4
3	15	0,6
8	25	0,9
12	40	1,2

Approximative Ermittlung der KOF, wenn nur das Gewicht bekannt ist (Costeff 1966):

$$KO\ (m^2) = \frac{4G+7}{G+90} \quad (G = \text{Gewicht in kg})$$

Pharmakotherapie

Mit Ausnahme der Pflege des kranken Kindes ist die Pharmakotherapie sicher die von der Erwachsenenmedizin am weitesten entfernte Subspezialität der Kinderintensivmedizin. Hier kommen die Unterschiede zwischen den verschiedenen Kindesaltern einerseits und zum Erwachsenenalter andererseits am meisten zum Tragen.

Die Ursache dieser Besonderheit liegt einerseits im verschieden großen Extrazellulärvolumen und damit Verteilungsraum der Pharmaka, andererseits in den unterschiedlichen Absorptions-, Verteilungs-, Metabolismus- und Eliminationskinetiken im Kindesalter. Dies trifft vor allem auf das Kind mit einem Alter von *weniger als 6 Lebensmonaten* zu. Dazu ist zu sagen, daß Absorptions- und Eliminationsvorgänge in der Regel bei Neugeborenen und jungen Säuglingen mit *langsamerer* Kinetik erfolgen. Hingegen weist der *ältere Säugling* auf Grund seines hohen Extrazellulärvolumens, seines hohen Sauerstoffverbrauches und damit verbundenem Metabolismus sehr häufig (auch bei der gegenüber dem Erwachsenen noch etwas eingeschränkten Eliminationsfunktion) *höhere* notwendige (auf das Körpergewicht bezogene) Dosen als der Erwachsene auf.

Eine wesentliche Besonderheit, insbesondere beim Neugeborenen und jungen Säugling, ist *die geringere Funktion der Blut-Hirn-Schranke,* wodurch das Zerebrum dem Einfluß der Medikamente, vor allem der Sedativa und Anästhetika weit mehr ausgesetzt ist als dies im späteren Lebensalter der Fall ist.

Eine weitere Besonderheit, welche die Pharmakotherapie im Kindesalter beeinflußt, ist die Tatsache, daß Medikamente im Kindesalter zu ihren pharmakodynamischen noch *biologische* Wirkungen haben können, welche ihre Anwendung im Kindesalter einschränken oder verbieten können. Dies gilt vor allem für alle Medikamente, welche mit dem Wachstum interferieren, wodurch sich eine Langzeitwirkung im Sinne von Wachstumsstörungen ergeben kann. Hierbei soll an die Hodenatrophie nach Cimetidin oder die Zahnverfärbungen nach Tetrazyklinen verwiesen werden. Dies bedeutet nicht unbedingt, daß diese Medikamente nie angewendet werden können, die Indikationsstellung muß jedoch auf diese Effekte Rücksicht nehmen. Weitere wichtige biologische Wirkungen liegen vor, wenn Medikamente mit der *Unreife* von Organsystemen interferieren. So z. B. erscheint die Atemregulation, insbesondere bei Frühgeborenen in den ersten Lebensmonaten, marginal suffizient. Die Anwendung von Hypnotika bei diesen Kindern kann sehr leicht Hypoventilation oder auch Apnoe induzieren. Aus diesem Grunde ist z. B. postoperativ eine hohe Apnoerate bei diesen Kindern zu erwarten. Auch adäquate Dosen können dann erhebliche Risiken nach sich ziehen. Daher sind diese speziellen Wirkungen auch bei adäquater Dosierung zu beachten.

Aus dem Gesagten geht hervor, daß die Pharmakotherapie bei Kindern kritisch vorzunehmen ist und mit erheblichen Risiken für die Kinder verbunden sein kann. Aus diesem Grunde hat sich in der Kindermedizin im Gegensatz zur Erwachsenenmedizin, wo die Anwendung neuer auf den Markt gekommener Medikamente als Zeichen therapeutischer Progressivität gewertet wird, eine andere Art der Therapiepolitik in der Pharmakotherapie durchgesetzt. In der Pädiatrie wird in der Regel eine kleinere Anzahl von Pharmaka eingesetzt, welche jedoch in ihrer Wirkung und Dosierung exakt untersucht sind, und daher auch besser verstanden und angewandt werden können. Es ist daher sinnvoll, auch in der Intensivmedizin auf *eine kleinere Palette, dafür wirklich untersuchter und erprobter* Medikamente zurückzugreifen. Neue, speziell in ihrer Wirkung im Kindesalter nicht erprobte Medikamente sollten nur nach strenger Indikationsstellung eingesetzt werden. Diese Indikation stellt sich in der Regel selten und sollte dann gut protokolliert werden, um bei eventuellen Komplikationen daraus die entsprechenden Schlüsse ziehen zu können (s. die folgenden Übersichten sowie Tabelle 2–4).

Probleme der Pharmakotherapie im Kindesalter

1) Geänderte Pharmakokinetik in Abhängigkeit vom Alter (Absorption, Verteilung, Elimination).
2) Geänderte Wirkung durch unterschiedliche Physiologie (fehlende Blut-Hirn-Schranke beim jungen Säugling, fehlende Reifung vitaler Funktionskreise, z. B. bei Frühgeborenen).
3) Spezielle biologische Wirkungen auf den wachsenden Organismus (Verfärbung der Zähne durch Tetrazykline, Wirkung auf die Gonaden durch Histaminantagonisten).
4) Abschätzung dieser Wirkungen (besonders der biologischen Langzeitwirkungen) erst nach längerer Zeit möglich.

Konsequenz: Anwendung in der Pädiatrie und pädiatrischen Intensivmedizin ausreichend erprobter Pharmaka in richtiger Indikation und Dosierung gemäß Alter und Erkrankung.

Substitutionstherapie im Kindesalter

Akuter Volumenmangel:	20 ml/kg KG Ringer-Laktat, Plasmaproteinlösung in 10 min i.v., danach Kreislaufkontrolle und evtl. bis zu 2malige Wiederholung
Hypoglykämie (Serumglukose unter 45 mg/dl):	2,5 ml/kg KG Glukose 20% i.v., gefolgt von Infusion von Glukose 10% und Blutzuckerkontrolle
Hypokalzämie (Symptomatik [!] + Serumkalzium unter 2 mmol/l):	entweder 1 ml/kg KG Ca. glucon. 10% (maximal 20 ml) oder 0,1 ml/kg KG $CaCl_2$ (max. 2 ml) langsam über 20 min und *EKG-Kontrolle* i.v. Beendigung der Zufuhr bei Sistieren der Symptome oder Abfall der Herzfrequenz unter 100 HS/min
Akuter Hypokortizismus:	Prednisolon 3 mg/kg KG i.v. oder i.m.

Tabelle 2. Einige wichtige Antibiotika

Zu behandelnder Keim	Antibiotikum	Einzeldosis (mg/kg KG)	Anzahl der Einzelgaben/Tag
Grampositive Kokken:			
Staphylokokken	Flucloxacillin	50	3
	Cefuroxim	50	3
	Vancomycin	15	3
Streptokokken			
Pneumokokken	Penicillin G	50000 bis 100000 I.E.	4
Gramnegative Kokken:			
Meningokokken	Ampicillin	100	3
	Cephotaxim	50	3
Gramnegative Stäbchen:			
E. coli	Ampicillin (E. coli)	50	3
Klebsiellen	Gentamycin, Tobramycin	5–7,5	1 (Spiegel!)
Serratia	Piperazillin	100	3
Enterobakter			
Proteus			
Pseudomonaden			
Anaerobe Keime:			
B. fragilis	Metronidazol	7,5	3 (2 beim Säugling)
Clostridien	Cephotaxim	50	3
	Clindamycin (nicht Cl. diff.)	10	3
Pilze:			
Candida	Amphtotericin B	Anfang: 0,25 tägl. + 0,1 volle D: 0,5	1 (Toxizität!)

Antibiotikagabe bei Neugeborenen nur nach Rücksprache mit Neonatologen! Spezielle Nebenwirkung im Kindesalter beachten (Zähne: Tetrazykline; Hämatopoese: Chloramphenicol; Knochenwachstum: Ciprofloxacin etc.). Indikation und Dosierung bei Antibiotika wechseln rasch nach Keimspektrum und Resistenz. Ersttherapie gezielt nach zu erwartendem Keim; wenn ein direkter Nachweis nicht möglich ist, dann sofort Kontrolle mit Kultur und Resistenzprüfung!

Tabelle 3. Einige wichtige Sedative, Analgetika und Relaxanzien

Gruppe	Einzeldosis (mg/kg KG)	Wirkungsdauer (h)	Applikation
Sedativa:			
Chloralhydrat	30–50	4–6	rektal, p. o.
Diazepam	0,2–0,5	kurze akute Wirkung (0,5)	i. v., i. m.
	Intubation 1–2	lange chronische Wirkung (12)	p. o., rektal
Dehydrobenzperidol (= Neuroleptikum)	0,1	3–8	i. v.
Phenobarbital	3	4–6	rektal, p. o.
		0,5	i. v.
Methohexital	1–3 (Narkose)	5 min	i. v.
	30	0,5	rektal

Tabelle 3. (Fortsetzung)

Gruppe	Einzeldosis (mg/kg KG)	Wirkungsdauer (h)	Applikation
Analgetika:			
Morphin	0,1	3–4	i. m., i. v., s. c.
Pethidin	1	2–3	i. m., i. v., s. c.
Paracetamol (= Antipyretikum/ Analgetikum)	10	2–4	Rektal, p. o.
Fentanyl (unter Beatmung)	1–5 μg/kg KG	0,5 (akute Wirkung, Elimination wesentlich länger)	i. v.
Relaxanzien:			
Pancuronium	0,06–0,1	50 min	i. v.
Atracurium	0,4–0,5	30 min	i. v.

Im Verlaufe längerer Intensivaufenthalte können Kinder erhebliche Gewöhnung gegenüber Sedativa und Analgetika entwickeln und erhebliche Dosissteigerungen tolerieren. Die persönliche Erfahrung mit einer kleinen Anzahl, aber gut vertrauter Pharmaka ist anzustreben. Sedativa können nicht Analgetika ersetzen! Eine mangelnde kindergerechte Betreuung ist nicht durch massive Dosen an Sedativa zu ersetzen, umgekehrt kann aber der Einbau der Eltern in die Betreuung eine erhebliche Einsparung an Sedativa ermöglichen.

Tabelle 4. Einige wichtige kreislaufaktive Pharmaka im Kindesalter. (Mod. nach Gersony u. Steeg; Wetzel 1987)

Substanz	Einzeldosis	Bemerkung
Katecholamine		
Dopamin	2–20 μg/kg KG/min	Analog der
Dobutamin	2–20 μg/kg KG/min	übrigen Intensivmedizin
Digitalisglykoside		
Digoxin	Sättigung: 12stündlich 0,007 mg/kg KG i. v. Erhaltung in 48 h: 12stündlich 0,0035 mg/kg KG i. v. (Kontrolle des Blutspiegels!)	
Diuretika		
Furosemid	1 mg/kg KG i. v.	Elektrolytkontrolle
Spironolacton	2 mg/kg KG p. o. täglich	
Antihypertonika		
Diazoxid	5 mg/kg KG i. v.	
Hydralazin	0,5 mg/kg KG i. v.	
Nitroprussidnatrium	0,5–8 μg/kg KG/min	*Cave:* Cyanidintoxikation
Antiarrhythmika		
Verapamil	0,1 mg/kg KG über 15 min i. v.	
Lidocain	1 mg/kg KG i. v. (Infusion 50 μg/kg KG/h)	
Propranolol	0,01–0,1 mg/kg KG über 15 min i. v.	
Atropin	0,01 mg/kg KG i. v.	
Isoproterenol	0,1–1 μg/kg KG/min	

Infusionstherapie und enterale Ernährung

Die Flüssigkeitsbehandlung im Kindesalter ist von entscheidender Bedeutung. Dieser Umstand begründet sich in der Tatsache, daß das Kind *pro Tag einen gro-ßen Teil seines Extrazellulärvolumens* umsetzt, d. h. aufnimmt und ausscheidet. Aus diesem Grunde kommen pathologischen Zuständen dieses Flüssigkeitsumsatzes wie auch Fehlern bei der Behandlung große Bedeutung zu. Der Säugling beispielsweise setzt pro Tag ein Fünftel seines Körpergewichtes um. Es ist leicht zu berechnen, wozu Imbalanzen in dieser Flüssigkeitsdynamik führen können. Bei der Infusionstherapie ist daher die grundlegende Voraussetzung die Kenntnis des normalen Erhaltungsbedarfes. Darüber hinaus sind die täglichen Normalbedürfnisse an Elektrolyten zu beachten (s. folgende Übersicht).

Erhaltungsbedarf – Infusionstherapie (keine parenterale Ernährung)

H_2O:	1 800 ml/m²/Tag Glukose 10% im 1. Lebensjahr
	1 500 ml/m²/Tag Glukose 5–10% (nach Glukose i. S.)
	bei älteren Kindern
Na (als Cl):	4 mmol/kg KG/Tag
K (als PO_4 oder HCO_3 oder Cl):	2 mmol/kg KG/Tag

Grobe Richtwerte, Kontrolle durch Beurteilung von Kreislauf und Hydratation (periphere Zirkulation, Harnausscheidung, Trockenheit der Schleimhäute, Unterhautturgor, Puls und Blutdruck) sowie Laborparameter (Na, K, Hämatokrit)

Pathologische Zustände, insbesondere Volumenmangelerscheinungen oder auch ein Ausscheidungsdefizit mit folgender Hyperhydratation, sind bei dieser Erhaltungsthearpie mitzuberücksichtigen. Das entscheidende Ion des Extrazellulärvolumens ist das Natriumion. Daher kommt auch der Natriumzufuhr im Rahmen der Infusionstherapie im Kindesalter eine kritische Bedeutung zu. Generell gilt, daß die *Erhaltungszufuhr* im Kindesalter etwa 1/4 isoton (isoton heißt 140 mmol/l Natriumkonzentration) erfolgt, d. h. 35 mmol/l NaCl-Zufuhrlösung. Für den Ersatz von *sequestrierten Volumina*, von *Blutverlust*, von *Verbrennungsflüssigkeit* und *Ödemflüssigkeit* gilt, daß diese isoton, d. h. 140 mmol/l Na erfolgen sollte. Verluste aus dem *Gastrointestinaltrakt*, wie Erbrechen oder Durchfälle, erfordern in der Regel halbisotone Konzentrationen, d. h. etwa 70 mmol/l Na. Diese Natriumkonzentrationen sind bei der Planung der Infusionstherapie von großer Bedeutung (s. auch folgende Übersicht). Als Anion wird in der Regel zumindest zu $^2/_3$ Chlorid verwendet, der Rest beim Säugling als Phosphat oder im späteren Alter als Bikarbonat. Die Zufuhr von Kalium richtet sich im wesentlichen nach der Quantität der Ausscheidung, in der Regel kann jedoch eine tägliche Zufuhrrate von 4 mmol/kg KG NaCl und 2 mmol/kg KG Kaliumphosphat (oder -bikarbonat oder -chlorid) als notwendig erachtet werden.

Erhaltungsbedarf – totale parenterale Ernährung
(mod. nach Schayevitz u. Weissmann 1987)

Wasser:	für die ersten 10 kg: 100 ml/kg KG
	für weitere 5 kg: 50 ml/kg KG
	für weitere 1 kg: 20 ml/kg KG

Kalorien: etwa 70 kcal/kg KG (bei sinkendem O_2-Verbrauch bis 20 kcal/kg KG, bei Sepsis und Verbrennung bis 100 kcal/kg KG)

entsprechend:

5–10 g/kg KG/Tag Glukose (bis 50% des täglichen Kalorienbedarfs)

1– 2 g/kg KG/Tag Fett (bis 50% des täglichen Kalorienbedarfs)

1– 2 g/kg KG/Tag Aminosäuren

Grobe Richtlinie; Änderung, insbesondere Steigerung nach Kontrolle (klinische Kontrolle von Hydratation und Kreislaufvolumen sowie Osmolarität, Glukose, Triglyzeride, GOT, GPT, γ-GT, Bilirubin, Elektrolyte, Harnstoff, Protein, Hämatokrit, Quick)
+ Vitamine
+ Spurenelemente (lt. Angabe der Hersteller)

Für die aktuelle Bedarfsermittlung (tatsächliche Infusionsmenge) sind in der Regel 3 Teilaspekte entscheidend:
1) die bestehenden Defizite,
2) der Erhaltungsbedarf,
3) laufende Verluste.

Als *Richtwert* für die *Volumensubstitution bei Hypovolämie* gilt die Gabe von 15 ml/kg KG Ringer-Laktat, nach Kreislaufkontrolle evtl. mehrfach gegeben. Die Verwendung von Plasmaexpandern ist in der pädiatrischen Intensivmedizin keine übliche Behandlungsmethode. Lediglich bei Hypoproteinämie oder erheblichen Eiweißverlusten wird Ringer-Laktat durch Plasmaproteinlösungen ersetzt.

Von großer Bedeutung ist die Zufuhr von Glukose, bei längerdauernder parenteraler Zufuhr auch eines weiteren Energieträgers, nämlich Fett. Insbesondere bei Früh-, Neugeborenen und Säuglingen sind *Hypoglykämien* bei mangelnder Zufuhr ein ernstes Problem. Therapie s. Übersicht S. 712. Aus diesem Grunde sollte die *Erhaltungszufuhr* bis Ende des 1. Lebensjahres 10%ige Glukose beinhalten. Es sei denn, besondere Zustände geringeren Stoffwechsels (Narkose) machen die Zufuhr von 5%iger Glukose notwendig.

Von kritischer Bedeutung ist die Beachtung des *Energiequotienten*, welcher im ersten Trimenon 100 und im vierten Trimenon 80 beträgt (kcal/kg KG/Tag). Dazu muß jedoch betont werden, daß in sehr vielen pathologischen Situationen, insbesondere in der Kinderintensivmedizin, die Erreichung dieses Energiequotienten weder möglich noch notwendig ist. Ein durch die Intensivkrankheit verursachter Stop im Wachstum des Kindes wird in der Regel nach Beseitigung der Probleme wieder aufgeholt. Will man mit Gewalt in kritischen Situationen den vollen Energiequotienten in das Kind pressen, so kommt es nicht selten zu *erheblichen meta-*

bolischen Problemen durch Hypertriglyzeridämie, Hyperglykämie, Hyperbiliru-
binämie und metabolische Azidose. Insbesondere auf den cholestatischen Ikterus
bei Neugeborenen und jungen Säuglingen bei totaler parenteraler Ernährung mit
hohen Aminosäurenlösungzufuhrraten sei in diesem Zusammenhang hingewiesen.

Bei längerdauernder parenteraler Ernährung ist jedoch sowohl den Vitamin-
bedürfnissen und Spurenelementbedürfnissen als auch bei insbesondere katabolen Zuständen der Tatsache Rechnung zu tragen, daß es dann sehr häufig zu einer mangelnden Synthese an Funktionsproteinen kommt, wie z. B. Immunglobulinen, Gerinnungsfaktoren etc. Entsprechende Kontrollen der Werte, gegebenenfalls Substitution, sind daher notwendig.

Besondere Probleme, insbesondere bei Kindern im Bereich der Erwachsenenintensivstation, bietet in der Regel der *Übergang* auf enterale Sonde oder perorale
Zufuhr, wenn es sich darum handelt, Kinder im 1. Lebensjahr zu behandeln. Hier
sollte wenn möglich der Pädiater zugezogen werden. Bei Übergang von parenteraler auf enterale Ernährung bevorzugen wir zuerst eine isoosmolare, laktosefreie
und glutenfreie, ballaststofflose *Oligopeptiddiät*, um bei bestehenden Motilitätsstörungen des Darmes eine maximale Resorption ohne Nebenwirkungen zu erreichen. Liegen danach keine enteralen Probleme vor, so empfiehlt es sich, mit
langsamer Steigerung der Dosis in 3- bis 4stündigen Fütterungsintervallen auf die
altersgemäße Ernährung und die normale Menge überzugehen (s. auch Übersicht
S. 122, 716).

Im ersten Lebenshalbjahr sind dafür volladaptierte Kuhmilchmischungen,
nach dem ersten Lebenshalbjahr teiladaptierte Kuhmilchmischungen oder Heil-
nahrungen anzuwenden.

Künstliche eliminative Verfahren

Die Anwendung künstlicher eliminativer Verfahren bei *Intoxikationen* oder *Ausfall* des entsprechenden Organsystems wie Leber und Niere hat qualitativ die gleiche, quantitativ jedoch eine geringere Bedeutung als in der Erwachsenenintensivmedizin, da die Inzidenz ihrer Anwendung in der Regel geringer ist. Nichtsdestoweniger gibt es eine Reihe von Zuständen, die künstliche eliminative Verfahren
notwendig werden lassen. Verschiedene Gründe machen die Anwendung dieser
Techniken jedoch im Vergleich zum Erwachsenen erheblich *schwieriger,* wobei
die Schwierigkeit nicht zuletzt durch die seltene Anwendung entsteht. Dies gilt
nicht für die Hämodialyse in nephrologisch-pädiatrischen Zentren, wohl aber für
alternative Verfahren in der Akutsituation, wie Peritonealdialyse beim beatmeten
Kind, kontinuierliche Hämofiltration, Akuthämodialyse und Hämoperfusion.
Eine alternative Möglichkeit, die im Erwachsenenalter selten Anwendung findet,
jedoch im Kindesalter und besonders beim Neugeborenen und jungen Säugling
mit Erfolg angewendet werden kann, ist die *Austauschtransfusion.* Dabei ist es
möglich, sowohl gelöste als auch plasmatisch gebundene, ja sogar in die Erythrozyten inkorporierte Gifte zu eliminieren und zugleich, bei entsprechendem Hand-
ling, Gerinnungsfaktoren, Immunglobuline sowie funktionsfähige Erythrozyten
zu transfundieren.

Dialyse und CAVH

Bis vor kurzem war die *Peritonealdialyse* das einzige in der pädiatrischen Intensivmedizin angewandte Verfahren der Elimination der harnpflichtigen Substanzen. Negative respiratorische Wirkung sowie Eiweißverlust und geringe Clearance haben gerade beim katabolen Nierenversagen und auch in der Neonatalogie die Anwendung dieses Verfahrens limitiert. Die Schaffung von auch für die Pädiatrie (auch für Frühgeborene) geeigneten apparativen Voraussetzungen haben die Übernahme der *Hämofiltration* auch in die pädiatrische Intensivmedizin als zusätzliche und vielversprechende Möglichkeit angezeigt (Amicon). Allerdings wird ihre Anwendung derzeit noch in relativ wenigen Zentren durchgeführt.

Dabei wird in der Regel über die Femoralgefäße eine kontinuierliche arteriovenöse Hämofiltration (CAVH) durchgeführt (Zobel et al. 1987).

Durch *extrakorporale Heparinisierung* oder Verwendung von Prostacyclin kann eine systemische Wirkung auf die Blutgerinnung minimiert werden, wie dies häufig bei Zuständen der Niereninsuffizienz erwünscht ist. Eine zu beachtende Problematik ist dabei der Verlust von Thrombozyten im Hämofiltrationsfilter, insbesondere bei septischen Kindern, sowie Wärmeverlust über die Hämofiltrationspatrone. Das System muß beim Kind in jedem Fall vorher gefüllt sein, und nicht, wie in der Erwachsenendialyse üblich, erst mit dem Blutvolumen des Patienten zu Beginn der Hämofiltration angefüllt werden. Andernfalls führt der Start ebenso wie die Beendigung der Hämofiltration mit Auswaschen der Erythrozyten in den Patienten zu erheblichen Volumenschwankungen und begleitenden kardialen und zerebralen Wirkungen. Neuerdings stehen ähnlich wie in der Erwachsenenintensivmedizin nicht nur kindergerechte Hämodialyse-, sondern auch Hämofiltrationssets zur maschinellen *venovenösen Hämodiafiltration* zur Verfügung.

Hämoperfusion

Die Hämoperfusion kommt vorwiegend für Vergiftungen mit *fettlöslichen* Substanzen in Betracht (z. B. Tetrachlorkohlenstoff), bietet jedoch auf Grund der Kohleabsorption auch einige Probleme (Thrombozytenaggregation, Glukoseabsorption etc.). Sie sollte daher in speziellen pädiatrischen Intensivzentren durchgeführt werden (s. folgende Übersicht).

Verfahren der künstlichen Elimination im Kindesalter

Elimination von:	durch:
H_2O, K, Harnstoff, Substanzen mit hoher Dialysance	Hämofiltration Hämodiafiltration (Peritonealdialyse) Hämodialyse
Substanzen mit mäßiger Dialysance	Hämodiafiltration Hämodialyse
fettlöslichen Substanzen	Austauschtransfusion
Substanzen mit minimaler Dialysance	Hämoperfusion

Grundsätzliche Bemerkungen zur Behandlung der akuten Kreislaufinsuffizienz und zur Differentialdiagnose zirkulatorischer und respiratorischer Insuffizienz

Die Behandlung der Kreislaufinsuffizienz im Kindesalter kann entweder im Rahmen der Behandlung von kardiologischen oder nichtkardiologischen Krankheitsbildern erfolgen.

Bei der Behandlung *kardiologischer* Krankheitsbilder im Kindesalter, d. h. überwiegend von Kindern mit angeborenen Herzfehlern, ist die exakte Kenntnis der zugrunde liegenden Pathophysiologie vonnöten, um eine adäquate Therapie durchführen zu können. Hier spielen Diagnostik, kardiologische und operative Therapie sehr eng zusammen.

Bei *erworbenen* Herzerkrankungen wie rheumatischen Vitien, Kardiomyopathien, Myokarditis, Kawasaki-Syndrom oder Kreislaufinsuffizienz aus extrakardialer Ursache (Sepsis, Hypovolämie, Hypervolämie, Elektrolytentgleisung, wie z. B. Hypokalziämie, Hyperkaliämie) kommen ähnliche Behandlungskriterien wie in der Erwachsenenkardiologie zur Anwendung.

Allerdings besteht ein wesentlicher Unterschied darin, daß das *Myokard des Neugeborenen* und *Säuglings* eine wesentlich geringere Compliance als das des Erwachsenen aufweist, wodurch eine Erhöhung des „cardiac output" durch eine Erhöhung des Schlagvolumens nur in einem sehr begrenzten Maße möglich ist. Das Neugeborene oder Säugling steuert daher sein Herzminutenvolumen im wesentlichen über die *Herzfrequenz*; eine Bradykardie (bezogen auf die altersgemäße Herzfrequenz!) bedeutet daher beim Säugling und auch beim Kleinkind in der Regel „low cardiac output". Aus diesem Grund muß die Behandlung im Gegensatz zum Erwachsenen, wo durch die Digitalisierung eine relative Bradykardie erzeugt wird, auf die Erreichung einer altersgemäßen Herzfrequenz zielen.

Die *Digitalisierung* sollte daher im Kindesalter einer strengeren Indikationsstellung als beim Erwachsenen unterworfen werden und besonders bei tachykarden Formen des Herzversagens Anwendung finden, wo eine weitere Tonisierung des Myokards sinnvoll erscheint.

Als Digitalispräparation kommt ausschließlich Digoxin nach festgelegter schematisierter Anwendung zur Anwendung. Als Richtwert für die Sättigung, die in der Regel in 48 h [z. B. initial 50% der Sättigungsdosis, nach je 12 h je 25%, und nach weiteren 12 h Beginn der Erhaltung mit je 12,5% der Sättigungsdosis zweimal täglich unter Kontrolle des Digoxinspiegels (Säugling 2–4 ng/ml, älteres Kind 1–2 ng/ml; Gersony 1985)] erreicht wird, gelten bei Frühgeborenen 0,02 mg/kg KG, beim Säugling 0,04 mg/kg KG, beim älteren Kind 0,03 mg/kg KG. Die Erhaltung ersetzt in der Regel eine tägliche Abklingquote von 25%.

Die Anwendung von *Katecholaminen* im Kindesalter hat daher neben positiv-inotroper Wirkung die Erreichung einer altersgemäßen Herzfrequenz als erstes Ziel. Die Erhöhung des Afterload durch hohe alphamimetische Dosierungen (und damit Vasokonstriktion) ist nach den neuesten Ergebnissen von Rudolph als wenig vorteilhafte Maßnahme beim Neugeborenen anzusehen, im Gegensatz zur Applikation betamimetisch wirkender Katecholamine nach Volumenauffüllung (Rudolph 1987).

Insbesondere bei Auffüllung nach hypovolämischen Situationen kann sich die Anwendung von betamimetischen Katecholaminen (*Dobutamin* 5–20 µg/kg KG/min) zur Durchbrechung der Zentralisation als vorteilhaft erweisen, wie auch zur Erhöhung des „cardiac output" bei ausreichender Volumengabe, z. B. unter IPPV oder CPAP oder bei Sepsis. Die Applikation von *Dopamin* zur Verbesserung der renalen und intestinalen Perfusion (2–4 µg/kg KG/min) sowie evtl. zur Erreichung einer Vasokonstriktion bei Sepsis beim älteren Kind (5–12 µg/kg KG/min) erfolgt nach gleichen Gesichtspunkten wie in der Erwachsenenintensivmedizin. Zur Frage der Dosierung kreislaufaktiver Pharmaka in der Pädiatrie s. auch Tabelle 4.

Die *Beurteilung der Kreislaufsituation* im Kindesalter orientiert sich zunächst an der *klinischen* Beurteilung, da diese nichtinvasiv und jederzeit verfügbar ist:

Warme gut durchblutete Extremitäten, kräftiger Puls, normale Lebergröße, normale Herztöne, normale Harnausscheidung, normal großes Herz im Thoraxröntgen sowie im Echokardiogramm, normaler Blutdruck sowie die adäquaten *invasiven* Kreislaufparameter wie normaler Zentralvenendruck, normaler pulmonalarterieller Druck und normaler pulmonalkapillarer Verschlußdruck (selten indiziert). Die Anwendung invasiver hämodynamischer Überwachungsmethoden ist im Kindesalter, vor allem bei Säuglingen und Kleinkindern, seltener indiziert als bei Erwachsenen, mit einer Ausnahme, das sind kardiochirurgische Patienten. Dies einerseits wegen der schwierigeren Applikation und daher zu erwartenden Komplikationen, andererseits bietet die Echokardiographie im Kindesalter eine erfolgversprechende Alternative.

Einen wesentlichen Parameter zur Beurteilung der zirkulatorischen Situation stellt auch die *Blutgasanalyse* dar. In aller Regel kommt es bei inadäquaten Perfusionszuständen zum Auftreten eines zunehmenden Basendefizits sowie zum Abfall des gemischtvenösen pO_2 (s. Blutgasnormalwerte, Tabelle 3, Kap. „Blutgase und Säure-Basen-Haushalt", S. 101).

Auch bietet die Lungenperfusion einen sehr subtilen Gradmesser der Kreislaufsituation, sie führt allerdings gelegentlich zu Problemen in der Beurteilung der Blutgasanalyse und damit von *kardialer vs. respiratorischer Insuffizienz.*

So bietet häufig eine Hypovolämie unter Beatmung das Bild einer respiratorischen Insuffizienz mit Anstieg des p_aCO_2 und Absinken des pO_2 (paradoxe Verschlechterung der Beatmung unter zunehmenden Beatmungsgrößen), welches oft fälschlich zu einer Erhöhung der Beatmungsparameter führt, wodurch die Perfusionssituation weiter verschlechtert wird. Es kommt damit durch Mangelperfusion der Lunge zur Zunahme des funktionellen Totraumes und damit Erhöhung des p_aCO_2 sowie durch Absinken des „cardiac output" und Erhöhung der $D_{av}O_2$ zum Absinken des p_vO_2. Beibehalten einer adäquaten Beatmungstechnik und gleichzeitige Auffüllung des Kreislaufes bei Hypovolämie und/oder (bei Hypervolämie) Erhöhung des „cardiac output" durch Gabe von Katecholaminen (Dobutamin) führen häufig zur Normalisierung auch der Blutgaswerte.

Die Wirkung der Beatmung auf das Kreislaufsystem ist bei Kindern auf Grund der geringeren Drücke in den Teilkreisläufen von besonderer Bedeutung (s. Kap. „Beatmung", S. 160, 723).

Pathologische Lungenfunktion beim beatmeten Kind

Die Besonderheiten einer pathologischen Lungenfunktion bei respiratorischer Insuffizienz im Kindesalter können durch die 3 Größen Atemzugvolumen, Conductance funktionelle Residualkapazität und „closing capacity" beschrieben werden. Über Atemzugvolumen, Compliance und Conductance beim Kind gibt Tabelle 5 Auskunft.

Tabelle 5. Lungenfunktionswerte im Vergleich.
(Nach Gioia 1987)

	Säugling	Erwachsener
Zugvolumen (V_T)	7 ml/kg KG	7 ml/kg KG
FRC	30 ml/kg KG	38 ml/kg KG
Compliance/FRC [ml/cm H_2O]	0,5	0,05
Conductance/FRC [ml/s · cm H_2O/ml]	0,24	0,28

Determinanten der kindlichen Lungenfunktion sind Gewicht (Körperoberfläche), FRC und "closing capacity". Bei strukturellen Veränderungen wird besonders die Compliance und bei Veränderungen am Bronchialbaum die Conductance beeinflußt.

FRC, Compliance und restriktive pulmonale Erkrankungen

Auf Grund der Tatsache, daß das Kind, je jünger es ist, überwiegend durch Kontraktion des Zwerchfelles atmet, besteht das erhöhte Risiko, daß bei Schwächung der Zwerchfellkontraktion (Narkose, Relaxation, Zustände der Muskelschwäche) oder bei Erhöhung des intraabdominellen Drucks (Gasblähung des Darmes, Füllung des Magens) die FRC rasch vermindert wird. Dies trifft in besonders hohem Maße für das Neugeborene und den Säugling zu.

Die Verminderung der FRC (funktionelle Residualkapazität) geht mit einer Verschlechterung der Oxygenierung und einem Absinken der Compliance einher.

Ein charakteristisches Verhalten des Säuglings besteht dabei im Versuch, die funktionelle Residualkapazität durch *Stöhnen* mittels permanentem partiellem Glottisschlusses zu erhöhen oder aufrechtzuerhalten. Das Kind versucht dabei die vorliegende niedrige Compliance durch Stöhnen und *weitere Erhöhung der Atemfrequenz* zu kompensieren, wodurch die Atemarbeit steil ansteigt und die Erschöpfung provoziert wird. Dies trifft auch für Zustände zu, bei welchen die Compliance nicht durch die Änderung der Zwerchfellmechanik, sondern durch Erhöhung des Lungenwassergehaltes (wie bei Linksinsuffizienz oder entzündlichen Erkrankungen des Lungenparenchyms) vermindert wird.

Obstruktive Luftwegserkrankungen

Anders verhält sich die Situation bei obstruktiven Luftwegserkrankungen im Kindesalter (Erkrankungen des Bronchialbaumes), wobei es keine Rolle spielt, ob es sich um angeborene (Mukoviszidose), entzündliche (obstruktive Bronchitis) oder allergische Luftwegserkrankungen (Asthma bronchiale) handelt. In diesen Fällen übersteigt die „closing capacity" oft sehr schnell die funktionelle Residualkapazität, wodurch es zur Einschränkung der Wirksamkeit des Zugvolumens kommt. Da dem Kind auf Grund der physiologischerweise hohen Atemfrequenz eine Erhöhung des Zugvolumens schwerfällt, kommt es hier bei Dekompensation sehr häufig zu einer *plötzlichen dramatischen Veschlechterung*. Bei der maschinellen Beatmung im Kindesalter kommt dem Kind in dieser Situation die Tatsache entgegen, daß bei volumenkonstanten Respiratoren auf Grund des großen apparativen Totraumes der Beatmungssysteme in der Regel das Atemzugvolumen des Kindes eher zu hoch als zu niedrig gewählt wird und kompensatorisch die Beatmungsfrequenz gesenkt werden muß, welches wegen der verminderten Conductance (= erhöhte Resistance) vorteilhaft ist.

Mittlerer Atemwegsdruck

Ein entscheidendes Problem bei der Beatmung im Kindesalter ist die Tatsache, daß auf Grund der niederen Drücke in den Teilen des Kreislaufsystemes ein hoher Atemwegsdruck früher zu einer *Einschränkung des „cardiac output"* führt als beim Erwachsenen. Dadurch wird neben der Minderperfusion aller anderen Organe, insbesondere der Niere, Leber und des Intestinums, eine Verschlechterung der Lungenperfusion und damit der respiratorischen Funktion hervorgerufen. Dies wirkt gegen die eigentliche Zielsetzung der künstlichen Beatmung, die Verbesserung des Gasaustausches.

Dadurch kommt es im Kindesalter nicht selten zu einer paradoxen Verschlechterung der Blutgase unter steigenden Beatmungsparametern. Häufig wird dies zu spät erkannt und die schlechte respiratorische Funktion als ursächlich krankheitsbedingt betrachtet. Tatsächlich muß mit Einleitung der maschinellen Beatmung sehr häufig eine *isotone Expansion des intravaskulären Volumens* und/ oder eine Katecholamingabe parallel erfolgen, um die Reduktion des „cardiac outputs" aufzufangen.

Ziel der maschinellen Beatmung

Ziel der maschinellen Beatmung beim Kind muß daher die Aufrechterhaltung einer *ausreichenden funktionellen Residualkapazität* unter *möglichst niedrigem Atemwegsmitteldruck* sein, welches am besten durch Spontanatmungsformen der künstlichen Beatmung (CPAP- und IMV-Beatmung) erreicht wird. Dabei ist jedoch darauf achten, daß unter der Spontaninspiration des Patienten keine Verminderung des als kontinuierlich geforderten Atemwegsdruckes erreicht wird. Dies gelingt praktisch nur durch „high flow CPAP", beim Neugeborenen durch den Respiratorbeatmungsflow (bei Constant-flow-Respiratoren), beim älteren Kind nur unter Verwendung eines belastenden inspiratorischen Reservoirs und störungsfreien exspiratorischen Ventils (z. B. Wasserschloß; s. Abb. 1).

Bei *obstruktiven* Luftwegserkrankungen hingegen ist das *erhöhte Atemzugvolumen* zur Überwindung der hohen „closing capacity" und die *ausreichende Exspirationszeit* unter mäßig hohem PEEP (2–3 cm H_2O) zur Entblähung der Lunge und damit Verminderung der „closing capacity" notwendig.

Diese Überlegungen werden allerdings häufig durch viele zusätzliche Faktoren, wie Lungenwassergehalt, Sepsis, Linksinsuffizienz, Hypervolämie, dadurch verminderte Compliance, verwendetes inadäquates (Erwachsenen-)Beatmungsgerät, und vor allem durch die Grundkrankheit variiert. Bei inadäquater Ventilation ist beim Kind immer (in noch größerem Maße als beim Erwachsenen) die Frage der *Interaktion zwischen Beatmung und Kreislauf* zu beachten und eine systematische Überlegung der pulmonalen und zirkulatorischen Teilaspekte anzustellen. So kann es immer wieder gelingen, auch in schwierigen Situationen adäquate Entscheidungen zu treffen.

Die Anwendung alternativer Beatmungsformen bei unbehandelbarer respiratorischer Insuffizienz, wie die Anwendung sehr hoher Beatmungsfrequenzen als Ein- oder Zweifrequenzbeatmungstechnik oder auch per ECMO (extrakorporale Membranoxygenierung und CO_2-Elimination), sind kein Ersatz für eine adäquate konventionelle Beatmung, sondern selektive Therapie für spezielle Indikationen.

Behandlung der respiratorischen Insuffizienz, künstliche Beatmung und alternative Möglichkeiten

Die respiratorische Insuffizienz im Kindesalter hat sehr verschiedene Ursachen, und es wäre falsch, die künstliche Beatmung mit der Behandlung der respiratorischen Insuffizienz gleichzusetzen.

Bei Vorliegen z. B. von akuten entzündlichen stenosierenden Luftwegserkrankungen im Kindesalter konkurrieren hier (s. Kap. „Das erstickende Kind", S. 761), je nach Ausmaß und Lokalisation der Stenosierung, Sauerstoffinsufflation und medikamentöse Therapie, Intubation und maschinelle Beatmung.

Sauerstoffinsufflation

Die Insufflation von Sauerstoff über *Klarsichtmasken* stellt besonders im notfallmedizinischen Bereich (Transport) eine wichtige therapeutische Möglichkeit dar, wenn eine ventilatorische Restfunktion erhalten ist und eine Intubation nicht möglich oder notwendig erscheint, eine ausreichende Oxygenierung aber nicht sicher vorliegt (Schock, Bewußtlosigkeit, Asthma, schwerer Pseudokrupp etc.). Insbesondere das wache Kind toleriert in solchen Situationen meist keine dichtsitzende Maske. Ein *Vorhalten* der Maske ist dann mit einigem Einfühlungsvermögen möglich. Die Anwendung der Sauerstoffinsufflationsmaske bietet jedoch mehrere Probleme: um eine ausreichende F_IO_2 (über 60%) zu erreichen, sind in jedem Falle hohe Flowraten (10 l/min und mehr) notwendig (Lough 1974), wodurch eine *Austrocknung* und *Auskühlung* einsetzt. Aus diesem Grunde sollte die trockene Sauerstoffinsufflation so früh als möglich durch die Insufflation von erwärmtem und befeuchtetem Atemgas abgelöst werden. Dies gilt insbesondere auch für den Postextubationszustand.

Während beim Neugeborenen im Inkubator und beim Säugling in der Kopfbox gute Alternativen vorliegen, erzeugen *Kopfbox* und das früher angewandte *Sauerstoffzelt* schon bei Kleinkindern häufig *Angstgefühle,* welche durch zusätzliche Zuwendung oder Sedativa behandelt werden müssen. Das besondere Problem dieser „Feuchtraumkästen" liegt jedoch in der Tatsache, daß sich deren Wände nicht selten beschlagen und der Sichtkontakt (Überwachung) mit dem Kind verlorengeht. In jedem Falle ist die Anwendung von Sauerstoffkonzentrationsmeßgeräten bei diesen Applikationsformen notwendig, um eine Beurteilung der respiratorischen Situation entsprechend dem p_aO_2 zu ermöglichen.

Intubation

Liegt eine Stenose als Ursache respiratorischer Insuffizienz vorwiegend im Bereich der Glottis oder der oberen Trachea vor, so wird die Intubation häufig eine ausreichende Behandlung sein (*Epiglottitis,* schwere Verlaufsform eines Pseudokruppsyndroms). Gelegentlich genügt auch die Insufflation von Sauerstoff (simultan mit Sedierung und Adrenalinverneblung und evtl. Dexamethason, bei den meisten Verlaufsformen von *Pseudokrupp* ausreichend).

Über die nötigen Tubus- und Absaugkathetergrößen gibt Tabelle 6 Auskunft.

Die *Intubation im Kindesalter* unterscheidet sich insofern von der Intubation im Erwachsenenalter, als die Weichteile in der Mundhöhle erheblich voluminöser sind und so die Übersichtlichkeit geringer ist. Zudem liegt der Kehlkopf relativ höher und läßt sich daher schwerer einstellen (Osswald 1987).

Allerdings bietet die Intubation einem geübten Erwachsenenintubateur in der Regel bei adäquater Vorbereitung keine großen Probleme. Entscheidend ist, daß die Intubation beim Kind – im Operationssaal und im Intensivbereich – so atraumatisch wie möglich unter optimalen Vorbedingungen (Vorbereitung, Hilfe) sowie unter Sedierung und Relaxation erfolgen soll (Tabelle 6). Immer sind mehrere Tuben in verschiedenen Größen bereitzulegen und eine ausreichende Präoxygenierung vorzunehmen.

Die *Langzeitintubation* wird bei Kindern vorzugsweise nasotracheal vorgenommen, da die Fixation des Tubus sowie die Toleranz der Kinder gegenüber dem Tubus erheblich besser ist. Auch kann die Mundpflege unvergleichlich besser vorgenommen werden. Als Tubusmaterial sind thermoplastische Materialien obligat. Der Tubus ist in aller Regel ungecufft und soll ab 30 cm H_2O Beatmungsdruck ein hörbares Leck aufweisen. Nur bei (seltenen) notwendigen höheren Beatmungsdrücken wird gelegentlich ein (dann „low pressure") Cuff notwendig,

Tabelle 6. Größen von Endotrachealtuben (*T*) nach mm Innendurchmesser, endotracheale Absaugkatheter (*A*), Magensonden (*M*) und Blasenkatheter (*K*) in French in Abhängigkeit vom Alter

Alter [Jahre]	T	A	M	K
Neugeborenes	3	6	5	5 (Magensonde)
2	4	8	8	8
5	5	8	10	10
8	6	10	12	12
12	6,5	12	12	12

Die tatsächlich nötige Größe bestimmen das Kind und die Situation; prinzipiell immer mehrere Größen bereitlegen.

Intubation:
Bereitstellung Tuben, Laryngoskop, Sauger, Absaugsonden, Helfer, Diazepam 1–2 mg/kgKG oder Thiopental 3 mg/kgKG oder Ketalar (bei Hypotonie) 2 mg/kgKG i.v., zugleich Atropin 0,01 mg/kgKG i.v. und danach Succinylcholin 1–2 mg/kgKG oder Pancuronium 0,1 mg/kgKG (Langzeitrelaxation!) oder Atracurium 0,6 mg/kgKG (Langzeitrelaxation!) i.v., danach Präoxygenierung mit F_IO_2 1,0-Maske und -Beutel, schließlich Intubation lege artis.

wodurch das Risiko der späteren subglottischen Stenose nach Extubation erheblich erhöht wird.

Eine *subglottische Laryngitis (Pseudokruppsymptomatik) nach Extubation* ist in der Kinderintensivmedizin ein häufiger Begleiter und erfordert gewissenhafte Observanz, gelegentlich Gabe von Dexamethason (0,5 mg/kg KG i.v.), evtl. Inhalation von racemisiertem Adrenalin und adäquate Luftbefeuchtung bei erhöhter F_IO_2. Gelegentlich wird die *Reintubation* (dann mit einem geringer kalibrierten Tubus) notwendig. Die Applikation von Diuretika (Furosemid 0,3 mg/kg KG i.v.) zur Verminderung des Ödems Stunden vor der Extubation hat sich häufig bewährt.

Maschinelle Beatmung

Führt jedoch die Erkrankung der peripheren Luftwege (Bronchien und Bronchioli) zur *Obstruktion*, und wird diese so schwerwiegend, daß eine über die medikamentöse hinausgehende Behandlung der respiratorischen Insuffizienz notwendig wird, so ist die Beatmung nicht zu umgehen.

Das gilt auch für alle Zustände, bei denen die respiratorische Insuffizienz auf Grund *extrapulmonaler* Zustände, wie Fehlen des Atemantriebes, neurologischer Erkrankungen, Vergiftungen, Status post Narkose, akuter oder gegenüber der medikamentösen Therapie refraktärer Linksherzinsuffizienz (z.B. bei Links-rechts-Shuntvitien), eintritt.

Desgleichen bei *akutem Lungenversagen* (z.B. Pneumonie oder ARDS nach Sepsis oder Trauma).

Die apparative Frage

Die Beatmung im Kindesalter erfordert wie kein anderer Teilaspekt der Kinderintensivmedizin eigene apparative Voraussetzungen. Auf Grund der niederen anwendbaren Beatmungsdrücke, geringen Zugvolumina, höheren Beatmungsfrequenzen, der Anwendung von kindergerechtem „high flow CPAP", sowie des IMV-Beatmungsverfahrens sind spezielle für Säuglinge, Neugeborene und Kleinkinder anwendbare Beatmungsapparate bei Durchführung der künstlichen Beatmung eine wesentliche Voraussetzung. Dies gilt vor allem für die Intensivbeatmung.

Im *Narkosebetrieb* lassen sich viele Erwachsenenrespiratoren gut auch auf die Bedürfnisse kleiner Kinder umbauen (Ventilog und AV von Fa. Draeger, Servoventilator).

Im *Intensivbetrieb* sind Constant-flow-Respiratoren, welche mit konstanten Gasflow betrieben, zeitgesteuert und druckbegrenzt arbeiten (Babylog, Babybird, Sechrist, Bourns infant ventilator, Stefan Respirator, Loosco infant ventilator etc.) für Neugeborene und Säuglinge bis etwa 10 kg Körpergewicht überwiegend im Einsatz (Lemburg 1980).

Als Respiratoren für *Kleinkinder* lassen sich bei kontrollierter Beatmung Erwachsenenrespiratoren (UV Draeger, Servoventilator), bei IMV-Beatmung entweder Flow-konstante Respiratoren für Erwachsene (IMV-Bird, Pulmoflow Dräger) oder besser adaptierte Erwachsenengeräte (s. unten IMV und CPAP) anwenden.

Die Anwendung von *Spontanatmungsverfahren* (IMV oder CPAP) sind in der Regel mit Erwachsenenbeatmungsgeräten bei Kindern ohne spezielle Adaptation nicht möglich. Insbesondere kann aus technischen Gründen die *Triggerempfindlichkeit* für jede Form der assistierten Beatmung (auch SIMV) nicht ausreichend sein, da die Ansprechzeit zu lang und das Triggervolumen zu groß ist und die notwendige Triggerschwelle (erforderliche Negativierung des Atemwegsdrucks) mehr durch Wirkung des kompressiblen Volumens des Beatmungssystems als durch den Patienten bestimmt wird. Vor der Verwendung von *engen Schläuchen* bei Anwendung von Spontanatmungsformen (CPAP, IMV, SIMV) bei Erwachsenenbeatmungsgeräten zur „Adaptation" an Kindern sei gewarnt, da dadurch das kompressible Volumen meist nur geringfügig (Hauptquelle Befeuchter) vermindert, der Strömungswiderstand jedoch erheblich vergrößert wird, so daß besonders der Spontanatmung ein weiteres Hindernis in den Weg gelegt wird.

Bezüglich der Sicherheitsnormen und des geräteseitigen Monitorings gelten sinngemäß die gleichen Auflagen wie in der Erwachsenenintensivmedizin.

Allerdings kann das *Atemminutenvolumen* bei Constant-flow-Respiratoren nicht als Monitorgröße benutzt werden, da das exspiratorische Volumen im kontinuierlichen exspiratorischen Flow verlorengeht. So sind Beatmungsdruck, Beatmungsfrequenz, inspiratorische Sauerstoffkonzentration und Atemgastemperatur geräteseitig die überwachten Größen. Diese müssen jedoch durch die Überwachung der Effizienz der Beatmung *am Patienten* (Blutgase: transkutan pO_2, pCO_2, Pulsoxymetrie sowie blutige Gasanalysen, Überwachung des Kreislaufverhaltens) überwacht werden.

Tabelle 7. Beatmungsrichtwerte im Kindesalter (jenseits der Neugeburtsperiode)

		Normale Lunge	Compliance vermindert	Conductance vermindert
Beatmungsfrequenz	[AZ/min]	25	30	20
I:E		1:2	1:1	1:2,5
Spitzendruck	[cm H_2O]	20	30	25
PEEP/CPAP	[cm H_2O]	2	4	3
Beatmungszugvolumen	[ml]	15 ml/kg KG	10 ml/kg KG	15 ml/kg KG
Atemminutenvolumen	[ml]		etwa 5000/m² KO	

F_IO_2 nach Blutgasanalyse, transkutanem pO_2, Pulsoxymeter, initial bei pulmonaler Beatmungsindikation 1,0, sonst 0,3.
Beatmungsflow bei Constant-flow-Respiratoren: 25 l/m² KO.
Gasflow bei High-flow-CPAP mit belastetem inspiratorischem Reservoir und Wasserschloß:
20 l/m² KO.

Bemerkung: Die vorliegenden Werte sind bewußt punktuell. In der Kinderbeatmung (noch
mehr als beim Erwachsenen) ist die individuell notwendige Beatmung vom Einzelfall abhängig.
Entscheidend ist die laufende klinische Kontrolle (Thoraxexkursion, Oxygenierung, Kreislaufverhalten, Zufriedenheit des Kindes) und Blutgaskontrolle.

Ein besonderes Problem besonders bei Erwachsenengeräten ist das hohe kompressible
Volumen (Schlauchsystem, Vernebler). Enge Schläuche sind keine Alternative (hohe Resistance). Die Spontanatmungseinrichtung (CPAP, IMV, SIMV) von volumenkontrollierten
Geräten kann bis dato bei Kindern als unbrauchbar eingestuft werden, ein Kompromiß ist die
Zuschaltung der inspiratorischen Druckunterstützung ($+5$ cm H_2O), wenn vorhanden unter
minimaler Triggerschwelle (2 cm H_2O unter PEEP). Bei der Berechnung der Zug- und Atem-
minutenvolumina muß weiters das Tubusleck in Rechnung gestellt werden.

Bei Verwendung volumenkonstanter bzw. volumengesteuerter Respiratoren
(Servoventilator, UV Draeger) gelten die gleichen Monitorgrundsätze wie beim
Erwachsenen.

Tabelle 7 sowie die nachstehende Übersicht geben über Normeinstellung,
Entwöhnungskriterien und Extubationskriterien im Kindesalter Auskunft.

Entwöhnungskriterien vom Respirator beim Kind
(mod. nach Gioia 1987)

Ausreichende respiratorische Funktion bei:
- F_IO_2 unter 0,4,
- IMV-Frequenz unter 5/min,
- notwendiges Zugvolumen nicht größer als 15 ml/kg KG oder Spitzendruck
  nicht höher als 25 cm H_2O bei kontrollierter Beatmung,
- CPAP unter 5 cm H_2O

und: maximaler negativer inspiratorischer Druck bei Okklusion: 30 cm H_2O

Bemerkung: Diese Werte sind nur bedingt brauchbar, da sie ein dem Kind
völlig adäquates Beatmungsgerät voraussetzen. *Wir* entwöhnen Neugeborene
über Constant-flow-Respirator und IMV. Ältere Kinder werden bis F_IO_2 0,3
und Beatmungsdruck 25 cm H_2O bei altersgemäßer Frequenz unter leichter

Sedierung kontrolliert beatmet. Dann wird entweder dem IMV der Maschine inspiratorisch ein High-flow-CPAP zugeschaltet und die Beatmungsfrequenz reduziert oder sofort auf High-flow-CPAP (Abb. 1) übergegangen.

Vor der Extubation müssen
1) ausreichende respiratorische Funktion,
2) ausreichender Hustenreflex,
3) saubere und leere Mundhöhle und Schluckfähigkeit
sichergestellt sein.

Ein besonderes Problem beim Neugeborenen

Bei offenem extrapulmonalem Rechts-links-Shuntweg wird die Beatmung von Neugeborenen kompliziert:

Bei offenen Shunts auf Vorhof- und arterieller Ebene (Foramen ovale, Ductus arteriousus) bedeutet eine Erhöhung des intrathorakalen Drucks immer auch eine Verminderung der transpulmonalen Perfusion durch eine Erhöhung des Rechts-links-Shunts. Dies gilt ganz besonders bei hohem pulmonalarteriellem Widerstand oder primär verminderter Lungendurchblutung (bei *verzögerter Adaptation* oder *Rechts-links-Shuntvitien*, wie z. B. Morbus Fallot oder ductusabhängigen zyanotischen Herzfehlern).

Diese Tatsache ist von erheblicher Bedeutung und erklärt häufig die Verschlechterung der Oxygenierung bei steigenden Beatmungsdrücken bzw. bei Übergang von Spontanatmung zu maschineller Beatmung, z. B. in Narkose.

IMV-Beatmung und CPAP

Die maschinelle Beatmung im Kindesalter verfolgt drei Ziele (s. auch vorhergehendes Kap. „Pathologische Lungenfunktion beim beatmeten Kind", S. 721):
1) Aufbau einer ausreichenden FRC als Voraussetzung der adäquaten Oxygenierung (z. B. durch CPAP).
2) Ermöglichung einer ausreichenden alveolären Ventilation, sei es durch totalen Ersatz der Eigenatmung (kontrollierte Beatmung) oder als Ersatz des respiratorischen Defizits bei erhaltener Spontanatmung (IMV).
3) Die Anwendung eines möglichst niederen mittleren Atemwegsdrucks zur Vermeidung der Reduktion des „cardiac output" mit seinen Nebenwirkungen auf die Perfusion von Lunge (besonders beim Neugeborenen, s. o.), Niere, Leber und Darmorgan.

Die vorgenannten Ziele, Aufbau der FRC und Ermöglichung einer ausreichenden alveolären Ventilation bei möglichst geringem Atemwegsmitteldruck, werden günstigerweise durch die Anwendung von Formen der künstlichen Beatmung, welche die *Spontanatmung* miteinbeziehen, erreicht (IMV und Anwendung von CPAP, welcher primär in der Pädiatrie beschrieben wurde) (Gregory 1971).

Dadurch gelingt es, einerseits eine hohe FRC konstant zu halten, andererseits auch einen niederen Atemwegsmitteldruck zur Anwendung zu bringen, da der Pa-

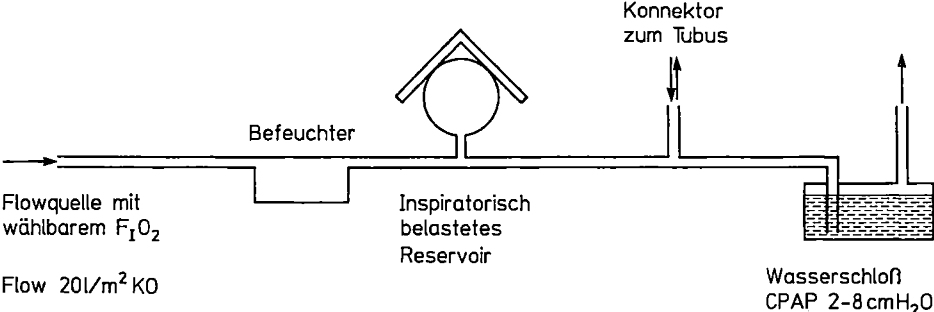

Bei Verwendung mit volumenkonstanten oder flowkonstanten Respiratoren wird das Reservoir mit eigener Flowquelle über ein Rückschlagventil (Flowrichtung zum Patienten) in den inspiratorischen Schenkel vor dem Patienten dazugeschaltet. Das Wasserschloß entfällt dann, da das PEEP-Ventil des Respirators diese Funktion übernimmt.

Abb. 1. High-flow-CPAP jenseits des Neugeborenenalters

tient einen Großteil seines Atemminutenvolumens selbst leistet, und nur gelegentlich IPPV-Atemzüge zum Ausgleich des Defizits notwendig sind. Die Spontanatmung des Patienten ermöglicht damit eine ausreichende Ventilation ohne dramatische Erhöhung des Atemmitteldrucks.

Der Übergang von diesen Beatmungsformen zu kontrollierter Beatmung sollte nur bei entsprechender Indikation erfolgen (Fehlen des Atemantriebs, Narkose, Relaxierung, Unmöglichkeit unter IMV-Beatmung eine adäquate Ventilation zu erreichen etc.).

Die geeigneten apparativen Voraussetzungen für CPAP- und IMV-Beatmung bestehen nur beim Neugeborenen und beim jungen Säugling im Constant-flow-Respirator. Beim *Kleinkind* ist zur Vermeidung eines inspiratorischen Druckabfalles im System (CPAP = „constant! positive airway pressure") bereits ein reservoirtragendes High-flow-CPAP-System notwendig (Abb. 1).

Dies gilt sinngemäß auch für die IMV, bei welcher in der Exspirationsphase ein CPAP vorliegen sollte. Uns hat sich die Kombination eines volumenkontrollierten Beatmungsgerätes (z. B. UV Draeger) mit einem inspiratorisch zugeschalteten High-flow-CPAP mit Rückschlagventil bewährt (Abb. 1).

Überwachung der adäquaten maschinellen Beatmung

Das geräteseitige Monitoring wurde oben besprochen. Bedeutsamer erscheint jedoch die Überprüfung des *Beatmungserfolgs am Patienten.*

Das Monitoring der adäquaten Beatmung besteht vor allem auch in der Beurteilung des *subjektiven Zustandes des Kindes,* da Tachypnoe, Dyspnoe, motorische Unruhe, Ängstlichkeit immer auch Zeichen für eine insuffiziente Beatmungssituation darstellen können.

Bei *inadäquaten Blutgaswerten* ist es von Bedeutung, die Kreislaufsituation miteinzubeziehen. Wie schon zuvor erwähnt, ist bei Hypovolämie oder „low cardiac output" durch mangelnde Lungenperfusion oft eine Hyperkapnie nicht Folge der zu geringen alveolären Ventilation, sondern des erhöhten funktionellen Totraumes durch verminderte Lungenperfusion.

Volumengabe bzw. Katecholaminanwendung bringen hier bei gleichen Beatmungsparametern sehr häufig eine Besserung der Blutgaswerte.

Das Monitoring der Beatmung muß daher besonders beim Kind immer auch das *Monitoring des Kreislaufes* miteinbeziehen.

Alternative Formen des Gasaustausches

Zwei alternative Verfahren zur IMV und IPPV im Kindesalter haben sich in letzter Zeit bewährt. Diese sind *extrakorporale Membranoxygenierung* (ECMO) und *Hochfrequenzbeatmungstechniken* als Ein- oder Zweifrequenzbeatmung (Krummel et al. 1982; Pokora et al. 1983; Trittenwein et al. 1988).

Diese bedürfen für ihre breite Anwendung zweifellos noch weiterer Grundlagenklärung und technischer Weiterentwicklung, ermöglichen jedoch Alternativen in ausweglosen Situationen des Lungenversagens auch im Kindesalter.

Intraossäre Infusion, Kavakatheter, arterielle Leitung, Pulmonaliskatheter, Blasendauerkatheter und gastrale Sonden

Der venöse Zugang beim Kind erfordert die Verwendung geeignet kleinkalibrierter und trotzdem widerstandsfähiger Venenkatheter (z. B. Viggo Venflon 0,8 mm oder Abbocath G 2). Vor Ort (Notarztwagen) oder auch im stationären Bereich kann in Notsituationen auch bei adäquatem Material und Erfahrung das Legen eines venösen Zugangs mißlingen und die Einführung eines Kavakatheters nicht (sofort) möglich sein. Die intraossäre Injektion und Infusion ist da eine wirksame, sichere und gut untersuchte Möglichkeit (Fiser 1990). Unter Verwendung geeigneter Einmalpunktionskanülen (Cook DIN) kann sicher die mediale Tibiakopffläche, die mediale Innenknöchelfläche oder die Vorderfläche des distalen Femur punktiert werden. Die genaue Technik (Fiser 1990) muß vertraut sein. Die Pharmakokinetik bei Injektion und Infusion entspricht der intravenösen Zufuhr.

Kavakatheter

Von entscheidender Bedeutung für die Verminderung der Gefährdung und Erhöhung der Effizienz zentraler Leitungen ist gerade im Kindesalter die Verwendung von entsprechendem Material.

Bewährt hat sich die Anwendung der *Seldinger-Technik*, da auf diese Weise das Punktionstrauma nicht größer ist als der resultierende Nutzen in Form einer entsprechend kalibrierten Leitung. So ist es möglich, Kavakatheter einzubringen, die genauso oder größer kalibriert sind wie die Punktionsnadel. Die früher häufig verwendete Katheter-in-Nadel-Technik erzwang ein wesentlich größeres Punktionsloch als für das Kaliber des Katheters notwendig war, und bedeutete bei Fehlpunktionen eine entsprechend größere Traumatisierung und Gefährdung. Ein Risiko besteht bei beiden Systemen im Abscheren der Spirale bzw. des Katheters durch die Punktionsnadel.

Die Punktionstechnik unterscheidet sich von der in der Erwachsenenmedizin üblichen insofern, als beim Kind darauf geachtet werden sollte, daß ein nicht zu geringer *subkutaner Tunnel* entsteht, da dieser eine Infektionsbarriere gegenüber der Infektion des zentralen Gefäßes darstellt. Dies bedingt in aller Regel einen etwas flacheren Punktionswinkel sowohl im Berech der V. jugularis interna als auch der V. subclavia, als bei Erwachsenen üblich. Bei der zentralen Punktionstechnik, sowohl im Bereich der V. jugularis interna als auch der V. subclavia, erfolgt der Einstich in die Haut daher relativ weiter vom Venenpunktionsort entfernt als beim Erwachsenen, bei der Punktion der V. jugularis interna etwa in halber Höhe der Sternocleidomastoideus, bei der V. subclavia etwa in Höhe des Korakoids.

Die Punktion der *V. jugularis interna* hat beim Neugeborenen und jungen Säugling den Vorteil eines relativ großen Gefäßes ohne direkten Kontakt mit der Pleurakuppel, wenn die Punktionsstelle hoch genug gewählt wird (Trittenwein et al. 1984). Ausdrücklich zu warnen ist vor dem Risiko bei zyanotischen Herzfehlern die A. carotis und V. jugularis zu vertauschen und sodann Infusionen in die A. carotis vorzunehmen. Die Unterscheidung ist lediglich auf Grund der Druckmessung möglich. Auch kollabiert die V. jugularis interna bei extremer Hypovolämie in der Regel.

Die Punktion der *V. subclavia* erbringt relativ häufig eine Katheterfehllage in die V. jugularis interna und erhöhtes Pneumothoraxrisiko der Punktion. Bezüglich der Punktionstechnik wird auf die Abb. 2 und 3 verwiesen.

Prinzipiell sollte das Einbringen eines zentralen Venenkatheters beim Kind in *Narkose* erfolgen, im einfachsten Fall und bei Nichtvorliegen einer Kontraindikation durch die Kombination von Ketamin 2 mg/kg KG i.v. oder 5 mg/kg KG i.m. nach Atropinprämedikation und unter simultaner Lokalanästhesie im Bereich des Punktionsortes, sobald das Kind schläft.

Auf diese Weise läßt sich mit einer Hilfsperson, welche das Kind hält, nach ausreichender Lagerung die Punktion einigermaßen sicher durchführen.

Bei Neugeborenen und jungen Säuglingen gibt es außerdem die Alternative eines *Silastic-Katheters* zur parenteralen Ernährung, welcher peripher eingebracht werden kann (V. temporalis superficialis, V. basilaris, V. saphena oder V. femoralis) und dort thrombosefrei auch über mehrere Wochen liegen kann.

Unter geeigneten Voraussetzungen (Narkose, *geübter Punkteur, wobei die Übung am besten in der Erwachsenenmedizin zu holen ist,* und geeignetes Punktionsbesteck) läßt sich die zentrale Katheterisierung mit nicht höher einzuschätzendem Risiko als im Erwachsenenalter durchführen.

Ein als wertvoll erwiesener Notzugang ist die Punktion der *V. femoralis*, medial der palpablen A. femoralis, solange diese noch zu tasten ist. In besonderen Notfällen empfiehlt sich die rasche Freilegung der *V. saphena* etwa 0,5–1 cm unterhalb des Leistenbandes, eine bei auch geringer Übung rasch erlernbare und risikoarme Methode, da diese Vene so oberflächlich liegt, daß eine Verwechslung mit der A. femoralis nicht möglich ist.

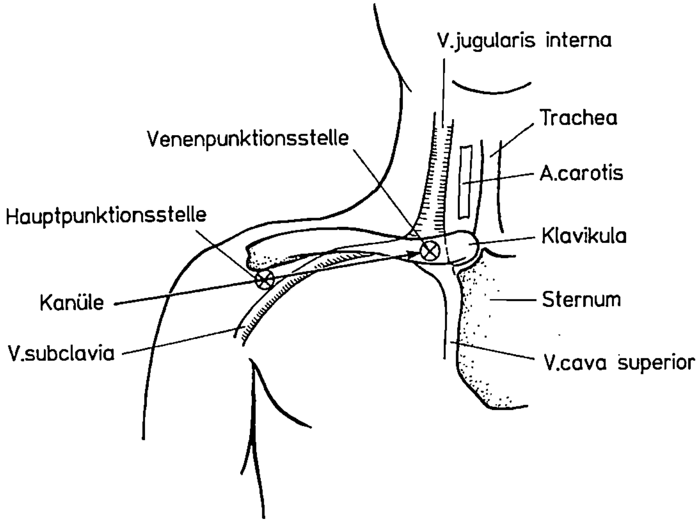

Abb. 2. Der einzige Ort, an welchem die V. subclavia lokal sicher definiert ist, ist im Bereich des Lig. costoclaviculare dorsal des Caput claviculae. Dorthin zielt die Spitze der Kanüle

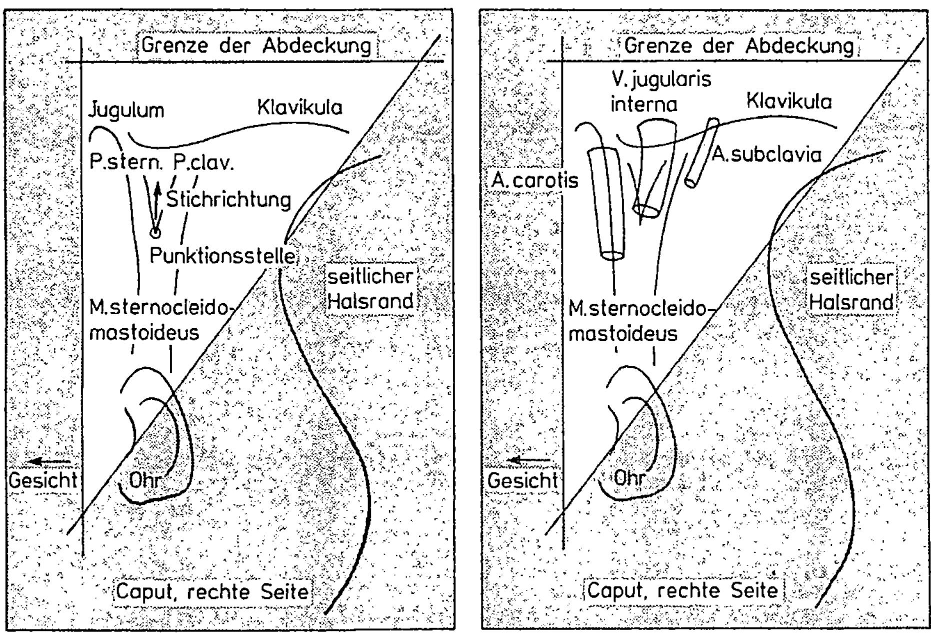

Abb. 3. Gefäße im Punktionsbereich

Arterielle Leitung

Die Anwendung arterieller Leitungen, speziell beim Kind, erfreut sich zunehmender Beliebtheit. Ähnlich wie beim zentralen Venenkatheter ist es so möglich, dem Kind schmerzhafte Punktionen zu ersparen und kontinuierliche Messung der *Blutgaswerte* dort zu erreichen, wo transkutane Messungen nicht möglich sind (extreme Schocksymptomatik, „low output"). Zugleich mit einer kontinuierlich aufgezeichneten *Blutdruckkurve* läßt sich an Hand der Blutdruckamplitude sowie dem in-/exspiratorischen Druckunterschied die Füllung des Gefäßbettes bzw. der periphere Widerstand einschätzen. Die intraoperative Notwendigkeit der arteriellen Blutdruckmessung und Blutgasanalyse bei großen Eingriffen hat lediglich durch die Pulsoxymetrie eine gewisse Verminderung erfahren.

Zur Arterienpunktion ist die A. radialis, die A. dorsalis pedis, die A. tibialis posterior mit 22-gg.- oder 20-gg.-Nadeln, bei älteren Kindern mit 22-gg.- oder 20-gg.-Nadeln geeignet. Bei Neugeborenen (wenn die direkte Punktion mißlingt) legen wir die A. radialis frei, wenn die Nabelgefäße nicht mehr katheterisierbar sind. Allgemein gilt, daß es bei *schwieriger* Punktion sinnvoller ist, *intraoperativ* Leitungen wie nach zentral vorgeschobenem Venenkatheter durch Venae sectio oder arterielle Leitung freilegen zu lassen, als durch viele mühsame Punktionsversuche eine erhebliche präoperative Traumatisierung des Kindes zu verursachen.

Ein Problem der arteriellen Leitung, insbesondere bei Neugeborenen und Säuglingen, ist die Tatsache, daß auch bei geringen *Spülvolumina* diese sehr weit zentral gelangen, z. T. über die Karotis ins Gehirn. Dies ist bei Neugeborenen bereits bei Volumina ab 0,5 ml möglich. Aus diesem Grund sind diese Spülungen mit Vorsicht und mit geringen Mengen vorzunehmen.

Über die Größen der von uns gelegten Katheter gibt Tabelle 8 Auskunft.

Pulmonaliskatheter

Die Einführung des Pulmonalarterienkatheters zur Ermittlung invasiver Kreislaufparameter erfolgt in der pädiatrischen Intensivmedizin wesentlich seltener als in der Erwachsenenintensivmedizin.

Die Tatsache, daß bis zum 5. Lebensjahr ein eingebrachter Ballonkatheter das Gefäß obliteriert und daher eine Thrombose wesentlich schneller eintritt, darüber hinaus die Punktion schwieriger ist, haben die Anwendung von Pulmonaliskatheter auf wenige Fälle beschränkt.

Häufig wird der Pulmonaliskatheter von femoral und unter Röntgenkontrolle eingeführt und soll so kurz wie möglich liegen. Die Anwendung des linksatrialen Katheters nach Herzoperationen trägt weiter zur Verminderung der Inzidenz eines notwendigen Pulmonalarterienkatheters bei. Eine Alternative ist auch die Einbringung des Pulmonaliskatheters unter Kontrolle bei offenem Thorax. Die Applikation über die V. jugularis interna ist möglich, die konsekutive Flowreduktion in der V. jugularis interna läßt sich jedoch nur durch Verwendung kleinkalibriger (5 F) Katheter minimieren. Gerade beim Kind bietet die Echokardiographie eine gute Möglichkeit, die Hämodynamik nichtinvasiv zu beurteilen.

Tabelle 8. Zentralvenöse Katheter und arterielle Leitung (eigene Erfahrung)

Punktionsort	Punktionsnadel		Katheter
	Kaliber	Länge	
Zentralvenöse Leitung:			
Neugeborenes			
Nabel (Freilegung)			Nabelvenenkatheter (oder sterile Ernährungssonde 6 gg.)
V. basilica, V. temporalis superficialis, V. saphena	19-gg.-Butterfly-kanüle		Silikonlatexeinschwemmkatheter (z. B. Fa. Vygon)
Neugeborenes und Säugling			
V. jugularis interior V. subclavia	20 gg.	32 mm	8 cm (z. B. "leader cath", Fa. Vygon)
Kleinkind			
V. subclavia (V. jugularis interior)	18 gg.	54 mm	10 cm (z. B. "leader cath", Fa. Vygon)
Schulkind Erwachsenensystem oder 17-gg.-"leader-cath"			

Arterielle Leitung:
A. radialis, A. dorsalis pedis,
A. tib. post, A. axillaris
Neugeborenes und Säugling
   22-gg./20-gg.(0,6–0,8 mm)(z.B. Viggo Venflon)-Venenpunktionskanüle oder Freilegen der
   A. radialis und Kanülierung mit 20-gg.-Katheter (s. oben) oder Nabelarterienkatheter
   beim Neugeborenen
Klein- und Schulkind
   20-gg./18-gg.(0,8–1,0 mm)-Venenpunktionskanüle

Wenn ein Pulmonaliskatheter notwendig erscheint, so empfiehlt es sich, bis zum 5. Lebensjahr einen 5-F-Ballonkatheter von femoral nach Punktion mit einem geeigneten Besteck in Narkose (minimale Möglichkeit ist Ketalar + Lokalanästhesie) unter Bildwandlerkontrolle einzubringen. Nach dem 5. Lebensjahr ist die Einbringung eines 7-F-Swan-Ganz-Katheters in der Regel problemlos.

Blasendauerkatheter

Die Einbringung von Blasendauerkathetern und gastralen Sonden erfordert eine gewissenhafte Auswahl geeigneter Materialien, um Langzeitfolgen zu vermindern. Bezüglich des Kalibers wird auf Tabelle 6 verwiesen.

Bei Blasendauerkathetern ist die Verwendung von *Silikonkathetern* den Silcolatex- oder Latexkathetern vorzuziehen, da hier eine geringere Inzidenz an Strikturen vorliegt. Bei Neugeborenen werden in der Regel 5-F-Ernährungssonden verwendet. Unter Verwendung von Silikonkathetern hat sich der Vorteil einer suprapubischen Ableitung, ähnlich wie in der Erwachsenenmedizin, deutlich verringert. Von besonderer Bedeutung ist das intermittierende Klemmen dieses Katheters, um eine *schrumpfende Blase*, speziell bei Langzeitkatheterismus, zu verhindern. Prinzipiell sollte der Blasenkatheter möglichst kurz liegen, um einerseits Strikturen beim männlichen Kind und andrerseits den unausbleiblichen Harnwegsinfekt möglichst zu minimieren. Gewissenhafte Pflege des Blasenkatheters und intermittierendes Klemmen erscheinen günstiger als Instillation von Antibiotika in die Blase, insbesondere bei möglicherweise vorliegendem vesikoureteralem Reflux.

Gastrale Sonden

Als gastrale Sonden sollten möglichst nur Kunststoffe ohne Weichmacher, wie auch bei den Kavakathetern und arteriellen Leitungen, verwendet werden, um Druckulzera bei längerem Liegen zu verhindern (z. B. Siliconsonden bei enteraler Ernährung). Bezüglich des Kalibers wird auf Tabelle 6 verwiesen.

Es empfiehlt sich, zumindest 3stündlich geringe Mengen an 5%iger Glukose (1 ml/kg KG) zu applizieren, um das Offenbleiben der Sonde zu gewährleisten. Bei allen Abflußstörungen wird danach die Sonde wieder geöffnet. Bei Verdacht auf Okklusion wird, falls keine speziellen Kontraindikationen bestehen (Magenoperation), die Sonde entfernt und durch eine neue ersetzt.

Reanimation im Kindesalter

Grundsätzliche Unterschiede

Die Unterschiede bei der Reanimation im Kindesalter im Gegensatz zum Erwachsenenalter liegen nicht so sehr in der Durchführung der Technik als vielmehr im Problem des *höheren Sauerstoffverbrauchs*. Dementsprechend sind der Zeitpunkt des Beginns der Reanimation, die Quantität der Aktionen bei der Reanimation und die Prognose anders als in der Erwachsenenmedizin zu bewerten.

Hält man sich die grundlegenden Parameter der vitalen Funktionen Atmung und Kreislauf im Vergleich zum Erwachsenen vor Augen (s. folgende Übersicht), so erkennt man, daß bezogen auf das Körpergewicht Atemzugvolumen sowie Schlagvolumen praktisch gleich sind. Auf Grund des doppelt so hohen Sauerstoffverbrauchs müssen sowohl Atemfrequenz als auch Herzfrequenz im Kindesalter wesentlich höher als beim Erwachsenen sein. Dies bedeutet, und darin liegt zweifellos das entscheidende Problem der Reanimation im Kindesalter, daß bei Versagen von Atem- und Kreislauffunktion die Sauerstoffschuld wesentlich schneller ansteigt und daher *rasch eine irreversible zerebrale Schädigung* erreicht ist. Dies schlägt sich auch in der Statistik der Prognose der kindlichen Reanimation zu Buche, wo gezeigt werden konnte, daß nach kardiopulmonaler Reanimation der „outcome" beim Kind wesentlich schlechter als beim Erwachsenen ist. So wurde von Eisenberg et al. (1983) das Überleben nach Asystolie im Krankenhaus mit 15% und außerhalb des Krankenhauses mit 3% beschrieben.

Reanimation im Kindesalter
(nach Rogers 1987)

Beginn der Reanimation: Erliegen der Atem- und/oder Kreislauffunktion ungeachtet frustraner Atembewegungen oder eines noch vorliegenden EKG-Potentials. Entscheidend ist der klinische Befund von fehlender Atmung und/oder Kreislauf (s. Kap. "Monitoring und Akutdiagnostik", S. 707).

A)	Atemwege	freimachen (Finger, Sauger)
B)	Beatmung	(wenn immer möglich mit reinem Sauerstoff!) Mund zu Mund/Nase Maske, Beutel, Sauerstoff (Unterkiefer nach ventral luxieren, Kopf überstrecken) Tubus, Beutel, Sauerstoff *Effektivitätskontrolle:* Thoraxexkursion
C)	Herzmassage	Säugling: Daumen (4 Finger liegen am Rücken) Kleinkind: 1 Hand Schulkind: 2 Hände mindestens 1/3 des Thoraxdurchmessers eindrücken *Effektivitätskontrolle:* Puls, Hautfarbe

	Rhythmus	Beatmung : Herzmassage =
		  1 : 5 =
		  20 : 100 pro min =
		je 2 Aktionen (Beatmung oder Herzmassage)/s!

D+E)	Medikation	Adrenalin 0,1 ml/kg KG (1 : 10 000) endobronchial / intrakardial / zentralvenös / oder i. v. Defibrillation 1. Versuch 2 J/kg 2. Versuch 4 J/kg evtl. Natriumbikarbonat 1 ml/kg KG i. v. evtl. Volumen bei Hypovolämie = 10 ml/kg KG Ringer-Lösung

Das wichtigste Medikament in der Kindernotfall- und Kinderintensivmedizin ist der Sauerstoff!

Diagnose und Beginn der Reanimation

Der Beginn der Reanimationsbemühungen ist daher von kritischer Bedeutung. Insbesondere unter Bedingungen der Überwachung der vitalen Parameter muß gefordert werden, daß die Reanimation nicht dann beginnt, wenn der Atem- oder Kreislaufstillstand forensisch feststeht, sondern vielmehr bereits dann, wenn ein *funktioneller Verlust* im Bereich des respiratorischen oder zirkulatorischen Systems besteht. Dieser funktionelle Atem- und Kreislaufstillstand kann durchaus bei noch vorliegenden, aber frustranen Atembewegungen sowie bei ableitbarem EKG gegeben sein.

Klinisch kann der funktionelle Atemstillstand durch fehlende Registrierung einer Atemtätigkeit durch die Untersuchung (Ohr über Mund und Nase des Kindes) und der Kreislaufstillstand durch Pulslosigkeit (Femoralis oder Brachialis) festzustellen sein. Die einsetzende Hypoxie wird in der Regel von Konvulsionen oder Bewußtlosigkeit begleitet.

Der *rechtzeitige Beginn* der Reanimation bei funktionellem Atem- und Kreislaufstillstand und nicht erst beim forensisch gesicherten klinischen Tod ist eine wesentliche Voraussetzung zur Verbesserung der Prognose der Reanimationsbemühungen.

Durchführung

Die Durchführung der Reanimation im Kindesalter ist weitgehend identisch mit der des Erwachsenenalters. Auch hier sind die vier wesentlichen Punkte: Freihalten der Atemwege, Beatmung, Herzmassage sowie Einsatz von Medikamenten, wenn indiziert, die logische Reihenfolge der Maßnahmen.

Das *Freihalten der Atemwege* geschieht am besten mit dem tuchbewehrten Finger oder – wenn vorhanden – mit einem Absauggerät. Die Beatmung kann beim Kind in Ermangelung anderer Hilfen unschwer Mund-zu-Mund und -Nase erfolgen. Dabei muß der Kopf wie beim Erwachsenen überstreckt sein, um eine Insufflation des Magens zu vermeiden. Von wesentlicher Bedeutung ist das Nachvornziehen des Unterkiefers, da auf Grund der größeren Weichteilrelationen im kindlichen Mund die Einblasung von Luft in die Lunge andernfalls behindert wird. An der Thoraxexkursion läßt sich die Effektivität der Einblasung feststellen. Die *Beatmung* sollte, wenn immer möglich, mit *reinem Sauerstoff* erfolgen, entweder über Maske und Beutel oder nach *Intubation*.

Bei mangelnder Übung in der Kinderintubation oder bei noch vorhandenen Schluckreflexen sollte eine traumatische Intubation vermieden werden und eine Beatmung über Maske und Beutel mit erhöhtem Druck und reinem Sauerstoff erfolgen. Die Thoraxexkursion gibt Aufschluß über die Effektivität. Auf die besondere Bedeutung des Vorziehens des Unterkiefers, in der Regel durch Luxation im Kiefergelenk, sei nochmals hingewiesen.

Beatmung und Herzmassage wechseln sich im Rhythmus von 1 : 5 ab, wobei jedoch in der Minute etwa 20 Beatmungsstöße und 100 Herzmassagen erfolgen sollten, d. h. zwei Aktionen pro Sekunde, um eine ausreichende Funktion zu imitieren. Die Herzmassage erfolgt in der Regel beim Neugeborenen und Säugling durch die Daumen des Behandlers, wobei die vier Finger auf der Rückseite des Kindes zu liegen kommen. Beim größeren Kind wird die Reanimation analog der im Erwachsenenalter durch Kompression des Sternums durchgeführt.

Zweifellos das wichtigste *Medikament* bei der Reanimation im Kindesalter, wie überhaupt in der Kinderintensivmedizin, stellt der *Sauerstoff* dar. Die Beatmung sollte in jedem Fall mit 100%igem Sauerstoff durchgeführt werden. Als weiteres häufig zur Anwendung kommendes Medikament muß das *Adrenalin* angesehen werden, welches in einer Dosierung von 0,1 ml/kg KG der 1:10000-Lösung endobronchial, *intrakardial* sowie zentralvenös zur Anwendung kommt. Das gleiche gilt für Atropin in einer Dosierung von 0,1 ml/kg KG. Die weiteren Medikamente *Natriumbikarbonat, Kalzium und Lidocain* sollten nach Indikation verabreicht werden, da ihre Nebenwirkungen durchaus die Vorteile ihrer Anwendung übersteigen können. Natriumbikarbonat kann durch Verschlechterung der Sauerstoffabgabe, Hyperosmolarität sowie Induktion einer schweren zerebralen Azidose den Reanimationserfolg in Frage stellen. Die gleiche Zurückhaltung gilt für Kalzium als Propagator der oxidativen Reaktionen in der Zelle. Allerdings kann beim Säugling eine Hypokalziämie vorliegen und daher die Kalziumgabe zur Verbesserung der Myokardkontraktilität notwendig werden. Die Anwendung von Lidocain vermindert die Kontraktilität und damit die Auswurfleistung.

Die elektrische *Defibrillation* ist hier die Methode der Wahl. Sie erfolgt beim ersten Versuch mit 2 Joule/kg KG, beim zweiten Versuch mit 4 Joule/kg KG und sollte über kindergerechte Applikatoren angewandt werden.

Sollte eine *Hypovolämie* begleitend vorliegen (Blutungsschock), so ist die rasche Applikation von 10–20 ml/kg KG einer Ringer-Lösung angezeigt.

Je nach Verlauf der Kreislaufsituation *nach* Durchführung der Reanimationsbemühungen kann weiterhin die Anwendung von Dopamin, Atropin, Lidocain oder Kalzium notwendig werden.

Abbruch der Reanimationsbemühungen

Der Abbruch der Reanimationsbemühungen kann im Einzelfall kaum durch vorher festgelegte Kriterien bestimmt werden. In Abhängigkeit von der Grundkrankheit, der Ausgangslage, den erhobenen Befunden und dem Verlauf der Reanimationsbemühungen wird über die weiteren Erfolgsaussichten zu entscheiden sein. Eine Zeitgrenze von 30 min Asystolie trotz Reanimationsbemühungen wird als Grenze für die Abbruchentscheidung gewertet. Dies gilt nicht für ertrunkene Kinder, besonders in kaltem Wasser, da hier erfolgreiche Reanimationsbemühungen auch nach mehr als 30minütiger Submersionsdauer beschrieben wurden.

Hilfsmaßnahmen und Verbesserungen; Krikothyreotomie

Häufig wird nach dem Wert der Notkoniotomie in der Kindernotfallmedizin gefragt. Die mangelnde Differenzierung der Membrana cricothyreoidea beim Kind unter 3 Jahren sowie die Kleinheit der Verhältnisse, die eine Notkoniotomie mit dem Messer unmöglich machen, haben nach alternativen Methoden der Krikothyreotomie Ausschau halten lassen. Die *Punktion der Membrana cricothyreoidea* durch eine 16- oder 18-G-Nadel und die Applikation von reinem Sauerstoff mittels Beatmungsbeutel über einen 3-mm-Tubuskonnektor lassen eine ausreichende Oxygenierung zu. Allerdings kommt es dabei in der Regel zum Anstieg des CO_2. Es wurden auch *spezielle Koniotomienadeln* mit Tubusadapter entwickelt (Eckhart). Diese Technik der Nadelkoniotomie ist im Kindesalter jedenfalls der Inzision des Ligaments vorzuziehen und schafft Zeit, eine ordnungsgemäße endotracheale Intubation vorzubereiten.

Wesentlich ist jedoch, daß durch die Beatmung mit *reinem Sauerstoff* – mit *Maske und Beatmungsbeutel* lege artis – die entzündlich stenosierenden Luftwegserkrankungen im Kindesalter ausreichend behandelt werden können, bis die Voraussetzungen für eine ordnungsgemäße endotracheale Intubation geschaffen sind.

Neuere Entwicklungen und Verbesserungen der kardiopulmonalen Reanimation

Das Auftreten von zerebralen Defektzuständen nach kardiopulmonalen Reanimationen hat zu einer Reihe von Versuchen geführt, diese effektiver zu gestalten, das heißt Flow und Druck in der Aorta, den Koronararterien und Karotiden durch Veränderung der kardiopulmonalen Reanimation zu verbessern.

Dabei war die Erkenntnis von wesentlicher Bedeutung, daß die Wirkung der Herzmassage *nicht (nur) auf einer Kompression des Herzens* beruht, da durch echokardiographische Studien nachgewiesen werden konnte, daß die Ventilfunktion der Herzklappen während der Herzmassage nicht wirksam ist. Vielmehr scheint die Dimensionsänderung des Thorax, d. h. die Kompression der Lunge, wie an der Weitenänderung des linken Vorhofs und der aortalen Druckkurve zu erkennen war, ein wesentlicher Motor für den „cardiac output" zu sein. So konnte nachgewiesen werden, daß bei Patienten in der Asystolie durch Hustenstöße eine ausreichende Zirkulation unterhalten werden konnte. Dies hat im weiteren zur Entwicklung des simultanen Ventilations- und Kompressionsmodus der kardiopulmonalen Reanimation geführt, welcher unter Verwendung von Suprarenin die höchsten Aorten-, Karotis und Koronararteriendrücke unter geschlossenen Bedingungen erreicht.

Von überragender Wirkung auf den Kreislauf ist die *offene Herzmassage*, welche als die effektivste Maßnahme der künstlichen Reanimation angesehen werden muß.

Pflege des kranken Kindes

Zweifellos liegt der limitierende Faktor der Behandlung besonders von Säuglingen und Kleinkindern auf Erwachsenenintensivstationen in der fehlenden adäquaten Pflege, die hier nicht in aller Ausführlichkeit beschrieben werden kann. Die Pflege des kranken Kinds muß Gegenstand spezieller Pflegetechnik bleiben.

Zentrales Problem dabei ist nicht nur die Durchführung der pflegerischen Handlungen oder therapeutischen Tätigkeiten, sondern vielmehr die *Beobachtung und adäquate Beurteilung* eines kranken bzw. schwerkranken Kindes.

Eine Möglichkeit, dieses Problem zumindest teilweise zu lösen, ist die Einbindung der Eltern in die Arbeit der Intensivstation. Dieser zweifellos sehr verlockende Weg erfordert einerseits die Bereitschaft und Fähigkeit der Eltern, dies zu tun, andererseits ein hohes Maß an Einfühlungsvermögen und Sicherheit seitens der Behandler.

Werden Kinder *regelmäßig* im Erwachsenenintensivbereich behandelt, muß eine entsprechende pflegerische Versorgung gewährleistet sein.

Das Kind auf der Erwachsenenintensivstation

Die Tatsache, daß insbesondere in der Traumatologie und auch in speziellen chirurgischen Subdisziplinen, wie Herzchirurgie, Neurochirurgie, plastische Chirurgie u. a., notwendigerweise Kinder behandelt werden müssen, hat in den letzten Jahren zunehmend das Problem aufgeworfen, daß Kinder auch auf Erwachsenenintensivstationen zu behandeln sind. Prinzipiell glaube ich immer noch, daß eine entsprechende Kinderintensivstation der geeignetere Ort ist. Nichtsdestoweniger ist die Behandlung von Kindern auf Erwachsenenintensivstationen Realität.

Ein Vorteil der Behandlung von Kindern auf Erwachsenenintensivstationen liegt in der Tatsache begründet, daß Erwachsenenintensivstationen in der Regel eine höhere Anzahl an Intensivpatienten aufweisen und dadurch manche intensivmedizinische Maßnahmen (Beatmung bei schwerem Lungenversagen, Hirndruckmessung, Durchführung operativer Maßnahmen wie Tracheotomie, Hämofiltration etc.) keine seltenen Ereignisse sind.

Auf der anderen Seite bietet das Kind den Behandlern erhebliche logistische und psychische Probleme. Da ist zunächst die adäquate Adaptation der intensivmedizinischen Maßnahmen an die Bedürfnisse des Kindes, wozu das vorliegende Kapitel einen gewissen Beitrag leisten soll.

Darüber hinaus ist besonders dort, wo Kinder nur selten zur Behandlung kommen, die apparative Vorraussetzung in Form von Respiratoren, speziellem Monitoring (transkutane Blutgasüberwachung, Blutdruckmanschetten etc.), Gebrauchsgegenständen wie Verweilkanülen, Kavakathetern, sowie Dosierungstabellen, Ernährungstabellen häufig nicht sofort greifbar.

Vor allem aber besteht eine mangelnde Übung beim ärztlichen und Pflegepersonal, wodurch u. U. notwendige Entscheidungen verzögert oder nicht optimal durchgeführt werden. Dieses Problem sollte durch eine enge konsiliarische Tätigkeit von pädiatrischen Intensivmedizinern entschärft werden können.

Dazu kommt, daß das Kind auf der Erwachsenenintensivstation als spezieller Patient betrachtet wird, welchem durchaus mit einer gewissen Scheu begegnet wird. Und nicht selten, speziell wenn das Kind wach ist, ergeben sich Schwierigkeiten, notwendige Dinge, die dem Kind unangenehm sind, konsequent durchzuführen. Darüber hinaus werden kinderspezifische Bedürfnisse sowie persönliche Betreuung in ausreichendem Umfang nur schwer erfüllbar sein. Andererseits erfahren aber Kinder auf Erwachsenenintensivstationen auf Grund ihres besonderen Status nicht selten auch besonders intensive Betreuung und Pflege, was durchaus auch von Vorteil sein kann.

Aus diesem Grund sollten, wenn Kinder auf Erwachsenenintensivstationen häufig zur Behandlung kommen, spezielle Maßnahmen getroffen werden, um eine Optimierung dieser Behandlung zu erreichen.

Erstens ist dafür zu sorgen, daß notwendige *apparative und logistische* Voraussetzungen ausreichend gegeben sind (z. B. Tabellen).

Zweitens sollte eine *kontinuierliche Belehrung und Übung* des Teams erfolgen, um wichtige lebensrettende Maßnahmen wie Intubation, Legen von Kanülen, Durchführung der Reanimation und v. a. auch die Beurteilung von Kindern zu erlernen und zu üben.

Drittens sollten spezielle *Beratungen* darüber abgehalten werden, wie das psychische Problem sowohl für das Kind als auch für die Mannschaft günstigerweise gelöst wird. Die Einbindung spezieller *Betreuungspersonen*, wie Kindergärtner, Lehrer oder wenn möglich der Eltern, sollten bedacht werden.

Entsprechende vertraute *Pädiater* sollten für konsiliarische Tätigkeit zur Verfügung stehen und einbezogen werden.

Damit wird ein verantwortungsvoller Kompromiß zwischen den Bedürfnissen des Kindes und den vorhandenen Möglichkeiten hergestellt.

Problem: Kind auf Erwachsenenintensivstation

Probleme:
- logistisches Defizit bei speziellen pädiatrisch-intensivmedizinischen Details (Konsiliarfrage!),
- Defizit an geeigneten Voraussetzungen der apparativen und Verbrauchsmaterialien betreffenden Ausstattung,
- Defizit an geeigneten Pflegepersonen (Hauptproblem) und dadurch Probleme der Patientenbeurteilung, der adäquaten Pflege und außergewöhnliche psychische Belastung des Personals.

Jedoch:
- Häufig sind auf Erwachsenenintensivstationen größere Erfahrungen an selten durchgeführten Intensivmaßnahmen (invasives Kreislaufmonitoring, Hämofiltration, alternative Beatmungsformen u. a.) vorhanden.

Behandlung unheilbar kranker Kinder

Ein spezielles Problem ist die Behandlung unheilbar kranker sowie schwerbehinderter Kinder. Die einzige Chance, dem Konflikt zwischen medizinischer Möglichkeit und tatsächlicher Effizienz einer Behandlung für das Kind zu entschärfen, liegt in der Möglichkeit, zwischen dem Behandler, den Eltern und dem Kind ein offenes Klima des Verständnisses, des Kontaktes und der ehrlichen *Information* herzustellen. Der medizinische Ehrgeiz sollte in jedem Fall der Sorge um das Wesen Mensch und inbesondere Kind weichen. So erstrebenswert diese Forderung klingen mag, so schwer ist sie in der Realität durchzusetzen.

Eltern, psychischer Hospitalismus

Ein wesentlicher Unterschied in der Behandlung von Kindern im Gegensatz zu der von Erwachsenen liegt in der Tatsache, daß es nicht möglich ist, ein Kind isoliert, ohne Einfluß durch und auf die gewohnte Lebensgemeinschaft zu behandeln. Dies stellt für den Erwachsenenmediziner eine weitgehend ungewohnte Situation dar, die aber neben den dadurch vorhandenen Schwierigkeiten auch therapeutische Vorteile bieten kann.

Aus diesem Grund muß die Rolle der Familie bzw. der Eltern oder unmittelbaren Bezugspersonen als wesentlicher Teil im Rahmen der Intensivmedizin kritisch und ernstzunehmend betrachtet werden. Die Problemstellung läßt sich in drei Teilaspekte gliedern:

1) Die Hilfe der Eltern in der Behandlung des Kindes: Die Möglichkeit einer Einbindung der Eltern in den Behandlungsablauf intensivmedizinisch zu behandelnder Kinder hängt wesentlich von der Arbeitsweise der Intensivstation sowie von den Eltern ab. Die Bereitschaft und Fähigkeit der Eltern, sich mit der Art der Erkrankung, den dadurch notwendigen therapeutischen und pflegerischen Interventionen, sich auch mit dem durch andere schwerkranke Kinder bestimmten Tagesablauf einer Intensivstation konstruktiv zu befassen, stellt eine wichtige *Voraussetzung* dar. Andrerseits ist die Bereitschaft des ärztlichen und pflegerischen Personals, einen Teil der pflegerischen und evtl. auch therapeutischen Tätigkeiten den Eltern zu überlassen, und damit den Erfolg, aber auch den Mißerfolg mit ihnen zu teilen, eine ebenso wichtige wie schwierige Aufgabe. Daraus ergibt sich die Tatsache, daß für jedes einzelne kranke Kind und seine Situation eine eigene Entscheidung getroffen werden muß und allgemeingültige Forderungen wohl kaum zulässig sind. Im Falle einer *positiven Zusammenarbeit* in möglichst weitem Umfang wird der Erfolg für Kind, Eltern und Behandler nicht nur im geringeren Medikamentenverbrauch (Sedativa etc.) zu finden sein (A. Freud 1973).

2) Der zweite Aspekt betrifft den psychischen Hospitalismus: Die Trennung des Kindes, besonders des Kindes unter 4 Jahren, von den Bezugspersonen stellt ein ernstzunehmendes Trauma und in der Summation ungünstiger Umstände ein bis über den Klinikaufenthalt hinausgehendes, den evtl. physisch positiven Erfolg massiv überschattendes Problem dar. Es gilt daher, der Trennungsangst und bei längerdauernden Aufenthalten auch dem sich entwickelnden Gefühl des Liebesverlustes durch die Bezugspersonen möglichst wirksam durch weitgehende Zusammenarbeit mit den Eltern zu begegnen. Darüber hinaus erscheint die Vorbereitung der Eltern auf, bei entsprechender Handhabung meist bald vorübergehender *Verhaltensstörungen* nach der Klinikentlassung wichtig (Robertson 1973).

3) Das dritte Problem ist der Umgang mit der Familie: Besonders bei kritischer und langdauernder schwerer Erkrankung des Kindes kommt es zu sehr großen *Belastungen* für die Eltern, Geschwister bzw. die Lebensgemeinschaft des Kindes.

Das Hauptproblem in dieser Situation ist das Wissen um diese Problematik. Die *Aussprache* zwischen den Eltern und dem Behandler bringt durchaus nicht nur den Eltern Vorteile. Aus diesem Grund ist diesem Aspekt der Behandlung unter entsprechenden Kautelen (ruhige Atmosphäre, Einzelgesprächsraum) Rechnung zu tragen. Zweifellos ein schwerer Irrtum wird begangen, wollte mangelndes Vertrauen (z.B. zwischen Eltern und Behandler) durch Druck (z.B. auf die Eltern) erzwungen werden.

Notfallpatient Neugeborenes

G. Trittenwein

Vorbemerkung

Prinzipiell sollte das Neugeborene ausschließlich von Neonatologen behandelt werden. Nichtsdestoweniger gibt es eine Reihe von Situationen, in der auch üblicherweise vorwiegend Erwachsene behandelnde Ärzte, insbesondere Anästhesisten, eine temporäre Behandlung von Neugeborenen übernehmen müssen.

Dies betrifft vor allem Kinder nach *operativer Geburt*, wenn nicht ein entsprechender Neonatologe bereits vor der Geburt, wie dies heute gefordert wird, anwesend ist – außerdem auch *Notfallärzte* bei Außengeburten oder *Anästhesisten* in chirurgischen Subdisziplinen (Kardiochirurgie, Neurochirurgie, Urologie, Abdominalchirurgie), welche Neugeborene zu betreuen haben.

Das Problem dieser Sonderfälle liegt darin, daß eine auch nur temporäre Betreuung von Neugeborenen nicht möglich ist, ohne *grundlegende Kenntnisse* aus dem Problemkreis Neonatologie zu besitzen.

Eine wesentliche Voraussetzung bei auch nur temporärer Behandlung von Neugeborenen ist das Vorhandensein des kompletten notwendigen *Instrumentariums* (Monitoring und therapeutisches Material sowie diagnostische Möglichkeiten). Es ist nicht zulässig, Neugeborene zu behandeln, ohne rund um die Uhr die Bestimmung kritischer Laborparameter (Blutgase, Glukose, Kalzium, Hämatokrit, Bilirubin, Natrium, Kalium) aus Mikroblutproben durchführen zu können. Neugeborenengerechte Klebeelektroden, Blutdruckmanschetten, Temperatursonden, Kanülen, Tuben, Beatmungsmaschinen, Infusionspumpen und -maschinen, beheizbare Operationstische, Wärmestrahler, temperaturgeregelte Operationsräume sowie Instrumentarium müssen vorhanden sein.

Vor allem aber ist die entsprechende *Ausbildung* der behandelnden Personen eine notwendige Voraussetzung, ohne die eine Behandlung von Neugeborenen nicht mehr verantwortet werden kann.

Adaptation des Neugeborenen

Die Adaptation des Neugeborenen unter der Geburt ist eine Conditio sine qua non seines Überlebens. Damit wird eine Reihe von Vorgängen bezeichnet, welche die *Umstellung des Neugeborenen vom fetalen Leben auf das postpartale Leben* ermöglichen. Dieser Vorgang findet im wesentlichen in jedem Organsystem statt.

Für die Notfallmedizin von besonderer Bedeutung ist die *kardiopulmonale Adaptation*. Ohne das Wissen um diesen zentralen Vorgang ist eine Behandlung von Neugeborenen unmöglich und sollte unterlassen werden.

Ein wesentlicher Parameter der kardiopulmonalen Adaptation ist der *pulmonalarterielle* Widerstand. Während der Schwangerschaft wird die Lunge auf Grund der offenen Verbindungen im Bereich der Vorhöfe (Foramen ovale), der großen Arterien (Ductus arteriosus) und des hohen pulmonalarteriellen Widerstandes nur zu 15% des „cardiac output" perfundiert. Die restlichen 85% des Herzminutenvolumens strömen vom Hohlvenensystem direkt über den bestehenden Rechts-links-Shunt in den großen Kreislauf.

Durch *Absinken* des pulmonalarteriellen Widerstandes (und damit des Drukkes in der A. pulmonalis) und gleichzeitiger Widerstandserhöhung im großen Kreislauf kommt es postpartal zur Verminderung des Rechts-links-Shunts und zum funktionellen Verschluß von Foramen ovale und Ductus arteriosus und damit zu einer *ausreichenden Lungenperfusion,* welche die Voraussetzung für die Oxygenierung des Kindes darstellt.

Durch tierexperimentelle Untersuchungen (Rudolph 1961) konnte gezeigt werden, daß der pulmonalarterielle Widerstand beim Neugeborenen direkt vom pO_2 (Erhöhung senkt den Widerstand), pCO_2 (Erhöhung hebt den Widerstand) und pH (Erhöhung senkt den Widerstand) abhängig ist. Jede dieser drei Regelgrößen kann, wenn sie pathologisch wird, elektiv zu einer Erhöhung des pulmonalarteriellen Widerstandes beitragen und damit die Lungenperfusion verschlechtern. Dabei kommt es neuerlich zum fetalen Rechts-links-Shunt (*PFC-Syndrom:* „syndrome of persistent fetal circulation"; Fox u. Duara 1983) und damit zur Hypoxie. In dieser Situation ist die Hypoxie des Kindes oft durch Normoventilation allein nicht zu verbessern. *Alkalisierung* durch Hyperventilation oder vorsichtige metabolische Alkalisierung sowie Vasodilatanzien (Tolazolin) können notwendig werden.

In diesem Zusammenhang soll darauf hingewiesen werden, daß der mittlere Atemwegsdruck bei *hohen Beatmungsdrücken* einen wesentlichen Parameter des pulmonalarteriellen Widerstandes darstellt: damit wird die pulmonale Perfusion in dieser Situation durch die Beatmung mit hohen Drücken weiter verschlechtert.

Für die Adaptation der *Lungenfunktion* ist der Aufbau einer *genügenden FRC* (funktionellen Residualkapazität) von großer Bedeutung. Da im Rahmen der maschinellen Beatmung die Anwendung von CPAP bzw. PEEP die FRC aufzubauen hilft, ist die Anwendung von PEEP bzw. von CPAP bei der Beatmung von Neugeborenen eine wesentliche Maßnahme. Die folgende Aufstellung bietet eine kurze Übersicht.

Adaptation des Neugeborenen

Kreislauf:

Fetale Zirkulation:	Hoher pulmonaler Widerstand und niedriger peripherer Widerstand bewirken Rechts-links-Shunt und damit *minimale Lungenperfusion.*

Neonatale Zirkulation: Niedriger pulmonaler Widerstand und hoher peripherer Widerstand bewirken verminderten Rechts-links-Shunt und so *adäquate Lungenperfusion*.

Die Determinanten des pulmonalen Widerstandes sind pO_2, pCO_2, pH. *Hypoxie, Hyperkapnie* und *Azidose* führen zur Rückkehr der fetalen Zirkulation und damit zur Hypoxie, welche durch F_IO_2-Steigerung und Beatmung allein oft nicht zu bessern ist!

Lunge:

Durch Aufbau der FRC kommt es zur adäquaten Lungenmechanik. Reduktion (ARDS-IRDS) oder Mangel (IRDS) an *Surfactant* verunmöglichen den Aufbau einer adäquaten FRC.

Primäre Reanimation im Kreißsaal

Betrachtet man die Physiologie der Geburt aus der Sicht der kindlichen Bedürfnisse, so erscheinen zunächst zwei Tatsachen bedeutsam: Erstens beträgt der normale p_aO_2 des Neugeborenen unter der Geburt knapp über 20 mm Hg und ist damit erstaunlich niedrig (und bietet *kaum Reserven*). Zweitens ist die *Perfusion des Kindes unter der Geburt* ausschließlich von der Perfusion der Nabelschnur bzw. der A. uterina abhängig, wodurch viele hämodynamische (Kavasyndrom) und mechanische (Nabelschnurvorfall, Entwicklung bei Beckenendlage) Einflüsse unter der Geburt das Kind rasch in eine kritische Situation (Hypoxie *und* Ischämie) bringen können.

Daher ist die *fetale Hypoxie* das zentrale Problem der Perinatologie des Kindes, und diesem Umstand müssen die Bemühungen der primären Reanimation im Kreißsaal Rechnung tragen.

Voraussetzung zur Klärung der Indikation zur Durchführung notwendiger Maßnahmen ist auch hier die *klinische Beurteilung*. Das bekannte Apgar-Schema erscheint dabei essentiell (Tabelle 1), ein guter objektiver Wert der Quantifizierung der Asphyxie ist der *Nabelarterien-pH-Wert*.

Die künstliche Beatmung des Neugeborenen unter der Geburt

Das *Ziel* der primären Reanimation im Kreißsaal ist die rasche und ausreichende *Oxygenierung*.

Die erfolgreiche Oxygenierung setzt jedoch den Ablauf der *Adaptation* voraus. Da die Verminderung des pulmonalen Widerstandes an normale Blutgaswerte, pO_2, PCO_2 und ein normales pH sowie an die Belüftung der Lunge gebunden ist, ist die adäquate *Ventilation* der Lunge bei mangelnder Adaptation (z. B. begleitender Azidose durch peripartale Asphyxie) – evtl. unter dosierter Hyperventilation – Voraussetzung für eine ausreichende Oxygenierung.

Tabelle 1. Klinische Beurteilung des Neugeborenen als Grundlage zur Indikation dringlicher Maßnahmen.
(Nach Apgar 1953)

Bewertung	2	1	0
1 Herzfrequenz	Über 100	Unter 100	∅
2 Atmung	Kräftiger Schrei, regelmäßig	Schwacher Schrei, langsam	Fehlt
3 Muskeltonus	Deutliche Beugung der Extremitäten	Schwache Beugung	Fehlt
4 Reflexantwort auf Fußsohlenstimulation	Schreit	Grimassiert	Keine
5 Hautfarbe	Rosig	Zentral rosig, Extremitäten, blau	Weiß-blau

Zusätzlich: Nabelarterien-pH [normal 7,20–7,30 (7,26), kritisch unter 7,10]

Das gesetzte Ziel kann auf drei Wegen erreicht werden:

Atmet das Kind ausreichend spontan, zeigt jedoch erhebliche Zyanose, so ist in der Regel die *Insufflation* einer ausreichenden Menge von reinem Sauerstoff (10 l/min) in die Umgebung des Gesichtes ausreichend, um die Oxygenierung zu verbessern. Der Abkühlungseffekt einer so hohen Gaszufuhr muß in Rechnung gestellt werden.

Atmet das Kind nicht ausreichend, so wird (entsprechende Übung vorausgesetzt) primär die *Intubation* [Tubusgröße primär eher klein (2,5 mm ID) wählen und orotracheal intubieren] vorgenommen.

Bei fehlender Übung in der Intubation oder zu erwartenden Problemen (z. B. Gerät inadäquat – Lampe am Laryngoskop defekt) kann die *Beatmung mit Maske* und Atembeutel versucht werden. Diese Maskenbeatmung bietet jedoch, besonders wenn zuvor keinerlei Belüftung der Lunge eingetreten ist, erhebliche Probleme, da die Anatomie des Neugeborenengesichtes erheblich von der des Erwachsenen abweicht, auch gute Masken schlecht sitzen und die große Zunge eine Beatmung erschwert und nicht selten Inhalt der Mundhöhle nach Regurgitation, wie dies bei der Geburt sehr häufig stattfindet, in die Lunge geblasen wird.

In jedem Fall wird ein Beatmungsgas mit F_IO_2 0,8–1,0 (Roberton 1986a) im Rahmen der primären Reanimation bis zur Erholung verabreicht. (Das Risiko der retrolentalen Fibroplasie, welches vorwiegend Frühgeborene betrifft und keineswegs nur durch die Hyperoxie verursacht wird, ist in dieser Situation von sekundärer Bedeutung.)

Das *Absaugen* von mekoniumhaltigem Fruchtwasser aus der Trachea erfolgt entweder mit dem Absaugkatheter nach Einstellung direkt durch die Glottis (verursacht meistens durch Larynxreizung, zumindest kurzzeitige Apnoe und Laryngospasmus) oder günstigerweise über den liegenden Tubus, dann allerdings mit einem Sauger, der so dünn (5 oder 6 G) kalibriert ist, daß ein zumindest teilweiser Druckausgleich zwischen Sauger und Tubuswand möglich ist, damit nicht ein Unterdruck im gesamten Bronchialbaum entsteht. [Dies bietet praktische Probleme, wenn der Tubus kleiner als 3,0 ID aufweist und keine Verflüssigung z. B. durch 0,5 ml (insgesamt maximal 2 ml) 0,9% NaCl, zuvor instilliert, durchgeführt wurde.]

Die früher durchgeführte *großzügige endobronchiale Lavage* mit physiologischer Kochsalzlösung hat sich im Tierversuch als gute Möglichkeit der Induktion einer weißen Lunge (Auswaschen des Surfactant, Aspirationssymptomatik) erwiesen und sollte unterlassen werden.

In der Regel hat das *Mekonium* beim Neugeborenen bei „Mekoniumaspirationssyndrom" nach dem ersten Atemzug die Trachea und die Hauptbronchien erreicht und wird durch die Beatmung nach peripher vertrieben, es sollte daher vor der Beatmung abgesaugt werden. Auf Grund der Ventilwirkung des zähen Mekoniums zeigt dieses Syndrom das hohe Risiko des „air trapping" und des nachfolgenden Pneumothorax. Das primäre Absaugen nach NaCl-Instillation (s. oben), danach Spontanatmung unter CPAP oder – wenn notwendig – IMV unter hoher F_IO_2 hat sich als gutes Verfahren erwiesen. Unter wiederholtem Absaugen am Respirator läßt sich in der Regel das Mekonium während der folgenden Stunden kontinuierlich entfernen.

Die Gabe von *Bikarbonat* am Reanimationstisch ist selten notwendig. Einerseits zeigt es sich, daß auch erhebliche, unmittelbar postpartal gefundene Werte von metabolischer Azidose unter sachgerechter Oxygenierung sowie Beatmung im Inkubator innerhalb 20–30 min sich weitgehend normalisieren, ohne daß für das Kind, auch bei Langzeitverläufen, negative Folgen erkennbar waren. Andererseits birgt die Applikation von Bikarbonat (besonders die rasche i.v.-Gabe), eine Reihe von Problemen (Hyperkapnie, Hyperosmolarität, Hypernatriämie, Hirnblutung).

Bei fehlender Erholung trotz adäquater Ventilation, evtl. auch nach Herzmassage, ist die Applikation von 1 mmol/kg KG Natriumbikarbonat, verdünnt durch die gleiche Menge 10%ige Glukose – langsam i.v. verabreicht –, eine indizierte Maßnahme (Roberton 1986).

Prolongierte Versuche, beim asphyktischen Neugeborenen am Reanimationstisch eine *i.v.-Leitung* zu legen, besonders vor Intubation und Beatmung und häufig unter Auskühlung und bei mangelhafter Überwachung (die EKG-Elektroden pflegen an der Vernix caseosa nicht zu kleben), stellen ein erhebliches zusätzliches Trauma mit fraglichem therapeutischem Wert dar.

Eine Ausnahme bietet dabei der *Ersatz* bei erheblichem *Blutverlust* (Anämie *und* fehlender adäquater Kreislauf) des Kindes sub partu (vorzeitige Plazentalösung, Placenta praevia, Nabelschnurverletzung, Schnitt- oder Stichverletzung unter der Geburt mit erheblicher Blutung).

In diesem Falle empfiehlt sich am Reanimationstisch unter möglichst sterilen Kautelen die Einbringung eines *Nabelvenenkatheters* (s. Abb. 1) und Applikation des notwendigen Volumens (5–10 ml/kg KG ungekreuztes Blut der Gruppe 0 negativ, notfalls auch isotone Plasmaproteinlösung in 10–15 min), wobei durch die Volumenzufuhr in der Regel auch die metabolische Azidose binnen kurzem korrigiert ist.

Die direkte Injektion in die Nabelvene sollte unbedingt vermieden werden und durch eine i.v.- oder Nabelvenenkatheterinjektion ersetzt werden (Roberton 1986a). Die Applikation von *Naloxon* nach Opiatgabe bei der Mutter erfolgt gün-

1) Instrumentarium: Chirurgisches Waschzeug
Lochtuch
Schere, 2 chirurgische, 2 anatomische Pinzetten
Knopfsonde
Kochsalzgefüllter Nabelvenenkatheter
mit aufgesetzter 5-ml-Spritze
3/0 Seide mit schneidender Nadel
Einigermaßen technisches Geschick

2) Anatomie: Sicht von vorne auf den kurz
abgeschnittenen Nabel

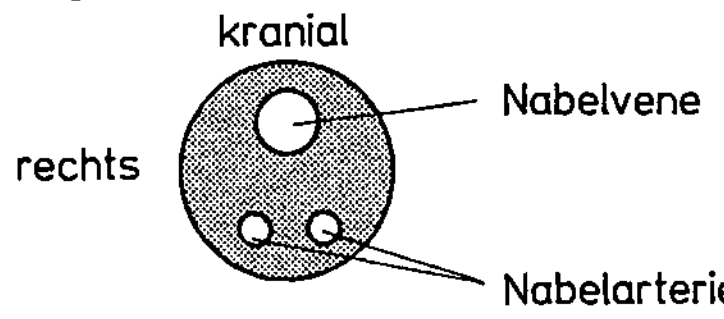

3) Einführrichtung: Sicht von lateral

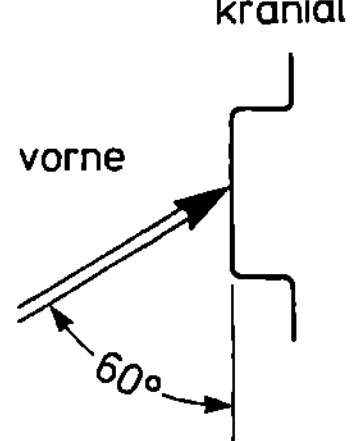

Abb. 1. Insertion eines Nabelvenenkatheters. (Anatomie nach Wille u. Obladen 1979)

Beatmungsrichtwerte beim Neugeborenen:

Beatmungsfrequenz (AZ/min)	30
Spitzendruck (cm H_2O)	16–25
I : E	1 : 2
PEEP (cm H_2O)	4
Beatmungszugvolumen (ml)	15 ml/kg KG

F_IO_2 nach Blutanalyse, transkutanem pO_2 und Pulsoxymeter
Beatmungsflow bei Constant-flow-Respirator: 5 l/min

Bemerkung: Die Beatmung von Neugeborenen ist grundsätzlich Sache des Neonatologen. Eine Ausnahme bildet die intraoperative Beatmung, da es hier zu erheblichen Veränderungen der Beatmungssituation kommen kann(mechanische Momente der Operation, Änderung der Thoraxwand- und Lungencompliance).

Ein besonderes Problem stellt die Tatsache dar, daß mit der Erhöhung des Atemwegsmitteldruckes beim kranken Neugeborenen immer auch die Shuntverhältnisse (Ductus, arteriosus, Foramen ovale) mitbeeinflußt werden können: erhebliche Erhöhung des Atemwegsmitteldruckes = verminderte Lungenperfusion = verminderte Oxygenierung.

Ein ausreichendes Monitoring (s. dort) ist daher unverzichtbar (z.B. Pulsoxymeter).

stigenfalls beim Kind i.m. in der Dosis von 70 µg/kg KG, womit eine Opiatantagonisierung erreicht wird (Wiener et al. 1977). Bezüglich der *Beatmungsparameter* s. folgende Übersicht. Die Anwendung von hohen Beatmungsdrücken bringt keinerlei Vorteile, wohl aber das Risiko des Pneumothorax sowie der verminderten Lungenperfusion.

Die *Extubation* bei suffizienter Eigenatmung und F_IO_2 0,4 erfolgt günstigerweise unter leichter Blähung. Erhöhte F_IO_2 (initial 0,6) im Inkubator unter 100%iger Luftfeuchtigkeit und 34 °C Inkubatortemperatur initial ermöglichen die weitere Erholung, falls keine weiteren pathologischen Veränderungen (Vitium, Zwerchfellhernie, Aspiration etc.) zugrundeliegen.

Herzmassage

Nicht selten kommt es im Rahmen einer ausgeprägten peripartalen Asphyxie zu einer erheblichen Bradykardie oder auch zu einer kurzzeitigen *Asystolie* auf dem Reanimationstisch, die Reanimationschancen sind dabei jedoch sehr gut (Scott 1976). Insbesondere nach forcierten Absaugbemühungen während der Geburt können zudem im Rahmen des Laryngospasmus auch eine erhebliche Bradykardie und sowie eine Asystolie auftreten.

Die unverzügliche *Herzmassage* führt in der Regel unter Beatmung mit Sauerstoff rasch zum Auftreten einer normalen Herzfrequenz. Dabei (4 Finger auf dem Rücken, der Daumen auf dem Sternum, etwa 100mal/min, davon nach je 5mal eine Beatmung, Impression etwa ein Drittel des Thoraxdurchmessers) wurden nie Verletzungen an den Thoraxorganen gesehen, jedoch in vielen Fällen defektfreie Reanimationen erzielt. In dieser Situation werden häufig Herzmassage und Atropingabe (0,05 mg i.m. oder endobronchial) durchgeführt. Die Applikation von Adrenalin (0,5 ml der Lösung 1:1 000 i.v. oder endobronchial) wird damit zu einer äußerst seltenen Maßnahme.

Nach Erreichen einer normalen Herzfrequenz und Auswurfleistung (Hautfarbe, Puls, Herztöne und präkordial tastbare Aktion), welches in der Regel nach wenigen Minuten der Fall ist, sollte die Beatmung so lange weiter geführt werden, bis das Kind normale Reflexe zeigt, und eine ausreichende Spontanatmung sichergestellt ist.

Häufig benötigen diese Kinder jedoch zumindest eine CPAP-Applikation über mehrere Stunden.

Über die Rolle des Neonatologen, so ein solcher greifbar ist, wurde eingangs gesprochen. Entscheidend ist jedoch auch hier nicht die Kompetenzfrage, sondern die rasche und adäquate Versorgung.

Die folgende Aufstellung gibt eine kurze Übersicht über die primäre Reanimation des Neugeborenen.

Primäre Reanimation des Neugeborenen:

- Klinische Beurteilung nach Apgar

Erste Priorität: Oxygenierung
- durch Insufflation (bei Eigenatmung)
- durch Maske/Beutel (nach Absaugen von Magen, Mundhöhle und Nase, besonders bei fehlender Übung in der Intubation Neugeborener)
- nach Intubation mit Beutelbeatmung
- immer unter Verwendung von 100% Sauerstoff, keine hohen Beatmungsdrücke! Aber ausreichend hohe Frequenz (30–40/min)

Bei fehlender Oxygenierung
- Adäquate Ventilation? (Maskensitz? Tubus? Auskultation!)
- Bradykardie?   (Nabelschnurpulsation, Auskultation!)
  Atropin 0,1 ml i.m. oder endobronchial bei Asphyxie Herzmassage, 0,5 ml Adrenalin 1:1000 i.v. oder endobronchial 1 ml/kg KG Natriumbikarbonat 1 molar + 1 ml/kg KG Glukose 5% i.v. (häufig normalisiert sich die Bradykardie durch Oxygenierung)
- Pneumothorax? Zwerchfellhernie? Zyanotisches Vitium?
  sofortige neonatologische Abklärung!

Bei auffallender Blässe und schwachem Puls
- Blutung sub partu (Placenta praevia, vorzeitige Plazentalösung, Nabelschnur- oder Kindesverletzung)
  5–10 ml/kg KG Plasmaproteinlösung in den NVK

Die vitalen Reserven des Neugeborenen sind minimal. Der adäquate Behandler des Neugeborenen ist der Neonatologe. Dieser muß bei jeder vorhersehbaren Problematik *vor der Geburt* bereits anwesend sein.

Das zu operierende Neugeborene

Operationen bei Neugeborenen werden in der Regel nur bei dringlicher Indikation durchgeführt. Narkose und präoperative Behandlung von Neugeborenen sollten ausschließlich von in Neugeborenenmedizin versierten Ärzten durchgeführt werden.

Nichtsdestoweniger kommt es gelegentlich vor, daß Anästhesisten anderer chirurgischer Subdisziplinen, wie Neurochirurgie, Kardioanästhesie, Urologie etc., Neugeborene perioperativ behandeln müssen.

Die perioperative Problematik von zu operierenden Neugeborenen besteht naturgemäß aus drei Problemkreisen:
- die präoperative Behandlung und Diagnostik,
- die operative Behandlungsphase,
- die postoperative Behandlungsphase.

Präoperative Maßnahmen

Bei der *präoperativen Situation* ist entscheidend, daß die zur Operation zwingende Grundkrankheit in vielen Fällen das Kind in eine kritische Situation gebracht hat (Zwerchfellhernie, Gastroschisis, Mekoniumileus, offener Ductus arteriosus bei IRDS, Hydrozephalus nach intrazerebraler Blutung unter künstlicher Beatmung etc.).

Das bedeutet, daß jeder Behandler, unabhängig wie groß sein Beitrag zur Behandlung ist, über die Pathophysiologie der speziellen Situation des Kindes, einschließlich evtl. Begleitkomplikationen (weitere Mißbildungen bes. kardialer Art) unterrichtet sein muß. Über das Vorgehen sollten schriftliche Aufzeichnungen vorhanden sein, so daß z. B. perioperativ bei auftretenden Schwierigkeiten jederzeit eine Orientierung möglich ist.

Die *präoperative Behandlung* erfolgt je nach Grundkrankheit und sollte zum Ziel haben, mit Operationsbeginn einen möglichst physiologischen Zustand erreicht zu haben: bei abdomineller Problematik (Gastroschisis, Ileus) eine ausreichende Therapie der immer bestehenden Hypovolämie und damit metabolischen Azidose, bei bestehendem Nierenversagen auch der Elektrolytimbalanz. Dies erfolgt in der Regel durch Zufuhr von Plasmaproteinlösungen und Ringer-Lösung, wobei die Bikarbonatzufuhr meist von sekundärer Bedeutung ist, da sich bei ausreichender Volumengabe die metabolische Azidose in der Regel selbst korrigiert. Ähnliches gilt für eine vorbestehende respiratorische Insuffizienz durch Intubation oder Beatmung. Ebenso werden die antibiotische Behandlung bei vorliegender Infektion sowie die Behandlung einer evtl. bestehenden Kreislaufinsuffizienz durch Einsatz von Katecholaminen und evtl. Digitalisglykosiden präoperativ eingeleitet. Wenn auf Grund der kritischen Situation des Kindes präoperativ eine Stabilisierung nicht möglich ist, so muß diese intraoperativ angestrebt werden.

Intra- und postoperative Maßnahmen

Die Durchführung der intra- und postoperativen Maßnahmen unterliegt in Abhängigkeit von den besonderen physiologischen (s. auch Kap. „Intensivpatient operiertes Kind", S. 774) Bedürfnissen und Techniken beim Neugeborenen und der zugrundeliegenden Krankheit Unterschieden, wenn auch die Grundprinzipien perioperativer Therapie ähnlich wie in der allgemeinen Intensivmedizin zur Anwendung kommen.

Beatmung

Grundsätzlich müssen Neugeborene und sollen Säuglinge während der ersten 3 Lebensmonate während operativer Eingriffe künstlich beatmet werden (Gregory 1981). Bei allen pulmonalen Funktionseinschränkungen und vorbestehender Beatmung gilt zunächst, daß die präoperative Beatmungssituation übernommen wird. Es ist jedoch wichtig, zu wissen, daß *intraoperativ* durch Lagerung, Kompression des Thorax, Veränderung des Abdominalvolumens, Veränderung des Intravaskulärvolumens sich beatmungstechnisch sehr häufig andere Notwendigkeiten ergeben, insbesondere Erhöhungen des Beatmungsdrucks notwendig sein

können, um eine ausreichende Ventilation zu erreichen. Intraoperative Blutgas-
kontrollen, kontinuierliche Überwachung durch *Pulsoxymeter*, evtl. auch des
endexspiratorischen CO_2 (bei volumenkonstanten Respiratoren) sowie adäquates Kreislaufmonitoring unterstützen die optimale Einstellung.

Postoperativ beeinflußt häufig das *intravaskuläre Volumen* infolge seiner
Schwankungen die respiratorische Situation in verschiedenem Ausmaß. Bei hohem intravaskulärem Volumen (übermäßige Infusion während der Operation)
kommt es häufig zur Abnahme der Compliance und auch zur Zunahme des
Atemwegwiderstandes (besonders bei offenem Ductus arteriosus und signifikan-
tem Links-rechts-Shunt). Bei Hypovolämie (Nachblutung) kann durch zu hohen
Beatmungsdruck die pulmonale Perfusion verschlechtert werden, so daß die paradoxe Situation eintritt, daß mit erhöhtem Atemminutenvolumen der p_aCO_2
durch funktionelle Totraumerhöhung ansteigt.

Während prä- und postoperativ sehr häufig die in der Neonatologie üblichen
flowkonstanten Respiratoren zum Einsatz kommen, kann intraoperativ besonders bei stark wechselnden Complianceverhältnissen (Druck von außen auf den
Thorax oder wechselnder Abdominaldruck) die Anwendung von *volumenkon-*
stanten neugeborenengerechten Respiratoren (Servoventilator, AV Draeger mit
entsprechendem Set) vorteilhaft sein.

Infusion

Ein weiteres wesentliches Problem bietet die adäquate Infusionstherapie vor,
während und nach Operationen. Die folgende Übersicht bietet einen schemati-
schen Überblick. Allerdings können hier sehr unterschiedliche Bedürfnisse vorliegen, je nach Gestationsalter, Gewicht, Grundkrankheit und Art des geplanten
Eingriffes (Trittenwein 1986).

Infusionsrichtlinie zur Operation Neugeborener

Ziel:	Vermeidung von – Hypovolämie – Hypoglykämie – iatrogener Hypervolämie – Hypo- und Hypernatriämie
Lösung:	unmittelbar perioperativ: Glukose 10% und Ringer-Lösung 1:1
Menge:	Bagatelleingriffe: 1mal 10 ml/kg KG in 20 min i. v. abdominelle Eingriffe: 4–8 ml/kg KG/h (excl. Akutverluste) thoraxchirurgische Eingriffe: 4–6 ml/kg KG/h (excl. Akutverluste) neurochirurgische Eingriffe: 2–4 ml/kg KG/h (excl. Akutverluste) reiner Erhaltungsbedarf (Nüchternphase): Glukose 10% – Ringer-Lösung 3:1 mit 2 ml/kg KG/h

Akutverluste:	Blut, Plasmalösung, Ringer-Lösung, NaCl 0,9% nach Verlustmenge (Einzelgaberichtwert: 1–2 ml/kg KG i. v., mit Perfusor entsprechend Verlustmenge und Geschwindigkeit)
Notwendiges Monitoring zur Beurteilung der adäquaten Infusion:	– periphere Zirkulation – Oxygenierung (Pulsoxymeter, transkutan) – Herzfrequenz, Blutdruck – Harnflow (mind. 1 ml/kg KG/h) – Blutzucker – Basendefizit – Hämatokrit – Na, K, Ca

Die angegebenen Werte gelten unter der Voraussetzung der präoperativen ausgeglichenen Volumen- und Elektrolytsituation. Die Einsicht in die spezielle Pathologie des Kindes muß jedem, der auch nur kurze Zeit das Kind behandelt, gegeben sein.

Die operative Gabe von *Erythrozytenkonzentrat* empfiehlt sich besonders bei vorbestehender Hyperhydratation oder Isovolämie durch primären Verlustersatz durch Ringer-Lösung oder Plasmakonserven. Intraoperativ wird der Blutverlust in Anbetracht des geringen Blutvolumens möglichst durch Vollblut ersetzt. Da das Neugeborene physiologischerweise einen hohen Hämatokrit aufweist, führt die partielle Substitution durch kristalloide oder kolloidale Lösungen (Ringer, isotone Kochsalzlösung, isotone Plasmakonserven) zwangsweise im 1. Lebensjahr zu einer erheblichen Eisenmangelanämie. Zudem weisen intensivgepflegte Neugeborene immer eine Anämie (Blutabnahmen, Hyperhydratation) auf. Dabei werden möglichst *frische Blutkonserven* verwendet, um eine Dilutionskoagulopathie (Faktor V und VIII) zu verhindern.

Bei nicht ausgeglichenen präoperativen Defiziten und bei voluminösen intraoperativen Absaugungen (vor allem aus dem Darm) kann die notwendige Zufuhr an Ringer-Lösung oder isotoner Plasmakonserve zur Behandlung der Hypovolämie über 25 ml/kg KG/h betragen.

Dies zeigt die Bedeutung des intraoperativen *Monitorings* auf, welchem die nachstehende Übersicht gewidmet ist.

Notwendiges perioperatives Monitoring bei Neugeborenen

Klinische Beurteilung besonders der peripheren Strombahn (Akren, Extremitäten, Pulse)
EKG
Blutdruck (maschinell nichtinvasiv oder invasiv)
Pulsoxymeter oder (postoperativ) transkutan oder serielle Blutgasanalyse
Temperatur
Blutzucker, Elektrolyte, Hämatokrit, Blutgasanalyse postopertiv

Bei größeren Eingriffen:
- Harnflow,
- invasive Druckmessung, wenn möglich,
- CVP, wenn möglich,
- serielles Labor einschließlich Thrombozyten und Gerinnung aus Mikroproben.

Aufgrund der technischen Problematik besteht vor allem im Bereich der Erwachsenenmedizin – so Neugeborene im Rahmen operativer Eingriffe dort zur Behandlung gelangen – die Tendenz zur Vereinfachung oder Verminderung der perioperativen Überwachung –, wovor ausdrücklich gewarnt wird.

Die postoperative parenterale Ernährung verfolgt ähnliche Ziele wie in der allgemeinen Intensivmedizin, allerdings kommt der *Glukosezufuhr* (5–15 g/kg KG/Tag) eine zentrale Bedeutung zu. Neugeborenengerechte Aminosäurenlösungen (1–2 g/kg KG/Tag) und bei längerfristiger totaler parenteraler Ernährung auch Fettinfusionslösungen (1–2 g/kg KG/Tag) kommen zur Anwendung. Die Kontrolle zielt nicht nur auf die Ermittlung normaler Substratwerte (Glukose, Triglyzeride, Ionogramm und Nierenparameter), sondern muß auch den Komplikationen, z. B. cholestatischer Ikterus, Mangelsymptome (Ca, Phosphat, Zink, Vitamine), Rechnung tragen. Ähnlich wie in der Erwachsenenintensivmedizin wird ein zügiger Übergang auf altersgemäße oder semielementare *Sondendiät –* falls möglich – zunehmend früher angestrebt.

Temperatur

Besonders beim Neugeborenen stellt die Aufrechterhaltung der adäquaten Körpertemperatur ein erhebliches perioperatives Problem dar. Im Operationssaal kommt es regelmäßig zur *Auskühlung* des Kindes, welche trotz Wärmematten, Wattewickel, Infrarotstrahler – speziell bei ausgedehnten Eingriffen – nicht zu verhindern ist. Von Bedeutung ist die Tatsache, daß beim hypothermen Neugeborenen die Relaxanzien erheblich potenziert und Atmung und Kreislauf insuffizient werden, und daher Beatmung und Infusionstherapie so lange fortgesetzt werden müssen, bis das Kind Normaltemperatur erreicht und Atmung, Kreislauf und orale Aufnahme suffizient spontan ablaufen.

Das bedeutet, daß Neu- und Frühgeborene in vielen Fällen *postoperativ nachbeatmet* werden müssen.

Zwerchfellhernie

Das Problem der Zwerchfellhernie präoperativ besteht im wesentlichen in der *Verdrängung des Mediastinums* und damit der Abknickung der großen Gefäße, welches durch die Gasfüllung von Magen und Darmschlingen noch erheblich verstärkt werden kann.

Darum ist es präoperativ notwendig, keine Maskenbeatmung durchzuführen, sondern das Kind zu intubieren, wenn notwendig zu beatmen, und eine großlumige Magensonde zu legen, um das Luftvolumen zu verringern. Wichtig ist es, sich der Tatsache bewußt zu sein, daß die hypoplastische Lunge der betroffenen Seite, gelegentlich aber auch die Lunge der gesunden Seite, ein *hohes Pneumothoraxrisiko* aufweist. Eine hohe Beatmungsfrequenz (über 40/min) bei niedrigem Beatmungsdruck (maximal 25 cm H_2O) und Inspirationszeiten unter 0,6 s, bei PEEP nicht über 4 cm H_2O, ist daher anzustreben. Die postoperative Beatmung in dieser Situation gehört zu den schwierigsten Problemen der perioperativen Neonatologie. Nicht selten kommt es bei der Zwerchfellhernie auch zur Ausbildung eines *PFC-Syndroms* (s. Abschn. „Adaptation", S. 743), welches durch Hyperventilation, Alkalisierung evtl. auch durch Einsatz von *Tolazolin* unter Volumenexpansion und Anwendung ausreichend hoher inspiratorischer Sauerstoffkonzentrationen behandelt werden kann (Roberton 1986).

Gastroschisis und Omphalozele

Massiver Flüssigkeitsverlust, Auskühlung, Abknickung der Darmgefäße mit massivem Schock sowie Infektion sind hier die Hauptprobleme. Ausreichende *Volumensubstitution*, Verhinderung weiterer Flüssigkeitsverluste und Knickung der Darmgefäße durch *Lagerung* des Kindes auf die Seite sind präoperativ notwendig. Intra- und postoperativ besteht ein erhebliches Problem der *Atemmechanik* durch das in jedem Fall überfüllte Abdominalvolumen nach Reposition auch nur eines Teiles der Darmschlingen bei Omphalozele. Die Entscheidung der möglichen Reposition fällt hier im Gespräch zwischen Anästhesisten und Chirurgen. Die Kontrolle der *Infektion* mit ihren Folgen ist ein kritisches Problem im postoperativen Verlauf.

Ösophagusatresie

Dabei liegt praktisch immer eine Aspiration vor. Die sachgerechte Intubation ist daher eine entscheidende Maßnahme. Die richtige Positionierung der Tubusspitze ermöglicht die Verhinderung der Aufblähung des Magens durch Verschluß der Ösophagotrachealfistel. Tubuspositionierung, postoperative Behandlung der *Aspirationspneumonie* und adäquater Flüssigkeitsersatz sind von entscheidender Bedeutung. Nicht selten sind mehrfache Eingriffe notwendig. Die Prognose wird wesentlich durch *Begleitmißbildungen* beeinflußt.

Duktusverschluß bei beatmungsabhängiger Linksinsuffizienz

Der Duktusverschluß bei IRDS bietet in der Regel perioperativ lediglich die Probleme, die bereits präoperativ vorgelegen haben. Ein größerer Blutverlust ist bei entsprechender Operationstechnik nicht zu erwarten, durch die Lagerung kann es jedoch bei marginaler präoperativer Beatmungssituation zur Verschlechterung kommen. Aus diesem Grunde ist je nach Vorbefund der kindlichen Lunge entsprechendes Augenmerk auf die *Beatmungstechnik* zu legen. Postoperativ kommt es in den meisten Fällen zur schlagartigen Besserung der Beatmungssituation und der *Nierenfunktion*, welche häufig präoperativ eingeschränkt war. Das gleichzeitige Vorliegen von *intrazerebralen Blutungen* trübt jedoch den Verlauf und die Prognose.

Hydrozephalus

Die Behandlung des Hydrozephalus bietet je nach Operationstechnik (ventrikuloartrialer oder ventrikuloperitonealer Shunt) unterschiedlich große intraoperative Probleme. Der *Blutverlust* ist in der Regel für das Kind mit ventrikuloatrialem Shunt deutlich geringer als beim ventrikuloperitonealen Shunt, in jedem Fall aber zu beachten. Bei ventrikuloperitonealem Shunt kommt es zusätzlich meist zu einer erheblichen *Auskühlung* des Patienten, da durch das große Operationsfeld die Wirkung von Wärmematten und Bandagen gering ist. Lediglich der Infrarotstrahler kann hier die Situation etwas verbessern. In Abhängigkeit vom Vorzustand (neurologische Symptomatik) ist eine postoperative Beatmung häufig notwendig, jedenfalls aber bis zum Zeitpunkt des Erreichens der Normothermie. Postoperativ kann es beim ventrikuloperitonealen Shunt wegen der Liquorresorption zur *Ileussymptomatik* kommen.

Anlegen eines künstlichen Links-rechts-Shunts (Blalock)

Diese Operation bei duktusabhängigen zyanotischen Vitien erfordert eine anhaltende Prostaglandininfusion bis zum Duktusverschluß durch den Chirurgen. Perioperativ sind Hypotonie durch Volumenmangel oder Narkosewirkung zu vermeiden, um nicht eine *Thrombosierung* des eingesetzten Shunts zu provozieren. Ein ausreichender Hämatokrit (55–65%) sollte wegen der adäquaten Sauerstofftransportkapazität angestrebt werden. Häufig kommt es bei diesen Kindern, besonders präoperativ nach Einleitung der Beatmung, in Abhängigkeit vom Atemwegsmitteldruck, zur Verschlechterung der *Oxygenierung* durch Verminderung der bereits marginalen Lungenperfusion. Hohe Beatmungsdrücke und ein hoher Atemwegsmitteldruck sollten daher vermieden werden. Auch ein Absinken des Großkreislaufwiderstandes durch Anästhetika und Sedativa führt zu einer Verschlechterung der Lungenperfusion. Eine ausgeprägte metabolische Azidose führt zu pulmonaler Vasokonstriktion und ebenfalls zur Verschlechterung der Oxygenierung.

Hydronephrosen

Die Ableitung angeborener Hydronephrosen durch Nephrostomie oder Durchführung einer Nierenbeckenplastik im Neugeborenenalter führt nicht selten unmittelbar perioperativ zu einer Störung der Bauchwand- und Darmmotilität, wodurch ein langsamer Aufbau der enteralen Ernährung unter Verwendung von Sonde und Infusionstherapie notwendig werden kann. In Abhängigkeit von der renalen Funktionseinschränkung sind prä-, intra- und postoperativ die Flüssigkeits- und Elektrolytzufuhr von kritischer Bedeutung.

Intensivtransport von Neugeborenen

Aufgrund der notwendigen Spezialisierung zur Neonatologie und der damit verbundenen Einrichtung spezieller Stationen ist der ärztlich begleitete Transport von Neugeborenen ein integrierter Bestandteil der Neonatologie geworden. Obwohl dieser Transport, der unter *Fortführung* des Monitorings und der Therapie erfolgen muß, somit unter EKG-Kontrolle, bei konstanter Temperatur, Infusion und Beatmung oder Sauerstoffapplikation im Inkubator in der Regel Sache des Neonatologen ist, erscheint es wünschenswert und notwendig, daß auch der Anästhesist, welcher mit der Betreuung von Neugeborenen befaßt ist, sich mit dem Problem des Intensivtransportes auseinandersetzt.

Vor allem deswegen, weil es häufig der *Anästhesist* ist, der das Kind bis zum Eintreffen der Neonatologen versorgen muß oder auch selbst den Transport vom oder zum Operationssaal oder vom Kreißsaal bewerkstelligen muß.

Wie in der Notfallmedizin, so gilt auch hier der *Grundsatz*, daß prinzipiell der Patient vor Beginn des Transports stabilisiert werden muß, da während des Transports Überwachung und Therapie erschwert erfolgen und therapeutische Interventionen manchmal sogar unmöglich sind (Hubschrauber). Aus diesem Grunde sind allen Eventualitäten während des Transports bei der Vorbereitung Rechnung zu tragen, so z. B. Intubation und Beginn der Beatmung *vor* Transportbeginn bei marginaler Atemfunktion.

Beim Transport von Neugeborenen sind an den *apparativen* Aufwand Anforderungen zu stellen, die nicht vermindert werden können. Die folgende Aufstellung zeigt eine Übersicht über dazu notwendige Voraussetzungen.

Voraussetzungen für den Intensivtransport von Neugeborenen

Logistisch:
- Einblick und Erfahrung in die Pathologie von Neugeborenen im allgemeinen und des speziellen Kindes im besonderen,
- Mitführen aller Dokumente und Befunde, welche für die weitere Behandlung des Kindes notwendig sind,
- Übung in der Notfallversorgung Neugeborener.

Apparativ:
- möglichst erschütterungsfreies Inkubatortransportsystem mit wählbarer Temperatur und F_IO_2, neugeborenengerechte Beatmungseinrichtung mit wählbarer Sauerstoffkonzentration! (eine Befeuchtung ist bei weiteren Transporten obligat) und Absaugeinrichtung,
- EKG-Überwachung,
- maschinelle Blutdrucküberwachung bei längerem Transport, v.a. nach operativen Eingriffen,
- transkutane oder pulsoxymetrische pO_2-Überwachung,
- Infusionspumpe oder Perfusor je nach nötiger Medikation (Infusion, Prostaglandine, Katecholamine etc.),
- Temperatursonde bei längeren Transporten,
- ausreichende Versorgung an Atemgasen auch bei Verzögerungen (Stau, Zwischenlandung etc.).
- Alle elektrischen Geräte benötigen sowohl einen ausreichenden Akkumulator (mind. 1 h) als auch einen Anschluß an das Bordnetz des Fahrzeuges (oder Akkumulatoren für die doppelte Transportdauer).

Transportkoffer:
Die Einrichtung ist von entscheidender Bedeutung und umfaßt alle nötigen Dinge zur Durchführung von Intubation, Legen einer i.v.-Leitung, Infusion, Pleuradrainage, Verband, und aller möglichen Aktivitäten, welche während des Transportes nötig werden könnten, für jede denkbare Größe von Kindern, welche je mit diesem System transportiert werden könnten. Diesem Koffer muß ein Inhaltsverzeichnis beiliegen, wonach er genau kontrolliert werden muß. Die Mitführung logistischer Vorschriften hat sich ebenfalls bewährt (besonders wenn die begleitenden Personen nicht ausschließlich neonatologisch tätig sind).

Bemerkung: Die Katastrophe, einen Notfall unterwegs zu erleben und inadäquat ausgestattet zu sein, kann nur jemand ermessen, der selbst verantwortlich solche Transporte begleitet hat. Sinngemäß gilt das Gesagte auch für den Transport von älteren Kindern. Prinzipiell müssen für das zu transportierende Kind *zwei* ausschließlich mit der Transportbetreuung des Kindes befaßte geschulte Personen (Arzt, Schwester) beim Kind tätig sein.

So müssen z. B. eine adäquate Umgebungstemperatur, Sauerstoffapplikation, nötigenfalls Beatmung mit einem neugeborenengerechten Beatmungsgerät mit wählbarer Sauerstoffkonzentration, Infusion von Glukoselösung während längerer Transporte mit kontinuierlicher maschineller Infusionsrate, EKG-Monitoring und bei längeren Transporten auch Blutdruckmonitoring sowie transkutane oder pulsoxmetrische pO_2-Messung möglich sein. Bei intensivgepflegten Neugeborenen, welche transferiert werden, muß zusätzlich noch die Möglichkeit der maschinellen Applikation kleinster Mengen hochaktiver Pharmaka, wie z. B. Katecholamine, alphablockierende Substanzen oder Prostaglandine (duktusabhängige Vitien!), auf Grund des vorhandenen Gerätes möglich sein.

Das mitzuführende *Instrumentenset* muß für die Notwendigkeiten der Reintubation, Absaugung, Legen einer intravenösen Leitung sowie Pleuradrainage gerüstet sein. Der begleitende Arzt muß in diesen Tätigkeiten *geübt* und eine begleitende Hilfsperson, welche ihm jederzeit assistieren kann, vorhanden sein.

Andernfalls gewinnt der Transport Alibicharakter, wobei eine falsche Sicherheit vorgetäuscht wird. *Während* des Transportes werden die therapeutischen Tätigkeiten wie Infusion und Beatmung so ausgeführt, daß die Gefährdung minimiert wird. Das heißt, Sauerstoffkonzentration und Beatmungsfrequenz werden eher so gewählt, als wenn das Kind sich in einem noch schlechteren Zustand befindet, als es tatsächlich ist.

Häufig kommt es während des Transports, teils durch die motorische Aktivität des Kindes, teils durch Bewegungen des Fahrzeuges zu mechanischen Alterierungen von Tubus, intravenöser Leitung, Verbänden, Drainagen etc., so daß hier eine *Sichtkontrolle* notwendig ist. Auch muß darauf geachtet werden, daß nicht durch zu häufige Eingriffe in den Inkubator sein Inhalt auskühlt. Die Temperatur wird eher etwas höher gewählt, etwa 33–35 °C, um die Strahlungsverluste und die Verluste durch Öffnen der Irisblenden oder der Inkubatoröffnungen auszugleichen.

Nach längeren *Operationen* ist es oft notwendig, die Temperatur im Inkubator auf 37 °C anzuheben, um die bestehende erhebliche Auskühlung im Operationssaal nicht zu perpetuieren sowie die Folgen der Aufwärmsituation (erhöhter Sauerstoffverbrauch, verlängerte Relaxans- und Anästhetikawirkung) zu vermindern. Aus diesem Grund wird oft eine evtl. geplante *Extubation* bis zum Eintreffen auf der schließlich versorgenden Intensivstation aufgeschoben, um dort unter optimalen Bedingungen für das Kind, nach Wiedererreichen der Körpertemperatur, normaler Blutgas- und Kreislaufparameter, die Extubation vornehmen zu können. Insbesondere ein inspiratorischer Stridor ist während des Transportes durch die Fahrgeräusche nicht zu vernehmen, und in der Regel ist der kritische Zustand erst verzögert zu erkennen.

Die auf der Transporteinheit verwendeten *elektrisch betriebenen* Geräte sollten notwendigerweise mit Akkumulatoren ausgestattet sein, die auch bei Verlängerung des geplanten Transportes bis zu 1 h ihre Arbeit verrichten. Der Inkubator muß an die Autobatterie angeschlossen werden können. Bei Halten des Transports im Operationssaal oder Kreißsaal wird, wenn danach ein längerer Transport geplant ist, der Akkumulator oder die Batterie ausgetauscht oder neu geladen.

Ein wesentliches Problem des Transportes ist die Übergabe von *Informationen*. Sinnlose weitere Untersuchungen, Irrwege diagnostischer oder therapeutischer Art können durch lückenlosen Informationsfluß vermieden werden.

In vielen Fällen erfordert der Patiententransport *Kenntnisse* der Pathophysiologie des zugrundeliegenden Krankheitsbildes, um weitere Schädigungen zu vermeiden. So z. B. muß bei Transport eines Patienten mit Zwerchfellhernie oder Verdacht darauf in jedem Fall vorher intubiert und unter Anwendung kleiner Zugvolumina und erhöhter Beatmungsfrequenz (über 40 AZ/min) beatmet und durch eine großlumige Magensonde die Gasblähung des Magens und des Darmes soweit wie möglich vermindert werden, insbesondere vor einem Hubschraubertransport, wo durch Verminderung des Umgebungsdrucks eine Ausdehnung des Darmes und damit eine Verschlechterung der Kreislaufsituation bewirkt wird. Dies gilt auch für die Versorgung bei drohendem oder bestehendem Pneumothorax, wo die Verlegung des Drains oder eine unterlassene Thoraxdrainage während des Transports zu plötzlichem Exitus führen kann.

Vor dem Transport werden alle während des Transports möglicherweise benötigten Akutmedikamente *spritzfertig* vorbereitet, so daß diese bei Bedarf sofort injiziert werden können.

Die *Luftdruckveränderungen* während eines Hubschraubertransportes können hierbei in der Regel vernachlässigt werden. Bei Transport mit dem Flugzeug ist zu beachten, daß besonders bei pneumatisch betriebenen Respiratoren (Babylog, Oxilog bei größeren Kindern) die Einstellungen unter geringem Umgebungsdruck nicht mehr zutreffen, das Beatmungsvolumen beim Aufstieg in größere Höhe bei gleicher Einstellung zunimmt und beim Wiedereintauchen in die dichtere Atmosphäre abnimmt. Auch muß beachtet werden, daß das Gasvolumen in der Tropfkammer von Infusionsbeuteln bei Abnahme des Umgebungsdrucks zunimmt und bei Zunahme wieder abnimmt. Insbesondere die Ausdehnung des Gasvolumens in der Tropfkammer birgt das Risiko einer Luftembolie. Magensonden und Thoraxdrains werden während des Fluges mit steril abgedecktem Ende offen belassen, solange das Kind beatmet wird.

Alle diese Grundsätze gelten sinngemäß für *jeden* Intensivtransport schwerkranker Kinder.

Häufige pädiatrische Krankheitsbilder der Notfallmedizin

G. Trittenwein

Diagnose

Ein großes Problem der Behandlung von pädiatrischen Notfällen durch Personen, die Kinder nur gelegentlich behandeln, liegt in der Diagnose und darin, daß Kinder üblicherweise ein sehr *großes Spektrum* von Erkrankungen im Bereich der Notfallmedizin aufweisen können.

Im Gegensatz zum Erwachsenen, wo Erkrankungen primär auf ein Organsystem beschränkt sind und es erst bei weiterem Fortschreiten zu globalen Insuffizienzen und Verlust vitaler Funktionen kommt, führen beim Kind sehr häufig auch zunächst lokalisierte Erkrankungen oder solche ohne erkennbare Eintrittspforte sehr *rasch* zu allgemeinbedrohlichen Zuständen. So kann z. B. eine Meningokokkensepsis binnen weniger Stunden ein schwerstes Schockgeschehen (Waterhouse-Friderichsen-Syndrom) mit Bewußtlosigkeit hervorrufen. Banale Infekte mit hohem Fieber können zu Fieberkrampf und Bewußtlosigkeit führen.

Aufgrund des hohen täglichen Flüssigkeitsumsatzes und der geringen Flüssigkeitsreserven des Organismus können beim Säugling fehlende Nahrungsaufnahme oder Durchfallerkrankungen binnen 24 h zu schweren Schockzuständen führen. Herzfehler oder erworbene Herzerkrankungen (Myokarditis) können zu Atemstörungen führen und das Bild einer Infektion vortäuschen. Schließlich kann die schwere, unbehandelt zum Tode führende entzündliche Verengung des Kehlkopfeinganges, die Epiglottitis, mit begleitendem hohen Fieber, Halsschmerzen des Kindes und dem Vermeiden von Husten, Sprechen und Schlucken, den Blick weg von der vital bedrohten Atemsituation zur banalen Halsinfektion lenken.

Aus diesem Grunde ist es notwendig, sich einen einfachen, aber konsequent durchgeführten *Untersuchungsgang* auch beim Kinde anzueignen und auf der anderen Seite die wichtigsten wiederkehrenden *Notfallbilder* zu kennen. Aus Gründen der Praxis ist der vorliegende Abschnitt nicht in Diagnosen eingeteilt, sondern am *Kardinalsymptom* orientiert, welches dem Behandler zunächst ins Auge fällt. Bezüglich des Ablaufes der Untersuchung sei auf den Abschn. „Monitoring und Akutdiagnostik" (s. S. 695) verwiesen.

Das erstickende Kind

Tod durch Störung der Atemfunktion ist im Kindesalter eine der häufigsten Todesursachen. Hierbei spielen drei Aspekte eine wesentliche Rolle: Erstens, bedingt durch das geringe Kaliber der Luftwege, kommt es im Kindesalter, besonders bei entzündlichen Prozessen, rasch zu kritischer Stenosierung im Atemwegsbereich. Zweitens führt besonders bei Frühgeborenen und jungen Säuglingen durch Unreife des Atemzentrums die Hypoxie nicht zur Erhöhung des Atemantriebes, sondern zum Sistieren der Atemfunktion. Drittens kommt es bei Kindern infolge des erhöhten Sauerstoffverbrauchs bei Störungen der normalen Atemfunktion früher zum Sauerstoffdefizit und damit zu bleibenden Schädigungen. Dies wird noch verschärft, wenn die Ursache der Atemwegsproblematik eine Entzündung ist, welche ihrerseits mit Erhöhung des Sauerstoffverbrauchs einhergeht. Daher kommt den *akuten entzündlichen stenosierenden Luftwegserkrankungen* im Kindesalter eine besondere, für die Notfallmedizin entscheidende Bedeutung zu.

Grundsätzliche Bemerkungen

Bei der Behandlung von entzündlichen Luftwegserkrankungen im Kindesalter spielt die Differentialdiagnose eine wesentliche Rolle, weil aufgrund der Epidemiologie und der üblichen Komplikationsrate ein sehr unterschiedliches Verhalten am Platz ist. Daher sollen einige grundsätzliche Bemerkungen dazu gemacht werden. Erste Priorität hat prinzipiell die *Oxygenierung* des Kindes. Unabhängig von der Grundkrankheit ist die Sicherstellung der Oxygenierung durch Insufflation von reinem Sauerstoff oder auch durch Beatmung mit Maske und Beutel mit reinem Sauerstoff eine lebensrettende und wie sich gezeigt hat auch in praktisch allen Fällen bei adäquater Durchführung eine ausreichende Maßnahme. Durch Insufflation von etwa 15 l Sauerstoff mittels einer Erwachsenensauerstoffgesichtsmaske, die lose über das Gesicht des Kindes gehalten wird, läßt sich bei praktisch jeder noch vorhandenen effizienten Atemtätigkeit ein Verbesserung der Oxygenierung häufig bis zu dem Zeitpunkt erreichen, wo ein in der Kinderintubation Geübter die Maßnahmen weiterführen kann.

Ein wesentlicher Aspekt ist es, bei drohender respiratorischer Insuffizienz im Kindesalter, welche häufig durch Unruhe des Kindes gekennzeichnet ist, Aktivitäten *gegen* den Willen des Kindes, falls sie nicht unbedingt notwendig sind, zu unterlassen, da zusätzlicher Streß die respiratorische Dekompensation fördert. Dies gilt besonders für den Pseudokrupp. Man sollte die Kinder nicht zwingen, sich hinzulegen. Im Falle der sistierenden Atmung oder der Zyanose trotz Insufflation mittels Sauerstoffgesichtsmaske ist die unverzügliche *Beatmung* mit Beutel und dicht aufsitzender Maske sowie reinem Sauerstoff in der auch in der Erwachsenennotfallmedizin üblichen Methode durchzuführen. Dabei ist darauf zu achten, daß die Maskenbeatmung im Kindesalter schwieriger als beim Erwachsenen ist. Die Maske muß dicht ansitzen, der Kopf muß überstreckt, der Unterkiefer nach vorn gezogen und die exakte Belüftung des Thorax durch Thoraxexkursion zu beobachten sein. Andernfalls ist die Maskenbeatmung insuffizient.

Intubation

Bei Kindern mit entzündlichen Luftwegserkrankungen sollte diese Maßnahme ausschließlich von Leuten durchgeführt werden, die in der Intubation *geübt* sind. Es gibt eine nicht geringe Anzahl von Berichten mit bleibenden Zerebralschäden nach frustranen Intubationsversuchen, beispielsweise bei Epiglottitis. Zur Beruhigung der Kinder, besonders bei Pseudokrupp, ist es zweifellos das beste Mittel, die Mutter beim Kind zu belassen, welche in der Regel auch der beste Beurteiler des Zustandes des Kindes ist, es sei denn die Durchführung der Intubation (*unter Narkose!*) ist bereits indiziert.

Differentialdiagnose

Bei akuten obstruktiven Luftwegserkrankungen im Kindesalter stellt sich die Diagnose zwischen vier verschiedenen Erkrankungen. Diese sind die Epiglottitis, das Pseudokruppsyndrom, die obstruktive Bronchitis sowie die Fremdkörperaspiration (Tabelle 1).

Epiglottitis

Zweifellos das kritischste Krankheitsbild aus der Gruppe der entzündlichen stenosierenden Luftwegserkrankungen im Kindesalter ist die Epiglottitis. Ihre Differentialdiagnose sollte jedem in der Notfallmedizin tätigen Arzt bestens bekannt sein. Die Epiglottitis betrifft vorwiegend Kinder zwischen dem dritten und sechsten Lebensjahr. Die Kinder haben *hohes Fieber,* und dies erst seit wenigen Stunden, haben *Schluckbeschwerden,* wollen *sitzen,* können den Speichel nicht schlukken, er wird ausgespuckt. Sie wollen kaum reden; wenn sie sprechen, dann ist dies ein karchelndes Sprechen. Sie atmen eher langsam, und nicht selten ist ein Stridor – besonders dann, wenn man das Krankheitsbild bisher nicht häufig gesehen hat – nicht zu hören. Die Epiglottitis ist eine bakterielle Infektion durch Haemophilus und erfordert *immer* die Intubation, welche jedoch *sehr erschwert* ist, vor allem durch Schwellung und Blutungsneigung. Sie sollte nur von einem *Geübten* durchgeführt werden. Solange das Kind spontan atmet, sollte Sauerstoff insuffliert werden und das Kind sitzend, möglichst ruhig und schnellstens in die nächstgelegene Klinik gebracht werden.

Im Falle des plötzlichen Atemstillstandes ist die Beatmung mit Maske und Beutel, reinem Sauerstoff und ausreichendem Druck lebensrettend. Nach der Intubation ist eine antibiotische Behandlung, in der Regel mit Ampicillin, notwendig. Unter dieser Therapie kann das Kind praktisch immer nach 48 h extubiert werden. *Zerebrale Folgeschäden* nach nicht erkannter oder unsachgemäßer Behandlung einer Epiglottitis sieht man bei Kindern leider immer wieder. Die Epiglottitis, eine Entzündung des Luftwegeinganges, zeigt bei der in Intubationsbereitschaft vorzunehmenden Inspektion eine massive geschwollene, hochrote Epiglottis und aryepiglottische Falten, sehr häufig ist auch der Aditus ad laryngem nicht sicher zu erkennen und blutet bei Berührung sehr rasch.

Tabelle 1. Notfall: das erstickende Kind (Differentialdiagnose)

Erkrankung	Symptomatik	Therapie
Häufig:		
Pseudokrupp	Vorzugsweise unter 3 Jahre Langsame Verschlechterung Fieber unter 39 °C Stridor Bellender Husten, Einziehungen *Keine Schluckstörung*	In der Regel: medikamentös (Chloralhydrat, Dexamethason, Adrenalininhalation) selten Intubation
Epiglottitis	Vorzugsweise 2–6 Jahre Plötzlicher Beginn Fieber über 39 °C Kind sitzt, vermeidet Husten Atmet "karchelnd" mit offenem Mund *Immer Schluckstörung!*	Intubation Ampicillin
Mäßig häufig:		
Akute obstruktive Erkrankung der unteren Luftwege		
Säugling:		

Akute obstruktive
  Bronchitis
  (Bronchiolitis):
	Banaler respiratorischer Infekt
	Fieber, verminderte Flüssigkeitszufuhr
	Plötzliche Verschlechterung
	Dyspnoe: verlängertes Exspirium oder
	  kaum hörbares Atemgeräusch
	Apnoe
		O_2, bei Atemstillstand Beatmung bis Ankunft Intensivstation

Älteres Kind:		
Asthmatischer Anfall:	Oft bekannte Anamnese Zuvor erschwerte Atmung, Hüsteln Plötzlich erhebliche Dyspnoe Giemen, Einziehungen	Medikamentös (Salbutamol oder Terbutalin oder Adrenalin s. c.),O_2, bei Atemstillstand Beatmung bis Intensivstation
Selten:		
Fremdkörperaspiration	Aus völliger Gesundheit Verschlucken, Hustenanfall Spielen oder Essen von typischen Objekten (Erdnüsse etc.) Plötzliche Dyspnoe	Physikalische Maßnahmen (Heimlich-Manöver), bei Apnoe Intubation (Fremdkörper wird dabei gesehen oder mit einem kleinkalibrigen Tubus die Trachea neben dem Fremdkörper passiert)
Trauma (Kehlkopf)		
Tumor		Bronchoskopie

Pseudokrupp

Im Gegensatz zur Epiglottitis wirkt der Pseudokrupp sehr viel bedrohlicher, ist aber *weit weniger* gefährlich. Während bei Epiglottitis die Intubation als obligat angesehen werden muß, erzwingt die subglottische Laryngitis nur bei etwa 4% eine Intubation. Beim „Pseudokrupp", heute zielführender als *„Pseudokruppsyndrom"* bezeichnet, weil sich darunter tatsächlich eine Reihe Erkrankungen verbergen können (Pseudokrupp durch Parainfluenzavirusinfektion, bakterielle Tracheitis, „spasmotic croup" bei Allergikern, nach Extubation), handelt es sich um eine akute Schwellung der subglottischen Region, besonders im Bereich des *Krikoids*, der größten Enge im Trachealbereich. Durch Schwellung kommt es hier sehr schnell zu einer erheblichen Stenosierung, wodurch ein *inspiratorischer Stridor* verursacht wird, der besonders bei Aufregung deutlich zu hören ist – der Husten ist *bellend*. Je nach Schwere des Krankheitsbildes kommt es im Verlauf zu *Einziehungen*, sternal, interkostal, jugulär, sowie zum Pulsus paradoxus (stark schwankende Pulsqualität nach Atemfrequenz).

Die Indikation zur Intubation sollte eine klinische sein, da sich die Blutgase erst zu einem sehr späten Zeitpunkt, dann aber sehr rasch verschlechtern. Der Pseudokrupp tritt vorwiegend bei Säuglingen und jungen Kleinkindern auf, selten als „spasmotic croup" auch bei älteren Kindern. Die Kinder fiebern kaum und schlucken gut. Der Pseudokrupp verstärkt sich erheblich *bei Angst* und versuchter Tachypnoe. Die Behandlung besteht in erster Linie in Beruhigung sowie in der Applikation von Kortison (Dexamethason 0,5 mg/kg KG) sowie in der Inhalation von razemisiertem Adrenalin. Unter Kortison kommt es in der Regel sehr rasch zu einer Besserung des Zustandes, eine antibiotische Begleittherapie hat sich, insbesondere bei sekundärer bakterieller Infektion, als sinnvoll erwiesen (Penicillingruppe). Im Notarztwagen hat sich daher die *Beruhigung*, der Transport *mit* der Mutter, die Insufflation von Sauerstoff und die Gabe von Chloralhydrat zur Sedierung bewährt. Lediglich bei schwersten Einziehungen, Pulsus paradoxus und drohender Asphyxie wird eine sofortige *Intubation* notwendig sein, wobei damit gerechnet werden muß, daß die Intubation besonders subglottisch auf Schwierigkeiten stößt, da hier eine erhebliche Verengung vorliegt. Es ist in der Regel notwendig, die Tubusgröße ein bis zwei Größen *geringer* zu wählen, als dies altersentsprechend wäre. Die Applikation von razemisiertem Adrenalin wird manchmal von den Kindern schlecht toleriert, da sie sich in ihrer Atemnot nicht gern eine Maske ins Gesicht setzen lassen. Die *Extubation* führt meist wiederum zu einer, wenn auch geringeren subglottischen Problematik, so daß es gelegentlich notwendig ist, die Kinder zu reintubieren. Dabei ist auf eine ausreichende Sedierung und Befeuchtung der Atemluft zu achten.

Obstruktive Bronchitis

Die obstruktive Bronchitis durch Bronchokonstriktion, Ödem im Bereich der kleinen unteren Luftwege, Überblähung der Endabschnitte der Luftwege und damit erheblich erschwerter alveolärer Ventilation ist ein Krankheitsbild, welches prinzipiell in jedem Alter des Kindes auftreten kann, beim Säugling jedoch besonders zur akut bedrohlichen respiratorischen Dekompensation führen kann. Im späteren Kindesalter ist dann ein fließender Übergang in die Symptomatik des Asthma bronchiale zu sehen. Kinder dieser Symptomatik benötigen, wenn es zu schwerer Dyspnoe und erheblichen Beeinträchtigungen des Allgemeinzustandes kommt, immer eine *stationäre* Behandlung. Ursächlich sind neben Infekten allergische Triggermechanismen sowie Austrocknung beteiligt. Der Notarzt wird, solange sich ein Lufteintritt *auskultieren* läßt, die Atembewegung daher nicht schaukelnde *frustrane* Einziehungen sind, für die Applikation von Sauerstoff durch Insufflation, für die Hochlagerung des Oberkörpers und den raschen Transport in die nächste Kinderklinik sorgen. Im Falle von Bewußtlosigkeit, Sistieren oder Verlangsamung der Atemtätigkeit oder Fehlen jeglichen Lufteintritts in den Thorax ist die *Maskenbeatmung* mit Maske und Beutel und reinem Sauerstoff bis zur fachgerechten *Intubation* die Methode der Wahl. Sowohl die Beatmung als auch die konservative Therapie bei Kindern mit schwerster Lungenwegserkrankung kann sich sehr schwierig gestalten.

Als akute Notmaßnahme erweist sich die Applikation von *Adrenalin* 0,1 ml/ 10 kg KG der Lösung 1:1000 oder 1 ml/kg KG der Lösung 1:10000 s.c. oder i.v. sowie die rechtzeitige Intubation und Beatmung als lebensrettend.

Fremdkörperaspiration

Die Aspiration von Fremdkörpern in die Luftwege ist im Kindesalter ein relativ häufiges Ereignis. Selten kommt es dabei jedoch zu lebensbedrohlicher Asphyxie. Die *Asphyxie* bei Aspiration eines Fremdkörpers geschieht in der Regel durch Laryngospasmus, durch Stecken oder Anliegen des Fremdkörpers an die Glottis, sowie in seltenen Fällen durch einen die Trachea obstruierenden Fremdkörper. Forcierte Preßmanöver (häufige oder dauernde Anwendung des Heimlich-Handgriffes) können zu Valsalva-Situationen und damit zum Kollaps des Kindes führen. Ein kurzer Schlag auf den Rücken in Hängelage und Kopftiefposition kann ein Herausluxieren des Fremdkörpers bewirken. Wenn die Anwendung des Heimlich-Manövers oder die Luxation durch Schlag auf den Rücken in Kopfhängelage keine Besserung bringt, ist die *Einstellung* des Aditus ad laryngem indiziert, und falls dort nichts zu erkennen ist, oder der inspizierende Finger im Rachen keinen Fremdkörper entdeckt, die *Intubation* mit einem sehr kleinen Tubus vorzunehmen, der den Fremdkörper in einem Hauptbronchus nach distal verlagert oder neben dem Frendkörper in den Bronchus führt. Damit kann die Beatmung des Kindes mit Sauerstoff und Beutel so lange erfolgen, bis der Fremdkörper *bronchoskopisch* extrahiert werden kann.

Anamnestisch verdächtig ist das Spiel mit kleinen Materialien (Erdnüsse, kleine Spielsachen, trockene Erbsen etc.), dann plötzliches Husten und danach sofort oder verzögert auftretend eine respiratorische Symptomatik oder auch, wenn der Vorfall mehrere Stunden zurückliegt, Fieber. Hartnäckige Pneumonien, vorwiegend im rechten Unterlappen, können auf diese Weise ausgelöst werden. Nach Fremdkörperextraktion ist immer auf das Vorliegen eines *Pneumothorax* zu achten, welcher als häufige Komplikation anzusehen ist. Der Fremdkörperextraktion sollte daher immer eine *stationäre* Überwachung, in der Regel mit antibiotischer Behandlung, folgen (Tabelle 2).

Das schockierte Kind

Im Gegensatz zum Erwachsenen, bei welchem erhebliche *Reserven* an intra- und auch extravaskulärem Volumen vorliegen und daher Veränderungen in der Füllung des Gefäßbettes bis zu einem Liter in der Regel toleriert werden, kommt es

Tabelle 2. Pharmaka für den Atemwegsnotfall

Substanz	Einzeldosis	Latenz bis zur Wirkung
Adrenalin (razemisiert)	Zur Inhalation – Pseudokrupp 1 ml 1% Adrenalin/4 ml NaCl 0,9% (Medikamentenvernebler)	Minuten
Adrenalin s. c. (Asthma)	0,01 ml/kg KG s. c (1 : 1000) i. v. bei Anaphylaxie	Minuten
Dexamethason	0,5 mg/kg KG i. v.	4–6 h
Aminophyllin	6 mg/kg KG als Boluskurzinfusion über 20 min	
Terbutalin	0,01 ml/kg KG s. c. oder 2 Hübe aus Vernebler	Sofort
Salbutamol	2 Hübe aus Vernebler	Sofort
Betamethason (Asthma, Inhalationstrauma)	3 Hübe aus Vernebler	Sofort

Die Therapie der Epiglottitis ist die Intubation lege artis. Die medikamentöse Therapie des Atemwegnotfalles erzwingt die richtige Diagnose vor Einleitung derselben. Bei Atem- und/oder Kreislaufstillstand kommen die Regeln der Reanimation (s. S.733) zur Anwendung.

bei Kindern, besonders bei Säuglingen, Neugeborenen und jungen Kleinkindern, bei Verminderung der absoluten oder relativen Füllung des Gefäßbettes sehr rasch zu schwerem Volumenmangel und damit zu Schockzuständen.

Die Symptomatik des Schockzustandes unterscheidet sich von der beim Erwachsenen v. a. durch die rasche und bedrohliche Ausprägung. Während man aus der Erwachsenenmedizin gewohnt ist, daß der Patient zunächst blaß, kaltschweißig, ängstlich und erst bei einem großen Ausmaß von Volumenmangel desorientiert oder bewußtlos wird, sind nicht selten *Veränderungen des Bewußtseins* der erste Hinweis auf einen vorliegenden schweren Schock im Kindesalter. Dies gilt besonders bei Kindern mit akuter Dehydration durch Verluste aus dem Magen-Darm-Trakt, wo auf Grund des hohen täglichen Flüssigkeitsumsatzes eine Nichtzufuhr oder zusätzliche Verluste sehr rasch, oft binnen Stunden zur schweren Dehydratation führen können. Das erste Zeichen dieser Situation ist häufig die Veränderung des Bewußtseins, Ängstlichkeit, unmotiviertes Schreien oder auch Apathie und Antriebslosigkeit. Dies gilt ebenfalls für Schockzustände, die aus Volumenmangel durch Blutung hervorgerufen werden, wie auch für Schockzustände aus anderer Ursache, z. B. septischer oder kardialer Art. Schockzustände aus septischer Genese sind häufig verbunden mit einer Vorgeschichte im Sinne eines Luftwegs- oder abdominellen Infekts. Husten und Schnupfen gehen dabei in einen Zustand mit extrem hoher Kerntemperatur (40 °C und darüber) und kalten und blassen peripheren Extremitäten über „Exantheme" (petechienartige) über. Später sind ausgedehnte fokale Hautnekrosen (Bei Waterhouse-Friderichsen-Syndrom) nicht selten. Die Eintrübung des Sensoriums geschieht in der Regel, je jünger das Kind, desto schneller, so daß nicht selten Kinder mit Koma unklarer Ursache eingeliefert werden, bei welchen de facto ein schwerer septischer Schock vorliegt.

Schwerer Schock bei Kindern kann aus kardialer Ursache bei Myokarditis, Kardiomyopathie und Arrhythmien vorliegen, selten bei angeborenen Vitien, da diese Kinder in der Regel vorher schon durch Störungen in der Entwicklung auffällig geworden sind. Das Auftreten von *Arrhythmien* nach Myokarditis, Herzoperationen (besonders Operation bei Transposition der großen Gefäße oder Fallot-Tetralogie), Infarktgeschehen bei M. Kawasaki, vor allem nach Ingestion von Kardiopharmaka, kann sehr rasch zum Tode führen. Hier ist nach Entdeckung der Arrhythmie (Puls) das EKG der Schlüssel zur Diagnose. Ein wesentlicher Aspekt bei der Differentialdiagnose „kardiale Ursache" eines bestehenden Schocks im Kindesalter ist die Beurteilung der Lebergröße. Jede Form der kardialen Dekompensation führt im Kindesalter auch zu einer *Hepatomegalie.* Daher sollte sich jeder in der Notfallmedizin Tätige angewöhnen, neben der aspektmäßigen Beurteilung von Kindern das Beurteilen des *Femoralispulses* sowie der Lebergröße so wie die Auskultation von Kindern zu üben. Die Beurteilung des Unterhautturgors von Kindern als Diagnostikum für die chronische Dehydration ist ein weiteres wichtiges Faktum.

Neurogener Schock bei Schädel-Hirn- oder spinalem Trauma ist ebenfalls erwähnt. Dieser muß bei fehlender Anamnese (Kind bewußtslos gefunden) primär nicht zu erkennen sein (s. auch S. 769 ff.).

Ist eine *Hypovolämie* eindeutig zu diagnostizieren (typische Anamnese der Dehydration oder des Blutverlustes, fehlender Unterhautturgor, dünner, tachykarder Puls, fehlende Hepatomegalie), so ist die Applikation von 10–20 ml/kg KG Ringer-Lactat i.v. in 15–30 min angezeigt. Kommt es danach zu keiner wesentlichen Besserung, so kann die *Wiederholung* dieser Dosis erfolgen. Spätestens danach muß jedoch eine eindeutige Diagnose und die Behandlung durch einen erfahrenen Pädiater erfolgen. Vor der Applikation von kochsalzarmen oder kochsalzlosen Lösungen muß dringend gewarnt werden, da besonders bei Zuständen hypernatriämischer Dehydration der rasche Abfall des Serumnatriums durch *Hirnödem* letale Folgen haben kann. Die Applikation von Ringer-Lactat als primäre Volumenauffüllmaßnahme ist auch bei Coma diabeticum oder Verbrennungen im Kindesalter die Methode der Wahl. Dies gilt auch für den septischen Schock.

Kontraindiziert ist diese Maßnahme lediglich bei (dem relativ seltenen) kardialen Schock im Kindesalter oder bei unklaren neurologischen Zustandsbildern, da hier eine Hypervolämie, beispielsweise bei Hirntumoren und postiktalem Zustand nach Krampfanfall, eine Verschlechterung der Situation bewirkt. Die Aufstellung auf S. 769 gibt eine Übersicht über die Rehydratation nach hypernaträmischer Dehydratation.

Die *Beurteilung* der Besserung der Zirkulation erfolgt an Hand klinischer Parameter: Verbesserung der peripheren Zirkulation, der Extremitäten, Farbe der Nagelbetten, Besserung der Pulsqualität, Ingangkommen der Harnausscheidung, Lauterwerden der Herztöne und nicht selten auch Besserung des Bewußtseinszustandes.

Die Gabe von *Bikarbonat* bei Schockzuständen im Kindesalter kann nicht als eine Methode der ersten Wahl angesehen werden, da die metabolische Azidose in der Regel eine Folge der Hypovolämie und nicht des Bikarbonatverlustes ist. Eine Ausnahme dabei ist exzessiver Bikarbonatverlust durch Diarrhöen, wo bei der weiteren Behandlung der Natriumbedarf als Natriumbikarbonat mitverabreicht wird. Wie Gregory zeigen konnte, können auch erhebliche metabolische Azidosen, z. B. nach Hypovolämie, nach Erreichen einer adäquaten Perfusion durch *Volumengabe* binnen kurzer Zeit ohne Bikarbonatgabe ausgeglichen werden. Die hohe Osmolarität, Natriumbelastung, zerebrale Azidose sowie verminderte O_2-Abgabe im Gewebe sind nachteilige Folgen der Bikarbonatgabe.

Die folgenden Übersichten informieren über Differentialdiagnose und Behandlung beim schwer schockierten Kind.

Notfall: das schwer schockierte Kind, Differentialdiagnose

Hypovolämie:	*Dehydratation* (Durchfall, Erbrechen, Diabetes, Fieber, Peritonitis etc.) Blutung (traumatisch, perioperativ, Gerinnungsstörung)
Septisch:	*Endotoxinschock* (Meningitis, Mengokokkensepsis, Urosepsis, Peritonitis, toxisches Schocksyndrom)
Neurogenes Kreislaufversagen:	Posttraumatisch (SHT) Posttraumatisch spinal Hitzeinsult Postoperativ in der Neurochirurgie, Enzephalitis, Hirnblutung (Angiom, Aneurysma)
Anaphylaktisch:	Röntgenkontrastmittel, Penicillin Insektenstich
Kardial:	*Intoxikation* (besonders mit Kardiaka) Arrhythmien (Myokarditis, postoperativ nach Herzoperationen, Infarktgeschehen bei M. Kawasaki) Kardiale Dekompensation bei Vitien, Kardiomyopathie

Notfall: das schwer schockierte Kind, Behandlung

Sauerstoffapplikation (Maske oder bei Reanimation Beatmung)

Akutdiagnostik (s. Kap. "Monitoring und Akutdiagnostik", Übersicht S. 707)

Klärung der Frage absoluter oder relativer Volumenmangel:
- Anamnese/Herzgröße im Thoraxröntgen
- Blutung? Andere Verluste (Erbrechen, Durchfall)
- Unterhautturgor
- Hepatomegalie (bei Pumpversagen)

Bei Volumenmangel:
1) 20 ml/kg KG Ringer-Lösung in 5–10 min i. v.
2) Kreislaufkontrolle
    evtl. 2mal wiederholen
3) parallel weiterführende Akutdiagnostik (s. dort)

Wenn fraglich Hypo-/Hypervolämie oder Hypervolämie und bei fehlender Besserung nach Volumengabe:
- Dopamin 10–20 µg/kg KG/min i. v.

Bei *funktionellem* Atem- oder Kreislaufstillstand (auch wenn noch EKG ableitbar oder Schnappatmung): *Sofortiger* Beginn der Reanimation (s. Kap. "Therapeutische Techniken", Übersicht S. 736)

Infusionsbehandlung bei hypernatriämischer Dehydratation

Diagnose:	1. Ermittlung des Ausmaßes der Dehydratation (leicht 5%, mittel 10%, schwer 15% des KG) 2. Na höher als 145 mmol/l
Gesamtmenge/24 h:	Erhaltung (1 800 ml/m² beim Säugling, 1 500 ml/m² beim Kleinkind) plus Defizit (Defizit: 5% des KG/24 h)
Ersatzlösung:	500 ml Glukose 5% +25 mmol NaCl +10 mmol Natriumbikarbonat (K-Substitution nach Ausscheidung, Ca-Substitution nach Blutspiegel)
Bemerkung:	Defizit über 5% erfordert mehr als 24 h Ausgleichzeit. Die Hälfte der Infusion für die ersten 24 h wird in den ersten 8 h verabfolgt. Eine initiale *Schockbehandlung* erfolgt ausschließlich unter Verwendung von isotoner (Ringer-)Lösung mit 20 ml/kg KG in 15–30 min, gegebenenfalls mehrfach bis bis stabile Kreislaufverhältnisse erreicht werden.

Das bewußtlose Kind

Ein großes Problem stellt für den nichtpädiatrischen Notfallarzt die Bewußtlosigkeit aus unklarer Ursache bei einem Kind dar.

Wohl die häufigste Ursache der akuten Bewußtlosigkeit beim Säugling und Kleinkind ist der *Fieberkrampf*. Die Temperaturmessung führt hier zur Diagnose. Die Anamnese einer katarrhalischen Prodromalsituation, Husten, Schnupfen, ein mehr oder weniger typischer Krampfanfall, Klonismen, kurzzeitige Zyanose oder Blässe, gefolgt von einem mehr oder weniger langen Zustand zunächst der Bewußtlosigkeit, später der Apathie und Schläfrigkeit und die genaue klinische Untersuchung erbringt dann in der Regel auch die Ursache. Krampfanfälle als Zeichen von *Erkrankungen des zentralen Nervensystems* (Meningitis, Masernenzephalitis) führen in der Regel zu längerdauernden Bewußtlosigkeitsphasen,und das Kind zeigt auch nach Erholung häufig kein normales Verhalten.

Eine der schwerwiegendsten Ursachen der ungeklärten Bewußtlosigkeit ist die Intoxikation.

Intoxikation

Das Bild der Intoxikation im Kindesalter hat sich in den letzten Jahren erheblich gewandelt. Während noch bis vor einem Jahrzehnt die Mehrheit der Ingestionen und Intoxikationen im Kindesalter pflanzlicher Natur waren, sind es heute vorwiegend *Pharmaka* und *Chemikalien* des Haushaltes. Lediglich die Pilzvergiftung (Knollenblätterpilz) stellt in unseren Regionen eine gefürchtete pflanzliche Intoxikation im Kindesalter dar. Die Vielzahl der chemischen, v. a. aber der pharmakologischen Gifte, welche die Kinder nun gefährden, macht es unmöglich, alle Symptome zu kennen und die entsprechenden Maßnahmen zu ergreifen.

Aus diesem Grunde ist der Kontakt mit einer entsprechenden *Giftinformationszentrale* im Falle einer schweren Ingestion oder Intoxikation im Kindesalter unabdingbar. Das notwendige Rüstzeug zur Behandlung der Vergiftung umfaßt die gesamten Möglichkeiten der Kinderintensivmedizin. Besonders Kardiopharmaka, lebertoxische Gifte, wie auch die Knollenblätterpilze, können schwerstzubehandelnde, lebensbedrohliche Zustände verursachen. Neben der Induktion von Erbrechen (Ipecac), der Förderung der enteralen Elimination durch Tierkohle und Laxanzien, Infusionstherapie zur renalen Eliminierung sowie Hämodialyse und Hämoperfusion kann die Anwendung weiterer intensivtherapeutischer Techniken notwendig werden.

Notfall: das bewußtlose Kind

1. Differentialdiagnose

- Sekundär bei schwerem Schock
    (besonders Sepsis, hypernatriämische Dehydratation):
- neurogen: postiktal: Fieberkrampf
                    Anfallsleiden
           Status epilepticus
           posttraumatisch (Commotio, intrakranielles Hämatom)
           Hirntumor
           zerebrovaskulär (Angiom, Aneurysma, Sinusthrombose, Okklusion bei Sichelzellanämie – bei schwarzen Kindern – etc.)
           Enzephalitis, Meningitis
           Hitzeinsult

- Intoxikation:
- metabolisch   Hypoglykämie
           Coma diabeticum
           Coma hepaticum
           Reye-Syndrom
           Urämie
- psychogen

---

2. Behandlung

– Akutdiagnostik

– Sauerstoffgabe (Maske – Insufflation)
– Bei funktionellem Atem- oder Kreislaufstillstand – auch wenn noch EKG
  ableitbar oder Schnappatmung – *Reanimation* und konsekutive Substitution
  der vitalen Organfunktionen
– Therapie weiter nach Diagnose – im *Zweifelsfall* großzügiger Einsatz von
  screenender Diagnostik (CT, EEG, Labor) und Konsiliarien, um keine Zeit zu
  verlieren
  (Therapie des Status epilepticus s. unten,
   Therapie bei Intoxikation s. unten)

Akutbehandlung bei Intoxikation

Genaue Anamnese (Art, Menge, Einnahmezeit des Giftes)
Vergiftungsinformationszentrale (evtl. Literatur, Herstellerfirma) kontaktieren
Diagnose und Akutbehandlung von *Störungen der Vitalfunktionen*
Nach Zustand des Kindes:
  Transfer ad Kinderabteilung
  Transfer ad Kinderintensivstation
  Durchführung von
  – Elimination (Ipecac)
  – Antidotgabe
  – symptomatische Behandlung der Vergiftungskrankheit
Keine Gabe von Emetika oder Magenspülversuche bei eingeschränktem Be-
  wußtsein ohne vorherige *Intubation.*

Cave: Eigentoxizität von Ipecac bei ausbleibendem Erbrechen. Ösophagoskopie
bei Verdacht auf Ingestion ätzender Substanzen

Tabelle 3. Pharmaka zur Behandlung des Status epilepticus im Kindesalter.
(Mod. nach Dean 1987)

Substanz	Einzeldosis
Diazepam	0,3 mg/kg KG i. v. (bis 10 mg)
Phenytoin	20 mg/kg KG über 15 min i. v. (bis 1000 mg)
Thiopental	3 mg/kg KG i. v. (= Narkose)
Mannit	0,5 g/kg KG über 20 min i. v. (renale Ausscheidung muß erfolgen)
Dexamethason	1 mg/kg KG i. v.
Acetazolamid	10 mg/kg KG i. v. (8stdl.)

Das Risiko des Atemstillstandes ist sowohl während des Anfalls als v. a. auch durch die
Therapie gegeben, die entsprechende Überwachung und Behandlung ist daher entscheidend.

Daher ist bei dem geringsten Verdacht einer Intoxikation im Kindesalter eine genaue *Anamnese* (welche Substanz, wann in welcher Menge und wie eingenommen wurde) unter allen Umständen zu erheben. Danach ist unverzüglich die Vergiftungsinformationszentrale zu konsultieren.

Erfahrungsgemäß ist ein Großteil der Ingestionen im Kindesalter völlig harmlos, und es werden keinerlei Maßnahmen notwendig.

Für den Notfallmediziner gilt, daß die Stabilisierung der *vitalen Funktionen* bei entsprechender Symptomatik die Maßnahme der Wahl ist.

Die Differentialdiagnose der akuten Bewußtlosigkeit im Kindesalter umfaßt neben den neurologischen Erkrankungen sowie der Intoxikation die große Gruppe der schweren Schockzustände im Kindesalter, die wie bereits ausgeführt, früher als beim Erwachsenen zur Eintrübung des Sensoriums und zur Bewußtlosigkeit führen können. Aus diesem Grunde ist in jedem Fall unklarer Ätiologie bei einem bewußtlosen Kind eine genaue *klinische Untersuchung* – nach Stabilisierung evtl. gefährdeter vitaler Funktionen – die wichtigste Maßnahme.

Sind Atmung und Kreislauf unbehindert, so sollte unter adäquater Überwachung das Kind sofort auf eine entsprechende Spezialabteilung gebracht werden, wo die Differentialdiagnose möglich ist.

Bedeutsam ist in diesem Zusammenhang auch die Erwähnung des okkulten Traumas, besonders bei Kleinkindern, sowie der zerebrovaskulären Insulte (Angiom, Aneurysma).

Das tote Kind

Leider beschert die Notfallmedizin dem Arzt sowie dem Sanitäter auch das wiederkehrende Problem des plötzlichen Kindstodes, aber auch Todesfälle von Kindern jenseits des Säuglingsalters.

Dieser Notfall verdient deswegen hier mitbesprochen zu werden, da er drei Teilaspekte beinhaltet, welche bei entsprechender Beachtung auch für den Notfallmediziner von großer Bedeutung sind. Diese Aspekte sind: die Frage nach dem Sinn der Reanimation, die Klärung der Kausalität und die Hilfe für die durch den Notfall betroffenen Personen, vor allem die Eltern, nicht zuletzt aber auch die Behandler und die herbeigerufenen Notfallhelfer.

Grundsätzlich hat ein Kind nach Eintreten der Asystolie, besonders wenn der Zeitpunkt dieses Ereignisses nicht festzustellen ist, sehr viel schlechtere Reanimationsaussichten zur Restitutio ad integrum als der Erwachsene, speziell der ältere Erwachsene.

Zum zweiten Aspekt, der Klärung der Kausalität, ist die Information des Notfallmediziners bezüglich Anamnese, Umstände des Auffindens, klinischer Untersuchung von Bedeutung.

Das weitaus größte Problem ist jedoch das psychische Trauma für die Eltern, die Behandler und nicht selten auch für den Notfallhelfer. In dieser Situation wird klar, daß Notfall- und Intensivmedizin nicht nur eine Abfolge von naturwissenschaftlich fundierten technischen Abläufen sein kann.

Typisches Bild des plötzlichen Kindstodes
(„sudden infant death syndrome")
(nach Pfenninger 1986)

Risikofaktoren: männlich
- 1–6 Monate alt
- nach neonataler Intensivpflege oder erhöhtem neonatalem Risiko
- in schlechter sozialer Situation (bis zu 2:1 000 lebendgeborene Kindern)

Nach banalem Infekt wird das Kind tot aufgefunden. Oft auch ohne Prodromi. Beim zufälligen (seltenen) Auffinden des sterbenden Kindes Reanimation aussichtsreich, sonst ist in der Regel keine therapeutische Möglichkeit mehr gegeben.
Ätiologie unbekannt, obstruktive Schlafapnoen oder HOCM (hypertrophische obstruktive Kardiomyopathie) werden ursächlich vermutet.

Intensivpatient operiertes Kind

G. Trittenwein

Gleichbleibende perioperative Maßnahmen und perioperative Komplikationen

Die Prinzipien perioperativer Therapie im Kindesalter unterscheiden sich nicht grundsätzlich von denen im Erwachsenenalter. Die speziellen Unterschiede liegen vielmehr in der Anpassung der Therapie an die altersgemäßen Bedürfnisse bzw. an die speziell zugrundeliegende Pathophysiologie (besonders bei angeborenen Mißbildungen).

Infusion

Wie im Erwachsenenalter so orientiert sich der *Plan* der perioperativen Infusionsmenge und Art der zugeführten Lösung an den vier grundsätzlichen Fragen: Erhaltungsbedarf, präoperatives Defizit, intraoperative Verluste und perioperative Sequestration, postoperative Verluste. Die in untenstehender Übersicht angegebenen Zufuhrmengen (in ml/mg KG/h) beziehen sich auf die unmittelbare intra- und postoperative Situation (bis zu 24 h postoperativ bei ausgedehnten Eingriffen), die weitere Volumenzufuhr richtet sich nach Erhaltungsbedarf und laufenden Verlusten, v. a. aber nach den Kontrollbefunden (Kreislauf, Ausscheidung, Bilanz, Labor; s. folgende Übersicht).

Zufuhrmengen der Infusionslösungen in der perioperativen Infusionstherapie (keine parenterale Ernährung)

Grundsatz: Jeder Zufuhrplan ist nur eine grobe Richtlinie. Durch Akutverluste, Ausscheidungsänderungen und Sequestration erfolgt eine ständige Bedarfsänderung, welche die laufende Neubeurteilung durch Kontrolle von Kreislaufzustand und biochemischen Befunden erfordert (Ausnahme: Bagatelleingriffe)

Determinanten des Zufuhrbedarfs:
- präoperatives Defizit
- Erhaltungsbedarf
- intraoperative Verluste
- Sequestration
- postoperative laufende und Akutverluste
- Ausscheidung (einschl. Rückresorption der Sequestration nach etwa 3–5 Tagen)

Approximative Zufuhrrate:
1) Laufende Infusion: (1/2 isoton, s. Kap. „Therapeutische Techniken",
    Übersicht S. 712)

Erhaltungsbedarf [Neugeborenes	2 ml/kg KG/h (1–28 Tage)
Säugling	4 ml/kg KG/h (1–12 Monate)
Kleinkind	3 ml/kg KG/h (2– 5 Jahre)
Schulkind	2 ml/kg KG/h (6–14 Jahre)]
+ Sequestration (abdomineller Eingriff	2–8 ml/kg KG/h
thoraxchirurgischer Eingriff	2–4 ml/kg KG/h
neurochirurgischer Eingriff	∅)

2) Akutersatz: (isoton)
    Blutung, Entleerung von Darm, Aszites, Pleuraerguß, Liquor (nach Verlust)
Kontrolle der adäquaten Zufuhr:

Kreislauf:	Homöostase:
periphere Zirkulation	Elektrolyte
Harnvolumen/h	Hämatokrit
Blutdruck	Blutglukose
Herzfrequenz	
Basendefizit	

Zufuhr bei Bagatelleingriffen:
    1mal 10 ml/kg KG 1/2 isotone Glukose/Ringer-Lösung
Parenterale Ernährung, wenn nötig, nach Stabilisierung der Kreislauffunktion

Grundsätzlich gilt, daß der entscheidende Faktor der Größe des Extrazellulärvolumens das *Natriumion* ist (Tabelle 1). Aus diesem Grunde kommt der Natriumkonzentration der zur Volumenauffüllung verwendeten Lösung eine wesentliche Bedeutung zu. Intra- und postoperative Sequestration wird durch isotone Lösungen (140 mmol/l) substituiert. Verluste durch Erbrechen oder Durchfall werden in der Regel als halbisoton betrachtet (70 mmol/l), wobei nach Durchfäl-

Tabelle 1. Na-Konzentration der Ersatzlösungen in der perioperativen Infusionstherapie

Ersatz für	Na-Konzentration [mmol/l]	Isoton
Erhaltungsbedarf (1/4 = Säuglinge)	35–45	1/4–1/3
Erbrechen	45	1/3
Darminhalt, Sequestration, Pleuraerguß, Aszites, Verbrennungsexsudat	140	1/1
Diarrhö	45	1/3

Isoton = Ringer-Lösung, 0,9% NaCl, Plasmaprotein, FFP. Durch Verdünnung mit Glukose 5% oder 10% (Säugling) ergibt sich die gewünschte Teilkonzentration. Der Kaliumverlust ist dadurch nicht ausreichend gedeckt, wird aber durch die renale Ausscheidung modifiziert.
    Eine praktikable Richtlinie ist die Applikation von einem Gemisch Ringer-Lösung: 10% Glukose = 1:1 als Infusionslösung intraoperativ (Volumenersatz: isoton).

len das Anion zumindest teilweise als Bikarbonat und nicht als Chlorid ersetzt wird (30–50%).

Vor der Anwendung von in der Erwachsenenmedizin beliebten kochsalzfreien Infusionslösungen als Volumenersatz im Kindesalter ist dringend zu warnen, da daraus sehr rasch schwere Hyponatriämien mit Komplikationen (Hirnödem, Polyurie, muskuläre und kardiale Funktionsstörungen) resultieren können.

Die *Kaliumsubstitution* richtet sich nach den gemessenen Werten, wobei hier je nach Ausscheidung über Niere oder enterale Verluste bzw. je nach Stoffwechsellage sehr unterschiedliche Bedürfnisse vorliegen können. Die Kaliumsubstitution sollte jedoch 0,5 mmol/kg KG/h (Benitz 1981) nicht überschreiten (Kardioplegie).

Insbesondere bei Säuglingen können primär durch Vitamin-D-Mangel, sekundär nach Auffüllung zur Beseitigung eines Volumenmangels, nach Anwendung von Diuretika sowie nach Plasmagaben *Hypokalziämien* induziert werden, die eine Substitution mit Kalzium (so z. B. 10%iges Kalziumglukonat 2–4 ml/kg KG/Tag, im Akutfall bis zu 1 ml/kg KG – in der Regel verdünnt – langsam unter EKG-Kontrolle i.v.) notwendig machen. Eine auffällige QT-Verlängerung beim Neugeborenen oder Säugling ist ein guter Hinweis auf eine bestehende Hypokalziämie (insbesondere des ionisierten Kalziums).

Die *Beurteilung* der adäquaten *Volumensituation* erfordert eine genaue Beurteilung der Kreislaufsituation, d. h. Nachweis von ausreichender peripherer Zirkulation, adäquater Pulsqualität, Herzfrequenz und Blutdruck, ausreichender Harnausscheidung (mindestens 1 ml/kg KG/h) sowie normalem zentralem Venendruck und normalem Basendefizit. Die Beurteilung der Lebergröße durch Palpation sowie der Herzgröße im Thoraxröntgen geben gute Hinweise auf die Volumensituation. In seltenen Fällen wird die Ermittlung des PCWP eine notwendige zusätzliche diagnostische Maßnahme (Kardiologie, schwere septische Verläufe) sein.

Von erheblicher Bedeutung ist der *Serumproteinspiegel*, welcher bei den bei Kindern relativ hohen Operationsverlusten und Infusionsmengen (im Vergleich zum geringen Pool im Intravasalvolumen) sehr häufig rasch absinkt und eine adäquate Substitution notwendig macht. Besonders in kritischen Zuständen empfiehlt es sich, nicht nur Albuminlösung zu verwenden, da es sehr häufig zu Verminderung von Funktioneiweißen, wie Antikörper, Gerinnungsfaktoren etc., kommt. Die zusätzliche Verwendung von Plasmakonserven oder „fresh frozen plasma" haben sich als geeignete zur Substitution verwendete Eiweißlösungen bei ausgedehnten Eingriffen erwiesen.

Bei Blutungen empfiehlt sich die Verwendung möglichst frischer *Vollblutkonserven* (um der Dilutionskoagulopathie besonders bei alten Konserven zu entgehen), lediglich bei Hyperhydratation oder Anämie und Isovolämie (also nachträglicher Gabe) die Verwendung von Erythrozytenkonzentraten (*Richtwert* bei laufender Gabe unter der Blutung nach Blutverlust in Portionen von 1–5 ml/kg KG, bei manifester Hypovolämie 10–20 ml/kg KG und zur Behandlung der Anämie 10 ml/KG Erythrozytenkonzentrat zur Hebung des Hämatokrits um etwa 10%).

Vor allem bei septischer Knochenmarkdepression und Dilutionsthrombopenie (nach relativ umfangreicher Konservenblutgabe), insbesondere beim Neugeborenen, kann die Anwendung von *Thrombozytenkonzentraten* notwendig werden, wobei die Applikation von 10 ml/kg KG (= etwa eine Einheit pro 5–6 kg KG = Anhebung der Thrombozyten um etwa 50 000/mm^3) ein praktikables Maß darstellt.

Zur Substitution von *Gerinnungsfaktoren* ist zunächst die Applikation von „fresh frozen plasma" (s. oben) eine geeignete Maßnahme (10–30 ml/kg KG), die weitere Behandlung richtet sich nach Verlauf der Gerinnungsbefunde und der Blutungssymptomatik (vgl. Tabelle 5, S. 703).

Bei perioperativer Notwendigkeit der *parenteralen Ernährung* läßt sich als primärer Richtwert die Applikation von 1 g/kg KG/Tag Aminosäuren, 5–10 g/kg KG/Tag Glukose sowie bei Indikation (längerdauernde totale parenterale Ernährung, stabilisierte Kreislaufsituation) 1 g/kg KG/Tag Fett in der Regel anwenden (Spurenelemente und Vitamine entsprechend den Angaben der Hersteller). Inwieweit diese Substratmengen (besonders bei protrahierter Schocksituation, bei Sepsis etc.) tatsächlich appliziert werden können oder ausreichend sind, muß durch entsprechendes Monitoring (Blutzucker, Triglyzeride, Harnstoff, Lebertransaminasen, Bilirubin) festgestellt werden.

Der Aufbau einer *enteralen* Ernährung erfolgt in der Regel, wenn die normale Nahrungsaufnahme des Kindes nicht möglich ist, über eine oro- oder nasogastrale Sonde mit zunächst 5%iger Glukose (etwa 1 ml/kg KG 3stündlich mit Bestimmung des Restvolumens als initiale Maßnahme).

Danach folgt der Übergang auf die altersgemäße Ernährung bei drei- oder vierstündigen Sondierungsintervallen, bzw. wenn eine Darmmotilitätsstörung vorliegt, die interkurrente kontinuierliche Anwendung einer Formuladiät, z. B. Pregomin von Milupa. Zu diesem Zweck müssen evtl. vorher eingesetzte H$_2$-Blocker reduziert oder abgesetzt werden (s. folgende Übersicht).

***Perioperativer Übergang von parenteraler Ernährung
zu enteraler Ernährung beim Kind***

---

1) Keine erhebliche Darmmotilitätsstörung zu erwarten:
   Schrittweiser Übergang (ca. 20–25% der Gesamtmenge/Tag) auf die altersgemäßig Kuhmilchmischung (> 6 Monate: Heilnahrung) in 3- bis 4stündlichen Intervallen per Sonde. Wird dies toleriert, Umstellung auf per os.
2) Darmmotalitätsstörung zu erwarten (stufenweiser Aufbau):
   a) Kontinuierliche Infusion von isotoner glutenfreier, laktose- und ballaststofffreier semielementarer Nahrung durch Sonde in schrittweiser Steigerung (20% der Gesamtmenge pro Tag) (*cave:* Sondenfehllage bei maschineller Infusion!).
   b) Übergang auf diskontinuierliche Zufuhr in 3stündlichem Abstand.
   c) Übergang auf p.o.-Zufuhr oder (z. B. bei Bewußtlosigkeit) auf altersgemäße Formeln oder bei älteren Kindern auch ballaststoffhaltige Sondennahrung.

Gesamttagesmenge (approximativ):
1–10 kg: 100 ml/kg KG/Tag
für weiteres kg zwischen 10 und 15 kg: 50 ml/kg KG/Tag
für weiteres kg: 20 ml/kg KG/Tag.

Beatmung

Perioperativ kann es bei Kindern, ähnlich wie bei Erwachsenen, zu einer Reihe von Veränderungen der Lungenfunktion kommen (Absinken der FRC und der Compliance, Erhöhung des intrapulmonalen Rechts-links-Shunts sowie des funktionellen Totraumes).

Da die FRC im Kindesalter weitgehend von der *Zwerchfellfunktion* abhängig ist (da diese insbesondere beim Säugling überwiegend den Motor der Ventilation darstellt), kommt es besonders bei intraabdominaler Druckerhöhung postoperativ (besonderes Beispiel: nach Operation einer Omphalozele) rasch zu einer erheblichen Einschränkung der Ventilationsfunktion.

Dabei führt die reduzierte FRC zu einer zunehmenden Verminderung der arteriellen Sauerstoffsättigung und zur Abnahme der Compliance.

Weitere Ursachen der perioperativen respiratorischen Insuffizienz sind fehlender *Atemantrieb* (bes. bei Frühgeborenen und jungen Säuglingen postnarkotisch), Nachwirkung von Relaxanzien [häufig potenziert durch Hypothermie (Operationssaal, Blutkonserven etc.)] und Anästhetika (bes. volatile) sowie *subglottische Schwellung* und Stenosierung nach Extubation.

Aus diesen Gründen wird die Intubation oder Beatmung postoperativ in Abhängigkeit von Alter und Grundkrankheit sowie präoperativem Zustand des Kindes in einer Reihe von Fällen notwendig und vorhersehbar sein, weswegen bereits präoperativ vorgesorgt werden muß.

Über Durchführung und Entwöhnungskriterien s. Kap. „Therapeutische Techniken" („Respiratorische Insuffizienz", S. 727).

Besonders perioperativ führt eine inadäquate Kreislauffüllung unter der Beatmung zu erheblicher Beeinträchtigung des Gasaustausches. Während bei Hypovolämie und erhöhtem Atemwegsdruck unter maschineller Beatmung (Kennzeichen: inspiratorischer Blutdruckabfall) es zur Hyperkapnie infolge rascher Zunahme des funktionellen Totraumes (Abnahme der pulmonalen Perfusion) kommt, führt Hypervolämie zur Reduktion der FRC, der Compliance sowie der arteriellen Sättigung.

Sedativa, Analgetika und Relaxanzien

Bezüglich Dosierung und pharmakologischer Überlegungen wird auf das allgemeine Kapitel verwiesen.

Die postoperative Analgesie bei Kindern stellt häufig ein besonderes Problem dar, da einerseits die Notwendigkeit zur ausreichenden Analgesie besonders im Kindesalter (fehlende Krankheitseinsicht, Verstärkung des Schmerzempfindens besonders bei Trennung von den Eltern) besteht, andererseits häufig aus Furcht vor den Nebenwirkungen, v. a. unmittelbar postnarkotisch, die Analgesie nur in geringem Umfang durchgeführt wird. Die ausreichende Gabe von *Opiaten* (z. B. Pethidin 1 mg/kg KG i.m. oder i.v.) unter postoperativer Überwachung (Aufwachraum, evtl. zusammen mit den Eltern) bei abklingender Analgesie ist zumindest unmittelbar postoperativ notwendig.

Zur Sedierung (nicht als Ersatz für eine adäquate Analgesie!) hat sich die Gabe von Dehydrobenzperidol auch postoperativ (0,1 mg/kg KG i.m.) bewährt, insbesondere auch durch Unterdrückung der opiatbedingten Emesis. Die Gabe von Diazepam (0,3 mg/kg KG i.v., rektal) oder Chloralhydrat (50 mg/kg KG rektal) ermöglicht ebenfalls bei ausreichender Analgesie einen guten sedierenden Effekt.

Häufige spezifische perioperative Probleme

Die folgende Übersicht zeigt einige häufig wiederkehrende Probleme im Bereich der Abdominal-, Neuro- und Thoraxchirurgie bei Kindern.

Häufige operationsspezifische perioperative Probleme

Abdominalchirurgie:	Hypovolämie
	respiratorische Insuffizienz
	mangelnde Analgesie
	Sepsis
	Nierenversagen
	Aspiration
Neurochirurgie:	Störungen durch Hirnstammfunktionsprobleme
	(Schluck-, Atem-, Kreislauffunktionsstörungen)
	SIADH
	Hypofunktion der Hypophyse
	(Diabetes insipidus, M. Addison)
	ICP-Erhöhung
Thoraxchirurgie:	Hypovolämie (*Cave:* Drainageverluste)
	respiratorische Insuffizienz (Pneumothorax)
	Gerinnungsprobleme
	Hypothermie

Abdominelle Eingriffe

Hier kann es in Abhängigkeit von der Größe des Eingriffes, besonders bei Ileus, Peritonitis, Platzbauch oder nekrotisierender Enterokolotis, zu erheblichen Flüssigkeitsverschiebungen kommen. Die *Sequestrationsverluste* können ein Vielfaches des normalen Erhaltungsbedarfs betragen (diese Verluste sind relativ höher, als beim Erwachsenen, so z. B. bei der nekrotisierenden Enterokolitis des Neugeborenen oder bei Gastroschisis bei zu 25 ml/kg KG/h!) (Smith 1980).

Der Kreislauf-, Blutgas- und Elektrolytkontrolle sowie Bestimmung des Serumproteins kommt hier besondere Bedeutung zu.

Die Beurteilung einer einsetzenden Oligurie wird im folgenden Kapitel besprochen. Insbesondere eine gleichzeitig bestehende Sepsis kann auch bei vermeintlich adäquater Flüssigkeitssubstitution eine renale Insuffizienz induzieren.

Der *antibiotischen Therapie* kommt daher besondere Bedeutung v. a. bei Peritonitis und Abszedierung zu (s. unten).

Wie oben bereits erwähnt, ist die beim Kind überwiegend vorhandene Zwerchfellatmung durch abdominelle Prozesse besonders gestört, wodurch es, wie auch durch Aspiration und ARDS infolge Sepsis, schon früh zu *respiratorischen* Komplikationen kommen kann. Auch eine inadäquate *Analgesie* kann eine inadäquate Ventilation nach sich ziehen, erhöht den Sauerstoffverbrauch und protrahiert die perioperative Streßsituation.

Besonders bei längerdauernden abdominellen Prozessen ist eine adäquate *Kalorienzufuhr* parenteral oft nur unter Verwendung von Fettinfusionen zu erreichen. Dabei sollten die normalen Triglyzeridwerte jedoch nicht überschritten werden.

Bei der Anwendung enteraler Sonden ist darauf zu achten, daß Neugeborene und Säuglinge obligate Nasenatmer sind und durch die Sonden der Atemwegswiderstand erheblich erhöht werden kann. Insbesondere bei marginaler respiratorischer Situation ist dies zu beachten. Bei Neugeborenen sollten deshalb die Magensonden durch den Mund gelegt werden.

Neurochirurgische Eingriffe

die postoperativen Probleme bei neurochirurgischen kindlichen Patienten schließen überwiegend Probleme des *erhöhten intrazerebralen Drucks*, der *Hirnstammfunktion* (Schluck-, Hustenreflex, Atemregulations- und Kreislaufregulationsstörungen) sowie pathologische Funktion der *Hypophyse* ein, bei posttraumatischen Kindern zusätzlich Blutungsschock, Hypothermie und Probleme durch Mehrfachverletzungen.

Die *Diagnose* dieser Ereignisse erfordert regelmäßige neurologische Beurteilung sowie Monitoring von Atmung, Kreislauf und Ausscheidung durch den behandelnden Intensivmediziner (s. Kap. „Akutdiagnostik", S. 697). Die *postoperative ICP-Messung* durch z. B. einen intraoperativ gelegten epiduralen Drucksensor bietet gerade bei Kindern mit zu erwartenden ICP-Anstiegen (nach traumatischen oder vaskulären Prozessen) wesentliche Vorteile (Behandlung s. Kap. „Schädel-Hirn-Trauma", S. 794).

Akute *EKG-Veränderungen* (ventrikuläre Extrasystolie, Bradyarrhythmie, ST- und T-Alterationen) bieten wichtige Hinweise auf Beeinträchtigungen der Hirnstammfunktion, z. B. durch ICP-Erhöhung (Rogers et al. 1980). Akute Änderungen von *Atmung* (Änderung der Atemfrequenz und des Atemtypus), *Bewußtsein* und *Tonuslage* (z. B. Beuge- oder Strecksynergismen) sind ähnlich bedeutsam. In vielen Fällen wird die Kontrolle des kranialen *Computertomogramms* eine unklare Situation beurteilen helfen, wobei der Transport ein erhebliches Sicherheitsrisiko für den Patienten darstellt, besonders wenn dadurch Monitoring und Therapie de facto unterbrochen werden.

Besonders bei infratentoriellen Operationen (Kleinhirntumoren) kann die *postoperative Extubation* erst bei gesicherter ausreichender Atmung, Schluck- und Hustenreflexen vorgenommen werden. Häufig kommt es postoperativ über längere Zeit zu anhaltendem Brechreiz, der durch Neuroleptika (z. B. Dehydrobenzperidol oder Phenothiazine) gelindert werden kann (wodurch allerdings die Beurteilung der Bewußtseinslage erschwert wird).

Die *Infusionsbehandlung* strebt in der Regel in der postoperativen Phase eine leicht negative Bilanz (bis zu minus 1% des Körpergewichtes/Tag, Richtwert der geplanten Tageszufuhr ohne Verlustersatz: 1 200 ml/m$_2$ KO) an. Die Vermeidung von Hypoproteinämie, Hämodilution und Hyponatriämie erscheint zur Minimierung des Hirnödems bedeutsam.

Funktionsstörungen der *Hypophyse* sind im Kindesalter nach neurochirurgischen Eingriffen ein häufiges Ereignis.

Einerseits kommt es, besonders bei zusätzlicher Opiatapplikation, oft zum Auftreten eines SIADH („syndrome of inapropriate ADH secretion") und damit zur Verminderung der Clearance für freies Wasser, Oligurie und Hyponatriämie (Kaplan 1980). Andererseits führen Eingriffe im Bereich der Schädelbasis (v. a. bei Operationen der Hypophyse, eines Kraniopharyngeoms) häufig zur Verminderung der ADH-Sekretion und damit zum *Diabetes insipidus*. Während Zufuhrrestriktion und Furosemid (0,3–1 mg/kg KG, mehrmals täglich zur Erlangung einer normalen Ausscheidung, evtl. unter Natriumzufuhr nach Ionogramm) zur Behandlung des SIADH weniger therapeutische als diagnostische Probleme bieten (Abgrenzung gegen andere Oligurieformen), bietet die Behandlung des Diabetes insipidus größere Schwierigkeiten.

Je nach Zustand des Kindes bei Diagnosestellung (Hypernatriämie, Schock, Hyperthermie und Azidose) ist einerseits die Substitution (DDAVP, AVP als Infusion oder Pitressintannat i.m.) der defizienten Hormone (meist gleichzeitig Hypokortizismus) notwendig. Andererseits erfordert der Ersatz des Flüssigkeitsdefizits (initial 20 ml/kg KG isotone NaCl-Lösung, auch mehrfach, bis Schock behandelt, danach halbisotone 2,5%ige Glukoselösung (= Glukose 5% und 0,9% NaCl-Lösung 1 : 1 gemischt) bis Normovolämie (Ersatz über 48 h verteilt) häufige Kontrolle von Kreislauffunktion, Serumionogramm und Ausscheidung (Weigle 1987), s. auch Tabelle 1, S. 775.

Thoraxchirurgische Eingriffe

Bei thoraxchirurgischen Eingriffen gelten die in der Erwachsenenmedizin akzeptablen *Drainageverluste* bei Kindern naturgemäß nicht. In der Regel werden diese Verluste in ihrer Bedeutung unterschätzt und können durch intrathorakale Blutansammlungen, welche durch die Drainage nicht gefördert werden, erheblich vergrößert werden.

Beim Neugeborenen kommt es im Rahmen eines *Pneumothorax* nicht zum Kollaps der Lunge wie beim Erwachsenen, wodurch dieser leicht übersehen werden kann. Durch Verdrängung von Mediastinum und Zwerchfellkuppen wird der Spannungspneumothorax erst dann erkennbar, wenn klinisch bereits eine kritische Situation besteht. Auf Grund der kleinen Distanzen bei der Fortleitung des Atemgeräusches ist eine Beurteilung der Belüftung von einzelnen Lungenteilen, besonders bei Säuglingen nach thoraxchirurgischen Eingriffen, rein auskultatorisch nur sehr schwer möglich. Aus diesem Grund sind häufige radiologische Kontrollen unvermeidbar.

Unmittelbar perioperativ sind *Hypothermie* (intraoperative Normothermie ist bei Kindern wegen der hohen Wärmeverluste bei offenem Thorax kaum zu erreichen), *Gerinnungsstörungen* einerseits durch Freisetzung der Gewebsthrombokinase in der Lunge, andererseits durch Dilutionskoagulopathie bei Volumenersatz und damit *Hypovolämie* sowie *respiratorische Insuffizienz* durch eingeschränkte Ventilationsfunktion (Schmerz, Verschlechterung der Ventilationsmechanik durch Thorakotomie, endobronchiale Blut- und Sekretansammlung und Dystelektase v. a. nach längerer funktioneller Ausschaltung von Lungenanteilen) häufige Probleme. Dadurch stellt sich oft die Frage nach einer zumindest kurzfristigen *postoperativen Beatmung*, um eine risikoarme postoperative Phase zu ermöglichen. Insbesondere die Hypothermie bietet durch Potenzierung von Relaxanzien und Anästhetika, Erschwerung der Atmung, Verschlechterung des „cardiac output" und Erhöhung des Sauerstoffverbrauchs ein erhebliches Risiko.

Die Entwöhnung vom Respirator nach längerdauernder Beatmung nach thoraxchirurgischen Eingriffen (v. a. nach Thoraxtrauma) gelingt oft leichter, wenn $p_a CO_2$-Werte bis 60 mm Hg als akzeptabel betrachtet werden, eine ausreichende Oxygenierung ($p_a O_2$ mehr als 60 mm Hg) ist jedoch unumgänglich.

Eine ausreichende *Analgesie* (Opiate oder lokale Verfahren) ist zur Erreichung der adäquaten Spontanatmung postoperativ von großer Bedeutung, eine diesbezügliche Zurückhaltung aus Furcht vor einer evtl. Atemdepression führt nicht zum Ziel.

Die Behandlung *herzkranker Kinder* setzt die genaue Kenntnis der zugrunde liegenden Pathologie voraus. Grundsätzliche Unterschiede bestehen bei Operationen mit extrakorporalem Bypass in der postoperativen Phase gegenüber der Behandlung von Kindern nach Operationen am schlagenden Herzen (Shuntoperationen, Aortenisthmusstenose, Sprengung einer valvulären Pulmonalstenose etc.). Diesbezüglich wird auf weiterführende Literatur verwiesen (Schleien et al. 1987).

Häufige allgemeine postoperative Komplikationen

In der nachfolgenden Übersicht sind die häufigsten Komplikationen zusammengestellt.

Häufige perioperative Komplikationen

Hypovolämie [zu geringe Zufuhr, Blutungsverluste, Verluste durch Absaugung und Drainage, Sickerverluste in den Verband, Sequestration – durch das geringe Kreislaufvolumen (70–85 ml/kg KG) – führen bereits durch relativ geringe nichtbilanzierte Verluste zur Schocksymptomatik]

Postoperative *respiratorische Insuffizienz* [relaxanzien-, opiat- oder anaesthetikabedingte Nachwirkung wird besonders durch Hypothermie und Hypovolämie gefördert und führt bei hohem Sauerstoffverbrauch (Aufwärmphase) und mangelnder Reflexsteuerung häufig rasch zur Hypoxie. Die Tatsache, daß das

Kind im Gegensatz zum Erwachsenen vorwiegend über das Diaphragma atmet und Säuglinge obligate Nasenatmer sind, verschärft die Situation v. a. nach Baucheingriffen sowie bei liegenden Magensonden bei Säuglingen]

Hypoglykämie bei Neugeborenen und jungen Säuglingen

Motorische Unruhe [fehlende Krankheitseinsicht bei mangelnder Analgesie, relativ große Toleranz (v. a. ältere Säuglinge und Kleinkinder) gegen Analgetika sowie die Trennungsproblematik von der gewohnten Umgebung und bei Säuglingen, nicht selten die als quälenden Hunger erlebte Hypoglykämie, lassen Kinder postoperativ unruhig und damit therapeutisch zum Problem werden. Die Einbindung der Eltern in den perioperativen Ablauf, ausreichende Glukosezufuhr und v. a. eine adäquate Analgesie ersparen Unmengen sinnloser Sedativa.]

Nierenversagen: Differentialdiagnose (s. Tabelle 2, S. 785)

Über die Behandlung der Hypovolämie (s. „Therapeutische Techniken", S. 712, sowie „Gleichbleibende perioperative Maßnahmen", S. 774) des respiratorischen Insuffizienz (s. „Therapeutische Techniken", S. 723) und der Hypoglykämie wurde schon berichtet, über die Probleme Blutgerinnung, Nierenversagen und Sepsis sowie den Narkosezwischenfall soll im folgenden diskuitert werden.

Blutung

Die perioperative Blutung stellt beim Kind ein besonderes Problem dar, da der Blutverlust naturgemäß auf Grund des *geringen Blutvolumens* (85–60 ml/kg KG je nach Alter) auch bei virtuell kleinen Mengen rasch zu Hypovolämie und zum Schock führt. So führt der Verlust von 60 ml (weniger als ein halbes Wasserglas) Blut beim Neugeborenen bereits zum manifesten Schock (60 ml entsprechen 25% des Blutvolumens). Aus diesem Grunde sind Störungen der *Blutgerinnung* perioperativ von besonderer Bedeutung. Bezüglich der Normalwerte des Gerinnungslabors wird auf Tabelle 5 im Kap. „Monitoring und Akutdiagnostik", S. 703, verwiesen.

Einzelzeiten häufiger perioperativer Gerinnungsprobleme sind der nachfolgenden Übersicht zu entnehmen.

Angeborene Störungen der Blutgerinnung sind bei Kindern in der Regel anamnestisch erfaßbar. Familienanamnese, Blutungen an Gelenken, Hämatome bei Bagatelltraumen (bei Hämophilie) oder langes Nachbluten nach Bagatellverletzungen (Vitamin-K-Mangel, z. B. bei Mukoviszidose) sind erfaßbar.

Eine weit größere Rolle für den operativen Bereich spielen *erworbene* Gerinnungsstörungen, v. a. Thrombozytopenie, Mangel an Faktor V und VIII durch Dilution bei Zufuhr von Transfusionen, kristalloiden Lösungen oder Plasmakonserven als Ersatz für Blutverluste, Thrombopenie bei septischen Prozessen durch

Häufige perioperative Gerinnungsprobleme im Kindesalter

Störung	Behandlung
Angeborene Störungen: (selten und meist durch Anamnese bekannt)	
Hämophilie Faktor-V-Mangel u. a. Gerinnungsstörungen bei angeborenen oder erworbenen Malabsorptionssyndromen (Mukoviszidose, Zöliakie)	Substitution des Faktors auf mindestens 60% der Norm
Erworbene Störungen:	
Dilutionsthrombopenie	Bei Thrombopenie (unter 60000 /mm^{3}und Blutung oder unter 30000/mm^3) Substitution
Dilutionskaogulopathie (nach Transfusion)	Bei Abfall der Gerinnungsfunktion (Labor) Substitution mit FFP (10–30 ml/kg KG)
Vitamin-K-Mangel unter parenteraler Ernährung oder abdominellen Prozessen (besonders der Gallengänge)	Substitution (1 mg/kg KG – *Cave:* allergische Reaktion)
DIC (Sepsis, perioperativ)	Therapie: 1. Behandlung der Ursache! (Sepsis, Schock) 2. Substitution der Gerinnungsfaktoren in nichtaktivierter Form (FFP) 3. Bei okklusiver Symptomatik (Purpura fulminans) oder fortschreitendem Verbrauch evtl. Heparin nach AT-III-Normalisierung (meist notwendig): 300 E/kg KG/Tag
Urämie	

Markhemmung oder auch Verbrauchskoagulopathie, besonders bei gramnegativer Sepsis.

Dabei ist das Vorhandensein eines Gerinnungslabors, welches auch mit kleinen Blutproben (und damit häufig genug) die wesentlichen Parameter: Thrombozytenzahl, Prothrombinzeit, partielle Thromboplastinzeit, Fibrinogen, Thrombinzeit, bestimmen kann, von ausschlaggebener Bedeutung.

Die *Zufuhr* von Fresh-frozen-Plasma (10–30 ml/kg KG je nach Volumenreserve), Thrombozytenkonzentrat (10 ml/kg KG heben die Thrombozytenzahl um etwa 50000/mm^3) oder auch ungekühltem Heparinfrischblut (in kritischen Fällen – *cave:* HIV-Übertragung) als Blutersatz sind hier die zielführenden Maßnahmen.

[Die Antagonisierung des Heparins führen wir dabei durch kontinuierliche Zufuhr von Protaminchlorid in entsprechender Menge des zugeführten Heparins (1 ml Protaminchlorid antagonisiert 1 000 Einheiten Heparin) mittels Perfusor auch zeitlich analog der Zufuhrmenge durch.)] Beim Neugeborenen kann, besonders bei septischen Verlaufsformen, eine adäquate Gerinnungstherapie durch Austauschtransfusion (3faches Blutvolumen über 8 h – Protamingabe wie oben beschrieben) mit ungekühltem Heparinfrischblut mit Erfolg durchgeführt werden.

Nierenversagen

Das perioperative Nierenversagen stellt auch im Kindesalter ein therapeutisches Problem dar, wenn auch präexistente Nierenparenchymschäden weit seltener als im Erwachsenenalter vorliegen. Insbesondere perioperativ stellt dabei jedoch häufig die *Differentialdiagnose* der Ursache der Oligurie: Hypovolämie, SIADH, akutes Nierenversagen, ein Problem dar.

Das SIADH („syndrom of inappropriate ADH secretion") wird perioperativ v. a. nach neurochirurgischen Interventionen, nach Opiaten, Phenothiazinen, maschineller Beatmung und bei generalisierten oder pulmonalen Infektionen gesehen (Kaplan u. Feigin 1980). Tabelle 2 gibt einen diagnostischen Überblick.

Tabelle 2. Differentialdiagnose: perioperatives Nierenversagen im Kindesalter

	SIADH (ADH-Sekretion inadäquater Höhe)	Hypovolämie	Akutes Nierenversagen
Na im Harn (mmol/l):	Über 40	Unter 20	Über 40
Harnosmolalität (mosmol/l):	Über 500	Über 400	Unter 400
Frakt. Na-Exkretion: $(U_{Na}/P_{Na})/(U_{Cr}/P_{Cr}) \cdot 100$	1	Unter 1	Über 1

SIADH ("syndrome of inappropriate ADH secretion") liegt häufig nach Schädel-Hirn-Trauma, Hirntumoren, Opiatgabe sowie unter maschineller Beatmung vor.

Zur Behandlung der perioperativen Oligurie sind ähnlich wie in der Erwachsenenintensivmedizin Volumengabe, Mannitol, Dopamin (bzw. Dobutamin und ausreichende Oxygenierung beim Pumpversagen), Diuretika und schließlich Hämofiltration (welche die Hämodialyse als Akutmaßnahme ähnlich wie beim Erwachsenen zunehmend verdrängt) notwendige Maßnahmen. Beim Neugeborenen sind zur Behandlung des akuten Nierenversagens statt der häufig angegebenen und wenig Erfolg bringenden Peritonealdialyse mit der Austauschtransfusion mit möglichst frischem Zitratblut (2faches Blutvolumen in 5 h) oder neuerdings Hämofiltration gute Erfahrungen gemacht worden (s. auch folgende Übersicht).

Akutes perioperatives Nierenversagen im Kindesalter.
(mod. nach Ruley u. Bock 1984)

Diagnose und Therapie der Oligurie
1. Blasenkatheter setzen
2. Nach 1 h: Harnmenge, Harn: Osmolarität, Natrium sowie Harnstoff, Kreatinin im Harn
   Serum:Harnstoff, Kreatinin, Na, K
3. Differenzierung gemäß Tabelle 2 (evtl. später wiederholen, wenn Harn
   vorhanden)
4. Differentialdiagnose: Hypervolämie/Hypovolämie (wenn dies fraglich):
   Unterhautturgor, Lebergröße, Herzgröße im Thoraxröntgen, Echokardiographie, CVP, PCWP
5. Bei a) Hypovolämie: 15 ml/kg KG Ringer-Lösung in 15–30 min i. v., danach
   0,5–1 g/kg KG Mannit (20%) in 30 min i. v., danach
   wenn nötig: 1–5 mg Furosemid i. v.
   b) Hypervolämie: 5 mg/kg KG Furosemid i. v.,
   Dobutamin 5–20 µg/kg KG/min i. v.
   a/b) in beiden Fällen parallel 2–4 µg/kg KG/min Dopamin i. v. möglich
6. Bei bestehender Anurie/Oligurie Kontaktaufnahme bzw. Vorbereitung Hämofiltration, Hämodialyse (beim Neugeb. evtl. Austauschtransfusion),
   Peritonealdialyse perioperativ nur Notlösung
7. Akute Maßnahmen bei Hyperkaliämie:
   Ca gluc. 10% 1 ml/kg KG über 5 min i. v. (evtl. einmal wiederholen, EKG-
   Kontrolle!)
   Natriumbikarbonat 3 mmol/kg KG langsam i.v. oder per Kurzinfusion
   Glukose 50% 1 ml/kg KG+0,1 E/kg KG Altinsulin langsam i.v. oder per
   Kurzinfusion (Blutzuckerkontrolle)
   Na-Polystyrolsulfonat 1 g/kg KG rektal oder p.o.
   Vorbereitung Hämofiltration/Hämodialyse/evtl. Peritonealdialyse

---

Perioperative Sepsis

Die perioperative Sepsis spielt beim kindlichen Patienten eine besondere Rolle als
Ursache von Nierenversagen und Multiorganversagen (s. auch die beiden nachfolgenden Übersichten). In diesem Zusammenhang soll erwähnt werden, daß besonders beim Neugeborenen, aber auch noch beim Säugling und Kleinkind eine

Vorgehen bei perioperativer Sepsis

---

1) Diagnosestellung (Klinik: Fieber, septische Kreislaufreaktion, Multiorganversagen, Keimnachweis aus Blut und wahrscheinlichem Ausgangspunkt)
2) Versuch, den Ausgangspunkt zu definieren und zu sanieren (operativ, gezielte
   Chemotherapie)

3) Bei unklarer Ursache oder fehlendem direktem Keimnachweis:
   "Gezielte" Behandlung des wahrscheinlichsten Ausgangspunktes
      [Keimreservoir: Operationswunde mit Hautkeimen, Darmkeimen, Koloni-
                       sation der Lunge aus Mund und Darmflora (evtl. prophy-
                       laktische Sterilisierung mit Paromomycin/Amphotericin
                       oral und enteral), Stations- und Operationssaalkeime]
   Rascher direkter oder kultureller Nachweis aus Blut, Wundabstrich, Mund-
      höhle, Darm und gezielte Umstellung der Chemotherapie danach
4) Bei fehlender Sanierung und fehlendem Keimnachweis:
   breite chemotherapeutische Behandlung mit Beachtung der zuvor wirkungs-
      losen Chemotherapeutika;
   besonderes Augenmerk auf Problemkeime der Station/Operationssaal und
      Pilzinfektion, bei immunprimierten Kindern zusätzlich Zytomegalie und
      Pneumocystis carnii (Cotrimoxazol)
5) Adäquater Immunglobulinspiegel?
   Adäquate Leukozytenanzahl?
6) Gezielte Suche und rechtzeitige Therapie bei Multiorganversagen (bes. Lunge,
   Niere, Darmfunktion, Leber, Gerinnung)

Bemerkung: Chemotherapie und Behandlung des Multiorganversagens sind bei
            perioperativer Sepsis in der Regel nur adjuvante Therapie: die
            Sanierung des Infektionsherdes bringt meistens als einzige Maß-
            nahme dauerhaften Erfolg!

Wahrscheinliche Keime bei perioperativer Sepsis

Infektion von	*Keime*
Lunge	grampositive Kokken (bei präexistenter pulmonaler Erkrankung)
	gramnegative Stäbchen (bei Infektion auf ICU oder perioperativ)
Abdomen	gramnegative Stäbchen
	Anaerobier
Wundinfektion	Staphylococcus aureus
	E. coli
	gramnegative Stäbchen (Pyocyaneus, Proteus, Serratien, Klebsiellen)
	Anaerobier bei devitalisiertem Gewebe
Harntraktinfektion	gramnegative Stäbchen
Neugeborenes	Streptokokken
	Listerien
	Staphylokokken
	gramnegative Saprophyten (Pyocyaneus)
	E. coli
	Candida

dem Erwachsenenalter *gegenüber verminderte spezifische und allgemeine Infekt-resistenz* vorliegt. Dies trifft naturgemäß verstärkt für chronisch kranke oder besonders immunkompromittierte Kinder (onkologische Patienten, chronische Inanition, Status post Milzexstirpation) zu. (Bezüglich Dosierung einiger Antibiotika s. auch Tabelle 2 in Kap. „Therapeutische Techniken", S. 713). Bezüglich Vorgehen s. Übersicht, S. 786/787. Darüber hinaus wird auf weiterführende Literatur verwiesen (Kaplan u. Vargo 1985).

Postoperatives Intensivproblem: Narkosezwischenfall

Ein nicht häufiger, aber doch ständig wiederkehrender Patient in der pädiatrischen Intensivmedizin ist das Kind nach Narkosezwischenfall. Insbesondere dort, wo Kinder selten narkotisiert werden, aber auch in der Routinekinderanästhesie bei Kindern mit präexistenten Erkrankungen, wie Zustand nach Beatmung in der Neugeburtsphase, chronisch kranken Kindern oder nach ausgedehnten Eingriffen kann es intra- und unmittelbar postoperativ zu ernsten Problemen kommen.

Drei Probleme sind hier besonders von Bedeutung:

1) Intraoperatives *Kreislaufversagen* durch Hypovolämie, besonders bei Eingriffen mit großem Blutverlust, bei zusätzlichen Leitungsproblemen, bei erheblichem präoperativem Defizit (Ileus, Trauma) oder bei Kindern mit kardialen Erkrankungen (Vitium, Kardiomyopathie) durch Dekompensation.

2) Einen weiten Problemkreis bietet die *intraoperative Asphyxie* durch Luftwegsprobleme und Pneumothorax, Tubusdekonnektion oder inadäquater Beatmung. Diese Kinder bieten große Probleme, besonders dann, wenn die Hypoxie so spät entdeckt wurde, daß bereits ein hypoxischer Zerebralschaden eingetreten ist.

3) Diese Gruppe umfaßt das Krankheitsbild der *malignen Hyperthermie*, welches bei Kinderanästhesien mit einem Risiko von 1:14000 wesentlich häufiger als in der Erwachsenenmedizin auftritt. Entscheidend ist hier, ob das während der Operation anwesende Anästhesieteam mit der Behandlungsmöglichkeit prinzipiell vertrat ist und ständige Vorsorge durch das Vorhandensein von Dantrolen getroffen ist.

Therapeutisch ist das zentrale Problem jedes Narkosezwischenfalls die Verhinderung oder Verminderung einer *zerebralen Hypoxie*. Diese kann sowohl nach schwerer Kreislaufinsuffizienz, insbesondere verbunden mit Asystolie, als auch nach respiratorisch bedingter Asphyxie oder schwerer maligner Hyperthermie auftreten. Die Zeitdauer zwischen Einsetzen der Noxe und Erkennen und Behandeln spielt hierbei die entscheidende Rolle. Aus diesem Grund kann das Monitoring in der Kinderanästhesie nicht überbetont werden. Im Intensivbereich ist es daher notwendig, so rasch wie möglich eine ausreichende Zirkulation (und damit zerebralen Perfusionsdruck) sowie eine adäquate Oxygenierung anzustreben, wobei es nicht nur entscheidend ist, normale arterielle Blutgase zu erreichen, sondern eine globale suffziente Sauerstoffversorgung des Organismus zu erzielen, wobei auch die Einbeziehung des *gemischtvenösen pO_2* von Bedeutung ist (s. Tabelle 2 in Kap. „Monitoring und Akutdiagnostik", S. 699).

Tabelle 3. Postoperatives Intensivproblem: das Kind nach Narkosezwischenfall.
(Nach Bean u. Rogers 1987)

Ursache	Behandlung
Schock durch Hypovolämie	Reperfusion
Respiratorische Insuffizienz (Tubusproblem, Aspiration, Laryngospasmus, inadäquate Ventilation)	Beatmung, Schadensbegrenzung einer evtl. entstandenen zerebralen Hypoxie (Sicherstellung eines ausreichenden zerebralen Perfusionsdrucks, Oxygenierung etc.)
Hypothermie (mangelnde postoperative Erholung, Azidose)	Beatmung bis Normothermie erreicht, Kreislauf und Ausscheidungsfunktion normalisiert
Maligne Hyperthermie	Dantrolen 1 mg/kg KG i. v., Repetition bis Wirkung ausreichend (meist 2,5 mg/kg KG) Hyperventilation mit F_IO_2 1,0 großzügige Volumenzufuhr (gekühlte Ringer-Lösung) Natriumbikarbonat nach Azidose Kühlung *kein* Kalzium, *kein* Digitalis Mannit (1 g/kg KG), Furosemid (2 mg/kg KG) bei suspektem Nierenversagen (Myoglobinurie) und unter ausrechender Volumenkorrektur Behandlung einer evtl. entstehenden DIC Procain/Procainamid bei Arrhythmien intensives Monitoring

Das Behandlungsschema bei *maligner Hyperthermie* unterscheidet sich nicht wesentlich von dem im Erwachsenenalter. Entscheidend ist hier einerseits die Behandlung der Krise in der hyperthermen Phase sowie andererseits der nachfolgenden sekundären Probleme, wie Nierenversagen und disseminierte intravaskuläre Gerinnung. Gerade das Problem des Narkosezwischenfalles im Kindesalter beleuchtet die Notwendigkeit einer minimalen kinderintensivmedizinischen Möglichkeit im Rahmen jeder perioperativen Intensivstation.

Überall dort, wo im Operationssaal *auch nur gelegentlich* Kinder operiert werden, sollte im Bereich der Intensivstation eine organisierte, kontrollierte kinderintensivmedizinische Einrichtung vorhanden sein, wobei besonderer Bedeutung der Anlage von schriftlichen Informationen zukommt, die diesen *Kinderintensivsets* beigelegt ist. Damit soll auch für Personal und Ärzte, welche mit Kindern wenig zu tun haben, die Möglichkeit vorhanden sein, sich kurzfristig über die Daten zu informieren. Nur so ist es möglich, bei an sich bereits katastrophalem Zustand des asphyktischen Kindes im Operationssaal eine den Umständen entsprechende optimale Möglichkeit der restaurativen Versorgung zu bieten.

Das perioperative onkologische Kind

Die Behandlung onkologischer Erkrankungen im Kindesalter hat gerade in der Kinderintensivmedizin in den letzten Jahren erheblich an Bedeutung gewonnen. Heute stehen die onkologischen Erkrankungen an zweiter Stelle der Todesursachen im Kindesalter. Da die meisten onkologischen Erkrankungen im Kindesalter in irgendeiner Phase operativ versorgt werden (Operation eines Malignoms, Knochenmarktransplantation, Legen von permanenten intravenösen Leitungen etc.), wird dieses Problem im folgenden kurz besprochen.

Kinder mit onkologischen Erkrankungen bieten eine Vielzahl therapeutischer Probleme. Bedingt durch die Grundkrankheit bestehen in Abhängigkeit vom Sitz der Erkrankung präexistente *Organfunktionsdefekte* (des blutbildenden Systems, renal, zerebral, abdominell oder pulmonal).

Auch durch die Radikalität der Behandlung (zytostatische Behandlung, Radiatio, ausgedehnte operative Behandlung) wird ein sehr komplexes Problem induziert. Nüchtern betrachtet, handelt es sich in vielen Fällen um ein Multiorganversagen von variabler Ausdehnung.

Ähnlich wie in der Neonatologie erfordert der Einblick in die Pathophysiologie fundierte Kenntnisse auf dem Gebiet der Pharmakologie der angewandten Substanzen, der Bestrahlung und v. a. der Grundkrankheit. Ein wesentliches Problem sind auch mögliche *Interaktionen* der zur Behandlung eingesetzten Zytostatika und weiterer Medikamente (Antibiotika und adjuvante Behandlung mit zur Intensivtherapie notwendigen Pharmaka, wie z. B. Anästhetika, Relaxanzien, Katecholamine etc.).

Besondere Probleme sind zu erwarten von seiten des *renalen, kardialen* sowie *hämatopoetischen* Systems. Auch kurzzeitige Nierenfunktionsstörungen können deletäre Folgen für den Krankheitsverlauf des Patienten haben. Durch Zytostatika geschädigtes Myokard bietet praktisch keinerlei Kreislaufreserven gegenüber Volumenschwankungen oder Anästhetika. Sonst im normalen Operationsbetrieb übliche, durchaus gefahrlose semisterile Aktivitäten wie Legen einer i.v.-Leitung, Maskenbeatmung, Katheter setzen, Wundbehandlung, können bei onkologischen Kindern eine nicht beherrschbare Sepsis erzeugen, die auf Grund des völlig atypischen Verlaufes oft erst viel zu spät erkannt wird. Die Gabe von Blut kann, wenn es sich nicht um bestrahlte Konserven handelt, eine „graft versus host reaction" nach sich ziehen, die den Behandlungserfolg zunichte macht. Andrerseits können bereits präoperativ grenzwertig niedrige Thrombozyten-, Leukozyten- und Erythrozytenwerte auch durch ein relativ geringes Operationstrauma zu schwerer Anämie oder Auftreten sekundärer Blutungskomplikationen, wie z. B. zerebraler Blutung, führen. Die üblichen pharmakokinetischen Daten der Anästhetika, sowohl von volatilen als auch i.v.-Anästhetika, sowie der Muskelrelaxanzien, treffen bei onkologischen Patienten nicht zu. In Abhängigkeit von der Vorschädigung der Leber und Niere sowie der u. U. gestörten Blut-Hirn-Schranke kann es zu erheblich *verlängerten Abbauzeiten* und *verstärkter Wirkung* kommen.

Andrerseits können wegen Gewöhnung übliche Analgetikadosen unzureichend sein.

Kommt es im Rahmen der onkologischen Behandlung zum Organversagen (z. B. respiratorische Insuffizienz bei Zytomegalie, Viruspneumonie oder renaler Insuffizienz durch Harnsäure- oder Zytostatikakkumulation, Leberinsuffizienz durch „graft versus host reaction"), so zählen diese Patienten zu den schwierigsten Intensivpatienten, die zudem wesentlich erschwerte, weil mit besonderem Bedacht auf die fehlende Infektionsabwehr zu pflegende Intensivbehandlungsbedingungen bieten.

Nachfolgende Übersicht stellt einige dieser Probleme zusammen.

Mögliche perioperative Probleme bei onkologischen Kindern

Verschlechterung der immunologischen Situation perioperativ (Anästhetikawirkung)

Toxische Interaktion Anästhetika – Zytostatika

Fehlende kardiale und pulmonale Reserve durch Vorschädigung (Kardiomyopathie, Lungenfibrose, interstitielle Pneumonie)

Sepsis durch Infektion im Rahmen der Operation/Anästhesie

Blutung durch Thrombopenie, Defektkoagulopathie (Synthesedefizit)

Fehlende Wundheilung (Platzbauch etc.)

Das traumatisierte Kind

G. Trittenwein

Vorbemerkung

Während noch vor wenigen Jahren perinatale Mortalität, infektiöse Erkrankungen, Durchfallerkrankungen und Mißbildungen die Haupttodesursache im Kindesalter waren, hat sich nun der Unfall als Haupttodesursache im Kindesalter etabliert.

Aus diesem Grunde ist die Versorgung von verunfallten Kindern ein Gebot höchster Priorität in der Kinderintensivmedizin.

Leider ist diese Versorgung dadurch in vielen Fällen erschwert, daß das Kind als Unfallpatient de facto zwischen den Kompetenzen und Interessen verschiedener Fachrichtungen liegt und damit oft als ungeliebter und selten behandelter Gast auf Erwachsenen- und Kinderintensivstationen gleichermaßen anzutreffen ist.

Das kindliche Polytrauma

Die Anzahl von Kindern als Patienten mit Polytrauma, vorwiegend im Rahmen von Verkehrsunfällen, aber auch im Rahmen des Sportes (z. B. Schiunfälle), nimmt stetig zu. Neben den auch für Erwachsene geltenden Grundsätzen weist das Kind einige *besondere Probleme* auf, welche bereits bei der primären Versorgung am *Unfallort* entscheidende Bedeutung besitzen.

Als besonderes Problem stellt sich dabei die mangelnde Reserve im Bereich des *Kreislaufvolumens* bei auftretenden Blutungen dar. Insbesondere bei Frakturen des Gesichtsschädels, bei intraabdominellen Blutungen, vorwiegend bei Milz- und Leberruptur, bei retroperitonealen Hämatomen nach Nierenrupturen kommt es sehr rasch zu schweren hypovolämischen Situationen, auch wenn der Blutverlust zunächst für den in der Notfallmedizin Tätigen nicht alarmierend erscheint.

In dieser Situation ist dann häufig das Auffinden peripherer *Venen*, insbesondere für den in der Behandlung von Kindern Ungeübten, sehr erschwert – was dazu führen kann, daß Kinder nicht nur auf Grund des geringen Kreislaufvolumens mit schwerster Hypovolämie, sondern auch noch ohne Infusion das Krankenhaus erreichen. In diesem Fall kann das Legen eines zentralen Zuganges (evtl. auch femoral), wenn dies nicht möglich ist, auch eine Venae sectio (V. saphena) von lebensrettender Bedeutung sein.

Aus diesem Grunde ist die Anwendung eher *kleinkalibrierter* Verweilkanülen (und auch Endotrachealtuben), besonders wenn die Versorgung von Kindern eher die Ausnahme ist, die empfehlenswerte initiale Maßnahme (nur der Tubus *in* der Trachea und die Kanüle *in* der Vene helfen).

Als Problem gilt gelegentlich auch die *Dosierung* der Infusion und die *Wahl* der zu infundierenden Lösung bei der Behandlung der Hypovolämie am Unfallort. Zur Anwendung kommen isotone Lösungen (isotone Kochsalzlösung, Ringer-Laktat, isotone Plasmaproteinlösung) in der Dosis 15–20 ml/kg KG während 5–15 min appliziert, nötigenfalls auch mehrmals bei laufender Kreislaufkontrolle (Puls, Blutdruck, periphere Perfusion).

Hypothermie tritt infolge der großen Oberfläche und des geringen Speichervolumens besonders bei schockierten und bewußtlosen Kindern rasch in bedrohlichem Ausmaß auf (Depression der zerebralen und Kreislauffunktion, verminderte Infektabwehr).

Nachstehend eine kurze Übersicht dieser Problematik.

Besonderheiten bei der Primärversorgung von Kindern am Unfallort

- Hypovolämie
  tritt früher auf (auch nach relativ geringen Wunden und anhaltender Blutung – Gesichtsschädel, offene Fraktur etc.), Richtwert: 15 ml/kg KG in 10 min i.v. (Ringer-Lactat).
- Hypothermie
  tritt schneller ein (besonders bei begleitender Hypovolämie, Bewußtlosigkeit).
- Begleitverletzung
  (intraabdominelle Blutung, Thoraxtrauma) wird häufiger übersehen; *cave:* Schock ohne erkennbare Blutung!
- Reanimation:
  s. Kap. „Therapeutische Techniken", Übersicht S. 736.
- Intubation:
  Tubus besser eine Nummer kleiner und dafür sicher in der Trachea.
- i.v.-Leitung:
  im Gegensatz zum Erwachsenen ist hier für die erste Leitung die dünnste Nadel die richtige: Nur eine Verweilkanüle *in der Vene* hilft dem Kind: auch durch eine 22-G-Nadel läuft mehr als 1 l Ringer-Lösung pro Stunde. Wenn eine Nadel wirklich sitzt und gut fixiert ist, dann können größere Kaliber zum Einsatz kommen.

Keine Analgetika oder Sedativa, *bevor* eine sichere Leitung und Infusion installiert ist – sonst wird die Hilfe zur Euthanasie.
Beim Schädel-Hirn-Trauma ohne Begleitverletzung und gutem Kreislauf: Keine Infusion (*cave:* Hyperhydratation), wohl aber i.v. Leitung.

Aufgrund der minimalen Reserven der vitalen Funktionen des Kindes kommt der *diagnostischen und therapeutischen Strategie* bei der primären stationären Versorgung des Polytraumas besondere Bedeutung zu.

Nachstehend eine kurze Übersicht, die die therapeutische Strategie bei Kindern mit Polytrauma aufzeigt.

Therapeutische Strategie bei Kindern mit Polytrauma

- 1. Priorität: Sicherstellung der vitalen Funktionen, insbesondere ausreichende Beatmung und Kreislaufvolumen
- Orientierende Diagnostik zur Erfassung unbedingt lebensnotwendiger Sofortmaßnahmen (Thoraxdrainage bei Pneumothorax, Tamponade schwerer Blutung)
- Durchführung dieser Maßnahmen
- Durchführung der zur Erfassung des Schadensausmaßes notwendigen Diagnostik unter strikter Beachtung der vitalen Funktionen und *laufenden Maßnahmen* zur Aufrecherhaltung derselben (nicht Röntgen bis zum letzten Knochen unter laufendem Blutverlust oder CT unter Spontanatmung bei schwerem Schädel-Hirn-Trauma)
- Erstellung des weiteren Behandlungsplans nach Zustand des Patienten
- Durchführung der sofort nötigen Eingriffe unter stabilen Verhältnissen
- Eingriffe sekundärer Dringlichkeit nach Konsolidierung der Situation, insbesondere bei begleitendem Schädel-Hirn-Trauma

Das schwere Schädel-Hirn-Trauma im Kindesalter

Das zentrale Problem bei der Behandlung des kindlichen Schädel-Hirn-Traumas ist die Vermeidung der zerebralen *Hypoxie.*

Dabei ist durch den beim Kind vergleichsweise hohen Sauerstoffbedarf eine einsetzende Hypoxie rascher von schwerwiegenden Folgen begleitet als beim Erwachsenen. Andererseits können durch die höhere Reparationsfähigkeit des kindlichen Gehirnes strukturelle Defekte eher kompensiert werden als beim Erwachsenen.

Das *Hirnödem* als Folge von Hypoxie und Trauma entsteht bei Kindern in der Regel früher und in größerem Umfang als beim Erwachsenen (Lange-Cosack u. Tepfer 1973). Dadurch kommt es sekundär, nach überstandenem primären Insult, zur zerebralen Hypoxie infolge Verringerung des zerebralen Perfusionsdruckes (mittlerer systemarterieller Druck minus intrakranieller Druck). Dies wird durch eine begleitende Hypotension, z. B. im Rahmen einer Hypovolämie, durch Hyperhydratation (Überinfusion), Hyponatriämie (Infusion kochsalzfreier Lösungen) oder Absinken des kolloidosmostischen Druckes (Hämodilution) weiter verstärkt.

Nachfolgende Übersicht zeigt die multiplen Ursachen der resultierenden zerebralen Hypoxie beim Schädel-Hirn-Trauma des Kindes.

Genese der zerebralen Hypoxie beim Schädel-Hirn-Trauma

1) Verminderung der zerebralen Perfusion durch die direkte Schädigung und sekundäre Raumforderung (Ödem, Blutung, lokalisiertes Ödem)

2) Hypoxie durch sekundäres Versagen der vitalen Funktionen im Rahmen des neurogenen Schockes: Hypoventilation, Hypoperfusion
3) Minderperfusion durch Hypovolämie und Schock durch begleitende Verletzungen (offene Wunden, intraabdominelle Blutung etc.)
4) Iatrogene ICP-Steigerung: Hypervolämie, Anästhetika mit ICP-erhöhender Wirkung (Ketamin), Sedierung und Relaxation ohne adäquate Ventilation (Hyperkapnie), ICP-Steigerung beim Absaugen, Husten, Tubusokklusion etc.

Die zerebrale Compliance beim Kind ist bei aufgehobener Autoregulation infolge der höheren Ödemneigung geringer als beim Erwachsenen. Dadurch wirken ICP-Steigerungen im Behandlungsverlauf deletärer. Die begleitende Hypovolämie zum Beginn des Traumas (welche beim Kind mangels Volumenreserve früher eintritt) führt nicht selten zur Verstärkung der zerebralen Noxe durch Minderperfusion und Hypoxie.

Bei der Behandlung des kindlichen Schädel-Hirn-Traumas sind die *Primärmaßnahmen* von entscheidender Bedeutung (dem Notfallmediziner kommt hier eine überragende Rolle zu), dies sowohl in diagnostischer als auch in therapeutischer Hinsicht.

Trotz Verbesserung neuroradiologischer Methoden und Einführung der Hirndruckmessung ist der wesentlichste Parameter bei der Beurteilung des Schädel-Hirn-Traumas beim Kind nach wie vor der Verlauf des neurologischen Zustandes. Die Basis für die Verlaufsbeurteilung liegt in der *neurologischen Beurteilung* durch den Erstbehandler. Nachfolgend eine kurze Übersicht. Darüber hinaus wird im Kap. „Monitoring und Aktudiagnostik" (S. 697 ff.) hingewiesen.

Orientierende neurologische Beurteilung
als Fußpunkt der weiteren prognostischen Beurteilung

1) Bewußtsein („Glasgow Coma Scale")
2) Hirnnervenfunktion (Husten, Schlucken, Pupillarverhalten; Atemrhythmus, Herzfrequenz und Blutdruck)
3) Halbseitenzeichen (Paresen, Konvulsionen, Pupillardifferenz)
ferner:
Computertomographie
später:
EEG, EPG

Die primäre *Behandlung* zielt beim Polytrauma auf die rasche Wiederherstellung und Aufrechterhaltung der *vitalen Funktionen* Atmung und Kreislauf. „Glasgow Coma Scale" von 7 oder weniger = bewußtloses Kind mit ungezielter oder fehlender Abwehr auf Schmerzreize oder der geringste Zweifel an einer suffizienten Atmung oder Hirnnervenfunktion (Schluck- oder Hustenreflex) erzwingen Intubation und Beatmung.

Eine bestehende begleitende Hypovolämie, durch Hirnstammirritation eingetretene Hypotonie oder Bradykardie, Hämodilution mit Anämie durch Volumengabe ohne Blutersatz führen zur Verstärkung von Hypoxie und Hirnödem. Restitution der adäquaten Kreislauffunktion und Sauerstofftransportkapazität sind ebenfalls Ziele der primären Maßnahmen.

Die apparative *Diagnostik* des Schädel-Hirn-Traumas und der Begleitverletzungen (Röntgen, Computertomogramm) bietet ein *Risiko*, da in der Regel mehr oder weniger lange Transportwege notwendig sind. Diese gehen häufig mit Verminderung der Intensität von Monitoring und Behandlung einher. Dies gilt nicht zuletzt auch für diagnostische neurochirurgische Prozeduren (auch Einbau der Hirndruckmessung), besonders wenn sie unter notfallmäßigen Umständen erfolgen. Das Abwarten einer primären Stabilisierung, wenn der neurologische Zustand dies erlaubt, erscheint nicht selten von Bedeutung für den Ausgang der Behandlung (besonders wenn die Kinder transferiert werden müssen).

Über die *Behandlungsrichtlinien* beim Kind mit schwerem Schädel-Hirn-Trauma gibt folgende Übersicht Auskunft.

Behandlungsrichtlinie beim Kind mit schwerem Schädel-Hirn-Trauma.
(nach DeVivo u. Dodge 1985)

Schweres Schädel-Hirn-Trauma = GCS (Glasgow Coma Scale) < 8
- Luftwegsicherung:
  Intubation
  Beatmung, wenn Blutgase oder ICP dies erfordern
  vorsichtiges Absaugen (ICP!)
- 30°-Kopfhochlagerung, Fixieren des Schädels in Mittellage
- Venöse und arterielle Leitungen für Blutabnahmen, Infusion und Pharmakaapplikation
- Sicherung einer adäquaten zerebralen Perfusion durch Normalisierung des Blutdrucks (wenn nötig istotone Volumenexpansion mit Blut, Ringer- oder Plasmalösung und wenn nötig Katecholamine)
- Nasogastrische Sonde (zur Aspirationsprophylaxe intermittierendes Absaugen)
- Harnblasenkatheter
- Infusionstherapie: isoton mit 5% Glukosezusatz mit 1 000–1 200 ml/m²/Tag
- Antikonvulsive Behandlung, wenn notwendig (akut: Diazepam 0,2–0,3 mg pro kg KG i.v., Erhaltung: Pheytoin initial 10 mg/kg KG p. infusionem, danach dann 2 × 5 mg/kg KG/Tag)
- Diagnostische Abklärung, ob weitere traumatische Veränderungen
- Intensives lückenloses Monitoring unter Verwendung von ICP-Messung, wenn möglich
- ICP-senkende Maßnahmen bei ICP über 25 mm Hg (s. nächste Übersicht)

Die Behandlung des erhöhten ICP (intrakraniellen Drucks) – oder besser des verminderten zerebralen Perfusionsdrucks – ist nach wie vor Gegenstand kontroverser Strategien. Während Hyperventilation, restriktive Flüssigkeitsbilanzie rung, Lagerung, Hirndrucksenkung durch Barbiturate und Aufrechterhaltung eines zumindest normalen mittleren arteriellen Blutdruckes allgemein akzeptiert sind, konnten bei Steroidbehandlung und Hypothermie keine überzeugenden Erfolge in prospektiver kontrollierter Untersuchung gezeigt werden. Allerdings ist die Vermeidung hyperthermer Zustände eine wesentliche Maßnahme zur Verhinderung zusätzlicher ICP-Steigerungen.

Die operative Dekompression bei lokalisierter Raumforderung (Impression, extra- und intrazerebrale Blutung) erscheint von eindeutiger Indikation, ein generell akzeptiertes Vorgehen im Sinne einer operativen Dekompression bei generalisiertem Ödem liegt offenbar nicht vor (DeVivo u. Dodge 1985).

Die *ICP-Messung* als prognostischer und die Therapie steuernder Parameter beim schweren Schädel-Hirn-Trauma gilt als anerkannt und notwendig (Miller et al. 1977).

Von den 4 Möglichkeiten, welche auch beim Kind angewendet werden [intraventrikuläre, subarachnoidale (subdurale), epidural eingeschraubte und epidural eingelegte Drucksonde] bietet die intraventrikuläre die Möglichkeit der therapeutischen Liquorentnahme, allerdings mit einem erhöhten therapeutischen Risiko (Infektion, traumatische Einführung). Beim ausgeprägten Hirnödem gelingt diese Methode oft nicht mehr. Die eingelegte epidurale Drucksonde (Systeme: Ladd, Gaeltec) bietet ein Minimum an Invasivität, ist praktisch in jedem Alter (auch als Fontanometrie) anwendbar, und wird daher als Methode der Wahl angewendet. Die Problematik der Zerstörung der Sonde und damit unkorrekter Werte wird durch neue piezoelektrische statt der bisher fiberoptischen Sensoren hoffentlich vermindert.

Die Maßnahmen der therapeutischen Kontrolle des erhöhten ICP sind in folgender Übersicht zusammengefaßt:

ICP-senkende Maßnahmen bei zerebraler Hypertension (= ICP über 25mmHg).
(nach DeVivo u. Dodge 1985)

Kopfhochlagerung 30° mit Schädel in Mittelstellung
Hyperventilation mit p_aO_2 20–25 mm Hg (p_aO_2 über 100 mm Hg)
Mannit 20%ig 0,2–2,0 g/kg KG über 5–20 min i.v.
Pentobarbital 1–3 mg/kg KG i.v. (Serumspiegel 30–50 ng/ml)
Neurochirurgische Dekompression (nur bei lokalisierter Raumforderung üblicherweise angezeigt)

Unter der Intensivbehandlung von Kindern mit schwerem Schädel-Hirn-Trauma kommt der Flüssigkeitstherapie zweifellos eine entscheidende Bedeutung zu. Einerseits ist eine arterielle Hypotension wegen der Verminderung des zerebralen Perfusionsdrucks unbedingt zu vermeiden. Andererseits führen SIADH, Beatmung und initiale Oligurie nicht selten zur Flüssigkeitsretention, der dann mit Diuretika zu begegnen ist (Furosemid 1–2 mg/kg KG/Dosis)

Ertrinken

Das Beinaheertrinken, wie dieser Unfall in der englischsprachigen Literatur genannt wird, ist ein häufiger und in seiner Behandlung anspruchsvoller Fall der pädiatrischen Intensivmedizin.

Von besonderer Bedeutung ist, daß in der Literatur gesicherte Beobachtungen vorliegen, daß auch nach mehr als 40minütiger Submersionsdauer im kalten Wasser durch Intensivmaßnahmen eine Restitutio ad integrum erreicht werden kann (Siebke et al. 1975). Offenbar kommt es auch beim Ertrinken unter Hypothermie zu ähnlich zerebroprotektiven Effekten wie unter extrakorporalen Bypassoperationen. Aus diesem Grund ergibt sich die *Indikation* zur *Reanimation* auch nach relativ *langer Submersionsdauer.*

Betroffen sind vorwiegend Kinder unter 4 Jahren mit einer deutlichen männlichen Prävalenz.

Im Gegensatz zu früheren tierexperimentellen Untersuchungen, welche den Einfluß der Wasseraufnahme, sei es Süß- oder Salzwasser, als wesentliches pathophysiologisches Moment untersuchten und damit nicht den tatsächlichen klinischen Verläufen entsprachen (tatsächlich kommt es meist nur zu einer mengenmäßig geringen Wasseraspiration), hat sich in den letzten Jahren gezeigt, daß das zentrale Problem des Ertrinkens nicht die Aspiration von Flüssigkeit, sondern die *hypoxische Läsion des Zentralnervensystems* darstellt (Modell et al. 1966; Dean u. Kaufman 1981).

Weitere Probleme betreffen das *pulmonale System* (ARDS, Pneumonie, Pneumothorax), den *Elektrolythaushalt* (vorwiegend durch Schlucken: Hypoosmolarität bei Süßwasserertrinken, Lungenödem bei Salzwasserertrinken) sowie das *gastrointestinale System* (blutige Diarrhö durch intestinale Vasokonstriktion, (Dean u. Setzer 1987).

Als wesentlicher *prognostischer Indikator* muß der Zustand des Bewußtseins bei Aufnahme in die Intensivstation angesehen werden (Conn et al. 1979), ein weiterer wurde in der zeitlichen Latenz des Beginns der Eigenatmung im Rahmen der primären Reanimationsbemühungen am Unfallort gesehen (Gurvitch 1974).

Koma bei Aufnahme (Glasgow Coma Scale 7 oder weniger) sowie mehr als 15minütige Latenz des Beginns der Eigenatmung unter Reanimation werden als prognostisch ungünstig angesehen (Pearn 1985).

Trotzdem konnten Kindern auch nach langer Submersion in kaltem Wasser noch erfolgreich behandelt werden. Das Ertrinken erfordert daher den unverzüglichen Beginn der *Reanimation* sowie die Fortführung derselben zumindest bis zur Einlieferung in das Krankenhaus und bis zur Erreichung einer normalen Kerntemperatur (die Hypothermie verhindert die klinische Todesfeststellung). Dies gilt nicht für Zustände mit typischen Leichenveränderungen. Die *Beendigung* der Reanimation nach 60 min unter klinischer Hirntodsymtomatik unter Normothermie wird als berechtigt angesehen (Pearn 1985).

Die *Behandlung* orientiert sich an der Schwere des Zustandsbildes bei Einlieferung; als Indikatoren gelten neurologischer Zustand (Glasgow Coma Scale) und pulmonale Funktion (Blutgase, Röntgenbefund). In jedem Falle sollte eine stationäre Beobachtung über mindestens 24 h durchgeführt werden (sekundäres ARDS).

Die Behandlung *pulmonaler Komplikationen* und respiratorischer Insuffizienz ohne neurologische Beeinträchtigung (z. B. Aspirationspneumonie durch massive Wasseringestion) entspricht der üblichen Therapie der pulmonalen Insuffizienz (evtl. unter Einsatz von Furosemid 1 mg/kg KG in wiederholten Dosen je nach ZVD und Ionogramm), insbesondere unter Einsatz von CPAP bzw. PEEP bei maschineller Beatmung. Ein p_aCO_2 von 56 und mehr mm Hg sowie ein p_aO_2 von unter 60 mm Hg unter Luft oder unter 80 mm Hg unter Sauerstoffatmung wird in jedem Fall als Beatmungsindikation angesehen (Telfer 1979).

Beim *komatösen Kind* wird eine neurointensive Therapie unter Einsatz der Hirndruckmessung bei fehlender Erholung nach längstens 12 h, bei erhöhtem Hirndruck unter Anwendung von Hyperventilation, Hypothermie (30–32 °C unter EKG-Monitoring), Barbituraten (Blutspiegel 75–100 mg/l unter Hypothermie) und Dexamethason (initial 0,2 mg/kg KG, danach 0,1 mg/kg KG 8stdl. während 48 h) bei flüssigkeitsrestriktivem Infusionsregime als indiziert erachtet, dies obwohl die Wirkung des Barbiturates umstritten ist (Pearn 1985). Lidocain als alternatives Agens wird diskutiert (Bedford et al. 1980). Ein isoelektrisches EEG wird durch diese Therapie nicht induziert. Katecholamine zur Aufrechterhaltung eines ausreichenden Perfusionsdrucks (Dopamin) sowie Antibiotika (Aspiration) sind in der Regel zusätzlich notwendig. Enterale Zufuhr über nasogastriche Sonden soll enterale Blutungen vermeiden helfen.

Prinzipiell gelten ähnliche Behandlungsgrundsätze wie beim Schädel-Hirn-Trauma (s. Übersicht auf S. 796).

Zur Beendigung der Intensivtherapie gelten die Prinzipien der Hirntodfeststellung (s. Kap. „Monitoring u. Akutdiagnostik", Übersicht S. 706).

Nachfolgende Übersicht zeigt einen praktikablen therapeutischen Plan.

Ertrinken: diagnostisches und therapeutisches Vorgehen.
(nach Pearn 1985)

---

1. Phase bis zur Hospitalisierung:
   kardiopulmonale Reanimation nach Extraktion aus dem Wasser in jedem Fall bis zur Aufnahme ins Krankenhaus, wenn Patient akut ertrunken (also keine Leichenveränderungen) auch bei Submersionsdauer über 40 min

   Beurteilung (Fußpunkt der Prognose!): nach Aufnahme im ersten Krankenhaus
   – kardiovaskulär: Herzfrequenz, Rhythmus, EKG, Blutdruck
   – respiratorisch: Atemfrequenz und -rhythmus, Compliance, Röntgen
   – neurologisch:
      "Glasgow Coma Scale" (= Bewußtsein)
      Hirnnervenaktivität (Pupillen u. a.)
      Tonus (Streckstarre)
   – Blutgase
   – Temperatur

2. Phase der stationären Behandlung:
   a) Patient wach: stationäre Überwachung nach kardiorespiratorischem Zustand auf ICU oder Normalstation, Entlassung, wenn nach 24–48 h keine pulmonalen Veränderungen oder Infektion vorliegen

b) Patient wach, aber neurologisch auffällig (GCS über 7):
Überwachung an ICU und Behandlung auftretender Komplikation (ARDS, Pneumothorax, Pneumonie, Darmblutung etc.), $p_aO_2 > 100$ mm Hg

c) *Patient komatös* (GCS unter 8):
- Hirnnervenfunktion und vitale Parameter intakt:
Beatmung, ICP-Kontrolle, Labor, Röntgen, Entscheidung über Hypothermie oder neurointensive Maßnahmen nach ICP
- Hirnnervenfunktionen fehlen:
Beatmung, ICP-Kontrolle, Labor, Röntgen, maximale Intensivtherapie unter Einsatz invasiver Diagnostik, Hirntodfeststellung nach Erreichen der Normothermie (s. S. 706)

Bei adäquater Primärversorgung überleben 90% aller Kinder nach Beinaheertrinken ohne neurologische Defekte (Oakes et al. 1982). Allerdings zeigen 10–40% der Kinder mit Koma (weite, entrundete Pupillen) bei Ankunft auf der Intensivstation schwere neurologische Defekte, und 50–100% sterben (Peterson 1977; Kruus et al. 1979). Dies unterstreicht die Bedeutung der primären Bemühungen am Unfallort.

Verbrühung

Das thermische Trauma stellt ebenfalls ein häufiges Problem der pädiatrischen Intensivmedizin dar. Überwiegend kommt es dabei zur Verbrühungen, selten zu Verbrennungen. Die Behandlung bei ausgedehnten Veränderungen bzw. bei solchen im Gesicht, an den Händen sowie an den Genitalien erfordert in jedem Fall eine *spezialisierte Einheit*, v.a. in Hinblick auf die Spätergebnisse. Der pflegerische Aufwand ist erheblich.

Aus diesem Grunde soll hier ausschließlich über die primäre Versorgung von thermisch verletzten Kindern gesprochen werden. Bezüglich der weiteren allgemeinen und lokalen Therapie sei auf die Monographie von Butenandt u. Coerdt (1979) verwiesen.

Die primäre Versorgung von thermisch verletzten Kindern am *Unfallort* umfaßt innerhalb der ersten 15–45 min (je nach Ausmaß und Tiefe der Veränderungen) die Abkühlung mit Leistungswasser, bis Schmerzfreiheit eintritt, z.B. durch Handbrause. Danach werden die Patienten in Verbrennungsfolie (zellstoffbeschichtetes Aluminium mit Öffnungen) verpackt und ohne weitere lokale Maßnahmen in das Krankenhaus verbracht. Bei Verbrühungen über 20% der Körperoberfäche und Transport über 20 min erscheint uns eine primäre Infusion (20 ml/ kg KG Ringer-Lösung, bei ausgedehnten Veränderungen und Schocksymptomatik auch mehrmals) sowie die Gabe von Analgetika (Pethidin 1 mg/kg KG i.m.) angezeigt.

Bei Verdacht auf thermisches Trauma des *Tracheobronchialbaumes* (Inhalation) oder Veränderungen im Bereich der Mundhöhle muß auf Anzeichen respiratorischer Insuffizienz geachtet werden und erforderlichenfalls die unverzügliche Intubation und bei Notwendigkeit auch Beatmung durchgeführt werden. Bei zusätzlicher Rauchgasvergiftung (*cave:* hellrotes Aussehen des Kindes) erscheint es notwendig, mit 100%igem Sauerstoff zu beatmen und sobald wie möglich (nach CO-Bestimmung) eine hyperbare Oxygenierung durchzuführen.

Die *allgemeine Behandlung* nach *stationärer Aufnahme* richtet sich vornehmlich nach dem Ausmaß der Veränderungen, wobei die Gesamtfläche bedeutsamer als der Grad der Veränderungen (welcher besonders bei Verbrennungen initial oft schwer beurteilbar erscheint) ist.

Die *Infusionstherapie* unterliegt ähnlich wie die lokale Therapie regional unterschiedlichen Schemata; wir verwenden, wie auch Spear (Spear u. Munster 1987), die Parkland-Formel:

Die primäre Schockbehandlung umfaßt die Infusion von 20 ml/kg KG Ringer-Lösung, nötigenfalls wiederholt, bis ein ausreichender Blutdruck erreicht wird.

Während der ersten 24 h kommt eine Infusionsmenge zur Anwendung, welche sich aus der Summe des täglichen Erhaltungsbedarfes (1 800 ml/m$_2$ KO beim Säugling und 1 500 ml/m$_2$ KO beim älteren Kind) plus der Menge 4 ml × % verbrannter KO × kg KG berechnet. Die Hälfte dieser Menge wird innerhalb der ersten 8 h verabreicht. In der Originalvorschrift wird diese Menge als Ringer-Lösung verabreicht, wir verwenden jedoch eine halbisotone Glukose-Ringer-Lösung (Glukose 5%: Ringer = 1:1), wobei je nach Basendefizit Natriumbikarbonat zugesetzt wird. Diese Infusionsmenge ist nur eine grobe Richtlinie. Die Harnproduktion (mindestens 1 ml/kg KG/h) sowie Hämatokritwert (unter 45%) geben gute Beurteilungsmöglichkeiten. Die Harnproduktion kann unter Opiatgabe (SIADH) auch bei adäquater Volumenzufuhr sinken. In der Regel hat sich jedoch die errechnete Flüssigkeitszufuhr während der ersten 24 h als eher zu niedrig erwiesen.

Während der nächsten 24 h kommt zur Glukose-Ringer-Lösung (Erhaltung plus 2 × % KO × kg KG) auch Albumin nach Serumspiegel zur Anwendung. Die Kaliumsubstitution richtet sich nach den Urinverlusten (nicht vor ausreichender Harnausscheidung mit Substitution beginnen!) und kann bis zu 5 mmol/kg KG/ Tag betragen. Maximale Kaliumzufuhr 0,5 ml/kg KG/h!

Zur *Kontrolle der Infusionstherapie* sind während der ersten Tage neben dem üblichen Kreislaufmonitoring und Ermittlung des Harnflows (auch Harnionogramm bzw. Osmolarität) je nach Ausmaß der Veränderungen und der dadurch nötigen Maßnahmen häufige Kontrollen des Serumionogramms, Hämatokrits, der Blutgase, des Serumeiweißspiegels, der Nierenfunktionsparameter, der Gerinnung sowie bei fraglicher Inhalation des Lungenröntgens notwendig. Bei Veränderungen über 30% ist meist initial ein invasives Monitoring, bei größeren Veränderungen notfalls auch mittels durch verbrannte Hautstellen primär aseptisch eingebrachte Katheter notwendig.

Eine *antibiotische Therapie* wird initial zumindest gegen eine Streptokokkeninfektion (Penicillin) verabreicht. Eine *Tetanusimmunisierung* je nach Impflage, wird ebenfalls passiv oder simultan durchgeführt (Percy u. Kukora 1985).

Die *lokale Behandlung* richtet sich nach der Tiefe der Veränderungen. Wir führen bei Verbrühungen eine Gerbungsbehandlung mit Tannin/Silbernitrat nach Debridement unter Verwendung von sterilem NaCl und jodhaltigem Desinfektionsmittel (PPV) durch. Sicher drittgradige Veränderungen werden primär exzidiert und gedeckt, wenn der Zustand des Kindes dies zuläßt. Die lokale Behandlung unterliegt jedoch noch mehr als die allgemeine örtlichen und zeitlichen Veränderungen.

Beim *Sekundärtransport* sollte die Intensität der Maßnahmen nicht unterbrochen werden. Hier gilt ähnliches Vorgehen, wie beim Neugeborenenintensivtransport (s. Übersicht S. 757, Kap. „Notfallpatient Neugeborenes").

Nachfolgende Übersicht gibt Auskunft über Priimärversorgung und Transport.

Verbrühung/Verbrennung: Primärversorgung, Transport.
(nach) Spear u. Munster 1987)

---

1). Lokale Abkühlung mit Leitungswasser, wenn Primärbehandlung am Unfallort beginnt

2) Hospitalisierung, wenn über 15% der KO beeinträchtigt sind oder an Gesicht, Händen und Genitale

3) Ab 10% Beteiligung initial 20 ml/kg KG Ringer-Lösung in 15 min i. v. (evtl. wiederholen), danach: Start der Flüssigkeitssubstitution entsprechend dem Schadensausmaß:
   4 ml/kg KG/% verbrannter Fläche + 1 500 ml/m² KO in 24 h – davon 50% während der ersten 8 h als Glukose 5% (1 : 1)

4) Blasenkatheter, nasogastrische Sonde

5) Intubation vor Transport, wenn Inhalationsnoxe oder RDS-Symptomatik

6) Monitoring von Herzfrequenz, Blutdruck und Atemfrequenz sowie Harnausscheidung

7) Bei kreislaufstabilem Patient Oberkörper und verbrannte Extremität hochlagern

8) Alle erhobenen Befunde dokumentieren und bei Verlegung des Kindes mitgeben

9) Transport in eine für die Behandlung verbrühter/verbrannter Kinder geeignete Einheit

---

ARDS – IRDS

Das ARDS („adult respiratory distress syndrom") als therapeutisches Problem nimmt auch in der pädiatrischen Intensivmedizin an Bedeutung zu. Auch wird diskutiert, ob das IRDS („idiopathic respiratory distress syndrome") des Neugeborenen in einer Reihe von Fällen nicht eher als ARDS (z. B. bei Sepsis beim reifen Neugeborenen, nach Blutungsschock etc.) anzusehen sei.

Ätiologische Ursachen des Lungenversagens sind dabei Schock jedweder Genese (Blutung, Sepsis, kardiale Insuffizienz, Hypoxie, chemisches Trauma, ther-

misches Trauma, Ertrinken sowie zerebraler und spinaler Schock). Die Definition
nach Ashbaugh et al. (1967) zeigt untenstehende Übersicht. Petty (1982) exklu-
dierte die akute Linksinsuffizienz, welches jedoch nicht den prinzipiellen Ausschluß eines möglichen ARDS im Verlauf einer kardialen Erkrankung bedeuten
kann.

Pathophysiologisch bestehen ähnlich wie bei Vorliegen eines IRDS verminderte FRC (funktioneller Residualkapazität), verminderte Compliance, erhöhter intrapulmonaler Rechts-links-Shunt, pulmonalarterielle Hypertension und erhöhte
Totraumventilation ohne vorangehende pulmonale Erkrankung.

Symptomatisch wird das ARDS ähnlich dem IRDS (Avery 1968) durch Zyanose, Atemnotsymptomatik wie Tachypnoe, Stöhnen infolge gestörter Lungenmechanik und schließlich durch dekompensierte respiratorische Insuffizienz.

Zentrale *therapeutische Maßnahme* ist auch im Kindesalter die Anwendung
von CPAP bzw. PEEP zur Restitution einer ausreichenden FRC. Dabei kommt
es zu einer Reihe von Veränderungen sowohl der Ventilation (Erhöhung der
FRC) als auch der Perfusion (Verminderung regionaler Perfusionsdifferenzen,
pulmonalarterielle Widerstandssenkung durch Verminderung der hypoxischen
Vasokonstriktion, aber auch Anstieg des Pulmonalarteriendrucks, besonders bei

ARDS ("adult respiratory distress syndrome")

Definition (nach Ashbaugh et al. 1967):	Status nach schwerer Noxe (Schock) bei vorher lungenge- sundem Kind Atemnotsymptomatik mit arterieller Hypoxie, vermin- derter Compliance, erhöhtem intrapulmonalem Rechts- links-Shunt Radiologisches Bild eines diffusen pulmonalen Infiltrats Ausschluß einer Linksinsuffizienz
Behandlung (nach Nichols u. Rogers 1987):	CPAP oder PEEP/IPPV (Optimierung unter isotoner Vo- lumenexpansion und wenn nötig Dobutamin) Invasives Kreislaufmonitoring und Blutgasmonitoring (PCWP 15–18 mm Hg) Adäquate Behandlung der zugrundeliegenden Erkrankung (z. B. antibiotische Therapie und Herdsanierung bei Sepsis) Infusionstherapie mit kristalloiden Lösungen und paren- terale Ernährung ohne Erhöhung der CO_2-Produktion Entwöhnung über IMV (s. Kap. "Therapeutische Tech- niken", S.727) Alternative Behandlungsmethoden bei Versagen der kon- ventionellen Therapie: – Hochfrequenzbeatmungstechniken – ECMO – Herz-Lungen-Transplantation
Prognose:	52%ige Mortalität im Kindesalter

erheblicher Atemwegsdrucksteigerung, Erhöhung des extravaskulären Lungenwassergehaltes) (Scharf et al. 1977; Nichols u. Rogers 1987).

Häufig ist dabei zur Aufrechterhaltung eines ausreichenden Herzzeitvolumens (HZV) eine isotone Volumenexpansion (Appel u. Shoemaker 1981) und die Anwendung von Katecholaminen (Dobutamin 5–20 µg/kg KG/min) notwendig.

Bei ARDS nach *pulmonalem Trauma*, besonders wenn begleitende Pneumothoraces vorliegen, können Lungenveränderungen eine chirurgische Therapie notwendig machen, um bestehende bronchopulmonale Fisteln oder nekrotisches Lungengewebe zu beseitigen bzw. um die Anwendung von CPAP und PEEP ohne Verschlechterung der pulmonalen Situation zu ermöglichen. Bei großem irreparablem „air leak" kann die Anwendung hochfrequenter Beatmungstechniken (HFJV oder HFOV) notwendig sein. Dabei ist nach eigener Erfahrung (Trittenwein et al. 1988) bei Anwendung dieser Technik eine Zweifrequenzbeatmung notwendig, um einerseits die Diffusion durch Anwendung hoher Frequenzen (über 5 Hz) zu verbessern und andererseits die CO_2-Elimination im Rahmen einer konvektiven Komponente (Spontanatmung des Patienten, überlagerte IPPV oder Amplitudenänderung) zu gewährleisten.

Bei schweren Verlaufsformen führen unter IPPV die notwendigen *hohen Beatmungsdrücke* (bzw. der hohe mittlere Atemwegsdruck) zu einer Reihe von Komplikationen: Barotrauma (Pneumothorax, interstitielles Emphysem), Reduktion des HZV und damit der Perfusion besonders von Nieren, Darm und Leber. Diese Veränderungen treten im Kindesalter in stärkerem Umfang und früher als beim Erwachsenen auf. Zusätzlich kommt es durch Auftreten eines SIADH häufig zur Verminderung der renalen Ausscheidung.

So kommt es in der Regel bei Verschlechterung der pulmonalen Situation auch zu einer zunehmenden Funktionseinschränkung von Niere, Leber und Darm, gefolgt von einer Reduktion der Abwehrfunktion. Das *Multiorganversagen* ist das Resultat. Die rechtzeitige adäquate Behandlung des ARDS verhütet demnach nicht nur die Ausbildung chronischer Lungenveränderungen, sondern v. a. die Entwicklung des sekundären Multiorganversagens.

Die Anwendung der ECMO (extrakorporalen Membranoxygenierung, s. Beatmung) ist eine mögliche Alternative in schwersten Fällen.

Literatur

Apgar V (1953) A proposal for a new method of evaluation of the newborn infant. Curr Res Anesth 32:4

Appel PL, Shoemaker WC (1981) Evaluation of fluid therapy in acute respiratory failure. Crit Care Med 8:873

Ashbough DG, Bigelow DB, Petty TL, Levine BE (1967) Acute respiratory distress in adults. Lancet II:319

Avery M (1968) The lung and its disorders in the newborn infant, 2nd edn. Saunders, Philadelphia

Bean JD, Rogers MC (1987) Anesthetic considerations and pain management in pediatric intensive care unit. In: Rogers MC (ed) Textbook of pediatric intensive care. Williams & Wilkins, Baltimore, London, pp 1360–1376

Bedford RF, Persing JA, Pobereskin L, Butler A (1980) Lidocain or thiopental for rapid control of intracranial hypertension? Anesth Analg 59:435–437

Benitz WE et al. (1981) The pediatric durg handbook. Year Book Medical Publishers, Chicago

Bryan-Brown CW (1984) Gas transport and delivery. In: Shoemaker WC, Thompson WL, Holbrook PR (eds) Textbook of critical care. Saunders, Philadelphia, pp 210–218

Butenandt I, Coerdt I (1979) Verbrennungen im Kindesalter. Enke, Stuttgart

Conn AW, Edmonds JF, Barker GA (1979) Cerebral resuscitation in near drowning. Pediatr Clin North Am 26:691

Connell HM (1985) Terminal illness. In: Connell HM (ed) Essentials of child psychiatry. Blackwell, Melbourne Oxford Boston Palo Alto, pp 189–191

Costeff H (1966) A simple empirical formula for calculating approximate surface area in children. Arch Dis Child 41:681

Dean JM, Kaufman ND (1981) Prognostic indicators in pediatric near drowning: the Glasgow coma scale. Crit Care Med 9:536

Dean JM, Setzer NA (1987) Near drowning. In: Rogers MC (ed) Textbook of pediatric intensive care. Williams & Wilkins, Baltimore London, pp 721–739

Dean JM, Singer HS (1987) Status epilepticus, clinical management. In: Rogers MC (ed) Textbook of pediatric intensive care. Williams & Wilkins, Baltimore London, pp 624–627

De Vivo DC, Dodge PR (1985) Head injury. In: Dickerman JD, Lucey JF (eds) The critically ill child. Saunders, Philadelphia, pp 200–212

Eisenberg M, Bergner L, Hallstrom A (1983) Epidemiology of cardiac arrest and resuscitation in children. Ann Emerg Med 12:672

Fiser DH (1990) Intraosseus infusion. N Engl J Med 322:1579–1581

Fox WW, Duara S (1983) Persistent pulmonary hypertension in the neonate: diagnosis and management. J Pediatr 103/4:505–514

Freud A (1973) Die Rolle der körperlichen Krankheit im Seelenleben des Kindes. In: Biermann G (Hrsg) Handbuch der Kinderpsychotherapie, Bd II. Reinhardt, München Basel, S 827–837

Gregory GA (1981) Pediatric anesthesia. In: Miller RD (ed) Anestesia. Churchill Livingstone, New York, pp 1197–1231

Gersony WM, Steeg CN (1985) Congestive hear failure. In: Dickerman JD, Lucey JF (eds) The critically ill child. Saunders, Philadelphia London, pp 320–337

Gioia FR (1987) Principles of respiratory support and mechanical ventilation. In: Rogers MC (ed) Textbook of pediatric intensive care. Williams & Wilkins, Baltimore, p 138

Gregory G, Kitterman J, Phibbs R et al. (1971) Treatment of the idiopathic respiratory distress syndrome with continuous positive airway pressure. N Engl J Med 284:1333

Gurvitch AM (1974) Determination of the depth and reversibility post-anoxic coma in animals. Resuscitation 3:1–26

Hammarlund K, Sedin G, Stroemberg B (1983) Transepidermal water loss in newborn infants. Acta Paediatr Scand 72/5:721–728

Hathaway WE, Groothuis JR, Hay WW, Paisley JW (1991) Normal biochemical values. In: Current diagnosis and treatment. Appleton & Lange, Prentice-Hall, London, pp 1099–1107

The Johns Hopkins Hospital (1984) Medical staff policies and procedures. Baltimore, p 41

Kaplan SL, Feigin RD (1980) Rapid identification of the invading microorganism. Pediatr Clin North Am 27:783–803

Kaplan SL, Feigin RD (1980) Syndromes of inappropriate secretion of antidiuretic hormone in children. Adv Pediatr 27:247

Kaplan SL, Vargo TA (1985) Endotoxin shock in children. In: Dickerman JD, Lucey JF (eds) The critically ill child. Saunders, Philadelphia, pp 45–65

Krummel TM, Greenfield LJ, Kirrkpatrick BV et al. (1982) Clinical use of an extracorporal oxygenator in neonatal pulmonary failure. J Pediatr Surg 17:525

Kruus S, Bergstrom L, Suutarinen T, Hyvonen R (1979) The prognosis of near drowned children. Acta Paediatr Scand 68:315–322

Lange-Cosack H, Tepfer G (1973) Das Hirntrauma im Kindes- und Jugendalter. Springer, Berlin Heidelberg New York

Lemburg P (1980) Künstliche Beatmung beim Neugeborenen und Kleinkind. Springer, Berlin Heidelberg New York (Anästhesiologie und Intensivmedizin, Bd 128)

Lough MD (1974) Respiratory therapy. In: Lough MD, Doershuk CF, Stern RC (eds) Pediatric respiratory therapy. Year Book Medical Publishers, Chicago, pp 100–101

Miller JD, Becker DP, Ward JD (1977) Significance of intracranial hypertension in severe head injury. J Neurosurg 47:501–516

Modell JH, Gaub M, Moya F et al. (1966) Physiologic affects of near drowning with chlorinated fresh water, distilled water and isotonic saline. Anesthesiology 27:33

Nichols DG, Rogers MC (1987) Adult respiratory distress syndrom. In: Rogers MC (ed) Textbook of pediatric intensive care. Williams & Wilkins, Baltimore London, pp 237–273

Oakes DD, Sherk JP, Maloney JR, Charters AC (1982) Prognosis and management of victims of near drowning. J Trauma 22:544–549

Osswald PM (1987) Neugeborenes und Kleinkind. In: List WF, Osswald PM (Hrsg) Komplikationen in der Anästhesie. Springer, Berlin Heidelberg New York, S 327–343

Pearn J (1985) Drowning. In: Dickerman JD, Lucey JF (eds) The critically ill child. Saunders, Philadelphia, pp 129–157

Percy AS, Kukora JS (1985) The continuing problem of tetanus. Surg Gynecol Obstet 160:307

Peterson B (1977) Morbidity of childhood near drowning. Pediatrics 59:364

Petty TL (1982) Adult respiratory distress syndrome: Definition and historical perspective. Clin Chest Med 3:3

Pfenninger J (1986) "Sudden infant death syndrome" SIDS. In: Rossi EG (ed) Pädiatrie. Thieme, Stuttgart, pp 780–781

Pokokra T, Bing D, Mammel et al. (1983) Neonatal high frequency jet ventilation. Pediatrics 72:27

Roberton NRC (1986a) Resuscitation of the newborn. In: Roberton NRC (ed) A manual of neonatal intensive care. Arnold, Ltd, London, pp 51–61

Roberton NRC (1986b) Diaphragmatic hernia. In: Roberton NRC (ed) A manual of neonatal intensive care. Arnold, London, p 277

Robertson J (1973) Das Trennungstrauma des hospitalisierten Kleinkindes. In: Biermann G (Hrsg) Handbuch der Kinderpsychotherapie, Bd II. Reinhardt, München Basel, S 837–848

Rogers MC, Zakha KG, Nugent SK, Gioia FR, Epple L (1980) Electrocardiographic abnormalities in infants and children with neurological injury. Crit Care Med 8:213

Rudolph AM (1961) Normal and almost normal respiration in children. Report of the 37th Ross conference on pediatrics. Ross Laboratory, Columbus/OH, p 65ff

Rudolph AM (1987) Heart failure. (Beitrag zu "Controversial Issues in Neonatal Interventions, International Workshop for Neonatologists" Zürich, Oktober 1987)

Ruley EJ, Bock GH (1984) Acute renal failure in infants and children. In: Shoemaker WC, Thompson WL, Holbrook PR (eds) Textbook of critical care. Saunders, Philadelphia

Scharf SM, Caldini PB, Ingram RH (1977) Cardiovascular effects of increasing airway pressure in the dog. Am J Physiol 232:H35

Schleien CL, Kenneth GZ, Rogers MC (1987) Principles of postoperative management in the pediatric intensive care unit. In: Rogers MC (ed) Textbook of pediatric intensive care. Williams & Wilkins, Baltimore London, pp 411–459

Scott HM (1976) Outcome of very severe birth asphyxia. Arch Dis Child 50:712–716

Shayevitz JR, Weissman CH (1987) Nutrition and metabolism in the critically ill child. In: Rogers MC (ed) Textbook of pediatric intensive care. Williams & Wilkins, Baltimore London, pp 964–971

Siebke H, Breivik H, Rod T, Lind B (1975) Survival after 40 minutes submersion without cerebral sequelae. Lancet I: 1275

Smith RM (1980) Anaesthesia for infants and children. Mosby, St.Louis, p 578

Spear RM, Munster AM (1987) Burns, Inhalational injury and electrical injury. In: Rogers MC (ed) Textbook of pediatric intensive care. Williams & Wilkins, Baltimore London, pp 1323–1347

Telfer ABM (1979) Acute respiratory distress and positive end expiratory pressure. Practitioner Special Report 32–36

Trittenwein G (1986) Infusionstherapie und Volumenzufuhr beim Früh- und Neugeborenen. In: List WF, Mayrhofer O, Schalk HV (Hrsg) Spezielle Anästhesieprobleme. Springer, Berlin Heidelberg New York Tokyo (Anästhesiologie und Intensivmedizin, Bd 191, S 141–149)

Trittenwein G, Mueller WD, Schober P (1984) Zentrale Zugangswege bei Früh- und Neugeborenen. Pädiatr Prax 29:11–15

Trittenwein G, Juergenssen OA, List WF (1988) HFOV (high frequency oscillatory ventilation) zur Behandlung bei schwerem ARDS beim Kleinkind. Thieme, Stuttgart (Pädiatrische Intensivmedizin, Bd 9, S 34–40)

Weigle CGM (1987) Metabolic and endocrine disease in pediatric intensive care unit. In: Rogers MC (ed) Textbook of pediatric intensive care. Williams & Wilkins, Baltimore London, pp 1057–1111

Wetzel RC (1987) Shock. In: Rogers MC (ed) Textbook of pediatric intensive care. Williams & Wilkins, Baltimore London, pp 483–527

Wiener R, Hogg MIJ, Rosen M (1977) Effects of naloxone on pethidine induced neonatal depression, parts I and II. Br Med J II:228–231

Wille L, Obladen M (1979) Neugeborenenintensivpflege, Grundlagen und Richtlinien. Springer, Berlin Heidelberg New York

Yaster M, Haller A (1987) Multiple trauma in the pediatric patient. In: Rogers MC (ed) Textbook of pediatric intensive care. Williams & Wilkins, Baltimore London, pp 1265–1323

Zobel G, Trop M, Ring E, Grubbauer HM (1987) Die kontinuierliche arteriovenöse Haemofiltration im Kindesalter. Monatsschr Kinderheilkd 135:143–147

Zuppinger K (1984) Klinisch-chemische Untersuchungen. In: Berner Datenbuch der Pädiatrie. Fischer, Stuttgart, S 719–726

Weiterführende Literatur

Berner Datenbuch der Pädiatrie (1984) Medizinische Kinderklinik, Inselspital Bern. Fischer, Stuttgart New York

Dickerman JD, Lucey JF (ed) (1985) The critically ill child. Saunders, Philadelphia

Rogers MC (ed) (1987) Textbook of pediatric intensive care. Williams & Wilkins, Baltimore London

D. Besondere Aspekte der Intensivmedizin

Postoperative Intensivtherapie nach Organtransplantation

H. Metzler

Spezielle intensivmedizinische Betreuung benötigen v.a. Patienten nach Herz-, Herz-Lungen- (bzw. „Single-lung"-) und Lebertransplantation, seltener nach Nierentransplantation. Wesentliches Ziel jeder Intensivmedizin beim Transplantationspatienten muß es sein, so rasch wie möglich „sich selbst überflüssig zu machen", zumal sich die intensivmedizinische Behandlung für diese immunsupprimierte Patientengruppe im besonderen als „ambivalentes Milieu" zwischen „Schutz und Schaden" präsentiert. In unkritischen Fällen wird daher heute schon in vielen Zentren die frühe Transferierung der Patienten in adäquat eingerichtete Intermediate-care-Einheiten praktiziert. Andererseits gehören gerade kritische Transplantationspatienten, sowohl von intensivtherapeutischer als auch intensivpflegerischer Seite, zu den aufwendigsten Patientenkollekiven.

Postoperative Problem- und Komplikationsschwerpunkte sind:

- primäres Transplantatversagen;
- Abstoßung (perakut, akut, chronisch);
- Infektion/Sepsis;
- chirurgisch-technische Komplikationen:
  - Blutung
  - bei Lebertransplantation zusätzlich:
    A.-hepatica-Thrombose,
    Pfortaderthrombose,
    Gallengangskomplikationen;
- Kombinationen.

Bei primärem Transplantatversagen mit einem immer dramatischen Ablauf kann nur die als „high urgent" angemeldete Retransplantation lebensrettend sein.

Die Schwierigkeit der Differenzierung zwischen Infektion und Abstoßung liegt oft darin, daß beide unter einem ähnlichen klinischen Bild ablaufen, aber genau gegensätzliche therapeutische Interventionen benötigen. Primäres Zielorgan einer postoperativen Infektion ist mit wenigen Ausnahmen die Lunge, bei Lebertransplantationen auch der abdominelle Raum. Nosokomiale Infektionen und Infektionen opportunistischer (d.h im Organismus ursprünglich apathogener und erst durch die Immunsuppression pathogen werdender) Erreger dominieren.

Maßnahmen zur Reduktion dieser Risiken sind der Aufenthalt in Hochsterileinheiten, die raschest mögliche Entfernung invasiver Zugänge (Gefäßzugänge, Harnkatheter, künstliche Atemwege, Drains), die Mobilisierung des Patienten und letztendlich die frühestmögliche Verlegung aus dem Intensivbereich.

Tabelle 1. Erregerspektrum

Bakterien	Grampositive und gramnegative Keime, v. a. Hospitalismuskeime und opportu- nistische Keime einschließlich seltener Erreger wie Legionella und reaktivier- ter Tbc
Viren	Zytomegalie (Reaktivierung > Donor > Neuinfektion) Herpes simplex EBV Hepatitis B HIV (Übertragung vom Spender wegen diagnostischer Lücke derzeit nicht abso- lut ausschließbar!)
Pilze	Candida albicans Aspergillus (*Cave:* Umbauten in Nähe der Intensivstation!) Pneumocystis pneumoniae Nocardia
Protozoen	Toxoplasma gondii

Insgesamt ist der Organismus des Transplantationspatienten vom Operationsende weg mit einem breiten Spektrum an Erregern konfrontiert; eine Übersicht gibt Tabelle 1.

Maßnahmen im Zusammenhang mit Isolations- und Infektionsprophylaxe werden derzeit in den einzelnen Transplantationszentren unterschiedlich rigide gehandhabt. Perioperative Antibiotikaprophylaxe ist obligat. Gewöhnlich werden die Patienten 3–10 Tage nach der Transplantation in Einzelzimmern isoliert. Spezielle Räumlichkeiten mit gerichtetem, klimatisiertem Luftflow sind erwünscht. Der Zutritt von ärztlichem und Pflegepersonal soll auf ein erforderliches Minimum reduziert werden. Die Arbeit am Patienten erfolgt mit steriler Überkleidung (Mantel, Haube, Handschuhe, Mundschutz, Überschuhe). Der Kontakt mit erkranktem Personal (*Cave:* banale Infekte!) wird strikt vermieden. Besuche von Angehörigen sollten in den ersten Tagen unterbleiben, die Kontaktaufnahme erfolgt über Telefon und Sichtfenster. Da der Patient v. a. durch opportunistische Erreger aus dem eigenen Nasen-Rachen-Raum und Gastrointestinaltrakt gefährdet ist, sollte der Patient sehr früh zur aktiven Teilnahme an Hygienemaßnahmen und zur effektiven eigenen Körperpflege erzogen werden.

Der Grundstein zu der in den letzten Jahren so erfolgreich expandierenden Transplantationsmedizin wurde durch die Einführung moderner Immunsuppressiva gelegt.

Die einzelnen Therapieschemata variieren dabei nur geringfügig zwischen den einzelnen Zentren. Prinzipiell wird heute die immunsuppressive Prophylaxe von den 3 Substanzgruppen Cyclosporin, Azathioprin und Kortikoiden (Tripeltherapie) und zusätzlich unmittelbar postoperativ durch Antithymozytenglobulin getragen (Stein 1988). Tabelle 2 faßt die Säulen der immunsuppressiven Therapie zusammen. Bestimmungsmethoden und therapeutischer Bereich von Cyclosporin sind in Tabelle 3 dargestellt. Bei Organen mit absolut vitaler Funktion (z. B. Herz) strebt man eher höhere, bei Nierentransplantation eher niedrigere Spiegel an. Derzeit noch offen ist die Problematik der methodenabhängigen Miterfassung von Cyclosporinmetaboliten.

Tabelle 2. Immunsuppressive Therapie (IST)

Substanz-gruppen	Unter-gruppen	Einsatz und Verabreichung	Nebenwirkungen und Interaktionen
Cyclosporin		Basis der IST (Tripeltherapie), i. v. oder p. o., blutspiegel-adaptiert	Nephrotoxizität, Hepatotoxizität, Tremor, Hyper-tension
Azathioprin		Basis der IST (Tripeltherapie), i. v. oder p. o., adaptiert nach Leukozytenzahl	
Kortikoide	Prednisolon	i. v. oder p. o., nach Schema zur Prophylaxe	Typische Korti-koidwirkungen
	Methyl-prednisolon	i. v. nach Schema zur Absto-ßungstherapie	
ATG (Anti-thymozyten-globulin)	Equines ATG	i. v. zur Prophylaxe	Anaphylaktoide Reaktionen
	R-ATG (Kaninchen)	i. v. zur Abstoßungstherapie	
OKT 3 (mono-klonaler Anti-körper)		i. v. nach Schema zur Absto-ßungstherapie	Bronchospasmus, Fieber, Schüttel-frost, Lungenödem

Tabelle 3. Bestimmungsmethoden und therapeutischer Bereich von Cyclosporin

Bestimmungsmethoden	Therapeutischer Bereich [ng/ml]
HPLC[a]	100–300 (Vollblut)
RIA[b]	300–600 (Vollblut)
Weitere immunologische Methoden	Methoden- und stoffwechselabhängig

[a] *High-pressure-liquid-Chromatography.*
[b] *Radio-immuno-Assay.*

Orthotope Herztransplantation (HTX)

Als Indikation zur Herztransplantation gilt nach Ausschöpfung aller konventio-nellen Therapiemöglichkeiten das „End-stage-Herzversagen" ohne pulmonalen Hypertonus (<6 Wood-Einheiten). Die Einjahresüberlebensrate liegt heute bei sorgfältiger Spender- und Empfängerauswahl bei 85%, die Fünfjahresüberle-bensrate bei 65% (Valentine u. Schroeder 1989). Ursachen eines postoperativen Low-Outputs sind:

– pulmonaler Hypertonus mit Rechtsherzversagen,
– lange Ischämiezeit,
– das „undersized" Spenderherz,
– hyperakute Abstoßung.

Dopamin wird in niedriger Dosierung mit 3 µg/kg KG/min routinemäßig appliziert; zusätzlich häufig Isoproterenol. Wird die beim transplantierten Herzen angestrebte Frequenz von etwa 100 min^{-1} damit nicht erreicht, kommen die routinemäßig gelegten epikardialen Schrittmacherelektroden zum Einsatz. Mittel der Wahl zur Behandlung und Prophylaxe eines pulmonalen Hypertonus ist Prostaglandin E_1, das in Dosierungen von 20–80 ng/kg KG/min zentralvenös, u. U. auch direkt in die Pulmonalarterie appliziert wird. Zu niedrige systemarterielle Drücke werden mit Adrenalin und Noradrenalin kompensiert.

Ein pharmakologisch nicht beherrschbares Pumpversagen des linken Ventrikels wird durch intraaortale Ballongegenpulsation unterstützt. Bei schwerem links- und rechtsventrikulärem oder globalem Pumpversagen – z. B. im Rahmen einer perakuten Abstoßung – müssen rechts-, links- und biventrikuläre Assist-device-Systeme zum Einsatz gelangen (Donald 1990).

In unkomplizierten Fällen werden die Patienten oft schon wenige Stunden nach Operationsende extubiert. Mit einer eingeschränkten Nierenfunktion muß postoperativ, zumeist bedingt durch die Kombination von präoperativer Vorschädigung und immunsuppressiver Therapie, gerechnet werden. Mannitol, hochdosiertes Furosemid (auf das die Patienten oft schon präoperativ eingestellt waren!) und Hämofiltration werden großzügig eingesetzt.

Abstoßung

Es finden sich subjektive und objektive Zeichen des myokardialen Pumpversagens. „Golden standard" der Abstoßungsdiagnostik ist die Endomyokardbiopsie; additive Untersuchungen sind Echokardiographie, zytoimmunologisches Monitoring und spezielle EKG-Ableitungen.

Herz-Lungen-(HLTX)- und „Single-lung"-Transplantation

Als Indikation zur Herz-Lungen- bzw. „Single-lung"-Transplantation gelten parenchymatöse Lungenerkrankungen (z. B. die zystische Fibrose), primär kardiale Erkrankungen mit pulmonalem Hypertonus und pulmonalvaskuläre Prozesse (Wahlers et al. 1991). Die Einjahresüberlebensrate von 78% ist nicht von vielen Zentren erreicht worden (Wallwork 1989).

Eine wünschenswerte komplikationsfreie postoperative Organfunktion hängt im hohen Maße von der Empfängerauswahl und der peniblen präoperativen Betreuung der Spenderlunge ab! Blutungskomplikationen sind gefürchtet und müssen prompt chirurgisch revidiert werden.

Unter kontrollierter Beatmung sind niedrige Atemwegsdrücke und niedrige F_IO_2, verbunden mit einer frühen Extubation, anzustreben. Aggressive Mobilisierung und Physikotherapie besitzen zentralen Stellenwert. Aufgrund der Denervation der Lunge besteht bis auf Anastomosenhöhe kein Hustenreflex und zu Beginn auch eine gestörte mukoziliäre Clearance. Rigorose Minusbilanzierungen (bis zu 5 l/Tag!) helfen, die komplikationsträchtige „wet lung" zu vermeiden oder zu therapieren.

Unabhängig davon gibt es aufgrund des behinderten Lymphabflusses in den ersten 24–48 h postoperativ das Bild des sog. „Replantationsschadens" (weiße Lunge), der sich spontan zurückbildet und keiner speziellen Therapie bedarf.

Abstoßung

Prinzipiell ist bei HLTX immer primär mit einer Abstoßungsreaktion der Lunge und weniger des Herzens zu rechnen. Klinische Symptome sind Fieber, perihiläre und in den Unterlagen lokalisierte, meist symmetrische Infiltrate, Hypoxämien und eine Verschlechterung der täglich zumindest einmal registrierten Lungenfunktionsparameter (Millet et al. 1989).

„Golden standard" der Abstoßungsdiagnostik bei HLTX ist die transbronchiale Biopsie, evtl. ergänzt durch eine bronchoalveoläre Lavage.

Lebertransplantation (LeTX)

Als Indikation zur LeTX beim Erwachsenen gelten v. a. Zirrhosen, cholestatische Lebererkrankungen und primäre Lebertumoren (Gordon et al. 1991).

Die Einjahresüberlebensrate liegt, abhängig vom präoperativen Zustand, zwischen 65–90% (Gordon et al. 1991). Die zur LeTX kommenden Patienten befinden sich nämlich oft präoperativ in einem kritischen, multimorbiden Zustand, dessen Ausmaß den postoperativen Erfolg determiniert (Gelman 1987):

Gehirn:	Hirnödem, Enzephalopathie;
Herz-Kreislauf-System:	hyperdynames Zustandsbild mit niedrigem peripherem Widerstand oder Kardiomyopathie mit niedrigem HZV und Hypotension;
Thorax/Lunge:	mechanische Behinderung durch die vergrößerte Leber, a. v.-Shunts, Dystrophie der Atemmuskulatur;
Niere:	eingeschränkte Funktion, hepatorenales Syndrom;
Gerinnung:	plasmatische, thrombozytäre und vaskuläre Störungen;
Immunsystem:	leichte bis schwere Einschränkungen;
Stoffwechsel:	Hyperbilirubinämie, Hypoglykämie, Azidose-Akalose, Natrium-Kalium-Störungen, Hyperalbuminämie;
regionale Auswirkungen:	gastrointestinale Blutungen, Ösophagusvarizen, Aszites.

Dazu kommen intraoperative Einflüsse durch lange Operationsdauer mit massiver „Third-space-Problematik" und Hypothermie. Die anfangs labile Hämodynamik stabilisiert sich meist erstaunlicherweise rasch; in unkomplizierten Fällen erfolgt die Extubation binnen 24 h (Powell-Jackson et al. 1987).

Weiter findet man nicht selten hartnäckige Ergüsse rechts basal. Gefahren durch Atelektasenbildung und Infektionsgefahr durch Drainage müssen gegeneinander abgewogen werden. Eventuell ist eine gezielte fiberbronchoskopische Absaugung notwendig. Bei bereits präoperativ deutlich eingeschränkter Nierenfunktion sollte die Hämofiltration postoperativ großzügig zum Einsatz kommen. Eine rasche zerebrale Erholung ist essentiell! Bei Verwirrtheits- und komatösen Zuständen sind ernste Probleme zu erwarten, da sie eine frühe Extubation und Mobilisierung vereiteln.

Das biochemische Muster ist manchmal durch eine insulinresistente Hyperglykämie bis zum Einsetzen der vollen Transplantatfunktion gekennzeichnet sowie durch Störungen des Natrium-Kalium-Haushalts. Seit Einführung moderner perioperativer Blutspartechniken sind metabolische Alkalosen und Hypokalziämien nach Massivtransfusion seltener geworden. Schwer kalkulierbare Flüssigkeitsverschiebungen durch Flüssigkeitseinstrom aus dem 3. Raum einerseits und hohe Verluste über Drains und Aszites andererseits machen eine sorgfältige stündliche Bilanzierung notwendig. Ein früher Beginn einer enteralen Ernährung ist erstrebenswert.

Häufigste Todesursache in der ersten postoperativen Phase ist die Sepsis; Ausgangspunkt sind v. a. Lunge und Bauchraum. Eine weitere gefürchtete Komplikation ist die A.-hepatica-Thrombose, die entweder unter dem Bild eines fulminanten Leberversagens, einer rezidivierenden Bakteriämie oder eines Gallengangslecks abläuft. Dopplerultraschalluntersuchung und Angiographie sichern die Verdachtsdiagnose. Pfortaderthrombosen sind etwas seltener, ebenso Gallengangskomplikationen (Gelman 1987; Grenvik u. Gordon 1987; Powell-Jackson et al. 1987).

Abstoßung

Zeichen der Abstoßung sind eine vergrößerte harte Leber, Aszites, Sistieren des Gallenflusses aus dem T-Drain sowie eine Verschlechterung der Leberfunktionsparameter. Auch für die LeTX gilt zwar die Biopsie als Standard, gleichzeitig müssen aber Infektionen und chirurgisch-technische Komplikationen ausgeschlossen werden.

Literatur

Gelman S (1987) Liver transplantation. In: Gelman S (ed) Anesthesia and organ transplantation. Saunders, Philadelphia, pp 139–185
Gordon RD, Todo S, Tzakis AG, Fung JJ, Stieber A, Staschak SM, Iwatsuki S, Starzl TE (1991) Liver transplantation under cyclosporine: a decade of experience. Transplant Proc 23:1393–1396
Grenvik A, Gordon R (1987) Postoperative care and problems in liver transplantation. Transplant Proc 19:26–33
MacDonald SN (1990) Heart transplantation. In: Smith SL (ed) Tissue and organ transplantation. Mosby, St Louis, pp 210–231
Millet B, Higenbottam TW, Flower CDR, Stewart S, Wallwork J (1989) The radiographic appearances of infection and acute rejection of the lung after heart-lung transplantation. Am Rev Respir Dis 140:62–67

Powell-Jackson P, Polson RJ, Williams R (1987) Postoperative management. In: Calne RY (ed) Liver transplantation. Saunders, Philadelphia, pp 253–291
Stein, KL, Darby JM, Grenvik A (1988) Intensive care of the cardiac transplant recipient. J Cardioanesth 2:543–553
Valentine HA, Schroeder JS (1989) Cardiac transplantation. Intensive Care Med 15:283–289
Wahlers T, Schäfers HJ, Cremer J, Fieguth HG, Hausen B, Hamm M, Jurmann M, Schmid C, Albes J, Hirt S, Höper M, Alken A, Haverich A (1991) Postoperative Nachsorge nach Herz-Lungen- und Lungen-Transplantation. Anästh Intensivmed 32:73–79
Wallwork J (1989) Heart-lung transplantation. In: Wallwork J (ed) Heart and heart-lung Transplantation. Saunders, Philadelphia, pp 435–533

Schweregradklassifizierung in der Intensivmedizin

W. Kröll

Die Anwendung von Schweregradklassifizierungsschemata gewinnt in der Intensivmedizin zunehmend an Bedeutung. Dies führt aber auch – da es ein auf alle Krankheitsbilder allgemein anwendbares Klassifizierungsschema nicht gibt – dazu, daß immer neue Scores zur Beurteilung und Einschätzung des kritisch Kranken entstehen und damit die Anzahl der für bestimmte Krankheitsbilder anwendbaren Klassifizierungsschemata beinahe unüberschaubar ist (Civetta 1990). Da die häufig geforderte Zielsetzung einer Schweregradklassifizierung (Aussagen darüber zu treffen, welche Patienten einer Intensivbehandlung zugeführt werden sollen) nicht Sinn der Verwendung von Scoresystemen sein kann, wird aber wohl auch immer wieder von neuem die Frage auftauchen, ob solche Schweregradklassifizierungsschemata überhaupt erforderlich sind bzw. welcher Stellenwert diesen Scores in der Beurteilung des Krankheitsverlaufs, der Prognose und des fortzuführenden Behandlungsprocedere des kritisch kranken Patienten zukommt (Schuster 1989).

Allgemeines zu den Scores

Zielsetzungen

Die wesentlichsten Zielsetzungen von Scoresystemen im Rahmen intensivmedizinischer Interventionen sind:

a) die objektive Beurteilung des Schweregrades des Krankheitsbildes, eine mögliche Vorhersage über die Prognose des kritisch Kranken und die Möglichkeit einer wissenschaftlichen Evaluierung der Patienten hinsichtlich Schweregrad der Erkrankung und Bildung vergleichbarer Studiengruppen;
b) die objektive Beurteilung des Krankheitsverlaufes unter erfolgter Therapie und damit auch eine Ergänzung zur klinischen Verlaufsbeobachtung;
c) die objektive Beurteilung des Leistungsaufwands einer Intensivbehandlung und damit auch der Beurteilung und Bemessung des Personal- und Sachkostenbedarfs.

Aufbau

Zur objektiven Beurteilung der vorhin genannten Zielsetzungen stehen Kenngrößen aus 3 unterschiedlichen Bereichen zur Verfügung:

a) physiologische und biochemische Befunde (Bewertung der Abweichung von der Norm);

b) therapeutische Interventionen (Bewertung der Komplexität und Aggressivität der Behandlung);

c) anatomische und klinisch morphologische Befunde (Bewertung der Läsion nach Quantität und Ausdehnung).

Dabei kann hinsichtlich der Bewertung der erhobenen Parameter grundsätzlich festgehalten werden: Je größer die Abweichung der Kenngrößen von der Norm, je aggressiver und komplexer die therapeutischen Interventionen, je ausgedehnter der morphologische Befund, desto schwerer das Krankheitsbild, desto schlechter die Prognose.

Gliederung

Klassifizierungsschemata werden in globale (krankheitsübergreifende) und spezielle (krankheitsbezogene) Scores unterteilt. Globale Klassifizierungssysteme lassen sich auf alle Krankheitsbilder anwenden; im Gegensatz dazu finden krankheitsbezogene Systeme nur bei speziellen Situationen bzw. in speziellen Intensiveinheiten Verwendung.

Hinsichtlich der Zielsetzung lassen sich Scores in prognostizierende und verlaufsbeurteilende untergliedern; es besteht jedoch in praxi zwischen dieser Unterteilung keine grundsätzliche Trennung, da sehr häufig auch prognostizierende Scores zur Verlaufsbeobachtung herangezogen werden.

Globale, krankheitsübergreifende Schweregradklassifizierungsscores

Krankheitsübergreifende Schweregradklassifizierungsschemata bewerten die Abweichung von nichtinvasiv bzw. invasiv gemessenen Parametern von der Norm bzw. das Ausmaß therapeutischer und/oder pflegerischer Interventionen mit dem Ziel, aufgrund der erhaltenen numerischen Werte prädiktive Aussagen über Krankheitsverlauf und/oder Prognose der Patienten machen zu können.

Schema 1:

Acute Physiology and Chronic Health Evaluation (APACHE II; Knaus et al. 1985)

Dieses Klassifizierungsschema beurteilt die Abweichung von physiologischen und biochemischen Parametern von der Norm mit einer Punktbewertung von 1–4. In dieses System werden außerdem der Gesundheitszustand des Patienten (chronische Erkrankungen) sowie das Alter mit entsprechenden Punkten mitbewertet. Der eigentliche APACHE-Scorewert ergibt sich aus der Addition dieser 3 Kategorien.

Verwendung findet derzeit APACHE II – eine vereinfachte Form des ursprünglichen APACHE-Scores, bei dem 34 Variablen bewertet wurden. Ge-

Anhang: Klassifizierungsschemata

Schema 1:

Simplified Acute Physiology Score (SAPS; Le Gall et al. 1984)

Variable	4	3	2	1	0	1	2	3	4
Alter [Jahre]					$\leqq$45	46–55	56–65	66–75	>75
Herzfrequenz [min^{-1}]	$\geqq$180	140–179	110–139		70–109		55–69	40–54	<40
Systolischer Blutdruck [mm Hg]	$\geqq$190		150–189		80–149		55–79		<55
Körpertemperatur [°C]	$\geqq$41	39,0–40,9		38,5–38,9	36,0–38,4	34,0–35,9	32,0–33,9	30,0–31,9	<30,0
Spontane Atemfrequenz [Atemzüge/min]	$\geqq$50	35–49		25–34	12–24	10–11	6–9		<6
oder									
Ventilation der CPAP								Ja	
Harnvolumen [l/24 h]			>5,00	3,50–4,99	0,70–3,49		0,50–0,69	0,20–0,49	<0,20
Blutharnstoff [mmol/l]	$\geqq$55,0	36,0–54,9	29,0–35,9	7,5–28,9	3,5–7,4	<3,5			
Hämatokrit [%]	$\geqq$60,0		50,0–59,9	46,0–49,9	30,0–45,9		20,0–29,9		<20,0
Leukozytenzahl [10³/mm³]	$\geqq$40,0		20,0–39,9	15,0–19,9	3,0–14,9		1,0–2,9		<1,0
Blutzucker [mmol/l]	$\geqq$44,5	27,8–44,4		14,0–27,7	3,9–13,9		2,8–3,8	1,6–2,7	<1,6
Serumkalium [mmol/l]	$\geqq$7,0	6,0–6,9		5,5–5,9	3,5–5,4	3,0–3,4	2,5–2,9		<2,5
Serumnatrium [mmol/l]	$\geqq$180	161–179	156–160	151–155	130–150		120–129	110–119	<110
Serumbikarbonat [mmol/l]		>40,0		30,0–39,9	20,0–29,9	10,0–19,9		5,0–9,9	<5,0
Glasgow Coma Scale					13–15	10–12	7–9	4–6	3

Punkte	Letalität [%] Mittel $\pm$ SD	Punkte	Letalität [%] Mittel $\pm$ SD
4	–	13–14	30,0$\pm$5,5
5– 6	10,7$\pm$4,1	15–16	32,1$\pm$5,1
7– 8	13,3$\pm$3,9	17–18	44,2$\pm$7,6
9–10	19,4$\pm$7,8	19–20	50,0$\pm$9,4
11–12	24,5$\pm$4,1	$\geqq$21	81,1$\pm$5,4

Schema 2:

Acute Physiology and Chronic Health Evaluation (APACHE II; *Knaus et al. 1985)*

Funktionsgröße	Erhöhte Werte			Erniedrigte Werte					
	+4	+3	+2	+1	0	+1	+2	+3	+4
Rektaltemperatur [°C]	$\geqq 41$	39–40,9		38,5–38,9	36–38,4	34–35,9	32–33,9	30–31,9	$\leqq 29,9$
Arterieller Mitteldruck [mm Hg]	$\geqq 160$	130–159	110–129		70–109		50–69		$\leqq 49$
Herzfrequenz [min^{-1}]	$\geqq 180$	140–179	110–139		70–109		55–69	40–54	$\leqq 39$
(Kammerfrequenz)									
Atemfrequenz [min^{-1}]	$\geqq 50$	35–49		25–34	12–24	10–11	6–9		$\leqq 5$
(spontan oder beatmet)									
Oxygenation [mm Hg]									
a) $F_IO_2/D_{Aa}O_2$	$\geqq 500$	350–499	200–349		<200				
b) $F_IO_2 < 0,5\ P_aO_2$					>70	61–70		55–60	<55
Arterieller pH-Wert	$\geqq 7,7$	7,6–7,69		7,5–7,59	7,33–7,49		7,25–7,32	7,15–7,24	<7,15
Na im Serum [mmol/l]	$\geqq 180$	160–179	155–159	150–154	130–149		120–129	111–119	$\leqq 110$
K im Serum [mmol/l]	$\geqq 7$	6–6,9		5,5–5,9	3,5–5,4	3–3,4	2,5–2,9		<2,5
Kreatinin im Serum [mg/dl]	$\geqq 3,5$	2–3,4	1,5–1,9		0,6–1,4		<0,6		
(bei akutem Nierenversagen × 2)									
Hämatokrit [%]	$\geqq 60$		50–59,9	46–49,9	30–45,9		20–29,9		<20
Leukozyten [1 000 mm³]	$\geqq 40$		20–39,9	15–19,9	3–14,9		1–2,9		<1
Glasgow Coma Scale				Score = 15 minus GCS-Punkte					
HCO$_3^-$, venöses Blut [mmol/l]	$\geqq 52$	41–51,9		32–40,9	22–31,9		18–21,9	15–17,9	<15
(nur wenn Blutgase fehlen)									

Erläuterungen zu Schema 2:

Alterspunkte

Alter [Jahre]	Punkte
≤ 44	0
45–54	2
55–64	3
65–74	5
≥ 75	6

Chronische Punkte

Für Patienten mit vorbestehenden schweren Insuffizienzen eines Organsystems oder Patienten mit Immunschwäche gelten folgende Punkte:

    a) für nichtoperative Patienten oder Notfalloperationen   5 Punkte,
    b) für Elektivoperationen   2 Punkte.

Definition der schweren Organinsuffizienz und Immunschwäche

Leber:

biotopisch gesicherte Zirrhose und nachgewiesene portale Hypertension, stattgehabte Episoden oberer gastrointestinaler Blutungen als Folge der portalen Hypertension, frühere Episoden von Leberversagen/hepatischer Enzephalopathie/Leberkoma.

Kardiovaskulär:
NYHA IV.

Respiratorisch:

chronische restriktive, obstruktive oder vaskuläre Lungenerkrankungen mit schwerer Einschränkung der Belastbarkeit, z. B. Unmöglichkeit zum Treppensteigen oder Führen des Haushaltes, oder nachgewiesener chronischer Hypoxie, Hyperkapnie, sekundärer Polyzythämie, schwerer pulmonaler Hypertension (über 40 mm Hg) oder Respiratorabhängigkeit.

Renal:
terminale Niereninsuffizienz mit chronischer Dialysebehandlung.

Immunschwäche:
immunsuppressive Therapie, z. B. Therapie mit Immunsuppressiva, Chemotherapie, Radiatio, Therapie mit Langzeitsteroiden oder kurzfristig hochdosierte Steroidtherapie oder krankheitsbedingte Immunsuppression, z. B. bei Leukämie, malignem Lymphom, Aids.

spannt darf auf eine Weiterentwicklung dieses Klassifizierungsschemas gewartet werden, das bereits multizentrisch als Pilotprojekt (APACHE III) verwendet wird.

Steigende Punktewerte dieses Klassifizierungsschemas korrelieren direkt mit der Letalität sowohl chirurgischer als auch internistischer Patienten (Bastos u. Knaus 1991; Knaus 1985).

Schema 2:
Simplified Acute Physiology Score (SAPS; Le Gall et al. 1984)
Mit dem Blickpunkt einer Vereinfachung der Bewertung physiologischer und biochemischer Parameter wurde der Simplified Acute Physiology Score (SAPS) entwickelt. Dieses Klassifizierungsschema lehnt sich weitgehend an die vereinfachte Form des APACHE II an; nimmt jedoch in die Bewertung im Gegensatz zum APACHE II nur das Alter des Patienten mit auf. Auch im SAPS korrelieren Punktebewertung und Mortalität.

Sowohl der APACHE II als auch der SAPS stellen Schweregradklassifizierungssysteme dar, die für die Beruteilung von Prognose und Verlauf sowohl großer chirurgischer als auch internistischer Patientenkollektive geeignet sind; es gelingt jedoch mittels dieser Scoresysteme nicht, prädiktive Aussagen bezüglich Outcome und Verlauf bei speziellen Krankheitsbildern zu treffen, besonders dann nicht, wenn außer den in diesen Scores erhobenen Werten zusätzliche physiologische, laborbiochemische und/oder bildgebende Parameter bzw. der nicht zu beurteilende und subjektive Faktor „Einschätzung des klinischen Krankheitsbildes" eine wesentliche Rolle spielen.

Schema 3:
Hannover Intensive Score (HIS; Lehmkuhl et al. 1986)
Der Hannover Intensive Score beurteilt die Funktionseinschränkung von 6 Organsystemen mit bis zu 3 Punkten; gesondert werden ebenfalls Punkte für therapeutische Maßnahmen vergeben sowie auftretende Komplikationen bewertet.

Schema 4:
Münster Intensive Scoring System (MISS; Möllmann et al. 1988)
Unter der Berücksichtigung der Bedeutung therapeutischer Maßnahmen für die numerische Punktebewertung einzelner physiologischer Parameter wurde das Münster Intensive Scoring System entwickelt. Dabei werden 7 zusätzliche Parameter, die sich mittels Multivarianzanalyse aus dem TISS als prädiktiv herauskristallisiert haben, zu den Punktebewertungen des SAPS hinzugezählt.

Schema 5:
Critical Care Scoring System (CCSS; Yeung et al. 1990)
Die hypothetische Überlegung zur Erstellung dieses Beurteilungsschemas ging von der Tatsache aus, daß Veränderungen der hämodynamischen Variablen, des Sauerstofftransports sowie der Perfusion im Hinblick auf die Prognose des kritisch kranken Patienten wesentliche Aussagen zulassen. Prädiktive Aussagen, wie sie mit Hilfe dieses Schweregradbeurteilungsschemas ermöglicht werden, erfordern das Legen eines Pulmonalarterienkatheters; des weiteren werden in diesem System vasoaktive medikamentöse Maßnahmen in die Beurteilung mit einbezogen. Steigende Punktezahl geht mit der tatsächlichen Mortalität konform.

Schema 3:
Hannover Intensive Score (HIS; Lehmkuhl et al. 1986)

Organfunktionen	Punkte 0	1	2	3	Zusatz + 1	Summe
Hirnfunktion						
ZNS	Bewußtseins-klar Gezielte Reaktion auf Anruf	Gezielte Schmerzabwehr Ungezielte Reaktionen auf Anruf	Ungezielte Schmerzabwehr	Keine Schmerz-reaktion Weite, licht-starre Pupillen	Streckkrämpfe Zerebrale Krämpfe Zentrale Regula-tionsstörungen	☐ + ☐
Glasgow Coma Scale	13–15	7–12	4–6	< 3	Babinski +	
Herz-Kreislauf-Funktion						
Schockindex	≤ 0,85	0,86–0,99	1,0–1,2	> 1,2	Reanimation	
Herzfrequenz [min⁻¹]	70–110	111–140	141–180	> 180 < 40	Dopamin < 200 mg Tag Weitere Katecholamine	☐ + ☐
Herzrhythmus					VES, SVES Vorhof-dysrhythmien	
					Antiarrhythmika	
Lungenfunktion						
Atmung	Spontan Ø Atemhilfe	Kontrollierte Beatmung Spontanatmung mit Atemhilfe	Augment. Ventilation IRV		Pneumothorax Thoraxdrainage	☐ + ☐
PEEP/CPAP		Bis 10 cm H₂O	Über 10 cm H₂O			
F,O₂	0,21	≤ 0,4	< 0,6	> 0,6		
Magen-Darm-Funktion, Leber-, Pankreasfunktion						
Darmfunktion	Normal	Subileus	Ileus	Operation wegen Ileus Gastrointestinale Blutung	Anastomosen-insuffizienz Platzbauch	
Leberfunktion	Normal	OT, PT > 200 U Bilirubin α-Amylase > 500 U	OT, PT > 1000 U Manifeste Zirrhose Ikterus			☐ + ☐
Quick [%]		< 50	< 20			
PTT (s)		> 60			Verbrauchs-koagulopathie	
AT III [%]		< 70			Gerinnungs-faktorengabe	
Blutzucker [mmol]					< 20 > 30,0	
Nierenfunktion						
Kreatininclearance [ml/min]	≥ 100	≥ 50	< 50	Dialyse		
Serumkreatinin [µmol/l]	< 200	< 400	< 700	> 700		☐ + ☐
Serumharnstoff [mmol/l]	3,3–6,7	> 6,7		Urämie		
Urinmenge		Diuretikagabe	Oligurie	Anurie	Makrohämaturie	
Serumkalium [mmol/l]			Polyurie			
Immunologische Funktion						
Temperatur [°C]	36,5–38,5	38,5–38,9 33,9–36,4	39,0–40,9 < 34,0	> 41	Positive Blutkultur	☐ + ☐
Leukozyten/mm³	3000–14900	15000–19900	20000–29900 < 3000	> 30000		
Thrombozyten/mm²					< 120000	

Schema 4:

Münster Intensive Scoring System (MISS; Möllmann et al. 1988)

Innerhalb der ersten 24 h nach Aufnahme auf die Intensivstation werden die jeweils schlechtesten Werte ermittelt und entsprechend der Tabelle bewertet. Je 4 Punkte werden für eine der im unteren Teil aufgeführten therapeutischen oder diagnostischen Maßnahmen vergeben und zu den Punkten der physiologischen Meßwerte addiert

	4	3	2	1	0	1	2	3	+4
Alter [Jahre]					$\leq$45	46–55	56–65	66–75	>75
Herzfrequenz $[min^{-1}]$	$\geq$180	140–179	110–139		70–109		55–69	40–54	<40
RR syst. [mm Hg]	$\geq$190		150–189		80–149		55–79		<55
Temperatur [°C]	$\geq$41	39,0–40,9		38,5–38,9	36,0–38,4	34,0–35,9	32,0–33,9	30,0–31,9	<30
Spontanatemfrequenz oder Beatmung CPAP $[min^{-1}]$	$\geq$50	35–49		25–34	12–24	10–11	6–9	Ja	<6
Urinvolumen [l/24 h]			$\geq$5	3,50–4,99	0,70–3,49		0,50–0,69	0,20–0,49	<0,2
Harnstoff im Serum [mmol/l]	$\geq$55	36–54,9	29–35,9	7,5–28,9	3,5–7,4	<3,5			<20
Hämatokrit [%]	$\geq$60		50,0–59,9	46,0–49,9	30,0–45,9		20,0–29,9		<20
Leukozyten $[10^3/mm^3]$	$\geq$40,0		20,0–39,9	15,0–19,9	3,0–14,9		1,0–2,9		<1,0
Blutzucker [mmol/l]	$\geq$44,5	27,8–44,4		14,0–27,7	3,9–13,9		2,8–3,8	1,6–2,7	<1,6
Kalium im Serum [mmol/l]	$\geq$7,0	6,0–6,9		5,5–5,9	3,5–5,4	3,0–3,4	2,5–2,9		<2,5
Natrium im Serum [mmol/l]	$\geq$180	161–179	156–160	151–155	130–150		120–129	110–119	<110
HCO_3^- im Serum [mmol/l]		$\geq$40,0		30,0–39,9	20,0–29,9	10,0–19,9		5,0–9,9	<5,0

Schema 4 (Fortsetzung)

	4	3	2	1	0	1	2	3	+4
Glasgow Coma Scale					13–15	10–12	7–9	4–6	3
Reanimation					Nein				Ja
Dialyse					Nein				Ja
Notfall-Op.					Nein				Ja
Katecholamintherapie > Dopamin [3 µg/kg KG]					Nein				Ja
Antiarrhythmikagabe					Nein				Ja
Kontrollierte Beatmung mit PEEP					Nein				Ja
Pulmonaliskatheter					Nein				Ja
Notfallendoskopie					Nein				Ja
Kardioversion					Nein				Ja
Antibiotikakombination > 2					Nein				Ja
Massivtransfusion					Nein				Ja

Schema 5:
Critical Care Scoring System (CCSS; Young et al. 1990)

Hämodynamische Parameter	Hohe pathologische Werte			Physiologischer Bereich			Niedrige pathologische Werte		
	+4	+3	+2	+1	0	+1	+2	+3	+4
Temperatur [°C]	$\geq$41,1	40,1–41,0	39,1–40,0	38,6–39,0	36,0–38,5	34–35,9	32–33,9	30–31,9	<29,9
MAP [mm Hg]	$\geq$140	130–139	120–129	110–119	70–109	60–69	50–59	40–49	<39
HF [min^{-1}]	$\geq$161	141–160	121–140	101–120	60–100	50–59	40–49	30–39	<29
CI [l/min · m^2]	$\geq$7,6	6,6–7,5	5,6–6,5	4,6–5,5	2,5–4,5	2,0–2,4	1,5–1,9	1,0–1,4	<0,9
SVRI [dyn · s/cm^5 · m^2]	$\geq$3401	3001–3400	2601–3000	2201–2600	1600–2200	1300–1599	1000–1299	700–999	<699
PVRI [dyn · s/cm^5 · m^2]	$\geq$451	401–450	351–400	301–350	200–300	160–199	120–159	80–119	<79
LVSWI [g · m/m^2]	–	–	–	–	$\geq$45	39–44	33–38	27–32	$\leq$26
pH	$\geq$7,66	7,60–7,65	7,54–7,59	7,48–7,53	7,33–7,47	7,23–7,32	7,13–7.22	7,03–7,12	$\leq$7,02
S$_v$O$_2$ [%]	–	–	–	–	$\geq$60	50–59	40–49	30–39	$\leq$29
D$_{Aa}$O$_2$	$\geq$501	401–500	301–400	201–300	$\leq$200	–	–	–	–
DO$_2$I [ml/min · m^2]	$\geq$1001	901–1000	801–900	701–800	500–700	400–499	300–399	200–299	$\leq$199
VO$_2$I [ml/min · m^2]	$\geq$251	221–250	191–220	161–190	120–160	110–119	100–109	90–99	$\leq$89
PEEP	$\geq$21	16–20	11–15	6–10	0–5	–	–	–	–
Hkt [%]	$\geq$60,1	55,1–60	50,1–55	45,1–50,0	30–45,0	25,0–29,9	20–24,9	15,0–19,9	$\leq$14,9
Laktat [mmol/l]	$\geq$5,6	4,6–5,5	3,6–4,5	2,6–3,5	0–2,5	–	–	–	–
Volumenzufuhr [l]	$\geq$8,1	6,1–8,0	4,1–6,0	2,1–4,0	0–2	–	–	–	–
Inotrope Substanzen [µg/kg KG · min]	Dopamin $\leq$2 1 3–10 2 >10 3	Dobutrex $\leq$10 1 >10 2	Levophed 10 1 >10 2	Nipride 1 1 >1 2	Inocor 10 1 >10 2	NIG [µg/min] $\leq$50 1 51–100 2 >100 3	Andere: IABP 2	Gesamtscore:	

Punkte	CCSS			Punkte	CCSS		
	Patient	Todesfälle	[%]		Patient	Todesfälle	[%]
0–4	6	0	0	25–29	33	23	69,7
5–9	54	14	25,9	30–34	10	7	70,0
10–14	88	25	28,4	$\geq$35	1	0	0
15–19	69	30	43,5	Gesamt	318	130	
20–24	57	31	54,4				

Schema 6:

Pediatric Risk of Mortality Score (PRISM; *Pollack et al. 1988)*

Variable	Altersentsprechende Werte		Score
Systolischer Blutdruck [mm Hg]	Kleinkinder	Kinder	
	130–160	150–200	2
	55–65	65–75	
	>160	>200	6
	40–54	50–64	
	< 40	< 50	
Diastolischer Blutdruck [mm hG]	Alle Altersstufen		
	<110		6
HF [min^{-1}]	Kleinkinder	Kinder	
	>160	>150	4
Atemfrequenz [min^{-1}]	Kleinkinder	Kinder	
	61–69	51–70	1
	>90	>70	5
	Apnoe	Apnoe	
p_aO_2/F_IO_2	Alle Altersstufen		
	200–300		2
	<200		3
p_aCO_2 [mm Hg]	Alle Altersstufen		
	51–65		1
	>65		5
Glasgow Coma Score	Alle Altersstufen		
	<8		6
Pupillenreaktion	Alle Altersstufen		
	Anisocorie, weit fixiert		4
	und weit		10
PT/PTT	Alle Altersstufen		
	1,5 · Kontrolle		2
Gesamtbilirubin [mg/dl]	>1		
	>3,5		6
Kalium [mmol/l]	Alle Altersstufen		
	3,0–3,5		1
	6,5–7,5		
	<3,0		5
	>7,5		
Kalzium [mg/dl]	Alle Altersstufen		
	7,0–8,0		2
	12,0–15,0		
	< 7,0		6
	>15,0		
Glukose [mg/dl]	Alle Altersstufen		
	40–60		4
	250–400		
	< 40		8
	>400		
Bikarbonat [mmol/l]	Alle Altersstufen		
	<16		3
	>32		

Schema 7:

Therapeutic Intervention scorning System (TISS; Cullen et al. 1984)

---

4 Punkte

- Kreislaufstillstand oder elektrische Defibrillation innerhalb der letzten 48 h
- kontrollierte Beatmung mit oder ohne
  PEEP
- kontrollierte Beatmung mit intermittierender oder kontinuierlicher Anwendung
  von Muskelrelaxantien
- Ballontamponade blutender Ösophagusvarizen
- kontinuierliche arterielle Infusion eines
  Medikaments (nicht einfaches Offenhal-
  ten eines arteriellen Zugangs)
- Pulmonaliskatheter
- elektrische Schrittmachertherapie (auch
  chronische Herzschrittmacher)
- Hämodialyse bei instabilen Patienten (bei
  Akutdialyse die ersten beiden Dialysen)
- Peritonealdialyse
- indizierte Hypothermie ($<33\,°C$)
- Überdruckbluttransfusionen
- Messung des intrakraniellen Drucks
- Thrombozyteninfusionen
- intraaortale Ballongegenpulsation
- Notfalloperation innerhalb der letzten 24 h
- Magenspülung bei akuter gastrointesti-
  naler Blutung
- Notendoskopie oder Bronchoskopie
- Infusion vasoaktiver Pharmaka (mehr
  als 1 Substanz

3 Punkte

- zentralnervöse parenterale Ernährung
- Herzschrittmacher in „stand by"
- Thoraxdrainagen
- IMV oder assistierte Beatmung
- CPAP
- Infusion von Lösung mit hoher Kalium-
  konzentration über Zentralvenenkatheter
- nasotracheale oder orotracheale Intubation (innerhalb der letzten 24 h durchgeführt)
- blinde endotracheale Absaugung
- komplette Bilanzierung des Wasser-,
  Energie- und Elektrolythaushaltes
- häufige Blutgasanalysen, Blutentnahmen,
  klinische-chemische Analysen (mehr als
  4 pro Schicht)
- häufige Infusionen von Blut und Blut-
  anteilen (>5 Einheiten/24 h)
- intravenöse Bolusinjektionen (nicht
  vorausgeplant)

- Messung des Herzminutenvolumens
- hochdosierte diuretische Therapie bei
  Überwässerung oder Hirnödem
- Infusionstherapie zur Korrektur metabolischer Alkalosen
- Infusionstherpie zur Korrektur metabolischer Azidosen
- notfallmäßige Thorax- oder Perikard-
  punktion
- akute Antikoagulation (für die ersten 48 h)
- Aderlaß bei Hypervolämie
- Behandlung mit mehr als 2 intravenösen
  Antibiotika
- Behandlung von Krämpfen oder metabolischer Enzephalopathie (innerhalb der
  ersten 48 h nach deren Einsetzen)
- komplizierte orthopädische/unfall-
  chirurgische Methoden

2 Punkte

- Messung des zentralen Venendrucks
- 2 peripher-venöse Verweilkatheter
- Hämodialyse bei stabilen Patienten
- frische Tracheotomie (innerhalb der
  letzten 48 h)
- Spontanatmung bei liegendem Endo-
  trachealtubus oder Tracheotomie
- gastrointestinale Ernährung
- Flüssigkeitsersatz bei hohen abnormen
  Flüssigkeitsverlusten
- parenterale Chemotherapie
- stündliche Erfassung des Neurostatus
- häufiger Wechsel von Bekleidung und
  Bettzeug
- Pitressininfusion i.v. (oder ähnliche)

1 Punkt

- EKG-Monitoring
- stündliche Erfassung der Vitaldaten
- 1 perpher-venöser Katheter
- chronische Antikoagulation
- einfache Bilanzierung von Flüssigkeitszufuhr und Ausfuhr (24-h-Bilanz)
- Routineblutgasanalysen
- intermittierende intravenöse Arznei-
  mittelgaben nach Verordnungsplan
- routinemäßiges Säubern und Betten
- orthopädische/unfallchirurgische
  Standardbehandlungen
- Tracheotomiepflege
- Behandlung eines Dekubitus
- Blasendauerkatheter

- Infusion vasoaktiver Pharmaka (1 Substanz)
- kontinuierliche Infusion von Antirhythmika
- elektrische Kardioversion (nicht Defibrillation)
- Wärmedecke
- arterieller Zugang
- akute Digitalisierung (innerhalb 48 h)

- Sauerstoffinsufflation über Katheter oder Maske
- intravenöse Antibiotika (2 oder weniger)
- Physiotherapie
- aufwendige Einläufe, Wundbehandlung, Behandlung von Darmfisteln und Kolostomien
- gastrointestinale Drainage
- periphervenöse Ernährung

Kategorie	Punktbereich	Mittel $\pm$ SD	Letalität [%]
Intensivüberwachung	10–19	11 $\pm$ 0,7	15
Volle Intensivpflege	20–39	23 $\pm$ 1,0	21
Maximale Intensivtherapie	40–50	43 $\pm$ 1,0	73

Schema 6:
Pediatric Risk of Mortality Score (PRISM; *Pollack et al. 1988)*
Dieser Score hat sich aus dem Physiologic Stability Index (PSI) entwickelt, wobei die Überlegungen zur Entwicklung dieses Klassifizierungsschemas davon ausgingen, daß physiologische Instabilitäten direkt mit der Mortalität der Patienten korrelieren. Der Versuch, die Zahl der für die Bewertung eines Risikos erforderlichen Variablen zu minimieren, hat schließlich den PRISM entstehen lassen.

Schema 7:
Therapeutic Intervention Scoring System (TISS; *Cullen et al. 1984)*
Der TISS ist ein therapiebezogenes Klassifizierungsschema. Therapeutische Maßnahmen sowie Überwachungsverfahren werden mit 1–4 Punkten bewertet. Der TISS vermag zwar den Schweregrad eines Krankheitsbildes anhand numerischer Werte auf der Basis therapeutischer und diagnostischer Interventionen darzustellen – dies korreliert auch mit pathologischen physiologischen Parametern und Funktionsanalysen –, er kann jedoch nicht zwischen Überlebenden und Nichtüberlebenden unterscheiden (s. auch Keene u. Cullen 1983).

Krankheitsspezifische Klassifizierungsschemata

Die Zielsetzung krankheitsspezifischer Beurteilungsschemata ist der Versuch, anhand der Abweichung physiologischer Werte von der Norm bzw. anhand der Veränderung morphologisch-anatomischer Parameter Aussagen über die Prognose und den Verlauf spezieller Krankheitsbilder zu ermöglichen. Dabei werden sich die folgenden Ausführungen im wesentlichen mit der Problematik des septischen Zustandsbildes, des Einzel- bzw. Multiorganversagens sowie des polytraumatisierten Patienten zu beschäftigen haben.

Schema 8:

Severity of Surgical Sepsis (SSS)

Organsystem	Grad der Organdysfunktion				
	1	2	3	4	5
Lunge	Sauerstoffmaske	Intubation, kein PEEP	PEEP 0–10 cm H_2O	PEEP $\geq$ 10 cm H_2O pO_2 $\geq$ 50 mm Hg	Maximaler PEEP pO_2 $\leq$ 50 mm Hg
Niere	Kreatinin 1,5–2,5 mg/dl	Kreatinin 2,6–3,5 mg/dl	Kreatinin $\geq$ 3,6 mg/dl adäquates Harn- volumen	Kreatinin $\geq$ 3,6 mg/dl Harnvolumen 20–50 ml/h	Kreatinin $\geq$ 3,6 mg/dl Harnvolumen $\leq$ 20 ml/h
Gerinnung	Ecchymosen, PTT, PT und Thrombozyten normal	PTT 45–65 s, PT 12–14 s	Thrombozyten 20000– 100000/mm³, PTT $\geq$ 50 s, PT $\geq$ 14 s	Thrombocyten $\leq$ 20000/mm³, PT und PTT verlängert	Fibrinspaltprodukte erhöht, Blutungen
Kreislauf	Leichte Hypotension	Ausgeprägte Hypo- tension	Vasopressoren (Niedrige Dosierung)	Vasopressoren (Hohe Dosierung)	Ausgeprägte Hypotonie trotz Vasopressoren
Leber	LDH, SGOT erhöht Bilirubin normal	Bilirubin 1,5–2,5 mg/dl	Bilirubin 2,6–4,0 mg/dl	Bilirubin 4,9–8,0 mg/dl	Praecoma hepaticum Bilirubin $\geq$ 8,0 mg/dl
Gastrointestinaltrakt	Beginnender Ileus	Ausgeprägter Ileus	Schwerer Ileus	Erosive Gastritis	Mesenterialvenen- thrombose
Zentralnervensystem	Bewußtseinstrübung	Bewußtseinstrübung	Bewußtseinstrübung	Beginnendes Koma	Bewußtlosigkeit

Septische Krankheitsbilder

Schema 8:
Severity of Surgical Sepsis (SSS; Stevens 1983)
Dieses Klassifizierungsschema beurteilt die Funktion von 7 Organsystemen, deren Abweichung von der Norm mit Punkten von 1–5 bewertet wird. Grundlegender Ausgangspunkt bei der Erstellung dieses Systems war die Tatsache, daß mit zunehmender Beeinträchtigung diverser Organfunktionen das Letalitätsrisiko des kritisch kranken Patienten direkt korreliert. Der mittlere Scorewert bei Überlebenden lag bei 29, bei nicht überlebenden Patienten lag der durchschnittliche Scorewert bei 49.

Akute Pankreatitis

Schweregradklassifizierungsschema bei akuter Pankreatitis (Ranson et al. 1974)
Siehe hierzu den Beitrag von A. Lorentz in diesem Buch, S. 435.
Dieses Schema umfaßt 11 objektivierbare Parameter und soll schwere Pankreatitisverläufe zum Zeitpunkt der stationären Aufnahmen in 89%, nach 48stündiger Beobachtung in 96% der Fälle richtig erkennen.
Schema 9:
Klassifizierungsschema bei akuter Pankreatitis (Imrie 1980)
Das Ranson-Schema wurde von Imrie 1980 noch weiter modifiziert; es gelten jedoch dieselben Einschränkungen wie für das Schema von Ranson. Eine wesentliche Problematik stellt die Vielfalt der unterschiedlichen Ätiologien der akuten Pankreatitis dar; dies läßt beide Scores noch ungeeigneter für eine Prognostizierung erscheinen; ursprünglich wurde der Ranson- und der Imrie-Score bei Patienten mit alkoholisch-toxischer Pankreatitis erhoben; diese Form einer akuten Pankreatitis macht aber im europäischen Krankengut nur ca. 21% aus (vgl. Greenspan et al. 1985; Osborne et al. 1981).

Schema 9:

Klassifizierungsschema bei akuter Pankreatitis;
(Imrie 1980)

Leukozyten $>15\,000/\mathrm{mm}^3$

Blutzucker $>10\,\mathrm{mmol/l}$ (kein Diabetes)
BUN $>16\,\mathrm{mmol/l}$ (keine Veränderung nach Volumgabe)
LDH $>600\,\mathrm{U/l}$
AST $>200\,\mathrm{U/l}$

Albumin $<32\,\mathrm{g/l}$
Ca $<2\,\mathrm{mmol/l}$
$p_a O_2$ $<8\,\mathrm{kPa}$

Schwere hämorrhagische Pankreatitis, wenn >2 Kriterien
  innerhalb der ersten 48 h nach Aufnahme erfüllt sind

Schema 10:

Pankreatitisklassifizierungsschema nach Schönborn und Kümmerle
(Schölmerich et al. 1986)

Bei Aufnahme und im weiteren Verlauf:
Abwehrspannung (lokalisiert/diffus)
Entzündlicher Konglomerattumor
Blutzucker > 140 mg/100 ml
Leukozyten > 12 000/mm^3
Kreatinin > 1,4 mg/100 ml
Harnstoff > 50 mg/100 ml
Kalzium < 4,2–2,1 mmol/l
Basendefizit > 2 mmol/l

Hämorrhagisch-nekrotische Pankreatitis	≥ 4 Zeichen
(Sub)totale Nekrose	≥ 6 Zeichen

Da in diese beiden Schemata nur Daten aus der frühen Verlaufsform der akuten Pankreatitis einbezogen sind, ist dieser Score nur für die Diagnostik und Prognostik der frühen akuten Pankreatitis und der damit in Zusammenhang stehenden Komplikationen sinnvoll einzusetzen. Da eine Wiederholbarkeit dieses Scores nicht möglich ist, vermag es auch keine Korrelation mit späten schweren Verlaufsformen und Spätkomplikationen zu geben.

Schema 10:
Pankreatitisklassifizierungsschema nach Schönborn u. Kümmerle *(Schölmerich et al. 1986)*
Ein weiteres Scoresystem für die aktue Pankreatitis, das sich auf die Bewertung biochemischer und klinischer Parameter stützt, kann zur frühzeitigen Erkennung einer hämorrhagisch-nekrotisierenden Pankreatitis herangezogen werden. Der prädiktive Wert dieses Klassifizierungsschemas wurde an einem größeren Patientengut untersucht und konnte in 70% der Fälle einen letalen Verlauf prognostizieren.

Schema 11:

Prognostizierender Score nach Schönborn und Kümmerle für die Klassifizierung
der akuten Pankreatitis *(Schölmerich et al. 1986)*

	Klinischer Schweregrad		
	I (leicht)	II (schwer)	III (potentiell letal)
Prognostischer Score, Anzahl positiver Parameter	2	≥ 4	≥ 6
Sonographie und CT	Keine Nekrosen	Umschriebene Nekrosen	Ausgedehnte Nekrosen
Organkomplikationen	Keine	(+)/+	+ +

Schema 11:

Prognostizierender Score nach Schönborn u. Kümmerle für die Klassifizierung der akuten Pankreatitis (Schölmerich et al. 1986)

Dieses Schema ist das einzige, in dem neben prognostischen Scores das klinische Bild, sonographische und CT-Befunde sowie die Anzahl der aufgetretenen Organkomplikationen mit zur Beurteilung herangezogen werden. Damit liefert dieser Score bei der akuten Pankreatitis gute Aussagen über Prognose und Verlauf.

ARDS und Multiorganversagen

Schema 12:

ARDS Scoring System (Morel et al. 1985)

Um den Schweregrad eines ARDS mit bettseitigen Methoden beurteilen und klassifizieren zu können, wurde ein sehr einfaches Klassifizierungsschema entwickelt, bei dem 4 unabhängige Variablen (Thoraxröntgen, alveoloarterielle Sauerstoffpartialdruckdifferenz, totale statische respiratorische Compliance, Pulmonalarteriendruck) mit Punkten von 0 bis 4 bewertet werden.

Schema 13:

ARDS-Score bei Kindern (Kuttnig et al. 1991)

Die Zielsetzung dieses Klassifizierungsschemas ist die frühzeitige Erkennung des Schweregrades eines ARDS sowie die Möglichkeit, eine prognostizierende Aussage anhand von 4 Variablen zu treffen, die mit Punkten zwischen 0 und 3 bewertet werden.

Schema 14:

Multiple Organ Failure Score (MOF; Goris et al. 1985)

Siehe hierzu auch den Beitrag von W. F. List in diesem Buch, S. 630–639.

·Schema 12:

ARDS Scoring System (Morel et al. 1985)

Score	Thoraxröntgen	$D_{Aa}O_2/F_IO_2$ [mm Hg][a]	C_{rs} [ml/cm H_2O]	PAP [mm Hg]
0	Normal	<300	>80	<20
1	Geringgradig verstärkte interstitielle Gerüstzeichnung	300–375	79–80	20–25
2	Deutlich verstärkte interstitielle Gerüstzeichnung	375–450	50–70	25–30
3	Fleckige Konsolidierung	450–525	30–50	30–35
4	Ausgeprägte fleckförmige Konsolidierung	>525	<30	>35

[a] Kontinuierliche positive Druckbeatmung mit kontinuierlich-positivem Atemwegsdruck (CPAP) oder positiv-endexspiratorischen Druck (PEEP).
Druck >5 cm H_2O erhöht diesen Scorewert um +1
Abkürzungen: $D_{Aa}O_2/F_IO_2$, alveoloarterielle Sauerstoffpartieldruckdifferenz dividiert durch die inspiratorische Sauerstoffkonzentration; C_{rs} statische Compliance des respiratorischen Systems; PAP mittlerer Pulmonalarteriendruck.

Schema 13:

ARDS-Score bei Kindern *(Kuttnig et al. 1991)*

Punkte	1	2	3
p_{aw} [cm H_2O]	>6	>12	>18
$D_{Aa}O_2/p_aO_2$	>2,5	> 4,3	> 6,2
Thoraxröntgen	Interstitielles Ödem	Interstitielles und mildes alveoläres Ödem	Weiße Lunge
OV	1	2	$\geqq$ 3

p_{aw} mittlerer Atemwegsdruck; $D_{Aa}O_2/p_aO_2$ alveoloarterielle O_2-Differenz dividiert durch den arteriellen O_2-Partialdruck; OV zusätzliches Organversagen

Der MOF kann als vereinfachte Form des SSS verstanden werden. Die Funktion bzw. die Funktionsstörung von 7 Organsystemen wird mit 0–2 Punkten bewertet. Die Höhe des Gesamtscorewertes geht parallel zum Schweregrad des Multiorganversagens.

Polytraumatisierte Patienten

Glasgow Coma Scale (GCS); Teasdale et al. 1974

Siehe hierzu auch die Beiträge in diesem Buch von W. F. List, S. 545–548, und G. Trittenwein, S. 790–805.

Dieses Scoresystem beurteilt – wie ähnlich aufgebaute Schemata (Brüsseler Komaklassifikation, Grady Coma Scale) – den Grad der Bewußtseinsstörung bei Schädel-Hirn-Trauma-Patienten. Der GCS findet dabei sowohl unter prähospitalen als auch unter klinischen Bedingungen zur Verlaufsbeobachtung dieser Patienten breiten Einsatz. Eine gute Korrelation bezüglich der Mortalität dieser Patienten besteht zwischen dem GCS und dem Glasgow Outcome Scale, der den Grad der Hirnfunktion vor der Entlassung aus dem Krankenhaus beurteilt. Die Innsbruck Coma Scale stellt eine Modifikation des GCS insofern dar, als in dieses Beurteilungsschema auch die Pupillenmotorik Eingang gefunden hat.

Schema 15:

Trauma Score (TS; Champion et al. 1980)

Der Trauma Score – eine Modifikation des Triage Index (Champion et al.) – bewertet den Schweregrad von Verletzungen anhand der Veränderungen physiologischer Parameter diverser Organfunktionen. Im Gegensatz zu den bisher aufgeführten Klassifizierungsschemata bedeuten hohe Punktewerte eine günstige Prognose. Da diverse Variablen des TS insbesondere unter präklinischen Bedingungen nur schwer beurteilbar sind (Kapillarfüllung, interkostale Einziehung bei der Atmung) wurde der ursprüngliche TS revidiert und liegt nun als Revised Trauma Score (RTS) vor. Die prognostizierende Bewertung jedoch lehnt sich direkt an den TS an: niedrige Punktebewertung bedeutet schlechte Prognose und hohe Mortalität. Die Autoren empfehlen die Verwendung dieses RTS insbesondere bei Patienten mit Schädel-Hirn-Verletzungen; eine bessere Prognosestellung (verglichen mit dem TS) soll ebenfalls möglich sein (s. auch Boyd et al. 1987).

Schema 14:

Multiple Organ Failure Score (MOF; Goris et al. 1985)

	0 Nicht nachweisbar	1 Mittelschwer	2 Schwer
Lungenversagen	Keine Beatmung	Beatmung mit PEEP <10 cm H_2O und $F_1O_2 \leqq 0,4$	Beatmung mit PEEP >10 cm H_2O und/oder $F_1O_2 >0,4$
Herz-Kreislauf-Versagen	Normaler Blutdruck ohne vasoaktive Substanzen	Therapie erforderlich, um systolischen Blutdruck >100 mm Hg zu halten: Volumensubstitution oder Dopamin $\leqq 10$ µg/kg KG · min oder Nitroglyzerin $\leqq 20$ µg/kg KG · min	Phasen arterieller Hypotension mit Blutdruck unter 100 mm Hg und/oder Dopamin >10 µg/kg KG · min und/oder Nitroglyzerin >20 µg/kg KG · min
Nierenversagen	Serumkreatinin <2 mg/dl	Serumkreatinin $\geqq 2$ mg/dl	Hämodialyse/Hämofiltration
Leberversagen	SGOT <25 U/l Bilirubin <2 mg/dl	SGOT $\geqq 25$ U/l, <50 U/l oder Bilirubin $\geqq 2$ mg/dl, <6 mg/dl	SGOT >50 U/l Bilirubin $\geqq 6$ mg/dl
Versagen der Blutgerinnung	Thrombozytenzahl normal, Leukozytenzahl normal	Thrombozyten $<50000/mm^3$ und/oder Leukozyten $\geqq 3000/mm^3$, $<6000/mm^3$	Hämorrhagische Diathese oder Leukozyten $<2500/mm^3$ oder $\geqq 6000/mm^3$
Gastrointestinales Versagen	Normale Funktion	Cholezystitis oder Streßulkus	Streßblutung mit Transfusion mehrmals 2 E/24 h und/oder nekrotisierende Enterokolitis und/oder Pankreatitis und/oder Gallenblasenperforation
ZNS-Versagen	Normale Funktion	Eindeutig eingeschränktes Reaktionsvermögen	Schwer gestörtes Reaktionsvermögen und/oder diffuse Neuropathie

Schema 15:

Trauma Score (TS; Champion et al. 1980)

		Punkte		TS	Überlebens-wahrschein-lichkeit [%]
A) *Atemfrequenz* [min^{-1}]	10–24	4			
	25–35	3			
	>35	2		16	99
	<10	1		15	98
	0	0		14	96
				13	93
B) *Atmung*	normal	1		12	87
abgeflachte Atmung, inter-				11	76
kostale Einziehung oder Ein-				10	60
satz der Atemhilfsmuskulatur		0		9	42
				8	26
C) Sysolischer Blutdruck	≥90	4		7	15
[mm Hg]	70–89	3		6	8
	50–69	2		5	4
	<50	1		4	2
fehlender Karotisimpuls	0	0		3	1
				2	0
D) *Kapillarfüllung*	normal	2		1	0
	verzögert	1			
	(>2 s)				
	keine	0			

E) *Glasgow Coma Scale*

  1) Augenöffnung

			GCS	
spontan	4			
auf Anforderung	3		14–15	5
auf Schmerz	2		11–13	4
keine	1		8–10	3
			5– 7	2
2) Verbale Antwort			3– 4	1
orientiert	5			
verwirrt	4			
inadäquat	3			
unverständlich	2			
keine	1			

  3) Motorische Antwort

auf Anforderung	6
gezielt (auf Schmerz)	5
ungezielt (auf Schmerz)	4
Beugekrämpfe	3
Streckkrämpfe	2
keine	1

Injury Severity Score ISS (Baker et al. 1974)

Siehe hierzu den Beitrag von W. F. List in diesem Buch, S. 545–548.

Der Injury Severity Score – eine Weiterentwicklung des Abbreviated Injury Score (AIS) – erfaßt die 3 schwersten Einzelverletzungen und summiert die entsprechende Punktebewertung im Quadrat. Obwohl auch dieses Schweregradklassifi-

Schema 16:

NACA-Schema zur Beurteilung des Schweregrades von Verletzungen oder Erkrankungen in der Prähospitalphase

NACA 1:	Sehr geringfügige und leichte Verletzung, Prellung, Schürfung
NACA 2:	Mäßig schwere Verletzung
NACA 3:	Schwere, aber nicht gefährliche Verletzung, vorwiegend an einem Körperteil mit oder ohne andere Verletzungen bis Schweregrad 2, interne Notfälle
NACA 4:	Schwere, allein nicht gefährliche Verletzungen mehrerer Körperteile oder multiple Verletzungen an einem Körperteil, interne Notfälle
NACA 5:	Schwere, gefährliche Verletzungen, vorwiegend an einem Körperteil mit oder ohne andere Verletzungen bis Schweregrad 3–4, interne Notfälle entsprechend dem Schweregrad der Verletzungen
NACA 6:	Schwere, gefährliche Verletzungen mehrerer Körperteile oder multiple Verletzungen an einem Körperteil mit oder ohne andere Verletzungen der Schweregrade 3–4, interne Notfälle entsprechend dem Schweregrad der Verletzung
NACA 7:	Tödliche Verletzungen oder tödliche interne Notfälle, am Notfallort verstorben mit und ohne Reanimation

zierungsschema direkt mit der Mortalität korreliert, bestehen doch einige Einwände gegen eine generelle Anwendung dieses Schemas: a) der ISS beurteilt immer nur die schwerste Verletzung einer Körperregion; b) Verletzungen mit derselben Punkteanzahl werden ohne Berücksichtigung der betroffenen Körperregion als gleich schwer beurteilt (vgl. Copes et al. 1988; Greenspan et al. 1985).

Polytraumaschlüssel (PTS; Oestern et al. 1976)

Siehe hierzu den Beitrag von W. F. List in diesem Buch, S. 545–548.

Mit dem Polytraumaschlüssel wurde ein Beurteilungsschema für die Schweregradbewertung polytraumatisierter Patienten vorgelegt, das unterschiedliche Verletzungen von 5 Körperregionen mit Punkten belegt; zusätzlich wird das Alter des Verletzten mitberücksichtigt. In einer revidierten Form ergänzen die Autoren den ursprünglichen Score durch die Parameter Basenüberschuß sowie den Quotienten p_aO_2/F_IO_2 und verändern auch die Bewertung des Schädel-Hirn-Traumas, die in der Originalfassung dieses Scores fälschlich zu stark gewichtet wurde.

Schema 16:

NACA-Schema zur Beurteilung des Schweregrades von Verletzungen und Erkrankungen in der Prähospitalphase

Schließlich muß gerade in der prähospitalen Bewertung von Erkrankung und Verletzung das NACA-Schema erwähnt werden; es gliedert diverse Verletzungs- und Erkrankungsmuster in 7 Kategorien und läßt dementsprechend ebenfalls eine Einschätzung des Gesamtzustands eines Patienten zu.

Faktoren, welche in der Beurteilung eines akuten Krankheitsbildes eine wesentliche Rolle spielen

Vielfach werden kritisch Kranke anhand diverser Laborpararmeter ohne Kenntnis bzw. Berücksichtigung diverser die Prognose bestimmender Faktoren beurteilt. Dadurch wird aber auch verständlich, daß Klassifizierungsschemata hinsichtlich Verlauf und Prognose nur einen begrenzten Aussagewert besitzen. Folgende Faktoren sollten in der Beurteilung des Patienten mitberücksichtigt werden, zumal sie z. T. einen bedeutenden Stellenwert haben:

Alter

Zunehmendes Alter ist mit verminderter Rehabilitationsmöglichkeit, insbesonders nach schweren Krankheitsbildern korreliert. Die erhöhte Inzidenz kardiovaskulärer und respiratorischer Erkrankungen, ein schlechter Ernährungszustand, eine reduzierte Abwehrlage und entsprechend verminderte Kompensationsfähigkeit verstärken das Risiko unter akuten Krankheitsbedingungen und vermindern dadurch die Chance eines prädiktiven Outcome.

Vorerkrankungen

Wesentlich wird die Prognose auch durch diverse Vorerkrankungen beeinflußt; die physiologische Reserve wird dadurch drastisch reduziert.

Aktuelle Krankheitssituation

Es braucht nicht ausführlich dargestellt zu werden, daß unterschiedlich akute Krankheitssituationen unterschiedliche Prognosen aufweisen, welche nicht immer exakt durch ein Klassifizierungsschema bewertet werden können. Auch der klinische Verlauf läßt Rückschlüsse auf eine Prognose zu.

Art der therapeutischen Interventionen und Reaktion darauf

Prognostische Aussagen lassen sich in bedingtem Umfang auch durch das Ansprechen auf eine Behandlungsform machen. Lange Intensivaufenthalte – aufgrund der eben angeführten Faktoren – sind unweigerlich auch mit einem erhöhten Risiko hinsichtlich Morbidität/Mortalität assoziiert.

Soziale Verhältnisse

Hinsichtlich der Prognose eines Krankheitsgeschehens ist auch das soziale Umfeld des Patienten (z. B. alkoholisch-toxische Pankreatitis, Alkoholentzug nach ICU-Aufenthalt) zu berücksichtigen.

Lebensqualität

Hinsichtlich des Verlaufs einer akuten Erkrankung ist schließlich die Lebensqualität danach am schwierigsten einzuschätzen: Ist der Patient bzw. seine Familie fähig, mit dieser Situation auf Dauer fertigzuwerden?

Fehler bei der Beurteilung mittels Klassifizierungsschemata

Drei wesentliche Fehlerquellen führen die Anwendung von Klassifizierungsschemata unter intensivmedizinischen Bedingungen ad absurdum:

- Fehler bei der Datenerhebung,
- Fehler beim Zeitpunkt der Durchführung,
- falsche Interpretation der erhaltenen Werte.

Den effektiven Wert von Schweregradbeurteilungsschemata festzulegen, ist extrem schwer, und zwar einerseits, weil intensivtherapeutische Maßnahmen immer darauf ausgerichtet sein werden, pathologische biochemische und physiologische Variablen weitgehend durch ein entsprechendes therapeutisches Procedere zu normalisieren. Andererseits aber auch deswegen, weil – und dies ist in keiner Weise numerisch bezifferbar – der klinische Eindruck des erfahrenen Therapeuten nie in ein solches Scoresystem einfließen kann und wird.

Fragwürdig wird die Bewertung diverser Abweichungen von der Norm in einem Schweregradklassifizierungsschema, wenn aus der erhaltenen Punktebeurteilung Kriterien für die Aufnahme in eine Intensivstation oder für den Abbruch therapeutischer und/oder pflegerischer Maßnahmen abgeleitet werden. Dies ist, wie eigene Untersuchungen an einem sehr speziellen Krankheitsbild gezeigt haben, unmöglich, da selbst krankheitsspezifische Scores mit der intensivtherapeutischen Entwicklung nicht Schritt halten können und viele Parameter, die derzeit für die Prognose und Verlaufsvorhersage eines speziellen Krankheitsbildes bedeutungsvoll sind, noch keinen Eingang in die Beurteilungssysteme gefunden haben.

Schweregradbeurteilungsschemata können unter Berücksichtigung der vorhin erwähnten Einschränkungen aber sehr wohl ihren Stellenwert auf Intensivstationen behaupten: sie dienen einerseits zur Klassifizierung des Schweregrades eines Krankheitszustandes und lassen somit Vergleiche zwischen verschiedenen Behandlungseinheiten im Rahmen multizentrischer Studien zu; mit Hilfe solcher Scores gelingt es auch, globale Aussagen über einen Krankheitsverlauf zu machen; sie versagen jedoch dort, wo es gilt, die Prognose und den Verlauf bei einzelnen Patienten sicher vorauszusagen. Andererseits werden solche Schemata auch nutzbringend eingesetzt werden können, wenn der therapeutische und pflegerische Aufwand für diverse Krankheitssituationen hinsichtlich Budget- und Personalbedarfsforderungen festzulegen ist.

Literatur

Bastos PG, Knaus WA (1991) APACHE III study: a summary. Intensive Care World 8:35–39
Boyd CR, Tolson MA, Copes WS (1987) Evaluating Trauma Care: The TRISS Method. J Trauma 27:370–378
Champion HR, Sacco WJ, Carnazzo AJ (1980) Trauma score. Crit Care Med 9:672–677
Civetta JM (1990) New and improved scoring systems. Crit Care Med 18:1487–1490
Copes WS, Lawnick M, Champion HR, Sacco WJ (1988) A comparison of abbreviated injury scale 1980 and 1985 versions. J Trauma 28:78–86

Cullen DJ, Keene R, Waternaux C, Peterson C (1984) Objective, quantitative measurement of severity of illness in critically ill patients. Crit Care Med 12:155–160

Frisby JR (1990) Predicting outcome of critical illness. In Oh TE (ed) Intensive Care Manual. Butterworth, London, pp 7–12

Goris RJA, Boekhorst TPA, Nuytinck JKS, Gimbrere JSF (1985) Multiple organ failure: generalized autodestructive inflammation? Arch Surg 120:1109–1115

Greenspan L, McLellan BA, Greig H (1985) Abbreviated injury scale and injury severity score: a scoring chart. J Trauma 25:60–64

Imrie CW (1980) The conservative management of acute pancreatitis. In: Schönborn H, Neher M, Schuster HP, Mangold G (Hrsg) Intensivmedizin bei gastroenterologischen Erkrankungen. Thieme, Stuttgart (INA Bd. 20, S 117–122)

Keene RA, Cullen DJ (1983) Therapeutic intervention scoring: update 1983. Crit Care Med 11:1–3

Knaus W, Drapler EA, Wagner DP, Zimmermann JE (1985) APACHE II: a severity of disease classification system. Crit Care Med 13:818–825

Kuttnig M, Zobel G, Grubbauer HM, Trop M (1991) Klinische Score Systeme bei Kindern mit ARDS. Anästhesist 40:282–286

Le Gall JR, Loirat P, Alperovitch A, Glaser P, Granthill C, Mathieu D, Mercier P, Thomas R, Villers D (1984) A simplified acute physiology score for ICU patients. Crit Care Med 12:975–977

Lehmkuhl P, Lips U, Pichlmayr I (1986) Der Hannover Intensiv Score (HIS) als neues Klassifikationssystem zu Verlaufskontrollen und Prognosestellung bei Intensivpatienten. Med Klinik 81:235–241

Morel DR, Dargent F, Bachmann F, Suter PM, Junod AF (1985) Pulmonary extraction of serotonin and propanolol in patients with ARDS. Am Rev Respir Dis 132:479–484

Möllmann M, Hörauf K, Lübbesmeyer HJ, Lawin P (1988) Preliminary results of a new combined simplified therapeutic and physiology score. Intensive Care Med 14:304

Osborne DH, Imrie CW, Carter DC (1981) Biliary surgery in the same admission for gallstone associated acute pancreatitis. Br J Surg 68:654–663

Pollack MM, Ruttimann UE, Getson PR (1988) Pediatric risk of mortality (PRISM) score. Crit Care Med 16:1110–1116

Ranson JHC, Rifkind KM, Roses DF, Fink SD, Eng K, Localio SA (1974) Objective early identification of severe acute pancreatitis. Am J Gastroenterol 443

Schölmerich JB, Thiedemann B, Johanneson T, Brobmann G, Blum H, Groß V, Brambs HJ, Gerok W (1986) Prognoseabschätzung bei akuter Pankreatitis. Intensivmedizin 23:154

Schuster HP (1989) Score-Systeme in der Intensivmedizin. In: Schuster HP, Schölmerich P, Schönborn H, Baum PP (Hrsg) Intensivmedzin. Thieme, Stuttgart, S 56–64

Stevens LE (1983) Gauging the severity of surgical sepsis. Arch Surg 118:1190–1192

Yeung HC, Lu MW, Martinez EG (1990) Critical Care Scoring System – new concept based on hemodynamic data. Crit Care Med 18:1347–1352

Inner- und interklinischer Transport
von Notfall- und Intensivpatienten

K. Ellinger, P. M. Osswald

Sowohl beim inner- als auch interklinischen Transport von Notfall- und Intensivpatienten kommt es auf die sichere, lückenlose Weiterführung der bisherigen Therapie ohne Qualitätsverlust hinsichtlich Monitoring und Betreuung an. Weil sich jedoch beide Transportverfahren in ihrem Anforderungsprofil deutlich unterscheiden, werden sie getrennt dargestellt.

Innerklinischer Transport

Obligate und fakultative Anforderungen beim innerklinischen Patiententransport:

1) Obligate Anforderungen:
   - leistungsfähiger Respirator mit Akkumulator, Steuer- und Ladegerät,
   - Monitor (akkumulatorbetrieben) mit Defibrillator,
   - Pulsoxymeter (akkumulatorbetrieben),
   - Kapnometer (akkumulatorbetrieben),
   - ausreichende Anzahl von Infusionspumpen,
   - erfahrenes, eingewiesenes Transportteam (Arzt und Pflegepersonal).
2) Fakultative Anforderungen:
   - spezielles Intensivbett mit fest gekoppeltem Transportwagen,
   - nichtinvasiver Schrittmacher,
   - nichtinvasiver Blutdruckmonitor,
   - invasive Messung und Monitoring von Blutdruck, Pulmonalisdruck und Hirndruck.

Der Transport von Intensivpatienten stellt in der Regel eine zusätzliche Gefährdung für den Patienten dar, abgesehen von seiner sowieso kritischen Situation aufgrund seiner Grunderkrankung. Die Problematik beim Transport von Intensivpatienten besteht also darin, dieses zusätzliche Gefahrenpotential durch harte Indikationen für den Transport, geschickte Planung sowie qualifizierte, kompromißlose Durchführung durch besonders fachkundiges Personal so gering wie möglich zu halten. Dies ist besonders bedeutsam, da die Zahl innerklinischer Transporte stetig steigen wird, und immer mehr bessere Diagnostik- und Therapie-

möglichkeiten an speziellen Arbeitsplätzen (CT, NMR, Angiographie etc.) eingerichtet werden. Diese verfeinerten Diagnose- und Therapieformen sind aber nur
dann von eindeutigem Vorteil für den schwerkranken Patienten, wenn der Transport so durchgeführt wird, daß der Patient während dieser Phase möglichst keine
zusätzlichen Beeinträchtigungen seiner Vitalfunktionen erleidet. Deswegen ist es
von ganz entscheidender Bedeutung, daß alle an der Behandlung Beteiligten Risiken und Nutzen des Transports zur Diagnostik oder Therapie kennen und in einer frühen Entscheidungsphase gegeneinander abwägen. Nicht jeder durchgeführte innerklinische Patiententransport ist streng indiziert, oft werden bereits
vorliegende Befunde bestätigt. Auch sollte genauestens abgewogen werden, ob ein
therapeutischer Eingriff z. B. in einem Operationssaal durchgeführt werden soll,
oder ob es vielleicht günstiger ist noch zuzuwarten, bis sich der Zustand des Patienten gebessert hat. Berücksichtigt muß ferner werden, daß Transportvorberei-
tungen und Durchführung aufgrund der hohen Anforderungen qualifiziertes
Personal in großer Zahl über längere Zeit binden.

Intensivpatienten mit Multiorganversagen werden üblicherweise umfangreich
mit Monitoren überwacht (z. B. invasiver Blutdruck, Pulmonalarterienkatheter,
Pulsoxymeter usw.), ebenso wird eine differenzierte Respirator- und medikamentöse Therapie die Regel sein. Dieses Therapie- und Überwachungskonzept
hat sich als patientengerecht erwiesen. Es sollte auch für innerklinische Transporte zu diagnostischen und therapeutischen Maßnahmen möglichst nicht verändert
werden. Problematisch ist, daß solche Transporte überwiegend längere Zeit be-
anspruchen und über teilweise große Wegstrecken innerhalb einer Klinik erfolgen müssen.

Aufgrund des Mangels an entsprechend geeigneten Einrichtungen – z. B. kleine, leistungsfähige Beatmungsgeräte, mit Akkumulatoren betriebene Monitore
oder Spritzenpumpen – oder auch aus Platzgründen ergeben sich bei innerklinischen Transporten von Notfall- und Intensivpatienten häufig erhebliche und sehr
gefährliche Lücken in der uneingeschränkten Weiterführung der Intensivtherapie
mit vasoaktiven Substanzen und des dafür erforderlichen Monitorings. Daraus
können beträchtliche Risiken während dieser Transporte erwachsen, aus denen
für die Patienten potentiell gefährliche Komplikationen erwachsen können.

Besonders gefährdet sind die Patienten während Umlagerungsmaßnahmen zu
diagnostischen Eingriffen infolge von Volumenverschiebungen. Gerade in dieser
Situation ist ein umfangreiches lückenloses Monitoring erforderlich. Auch der
Transport von Notfallpatienten bzw. von Patienten in der postoperativen Phase
mit instabilen Organfunktionen erfordert hochdifferenzierte Überwachungsmaßnahmen.

Besonderes Augenmerk benötigen Patienten, die im Rahmen eines ARDS
nur mit einem besonders differenzierten Beatmungsregime oxygenierbar und
ventilierbar sind. Hier scheiden aufgrund der hohen Anforderungen die häufig
für Transportzwecke genutzten Beatmungsgeräte von vornherein aus. Gerade
beim Transport dieser kritisch kranken Patienten sollte die bisher durchgeführte
Respiratortherapie unverändert weiterlaufen. Dabei hat sich bewährt, leistungsfähige Beatmungsgeräte (z. B. Servo-Ventilator der Fa. Siemens) auch während
des innerklinischen Transports weiter zu benutzen, ohne daß eine Beatmungs-
unterbrechung entsteht.

Zur Bewältigung dieser Aufgaben sind besondere Konfigurationen insbesondere hinsichtlich der Transportfähigkeit der Energieversorgung und Leistungsfähigkeit der Beatmungs- sowie Überwachungsgeräte erforderlich. Die Auswahl der jeweiligen Geräte orientiert sich an den spezifischen Erfordernissen der Patienten und der Transportmaßnahmen. Folgende Kriterien sind für die Auswahl und Planung von Bedeutung:

1. Beatmung

Da die herkömmlichen Kleinbeatmungsgeräte in aller Regel nicht ausreichend leistungsfähig sind, muß ein entsprechend leistungsfähiger Respirator (z. B. Siemens-Elema Servo 900 C) für diese Zwecke bereitgestellt werden. Dieser Ventilator muß jedoch durch eine netzunabhängige Stromversorgung für Transportzwecke ergänzt werden (Abb. 1). Benötigt werden hierzu ein wiederaufladbarer Akkumulator (z. B. Bosch 12 W, 90 Ah/25 A), ein Steuergerät sowie ein Ladegerät (z. B. Bosch). Der Akkumulator ist so leistungsfähig, daß ein ca. 2,5stündiger Betrieb möglich ist. Die ebenfalls mitgeführte 10-l-O_2-Flasche läßt einen ebenso langen Betrieb mit einem F_IO_2 von 1,0 bei einem Atemminutenvolumen von 12 l zu.

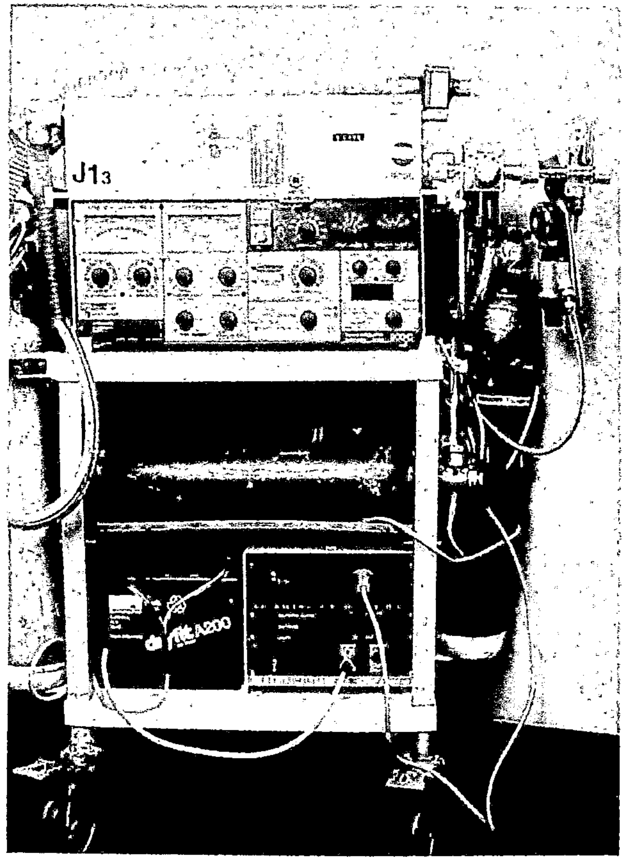

Abb. 1. Siemens-Servoventilator für Transportzwecke mit netzunabhängiger Stromversorgung

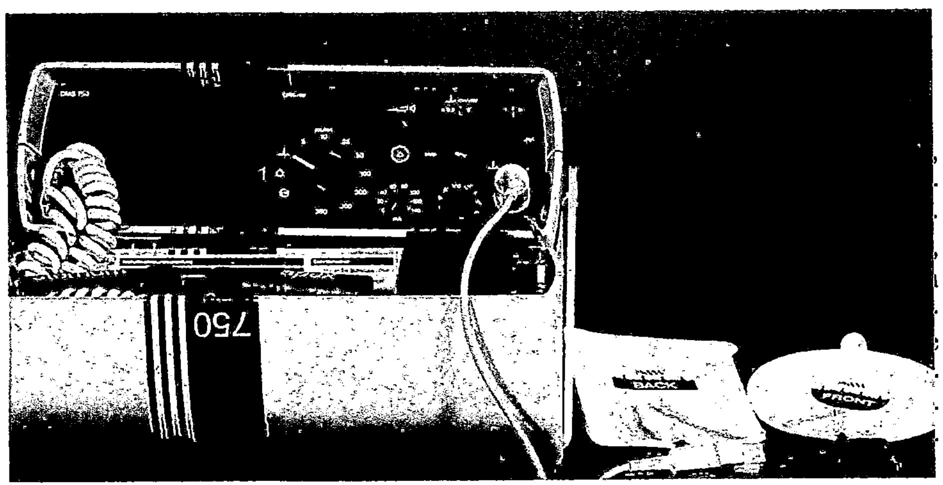

3. Monitoring

Zur Sicherstellung eines invasiven wie nichtinvasiven Monitorings sind entsprechende gut ausgelegte, kleine, handliche, akkumulatorbetriebene Geräte (Abb. 2; z. B. Siemens Transportmonitor) unverzichtbarer Bestandteil der kontinuierlichen Patientenüberwachung. Ein Transportmonitor sollte wenigstens 2 Druckmodule für die Messung des arteriellen Blutdrucks, des Pulmonalisdrucks oder des Hirndrucks besitzen. Hinzu kommt die Möglichkeit der EKG-Ableitung (Mehrkanal), der Pulsoxymetrie (Fingersensor oder Klebeelektrode), der nichtinvasiven Blutdruckmessung und der Kapnometrie. Möglichst viele dieser Parameter sollen auf dem Sichtschirm des Monitors kontinuierlich angezeigt werden. Eine unverzichtbare Forderung für die Auslegung des Transportmonitors sind wählbare Alarmgrenzen für die Meßparameter. Dies ist besonders wichtig, da unter den Besonderheiten des Transports Störungen der Vitalfunktion möglichst frühzeitig erkannt werden müssen.

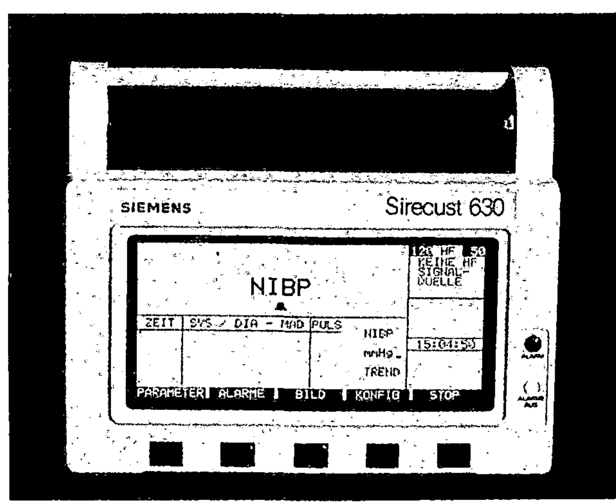

Abb. 2. Siemens-Transportmonitor mit den Funktionen: 2mal invasive Blutdruckmessung, nichtinvasive Blutdruckmessung und EKG

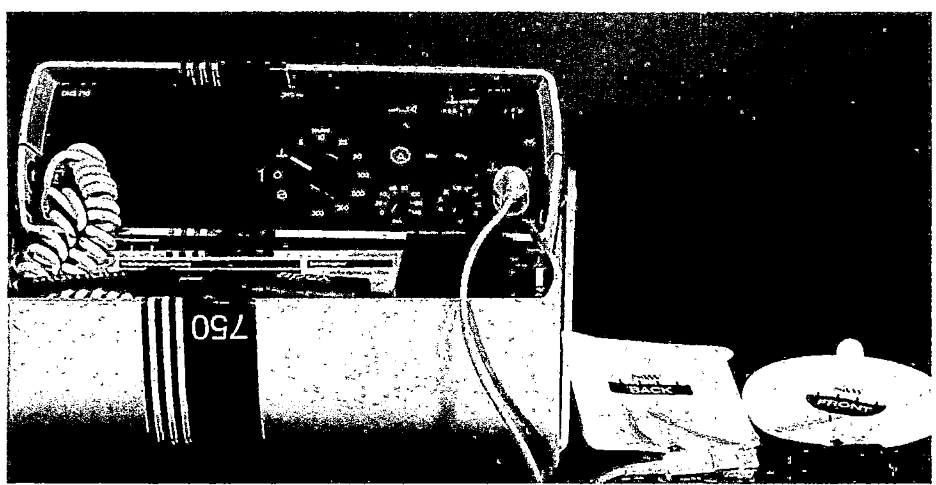

Abb. 3. Mobile EKG-Defi-Einheit mit transkutanem nichtinvasivem Schrittmacher

4. Defibrillationseinheit und Schrittmacher

Bei Intensiv- oder Notfallpatienten sollte die Einrichtung für die Mitnahme eines Defibrillators sowie für die Stimulierung des Herzens (Schrittmacher) verfügbar sein. Leistungsfähige Geräte dieser Art (Abb. 3) sind seit einiger Zeit erhältlich. Auch hier muß ein mehrstündiger Betrieb mit Akkumulatoren möglich sein.

5. Personelle Voraussetzungen

Bei innerklinischem Transport von Notfall- und Intensivpatienten ist eine optimale Geräteausstattung sinnlos, wenn an das Transportteam nicht ebenso hohe Anforderungen hinsichtlich Ausbildungsstand und Erfahrung gestellt werden. Den Transport sollte immer ein in der Fachausbildung fortgeschrittener Arzt mit umfassender intensivmedizinischer Erfahrung betreuen. Zusätzlich ist eine Fachkrankenschwester zur Bildung eines qualifizierten Teams unverzichtbar. Transportaufgaben werden oft in ausgelagerte Außenbereiche durchgeführt, wo ein selbständiges, eingespieltes Team erforderlich ist.

6. Sonstiges

Da bei jedem Patiententransport die Infrastruktur der Intensivstation verlassen wird und praktisch alle Verbindungen zu ihr getrennt werden, sollten alle Notfallmedikamente sowie Tubi, venöse Verweilkanülen, Laryngoskop, Ambu-Beutel etc. immer mitgeführt werden. Dies geschieht am günstigsten dadurch, daß ein spezieller Notfallkoffer (Transportkoffer, Abb. 4) für diesen Zweck aufgerüstet wird. Vor jedem Transport muß ein Check auf Vollständigkeit und Funktion der mitgeführten Artikel erfolgen.

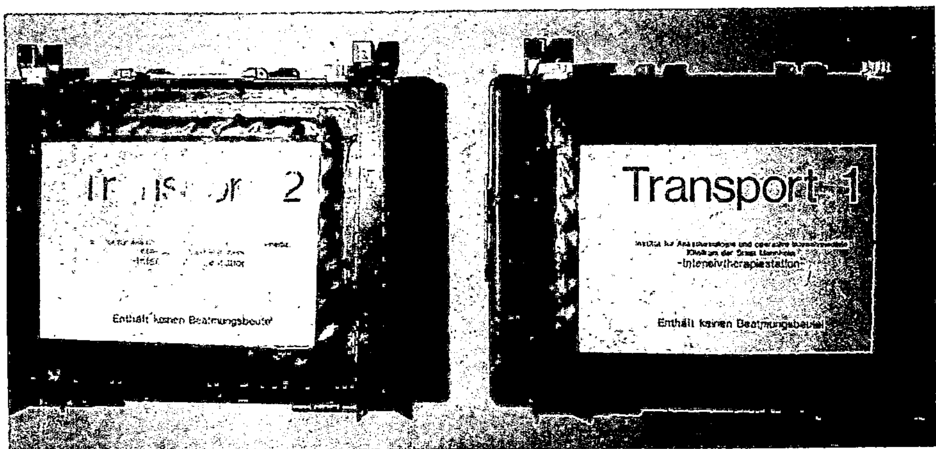

Abb. 4. Transportkoffersystem für innerklinischen Patiententransport

7. Planung und Räumlichkeit

Zusätzlich zu berücksichtigen ist, daß nicht nur der Transport selbst geplant und professionell durchgeführt wird, sondern daß auch am Transportziel (CT, Röntgen, Angiographie etc.) entsprechende Voraussetzungen bestehen, die die vorgesehenen diagnostischen und therapeutischen Maßnahmen gefahrlos ermöglichen. Dazu gehört, daß an derartigen Arbeitsplätzen ausreichend Raum vorhanden ist, um Intensivpatienten zu betreuen, zu überwachen und zu therapieren. Grundforderungen sind zentrale Sauerstoffversorgung, ausreichend Steckdosen sowie genügend Platz für die Transporteinheit. Nicht zu vernachlässigen ist, daß auch das Personal am Zielort die Problematik des Intensivpatienten kennt, d. h. es sollte keine Zeitverzögerung bei der Lagerung des Patienten oder bei der Bedienung von Diagnostikeinrichtungen auftreten. Der Transport muß vorher durch klare, interdisziplinäre Absprache so vorbereitet worden sein, daß die Diagnostik- oder Therapieeinrichtung am Zielort auch ohne Wartezeit sofort zur Verfügung stehen.

8. Qualitätssicherung und Qualitätskontrolle

Gerade hier, wo es um den Transport kritisch Kranker unter schwierigen logistischen Bedingungen geht, muß die Qualitätssicherung ganz besonders herausgestellt werden. Es muß klar definiert werden, bei welchem Ausmaß von Störungen der Vitalfunktionen welche Überwachungs- und Therapiemaßnahmen unbedingt durchgeführt werden müssen. Idealerweise sollte hierfür ein innerklinisch anerkanntes Standardkonzept beachtet werden. Dazu gehört auch, daß nicht nur alle Vitaldaten erfaßt und kontrolliert werden, sondern selbstverständlich eine lückenlose, zeitgerechte Dokumentation aller erfaßten Parameter und Ereignisse durchgeführt wird. Diese Dokumentation kann als Grundlage zukünftiger Konzepte und v. a. zur Ausbildung der Mitarbeiter dienen.

Praktische Durchführung

Innerklinische Transporte von Intensiv- oder Notfallpatienten werden entweder mit speziellen Intensivbehandlungsbetten (Abb. 5) oder sog. Notfalltransportern als Transporteinheit durchgeführt. Dabei sollte darauf geachtet werden, daß sowohl Bett als auch Transporter mit seitlichen Halterungsschienen zum Anbringen von Stangen ausgerüstet sind, die mit Infusionspumpe und Infusionen bestückt werden können. Durch entsprechende Schnellverschlüsse können diese Stangen rasch ab- und umgebaut werden.

Zusätzlich müssen für den Transport jetzt noch der Respirator und die Monitoringeinrichtung mitgeführt werden. Hierfür stehen mehrere Modelle zur Verfügung.

Einmal kann ein 5rädriger leichtlaufender Transportwagen benutzt werden, wie er von Schirmer et al. (1991) beschrieben wird. Dieser Wagen wird am Fußende des Bettes mit Hilfe höhenverstellbarer Bolzen, die von oben in die leeren Bettpfosten eingeschoben werden, befestigt. Damit wird eine stabile Verbindung mit dem Bett hergestellt, wobei das Bett selbst nur unwesentlich verlängert wird. Der Transportwagen bietet in mehreren Ebenen Platz für einen leistungsfähigen Respirator sowie für den dazu notwendigen Akkumulator samt Steuer- und Ladegerät. Ebenfalls können auf den Transportwagen eine Monitor-Defi-Schrittmachereinheit, ein Pulsoxymeter sowie ein Blutdruckmonitor untergebracht werden. Der Überwachungsmonitor sollte überdies noch entsprechende Möglichkeiten für die Aufzeichnung von Blutdruck, Pulmonalisdruck sowie Hirndruck (ICP) beinhalten.

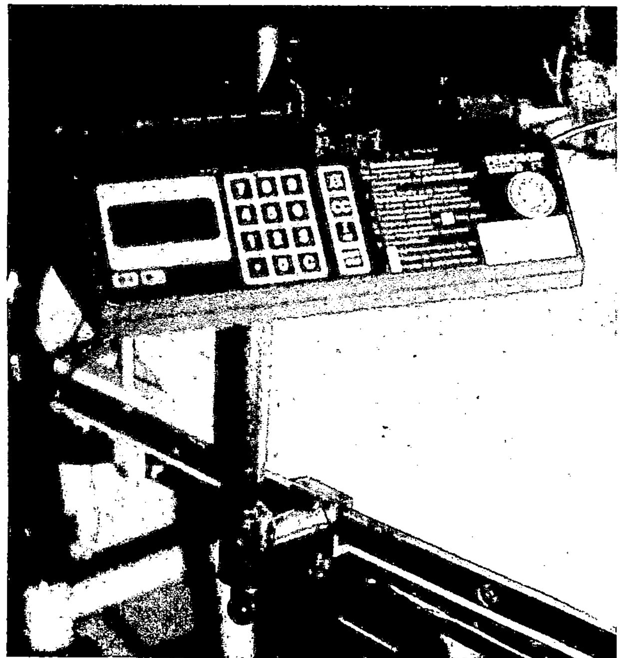

Abb. 5. Intensivbehandlungsbett mit seitlichen Halterungsschienen und Stange mit Schnellverschluß

Diese Lösung mit transportablen Infusionspumpen und koppelbarem Transportwagen stellt ein brauchbares Konzept für den Patiententransport dar.

Eine weitere, etwas einfachere Lösung sieht einen 4rädrigen Transportwagen vor, auf dem Servoventilator sowie Akkumulator, Steuer- und Ladegerät montiert sind. Dieser Transportwagen ist nicht fest mit dem Bett gekoppelt, sondern wird vom Transportteam extra geschoben. Die Monitoringeinrichtung hängt in Form eines kleinen, handlichen Transportmonitors (s. Abb. 2) am Patientenbett. Dieser kleine, akkumulatorbetriebene Monitor enthält die Meßfunktionen 2mal für invasiven Druck, Pulsoxymetrie und EKG. Diese Lösung hat den großen Vorteil, daß das gesamte Monitoring von einem kleinen, handlichen Gerät bewältigt wird.

Zusammen mit richtig ausgewähltem, qualifiziertem Personal kann jeder Transport auch von schwerstkranken Patienten sicher unter kontinuierlicher Weiterführung der schon eingeleiteten Notfall- und Intensivtherapie durchgeführt werden. Allerdings muß unbedingt darauf geachtet werden, daß auch der Transportweg sicher gewählt wird. Häufig sind nicht ausreichend breite Türen bzw. nicht genügend lange Aufzüge ausgesprochen hinderlich. Vorgesehene Aufzüge sollten die Möglichkeit der Vorzugsfahrt bieten, damit nicht unnötig lange Wartezeiten entstehen.

Interklinischer Patiententransport

Immer häufiger werden Intensiv- und Notfallpatienten zwischen verschiedenen Kliniken verlegt oder transportiert. Zum einen werden häufig Transporte nötig, weil bestimmte diagnostische oder therapeutische Maßnahmen an gewissen Zentren schwerpunktmäßig durchgeführt werden (CT, NMR, spezielle Beatmungstechniken), zum anderen sind Intensivtherapiestationen der größten Hauptschwerpunktkrankenhäuser dringend darauf angewiesen, daß Patienten nach der Therapie der ersten kritischen Phase wieder in periphere Kliniken verlegt werden können.

Untersuchungen, beispielsweise von Höltermann aus Marburg und Schneck et al. (1991) aus München, haben jedoch ergeben, daß sich häufig unter den Verlegungsbedingungen der Zustand von einem großen Prozentsatz der Patienten (bis 90%!) verschlechtert. Es wird sogar angenommen, daß aufgrund mangelnder qualitativer Bedingungen bei interklinischen Verlegungen ca. 10% der Patienten letzendlich sterben. Häufig werden Patienten auch mit Luftrettungsmitteln (Hubschrauber und Flächenflugzeugen) verlegt. Auch hier sind die verbreiteten Standards weitestgehend mangelhaft, da häufig mit ungeeigneten Fluggeräten und dürftigem Monitoring gearbeitet wird. Es gibt einzelne Denkansätze, gerade bei interklinischen Verlegungen definierte Qualitätsmaßstäbe einzusetzen. Als ein Ergebnis kann man das ASB-Intensivmobil (Abb. 6) ansehen, das im Prinzip eine hochtechnisierte Intensivstation samt Labor in einen großen Bus eingebaut enthält. Ob solche Modelle in den nächsten Jahren Standard werden, wird sich noch erweisen müssen, da hier erhebliche Investitions- und Betriebskosten einkalkuliert werden müssen.

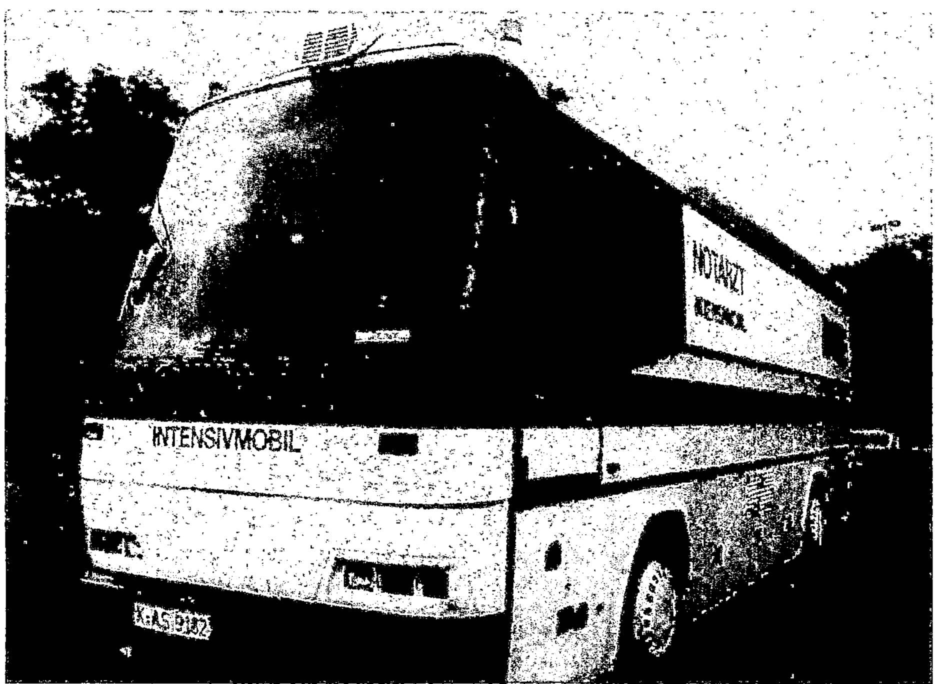

Abb. 6. ASB-Intensivmobil. (Aus Dick W (1988) Notfallmedizin auf dem Rückweg? Notfallmedizin 1418:G16)

Folgende Standardanforderungen sind für den interklinischen Transport von Bedeutung:

Medizinische und technische Ausstattung

Entscheidend ist, daß auch während einer Verlegung alle intensivmedizinisch notwendigen diagnostischen und therapeutischen Maßnahmen kontinuierlich und lückenlos weitergeführt werden. Darüber hinaus sollte auch das übliche Monitoring (Blutdruck, Herzfrequenz, S_aO_2, Kapnometrie, ICP, Temperatur etc.) keinen Einschränkungen unterliegen. Aufgrund mangelnder Standards und Normen kommt es jedoch in allen Bereichen oft zu erheblichem Defizit. Häufig orientieren sich die Normen (DIN) für Verletzungstransporte an denen für Primärrettungsmittel und sind unzureichend oder überholt. Technisch kann jedoch problemlos der technologische Standard einer Intensivstation auch in der Transportphase aufrechterhalten werden.

Besonders große Defizite treten üblicherweise bei der Beatmungstechnologie auf. In der Primärrettung hat sich eingebürgert, daß Kleinbeatmungsgeräte Anwendung finden, obwohl diese aufgrund ihrer Leistungsfähigkeit oft für Notfallpatienten in der ersten Phase ungeeignet sind. Um so problematischer gestalten sich Verlegungstransporte von Patienten mit manifesten Atem- und Beatmungsproblemen. Die herkömmlichen Kleinbeatmungsgeräte sind hier äußerst gefährlich und untauglich, leistungsfähige Respiratoren (z. B. Servo 900 C, Siemens-

Tabelle 1. Obligate und fakultative medizinisch-technische Ausstattung beim Sekundärtransport

Ausstattung	Obligat	Fakultativ
1) Monitoring	EKG	Temperatur
	Blutdruck oszillometrisch, Pulsoxymetrie	Blutdruck invasiv, Hirndruck
2) Geräte	Leistungsfähiger Respirator, z. B. Servo 900 C mit Beatmungs-monitoring	
	Ausreichende Anzahl von Infusions-pumpen	
	Defibrillator	
	Nichtinvasiver Herzschrittmacher	
	Kapnometer	

Elema) jedoch unverzichtbar. Für längere Verlegungsdistanzen muß überdies darauf geachtet werden, daß ein entsprechender Vorrat an Sauerstoff, Medikamenten und Energie mitgeführt wird.

Auch das Monitoring vieler Sekundärrettungsmittel erfüllt regelmäßig nicht die üblichen Standards.

Kapnometrie und Pulsoxymetrie mit guten Geräten gehört zur elementaren Ausstattung. Bei längeren interklinischen Distanzen kann auch auf ein Kleinlabor zur Bestimmung der entsprechenden Parameter (BGA, Hb, Hkt, Elektrolyte, BZ etc.) nicht verzichtet werden.

Welche medizinischtechnische Ausstattung bei Sekundärtransporten heute mindestens zu fordern ist, soll Tabelle 1 veranschaulichen.

Anforderungen an das Rettungsmittel

Die wenigsten Primärrettungsmittel sind aufgrund ihrer Maße und ihrer Ausstattung und Ausrüstung ohne weiteres für interklinische Verlegungen von Intensivpatienten geeignet. Auch die meisten Luftrettungsmittel weisen ähnliche Defizite auf. Die in Deutschland überwiegend eingesetzten Hubschrauber entsprechen meist nicht den Anforderungen. Bei der Auswahl der Rettungsmittel muß auf die genannten Abschnitte medizinischtechnische Ausstattung und Qualifikation des Verlegungsteams verwiesen werden. Zusätzlich muß berücksichtigt werden, daß das Anforderungsprofil für Rettungsmittel auch dem Sicherheitsaspekt sowie der Frage der Alltags- und Allwettertauglichkeit zu gehorchen hat.

Aufgrund derartiger Anforderungen an Material, Technik und Mensch ergibt sich klar, daß es besser ist, wenn es wenige hochqualifizierte Möglichkeiten für den interklinischen Transport statt einer Vielzahl schlecht geeigneter Verlegungseinrichtungen und Institutionen gibt.

Von besonderer Bedeutung für die nächsten Jahre wird sein, daß auch beim Sekundärtransport, wie schon beim Rettungsdienst üblich, Qualitätsanforderungen an Ausstattung und Personal formuliert, festgelegt und durchgesetzt werden. In der Primärrettung legt die Deutsche Industrienorm (DIN) wenigstens Mindestanforderungen fest. Ebenso gibt es in Deutschland sowohl für den Notarzt, wie für den Rettungssanitäter oder Rettungsassistenten allgemein akzeptierte Mindestanforderungen, die auch nach und nach erfüllt werden.

Für den Bereich Sekundärtransport sowie für Verlegungsflüge existieren leider noch keine ausreichend klaren Qualitäts- und Anforderungsmaßstäbe. Häufig werden nicht einmal gesetzliche Vorgaben, wie die Medizingeräteverordnung (MedGV) erfüllt, nach der die Anwender von medizinisch-technischen Geräten diese kennen und vorher angewiesen werden müssen.

Erst nach Einführung klarer Normen wird der Bereich des interklinischen Transports kritisch Kranker längst fällige Kriterien erfüllen.

Qualifikationen für ärztliches und Pflegepersonal

---

1) *Qualifikationen für ärztliches Personal:*
   - ʼmehrjährige klinische Tätigkeit mit ständigem Bezug zur Intensivtherapie,
   - mindestens halbjährliche Tätigkeit auf einer Intensivstation,
   - Fachkundenachweis Rettungsdienst mit notfallmedizinischer Erfahrung,
   - Zusatzqualifikation im Sinne besonderer einsatztaktischer Kenntnisse.

2) *Qualifikationen für Pflegepersonal:*
   - Ausbildung zur/zum Fachkrankenschwester/-pfleger für Anästhesie/Intensivtherapie,
   - Zusatzqualifikation im Rettungsdienst und in besonderen einsatztaktischen Details.

Diese Qualifikationen werden überwiegend nicht annähernd erfüllt, ihre Durchsetzung erscheint aber für die nächsten Jahre vordringlich.

Literatur

Qualitätssicherung und Transportmedizin. Notfallmedizin 16:634

Schirmer U, Heinrich H, Siebenteich H, Vandermeersch E (1991) Der sichere innerklinische Transport von Intensivpatienten. Anästh Intensivmed Notfallmed Schmerzther 26:112–115

Schneck E, Feuchtgruber G, Waydhas T, Duswald KH (1991) Einfluß des innerklinischen Krankenhaustransports auf die Lungenfunktion von Intensivpatienten. Intensiv- und Notfallmedizin 28 [Suppl 1]:411–412

Arzneistoffe und Präparatebezeichnungen*

Arzneistoff	Präparate
Acetylsalicylsäure (Azetylsalizyl- säure)	Acimetten; Aspirin; Aspisol; Rhonal
ACTH, synthetisches	Synacthen
Adrenalin s. Epinephrin	
Albumin s. Humanalbumin	
Aldosteron s. auch Fludrocortison	Aldocorton,
Aldosteronantagonisten s. Spironolacton	
Alfentanil	Rapifen
Alprostadil	Miniprog
Altinsulin – Altinsulin (Rind) – Altinsulin (Schwein) – Altinsulin (Human-)	 Hoechst, Lilly Insulin (S) Hoechst; Actrapid H-Insulin Hoechst; Actrapid HM, Huminsulin
Amikacin	Amikin; Biklin
ε-Aminocapronsäure (ε-Amino- kapronsäure)	Epsilon-Aminocapronsäure
Aminosäurelösungen 2%, 5%, 8%, 10%	Aminoplasma; Aminosteril; Aminovenös; Aminofusin; Aminohorm; aminomel; elomel
Amitriptylin	Laroxyl; Saroten; Tryptizol
Ampicillin	Amblosin; Binotal; Cymbi; Suractin
Amrinon	Wincoram
Antazida – Aluminiumhydroxid – Aluminiumhydroxid + Magne- siumhydroxid – Aluminiumhydroxid + Calcium- carbonat	 Gelusil; Kompensan; Masigel u. a. Maaloxan u. a. Solugastril u. a.
Anti-Hepatitis-B-Hyperimmunserum s. Hepatitis-B-Immunglobulin	

Arzneistoff	Präparate
Antifibrinolytika s. ε-Aminocapronsäure	
Antihistaminika s. Dimetinden, Pheniramin, Promethazin	
Antikoagulantien s. Heparin, Phenoprocoumon, Warfarin	
Aprotinin	Antagosan; Trasylol
Argininhydrochlorid	Argininhydrochlorid Salvia
Atenolol	Tenormin
AT-III-Konzentrat	Kybernin; Atenativ Antithrombin III-Kabi; Antithrombin III Immuno
Atropin	Atropin Thilo; Atropinsulfat "Köhler"; Atropinsulfat "Braun" u. a.
Azathioprin	Imurek
Azetazolamid	Diamox
Baclofen	Lioresal
Barbiturate s. Methohexital, Phenobarbital, Thiopental	
Benzodiazepine s. Diazepam, Flunitrazepam, Lormetazepam, Midazolam	
Beta-Blocker, -Blocker s. Metroprolol, Propranolol	
Betamethason	Betnesol; Celestan; Diprosone
Beta-Methyldigoxin (β-Methy- digoxin)	Lanitop
Biguanide s. Phenformin	

Arzneistoff	Präparate
Buprenorphin	Temgesic
Butizid	Saltucin
Butyrophenone s. Haloperidol	
Calcitonin (Kalzitonin) s. auch (Lachs)calcitonin	Calsynar; Karil u. a.
Calcium (Kalzium)	Calcium-Sandoz; Kalzan

Calciumantagonisten (Kalzium-
  antagonisten)
  s. Nifedipin,
  Nimodipin,
  Verapamil	

Calciumgluconat (Kalziumglukonat)	Calcium-Sandoz 10%, 20%
Captopril	Lopirin; Tensobon
Carbimazol	Carbimazol Hennig; neo-morphazole; Neo-Thyreostat
Carboanhydrasehemmer s. Azetazolamid	
Cephalosporine	
− Cefaclor	Panoral
− Cefadroxil	Bidocef
− Cefalexin	Oracef
− Cefazedon	Refosporin
− Cefmenoxim	Tacef
− Cefoperazon	Cefobis
− Cefotiam	Spizef
− Cefoxitin	Mefoxitin
− Cefsulodin	Pseudocef
− Ceftazidim	Fortum
− u. a.	
Chloramphenicol	Chloromycetin; Diophenicol; Paraxin
Chlorhexidin	Chlorhexamed
Chlorpromazin	Chlorazin; Largactil; Megaphen
Chlorprothixen	Taractan; Truxal
Ciclosporin	Sandimmun
Cimetidin	Cimetag; Neutromed; Supramet; Tagamet

Arzneistoff	Präparate
Clindamycin	Dalacin; Sobelin
Clofibrat	Arterioflexin; Regelan; Skleromexe
Clomethiazol	Distraneurin
Clonidin	Catapresan
Corticosteroide (Kortikosteroide) s. Aldosteron, Betamethason, Cortison, Dexamethason Fludrocortison, Hydrocortison, Methylprednisolon, Paramethason, Prednisolon, Prednison, Triamcinolon	
Cortison (Kortison)	Cortison CIBA
Cumarinderivate s. Antikoagulantien (außer Heparin)	
Curare s. Tubocurarin	
Dehydrobenzperidol	Droperidol
Desipramin	Pertofran
Desmopressin	Minirin
Dexamethason	Decadron; Dexamethason "Linz"; Fortecortin; Millicorten; Oradexon
Dextran 1	Promit
Dextran 40	Longasteril 40; Rheomacrodex 10%
Dextran 60	Macrodex 6%; Onkovertin 6%
Dextran 70	Longasteril 70
Dextrose	Dextro-med 10%
Diazepam	Diazemuls; Psychopax; Umbrium; Valium
Diazoxid	Hyperstat; Hypertonalum; Proglicem

Arzneistoff	Präparate

Digitalis
    s. Digitoxin,
    Digoxin,
    β-Methyldigoxin	

Digitoxin	Digicor; Digimerck, Digipural;
	    Dititoxin "Didier"; Ditaven;
	    Mono-Glycocard; Tardigal

Digoxin	Digacin; Digoxin "Sandoz"; Lanicor
Dihydroergotamin	Dihydergot; Divegal; Ergotonin; Ikaran
Dimetinden	Fenistil
Diphenylhydantoin s. Phenytoin	
Dipyridamol	Natyl; Persantin
Dobutamin	Dobutrex

Dopamin	Dopamin "Giulini"; Dopamin
	    "Hausmann"; Dopamin
	    "Nattermann"

Doxepin	Aponal
Doxycyclin	Azudoxat; Doxitard; Investin; Sigadoxin; Vibramycin u. a.
Enalapril	Xanef; Pres
Enfluran	Ethrane
Epinephrin	Glycirenan; Suprarenin
Epsilon-Aminocapronsäure s. Aminocapronsäure	
Etacrynsäure	Hydromedin
Ethosuximid	Petnidan; Pyknolepsinum; Suxinutin
Etomidat	Hypnomidate
Fenoterol	Berotec
Fentanyl	Fentanyl-Janssen; Thalamonal (Kombinationspräparat)
Fludrocortison (Fludrokortison)	Astonin-H; Florinef; Scherofluron
Flunarizin	Sibelium
Flunitrazepam	Rohypnol

Arzneistoff	Präparate
Furosemid	Diuresal; Lasix; Oedemex; Sigasalur
Gelatine(präparate)	Gelifundol; Haemaccel; Plasmagel
Gentamicin	Refobacin; Septopal; Sulmycin
Glucagon (Glukagon)	Glukagon Lilly, Novo
Glucose (Glukose)	Glucosan; Glucose "Leopold"
Glyceroltrinitrat s. Nitroglycerin	
Guanethidin	Ismelin
H_1-Blocker s. Antihistaminika	

H_2-Blocker
    s. Cimetidin,
    Ranitidin	

Haloperidol	Haldol-Janssen; Sigaperidol
Halothan	Fluothane; Halothan "Hoechst"
Heparin	Calciparin; Heparin "Immuno"; Liquemin; Thrombophob; Vetren
Heparin, niedermolekulares	Fragmin
Hepatitis-B-Immunglobulin	Hepatitis-B-Immunglobulin Behring
Humanalbumin (5%)	Human-Albumin "Behring", DRK, "Immuno", "Kabi", "Travenol"
Hydrochlorothiazid	Esidrix; Dichlotride
Hydrocortison (Hydrokortison)	Alfason; Ficortril; Hydrocortison; Hydrocortone; Solu-Cortef
Hydroxyäthylstärke (HÄS)	HAES-steril; Plasmasteril
Imipramin	Tofranil

Insulin	Depot-Insulin R, S, H; Humaninsulin
	    H-Insulin Hoechst; Insulin Actrapid
	    HM; Insulin Insulatard human;
	    Kombi-Insulin R, S, H u. v. a.

Ionenaustauscher (bei Hyperkaliämie)	Resonium A
Iopansäure	Telepaque
Isofluran	Forane; Forene
Isoprenalin	Aldurin; Isuprel; Medihaler-iso

Arzneistoff	Präparate
Isoproterenol s. Isoprenalin	
Isosorbiddinitrat	Corovliss; Dignonitrat; duranitrat; Isoket u. v. a.
Isosorbidmononitrat	Coleb; Conpin; Corvasal; elantan u. v. a.
Kaliumchlorid	Kaliumchlorid Braun, Salvia, Schiwa u. a.
Kanamycin	Kanamytrex

Katecholamine, endogene
  s. Dopamin,
  Epinephrin	

Katecholamine, exogene s. Isoprenalin	
Ketamin	Ketalar; Ketanest
Kochsalzlösung s. NaCl-Lösung	
(Lachs)calcitonin (synthetisches) s. auch Calcitonin	Lachscalcitonin Sandoz, Woelm
Levodopa (L-Dopa)	Brocadopa; Ceredopa; Larodopa
Lidocain	Lidocaton; Xylesin; Xylocain; Xylocard; Xyloneural
Lidoflazin	Clinium
Lincomycin	Albiotic; Cillimycin; Lincocin

Lithium
  – Lithiumacetat
  – Lithiumaspartat
  – Lithiumcarbonat
  – Lithiumsulfat
	
	Quilonum
	Lithiumaspartat "Köhler"
	Hypnorex-retard
	Lithium-Duriles

LMW-Heparin s. Heparin, niedermolekulares	
Lormetazepam	Noctamid
Magnesium	Elozell; Magnorbin; Magnesium Verla
Mannit	Mannit "Leopold"; Osmofundin 20%
Meprobamat	Cyrpon; Epikur; Meprodil; Miltaun

Arzneistoff	Präparate
Metamizol	Novalgin; Novaminsulfon-ratiopharm
Methimazol	Favistan; Methimazol "Henning"
Methionin (L-Methionin)	Acimethin
Methohexital	Brevimytal; Brietal
Methoxyfluran	Penthrane
β-Methyldigoxin	Lanitop
Metoprolol	Beloc; Lopresor; Prelis
Metronidazol	Clont; Elyzol; Flagyl; Trichex
Methylprednisolon	Medrate; Urbason
Mexiletin	Mexitil
Mezlocillin	Baypen
Midazolam	Dormicum
Morphin	Morphin Thilo; Morphium hydrochloricum Merck; MST
NaCl-Lösung 0,9%, halbisotone, isotone	NaCl-Lösung Braun, Fresenius, Pfrimmer, salvia u. a.
Natriumbicarbonat (Natriumbikarbonat)	Natriumbikarbonat "Leopold" u. v. a.
Natriumnitroprussid s. Nitroprussidnatrium	
Natriumvalproinat s. Valproinsäure	
Neomycin	Bykomycin; Neomycin Medial
Neostigmin	Prostigmin
Nifedipin	Adalat; Corotrend
Nimodipin	Nimotop
Nitrate s. Isosorbiddinitrat, Isosorbidmononitrat, Nitroglycerin	
Nitrofurantoin	Furadantin; Gerofuran; Urolong
Nitroglycerin (Nitroglyzerin)	Nitroglyn; Nitrolingual; Nitronal
Nitroprussidnatrium	Nipride; Nipruss
Nortriptylin	Nortrilen

Arzneistoff	Präparate
Opiate s. Morphin	
Orciprenalin	Alupent
Osmotherapeutika s. Mannit, Sorbit	
Paramethason	Monocortin
Paromomycin	Humatin
Penicilline – Penicillin G – Penicillin V	 Penicillin "Grünenthal" Penicillin V-K Sanorania; Penicillin V Stada u. a.
Pentazocin	Fortalgesic; Fortral
Perchlorat	Irenat
Pethidin	Centralgin; Dolantin
Pheniramin	Avil
Phenprocoumon	Marcumar
Phenobarbital	Luminal
Phenothiazine s. Chlorpromazin, Promethazin	
Phentolamin	Regitin
Phenylbutazon	Butazolidin; Elmedal; Phenylbutazon- ratiopharm; Praecirheumin; Spondyril
Phenytoin	Antisacer; Difhydan; Epanutin; Phenhydan; Zentropil
Physostigmin	Anticholium
Piracetam	Nootrop; Nootropil; Normabrain
Pirenzepin	Gastrocepin; Gastrozepin
Plasmaexpander s. Dextrane Gelatine(präparate), Hydroxyäthylstärke	
Prednisolon	Decortin-H; Deltacortil; Hexacorton; Hostacortin-H; Urbason

Arzneistoff	Präparate
Prednison	Decortin; Meprison; Ultracorten
Primidon	Liskantin; Mylepsinum; Mysoline
Procainhydrochlorid	Novocain
Proloniumjodid	Endojodin
Promethazin	Atosil; Phenergan "Specia"
Propranolol	Arcablock; Bedranol; Dociton; Inderal; Indoblock
Propylthiouracil	Propycil; Thyreostat II
Prostaglandine s. Alprostadil	
Protamin	Protamin "Roche"; Protamin "Vitrum"
Prothrombin (Komplexpräparate)	Beriplex; CFC Prothrombinkomplex; PPSP-Konzentrat; Prothrombin-komplex (PPSB); Prothromplex-TIM u. a.
Pyrazalonderivate s. Metamizol	
Pyridostigmin	Mestinon
Ranitidin	Sostril; Ulsal; Zantac; Zantic
Reserpin	Serpasil; Serpipur
Rifampicin	Rifa; Rimactan
Ringer-Lactat (Ringer-Laktat)	Ringer-Lactat "Braun"; Ringer-Lactat-Lösung salvia; Ringer-Lactat-Lösung "Thomae"; Ringer Laktat Pfrimmer
Ringer-Lösung	Ringer-Lösung Braun, Fresenius, Schiwa u. a.
Rötelnimmunglobulin	R.I. 6000
Salbutamol	Sultanol

Schilddrüsenhormon (T_3, T_4)
  s. Thyroxin,
  Trijodthyronin	

Scopolamin (Skopolamin)	Boro-Scopol; Buscopan; Scopoderm TTS

Arzneistoff	Präparate
Somatostatin	Stilamin
Sorbit	Sorbit "Laevosan"; Tutofusin S; Ionosteril S
Spironolacton	Acelat; Aldace; Aldactone; Osyrol; Spincomen; Spironolacton-ratiopharm
Steroide s. Corticosteroide	
Streptokinase	Kabikinase; Streptase
Streptomycin	Streptomycin "Biochemie"; Streptothenat
Sucralfat	Ulcogant
Sufentanil	Sufenta
Sulfinpyrazon	Anturan
Sulfonamide	
– Sulfacarbamid	Euvernil
– Sulfadiazin-Silber	Flammazine
– Sulfadimethoxin	Madribon
– Sulfalen	Longum
– Sulfamethoxazol (+ Trimethoprim)	Bactrim; Eusaprim
– Sulfametoxdiazin	Durenat
– Sulfaperin	Pallidin
Sympath(ik)omimetika	

– β_1-Sympathikomimetika
    s. Dobutamin,
    Epinephrin,
    Isoprenalin	

– β_2-Sympathikomimetika
    s. Fenoterol,
    Orciprenalin,
    Salbutamol,
    Terbutalin	

Terbutalin	Bricanyl
Tetanusimmunglobulin	Tetagam; Tetaglobin; Tetanobulin
Tetracycline (Tetrazykline) s. Doxycyclin	
Theophyllin	Aminophyllin; Euphyllin; Pulmidur; Solosin; Tagilen; Theospirex

Arzneistoff	Präparate
Thiamazol s. Methimazol	

Thiamide
  s. Carbimazol,
  Methimazol,
  Propylthiouracil	

Thiazide
  s. Butizid,
  Hydrochlorothiazid,
  Trichlormethiazid	

Thiopental	Thiopental "Sanabo"; Trapanal
Thioxanthene s. Chlorprothixen	

Thyreostatika
  s. Carbimazol,
  Methimazol,
  Perchlorat,
  Propylthiouracil	

Thyroxin	Euthyrox; Thevier; L-Thyroxin Henning
Tobramycin	Gernebcin; Obracin
Triamcinolon	Delphicort; Triam-injekt; Triam-oral; Volon-A
Trichlormethiazid	Esmarin
Trijodthyronin	Thybon
Trimethoprim-Sulfamethoxazol	Bactrim; Eusaprim

trizyklische Antidepressiva
  s. Amitriptylin,
  Desipramin,
  Doxepin,
  Imipramin,
  Nortriptylin	

(+)-Tubocurarin (D-Tubocurarin)	Curarin Asta
Valproinsäure	Convulex; Depakine; Ergenyl; Leptilan; Orfiril
Vancomycin	Vancomycin
Varizellenimmunglobulin	Varicellon

Arzneistoff	Präparate

Vasodilatatoren
  s. Nitroglycerin,
  Nitroprussidnatrium,
  Phentolamin	

Vasopressin	Pitressin
Verapamil	Cardibeltin; Isoptin; Veramex; Verpamil
Vitamin K, synthetisches	Konakion
Warfarin	Coumadin
Zytomegalieimmunglobulin	Cytotect

Sachverzeichnis

Abdomen, akutes (s. auch Bauchtrauma) 456 ff.
–, –, Ätiologie 456
–, –, Aortenaneurysma 464
–, –, Diagnostik 456
–, –, entzündliche Erkrankungen 468
–, –, gastrointestinale Blutungen, akute
    (AGIB) 462
–, –, gynäkologische Notfälle 467
–, –, intensivmedizinische Betreuung 457
–, –, Verschluß eines Mesenterialgefäßes 465
Abdominalchirurgie bei Kindern 779 ff.
abdominelle Komplikationen, Pankreatitis 447
Abhusten 4
abkapseln, sich zurückziehen (mutistische
    Reaktion) 655
Ablehnung, verdeckte, und soziale Anpas-
    sung 663
Abort, septischer 626
Absaugeinheit 26
Absaugen der oberen Luftwege 143, 144
– – –, Atelektase 144
– – –, Hypoxie 144
– – –, Infektion 144
– – –, Komplikationen 144
– – –, Lagerung 143
– – –, Präoxygenation 143
– – –, Saugung 144
– – –, Stimulation des Vagus 144
– – –, Verletzung der Luftwege 144
– – –, Vorbereitungen 143
Absaugkatheter 26
Abstoßung, Organtransplantation 811 ff.
– Herz-Lungentransplantation (HTLX)
    815
– Herztransplantation, orthotope (HTX)
    814
– Lebertransplantation (LeTX) 816
Abstriche, Intubation, orotrachea-
    le/nasotracheale 25
Abwehrmechanismen, Psychoanalyse 657
Abzeß, pankreatitischer 447
ACE ("angiotensin converting enzyme"),
    Angiotensin 113
ACE-Hemmer, Myokardinsuffizienz 356
Acetaldehyd 391

Acetylcholin 509
Acetylcholinmetabolismus 509
Acetylcholinrezeptoren, Myasthenia gravis
    537
Acetyl-COA 391
Acetylsalicylsäure, Thromboseprophylaxe
    383
ACTH 114, 407
ACTH-Belastungstest 409
Actovegin, Schädel-Hirn-Trauma 492
Acute Physiology and Chronic Health Eva-
    luation Scores (APACHE-Scores) 820,
    822
Acylureidopenicilline, Sepsis 620
Adaption des Neugeborenen 741, 742
Adaptions- bzw. Bewältigungsanforderun-
    gen 655
Addison-Erkrankung 403
Addison-Krise (s. auch Nebennierenrinden-
    insuffizienz) 406–410
–, Ätiologie 406
–, Diagnose 409
–, Laboruntersuchungen 408
–, Pathophysiologie und Klinik 407
–, Symptome 407
–, Therapie 410
Adenosinmonophosphat, zyklisches
    (cAMP) 230
Adenylzyklase 230
ADH (antidiuretisches Hormon) 192
Adrenalin, Reanimation 205
–, Therapie von Reaktionen 230
ängstlich-depressives Anklammern (anakli-
    tische Depression) 655
Äthanol 126
Aggressivität, nach außen-/innengerichtete
    658
Aids-Virusinfektion, Maßnahmen zur Ver-
    meidung 12, 13
AIS ("abbreviated injury scale"), Schwere-
    gradformen 545
Akineton, Schädel-Hirn-Trauma 491
Akutdiagnostik, Kindesalter 697, 707
–, –, diagnostische Voraussetzungen 707
–, –, klinische Untersuchung 707

Albumin 266
-, Indikation 266
Aldosteron 113, 407
Aldosteronantagonisten 114, 355
Alfentanil 288, 289
-, Dosisempfehlung 289
-, Nebenwirkungen 289
-, Vorteile 288
Alfentanil
-, Wirkdauer 288
-, Wirkungseintritt 288
Alkalosen, metabolische, Additionsalkalosen 107
-, -, hypochlorämische 120
-, -, Laborparameter 107
-, -, Subtraktionsalkalosen 107
-, -, Therapie 107
-, -, Verteilungsalkalalose 107
-, respiratorische, Hypoxämie 107
-, -, Laborparameter 108
-, -, Liquorazidose 107
-, -, psychische Erregungszustände 107
-, -, Therapie 108
alkoholische Ketoazidose 391, 392
Alkoholismus, Pankreatitis, akute 435, 436
Allergene, intrakutane Testung 226
allergisch-anaphylaktische Reaktion 270
allergische und postallergische Reaktionen 222 ff.
- - -, Dextrane 222
- - -, Histamin 222
- - -, Histaminliberation 222
- - -, Letalität 222
- - -, Nachweis und Vorhersehbarkeit 226
alloantikörperbedingte Thrombozytopenie 251
Alupent, Polyneuritis 528
alveoloarterieller Sauerstoffgradient ($D_{Aa}O_2$) 33, 331
Aminoglykoside, Sepsis 620
-, Serumkonzentrationen 74
Aminophyllin 230
Aminosäuren (AS) 127, 472
-, Abbau 127
-, Ammoniak 127
-, essentielle 127
-, Gemische 128
-, Harnstoff 127
-, hepatische Enzephalopathie 128
-, Kartoffel-Ei-Diät 128
-, Leberversagen, akutes 472
-, nichtessentielle 127
-, Stickstoffbilanz 127
Aminosäurenstoffwechsel, Sepsis 613
Ammoniak 127
Ammoniakpuffer, Säure-Basen-Haushalt 100

Ammoniakspiegel 469
Amnioninfekt, Therapiehinweise 627
Ampicillin, Sepsis 620
Amylase, Pankreatitis, akute 440-442
Anästhesie, Eklampsie 595
-, Thrombose 377
-, Verbrennungen 581
Analgetika 285
-, Kindesalter 713
-, operiertes Kind 778
-, Physiotherapie 6
Analgosedierung 281, 283, 285, 289, 291, 292
-, Alfentanil 288, 289
-, Analgetika 285
-, - vom Typ des Morphin 285
-, Benzodiazepine 291, 292
-, Fentanyl 288
-, Medikamente für die Langzeitsedierung 284
-, Morphin 286, 287
-, Sedativa 290
-, Sufentanil 289, 290
Analogcomputer 79
Anaphylatoxin 224
anaphylaktisch-allergische Reaktion 270
anaphylaktische Reaktion, Typ I 223, 224
- -, -, IgE-Moleküle 224
- -, -, IgE-Nachweis 224
- -, -, zytophile Antikörper 224
anaphylaktischer Schock 189
Androgene 407
Angehörige 666
-, Betroffene der Intensivbehandlung 677
-, Wahrnehmungsfähigkeiten 677
Angiographie, zerebrale, Hirntodfeststellung 504
Angiotensin, ACE 113
Angst- und Depressionszustände 654, 655
Angstbewältigungsstile, präoperativ 652
Anionenlücke, Blutgasbeurteilung 103
-, diabetische Ketoazidose 395
antidiuretisches Hormon (ADH), Vasopressin 113
Anpassung, soziale und verdeckte Ablehnung 663
Anpassungs- und Abwehrprozesse 657
Anti-B-Hyperimmunserum, akutes Leberversagen 473
Antibiotika, Kindesalter 712
-, Schädel-Hirn-Trauma 491
-, Tetanus 644
anticholinerges zentrales Syndrom (s. auch ZAS) 509 ff.
Antidepressiva, Serumkonzentrationen 75
Antifibrinolytika 376
Antigen (Ag) 223

Antigen-Antikörper-Komplexe 224
Antikoagulanzien, Antagonisten von 376
Antikoagulation 379
Antikonvulsiva, Serumkonzentrationen 73
Antikörper (Ak) 223
–, monoklonale 217
–, zytophile 224
antimikrobielle Chemotherapeutika, Sepsis
    619, 620
Antithrombin III, Gerinnungsdiagnostik 237
–, Thromboseprophylaxe 384
–, Thromboseprophylaxe, Synthesestörun-
    gen 384
Antithrombin-III-Mangel, angeborener 384
Antithrombin-III-Verlust 384
Antithrombine 233
–, α_2-Makroglobulin 233
–, Antithrombin III 233
–, Protein C 233
Anurie 426
–, totale 460
Aortenaneurysma 464
–, Klassifikation 464
–, Ruptur 465
Aortenruptur, traumatische 458
APACHE-Scores (Acute Physiology and
    Chronic Health Evaluation Scores) 820, 822
– APACHE II 820, 822
apallisches Syndrom 475
– –, psychoorganisches Syndrom 498
Apgar-Bewertung 746
Apoproteine, Fette 126
ARDS ("adult respiratory distress syndro-
    me") 303, 313
–, Beinaheertrinken 589
–, Kindesalter 802
–, Thoraxtrauma 561
ARDS, Transport von Notfall- und Inten-
    sivpatienten 844
ARDS Scoring System 835
– bei Kindern 835, 836
Argininhydrochlorid, akutes Leberversagen
    472
arterielle Leitung beim Kind 733
arterieller Zugang 21
– –, Durchflußrate 21
– –, Spülung 21
– –, Verwechslungsgefahr 21
arteriovenöse O_2-Gehaltsdifferenz 95
Arzneistoffe und Präparatebezeichnung
    806 ff.
ASB-Intensivmobil samt Labor 850
Asphyxie, Kindesalter 765
Aspiration 310, 339, 457
–, bakterielle 312
–, Fremdkörper–, Kindesalter 765
–, nichttoxische 311

–, toxische 310
–, Ursachen 310
Aspirationsgefahr, Bewußtseinstrübung 199
Asthma 318
Asystolie, vagale, Atropin 206
–, ventikuläre, Atropin 206
–, zerebrale Wiederbelebung 208
AT-III-Spiegel 552
Atelektase 183, 312, 325, 340
–, Absaugen der oberen Luftwege 144
–, Behandlung 340
–, klinische Zeichen 312
Atelektasen-/Pneumonieprophylaxe 3
Atem- und Blutgase, Partialdrücke 98
Atemfrequenz 162, 166
Atemfunktion, Beurteilung 327
Atemgase, Monitoring 35, 36
–, –, CO_2-Konzentration, endexpiratorische
    35
–, –, CO_2-Minutenproduktion 35
–, –, CO_2-Partialdruck, endexpiratorischer
    36
–, –, elektrochemische Analysen 35
–, –, Hämoglobin 36
–, –, Massenspektrometer 35
–, –, Oxymeter 36
–, –, Pulsoxymetrie 36
–, –, Sauerstoffkonzentration, inspiratori-
    sche 35
–, –, Sauerstoffmessung, transkutane 35
–, –, Transmissionsoxymeter 36
–, Temperatur 41
–, –, Anfeuchten 41
–, –, Beheizen 41
Atemgeräusch, Luftwegsobstruktion 132
Atemhilfe 334
Atemhilfsmuskulatur, Luftwegsobstruktion
    132
Atemminutenvolumen 166
Atemmuskulatur, Funktion 34
–, Funktionszustand 34
–, Mechanismen 34
–, Muskelermüdung 34
Atemtherapie 3 ff.
– mit Hilfsmittel 5
– ohne Hilfsmittel 4
–, respiratorische Insuffizienz 324
–, – –, Lagerungsdrainagen 324
–, – –, Maßnahmen 324
Atemübung, segmentelle 4
Atemvolumina 32
Atemweg, künstlicher 24
–, –, Schwerpunkte 24
Atemwege freimachen 204
– freihalten 133
– –, Heimlich-Manöver 133, 134
– –, stabile Seitenlage 133

Atemwegsdruck, mittlerer, beim Kind 722
Atemwegsdrücke 32
Atemwegsnotfall bei Kindern, Pharmaka
    766
Atemzugvolumina 333
Atmung, Monitoring, Kindesalter 698
–, Ziel 5
Atropin, Polyneuritis 528
–, Reanimation 206
–, ZAS 510, 512
Atropintest, Hirntodfeststellung 504
aufgeben 653
Aufzüge, Transport von Notfall- und Inten-
    sivpatienten 850
Augenschutz, psychoorganisches Syndrom
    500
Augenverletzungen 556
Ausbildungsunterstützung, Computer 83
Ausfuhr 112
Ausscheidungs- und Entsorgungsbehälter,
    Hygienegrundsätze 10
AV-Block, Atropin 206
Azathioprin, Myasthenia gravis 540
Azidosen 393
–, Bluttransfusion 276
–, diabetische Ketoazidose 397
–, metabolische 104, 105
–, –, Additions- 104
–, –, Retentions- 105
–, –, Subtraktions- 105
–, –, Verteilungs- 105
–, respiratorische 103, 106
–, –, Laborparameter 106
–, –, mechanische Probleme 106
–, –, neurogene Störungen 106
–, – paradoxe 206
–, –, pulmonale Erkrankungen 106
–, –, Stoffwechselentgleisungen 106
–, –, Therapie 106
–, –, zentrale Störungen 106
–, Therapie 105

B-Lymphozyten 217
Bakteriämie 605
Barbiturate 295
–, Status epilepticus 533, 534
–, Wirkung auf Hirnareale 292
–, zerebrale Wiederbelebung 208
Barbiturattherapie, Schädel-Hirn-Trauma
    490
Barorezeptoren, Schock 194
Barotrauma 167
Basendefizit (negativer Basenexzeß, – BE),
    Blutgasbeurteilung 102
Bauchtrauma (s. auch Abdomen, akutes)
    458 ff.

–, gastrointestinale Blutungen, akute 462
–, intraabdominelle Blutung 459
–, Laboruntersuchungen 461
–, retroperitoneale Hämatome 461
–, Schockprophylaxe und -therapie 461
–, traumatische Pankreatitis 459
BE (negativer Basenexzeß), Blutgasbeurtei-
    lung 102
Beatmung, Abkürzungsverzeichnis 187
–, Adaption des beatmeten Patienten 170
–, Änderung der Beatmung 171
–, Atemminutenvolumen (Hyperventilation)
    173
–, F_IO_2 (inspiratorische Sauerstoffkonzen-
    tration) 173
–, Gegenatmung des Patienten 170
–, Hering-Breuer-Dehnungsrezeptoren 170
–, Hyperinflation 170
–, Hypoxie 170
–, Kind, operiertes, auf Intensivstation 776
–, Kindesalter 720 ff.
–, Kohlensäurespiegel 170
–, Komplikationen 178 ff.
–, –, akzidentelle Diskonnektion 181
–, –, Atelektasen 183
–, –, bronchopulmonale Infektionen 182
–, –, Druckläsionen 178
–, –, Frühextubation 180
–, –, Intubationsschwierigkeiten 181
–, –, Luftwegsobstruktion 182
–, –, Pneumomediastinum 183
–, –, Pneumothorax 183
–, –, Respiratorlunge 184
–, –, Sauerstofftoxizität 184
–, –, Schleimhautläsionen 180
–, –, subkutanes Emphysem 183
–, künstliche 325 ff.
–, –, alveoloarterieller Sauerstoffgradient
    $(D_{Aa}O_2)$ 331
–, –, arterieller Kohlensäurepartialdruck 328
–, –, arteriovenöse Hämofiltration 336
–, –, Atemhilfe 334
–, –, Atemzugvolumina 333
–, –, Beurteilung der Atemfunktion 327
–, –, CO_2-Elimination 334
–, –, Compliance 333
–, –, CPAP ("continuous positive airway
    pressure") 334
–, –, Entwöhnung vom Respirator 344
–, –, extrakorporale CO_2-Elimination 335
–, –, Hochfrequenzbeatmung 335
–, –, Hypoxämie 329
–, –, IMV 334
–, –, Indikationen 326
–, –, – zur Intubation 325, 326
–, –, – zur kontinuierlichen mechanischen
    Ventilation 327

-, -, Inspirationszeit 333
-, -, inspiratorischer Sog, maximaler 328
-, -, IPPV (intermittierende positive Druck-
    beatmung) 334
-, -, "low cardiac output" 330
-, -, PEEP 333 .
-, -, Shuntvolumen ($\dot{Q}_s/\dot{Q}_t$) 332
-, -, Strategie 333
-, -, Thoraxtrauma 330
-, -, Totraum, mechanischer, Reduktion 173
-, -, -, -, Zunahme 172
-, -, Totraumveränderungen 328
-, -, Totraumverhältnis (V_D/V_T) 332
-, -, Vitalkapazität 327
-, Minutenvolumen, Abfall 172
-, Monitoring 202
-, Mund-zu-Mund oder Mund-zu-Nase 204
- des Neugeborenen 745
-, Organspende 506
-, Pankreatitis 451
-, p_aO_2 (Sauerstoffpartialdruck), Anstieg
    173
-, PEEP 174
-, psychische Patientenbelastung 667
-, Relaxanzien 171
-, Sedativa 171
-, technische Grundlagen 146
-, Transport von Notfall- und Intensivpa-
    tienten 845
-, Wasserhaushalt 114
Beatmungsgerät, Transport von Notfall-
    und Intensivpatienten 845
Beatmungsmuster 151 ff.
-, Anforderungen an Respiratoren 153 ff.
-, CFV (Spontanatmung mit kontinuierli-
    chem Fluß) 152
-, CPAP 152 ·
-, Demenad-flow-CPAP (assistierte maschi-
    nelle Ventilbeatmung) 152
-, IFA (inspiratorische Flußassistenz) 152
-, IMV (intermittierende mechanische Beat-
    mung) 151
-, inspiratorische Pause – Plateau 151
-, IPPV-CM (intermittierende Überdruck-
    beatmung) 151
-, MMV (Mindestventilation Minutenvolu-
    men) 152
-, SIMV (Synchronisation des IMV-Hubes)
    151
Beatmungspatient, komplizierter 177
-, unkomplizierter 176
Beatmungsrichtwerte beim Neugeborenen
    748
- im Kindesalter 727
Beatmungsverfahren 160 ff.
-, druckbegrenzte (druckgesteuerte) Beat-
    mung 160

-, Hochfrequenzbeatmung 160
-, kombinierte Beatmung 161
-, kontrollierte Beatmung 160
-, Spontanatmungsunterstützung 160, 161
-, volumenbegrenzte (volumengesteuerte)
    Beatmung 160
-, zeitgesteuerte Beatmung 161
Beckenfrakturen 460, 461
Bedrohtfühlen 653
Behandlungsbeziehung, besondere Ausfor-
    mung 662
Behandlungseinheit, Schock 198
Behandlungsgrundsätze, Schock 198–200
-, -, Aspirationsgefahr 199
-, -, Basismonitoring 199
-, -, initiale Maßnahmen 198
-, -, mobile Behandlungseinheit 198
-, -, Therapieplan 200
Behandlungspflicht, Grenzen 210, 211
-, -, Ethik 211
-, -, Grenzziehungen 211
-, -, Grundversorgung 212
-, -, sittliche Normen 211
-, -, Sterbehilfe 210
-, -, straf-, zivil- und arztrechtliche Normen
    210
-, -, Vernünftigkeit 211
-, -, Werturteil 211
Behandlungsteam, Anerkennung professio-
    naler Realität 685
-, Ansätze zur Gruppenarbeit 689
-, Arbeitsüberlastung 682
-, Aufgaben 680
-, Außenbeziehungen 679
-, autonomes Handlungsvermögen 686
-, Belastungen 678
-, Belastungsindex 684
-, Belastungungen aus der persönlichen
    Sphäre 685
-, Beratungsgruppen, teamzentrierte 690
-, -, themenzentrierte 690
-, Bewältigungsanforderungen 678
-, Bewältigungsansätze 686
-, Burn-out-Syndrom 681, 690
-, Erhöhung der Streßtoleranz 689
-, Hilfestellungen 688
-, Interaktion Ärzte und Pflegekräfte 682
-, Konflikte 682
-, Minderung von Anforderungen 688
-, Organisation und Struktur des Teams 679
-, spezifische Bedingungen der Intensivme-
    dizin 679
-, Streßbewältigung 686
-, Streßfaktoren und Ursachen 682
-, Trauer 679
-, Überlastung der Bewältigungskapazitä-
    ten 681

Beinaheertrinken 587 ff.
–, ARDS 589
–, Coma Scales 587
–, Diagnose 587
–, EEG 587
–, hyperbare Oxygenierung 590
–, Hypoxie 589
–, –, zerebrale 590
–, induzierte Hypothermie 590
–, Infektionskontrolle/Mikrobiologie 588
–, Lungenödem 589
–, Meereswasser 588
–, Pathophysiologie 588
–, Pneumonieprophylaxe 590
–, Süßwasser 588
–, Symptomatik 587
–, Therapie 589
Beinvenenthrombose 378
–, Dopplerultraschalluntersuchung 378
–, klinische Diagnose 378
–, Phlegmasia coerulea dolens 378
–, Radiofibrinogentest 378
–, Therapie 378
Belastungsindex, Behandlungsteam 684
Benzodiazepine 291–294
–, Diazepam 293, 294
–, Flunitrazepam 293, 294
–, Lormetazepam 293, 294
–, Midazolam 293, 294
–, Wirkung auf Hirnareale 292
Berliner Lebertransplantationsprogramm
    670
Besucher, Hygienegrundsätze 10
β_2-Rezeptorenstimulation, Orciprenalin 206
β-Blockade bzw. Entspeicherung von Kate-
    cholaminen 414
β-Hydroxybuttersäure, diabetische Ketoazi-
    dose 394
Betaisodona, Verbrennungen 584
Bewältigungs- bzw. Adaptionsanforderun-
    gen 655
Bewältigungsansätze, Behandlungsteam 686
–, Effektivitätsbeurteilung 659
Bewältigungsmöglichkeiten 657
Bewältigungsprozesse, Dimensionen 657
–, Einflußfaktoren 659
Bewegungsübungen 5
–, Stufenschema 7
bewußtloses Kind 767
Bewußtsein, sedierende Medikation 653
bewußtseinseingetrüber Patient 652
Beziehungsaufbau, Patient/Personal 656
Bezugspersonen, stationsinterne 678
Bikarbonat 550
–, aktuelles (HCO$_3^-$), Blutgasbeurteilung
    102
–, diabetische Ketoazidose 397

Bikarbonatpuffer, Säure-Basen-Haushalt
    100
Blasenkatheter 21–23
–, besondere Situationen 22
–, Harnwegsinfektionen 21
–, Kind, Dauerkatheter 734
–, Pflege 22
–, suprapubischer 22
–, transurethraler 22
–, Ulzeration 22
Blut, Frischblut 257
–, Vollblut 258
–, Warmblut 257
Blut- und Atemgase, Partialdrücke 98
– und Blutderivatetransfusion (s. auch
    Transfusion)
– –, allergisch-anaphylaktische Reaktion
    270
– –, febrile Reaktion 270
– –, hämolytische Transfusionsreaktion 271
– –, infektiöse Komplikationen 274 ff.
– –, nicht antikörperbedingte Hämolyse 273
– –, Risiken 269 ff.
Blut-Hirn-Schranke 478
Blutabnahmen, Kavakatheter 21
Blutdruck, arterieller 42–46
–, –, Blutdruckautomaten 43
–, –, diastolischer 42
–, –, Druckkurve, arterielle 42
–, –, Indikation 44
–, –, invasive arterielle Blutdruckmessung 44
–, –, Komplikationen 46
–, –, Manschette 42
–, –, Messung 42
–, –, Mitteldruck, arterieller 42
–, –, Monitoring 201
–, –, periphere Pulswelle 46
–, –, Pulsoxymeter 46
–, –, Servoplethysmanometrie nach Penaz
    und Wessling 46
–, –, systolischer 42
Blutdruck, venöser 47
–, venöser, Niederdrucksystem 47
Blutgasanalyse 37, 38, 101–103
–, automatisches System 37
–, Beurteilung 101–103
–, –, Anionenlücke 103
–, –, HCO$_3^-$ (Bikarbonat, aktuelles) 102
–, –, negativer BE (negativer Basenexzeß)
    102
–, –, osmotische Lücke 103
–, –, Partialdruck des Kohlendioxids
    (pCO$_2$) 102
–, –, pH-Wert 101
–, Blutabnahme zur Bestimmung, arterielle
    38
–, – –, Durchführung 38

–, – –, kapillare 38
–, – –, venöse 38
–, $D_{av}O_2$ (arteriovenöse Sauerstoffdifferenz) 38
–, fiberoptische Messung 38
–, Lungenembolie 365
Blutgase (s. auch Sauerstofftransport)
–, O_2-Gehalt des Blutes 92
–, Kindesalter, Normalwerte 697
–, pH-Wert 97
– und Säure-Basen-Haushalt 91 ff.
– –, Sauerstofftransport 91
Blutgerinnung, AT-III-Spiegel 552
– und Fibrinolyse, Physiologie 231
–, Polytrauma 552
–, Sepsis 613, 619
Blutgerinnungsstörungen 231 ff., 238, 248
–, angeborener Faktorenmangel 238
–, Antiplasmine 233
–, Antithrombine 233
–, Fibrinolyse 232, 246, 247
–, Gerinnung 231
–, Gerinnungsdiagnostik 233
–, Hämophilie 238
– nach kardiopulmonalem Bypaß 248
–, Kryopräzipitat 254
–, Lebererkrankungen 239
–, Massivtransfusionen 241 ff.
–, myeloproliferative Erkrankungen 254
–, Paraproteinämien 254
–, thrombozytäre Blutungsneigung 248
–, Thrombozytopathie 253
–, von-Willebrand-Syndrom 238
Blutkomponenten, Therapie mit 257 ff.
–, –, Albuminlösungen 266
–, –, bei größeren Blutverlusten 267
–, –, Erythrozytenpräparate 257–260
–, –, Gerinnungsfaktoren 265, 266
–, –, Granulozytenkonzentrate 263
–, –, Notfalltransfusion 268
–, –, Plasmapräparate 264, 265
–, –, Thrombozytenpräparate 260–263
Blutosmolarität 427
Blutung(en), akute, gastrointestinale 462
–, –, Schockmechanismen 190
–, intraabdominelle 459
–, intrakranielle 476
–, perioperative beim Kind 783
–, petechiale 250
Blutungszeit (nach Duke), Gerinnungsdiagnostik 237
Blutverluste, größere, Therapie 267
Blutvolumen 109
Bradykinin 321
Bronchialtoilette 25, 26
–, Absaugeinheit 26
–, Absaugkatheter 26

–, Bedeutung 25
–, Maßnahmen 26
–, Sedierung 26
Bronchiolitis 318
Bronchitis 318
–, obstruktive, Kindesalter 764
Bronchokonstriktion 316
bronchopulmonale Infektionen 182
– –, Hygienegrundsätze 12
Bronchoskopie 559
Bronchospasmen 229
Bronchus- oder Trachealabriß 559
Budd-Chiari-Syndrom 469
Burn-out-Syndrom (Ausbrennen, ausgebrannt sein), Behandlungsteam 681, 690

cAMP (zyklisches Adenosinmonophosphat) 230
Captopril, Eklampsie 597
Carbimazol 415
Carboxyhämoglobinämie 572
Catapresan (Clonidin), Eklampsie 597
CAVH und Dialyse, Kindesalter 718
CCSS (Critical Care Scoring System) 824, 827
Cephalosporine, Sepsis 620
CFV (Spontanatmung mit kontinuierlichem Fluß) 152
Chemo- und Thermorezeptoren, Schock 194
Chemotherapeutika, antimikrobielle, Sepsis 619, 620
Chloralhydrat, Status epilepticus 534
Chlorid 120, 121
–, Anionenlücke (“anion gap”) 121
–, Hyperchlorämie 120, 121
–, Hypochlorämie 120
–, osmotische Lücke 121
Chlormethiazol (Clomethiazol) 296
Chlorpromazin 292, 296
–, Wirkung auf Hirnareale 292
Chlorprothixen 296
Cholestase und Eliminationsleistung, Labor 65
cholinerge Erregungsübertragung im peripheren Nervensystem 509
– – im zentralen Nervensystem 509
– Krise, Myasthenia gravis 539
– Rezeptoren, muskarinartige 509
– –, nikotinartige 509
cholinerges, zentrales anticholinerges Syndrom (s. auch ZAS) 509 ff.
Cholinesterase, ZAS 513
Cholinesterasehemmer, Myasthenia gravis 538
–, ZAS 513
Chylomikronen, Fette 126

CK-MB, Myokardischämie 357
Clearanceverfahren, Nierenversagen 428
Clomethiazol (Chlormethiazol) 296
–, Status epilepticus 534
Clonazepam, Status epilepticus 533
Clonidin (Catapresan), Eklampsie 597
Clostridium tetani (Tetanuserreger) 640
CO_2-Elimination 334
–, extrakorporale 335
CO_2-Konzentration, endexpiratorische,
    Monitoring 35
CO_2-Minutenproduktion, Monitoring der
    Atemgase 35
CO_2-Partialdruck, endexspiratorischer, Mo-
    nitoring 36
"Coma prolonge" 499
Coma Scale(s), Beinaheertrinken 587
Coma Scale, Glasgow 481, 482
– –, –, Hirntodfeststellung 503
– –, –, Kindesalter 704
Coma Scale
– –, Innsbruck Coma Rating 481, 482
Commotio cerebri 475
Compliance 33
–, künstliche Beatmung 333
Compressio cerebri 476
Computer 79 ff.
–, Analog- 79
–, Anwendung 81
–, Ausbildungsunterstützung 83
–, Digital- 80
–, Entscheidungshilfesysteme 84
–, Fachausdrücke 86
–, Perspektiven, zukünftige 85
–, Programmierung 80
–, Verarbeitung 82
computergestütztes Monitoring 82
Computersysteme, Auswahl geeigneter 84
Computertomographie (CT), akuter trau-
    matischer Querschnitt 519
–, Schädel-Hirn-Trauma 483
Contusio cerebri 476
COPD (chronisch-obstruktive Lungener-
    krankung) 318, 319
Coping, problemorientiertes 659
Copingstrategien 657
Cor pulmonale, Swan-Ganz-Katheter 55
CPAP ("continuous positive airway pressu-
    re") 334
–, Beatmung im Kindesalter 728
– und inspiratorische Druckunterstützung 5
Critical Care Scoring System (CCSS) 824,
    827
Crutchfield-Klammer, Querschnitt, akuter
    traumatischer 522
Cuff 138
Cumarine, Thromboseprophylaxe 382

Cushing-Schwellendosen (Glukokortikoide)
    403

$D_{Aa}O_2$ (alveoarterielle Sauerstoffdruckdiffe-
    renz) 33, 39, 93
"death syndrome, sudden infant" 773
Defibrillationseinheit und Schrittmacher,
    Transport von Notfall- und Intensivpa-
    tienten 847
Dehydratation, hypotone 116
–, isotone 116
– und Kreislaufschock, Thrombose 375
–, Natrium 115, 116
Dehydrierung, Schädel-Hirn-Trauma 488
–, –, Furosemid 488
–, –, Glyzerin 20%ig 488
–, –, Mannit 20%ig 488
–, –, Sorbit 40%ig 488
Dekubitus, allgemeine Maßnahmen 19
–, Druckentlastung 19
–, gefährdende Faktoren 18
–, gefährdete Stellen 18
–, Gradeinteilung 18
–, Infektionsbekämpfung, lokale 19
–, Nekroseentfernung und plastische Re-
    konstruktion 19
–, Prophylaxe 18
–, Therapie 19
Dekubitusprophylaxe 6
– und Lagerung, psychoorganisches Syn-
    drom 500
delirantes Syndrom 651
Demand-flow-CPAP (assistierte maschinelle
    Ventilation) 152
Depression, anaklitische (ängstlich-
    depressives Anklammern) 655
Depressions- und Angstzustände 655
depressive Verstimmungen 654
Desinfektion, Scheuer-Wisch- 10
–, Sprüh- 10
Desmopressin, Schädel-Hirn-Trauma 493
Dexamethason, Schädel-Hirn-Trauma 489
Dextrane, allergische Reaktionen 222
–, Thromboseprophylaxe 382
Dextran 60000, Reanimation 207
Diabetes insipidus, peripherer 114
– –, Kindesalter 781
– –, Schädel-Hirn-Trauma 493
– mellitus, Schädel-Hirn-Trauma 493
diabetische Ketoazidose (s. auch Ketoazido-
    se, diabetische) 392–398
– Komata, Überwachungsparameter 399
Diät, Kartoffel-Ei–, Aminosäuren 128
Dialyse und CAVH, Kindesalter 718
Diazoxid (Hypertonalum), Eklampsie 597
Diazepam 293, 294

-, Dosierung 294
-, Elimination 293, 294
-, Hang-over-Effekt 293
-, Nebenwirkungen 294
-, Schädel-Hirn-Trauma 491
-, Status epilepticus 533
-, Wirkungseintritt 293
Differentialblutbild, Labor 63
Digitalcomputer 80
Digitalisglykoside 353
Digitalisierung im Kindesalter 719
Diphenylhydantoin (Phenytoin), Schädel-
    Hirn-Trauma 491
-, Status epilepticus 534
2,3-Diphosphoglycerat, Bluttransfusion 277
Distreß (länger anhaltender unkontrollier-
    barer Streß) 656
Diuretika 355
DLV (differente selektive Lungenventila-
    tion) 139
Dobutamin 552
Dopamin, Leberversagen, akutes 472
-, Nierenversagen 428
-, Querschnitt, akuter traumatischer 521
Doppelballontamponade, Ösophagusvari-
    zenblutung 462
Dopplerechokardiographie 60
Dopplerultraschalluntersuchung, Beinve-
    nenthrombose 378
Dormicum, Schädel-Hirn-Trauma 491
Droperidol 296
Druck-Volumen-Diagramm (Frank-
    Starling-Mechanismus) 57
druckgesteuerte Respiratoren 146
Drugmonitoring/Serumkonzentrationen
    von Pharmaka 73
Ductus arteriosus, Neugeborenes 744
Duktusverschluß bei beatmungsabhängiger
    Linksherzinsuffizienz, Neugeborenes 755
Durchgangssyndrome 651

Echokardiographie 59 ff.
-, Doppler- 60
-, Myokardinsuffizienz 349
-, Myokardischämie 357
-, Probleme 60
-, Thoraxwandechokardiographie 60
-, transösophageale 60
Edrophoniumchlorid (Test mit Tensilon)
    536
EEG, Beinaheertrinken 587
-, Hirntodfeststellung 504
-, Schädel-Hirn-Trauma 483
-, Status epilepticus 530
Einfuhr 112
Einmalhandschuhe 9

Einmalschürzen 9
Einrichtung, Hygienegrundsätze 10
Einwegartikel 9
Eiweißstoffwechsel, Labor 69
EKG 42
-, Analyse 42
-, Holter- 42
-, Lungenembolie 314, 364
-, Monitoring 201
-, Myokardischämie 356
Eklampsie 592 ff.
-, EPH-Gestose 592
-, fetoplazentare Situation 595
-, Labortests 594
-, Morbidität und Mortalität 598
-, Sedierung 597
-, Symptomatik, Augenfundus 594
-, -, Gehirn 593
-, -, Lunge 593
-, -, Nieren 593
-, -, Zirkulation 593
-, Therapie 595
-, -, Blut 598
-, -, Epiduralblockade und Allgemeinanäs-
    thesie 595
-, -, Flüssigkeitstherapie 597
-, -, gynäkologische Maßnahmen 598
-, -, Hypertonusbehandlung 597
-, -, Intensivtherapie 595
-, -, Magnesiumsulfat ($MgSO_4$) 596
-, -, Nierenperfusion und Diurese 597
-, Überwachung 598
elektrochemische Analysen, Monitoring der
    Atemgase 35
Elektrodefibrillation, Reanimation 208
Elektrokardiogramm (s.EKG)
Elektrolyte 109 ff.
-, Maßangaben 111
-, Molekulargewicht 111
-, Osmolarität 112
-, Wertigkeit 111
Elektrolytformel von György 460
Elektrolythaushalt 115 ff., 352
-, Chlorid 120, 121
-, Kalium 117, 118
-, Natrium 115
Elektrolytstoffwechsel, Sepsis 613
elektronischen Datenverarbeitung, Fach-
    ausdrücke 86
Elektrounfall, Verbrennungen 570
Elimination, künstliche, Kindesalter 718
Eltern in der Intensivmedizin 741
Embolektomie, pulmonale 368
Embolisation, respiratorische Insuffizienz
    320
EMG, Myasthenia gravis 537
Emotionszulassung 658

Emphysem 318
–, subkutanes 183
endobronchialer Tubus 138
endogene Gerinnung 231
endokrine Krisen (s. endokrine Störungen)
endokrine Störungen 389 ff., 406 ff.
– –, Addison-Krise 406–410
– –, hyperosmolares nichtketoazidotisches
   Koma 398–402
– –, hyperthyreote Krise 410–416
– –, hypoglykämische Krise 389–391
– –, hypothyreotes Koma 416–419
– –, Ketoazidose, alkoholische 391, 392
– –, –, diabetische 392–398
– –, Komata bei Störungen des Kohlenhydratstoffwechsels 389
– –, Laktatazidose bei Biguanidtherapie
   402, 403
– –, postoperative 389 ff.
– –, Steroidtherapie 403–406
Endokrinologie, Sepsis 611
Endorphine 195
Endotoxämie 605
endotracheale Intubation 137
endotracheale Tuben 135, 137
Energiestoffwechsel, Sepsis 612
Enfluran 471
enterale Ernährung und Infusionstherapie,
   Kindesalter 713
Entwöhnungskriterien vom Respirator beim
   Kind 727
Entzündung/Sepsis, Labor 72
Enzephalopathie, hepatische, Aminosäuren
   128
–, Pankreatitis 447
–, Verbrennungen 571
EPH-Gestose (Symptomtrias mit Ödem,
   Proteinurie und Hypertonie) 592
Epiduralblockade, Eklampsie 595
Epiduralblutung 476
epidurale Hämatome 476
Epiglottitis, Kindesalter 762
epikardiale Schrittmacherelektroden, ortho-
   tope Herztransplantation (HTX) 814
Epilepsie (s. Status epilepticus)
Erinnerungen und Phantasien an Reanima-
   tion 669
Erlebnis in der Intensivbehandlung 664
Ernährung, künstliche 122 ff.
–, –, Aminosäuren (AS) 127
–, –, Ernährungskonzepte 128
–, –, Fette 126
–, –, Funktionsproteine 123
–, –, Glukoneogenese 122
–, –, Glukosetoleranz 123
–, –, Grundumsatz 122
–, –, hyperkalorische Ernährung 128

–, –, hypokalorische Ernährung 128
–, –, Katabolie 122
–, –, Kohlenhydrate 123
–, –, Laborkontrollen 130
–, –, normokalorische Ernährung 128
–, –, Postaggressionsstoffwechsel 122
–, –, Regulationsvorgänge 130
–, –, Sondenkost 129
–, –, Stickstoffbilanz 123
–, –, Strukturproteine 123
–, parenterale, Hämofiltration 433
–, –, Multiorganversagen 636
–, Polyneuritis 528
–, psychoorganisches Syndrom 501
–, Schädel-Hirn-Trauma 490
–, Sepsis 617
Ernährungskonzepte 128
ernährungsphysiologische Begriffe 122
Erregerspektrum, Hygienegrundsätze 11
–, Organtransplantation 812
erstickendes Kind 761
Ertrinken (s. auch Beinaheertrinken) 587 ff.
–, Kindesalter 798, 799
–, –, diagnostisches und therapeutisches
   Vorgehen 799
–, Meereswasser- 588
Erwachsenenintensivstation, Kind auf der
   740
Erythrozytenpräparate 257–260
–, Erythrozytenkonzentrate 258
–, –, gewaschene 259
–, –, tiefgefrorene Erythrozyten 259
–, Frischblut 257
–, Vollblut 258
–, Warmblut 257
Eserin (Physostigmin), ZAS 513
Etacrynsäure 551
Ethik, Behandlungspflicht 211
Etomidat 295
Etomidattherapie, Schädel-Hirn-Trauma
   490
evozierte Potentiale, Schädel-Hirn-Trauma
   483
exogenes System, Gerinnung 231
Exsikkose 393
Exspiration, Steuerung der Respiratoren
   149
extrakorporaler Kreislauf, Ursachen von
   Blutungen 248
Extrauteringravidität 467
Extrazellulärraum (EZR) 109
Extubation 142

Faktor-VIII-Konzentrat 265
Faktor-IX-Konzentrat 265
Faktor-X-Aktivator, Gerinnung 231

Faktorenmangel, angeborener, Blutgerin-
    nungsstörungen 238
–, erworbener, Blutgerinnungsstörungen
    238
–, –, mangelhafte Produktion 238
–, –, Vitamin-K-Mangel 239
febrile Reaktion 270
Fentanyl 288
–, Dosierung 288
–, Eliminationshalbwertszeit 288
–, Kumulation 288
–, Wirkdauer 288
fetale Zirkulation 744
fetoplazentare Situation, Eklampsie 595
Fette 126
–, Apoproteine 126
–, Chylomikronen 126
–, Fettzubereitungen 126
Fettembolie 318, 342
–, Diagnose 318
–, Syndrom 318
–, Therapie 342
Fettinfusionen, "overloading syndrome"
    127
Fettstoffwechsel, Labor 69
–, Sepsis 612
Fettzubereitungen 126
Fibrinmonomere, Gerinnungsdiagnostik
    238
Fibrinogen 266
–, Gerinnungsdiagnostik 236
Fibrin(ogen)spaltprodukte 238
Fibrinolyse 232, 341, 369
– und Blutgerinnung, Physiologie 231
–, Blutgerinnungsstörungen 246, 247
–, klinische Symptome 247
–, Kontraindikationen 379
–, Plasmin 232
–, Plasminogenaktivator 232
–, Therapie 247
–, Thrombose 379
Fibrinopeptide 321
Fibroplasie, retrolentale, Kindesalter 699
Fibrose, zystische 318
Fieberkrampf, Kindesalter 769
Flüssigkeits- und Elektrolythaushalt,
    Schädel-Hirn-Trauma 491
Flüssigkeitssubstitution, kristalline Lösun-
    gen 549
Flüssigkeitsverlust, Schockmechanismen
    190
Flunarizin, zerebrale Wiederbelebung 208
Flunitrazepam 293, 294
flußgesteuerte Respiratoren 146
Foramen ovale, Neugeborenes 744
Frisuren, ungeschützte, Hygienegrundsätze
    9

FRK (funktionelle Residualkapazität) 33,
    163
Fruchtwasseraspiration 467
Fruktose 125
Fruktoseintoleranz, hereditäre 125
Furosemid 197, 488, 551

Gallenwegserkrankung 436
γ-GT 470
Gas, Partialdruck 92
gastrale Sonden, Kindesalter 735
Gastroduodenalsonden 23, 24
–, Auswahl 23
–, Indikationen 23
–, Komplikationen 23
–, Materialien 23
–, Pflege 24
Gastrointestinaltrakt 462
–, Multiorganversagen 635
gastrointestinale Blutungen, akute 462–466
– –, –, Blutungen aus dem Magen 464
– –, –, mechanischer Ileus 466
– –, –, Ösophagusvarizenblutung 462
Gastroschisis, Neugeborenes 755
GCS (Glasgow coma scale) 836
Geburtshilfe, septische Krankheitsbilder
    626 ff.
–, – –, Amnioninfekt 627
–, – –, Pyelitis gravidarum 628
–, – –, Sectio caesarea 628
–, – –, septischer Abort 626
Gefäßfunktion, Gerinnungsdiagnostik 237
Gefäßintegrität, Verbrennungen 567
Gefäßzugänge, Konnektionsstellen 20
–, periphervenöser Zugang 19
–, Thrombophlebitisneigung 20
–, Thrombophlebitisrisiko 20
Gehirndurchblutung 477
Gehirngefäßkontrolle 479
Geräte, Hygienegrundsätze 10
Gerinnung 231, 552
–, endogene 231
–, exogenes System 231
–, Faktor-X-Faktor 231
–, Labor 63
–, Prothrombin 231
–, Prothrombinaktivator 231
–, Sepsis 613, 619
–, Thrombin 231
Gerinnungsdiagnostik, Anamnese 233
–, Antithrombin III 237-
–, Blutungszeit (nach Duke) 237
–, Fibrinmonomere 238
–, Fibrinogen 236
–, Labormethoden 234
–, Plasmathrombinzeit 235

Gerinnungsdiagnostik, Reptilasezeit 237
–, Thromboplastinzeit (TPZ) 234
–, –, partielle 235
–, Thrombozytenzahl 236
Gerinnungsfaktoren, Faktor-VIII-
    Konzentrat 265
–, Faktor-IX-Konzentrate 265
–, Fibrinogen 266
–, Kryopräzipitat 265
–, Prothrombinkomplex, aktivierter 265
Gerinnungsprobleme, perioperative beim
    Kind 784
Gerinnungsstörungen, Multiorganversagen
    636
Gerinnungssystemveränderungen, Pankrea-
    titis 447
Gerinnungsveränderungen, Verbrennungen
    572
Gesichtsverletzungen, traumatische 556
Gestose, EPH- 592
Gewebe, O_2-Abgabe 95
Glasgow Coma Scale (GCS) 481, 482, 836
–, Hirntodfeststellung 503
–, Kindesalter 704
Globulin, thyroxinbindendes (TBG) 418
Glukagon 353
Glukokortikoide (Cushing-Schwellendosen)
    403
Glukoneogenese 122, 123
Glukoseaustauschstoffe 123
Glukosetoleranz 123
Glykogen 123
Glykopyrrolat, ZAS 510
Glyzerin 20%ig 488
GOT 470
GPT 470
Grand-mal-Status, Status epilepticus 529
Granulozytenkonzentrate 263
Grundumsatz, künstliche Ernährung 122
Grundversorgung, Behandlungspflicht 212
Gruppenarbeit, Ansätze, Behandlungsteam
    689
gynäkologische Notfälle 467, 468

H_1- und H_2-Blocker, prophylaktische Prä-
    medikation 229
Hämato- und Pneumothorax 560
Hämatologie, Labor 62
Hämatom, epidurales 476
–, retroperitoneales 461
–, subdurales 477
Hämodialyse 429
–, Pankreatitis 450
hämodynamische Untersuchungen,
    Lungenembolie 367
hämodynamisches Monitoring 357, 552

Hämofiltration 429 ff.
–, arteriovenöse 336
–, Fehler und Gefahren 433
–, Filtrationsverfahren 430
–, Heparinisierung 432
–, Kindesalter 718
–, Myokardinsuffizienz 355
–, Pankreatitis 450
–, parenterale Ernährung 433
–, Pharmakokinetik 431
–, Überwachung 432, 433
–, Zugangswege 432
Hämoglobin (Hb), Monitoring der Atemga-
    se 36
–, pathologisches, Labor 63
–, Sauerstofftransport 95
Hämoglobinpuffer, Säure-Basen-Haushalt
    100
Hämolyse, nicht antikörperbedingte 273
hämolytische Transfusionreaktion
    271–273
– –, Abklärung 273
– –, akute 271
– –, inverse 273
– –, Symptome 271
– –, verzögerte 272
Hämoperfusion, Kindesalter 718
Hämophilie 238
hämorrhagischer Schock 189
Hämostasetherapie im septischen Schock
    245
Händedesinfektion 9
HÄS (Hydroxyäthylstärke), Reanimation
    207
Halluzinationen, transplantierte Patienten
    670
Haloperidol 296
Halothan 472
Halothanhepatitis 471
–, Hypothesen 471
Halothannarkosen 471
Hannover Intensive Score (HIS) 824, 825
Haptene 223
Harn, Serumkonzentrationen 75
Harnosmolarität 427
Harnstoff, Aminosäuren 127
Harnwegsinfektionen 12
–, Blasenkatheter 21
HCO_3^- (Bikarbonat, aktuelles), Blutgasbe-
    urteilung 102
Heimlich-Manöver 133, 134
HELLP-Syndrom 599 ff.
–, Pathologie und Diagnostik 600
–, Therapie 601
Henderson-Hasselbalch-Gleichung, Säure-
    Basen-Haushalt 98
Heparin, Antikoagulation mit 380

–, –, Kontraindikationen 380
–, niedermolekulares, Thromboseprophyla-
xe 383
–, Thromboseprophylaxe 381
Heparin-Dihydroergotamin, Thrombose-
prophylaxe 382
Heparintherapie, Lungenembolie 370
hepatische Enzephalopathie, Aminosäuren
128
Hepatitis, Halothan- 471
Hepatitismarker, Labor 66
Hering-Breuer-Dehnungsrezeptoren, Beat-
mung 170
Herz, Labor 68
Herzfrequenz 193
Herzindex 193
–, Sauerstofftransport 91
Herzinsuffizienz, Low-output-Syndrom 319
–, respiratorische Insuffizienz 319
–, Wasserhaushalt 114
Herz/Kreislauf, Organspende 505
Herz-Lungen-Transplantation (s. auch Or-
gantransplantation) 669, 811, 814
Herzmassage 205
–, Neugeborenes 749
Herzminutenvolumen (HMV), Sauerstoff-
transport 91
–, Swan-Ganz-Katheter 56
Herztamponade 558
Herztransplantation (s. auch Organtrans-
plantation) 669, 811, 813
–, orthotope (HTX, s. auch Organtransplan-
tation) 813, 814
Herzzeitvolumen 192, 562
–, Pulmonaliskatheter (Swan-Ganz) 52
Hilfestellungen, Behandlungsteam 688
Hirnödem 480, 481
–, diabetische Ketoazidose 398
–, Druck-Volumen-Kurve 481
–, klinische Beurteilung 481
–, Symptomatik 480
Hirntodfeststellung 503 ff.
–, Atropintest 504
–, Diskonnektionsreaktionen 504
–, EEG 504
–, ergänzende Methoden 505
–, Hustenreflex 503
– im Kindesalter 706
–, klinische Diagnose 503
–, Kriterien 503
–, okulovestibulärer Reflex 503
–, okulozephaler Reflex 503
–, Pharyngealreflex 503
–, zerebrale Angiographie 504
Hirnzirkulation, Blutdruck und Autoregula-
tion 479
–, Metabolismus 479

–, Physiologie 477
HIS (Hannover Intensive Score) 824, 825
Histamine 321
–, allergische Reaktionen 222
Histaminliberation, allergische Reaktionen
222
Hitzeschäden (s. auch Verbrennungen) 566
HIV, Bluttransfusionen 274
HIV-Infektionen, Maßnahmen zur Vermei-
dung, Hygienegrundsätze 12
Hochfrequenzbeatmung 335
Hospitalismus, psychischer, Kindesalter 741
HTLX (Herz-Lungen-Transplantation), (s.
auch Organtransplantation) 813, 814
HTX (orthotope Herztransplantation), (s.
auch Organtransplantation) 813, 814
Humanalbumin (s. auch Albumin) 266, 549
–, 5%iges 266
–, 20%iges 266
Hustenreflex, Hirntodfeststellung 503
Hustenstoß 4
hyaline Membranen, Schocklunge 197
Hydronephrosen, Neugeborenes 756
Hydroxyäthylstärke 550
Hydrozephalus, Neugeborenes 754
Hygienebeauftragter 9
Hygienegrundsätze 9 ff.
–, Allgemeines und Organisation 9
–, Besucher 10
–, bronchopulmonale Infektionen 12
–, Einrichtung und Geräte 10
–, Erregerspektrum 11
–, Harnwegsinfektionen 12
–, HIV-Infektionen, Maßnahmen zur Ver-
meidung 12
–, Intensivpersonal 9
–, nosokomiale Infektionen 10
–, Patient 10
–, routinemäßige Kontrollen 11
–, Schulung 9
Hygienemaßnahmen und Körperpflege, Or-
gantransplantation 812
Hyperaldosteronismus 114, 118
hyperbare Oxygenierung, Beinaheertrinken
590
Hyperchlorämie 120, 121
Hyperglykämie 124, 393
Hyperhydratation, hypertone 117
–, hypotone 117
–, isotone 117
–, Natrium 115, 117
Hyperkaliämie 117, 119, 120
–, Bluttransfusion 275
–, Kalzium 207
Hyperkoagulabilität, Thrombose 372
Hypernatriämie, diabetische Ketoazidose
396

hyperosmolares nichtketoazidotisches Koma (s. auch Koma, hyperosmolares nicht-ketoazidotisches) 398–402
Hyperpyrexie 414
Hyperreninismus 114
Hyperthermie, maligne, Kindesalter 788
Hyperthyreose, Ätiologie und Pathophysiologie 410
–, Anamnese 417
–, anamnestische Hinweise 411
–, auslösende Faktoren 411
–, Behandlung 413–416
–, Diagnose 418
–, Differentialdiagnose 419
–, klinische Zeichen 412
–, Komplikationen 412
–, Laborwerte 412
–, Therapie 419
–, Ursachen 417
–, Verlauf 413
hyperthyreote Krise (s. auch Hyperthyreose) 410–416
Hypertonalum (Diaxozid), Eklampsie 597
Hypertonie, arterielle, Swan-Ganz-Katheter 55
Hyperventilation 173
–, kontrollierte, Schädel-Hirn-Trauma 489
–, Schädel-Hirn-Trauma 494
Hypnotika 295
Hypochlorämie 120
hypochlorämische metabolische Alkalose 120
hypochondrische Selbstbeobachtung 658
Hypoglykämie, Ätiologie und Pathogenese 389
–, Diagnose 391
–, hyperthyreote Krise 419
–, klinische Symptome 390
–, Prognose 391
–, Therapie 391
–, Ursachen 390
Hypokaliämie 117, 118
–, diabetische Ketoazidose 395
–, Symptome 119
Hypokalziämie, Bluttransfusion 275
–, Kalzium 207
–, Pankreatitis, akute 442
–, traumatische Pankreatitis 460
Hyponatriämie, hyperthyreote Krise 419
Hypotension 229
–, hyperthyreote Krise 420
–, Schock 194
Hypothermie, Bluttransfusion 277
–, hyperthyreote Krise 420
–, Schädel-Hirn-Trauma 494
Hypothyreoidismus 416
hypothyreotes Koma (s. auch Koma, hy-pothyreotes) 416–419
Hypoventilation 324
–, hyperthyreote Krise 419
Hypovolämie, Schock 194
hypovolämischer Schock 192
Hypoxämie 329, 351
–, respiratorische Alkalose 107
Hypoxie, Absaugen der oberen Luftwege 144
–, Beinaheertrinken 589
–, Elimination 170
–, zerebrale, Beinaheertrinken 590
hypoxischer Drive 170

ICP (intrakranieller Druck), Kindesalter 796
idiopathische thrombozytopenische Purpura 251
IFA (inspiratorische Flußassistenz) 152
IgE-Moleküle, anaphylaktoide Reaktionen 224
IgE-Nachweis 224
Ikterus 469
Ileus 457
–, mechanischer 466, 467
–, –, Elektrolyte 466
–, –, pulmonale Probleme 467
–, –, Säure-Basen-Haushalt 466
–, –, Wasserhaushalt 466
Immobilisierung, Thrombose 373
Immunglobuline 218
–, Myasthenia gravis 541
–, quantitativ, Labor 67
–, Struktur 218
–, Therapie mit 220
Immunglobulinklassen 218
Immunglobulinmolekül 218
Immunglobulinpräparate, spezielle 220
Immunglobulinsubstitution, Probleme 221
Immunität 215
Immunkomplexreaktion, Typ III 225
–, –, Immunkomplexe 225
immunsuppressive
– Prophylaxe, Organtransplantation 812
– Therapie (IST), Organtransplantation 813
immunologische Aspekte/Mechanismen 215 ff.
– –, Akutphaseproteine 216
– –, alternative Aktivierung 216
– –, B-Lymphozyten 217
– –, C-Protein C1 216
– –, CRP (C-reaktives Protein) 216
– –, humorale Faktoren 216, 217
– –, Immunität 215
– –, intensivmedizinsch relevante Aspekte 219

– –, Komplement-(C-)system 216
– –, Labor 66
– –, Lymphozyten 217
– –, monoklonale Antikörper 217
– –, Properdin 216
– –, RES (retikuloendotheliales System) 216
– –, Resistenz 215
– –, spezifische (erworbene) 217
– –, T-Helferzellen 217
– –, T-Killerzellen 217
– –, T-Suppressorzellen 217
– –, Therapie von Reaktionen 229
– –, unspezifische Mechanismen 215
– –, zelluläre Faktoren 216
immunologische vermittelte (allergische)
    Reaktionen 223
IMV (intermittierende mechanische Beat-
    mung) 151,168, 334
IMV-Beatmung, Kindesalter 728
infektiöse Komplikationen, Therapie von
    Blutkomponenten 274 ff.
Infektion (s. auch Sepsis), Absaugen der
    oberen Luftwege 144
–, bronchopulmonale 182
–, respiratorische Insuffizienz 321
infektionsgefährdete Patienten (Sepsis),
    Trennung 9
Infektions- und Isolationsprophylaxe, Or-
    gantransplantation 811, 812
Infektionskontrolle/Mikrobiologie, Beina-
    heertrinken 588
Infektionskrankheiten, Thrombose 374
Infektionsprobleme 9
Infektionsprophylaxe, psychoorganisches
    Syndrom 499, 500
Informationssuche/-vermeidung 658
Infusionen, Reanimation 207
–, –, Dextran 60 000 207
–, –, HÄS (Hydroxyäthylstärke) 207
–, –, Kristalloide 207
Infusionsfilter, Nachteile 29
–, Vorteile 29
Infusionspumpen, transportable, Transport
    von Notfall- und Intensivpatienten 844
Infusionsrichtlinien zur Operation Neuge-
    borener 752
Infusionstherapie 27 ff.
– und enterale Ernährung, Kindesalter 715
–, Grundsätze 28
–, Infusionsfilter 29
–, Infusionslösungen 27, 28
–, –, Herstellung 27
–, –, Perfusor 28
–, –, Pharmaka, Dosierung 28
–, Kind, bei hypernatriämischer Dehydra-
    tation 769
–, –, operiertes auf Intensivstation 774

–, Kontrolle 28
–, Pharmakainkompatibilität 28
Inhalationstrauma 316, 342
–, Diagnose 316
–, frühe Veränderungen 316
–, späte Veränderungen 317
–, Therapie 342
–, Verbrennungen 573
Injury Serverity Score (ISS) 838
Innsbruck Coma Rating Scale 481, 482
Inspiration, Steuerung der Respiratoren 149
Inspirations-Expirations-Verhältnis 166
Inspirationszeit 333
inspiratorischer Flow 167
inspiratorisches Plateau 167
Insulinmangel, diabetische Ketoazidose 392
–, relativer, hyperosmolares nichtketoazido-
    tisches Koma 399
Insulintherapie, diabetische Ketoazidose 396
Intensivbehandlungssyndrom (ICU-
    Syndrom) 651
intensivmedizinischer Laborkatalog (s. auch
    Laborkatalog) 62 ff.
Intensivpatient, Kind, operiertes 774 ff.
–, –, –, Abdominalchirurgie 779
–, –, –, Analgetika 778
–, –, –, Beatmung 778
–, –, –, Blutung, perioperative 784
–, –, –, Gerinnungsprobleme, perioperative
    784
–, –, –, Infusion 774
–, –, –, Narkosezwischenfall 788
–, –, –, Neurochirurgie 779, 780
–, –, –, Nierenversagen, perioperatives 785
–, –, –, Oligurie, perioperative 785
–, –, –, postoperative Komplikationen 782
–, –, –, Relaxanzien 778
–, –, –, Sedativa 778
–, –, –, Sepsis, perioperative 786
–, –, –, Thoraxchirurgie 779, 781
–, psychische Situation 281
Intensivpersonal, Hygienegrundsätze 9
Intensivpflege 17 ff.
–, arterieller Zugang 21
–, Atemweg, künstlicher 24
–, Blasenkatheter 21–23
–, Bronchialtoilette 25, 26
–, Dekubitus 18
–, Gastroduodenalsonden 23, 24
–, Gefäßzugänge 19, 20
–, Infusionstherapie 27 ff.
–, Intubation, orotracheale/nasotracheale 25
–, Kavakatheter 20, 21
–, Körpergrundpflege 17 ff.
–, Monitoring 30 ff.
–, Polytrauma 551
–, Tracheotomie 26, 27

Intensivtransport von Neugeborenen 756
Interaktionspartner, Strukturmerkmale der
  Beziehung Patient/Behandelnder 660
interstitielles Ödem 197
Intoxikation, Kindesalter 770
intrakranielle Blutungen 476
intrakranielle Druckmessung, Schädel-
  Hirn-Trauma 486
intrakranieller Druck (ICP) 480
– –, zerebraler Perfusionsdruck 480
intravasales Volumen 192
Intrazellulärraum (IZR) 109
Intubation, akutes Abdomen 457
–, Cuff 138
–, endotracheale 137
–, –, Luftwegsobstruktion 132
–, Indikation zur 325
– im Kindesalter 724, 762
– –, Langzeit- 724
–, nasotracheale, am wachen Patienten 140
– beim nichtnüchternen Patienten 139
– – –, Sellick-Handgriff 139
– – –, Sturzeinleitung 139
–, orotracheale/nasotracheale 25
–, –/–, Abstriche 25
–, –/–, Fixierung 25
–, –/–, Komplikationen 25
–, –/–, Kontrolle 25
–, –/–, Pflege 25
–, –/–, Tubuslage 25
– mit dem Robertshaw-Tubus 138
–, Schleimhautanästhesie 140
– und Tracheotomie, Schädel-Hirn-Trauma
  495
–, Zugangsweg 326
Intubationschwierigkeiten 140
IPPB und Totraumatmung 5
IPPB-Geräte 5
IPPV (intermittierende positive Druckbeat-
  mung) 334
IPPV-CM (intermittierende Überdruckbeat-
  mung) 151
IRDS, Kindesalter 802
IRV ("inversed ratio ventilation") 164
Isolations- und Infektionsprophylaxe, Or-
  gantransplantation 812
ISS (Injury Serverity Score) 838
IST (immunsuppresive Therapie), Organ-
  transplantation 813

Jodtherapie 415

Kalium 117–119
–, Glykosidtoleranz 119

–, Hyperaldosteronismus 118
–, Hyperkaliämie 117, 119, 120
–, Hypokaliämie 117, 118
–, Membranpotential 117
–, Tachyarrhythmien 119
–, Therapie 119
–, Verteilungsstörungen 118
Kalzitonin, Pankreatitis 450
Kalzium 353, 550
–, Reanimation 207
Kalziumantagonist (Verapamil), Reanima-
  tion 207
Kammerflimmern, Elektrodefibrillation 208
–, Xylocain 206
–, zerebrale Wiederbelebung 208
Kapnometrie, Transport von Notfall- und
  Intensivpatienten 852
kardiale Problempatienten 348 ff.
– –, Myokardinsuffizienz 348 ff.
kardiogener Schock 189
kardiovaskuläres Monitoring 41 ff.
– –, arterieller Blutdruck 42
– –, Echokardiographie 59 ff.
– –, EKG 42
– –, invasiv 41
– –, Linksherzüberwachung 58 ff.
– –, nichtinvasiv 41
– –, Pulmonaliskatheter (Swan-Ganz) 51 ff.
– –, semiinvasiv 41
– –, systolische Zeitintervalle (STI) 61, 62
– –, Venenkatheter, zentraler 48
– –, venöse Drücke 47
kardiovaskuläres System, Schock 192
– –, –, ADH (antidiuretisches Hormon) 192
– –, –, Afterload 193
– –, –, endokrine Kompensation 192
– –, –, Endorphine 195
– –, –, Herzfrequenz 193
– –, –, Herzindex 193
– –, –, Herzzeitvolumen 192
– –, –, humorale Einflüsse 195
– –, –, Hypotension 194
– –, –, Hypovolämie 194
– –, –, hypovolämischer Schock 192
– –, –, intravasales Volumen 192
– –, –, Kinine 195
– –, –, Kontraktilität 193
– –, –, Myokardischämie 193
– –, –, Myokardperfusion 194
– –, –, peripherer Widerstand 192
– –, –, Preload 193
– –, –, Prostacyclin 195
– –, –, Prostaglandine 195
– –, –, Schlagvolumen 193
– –, –, Tachykardie 192
– –, –, Thromboxan A2 195
– –, –, vaskuläre Kompensation 192

- -, -, Volumendefizite 192
Karotisangiographie, Schädel-Hirn-Trauma
   483
Kartoffel-Ei-Diät 128
Katabolie 122
-, Schädel-Hirn-Trauma 493
Katecholamine 321, 353
-, akutes Leberversagen 472
-, Dopamin oder Dobutamin 353
- im Kindesalter 719
Katecholaminentspeicherung, β-Blockade
   414
Katheter, Blasen- 21–23
-, suprapubischer 22
-, transurethraler 22
Katheterembolektomie 368
Kavakatheter 20, 21
-, Blutabnahmen 21
-, Entfernung 20
-, Entzündungszeichen 20
-, Indikationsstellung 20
-, Infektionserkennung 21
-, Insertion 20
-, Kindesalter 730
-, Materialcharakteristika 20
-, Pflege 20
-, Verbandwechsel 20
Keime, Naß- 10
Keimreservoire 10
Ketalartherapie, Schädel-Hirn-Trauma 490
Ketamin 297, 563
Ketoazidose, alkoholische, Ätiologie und
   Pathogenese 391, 392
-, -, Anamnese und Klinik 392
-, -, Laboruntersuchungen 392
-, -, Therapie 392
-, diabetische 392–398
-, -, auslösende Faktoren 393
-, -, Diagnose 393
-, -, klinische Symptome 393
-, -, Komplikationen 398
-, -, Laboruntersuchungen 394
-, -, Therapie 395
Ketonämie 393
Kind(er), Akutdiagnostik 697
-, -, diagnostische Voraussetzungen 707
-, -, klinische Untersuchungen 707
-, Antibiotika 713
-, ARDS 802
-, arterielle Leitung 733
-, Asphyxie 765
-, Aspiration, Fremdkörper- 765
-, Atemwegsdruck, mittlerer 722
-, Austauschtransfusion 717
-, Beatmung 722 ff.
-, -, Beatmungsrichtwerte 722
-, -, Constant-flow-Respiratoren 726

-, -, CPAP-Respiratoren 728
-, -, Entwöhnungskriterien vom Respiraror
   727
-, -, IMV-Respiratoren 728
-, -, Neugeborene 728
-, -, Überwachung 729
-, -, unheilbar kranke Kinder 741
-, bewußtloses Kind 769
-, Blasendauerkatheter 734
-, Blutgasnormalwerte 699
-, Blutung, perioperative 783
-, Bronchitis, obstruktive 764
-, Diabetes insipidus 781
-, Dialyse und CAVH 718
-, Digitalisierung 719
-, Elimination, künstliche 718
-, Eltern 741
-, Epiglottitis 762
-, Erhaltungsbedarf – Infusionstherapie 715
-, erstickendes Kind 761
-, Ertrinken 798
- auf der Erwachsenenintensivstation 740
-, Fibroplasie, retrolentale 699
-, Fieberkrampf 769
-, Gasaustausch, alternative Formen 730
-, gastrale Sonden 735
-, Glasgow Coma Scale 704
-, Hämofiltration 718
-, Hämoperfusion 718
-, Hirntodfeststellung 706
-, Hyperthermie, maligne 789
-, ICP (intrakranieller Druck) 796
-, Infusionsbehandlung bei hypernatriämi-
   scher Dehydratation 769
-, Infustionstherapie und enterale Ernäh-
   rung 715
-, Intensivtherapie, operiertes Kind (s. auch
   Intensivtherapie, Kind) 774 ff.
-, Intoxikation 770
-, Intubation 724, 762
-, -, Langzeitintubation 724
-, IRDS 802
-, Katecholamine 719
-, Kavakatheter 730
-, Kindesalter 713
-, Kindstod, plötzlicher 772
-, Körperoberfläche 710
-, kreislaufaktive Pharmaka 714
-, Kreislaufinsuffizienz 719
-, Krikothyreotomie 738
-, Laborparameter 702
-, Laryngitis, subglottische 763
-, Leber- und Nierenfunktion 702
-, -, neurologische Beurteilung 704
-, -, Temperatur und Luftfeuchtigkeit 701
-, Luftwegserkrankungen 761, 762
-, -, obstruktive 722

Kind(er)
–, Lungenfunktion beim beatmeten Kind, pathologische 721
–, Monitoring 697 ff.
–, –, Atmung 698
–, –, Kreislauf 700
–, Nierenversagen, perioperatives 785
–, Notkoniotomie 738
–, onkologische Erkrankungen 790
–, Pflege des kranken Kindes 739
–, Pharmaka für den Atemwegsnotfall 766
–, Pharmakotherapie 711
–, plötzlicher Kindstod 772
–, Polytrauma 792
–, Pseudokrupp 763
–, psychischer Hospitalismus 741
–, Pulmonaliskatheter 733
–, Reanimation 735 ff.
–, –, Abbruch der Reanimationsbemühungen 738
–, –, Diagnose und Beginn 736
–, –, Durchführung 737
–, Relaxanzien 713
–, respiratorische Insuffizienz 723
–, Sauerstoffinsufflation 723
–, Schädel-Hirn-Trauma 792
–, Schockzustand 765
–, –, Behandlung 76
–, –, Differentialdiagnose 768
–, Sedativa 713
–, SIDS("sudden infant death syndrome"), gefährdete Kinder 699
–, Substitutionstherapie 712
–, das tote Kind 772
–, das traumatisierte Kind 792 ff.
–, Unfall 792 ff.
–, Verbrennungen 574
–, Verbrühung 800–802
–, Wachstumswerte 709
Kindes- und Säuglingsalter, akute lebensbedrohliche Störungen der Vitalfunktionen 695 ff.
Kindstod, plötzlicher 772
Kinine 195
Klassifikation (s. auch Schweregradklassifizierung) 819 ff.
Klassifizierungsschemata, krankheitsspezifische 831 ff.
Klimaanlagen, Filter, Hygienegrundsätze 10
Knochenmarktransplantation (s. auch Organtransplantation) 669
Koagulabilität 238
Koagulopathie, Verbrauchs- 242
Körpergrundpflege 17
–, Abstriche 17
–, Dekubitus 17
–, Ganzkörperwaschung 17

–, Hygiene 17
–, Inspektion 17
Körperoberfläche, Kindesalter 710
Körperpflege und Hygienemaßnahmen, Organtransplantation 812
Körperwasser, Blutvolumen 109
–, Extrazellulärraum (EZR) 109
–, interstitielles (extravasales) 109
–, interstitielles (intravasales) 109
–, Intrazellulärraum (IZR) 109
–, Kompartiment 109
–, "milieu intérieur" 109
–, third space 109
–, Verteilung auf Kompartimente 109
–, Wassergehalt 109
Kohlendioxid (CO_2) und Säure-Basen-Haushalt 97
Kohlendioxidpartialdruck, arterieller (p_aCO_2) 172
Kohlendioxydspannung, arterielle (p_aCO_2) 326
Kohlenhydrate (KH) 123 ff.
–, Äthanol 126
–, Fruktose 125
–, Fruktoseintoleranz, hereditäre 125
–, Glukoneogenese 123
–, Glukoseaustauschstoffe 123
–, Glykogen 123
–, Hyperglykämie 124
–, Monosaccharide 124
–, Sorbit 125
–, Xylit 125
Kohlenhydratstoffwechsel, biguanidinduzierte Laktatazidose 389
–, hyperosmolares nichtketoazidotisches Koma 389
–, hypoglykämische Krise 389
–, Ketoazidose, alkoholische 389
–, –, diabetische 389
–, Labor 69
Kohlenmonoxidinhalation 316
Kohlensäurepartialdruck (p_aCO_2), arterieller 328
–, Schädel-Hirn-Trauma 478
Kohlensäurespiegel 170
kolloidosmotischer Druck 196
Koma(ta), diabetische, Überwachungsparameter 399
–, hyperosmolares nichtketoazidotisches 398–402
–, – –, Ätiologie und Pathophysiologie 399
–, – –, Diagnose 400
–, – –, Klinik 400
–, – –, Komplikationen 401
–, – –, Prognose 402
–, – –, Therapie 401
–, hypothyreotes 416–419

–, –, Ätiologie und Pathophysiologie 416
Komplement-(C-)system 216
–, pseudoallergische Reaktionen 227
Komplementspaltprodukte, Wirkung 229
Kontrakturprophylaxe 6
Kornealreflex, Hirntodfeststellung 503
Kortikoide, Myasthenia gravis 540
Kortikoliberin 407
Kortikosteroide, Nebenwirkungen 403
–, Schädel-Hirn-Trauma 489
Kortisol 407
–, Therapie von Reaktionen 230
Krampfanfälle, Status epilepticus 529
krankheitsspezifische Klassifizierungssche-
    mata 831
krankheitsübergreifende globale Schwere-
    gradklassifizierungsscores 820
Kreatininclearance im Harn 427
Kreislauf, extrakorporaler, Ursachen von
    Blutungen 248
–, Monitoring, Kindesalter 700
kreislaufaktive Pharmaka, Kindesalter 714
– –, Schock 203
Kreislaufinsuffizienz, Kindesalter 719
Kreislaufschock, Thrombose 375
Krikothyreotomie, Kindesalter 736
Kristalloide, Reanimation 207
Kryopräzipitat 265
–, Blutgerinnungsstörungen 254
künstliche Ernährung (s. auch Ernährung)
    122 ff.

L-Dopa, akutes Leberversagen 473
Labetalol (Trandate), Eklampsie 597
Labor, intensivmedizinisches (s. auch Phar-
    maka) 62 ff.
–, –, Alkalose, metabolische, Laborparame-
    ter 107
–, –, –, respiratorische, Laborparameter 108
–, –, Azidose, respiratorische, Laborpara-
    meter 106
–, –, Cholestase und Eliminationsleistung 65
–, –, Differentialblutbild 63
–, –, Entzündung/Sepsis 72
–, –, Ernährung, künstliche, Laborkontrol-
    len 130
–, –, Gerinnung 63
–, –, Gerinnungsdiagnostik, Labormetho-
    den 234
–, –, Hämatologie 62
–, –, Hepatitismarker 66
–, –, Herz 68
–, –, Immunglobuline, quantitativ 67
–, –, immunologische Parameter 66
–, –, Kindesalter, Laborparameter 700

–, –, Laktatazidose bei Biguanidtherapie
    402
–, –, Leberfunktion 64
–, –, Nierenfunktion 67
–, –, Pankreas 68
–, –, pathologische Hämoglobine 63
–, –, Schilddrüse 71
–, –, Schock- und O$_2$-Mangel 72
–, –, Stoffwechsel (Fett-, Eiweiß-,
    Kohlenhydrat- und Purin-) 69
–, –, Transport von Notfall- und Intensivpa-
    tienten 852
–, –, Verbrauchskoagulopathie 244
–, –, Wasser- und Elektrolythaushalt, Spu-
    renelemente 70
Lagerung, Absaugen der oberen Luftwege
    143
– und Dekubitusprophylaxe, psychoorgani-
    sches Syndrom 500
–, Körpergrundpflege 18
–, Querschnitt, akuter traumatischer 525
–, schlaff paretische Agonisten 6
–, spastische Lähmungen 6
Lagerungsdrainage 4
Laktatazidose bei Biguanidtherapie 402, 403
– –, klinische Symptome 402
– –, Laboruntersuchungen 402
– –, Pathogenese 402
– –, Therapie 402
Laparotomie, Multiorganversagen 634
Laryngitis, subglottische, Kindesalter 763
Larynxruptur 559
lebensbedrohliche Störungen der Vitalfunk-
    tionen, Säuglings- und Kindesalter 695 ff.
Leber- und Nierenfunktion, Monitoring,
    Kindesalter 702
Leber- und Stoffwechselversagen 469 ff.
– –, Blutgerinnung 470
– –, Diagnose 470
– –, Halothanhepatitis 472
– –, Laborparameter 470
– –, Prognose 474
– –, Stoffwechsel 470
– –, Symptomatik 469
– –, Therapie 472
– –, –, spezifische medikamentöse 473
Lebererkrankungen, Blutgerinnungsstörun-
    gen 239
–, Ursachen einer Thrombozytopenie 240
–, – einer Blutung 240
Leberersatz 473
Leberfunktion, Labor 64
Leberfunktionsstörungen, Pankreatitis 446
Lebertransplantation (LETX, s. auch Or-
    gantransplantation) 669, 811, 815
–, Berliner Lebertransplantationsprogramm
    670

Leberversagen, Multiorganversagen 636
Lennox-Gestaut-Syndrom, Status epilepticus 533
Licht-Lärm-Geruchs-Einwirkungen auf den Intensivpatienten 656
Lidocain (Xylocain), Reanimation 206
Lidoflazin, zerebrale Wiederbelebung 208
Links-rechts-Shunt (Blalock), künstlicher, Neugeborenes 756
Linksherzkatheter 58
Linksherzüberwachung 58 ff.
Lipase, Pankreatitis, akute 442
Liquor, Serumkonzentrationen 75
Liquorazidose, respiratorische Alkalose 107
Lithiumtherapie 415
Lorazepam, Status epilepticus 533
Lormetazepam 293, 294
"low output syndrom" (linksventrikuläres Vorwärtsversagen) 319, 348
Lues, Bluttransfusionen 274
Luftfeuchtigkeit und Temperatur, Monitoring, Kindesalter 701
Lufttwegserkrankungen, obstuktive, Kindesalter 722
Luftwege, künstliche 134
–, –, endotracheale Intubation 137
–, –, Oropharynx 134
–, –, Tuben, endotracheale 135, 137
–, –, –, nasopharyngeale 134
–, –, –, oropharyngeale 136
Luftwegserkrankungen im Kindesalter 761, 762
Luftwegsobstruktion 132, 182
–, Atemgeräusch 132
–, Atemhilfsmuskulatur 132
–, endotracheale Intubation 132
–, Stridor 132
–, Tachykardie 132
–, Tachypnoe 132
–, Tracheotomie 132
Lunge, diagrammatisches Modell 334
Lungenembolie 340, 352, 361 ff.
–, Behandlung 340
–, Blutgasanalyse 365
–, Diagnose/diagnostische Maßnahmen 314, 362, 363
–, EKG 314, 364
–, Fibrinolyse 369
–, fulminante 369
–, hämodynamische Untersuchungen 367
–, Heparintherapie 370
–, Katheterembolektomie 368
–, klassisches Bild 314
–, klinischer Befund 363
–, Lungenszintigraphie 367
–, pathologische Auswirkungen 361
–, pulmonale Embolektomie 368

–, Pulmonalisangiographie 367
–, Röntgenaufnahme 315, 365
–, Schweregradeinteilung 315, 362
–, Therapie 368–370
–, –, symptomatische 370
–, Thorakotomie 368
Lungenerkrankung, chronisch-obstruktive (COPD) 318
–, – –, Ätiologie 319
–, – –, Asthma 318
–, – –, Bronchiolitis 318
–, – –, Bronchitis 318
–, – –, Emphysem 318
–, – –, typische Veränderungen 318
–, – –, zystische Fibrose 318
Lungenfunktion beim beatmeten Kind, pathologische 721
Lungenkontusion 309, 336 ff., 558
–, Grade 336
–, Röntgenbild 309
–, Symptome 309
–, Verlauf 309
Lungenödem 315, 316, 341
–, Beinaheertrinken 589
–, Symptomatik 315
–, Therapie 341
Lungenszintigraphie 367
Lungentransplantation, "single lung" (s. auch Organtransplantation) 669, 811, 814
Lungenventilation, differente selektive (DLV) 139
Luxusperfusion (lokale Vasodilatation, vermehrte Perfusion im traumatisierten Gehirn) 479
Lymphokinine 226
Lymphozyten 217

Magen-Darm-Trakt-Erkrankungen, akute, bei Verbrennungen 570
Magensonde 457
Magenulzera, Schädel-Hirn-Trauma 493
Magnesiumsulfat (MgSO₄), Eklampsietherapie 596
Malaria, Bluttransfusionen 274
Mannit 20%ig 488
Maskenschutz 9
Massivtransfusionen 241 ff.
–, Risiken 275
MDF ("myocardial depressant factor") 194
Medikamente (s. auch Arzneistoffe und Präparatebezeichnungen) 808 ff.
–, koninuierliche Medikamentenapplikation 846, 847
–, Transport von Notfall- und Intensivpatienten 847
medikamentös bedingte Thrombozytopenie 251

medikamentöse Therapie, Reanimation
  205 ff.
– –, –, Adrenalin 205
– –, –, Atropin 206
– –, –, Infusionen 207
– –, –, Kalzium 207
– –, –, Kalziumantagonist (Verapamil) 207
– –, –, Natriumbikarbonat 206
– –, –, Orciprenalin 206
– –, –, Xylocain (Lidocain) 206
Medizingeräteverordnung (MedGV) 853
Mekoniumaspirationsyndrom, Neugebore-
  nes 747
Meprobamat 297
–, Wirkung auf Hirnareale 292
Mesenterialgefäß, Verschluß 465
metabolische Azidose, Säure-Basen-
  Haushalt, Interpretation 104
Methämoglobinämie 572
Methimazol 415
Methohexitaltherapie, Schädel-Hirn-
  Trauma 490
Methoxyfluran 471
Midazolam 293, 294
–, Elimination 294
–, Halbwertszeit 294
–, Status epilepticus 533
Mikroaggregate, Bluttransfusion 278
Mikroembolie, respiratorische Insuffizienz
  320
Mikrozirkulation, Schock 195
–, –, Blutsludge 196
–, –, Kapillarpermeabilität 196
–, –, kolloidosmotischer Druck 196
–, –, Kurzschlußverbindungen 195
–, –, Widerstandsgefäße 196
Minutenvolumen 166
MISS (Münster Intensive Scoring System)
  824, 826
Mittelhirnsyndrom, psychoorganisches Syn-
  drom 499
MMV (mechanisches Minutenvolumen)
  152, 168
Mobilisierung, allgemeine, Physiotherapie 7
MOF-Score (Multiple Organ Failure Score)
  835, 837
Monitoring 30 ff.
– der Atemgase 35
–, Basis–, Schock 199
–, Beatmungsparameter 32
–, computergestütztes 82
–, Drugmonitoring/Serumkonzentrationen
  von Pharmaka 73
–, intensivmedizinischer Laborkatalog 62 ff.
–, kardiovaskuläres (s. auch kardiovaskuläres Monitoring) 41 ff.
–, Kindesalter 697

–, perioperatives, bei Neugeborenen 753
–, respiratorisches (s. auch respiratorisches
  Monitoring) 31
–, Schock 201
–, –, arterieller Blutdruck 201
–, –, Beatmung 202
–, –, Elektrokardiogramm 201
–, –, Klinik und Dokumentation 202
–, –, kreislaufaktive Pharmaka 203
–, –, Pulmonalarterienkatheter 202
–, –, Urinausscheidung 202
–, –, Volumensubstitution 202
–, –, ZVD (zentralvenöser Druck) 201
–, Transport von Notfall- und Intensivpa-
  tienten 844, 846
–, Überwachungsdaten 30
–, Überwachungsprinzip 30
monoklonale Antikörper 217
Monosaccharide 124
M. Conn 114
Morphin, Analgetika vom Typ des 285
–, Eliminationshalbwertzeit 286
–, Tachyphylaxie 287
–, Verteilungsvolumen 286
–, Wirkung 286
–, –, periphere 287
–, –, zentrale 286
Münster Intensive Scoring System (MISS)
  824, 826
Mukolytika 3
Multiorganversagen 630 ff.
–, Auslöser 631
–, Definitionen 630
–, Diagnostik 633
–, Laborkontrolle 636
–, Monitoring 636
–, Mortalität 637
–, Pathomechanismen 634
–, Prävention 637, 638
–, Reihenfolge des Organversagens 633
–, Risikofaktoren 632
–, Therapie 634
–, –, Gastrointestinaltrakt 635
–, –, Gerinnungsstörung 636
–, –, Laparatomie 634
–, –, Nierenversagen 635
–, –, parenterale Ernährung 636
–, –, Tetanus 643
Multiple Organ Failure Score (MOF-Score)
  835, 837
Muskeltonus, pathologisch erhöhter oder
  erniedrigter, Physiotherapie 7
Mutismus 499
mutistische Reaktion (sich abkapseln, sich
  zurückziehen) 655
Myasthenia gravis 535 ff.
– –, Acetylcholinrezeptoren 537

Myasthenia gravis
– –, Cholinesterasehemmer 538
– –, Diagnostik 536
– –, EMG 537
– –, Immunglobuline 541
– –, Pathophysiologie 537
– –, Symptomatik 535
– –, Tensilontest 536
– –, Therapie 538 ff.
– –, Thymektomie 539
Myelographie, akuter traumatischer Quer-
    schnitt 520
myeloproliferative Erkrankungen, Blutge-
    rinnungsstörungen 254
"myocardial depressant factor" (MDF) 319
myokardiales Pumpversagen 348 ff.
Myokardinfarkt 352
–, akuter 356 ff.
Myokardinsuffizienz 348 ff.
–, ACE-Hemmer 356
–, Aldosteronantagonisten 355
–, auslösende Faktoren 351
–, chirurgische Komplikationen 351
–, Diagnostik 348
–, Diuretika 355
–, Echokardiographie 349
–, Elektrolythaushalt 352
–, Hämofiltration 355
–, Hypoxämien 351
–, linksventrikuläres Rückwärtsversagen
    348
–, linksventrikuläres Vorwärtsversagen
    ("low output syndrom") 348
–, Lungenembolie 352
–, Myokardinfarkt 352
–, Myokardischämie 352
–, pflegerische Schwerpunkte 356
–, Pharmaka, positiv-inotrope 353
–, Rhythmusstörungen 352
–, Säure-Basen-Haushalt 352
–, Sinustachykardie 350
–, Substratzufuhr 355
–, Symptomatik 348
–, therapeutisches Vorgehen 353
–, Thromboseprophylaxe 355
–, Vasodilatoren 354
–, Volumensituation, interstitielle 349
–, –, intravasale 349
–, Volumenüberlastung 351
Myokardischämie 193, 352, 356 ff.
–, auslösende Faktoren 358
–, Diagnostik 356
–, Differentialdiagnose 358
–, hämodynamisches Monitoring 357
–, herzspezifische Enzyme 357
–, Symptomatik 356
–, Therapie 358

Myokardperfusion 194
Myokardschädigung, traumatische 559
Myxödemkoma 416, 418
–, Behandlung 418
–, Symptome 418

Nabelvenenkatheter, Neugeborenes 747
NACA-Schema, Prähospitalphase 839
Naloxon, Neugeborenes 747, 749
Narkosezwischenfall, Kindesalter, postope-
    ratives Intensivproblem 788
nasopharyngeale Tuben 134
Natrium, Dehydratation 115, 116
–, Hyperhydratation 115, 117
–, Renin-Aldosteron-Regelkreis 115
Natriumbikarbonat, Reanimation 206
Natriumdefizit, diabetische Ketoazidose 395
Nebennierenrindenhormone und Streßsitua-
    tion 405
–, Wirkung 407
Nebennierenrindeninsuffizienz (s. auch
    Addison-Krise) 404, 406
–, primäre 406
–, sekundäre 406
neonatale Zirkulation 745
Neostigmin, ZAS 513
nephrotisches Syndrom, Thrombose 375
Nepresol, Eklampsie 597
Neugeborenes, Adaption 743, 744
–, Apgar-Bewertung 746
–, Beatmung 745, 728
–, Beatmungsrichtwerte 748
–, Ductus arteriosus 744
–, Duktusverschluß bei beatmungsabhängi-
    ger Linksinsuffizienz 755
–, fetale Zirkulation 744
–, Foramen ovale 744
–, Gastroschisis 755
–, Hydronephrosen 756
–, Hydrozephalus 756
–, Intensivtransport 756
–, Links-rechts-Shunt (Blalock), künstlicher
    756
–, Mekoniumaspirationssyndrom 747
–, Nabelvenenkatheter 747
–, Naloxon 747, 749
–, neonatale Zirkulation 745
– als Notfallpatient 743 ff.
–, Ösophagusatresie 755
–, Omphalozele 755
–, Operationen 750–754
–, –, Beatmung 751
–, –, Infusion 752
–, –, Infusionsrichtlinien 752
–, –, intraoperative Maßnahmen 751
–, –, Monitoring, perioperatives 753

–, –, postoperative Maßnahmen 751
–, –, präoperative Maßnahmen 751
–, –, Temperatur 754
–, Pneumothorax 781
–, Reanimation 750
–, Reanimation, Herzmassage 749
–, – im Kreißsaal 745
–, Zwerchfellhernie 754
Neunerregel, Verbrennungen 577, 579
Neurochirurgie bei Kindern 779, 780
neurogene Faktoren, respiratorische Insuffi-
    zienz 320
neurogene Störungen, respiratorische Azi-
    dose 106
Neuroleptika, Chlorpromazin 296
–, Chlorprothixen 296
–, Droperidol 296
–, Haloperidol 296
neurologische Beurteilung, Monitoring,
    Kindesalter 704
neuromuskuläre Störungen 517 ff.
– –, Myasthenia gravis 535 ff.
– –, Polyneuritis 526–528
– –, Querschnitt (s. auch Querschnitt) 517
– –, traumatische Rückenmarkläsionen 520
Niere, Schock- 197
Nieren- und Leberfunktion, Monitoring,
    Kindesalter 702
Nierenfunktion, eingeschränkte, orthotope
    Herztransplantation (HTX) 814
–, Labor 67
Niereninsuffizienz, akute, Leberversagen
    473
–, –, Pankreatitis 446
–, hyperosmolares nichtketoazidotisches
    Koma 399
Nierentransplantation (s. auch Organtrans-
    plantation) 669
Nierenversagen, akutes 426 ff.
–, Clearanceverfahren 428
–, diabetische Ketoazidose 398
–, Diagnostik und Labor 427
–, Hämodialyse 429
–, Hämofiltration 429–433
–, kausale Genese 428
–, Klinik und Verlauf 426
–, Multiorganversagen 635
–, perioperatives, im Kindesalter 785
–, Peritonealdialyse 428
–, Schädel-Hirn-Trauma 493
–, Symptomatik 427
–, Therapie 428
Nimodipin, zerebrale Wiederbelebung 208
Nitroimidazole, Sepsis 620
Nitroglyzerin 561
Normen, rechtliche 210
–, sittliche 210

nosokomiale Infektionen, Hygienegrund-
    sätze 10
Notfallmedikamente, Transport von Not-
    fall- und Intensivpatienten 847
Notfallmedizin, pädiatrische Krankheitsbil-
    der 758 ff.
Notfallpatient Neugeborenes 743 ff.
Nuklear-Magnetik-Resonanz (NMR), aku-
    ter traumatischer Querschnitt 519, 520

O_2-Abgabe an die Gewebe 95
O_2-Gehaltsdifferenz, arteriovenöse 95
Ödem, interstitielles 197
Organ Failure Score, Multiple (MOF-Score)
    835, 837
Organtransplantation 669 ff.
–, Abstoßung 811
–, Berliner Lebertransplantationsprogramm
    670
–, Erregerspektrum 812
–, Herz-Lungen-Transplantation (HTLX)
    814
–, –, Abstoßung 815
–, –, Blutungskomplikation 814
–, –, Indikation 814
–, –, "wet lung" 814
–, Herztransplantation, orthotope (HTX)
    669, 811, 813, 814
–, –, Abstoßung 814
–, –, epikardiale Schrittmacherelektroden
    814
–, –, Indikation 813
–, –, Nierenfunktion, eingeschränkte 814
–, –, postoperatives Low-Output 813
–, Hygienemaßnahmen und Körperpflege
    812
–, immunsuppressive Prophylaxe, Substanz-
    gruppen 812, 813
–, Infektion 811
–, Isolations- und Infektionsprophylaxe 812
–, Lebertransplantation (LeTX) 815
–, –, Abstoßung 816
–, –, Indikation 815
–, –, intraoperative Einflüsse 815
–, –, Komplikationen 816
–, Organabstoßung 670
–, postoperative
–, –, Intensivtherapie 811 ff.
–, –, Problem- und Komplikationsschwer-
    punkte 811
–, Psychodiagnostik 671
–, psychotrope Nebenwirkungen 670
–, Retransplantation, "high urgent" 811
–, Schutz und Schaden 811
–, Single-lung-Transplantation 669, 811, 814
–, –, Blutungskomplikationen 814

Organtransplantation
–, Single-lung-Transplantation
–, –, Indikation 814
–, –, "wet lung" 814
–, Visite 671
ösophagealer Obturator 136
Ösophagusatresie, Neugeborenes 755
Ösophagusvarizenblutung 462
–, Doppelballontamponade 462
–, portokavale Shuntoperation 463
–, Sengstaken-Blakemore-Sonde 462
okulovestibulärer Reflex, Hirntodfeststel-
    lung 503
okulozephaler Reflex, Hirntodfeststellung
    503
Oligurie, perioperative, Kindesalter 785
Omphalozele, Neugeborenes 755
onkologische Erkrankungen im Kindesalter
    790
Operationen bei Neugeborenen 750 ff.
Orciprenalin, Reanimation 206
Organspende, allgemeine Überwachung 506
–, Beatmung 506
–, Herz/Kreislauf 505
–, intensivmedizinische Betreuung 505 ff.
–, rechtliche Aspekte 507
–, Temperatur 506
Organversagen, Multiorganversagen 630 ff.
oropharyngeale Tuben 136
Oropharynx 134
Osmolarität 112
–, Blut- 427
–, Harn- 427
osmotische Lücke, Blutgasbeurteilung 103
Oxygenierung, hyperbare, Beinaheertrinken
    590
Oxymeter, Monitoring der Atemgase 36

p_aCO_2 (arterieller Kohlendioxidpartial-
    druck) 172, 326
pädiatrische Krankheitsbilder, Notfallmedi-
    zin (s. auch Kind(er)) 760 ff.
Pancuronium 563
Pankreas, Labor 68
Pankreatitis 435–454
–, abdominelle Komplikationen 447
–, Ätiologie 435
–, akute 435 ff.
–, –, Schweregradklassifizierungsschema
    833, 834
–, Alkoholismus 435, 436
–, Amylase 44
–, Anamnese 438
–, Antibiotika 450
–, Beatmung 451
–, chirurgische Therapie 451–453

–, – –, Frühoperation 452
–, – –, Indikation 451
–, – –, Komplikationen 453
–, – –, Spätoperation 452
–, chronische 435
–, Computertomographie 443
–, Differentialdiagnose 443
–, Enzephalopathie 447
–, Flüssigkeits- und Elektrolytverschiebun-
    gen 445
–, Gallenwegserkrankung 436
–, Gerinnungssystemveränderungen 447
–, Hämofiltration, Hämodialyse 450
–, Herz-Kreislauf-System 445
–, klinische Parameter 444
–, Komplikationen 444, 445
–, –, pulmonale 445, 446
–, Laboruntersuchungen 440–442
–, Leberfunktionsstörungen 446
–, Niereninsuffizienz, akute 446
–, Pathophysiologie 438
–, Peritonealdialyse 450
–, Peritoneallavage 443
–, Prognose 444
–, Pseudozysten 453
–, Röntgendiagnostik 443
–, Schmerztherapie 449
–, Symptome 439
–, Therapie 448
–, traumatische 459
–, Ultraschalldiagnostik 443
–, Ursachen 436, 437
pankreatitisauslösende Medikamente 437
pankreatitischer Abzeß 447
p_aO_2 (arterieller Sauerstoffpartialdruck) 93,
    173
PAR (pseudoallergische Reaktionen) 227
Paraldehyd, Status epilepticus 534
Paraproteinämien, Blutgerinnungsstörun-
    gen 254
Parasomnie 499
Parasympathikusüberfunktion, Polyneuritis
    526
Partialdruck eines Gases 92
Patient, Hygienegrundsätze 10
Patiententransport (s. auch Transport von
    Notfall- und Intensivpatienten) 843 ff.
pCO_2 (Partialdruck des Kohlendioxids),
    Blutgasbeurteilung 102
Pediatric Risk of Mortality Score (PRIMS)
    829, 831
PEEP (positiv-endexpiratorischer Druck)
    33, 149, 168, 174, 322, 333
Penicillin G, Sepsis 620
Pentraxine 216
Perfusionsdruck 562
Peritonealdialyse 428

–, Kindesalter 718
–, Pankreatitis 450
Peritoneallavage, Pankreatitis, akute 443
Peritonitis 458
personelle Voraussetzungen, Transport von
    Notfall- und Intensivpatienten 847
petechiale Blutungen 250
Pflege des kranken Kindes 739
pH-Wert 97
–, Beurteilung 101
Phantasien und Erinnerungen an Reanima-
    tion 669
Pharmaka (s. auch Medikamente), kreis-
    laufaktive 203
–, positiv-inotrope 353
–, – –, Digitalis 353
–, – –, Glukagon 353
–, – –, Kalzium 353
–, – –, Katecholamine 353
–, – –, Phosphodiesterasehemmer 354
–, Serumkonzentrationen, Aminoglykoside
    74
–, –, Antidepressiva 75
–, –, Antikonvulsiva 73
–, –, Harn 75
–, –, Liquor 75
Pharmakotherapie, Kindesalter 711
–, –, Probleme 712
–, ZAS 513
Pharyngealreflex, Hirntodfeststellung 503
Phenobarbital, Status epilepticus 534
Phenytoin, Schädel-Hirn-Trauma 491
Phlegmasia coerulea dolens 378
Phosphatasen, alkalische 470
Phosphatgabe, diabetische Ketoazidose 397
Phosphatpuffer, Säure-Basen-Haushalt 100
Phosphodiesterase 230
Phosphodiesterasehemmer 354
Physiotherapie, Abhusten 4
–, allgemeine Mobiliesierung 7
–, Analgetika 6
–, Atemtherapie 3
–, – mit Hilfsmittel 5
–, – ohne Hilfsmittel 4
–, Aufgabenbereich 3
–, Dekubitusprophylaxe 6
–, Kontrakturprophylaxe 6
–, Lagerungsdrainage 4
–, Lungenareale, Perkussion 3
–, –, Vibration 3
–, Maßnahmen, aktive 3
–, –, passive 3
–, Muskeltonus, pathologisch erhöhter oder
    erniedrigter 7
–, Pneumonie-/Atelektasenprophylaxe 3
–, psychoorganisches Syndrom 501
–, Querschnitt, akuter traumatischer 524

–, Spitzfußprophylaxe 6
–, Tendenz zu Fehlstellungen 6
–, Thromboseprophylaxe 5
Physostigmin (Eserin), ZAS 513
PIF-Konzept 164
Piracetam, Schädel-Hirn-Trauma 492
Pirenzepin, akutes Leberversagen 472
Plasma, Fresh-frozen- 549
Plasmaketonkörper, diabetische Ketoazido-
    se 394
Plasmapherese, Myasthenia gravis 540
–, Polyneuritis 528
Plasmapräparate 263, 264
–, tiefgekühltes Frischplasma 263
–, – –, Indikation 264
Plasmathrombinzeit, Gerinnungsdiagnostik
    235
Plasmin, Fibrinolyse 232
Plasminogenaktivator, Fibrinolyse 232
Pneumo- und Hämatothorax 560
Pneumomediastinum 183
Pneumonie 313, 340
–, Behandlung 340
–, Symptomatik 313
Pneumonie-/Atelektasenprophylaxe 3
Pneumotachograph 33
Pneumothorax 183, 308, 317, 318, 342
–, Diagnose 317
– beim Neugeborenen 781
–, Prognose 317
–, Spannungs- 317
pO_2-Messung und Diffusionsstrecke, Sauer-
    stofftransport 97
Polyglobulien, Thrombose 374
Polyneuritis, Alupent 528
–, Atropin 528
–, Diagnostik 526
–, Ernährung 528
–, Pathophysiologie 527
–, Pflege 528
–, Streßulkusprophylaxe 528
–, Symptomatik 526
–, Therapie 527
– vom Typ Guillain-Barre- 526 ff.
–, untypische Verlaufsformen 526
Polytrauma 543 ff.
–, AIS (“abbreviated injury scale”), Schwe-
    regradformen 545
–, Anästhesie 562
–, Atemtätigkeit 552
–, Augenverletzungen 556
–, Bikarbonat 550
–, Definitionen 543
–, Ernährung 553
–, Flüssigkeitssubstitution, kristalline Lö-
    sungen 549
–, Gerinnung 552

Polytrauma
–, Gesichtsverletzungen, traumatische 556
–, hämodynamisches Monitoring 552
–, Humanalbumin 549
–, Hydroxyäthylstärke 550
–, Intensivtherapie 551
–, Kalzium 550
–, kindliches 792
–, Klassifikation 545
–, klinische Periode 544
–, Mortalität 546
–, Nierenfunktion 553
–, Plasma, Fresh-frozen 549
–, präklinische Versorgung 544
–, Primärversorgung 548
–, Rückenmarkverletzungen 554–556
–, Schädel-Hirn-Trauma (SHT) 553 ff.
–, Therapie 544
–, Thoraxtrauma 557 ff.
–, Volumenersatz 549
–, Zwerchfellverletzungen 561
Polytraumaschlüssel (PTS) 839
–, Hannoverscher (PTS) 547
polytraumatisierte Patienten, Schweregrad-
    klassifizierung 836
– GCS 836
– ISS 838
– PTS 839
– TS 836, 838
Polyzythämien, Thrombose 374
Postaggressionsstoffwechsel 122
postoperative Intensivtherapie (s. auch Or-
    gantransplantation) 811 ff.
postoperative Problem- und Komplika-
    tionsschwerpunkte, Organtransplantation
    811
Präoxygenation 143
Präparatebezeichnung und Arzneistoffe 806 ff.
PRIMS (Pediatric Risc of Mortality Score)
    829, 831
Programmierung, Computer in der Intensiv-
    station 80
Properdin 216
Propofol 295
Propylthiouracil 415
Prostacyclin 195
Prostaglandine 195, 321
Protamin 376
Protein C 233
Prothrombin, Gerinnung 231
Prothrombinaktivator, Gerinnung 231
Prothrombinkomplex 265
pseudoallergische Reaktionen (PAR) 227
– –, Komplement-(C-)system (C-Akti-
    vierung) 227
Pseudokontinuum 669
Pseudokrupp, Kindesalter 763

Pseudozysten, Pankreatitis 453
psychische Situation des Intensivpatienten
    281
psychische Versorgung auf der Intensivsta-
    tion 651 ff.
psychoanalytisch beschriebene Abwehrme-
    chanismen 657
Psychodiagnostik, Organtransplantation 671
Psychopharmaka 295 ff.
psychoreaktive Störungen ohne Funktions-
    beeinträchtigung 654
Psychosyndrome bei Intensivpatienten (psy-
    choorganisches Syndrom) 498 ff., 651 ff.
– –, Aggressivität 658
– –, Angehörige 666
– –, –, Integration 501
– –, Angstzustände 654
– –, Anpassungs- und Abwehrprozesse 657
– –, apallisches Syndrom 498
– –, Aufbau spezifischer Beziehungen 656
– –, Augenschutz 500
– –, bauliche und organisatorische Gege-
    benheiten 656
– –, Beatmung 667
– –, Behandlungsteam 678 ff.
– –, Belastungsfaktoren infolge Behandlung
    655
– –, – infolge Krankheit 655
– –, Besuchsregelung 666
– –, Bewältigungsanforderungen 656
– –, Bewältigungsansätze 659
– –, Bewältigungsmöglichkeiten 657
– –, Beziehungspartner, Spannungsverhal-
    ten 660
– –, "Coma prolonge" 499
– –, delirantes Syndrom 651
– –, depressive Verstimmungen 654
– –, Durchgangssyndrome 651
– –, Eingriffe in den biologischen Rhyth-
    mus 656
– –, Einteilung psychischer Störungen 654
– –, Emotionszulassung 658
– –, Erlebnis in der Intensivbehandlung 664
– –, Ernährung 501
– –, Erregungszustände, respiratorische
    Azidose 107
– –, fremde Maßnahmen 656
– –, Funktionspsychosen 652
– –, Hospitalismus, Kindesalter 741
– –, hypochondrische Selbstbeobachtung 658
– –, Infektionsprophylaxe 499, 500
– – infolge Grunderkrankung 654
– – infolge Medikationen 654
– –, Informationssuche/-vermeidung 658
– –, Interventionsmöglichkeiten des Inten-
    sivbehandelten, psychologisch bedeutsa-
    me 673

– –, Lagerung und Dekubitusprophylaxe 500
– –, Licht-Lärm-Geruchs-Einwirkungen 656
– –, Mittelhirnsyndrom 499
– –, Mutismus 499
– –, Parasomnie 499
– –, Patient/Behandelnder, Beziehung 660
– –, Patientenangehörige 677
– –, phasenspezifische Betreuung 502
– –, Physiotherapie 501
– –, Postkardiotomiepsychosen 651
– –, präventive Maßnahmen 653
– –, protrahiertes organisches/psychoorganisches Syndrom 498 ff.
– –, psychotherapeutische Aufgaben im Behandlungsteam 675
– –, Psychotherapie 675
– –, Reanimation 670
– –, Regression 661, 662
– –, Schuldgefühle/Selbstvorwürfe 658
– –, Selbstbestimmung 658
– –, stationsinterne Bezugspersonen 678
– –, Thromboseprophylaxe 500
– –, transplantierte Patienten 670
– –, Traumtätigkeit, Verringerung 656
– –, Verlegung von der Intensivstation 656, 665
– –, Verweildauer 667
– –, Visite 672
psychotherapeutische oder Psychopharmakonbehandlung, Organtransplantation 671
PTS (Polytraumaschlüssel) 839
Puffersysteme 100
–, Ammoniakpuffer 101
–, Bikarbonatpuffer 100
–, Hämoglobin-(Hb-)puffer 100
–, Phosphatpuffer 100
pulmonalarterieller Druck, Swan-Ganz-Katheter 54
Pulmonalarterienkatheter, Monitoring 202
pulmonale Embolektomie 368
– Hypertension 306
– Shuntfraktion 41
Pulmonalisangiographie 367
Pulmonaliskatheter (Swan-Ganz) 51 ff.
–, Bewertung 53
–, Cor pulmonale 55
–, Druck-Volumen-Diagramm (Frank-Starling-Mechanismus) 57
–, Drücke 53
–, Fehlinterpretationen 54
–, Herzarbeit 57
–, Herzfrequenz 57
–, Herzminutenvolumen 56
–, Herzzeitvolumen 52
–, Hypertonie, arterielle 55

–, Indikationen, spezifische 53
–, Komplikationen 53
–, pädiatrische Intensivmedizin 733
–, Plazierung 52
–, pulmonalarterieller Druck 52, 54
–, pulmonalkapillärer Verschlußdruck (PCWP) 52, 55
–, Schlagvolumen 57
–, Thermodilutionsmethode 58
–, Vitien 55
–, Wedgedruck 54
–, Widerstände 55
–, Zugang 52
pulmonalkapillärer Verschlußdruck (PCWP), Swan-Ganz-Katheter 52, 55
Pulsoxymeter 46
Pulsoxymetrie, Monitoring der Atemgase 36
–, Transport von Notfall- und Intensivpatienten 852
Purinstoffwechsel, Labor 69
Purpura, idiopathische thrombozytopenische 251
–, thrombotisch-thrombozytopenische 252
Pyelitis gravidarum 628
Pyridostigmin, ZAS 513

Querschnitt, akuter traumatischer 517 ff.
–, – –, ableitende Harnwege 519
–, – –, allgemeine intensivtherapeutische Maßnahmen 523
–, – –, Begleitverletzungen 522
–, – –, Crutchfield-Klammer 522
–, – –, CT-Befund 519
–, – –, Diagnostik 519, 520
–, – –, Dopamin 521
–, – –, Lagerung 525
–, – –, Myelographie 520
–, – –, neurologischer Befund 519
–, – –, NMR-Befund 519, 520
–, – –, Pathophysiologie 520
–, – –, Physiotherapie 524
–, – –, Reposition/operatives Vorgehen 522
–, – –, Röntgenbefund 519
–, – –, Sicherung der Vitalfunktionen 521
–, – –, Störungen der Thermoregulation 519
–, – –, Symptomatik, gastrointestinale 519
–, – –, –, kardiovaskuläre 517
–, – –, –, neurologische 517
–, – –, –, respiratorische 517
–, – –, Therapie 521

Radiofibrinogentest, Beinvenenthrombose 378
Ranitidin, akutes Leberversagen 472
Reanimation, Beobachtung bei anderen Patienten 668

Reanimation, Erfahrung einer eigenen Reanimation 668
–, Erinnerungen und Phantasien 669
– im Kindesalter 735 ff.
– im Kreißsaal 745
–, Neugeborenes 750
–, –, Herzmassage 750
rechtliche Aspekte, Organspende 507
rechtliche Normen, arztrechtliche 210
– –, strafrechtliche 210
– –, zivilrechtliche 210
Regression 661–663
–, Fixierung 663
–, infantile 663
–, maligne 663
Regressionsangst und Kontrollbedürfnis 662
Regulationsvorgänge, künstliche Ernährung 130
rehabilitative Maßnahmen 7
Relaxanzien 171
–, Kindesalter 713
–, operiertes Kind 778
Renin 113
Reptilasezeit, Gerinnungsdiagnostik 237
RES (retikuloendotheliales System) 216
Respiration (s. auch Beatmung und Ventilation, mechanische) 145 ff.
–, Antriebssystem 147
–, –, Kolbenpumpe 147
–, –, Kompressor 147
–, Arbeitsdruck 148
–, Balgsystem 148
–, Constant-flow-Respiration 148
–, Durchflußwandler 150
–, Federventil-PEEP-System 149
–, Flußventil 148
–, Hitzdrahtmanometer 150
–, Magnetventil-PEEP-System 149
–, PEEP (positiv-endexpiratorischer Druck) 149
–, Steuerung 146
–, Steuerung von Inspiration und Expiration 149
–, Steuerung, Zeit-, Druck-, Volumen- oder Flußsteuerung 146
–, Venturi-Prinzip 149
Respiratoren (s. auch Beatmung) 153 ff., 174, 176, 322, 724
–, Anforderungen 153 ff.
–, Constant-flow-Respiratoren, Beatmung im Kindesalter 724
–, Einstellung 162 ff.
–, –, Anfeuchtung und Temperaturkontrolle 169
–, –, Atemfrequenz 162, 166
–, –, Atemwegsdruck 167
–, –, Atemzeitverhältnis 167

–, –, Barotrauma 167
–, –, Beatmungsdrücke 162
–, –, CO_2-Elimination 162
–, –, Einstellgrößen 164
–, –, Entwöhnung 175
–, –, –, komplizierter Beatmungspatient 177
–, –, –, unkomplizierter Beatmungspatient 176
–, –, F_IO_2 (inspiratorische Sauerstoffkonzentration) 164
–, –, Flowrate 167
–, –, Flowraten 162
–, –, FRK (funktionelle Residualkapazität) 163
–, –, IMV (intermittierende mechanische Beatmung) 168
–, –, Inspirations-/Expirations-Verhältnis 166
–, –, Inspirationszeit 162
–, –, inspiratorische Assistenz 169
–, –, inspiratorischer Flow 167
–, –, inspiratorisches Plateau 167
–, –, integrierte Spontanatmung 168
–, –, IRV ("inversed ratio ventilation") 164
–, –, kompressibles Volumen 166
–, –, Minutenvolumen 166
–, –, MMV (mechanisches Minutenvolumen) 168
–, –, Oxygenierung 162
–, –, PEEP (positiv-endexspiratorischer Druck) 168, 174
–, –, PIF-Konzept 164
–, –, Sauerstoffkonzentration 169
–, –, Zugvolumen 162, 166
respiratorische Azidose 206
– –, Säure-Basen-Haushalt, Interpretation 103
respiratorische Insuffizienz 303 ff.
– –, Aspiration 310–312, 339
– –, –, bakterielle 312
– –, –, nichttoxische 311
– –, –, toxische 310
– –, Atelektase 312, 325, 340
– –, Atemfunktion, Beurteilung 327
– –, Atemtherapie 324
– –, Beatmung, künstliche (s. auch Beatmung, künstliche) 325 ff.
– –, Bronchokonstriktion 316
– –, chronisch-obstruktive Lungenerkrankung (COPD) 318
– –, Definition 304
– –, Differentialdiagnose möglicher Ursachen 399 ff
– –, Embolisation 320
– –, Entwöhnung vom Respirator 175–177, 344
– –, Fettembolie 318, 342

– –, Fibrinolyse 341
– –, Herzinsuffizienz 319
– –, Infektion 321
– –, Inhalationstrauma 316, 342
– –, Intubation 325, 326
– –, Kindesalter 723
– –, Klinik 306
– –, Kohlenmonoxidinhalation 316
– –, Lungenembolie 313, 340
– –, Lungenkontusion 309, 336
– –, Lungenödem 315, 316, 341
– –, Mikroembolie 320
– –, neurogene Faktoren 320
– –, Pathogenese 304
– –, Pflege und Überwachung 343
– –, Pneumonie 313, 340
– –, Pneumothorax 317, 318, 342
– –, pulmonale Hypertension 306
– –, Respiratoren 322
– –, röntgenologische Veränderungen 307
– –, Sauerstofftoxizität 322
– –, Schocktherapie 323
– –, Surfactantsystem 305
– –, Therapie 323
– –, Toxine 320
– –, vasoaktive Substanzen 321
– –, Vitalkapazität 327
respiratorisches Monitoring 31 ff.
– –, Atemgase (s. auch Atemgase, Monitoring) 35
– –, Atemvolumina 32
– –, Atemwegsdrücke 32
– –, Beatmungsparameter 32
– –, Blutgasanalyse 37
– –, Compliance 33
– –, $D_{Aa}O_2$ 33, 39
– –, Einleitung 31
– –, Fehlfunktionen 33
– –, FRK 33
– –, Funktion der Atemmuskulatur 34
– –, graphische Präsentation 33
– –, Pneumotachograph 33
– –, PEEP 33
– –, pulmonale Shuntfraktion 41
– –, Sauerstoffkonzentration, alveoläre 40
– –, Sauerstoffpartialdruck 40
– –, Shunt, rechts-links 33
– –, Temperatur der Atemgase 41
– –, Totraumventilation 40
Retentionsazidosen 105
Retransplantation, "high urgent" 811
retroperitoneales Hämatom 461
Rheologie, Schädel-Hirn-Trauma 489
rheologische Substanzen 6
Rhythmusstörungen 352
Rippenserienfrakturen und Sternumfrakturen 558

Robertshaw-Tubus 138
Rückenmarkverletzungen/-läsionen 520, 554–556
–/–, traumatische 520
Rumpel-Leede-Test, Gerinnungsdiagnostik 237

Salzlösungen, hypertone, Verbrennungen 578
SAPS (Simplified Acute Physiology Scores) 821, 824
Säuglings- und Kindesalter, akute lebensbedrohliche Störungen der Vitalfunktion 695 ff.
Säure-Basen-Haushalt (s. auch Blutgase, Puffersysteme und Sauerstofftransport) 91 ff., 98 ff., 352
–, Henderson-Hasselbalch-Gleichung 98
–, Interpretation 103 ff.
–, –, Alkalosen, metabolische 107
–, –, Azidosen, metabolische 104, 105
–, –, –, respiratorische 106–108
–, –, kombinierte Störungen 104
–, –, metabolische Störungen 104
–, –, respiratorische Störungen 103
–, Kohlendioxid-(CO_2-)Verhalten 97, 99
–, pH-Wert 97
Sauerstoffaustausch, transpulmonaler 92
Sauerstoffdissoziationskurve 94, 96
Sauerstoffgradient, alveoloarterieller ($D_{Aa}O_2$) 331
Sauerstoffinsufflation, Kindesalter 721
Sauerstoffkonzentration 169
–, alveoläre 40
–, inspiratorische (F_IO_2) 173
–, –, Monitoring 35
Sauerstoffmessung, transkutane, Monitoring der Atemgase 35
Sauerstoffpartialdruck (p_aO_2) 40, 94
–, Schädel-Hirn-Trauma 478
Sauerstofftoxizität 184
–, respiratorische Insuffizienz 322
Sauerstofftransport (s. auch O_2) 91 ff.
–, arteriovenöse O_2-Gehaltsdifferenz 95
–, $D_{Aa}O_2$ (arterioalveoläre O_2-Differenz) 93
–, Diffussionsstrecke und pO_2-Messung 97
–, Hämoglobin 95
–, Herz, Pumpleistung 91
–, Herzindex 91
–, Herzminutenvolumen 91
–, O_2-Abgabe an die Gewebe 95
–, O_2-Gehalt des Bluts 92
–, p_aO_2 (arterieller Kohlendioxidpartialdruck) 93
–, Partialdruck eines Gases 92
–, Sauerstoffdissoziationskurve 94, 96
–, Sauerstoffpartialdruck 94

896 Sachverzeichnis

Sauerstofftransportkapazität 95
Sauerstoffverbrauch, Erwachsener 698
–, Neugeborenes 698
Saugdrainage 560
Schädel-Hirn-Trauma (SHT) 475 ff., 490 ff.
–, Antibiotikatherapie 491
–, apallisches Syndrom 475
–, Barbiturattherapie, Etomidat 490
–, –, Ketalar 490
–, –, Methohexital 490
–, –, Thiopental 490
–, Commotio cerebri 475
–, Compressio cerebri 476
–, Computertomographie 483
–, Dehydrierung 488
–, Diabetes insipidus 493
–, Diabetes mellitus 493
–, EEG 483
–, Einteilung 475
–, Ernährung 490
–, evozierte Potentiale 483
–, Flüssigkeits- und Elektrolythaushalt 491
–, Glasgow Coma Scale 481, 482
–, Hämatome, epidurale 476
–, –, subdurale 477
–, Hirnödem 480, 481
–, Hyperventilation 494
–, Hypothermie 494
–, Innsbruck Coma Rating Scale 481, 482
–, intensivtherapeutische Maßnahmen 490 ff.
–, intrakranielle Blutungen 476
–, – Druckmessung 480, 486
–, Intubation und Tracheotomie 495
–, Karotisangiographie 483
–, Katabolie 493
– im Kindesalter 794
–, Kohlensäurepartialdruck (p_aO_2) 478
–, Komplikationen der Intensivtherapie 493 ff.
–, Luxusperfusion 479
–, Magenulzera 493
–, medikamentöse Therapie 491–493
–, – –, Actovegin 492
–, – –, Akineton 491
–, – –, Desmopressin 493
–, – –, Diazepam 491
–, – –, Diphenylhydantoin 491
–, – –, Dormicum 491
–, – –, Phenytoin 491
–, – –, Piracetam 492
–, – –, Vasopressin-Tannat 493
–, Nierenversagen 493
–, Pflege und Physiotherapie 491
–, pflegerische Maßnahmen 496
–, Prognostik 495
–, Sauerstoffpartialdruck (p_aO_2) 478

–, Schädelfrakturen 475
–, Temperaturanstiege 494
–, Therapie 487
–, Überwachungsgrößen 492
Schädelfrakturen 475
Schilddrüse, Labor 71
Schlafentzug, Aktivitäten der Pflegekräfte 653
Schlafunterbrechung, Aufhebung des Tag-Nacht-Rhythmus 653
Schlagvolumen 193
Schmerz 282
Schmerzausschaltung, Thoraxtrauma 560
Schmerztherapie, Pankreatitis 449
Schmuck, Hygienegrundsätze 9
Schock 189 ff.
–, anaphylaktischer 189
–, Behandlungsgrundsätze 198
–, dekompensierter 191
–, hämorrhagischer 189
–, humorale Einflüsse 195
–, hypovolämischer 192
–, initiale Maßnahmen 199
–, irreversibler 191
–, kardiogener 189
–, kardiovaskuläres System 192
–, Mikrozirkulation 195
–, mobile Behandlungseinheit 198
–, Monitoring 201
–, neurogene Steuerung 194
–, O_2-Mangel, Labor 72
–, septischer 189
–, –, Hämostasetherapie 245
–, –, Krankheitsstadien 607
–, vaskuläre Faktoren 194
–, zelluläre Mechanismen 196
Schocklunge 197, 303
–, hyaline Membranen 197
–, interstitielles Ödem 197
–, Surfactantbildung 197
Schockmechanismus und Ursachen 190, 191
– –, Blutung, akute 190
– –, dekompensierter Schock 191
– –, Flüssigkeitsverlust 190
– –, irreversibler Schock 191
– –, kardiogen 190
– –, Vasodilatation 190
– –, Zellmembranläsion 190
Schockniere 197
Schocktherapie, respiratorische Insuffizienz 323
Schockzustand, hypovolämischer, Verbrennungen 577
– bei Kindern 766 ff.
Schrittmacher und Defibrillationseinheit, Transport von Notfall- und Intensivpatienten 847

Schrittmacherelektroden, epikardiale, or-
  thotope Herztransplantation (HTX) 814
Schuldgefühle/Selbstvorwürfe 658
Schulung Intensivpersonal, Hygienegrund-
  sätze 9
Schweißsekretion, ZAS 511
Schweregradklassifizierung in der Intensiv-
  medizin
–, APACHE-Scores 820, 822
–, Aufbau 819
–, Beurteilungsfaktoren 840, 841
–, CCSS 824, 827
–, Gliederung 820
–, globale krankheitsübergreifende Schwere-
  gradklassifizierungsscores 820
–, HIS 824, 825
–, krankheitsspezifische Klassifizierungs-
  schemata 831
–, –, akute Pankreatitis 833, 834
–, –, ARDS 835
–, –, –, bei Kindern 835, 836
–, –, Multiorganversagen (MOF-Score) 835,
  837
–, –, polytraumatisierte Patienten 836, 838
–, –, Sepsis (SSS) 832, 833
–, MISS-Score 824, 826
–, NACA-Schema, Prähospitalphase 839
–, PRIMS 829, 831
–, SAPS 821, 824
–, TISS 830, 831
–, Zielsetzung 819
Scopolamin, ZAS 510, 512
Scores (s. auch Schweregradklassifizierung)
  819 ff.
Sectio caesarea, septische Verläufe 628
Sedativa 171, 290 ff.
–, Barbiturate, Wirkung auf Hirnareale 292
–, Benzodiazepine, Wirkung auf Hirnareale
  292
–, Chlorpromazin, Wirkung auf Hirnareale
  292
–, Clomethiazol 296
–, Etomidat 295
–, intravenös applizierbare 292
–, Ketamin 297
–, Kind, operiertes 778
–, Kindesalter 713
–, Meprobamat 297
–, –, Wirkung auf Hirnareale 292
–, Propofol 295
Sedierung, Analgosedierung 281, 283
–, Bewußtsein 653
–, Bronchialtoilette 26
–, Medikamente für die Langzeitsedierung 284
–, Tetanus 643
Seitenlage, stabile, Freihalten der Atemwege
  133

Selbstbestimmung 658
Sellick-Handgriff 139
–, akutes Abdomen 457
Sengstaken-Blakemore-Sonde, Ösophagus-
  varizenblutung 462
Sepsis (infektionsgefährdete Patienten) 9,
  604 ff.
–, Aminosäurenstoffwechsel 613
–, antimikrobielle Chemotherapeutika 619,
  620
–, Ausgangspunkte 605
–, Bakteriologie 610
–, Definition 604
–, diagnostische Kriterien 609
–, Elektrolytstoffwechsel 613
–, Endokrinologie 611
–, Energiestoffwechsel 612
–, Ernährung 617
–, Erregerspektrum 606
–, Fettstoffwechsel 612
–, Geburtshilfe 626 ff.
–, Gerinnung 613, 619
–, Hämodynamik 610
–, intraabdominelle, Risikofaktoren 632
–, klinische Symptome 609
–, Krankheitsstadien 607
–, Labor 72
–, laborchemische Diagnostik 611
–, Organveränderungen 614
–, Pathophysiologie septischer Krankheits-
  bilder 606
–, perioperative, beim kindlichen Patienten
  786
Sepsis (infektionsgefährdete Patienten)
–, Pflege 622
–, Prognose 623
–, Prophylaxe 622
–, Stadieneinteilung 608, 610
–, Steroide 622
–, therapeutische Prinzipien 615
–, Therapie, chirurgische 615
–, – des Kreislaufs und vitaler Funktionen
  616 ff.
–, TPE, Dosierungsempfehlung 618
–, Trennung der Patienten 9
Septikämie 605
Septikopyämie 605
septische Krankheitsbilder, SSS 832, 833
septischer Abort 626
septischer Schock 189
– –, Hämostasetherapie 245
– –, Krankheitsstadien 607
Sequestrationsverluste, Kindesalter 779
Serotonine 321
Serumelektrolytformel von György 460
Serumosmolarität, diabetische Ketoazidose
  395

Serumosmolarität, Verbrennungen 579
"serverity of surgical sepsis" (SSS) 832, 833
Servoplethysmanometrie nach Penaz und
    Wessling 46
Servoventilator für Transportzwecke 845
$SHCO_3^-$ (Standardbikarbonat), Blutgasbe-
    urteilung 102
Shunt, Rechts-links-Shunt 33
Shuntfraktion, pulmonale 41
Shuntoperation, portokavale 463
Shuntvolumen ($\dot{Q}_s/\dot{Q}_t$) 332
sich aufgeben 653
sich bedroht fühlen 653
SIDS("sudden infant death syndrome"), ge-
    fährdete Kinder 697
Silbernitrat, Verbrennungen 584
Simplified Acute Physiology Scores (SAPS)
    821, 824
SIMV (Synchronisation des IMV-Hubes) 151
Single-lung-Transplantation (s. auch Organ-
    transplantation) 669, 811, 814
Sinnesreize, Minderung oder Ausfall 653
Sinusbradykardie, Atropin 206
Sinustachykardie 350
–, Ursachen 350
Sonden, gastrale, Kindesalter 735
Sondenkost 129
–, Einteilung 129
–, Indikationen 129
–, Kontraindikationen 129
Sorbit 125
Sorbit 40%ig 488
Spirometrie, anreizbietende 5
Spitzfußprophylaxe 6
Spritzenpumpe, Transport von Notfall- und
    Intensivpatienten 844, 846
SSS ("serverity of surgical sepsis") 832, 833
Staphylococcus aureus 9
Status epilepticus 529 ff.
– – bei bekannter chronischer Epilepsie 531
– –, Barbiturate 533, 534
– –, Benzodiazepine 533
– –, Chloralhydrat 534
– –, Clomethiazol (Chlormethiazol) 534
– –, Diagnostik 530
– –, Diphenylhydantoin (Phenytoin) 534
– –, EEG 530
– – ohne Epilepsieanamnese 532
– –, Grand-mal-Status 529
– –, konvulsiver 529
– –, krampfauslösende exogene Toxine 531
– –, Lennox-Gestaut-Syndrom 533
– –, nichtkonvulsiver 529
– –, Paraldehyd 534
– –, partieller 529
– –, Pathophysiologie 531
– –, Symptomatik 529

– –, Therapie 532
– –, Valproinsäure 534
Stealsyndrom 480
Sterbehilfe 210
Steroide, Sepsis 622
Steroidsubstitution 405
Steroidtherapie, Kortikosteroide 403
–, Nebenwirkungen 403, 404
–, Trauma und chirurgischer Eingriff 403 ff.
Stickstoffbilanz 123
–, Aminosäuren 127
Stoffwechsel, Eiweißstoffwechsel, Labor 69
–, Fettstoffwechsel, Labor 69
–, Kohlenhydratstoffwechsel, Labor 69
– und Leberversagen (s. auch Leber) 469 ff.
–, Purinstoffwechsel, Labor 69
–, Sepsis 612, 613
Stoffwechselentgleisungen, respiratorische
    Azidosen 106
Streß, länger anhaltender unkontrollierba-
    rer (Distreß) 656
Streßbewältigung, Behandlungsteam 686
Streßtoleranzerhöhung, Behandlungsteam
    689
Streßulkusprophylaxe, Polyneuritis 528
Stressoren 656
Stridor 132
Sturzeinleitung 139
subdurale Hämatome 477
Substitutiontherapie, Kindesalter 712
"sudden infant death syndrome" (SIDS) 773
Sufentanil 289, 290
Sulpruston, Geburtshilfe 627
Surfactantbildung 197
Surfactantsystem 305
"surgical sepsis, serverity of" (SSS) 832, 833
Sympathikusüberfunktion, Polyneuritis 526
systolische Zeitintervalle (STI) 61, 62

T_3- in T_4-Umwandlung, Hemmung der peri-
    pheren 416
T-Helferzellen 217
T-Killerzellen 217
T-Lymphozyten 226
T-Suppressorzellen 217
Tachykardie, Atropin 206
–, Luftwegsobstruktion 132
–, Schock 192
–, supraventrikuläre, Verapamil 207
–, ventrikuläre, Xylocain 206
Tachyphylaxie, Morphin 287
Tachypnoe, Luftwegsobstruktion 132
Tag-Nacht-Rhythmus, Aufhebung durch
    häufige Schlafunterbrechung 653
Temperatur und Luftfeuchtigkeit, Monito-
    ring, Kindesalter 701

– –, Operation Neugeborener 754
– –, Organspende 506
Temperaturanstiege, Schädel-Hirn-Trauma
   494
Tensilontest, Myasthenia gravis 536
Tetanus 640 ff.
–, Antibiotika 644
–, Eintrittspforten 640
–, Erreger 640
–, Immunisierung, aktive 642
–, –, passive 642
–, Inkubationszeit 640
–, Intensivtherapie 643
–, Komplikationen 644
–, Letalität 645
–, Muskelrelaxanzien 643
–, Schutzimpfung, Verbrennungen 580
–, Schweregrad 641
–, Sedierung 643
–, Symptomatik 641
–, Therapie 641
–, Thromboembolieprophylaxe 644
–, Todesursachen 645
Therapeutic Intervention Scoring System
   (TISS) 830, 831
Therapie mit Blutkomponenten 257 ff.
–, Dekubitus 19
–, Fibrinolyse 247
– mit Immunglobulinen 220
– von Reaktionen 229
–, Thrombozytopenie 252
–, Verbrauchskoagulopathie 245
Therapieplan, Schock 200
Thermorezeptoren, Schock 194
Thiamide 415
Thiopental, Status epilepticus 533
Thiopentaltherapie, Schädel-Hirn-Trauma
   490
Thorakotomie, Lungenembolie 368
Thoraxchirurgie bei Kindern 779, 781
Thoraxdrainage 560
Thoraxmobilitäterhaltung 3
Thoraxtrauma 330, 557 ff.
–, Allgemeinsymptomatik 560
–, ARDS 561
–, Bronchoskopie 559
–, Diagnostik im Krankenhaus 558
–, – am Unfallort 557
–, Herztamponade 558
–, Komplikationen 561
–, Larynxruptur 559
–, Lungenkontusion 558
–, Myokardschädigung, traumatische 559
–, Pneumo- und Hämatothorax 560
–, Rippenserienfrakturen und Sternumfrak-
   turen 558
–, Saugdrainage 560
–, Schmerzausschaltung 560
–, Tracheal- oder Bronchusabriß 559
–, Verletzungen der großen Luftwege 558
Thoraxwandechokardiographie 60
Thrombin, Gerinnung 231
Thromboektomie 379, 380
Thromboembolieprophylaxe, Tetanus 644
Thrombolyse 379
Thrombophlebitisrisiko 19
Thromboplastinzeit (TPZ), Gerinnungsdia-
   gnostik 234
–, partielle (PTT), Gerinnungsdiagnostik
   235
Thrombose 372 ff.
–, Anästhesie 377
–, Antikoagulation mit Heparin 380
–, Beinvenenthrombose 378
–, Dehydration und Kreislaufschock 375
–, diabetische Ketoazidose 398
–, Fibrinolyse 379
–, hämatologische Krankheiten 374
–, Hyperkoagulabilität 372
–, Immobilisierung 373
–, Infektionskrankheiten 374
–, konstitutionelle Faktoren 373
–, maligne Tumoren 374
–, medikamentöse Prophylaxe 381 ff.
–, – –, Acetylsalicylsäure 383
–, – –, Antithrombin III 383
–, – –, Cumarine 382
–, – –, Dextran 382
–, – –, Heparin 381
–, – –, –, niedermolekulares 383
–, – –, Heparin-Dihydroergotamin 382
–, – –, Thrombozytenaggregationshemmer
   383
–, nephrotisches Syndrom 375
–, Operation 376
–, Pathogenese 372
–, prädisponierende Faktoren 373
–, – –, Krankheiten 374
–, Schwangerschaft, Wochenbett 377
–, Therapie 378
–, Trauma 376, 377
–, Venenerkrankungen 374
–, Venenthrombose, Prophylaxe 381
Thrombosegefährdung 374
Thromboseprädisposition aufgrund von La-
   borbefunden 377
–, medikamentös bedingte 375, 376
Thromboseprophylaxe 5
–, psychoorganisches Syndrom 500
–, Myokardinsuffizienz 355
–, Polyneuritis 527
thrombotisch-thrombozytopenische Purpu-
   ra 252
Thromboxan A2 195

Thrombozytämie, Thrombose 374
thrombozytäre Blutungsneigung 248
Thrombozytenaggregationshemmer,
    Thromboseprophylaxe 383
Thrombozytenkonzentrate 260–263
– von Einzelspendern 260
–, Indikation 261
–, thrombozytenreiches Plasma 260
Thrombozytensubstitution, Indikation 261
Thrombozytenzahl, Gerinnungsdiagnostik
    236
Thrombozytopathie 253
–, erworbene Funktionsstörungen 253
–, hereditäre 253
–, Medikamente 253
–, Urämie 254
Thrombozytopenie, alloantikörperbedingte
    251
–, Behandlung 252
–, Blutgerinnungsstörungen 248
–, diagnostische Maßnahmen 252
–, klinische Symptome 250
–, medikamentös bedingte 251
–, Ursachen 249, 250
thrombozytopenische Purpura, idiopathi-
    sche 251
– –, thrombotische 252
Thrombozytose, Thrombose 374
Thymektomie, Myasthenia gravis 539
Thyreotoxikose 410
thyreotoxische Krise (s. auch Hyper-
    thyreose) 410–416
thyroxinbindendes Globulin (TBG) 418
TISS (Therapeutic Intervention Scoring Sy-
    stem) 830, 831
Tollwut 647 ff.
–, Erreger 647
–, Immunisierung, passive 649
–, Impfprophylaxe 649
–, Inkubationszeit 647
–, klinischer Verlauf 647
–, Stadieneinteilung 647, 648
–, Therapie 649
Tollwutschutzimpfung, postexpositonelle
    648
Tollwutverdacht, Therapie 648
totes Kind 772
Totraum, mechanischer 173
Totraumventilation 40
Totraumveränderungen 328
Totraumvergrößerer 5
Totraumverhältnis (V_D/V_T) 332
Toxine, respiratorische Insuffizienz 320
Tracheal- oder Bronchusabriß 559
Trachealkanülen 141
–, Silberkanüle 141
Tracheobronchialsekret, Verflüssigung 3

Tracheostoma 141
Tracheotomie 26, 27, 141
–, Essen 27
–, Komplikationen 26
–, –, Erkennung und Vermeidung 26
–, Kontrolle 26
–, Luftwegsobstruktion 132
–, Sprechen 27
–, vorbereitende Maßnahmen 26
Tracheotomietuben 141
–, Cuffs 142
–, Silberkanüle 141
–, Tracheostoma 141
Trandate (Labetalol), Eklampsie 597
Transaminasen, GOT, GPT und γ-GT 470
Transfusion 257 ff.
– von Blut- und Blutderivaten, Risiken
    269 ff.
–, Erythrozytenpräparate 257
–, Gerinnungsfaktoren 265
–, Granulozytenkonzentrate 263
–, Kindesalter, Austauschtransfusion 717
–, Notfalltransfusion 268
–, Plasmapräparate 263, 264
–, Risiken, allergisch-anaphylaktische Re-
    aktion 270
–, –, Azidose 276
–, –, biochemisch-metabolische 275
–, –, 2,3-Diphosphoglycerat 277
–, –, febrile Reaktion 270
–, –, hämolytische Transfusionsreaktion 271
–, –, Hyperkaliämie 275
–, –, Hypokaliämie 276
–, –, Hypokalzämie 275
–, –, Hypothermie 275, 277
–, –, infektiöse Komplikationen 274
–, –, Massivtransfusion 275
–, –, Mikroaggregate 278
–, –, nicht antikörperbedingte Hämolyse 273
–, Thrombozytenkonzentrate 260 ff.
Transfusionsreaktionen, hämolytische (s.
    auch hämolytische Transfusionsreaktio-
    nen) 271–273
Transmissionsoxymeter, Monitoring der
    Atemgase 36
Transmitter, falsche 469
Transmittermangel 469
transösophageale Echokardiographie 60
Transplantation (s. auch Organtransplanta-
    tion) 669 ff.
–, Berliner Lebertransplantationsprogramm
    670
–, Psychosyndrome 670
–, Retransplantation, "high urgent" 811
Transport, Neugeborenes 756
Transport von Notfall- und Intensivpatien-
    ten, innerklinischer 843 ff.

–, Anforderungen 843
–, ARDS 844
–, Aufzüge 850
–, Beatmung 845
–, Beatmungsgeräte 844
–, Defibrillationseinheit und Schrittmacher 847
–, Durchführung 844
–, Infusionspumpen, transportable 850
–, Medikamentenapplikation, kontinuierliche 846
–, Monitoring 844, 846
–, Notfallmedikamente 847
–, personelle Voraussetzungen 847
–, Planung und Räumlichkeit 848
–, praktische Durchführung 849
–, Qualitätssicherung und -kontrolle 848
–, Risiken 844
–, Spritzenpumpen 844, 846
–, Transportkoffersystem 848
–, Transportteam 850
–, Transportwagen 849, 850
–, Transportweg 850
–, Überwachungsmaßnahmen 844
–, Vorbereitung 844
Transport von Notfall- und Intensivpatienten, interklinischer 850 ff.
–, Alltags- und Allwettertauglichkeit 852
–, Anforderung an das Rettungsmittel 852
–, ASB-Intensivmobil 850
–, Ausstattung, medizinische und technische 851, 852
–, Kapnometrie 852
–, Kleinlabor 852
–, Medizingeräteverordnung (MedGV) 853
–, Pulsoxymetrie 852
–, Qualitätsmaßstäbe 850
–, Qualifikation für ärztliches und Pflegepersonal 853
–, Sekundärrettungsmittel 852
–, Sicherheitsaspekt 852
–, Standardanforderungen 851
Transportkoffersystem 848
Transportmonitor 846
Transportteam, Transport von Notfall- und Intensivpatienten 844
Transportwagen, Transport von Notfall- und Intensivpatienten 849, 850
Transportweg, Transport von Notfall- und Intensivpatienten 844
Trauma Score (TS) 836, 838
traumatisiertes Kind 792 ff.
– –, Ertrinken 798
– –, Polytrauma 792
– –, Schädel-Hirn-Trauma 792
– –, Verbrühung 800–802
Trendelenburg-Lagerung 550

Trennungstraumata 655, 656
Triflo 5
Trypsin, akute Pankreatitis 438
TS (Trauma Score) 836, 838
TSH 418
Tuben, endobronchiale 138
–, endotracheale 135, 137
–, nasopharyngeale 134
–, Tracheotomietuben 141

Überempfindlichkeitsreaktion vom verzögerten Typ, Typ IV 225, 226
Überwachungsmaßnahmen, Transport von Notfall- und Intensivpatienten 844
Uhren, Hygienegrundsätze 9
Unfall im Kindesalter 792
Urämie, Thrombozytopathie 254
Urinamylase 442
Urinausscheidung, Monitoring 202
Ursachen 309 ff.
UV-Bestrahlung, Hygienegrundsätze 10
UV-Schleusen, Hygienegrundsätze 10

vagale Asystolie, Atropin 206
Vagusreizung, Absaugen der oberen Luftwege 144
Valproinsäure, Status epilepticus 534
vaskuläre Faktoren, Schock 194
vasoaktive Substanzen, Bradykinin 321
– –, Fibrinopeptide 321
– –, Histamine 321
– –, Katecholamine 321
– –, Prostaglandine 321
– –, Serotonin 321
Vasodilatation, Schockmechanismen 190
Vasodilatoren, Voraussetzung 354
Vasopressin (antidiuretisches Hormon, ADH) 113
–, Ösophagusvarizenblutung 463
Vasopressin-Tannat, Schädel-Hirn-Trauma 493
Vecuronium 563
Venenerkrankungen, Thrombose 374
Venenkatheter, zentraler 48
–, –, Bedingungen 48
–, –, Bewertung 49
–, –, Komplikationen 50
–, –, Punktion der Vene 49
Venenthrombose, Prophylaxe 381
Ventilation (s. auch Beatmung und respiratorische Insuffizienz)
–, Indikationen zur kontinuierlichen mechanischen 327
–, mechanische 132 ff.
–, –, Absaugen der oberen Luftwege 143

Ventilation
–, mechanische 132 ff.
–, –, Adaption des beatmeten Patienten 170
–, –, Änderung der Beatmung 171
–, –, Beatmungsmuster 151 ff.
–, –, Beatmungsverfahren 160 ff.
–, –, Einstellen eines Respirators 162
–, –, Entwöhnung vom Respirator 175
–, –, Extubation 142
–, –, Intubation beim nichtnüchternen Patienten 139
–, –, –, nasotracheale, am wachen Patienten 140
–, –, Komplikationen 178
–, –, künstliche Luftwege 134
–, –, Luftwegsobstruktion 132
–, –, Respiration 145 ff.
–, –, Tracheotomietuben 141
ventrikuläre Asystolie, Atropin 206
ventrikuläre Tachykardie, Xylocain 206
Verapamil (Kalziumantagonist), Reanimation 207
Verbrauchskoagulopathie 242
–, klinische Diagnose 243
–, Laboruntersuchungen 244
–, Pathophysiologie 242
–, Therapie 245
Verbrennungen 566 ff.
– I. Grades 567
– II. Grades 567
– III. Grades 567
–, Anästhesieverfahren 581
–, Betaisodona 584
–, betroffene Körperareale in Prozent 578
–, Carboxyhämoglobinämie 572
– infolge elektrischen Stroms 570
–, Enzephalopathie 571
–, Gefäßintegrität 567
–, Gerinnungsveränderungen 572
–, häufige Probleme 569
–, hypertone Salzlösungen 578
–, Hypertonie 570
–, hypovolämischer Schockzustand 577
–, Infusionsmenge 576
–, Inhalationstrauma 573
–, Intensivtherapie 577
– bei Kindern 574
–, Lokalbehandlung 582
–, Magen-Darm-Trakts, akute Erkrankungen des 570
–, Methämoglobinämie 572
–, Mortalität 585
–, Neunerregel 575, 577
–, Pathophysiologie 566
–, Pflege 582
–, Serumosmolarität 579
–, Silbernitrat 584

–, Tetanusschutzimpfung 580
–, Therapie 574
–, zirkuläre 569
Verbrühung, Kindesalter 800–802
–, –, Primärversorgung 802
–, –, Transport 802
Verlegung von der Intensivstation 656, 665
Vernebler 5
Vernünftigkeit, Behandlungspflicht 211
Verschlußkrankheit, arterielle 465
Verweildauer 667
Virusinfektion, Bluttransfusionen 274
Visite, Informationsbedürfnisse der Patienten 670
–, Organtransplantation 671
Vitalkapazität 328
Vitamin K 376
Vitamin-K-Mangel, Blutgerinnungsstörungen 239
Volumen, intravasales 192
Volumenersatz 549
volumengesteuerte Respiratoren 146
Volumensituation, interstitielle 349
–, intravasale 349
Volumensubstitution, Monitoring 202
Volumenüberlastung 351

Wachstumswerte, Kindesalter 709
Wahnvorstellungen, transplantierte Patienten 670
Wasser- und Elektrolythaushalt 109 ff.
– –, Elektrolyte 110
– –, Spurenelemente, Labor 70
– –, Wasserhaushalt 112
Wasserdefizit, diabetische Ketoazidose 395
Wassergehalt eines Menschen (s. auch Körperwasser) 109
Wasserhaushalt 112 ff.
–, ACE (“angiotensin converting enzyme”), Angiotensin 113
–, ACE-Hemmer 114
–, ACTH 114
–, Aldosteron 113
–, Aldosteronantagonisten 114
–, antidiuretisches Hormon (ADH), Vasopressin 113
–, Ausfuhr 112
–, Beatmung 114
–, Dehnungsrezeptoren 114
–, Diabetes insipidus, peripherer 114
–, Diagnostik 115
–, Einfuhr 112
–, Filtrationsrate 113
–, Herzinsuffizienz 114
–, Hyperaldosteronismus 114
–, Hyperreninismus 114

–, M. Conn 114
–, Osmoregulation 113
–, Perspiratio insensibilis 112
–, Regelung 113
–, Regulation des Wasserbestands 113
–, Renin 113
–, Störungen und pharmakologische Beein-
    flussung 114
–, Wasserbilanz 112
Werturteil, Behandlungspflicht 211
Wiederbelebung (s. auch Reanimation)
    204 ff.
–, Beatmung Mund-zu-Mund oder Mund-
    zu-Nase 204
–, Elektrodefibrillation 208
–, Freimachen der Atemwege 204
–, Herzmassage 205
–, medikamentöse Therapie 205
–, zerebrale 208
–, –, Asystolie 208
–, –, Barbiturate 208
–, –, Kalziumantagonisten 208
–, –, Kammerflimmern 208
von-Willebrand-Syndrom, Blutgerinnungs-
    störungen 238
Wirbelsäulentrauma 555
WPW-Syndrom, Verapamil 207

Xylit 125
Xylocain (Lidocain), Reanimation 206

ZAS (zentrales anticholinerges Syndrom)
    509 ff.

–, Acetylcholin 509
–, Acetylcholinmetabolismus 509
–, Ätiologie 512
–, Atropin 510, 512
–, cholinerge Rezeptoren, muskarinartige
    509
–, – –, nikotinartige 509
–, Differentialdiagnose 514
–, Glykopyrrolat 510
–, Pharmakotherapie 513
–, Schweißsekretion 511
–, Scopolamin 510, 512
–, Symptomatik 510
–, Symptomatik, periphere 511
zeitgesteuerte Respiratoren 146
zelluläre Mechanismen, Schock 196
– –, –, strukturelle Veränderung der Zelle
    197
zelluläre Präparate 257
zentrales anticholinerges Syndrom (s. auch
    ZAS) 509 ff.
zerebrale Angiographie, Hirntodfeststellung
    504
zerebrale Wiederbelebung 208
zrebraler Perfusionsdruck 480
Zirkulation, fetale 742
–, neonatale 743
Zugvolumen 162, 166
ZVD (zentralvenöser Druck), Monitoring
    201
Zwerchfellhernie, Neugeborenes 752
zytotoxische Reaktion, Typ II 224
– –, –, Anaphyatoxin 224
– –, –, Antigen-Antikörper-Komplexe 224